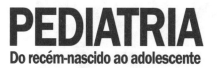

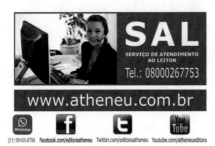

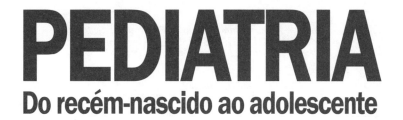

PEDIATRIA
Do recém-nascido ao adolescente

Editores

Ligia Maria Suppo de Souza Rugolo

Joelma Gonçalves Martin

José Roberto Fioretto

Maria Regina Bentlin

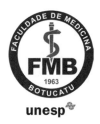 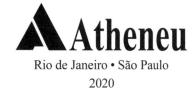 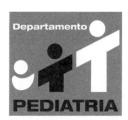

Rio de Janeiro • São Paulo
2020

EDITORA ATHENEU

São Paulo	—	Rua Avanhandava, 126 - 8º andar Tel.: (11)2858-8750 E-mail: atheneu@atheneu.com.br
Rio de Janeiro	—	Rua Bambina, 74 Tel.: (21)3094-1295 E-mail: atheneu@atheneu.com.br

CAPA: Equipe Atheneu

PRODUÇÃO EDITORIAL: Texto & Arte Serviços Editoriais

CIP-BRASIL. CATALOGAÇÃO NA PUBLICAÇÃO
SINDICATO NACIONAL DOS EDITORES DE LIVROS, RJ

P394

Pediatria: do recém-nascido ao adolescente/editores Ligia Maria Suppo de Souza Rugolo ... [et al.].- 1. ed.- Rio de Janeiro: Atheneu, 2020.

Inclui bibliografia e índice
ISBN 978-65-5586-019-1
1. Pediatria. 2. Crianças- Desenvolvimento. I. Rugolo, Ligia Maria Suppo de Souza.

20-65226   CDD: 618.92
                        CDU: 616-053.2

Camila Donis Hartmann- Bibliotecária- CRB-7/6472

02/07/2020   06/07/2020

RUGOLO, L.M.S.S.; MARTIN J.G.; FIORETTO J.R.; BENTLIN M.R.
Pediatria – Do recém-nascido ao adolescente

© *Direitos reservados à EDITORA ATHENEU – São Paulo, Rio de Janeiro, 2020.*

EDITORES

Ligia Maria Suppo de Souza Rugolo
Professora-Associada, Livre-Docente da Disciplina de Neonatologia do Departamento de Pediatria da Faculdade de Medicina de Botucatu da Universidade Estadual Paulista (FMB/Unesp). Chefe da Disciplina de Neonatologia e da Unidade Neonatal da FMB/Unesp. Membro do Grupo Gestor da Rede Brasileira de Pesquisas Neonatais. Membro do Departamento de Neonatologia da Sociedade de Pediatria de São Paulo (SPSP). Membro do Grupo Executivo do Programa de Reanimação Neonatal da Sociedade Brasileira de Pediatria (SBP).

Joelma Gonçalves Martin
Professora-Assistente Doutora do Departamento de Pediatria da Faculdade de Medicina de Botucatu da Universidade Estadual Paulista (FMB/Unesp). Título de Especialista em Pediatria e em Emergências Pediátricas pela Sociedade Brasileira de Pediatria (SBP). Chefe Acadêmica do Pronto-Socorro de Pediatria do Hospital das Clínicas (HC) da FMB/Unesp. Chefe do Departamento de Pediatria da FMB/Unesp. Secretária do Departamento de Emergências da Sociedade de Pediatria de São Paulo (SPSP) (2019-2022). Membro do Departamento de Emergências da SBP. Diretora Científica do Núcleo Regional da Sociedade Paulista de Terapia Intensiva (Sopati).

José Roberto Fioretto
Professor Titular de Medicina Intensiva Pediátrica pela Faculdade de Medicina de Botucatu da Universidade Estadual Paulista (FMB/Unesp). Chefe da Disciplina de Medicina Intensiva e Emergências Pediátricas da FMB/Unesp. Vice-Presidente da Associação de Medicina Intensiva Brasileira (AMIB) (biênio 2018-2019). Presidente do Departamento de Terapia Intensiva da Sociedade Brasileira de Pediatria (SBP) (2019-2021). Chefe da UTI Pediátrica do Hospital das Clínicas (HC) da FMB/Unesp. Título de Especialista em Cardiologia pela Sociedade Brasileira de Cardiologia (SBC).

Maria Regina Bentlin
Professora-Associada, Livre-Docente da Disciplina de Neonatologia do Departamento de Pediatria da Faculdade de Medicina de Botucatu da Universidade Estadual Paulista (FMB/Unesp). Chefe da UTI Neonatal do Hospital das Clínicas (HC) da FMB/Unesp. Presidente do Departamento Científico de Neonatologia da Sociedade de Pediatria de São Paulo (SPSP) (2019-2022).

COLABORADORES

Alice Maria Kiy Guirado
Médica da Unidade Neonatal do Hospital das Clínicas da Faculdade de Medicina de Botucatu da Universidade Estadual Paulista (HCFMB/Unesp). Mestre pelo Programa de Pós-Graduação em Ginecologia, Obstetrícia e Mastologia da FMB/Unesp. Título de Especialista em Pediatria e Neonatologia pela Sociedade Brasileira de Pediatria (SBP).

Alice Yamashita Prearo
Professora-Assistente Doutora do Departamento de Pediatria da Faculdade de Medicina de Botucatu da Universidade Estadual Paulista (FMB/Unesp). Mestrado e Doutorado em Pediatria pela FMB/Unesp. *Fellow* do Programa de Desenvolvimento Docente para Educadores do Instituto Regional da Educação Médica – FAIMER Brasil – Universidade Federal do Ceará (UFC).

Alvio Isao Shiguematsu
Médico Docente do Hospital das Clínicas da Faculdade de Medicina de Botucatu da Universidade Estadual Paulista (FMB/Unesp). Responsável pelo Setor de Córneas e Doenças Externas Oculares. Corresponsável pelo Setor de Glaucoma. Diretor do Banco de Tecidos Oculares Humanos. Presidente da Associação Pan-Americana de Banco de Olhos (APABO-Brasil).

Ana Karina Cristiuma de Luca
Médica da Unidade Neonatal do Hospital das Clínicas da Faculdade de Medicina de Botucatu da Universidade Estadual Paulista (HCFMB/Unesp). Mestre em Pediatria pelo Programa de Pós-Graduação em Pediatria da FMB/Unesp. Doutorado e Pós-Doutorado em Ginecologia, Obstetrícia e Mastologia pelo Programa de Pós-Graduação em Ginecologia, Obstetrícia e Mastologia da FMB/Unesp. Título de Especialista em Pediatria pela Sociedade Brasileira de Pediatria (SBP). Título de Especialista em Neonatologia pela SBP.

Ana Laura Mendes Almeida
Médica no Ambulatório de Alergia e Imunologia Clínica e Pediátrica do Hospital das Clínicas da Faculdade de Medicina de Botucatu da Universidade Estadual Paulista (HCFMB/Unesp). Residência Médica em Pediatria e Especialização em Alergia e Imunologia.

Anaglória Pontes
Professora Livre-Docente (aposentada) do Departamento de Ginecologia e Obstetrícia da Faculdade de Medicina de Botucatu da Universidade Estadual Paulista (FMB/Unesp). Ex-Coordenadora dos Setores de Ginecologia Endócrina e Reprodução Humana do Hospital das Clínicas (HC) da FMB/Unesp. Mestre e Doutora pela Faculdade de Medicina de Ribeirão Preto da Universidade de São Paulo (FMRP-USP).

Anapaula da Conceição Bisi Rizzo
Professora Substituta da Disciplina de Medicina do Adolescente da Faculdade de Medicina de Botucatu da Universidade Estadual Paulista (FMB/Unesp). Médica Pediatra/Hebiatra. Doutora em Ginecologia, Obstetrícia e Mastologia, com Área de Atuação em Pediatria pela FMB/Unesp. Responsável pelo Serviço de Ambulatório de Medicina do Adolescente. Preceptora e com Atividade Assistencial no Centro de Saúde Escola – Unidade Auxiliar da FMB/Unesp.

Andrea Siqueira Campos Monti
Pediatra e Neurologista Infantil. Chefe da Disciplina de Neuropediatria do Departamento de Neurologia, Psiquiatria e Psicologia da Faculdade de Medicina de Botucatu da Universidade Estadual Paulista (FMB/Unesp).

Andréia Grizzo
Médica Graduada pela Universidade de Ribeirão Preto (Unaerp). Pediatra com Residência Médica na Universidade Estadual Paulista (Unesp). Mestre em Medicina pelo Programa de Mestrado Profissional Associado à Residência Médica (MEPAREM) pela Unesp.

Antônio Marcos Rodrigues
Médico-Assistente de Cirurgia Pediátrica do Departamento de Cirurgia e Ortopedia da Faculdade de Medicina de Botucatu da Universidade Estadual Paulista (FMB/Unesp). Mestre em Cirurgia pelo Departamento de Cirurgia e Ortopedia da FMB/Unesp. Coordenador da Comissão de Oncologia da Associação Brasileira de Cirurgia Pediátrica – CIPE (2006-2010). Responsável pelo Serviço de Cirurgia Oncológica Pediátrica do Hospital Amaral Carvalho, Jaú, São Paulo.

Benedito Barravieira
Professor Titular de Infectologia da Faculdade de Medicina de Botucatu da Universidade Estadual Paulista (FMB/Unesp). Pesquisador do Centro de Estudos de Venenos e Animais Peçonhentos da Unesp (CEVAP).

Bonifácio Katsunori Takegawa
Professor Doutor em Cirurgia Pediátrica pela Faculdade de Medicina de Botucatu da Universidade Estadual Paulista (FMB/Unesp). Título de Especialista pela Associação Brasileira de Cirurgia Pediátrica (CIPE).

Caio César Benetti Filho
Médico, Neuropediatra, Geneticista Clínico. Membro Titular da Sociedade Brasileira de Genética Médica (SBGM).

Camila Alves Tonami
Médica da Disciplina de Alergia e Imunologia do Departamento de Pediatria da Faculdade de Medicina de Botucatu da Universidade Estadual Paulista (FMB/Unesp). Professor Substituto da Disciplina de Alergia e Imunologia Pediátrica do Departamento de Pediatria da FMB/Unesp. Título de Especialista em Pediatria pela Sociedade Brasileira de Pediatria (SBP). Título de Especialista em Alergia e Imunologia Pediátrica pela SBP. Mestrado em Pesquisa e Desenvolvimento (Biotecnologia Médica) pela Unesp.

Carla Cristiane da Silva
Mestre em Pediatria pela Faculdade de Medicina de Botucatu da Universidade Estadual Paulista (FMB/Unesp). Doutorado em Educação Física pela Universidade Estadual de Londrina (UEL). Professora-Adjunta do Departamento de Educação Física pela Universidade Estadual do Norte do Paraná (UENP).

Carlos Alexandre Hattori Tiba
Médico e Pediatra Graduado pela Faculdade de Medicina de Botucatu da Universidade Estadual Paulista (FMB/Unesp). Graduado em Pediatria Social pelo Departamento de Pediatria da FMB/Unesp. Mestrando em Medicina pelo Departamento de Pediatria da FMB/Unesp. Médico do Departamento de Pediatria da FMB/Unesp. Título de Especialista em Pediatria pela Sociedade Brasileira de Pediatria (SBP).

Cátia Regina Branco da Fonseca
Professora-Assistente Doutora do Departamento de Pediatria da Faculdade de Medicina de Botucatu da Universidade Estadual Paulista (FMB/Unesp). Médica Pediatra com Título de Especialista em Pediatria pela Sociedade Brasileira de Pediatria (SBP). Doutora em Ciências Aplicadas à Pediatria pela Universidade Federal de São Paulo (Unifesp). Presidente do Departamento de Pediatria Ambulatorial e Cuidados Primários da Sociedade de Pediatria de São Paulo (SPSP).

Cinara dos Anjos Marcondes
Médica do Departamento de Pediatria da Faculdade de Medicina de Botucatu da Universidade Estadual Paulista (FMB/Unesp). Responsável pela Enfermaria de Pediatria do Hospital das Clínicas da FMB/Unesp. Título de Especialista em Pediatria pela Sociedade Brasileira de Pediatria (SBP). Título de Especialista em Terapia Intensiva Pediátrica pela Associação de Medicina Intensiva Brasileira (AMIB).

Claudia Saad Magalhães
Professora Titular de Pediatria pela Faculdade de Medicina de Botucatu da Universidade Estadual Paulista (FMB/Unesp). Responsável pelo Serviço de Reumatologia Pediátrica do Hospital das Clínicas (HC) da FMB/Unesp.

Cristina Helena Lima Delambert Bizzotto
Médica-Assistente do Departamento de Pediatria da Faculdade de Medicina de Botucatu da Universidade Estadual Paulista (FMB/Unesp). Título de Especialista em Pediatria pela Sociedade Brasileira de Pediatria (SBP). Residência Médica em Pediatria pela Santa Casa de São Paulo (SCSP). Graduação pela Faculdade de Medicina de Marília (Famema). Membro do Departamento de Pediatria Ambulatorial e Cuidados Primários da Sociedade de Pediatria de São Paulo (SPSP).

Dânae Braga Diamante Leiderman
Discente da Faculdade de Ciências Médicas da Santa Casa de São Paulo (FCMSCSP).

Débora Avellaneda Penatti
Médica-Assistente da Disciplina de Gastroenterologia, Hepatologia e Nutrição Pediátrica do Hospital das Clínicas da Faculdade de Medicina de Botucatu da Universidade Estadual Paulista (HCFMB/Unesp). Pediatra pela FMB/Unesp. Título de Especialista em Gastroenterologia, Hepatologia e Nutrição Pediátrica. Mestrado em Fisiopatologia em Clínica Médica pela FMB/Unesp. Doutoranda pelo Programa de Pós-Graduação em Patologia da FMB/Unesp.

Débora Garcia Gasperini
Médica Graduada pela Universidade para o Desenvolvimento do Estado e da Região do Pantanal (Uniderp). Residência Médica em Pediatria pelo Hospital Universitário Maria Aparecida Pedrossian da Universidade Federal do Mato Grosso do Sul (HUMAP-UFMS). Residência Médica em Cancerologia Pediátrica pelo Hospital do Câncer de Barretos. *Fellow* do Aprimoramento em Cancerologia Pediátrica pelo Hospital do Câncer de Barretos. Título de Especialista em Pediatria pela Sociedade Brasileira de Pediatria (SBP). Título de Especialista em Cancerologia (Área Cancerologia Pediátrica) pela Sociedade Brasileira de Cancerologia (SBC). Membro da Sociedade Brasileira de Oncologia Pediátrica (SOBOPE). Oncologista Pediátrica do Departamento de Pediatria da Faculdade de Medicina de Botucatu da Universidade Estadual Paulista (FMB/Unesp).

Denise Caroline Cáceres Dutra Lyon
Médica da Unidade Neonatal do Hospital das Clínicas da Faculdade de Medicina de Botucatu da Universidade Estadual Paulista (HCFMB/Unesp). Título de Especialista em Pediatria e Neonatologia pela Sociedade Brasileira de Pediatria (SBP).

Edson Nacib Jorge
Professor-Assistente Doutor da Disciplina de Oftalmologia do Departamento de Oftalmologia, Otorrinolaringologia e Cirurgia de Cabeça e Pescoço da Faculdade de Medicina de Botucatu da Universidade Estadual Paulista (FMB/Unesp). Professor Responsável pelo Setor de Onco-Oftalmologia e Órbita do Hospital das Clínicas (HC) da FMB/Unesp.

Elaine Gagete
Doutora em Ciências na Área de Alergia e Imunologia pela Faculdade de Medicina da Universidade de São Paulo (FMUSP). Membro do Comitê de Anafilaxia da Associação Brasileira de Alergia e Imunologia (ASBAI).

Eliane Chaves Jorge
Professora-Associada, Livre-Docente do Departamento de Oftalmologia, Otorrinolaringologia e Cirurgia de Cabeça e Pescoço da Faculdade de Medicina de Botucatu da Universidade Estadual Paulista (FMB/Unesp). Título de Especialista em Retina e Vitreo. Chefe do Serviço de Oftalmologia do Hospital das Clínicas (HC) da FMB/Unesp.

Érika Veruska Paiva Ortolan
Livre-Docente em Cirurgia Pediátrica pela Faculdade de Medicina de Botucatu da Universidade Estadual Paulista (FMB/Unesp). Chefe da Disciplina de Cirurgia Pediátrica da FMB/Unesp. Docente do Programa de Pós-Graduação em Bases Gerais da Cirurgia da FMB/Unesp. Titular da Sociedade Brasileira de Cirurgia Pediátrica (CIPE) e Titular da Sociedade Brasileira de Endoscopia Digestiva (Sobed).

Fabio Joly Campos
Médico da Disciplina de Cardiologia Pediátrica e Médico Ecocardiografista Pediátrico do Hospital das Clínicas da Faculdade de Medicina de Botucatu da Universidade Estadual Paulista (HCFMB/Unesp). Doutor pelo Programa de Pós-Graduação em Fisioterapia em Clínica Médica da FMB/Unesp. Título de Especialista em Pediatria pela Sociedade Brasileira de Pediatria (SBP). Título de Especialista em Medicina Intensiva Pediátrica pela Associação de Medicina Intensiva Brasileira (AMIB).

Flávia Querubim Oliveira
Pneumologista Pediátrica com Residência Médica no Hospital das Clínicas da Faculdade de Medicina de Botucatu da Universidade Estadual Paulista (HCFMB/Unesp). Membro da Sociedade Brasileira de Pediatria (SBP).

Francisca Teresa Veneziano Faleiros
Professora-Assistente Doutora do Departamento de Pediatria da Faculdade de Medicina de Botucatu da Universidade Estadual Paulista (FMB/Unesp). Título de Especialista em Pediatria pela Sociedade Brasileira de Pediatria (SBP). Residência Médica em Pediatria pela FMB/Unesp. Mestrado e Doutorado pela FMB/Unesp. Coordenadora do Curso de Pediatria e Responsável pelo Módulo Materno-Infantil do 4º ano de Graduação do Curso de Medicina da FMB/Unesp. Responsável pela Disciplina de Pediatria Social do Programa de Residência Médica em Pediatria da FMB/Unesp.

Francyelly Wisnievski Yamamoto
Médica do Departamento de Pediatria da Faculdade de Medicina de Botucatu da Universidade Estadual Paulista (FMB/Unesp). Título de Especialista em Pediatria pela Sociedade Brasileira de Pediatria (SBP). Certificado em Área de Atuação em Pneumologia Pediátrica pela Sociedade Brasileira de Pneumologia e Tisiologia (SBPT).

Gabriela Nascimento Hercos
Médica-Assistente do Departamento de Pediatria do Hospital das Clínicas da Faculdade de Medicina de Botucatu da Universidade Estadual Paulista (HCFMB/Unesp). Graduada em Medicina pela FMB/Unesp. Residência Médica em Pediatria pela FMB/Unesp. Residência Médica em Gastroenterologia Pediátrica pela FMB/Unesp. Mestre em Pesquisa Clínica pela FMB/Unesp.

Gabriela Roncada Haddad
Médica Dermatologista do Departamento de Dermatologia da Faculdade de Medicina de Botucatu da Universidade Estadual Paulista (FMB/Unesp). Residência Médica em Clínica Médica e Dermatologia pela FMB/Unesp. Título de Especialista em Dermatologia pela Sociedade Brasileira de Dermatologia (SBD). Especialização em Cirurgia Dermatológica e Oncologia em Dermatologia pelo Hospital das Clínicas da Faculdade de Medicina da Universidade de São Paulo (HCFMUSP). Responsável pelo Ambulatório de Dermatologia Pediátrica do Hospital das Clínicas (HC) da FMB/Unesp. Doutora em Fisiopatologia em Clínica Médica pela FMB/Unesp. Preceptora do Programa de Residência Médica em Dermatologia da FMB/Unesp.

Geila de Moraes Pereira
Pediatra Neonatologista. Mestre em Ginecologia, Obstetrícia e Mastologia pela Faculdade de Medicina de Botucatu da Universidade Estadual Paulista (FMB/Unesp).

Geraldo Henrique Soares da Silva
Médico da Unidade Neonatal do Hospital das Clínicas da Faculdade de Medicina de Botucatu da Universidade Estadual Paulista (FMB/Unesp). Mestre pelo Programa de Pós-Graduação em Pediatria na FMB/Unesp. Título de Especialista em Pediatria e Neonatologia pela Sociedade Brasileira de Pediatria (SBP).

Giesela Fleischer Ferrari
Professora-Assistente Doutora da Faculdade de Medicina de Botucatu da Universidade Estadual Paulista (FMB/Unesp). Responsável pelo Serviço de Pneumologia Pediátrica do Departamento de Pediatria da FMB-Unesp. Membro do Grupo Brasileiro de Estudos de Fibrose Cística e Responsável pelo Centro de Referência para Tratamento de Fibrose Cística do Hospital das Clínicas (HC) da FMB/Unesp.

Gil Kruppa Vieira
Professor Substituto da Disciplina de Endocrinologia Pediátrica do Departamento de Pediatria da Faculdade de Medicina de Botucatu da Universidade Estadual Paulista (FMB/Unesp). Título de Especialista em Pediatria pela Sociedade Brasileira de Pediatria (SBP). Título de Especialista em Endocrinologia Pediátrica pela SBP e Sociedade Brasileira de Endocrinologia e Metabologia (SBEM). Pediatra e Endocrinologista Pediátrico do Hospital das Clínicas (HC) da FMB/Unesp. Responsável pelo Ambulatório de Endocrinologia Infantil do HCFMB/Unesp.

Glauce Regina Fernandes Giacoia
Médica da Unidade Neonatal do Hospital das Clínicas da Faculdade de Medicina de Botucatu da Universidade Estadual Paulista (HCFMB/Unesp). Mestre pelo Programa de Pós-Graduação em Ginecologia, Obstetrícia e Mastologista da FMB/Unesp. Título de Especialista em Pediatria pela Sociedade Brasileira de Pediatria (SBP).

Grasiela Bossolan
Médica-Assistente da Unidade Neonatal do Departamento de Pediatria da Faculdade de Medicina de Botucatu da Universidade Estadual Paulista (FMB/Unesp). Mestre e Doutora em Pediatria pela FMB/Unesp. Instrutora do Programa de Reanimação Neonatal e do Polo de Formação de Instrutores em Botucatu (PRN-SPSP). Título de Especialista em Pediatria pela Sociedade Brasileira de Pediatria (SBP) e Associação Médica Brasileira (AMIB). Título de Especialista em Pediatria com Área de Atuação em Neonatologia/Terapia Intensiva Neonatal (TEM) pela SBP e AMIB. Título de Especialista em Pediatria com Área de Atuação em Nutrologia Pediátrica em conformidade com o convênio entre AMIB, Conselho Federal de Medicina (CFM), SBP e Associação Brasileira de Nutrologia (Abran). Membro do Departamento de Suporte Nutricional da Sociedade de Pediatria de São Paulo (SPSP). Presidente da Comissão de Padronização e Controle de Terapias Nutricionais junto ao Hospital das Clínicas (HC) da FMB/Unesp.

Hamilto Akihissa Yamamoto
Professor Doutor do Departamento de Urologia da Faculdade de Medicina de Botucatu da Universidade Estadual Paulista (FMB/Unesp). Membro da Sociedade Brasileira de Urologia (SBU). *Fellowship* na Wayne State University, Estados Unidos.

Hélio Amante Miot
Professor-Associado, Livre-Docente do Departamento de Dermatologia da Faculdade de Medicina de Botucatu da Universidade Estadual Paulista (FMB/Unesp). Doutorado em Patologia pela Faculdade de Medicina da Universidade de São Paulo (FMUSP). Título de Especialista em Dermatologia pela Sociedade Brasileira de Dermatologia (SBD). Pesquisador do CNPq-PQ1D.

Henrique Mochida Takase
Médico da Disciplina de Nefrologia Pediátrica do Departamento de Pediatria da Faculdade de Medicina de Botucatu da Universidade Estadual Paulista (FMB/Unesp). Título de Especialista em Pediatria pela Sociedade Brasileira de Pediatria (SBP). Título de Especialista em Nefrologia Pediátrica pela SBP. Mestre em Fisiopatologia em Clínica Médica pela FMB/Unesp.

Irmi Sgarbi Ogata
Médica com Título de Especialista em Pediatria e Pneumologia Infantil. Pneumologista Pediátrica do Instituto de Pneumologia e Tisiologia Clemente Ferreira, São Paulo.

Israel Diamante Leiderman
Título de Especialista em Endocrinologia Pediátrica pela Sociedade Brasileira de Endocrinologia e Metabologia (SBEM) e Sociedade Brasileira de Pediatria (SBP). Ex-Assistente da UTI Pediátrica da Universidade Federal de São Paulo (Unifesp). Membro do Comitê de Endocrinologia da Sociedade de Pediatria de São Paulo (SPSP).

Jaime Olbrich Neto
Professor-Assistente Doutor do Departamento de Pediatria da Faculdade de Medicina de Botucatu da Universidade Estadual Paulista (FMB/Unesp). Responsável pela Disciplina de Alergia e Imunologia Pediátrica do Departamento de Pediatria da FMB/Unesp. Mestrado e Doutorado em Medicina Tropical pela FMB/Unesp. Título de Especialista em Alergia e Imunologia pela Associação Brasileira de Alergia e Imunopatologia (ASBAI) e pela Associação Médica Brasileira (AMB).

Jair Cortez Montovani
Professor Titular da Disciplina de Otorrinolaringologia do Departamento de Oftalmologia, Otorrinolaringologia e Cirurgia de Cabeça e Pescoço da Faculdade de Medicina de Botucatu da Universidade Estadual Paulista (FMB/Unesp).

João Cesar Lyra
Professor-Associado, Livre-Docente da Disciplina de Neonatologia do Departamento de Pediatria da Faculdade de Medicina de Botucatu da Universidade Estadual Paulista (FMB/Unesp). Doutor em Medicina pela Universidade de São Paulo (USP). Membro do Comitê Executivo do Programa de Reanimação Neonatal da Sociedade Brasileira de Pediatria (SBP).

João Luiz Amaro
Professor Titular de Urologia da Faculdade de Medicina de Botucatu da Universidade Estadual Paulista (FMB/Unesp).

Joel Carlos Lastória
Professor-Associado, Livre-Docente de Dermatologia da Faculdade de Medicina de Botucatu da Universidade Estadual Paulista (FMB/Unesp).Título de Especialista em Dermatologia pela Sociedade Brasileira de Dermatologia (SBD). Mestrado e Doutorado pelo Curso de Pós-Graduação em Clínica Médica da FMB/Unesp.

José Goldberg
Professor-Assistente Doutor do Departamento de Urologia da Faculdade de Medicina de Botucatu da Universidade Estadual Paulista (FMB/Unesp).

Juliana de Oliveira Sato
Professora-Assistente Doutora da Disciplina de Reumatologia Pediátrica da Faculdade de Medicina de Botucatu da Universidade Estadual Paulista (FMB/Unesp). Mestrado e Doutorado em Saúde Coletiva pela FMB/Unesp.

Juliana Fattori Hamamoto
Médica da Unidade Neonatal do Hospital das Clínicas da Faculdade de Medicina de Botucatu da Universidade Estadual Paulista (HCFMB/Unesp). Título de Especialista em Pediatria pela Sociedade Brasileira de Pediatria (SBP). Título de Especialista em Neonatologia pela Sociedade Brasileira de Pediatria (SBP).

Juliana Tedesco Dias
Médica-Assistente da Disciplina de Gastroenterologia e Hepatologia Pediátrica do Hospital das Clínicas da Faculdade de Medicina de Botucatu da Universidade Estadual Paulista (HCFMB/Unesp). Residência Médica em Pediatria, Gastroenterologia e Hepatologia Pediátrica pela FMB/Unesp. Doutora em Bases Gerais da Cirurgia pela FMB/Unesp.

Juliano Vilaverde Schmitt
Professor-Assistente Doutor do Departamento de Dermatologia e Radioterapia da Faculdade de Medicina de Botucatu da Universidade Estadual Paulista (FMB/Unesp).

Lara Cristina Antunes dos Santos
Mestre, Preceptora da Disciplina de Neurologia Infantil na Faculdade de Medicina de Botucatu da Universidade Estadual Paulista (FMB/Unesp).

Leila Maria Vieira
Mestre em Odontologia (Saúde Coletiva) pela Universidade do Sagrado Coração (USC). Doutora em Pediatria pela Faculdade de Medicina de Botucatu da Universidade Estadual Paulista (FMB/Unesp). Docente na Área de Gestão em Saúde.

Lied Pereira Mendes
Graduada em Medicina pela Faculdade de Medicina de Marília (Famema). Residência Médica em Pediatria pela Universidade Estadual de Campinas (Unicamp). Residência Médica em Oncologia Pediátrica pela Universidade Federal de São Paulo (Unifesp/GRAACC). Responsável pela Enfermaria de Pediatria da Universidade Estadual de São Paulo (Unesp) (2012-2017). Doutorado em Bases Gerais da Cirurgia pela Unesp. Responsável pela Oncologia Pediátrica na Unesp (2007-2018). Coordenadora do Curso de Medicina da Universidade Nove de Julho (Uninove).

Luciana Gomes Portasio
Médica Pediatra pela Faculdade de Medicina de Botucatu da Universidade Estadual Paulista (FMB/Unesp). Reumatologista Pediátrica pela Sociedade Brasileira de Reumatologia (SBR).

Luciana Oliveira Silvano Tostes
Médica da Disciplina de Pneumologia do Departamento de Pediatria da Faculdade de Medicina de Botucatu da Universidade Estadual Paulista (FMB/Unesp). Especialização em Pneumologia Pediátrica pela Universidade de São Paulo (USP). Título de Especialista pela Sociedade Brasileira de Pediatria/Sociedade Brasileira de Pneumologia e Tisiologia (SBP/SBPT). Residência Médica em Pediatria pela Universidade Federal do Triângulo Mineiro (UFTM). Graduação em Medicina pela Universidade de Uberaba (Uniube).

Luciana Patrícia Fernandes Abbade
Professora-Associada, Livre-Docente do Departamento de Infectologia, Dermatologia, Diagnóstico por Imagem e Radioterapia da Faculdade de Medicina de Botucatu da Universidade Estadual Paulista (FMB/Unesp). Mestrado e Doutorado em Bases Gerais da Cirurgia pela FMB/Unesp. Pós-Doutorado no Departamento de Epidemiologia Clínica e Bioestatística pela McMaster University, Canadá.

Luciane Donida Bartoli Miot
Médica Dermatologista. Título de Especialista pela Sociedade Brasileira de Dermatologia (SBD). Doutorado em Patologia pela Faculdade de Medicina de Botucatu da Universidade Estadual Paulista (FMB/Unesp).

Manuella Pacífico de Freitas Segredo
Médica Oncologista Pediátrica do Departamento de Pediatria da Faculdade de Medicina de Botucatu da Universidade Estadual Paulista (FMB/Unesp). Doutora em Fisiopatologia em Clínica Médica da FMB/Unesp. Responsável pelo Serviço de Oncologia Pediátrica do Hospital das Clínicas (HC) da FMB/Unesp. Título de Especialista em Oncologia Pediátrica pelo Conselho Regional de Medicina do Estado de São Paulo (Cremesp).

Marcia Camegaçava Riyuzo
Professora-Assistente Doutora da Disciplina de Nefrologia do Departamento de Pediatria da Faculdade de Medicina de Botucatu da Universidade Estadual Paulista (FMB/Unesp). Título de Especialista em Pediatria. Título de Especialista na Área de Atuação em Nefrologia Pediátrica. Mestrado e Doutorado pela Faculdade de Medicina de Botucatu da Universidade Estadual Paulista (FMB/Unesp). Chefe da Disciplina de Nefrologia Pediátrica do Departamento de Pediatria da FMB/Unesp. Pediatra do Pronto-Socorro do Hospital Infantil Sabará, São Paulo.

Marcos Aurélio de Moraes
Médico da Unidade de Terapia Intensiva Pediátrica do Hospital das Clínicas da Faculdade de Medicina de Botucatu da Universidade Estadual Paulista (HCFMB/Unesp). Doutor pelo Programa de Pós-Graduação em Fisiopatologia em Clínica Médica da FMB/Unesp. Título de Especialista em Pediatria pela Sociedade Brasileira de Pediatria (SBP). Título de Especialista em Medicina Intensiva Pediátrica pela Associação de Medicina Intensiva Brasileira (AMIB). Preceptor dos Médicos Residentes da Área de Atuação em Medicina Intensiva Pediátrica da FMB/Unesp.

Marcos Otávio de Mesquita Luna
Médico da Unidade Neonatal do Hospital das Clínicas da Faculdade de Medicina de Botucatu da Universidade Estadual Paulista (FMB/Unesp). Título de Especialista em Pediatria pela Sociedade Brasileira de Pediatria (SBP).

Margareth A. Santini de Almeida
Graduação em Ciências Sociais (Bacharelado e Licenciatura) pela Universidade Estadual Paulista (Unesp). Mestrado em Ciências Sociais pela Unesp e Doutorado em Sociologia pela Unesp. Docente do Departamento de Saúde Pública da Faculdade de Medicina de Botucatu (FMB) da Unesp. Experiência na Área de Saúde Coletiva, com ênfase em Ciências Sociais (atuando principalmente nos seguintes temas: gravidez adolescente, ensino de graduação, avaliação, violência e família).

Maria Cristina Pereira Lima
Professora-Adjunta na Faculdade de Medicina de Botucatu da Universidade Estadual Paulista (FMB/Unesp). Graduação em Medicina pela FMB/Unesp. Mestrado em Ciências Médicas pela Universidade Estadual de Campinas (Unicamp). Doutorado em Medicina Preventiva pela Universidade de São Paulo (USP). Formação em Psicodrama Terapêutico pelo Instituto Sedes Sapientae. Bolsista em Produtividade pelo CNPq (Nível 2).

Maria Regina Cavariani Silvares
Graduação em Medicina pela Faculdade de Medicina de Botucatu da Universidade Estadual Paulista (FMB/Unesp). Especialização e Residência Médica em Dermatologia pela FMB/Unesp. Especialização em Saúde Pública pela Universidade de São Paulo (USP). Título de Especialista em Dermatologia pela Sociedade Brasileira de Dermatologia (SBD). Mestrado em Patologia pela Unesp. Doutorado pela Pós-Graduação em Fisiopatologia em Clínica Médica pela Unesp. Bolsista da Fundação de Amparo à Pesquisa do Estado de São Paulo (Fapesp).

Marina Bortoni
Graduada em Medicina pela Faculdade de Medicina de Botucatu da Universidade Estadual Paulista (FMB/Unesp). Residência Médica em Pediatria e Medicina Intensiva Pediátrica pela FMB/Unesp. Médica-Assistente da Unidade de Terapia Intensiva do Hospital das Clínicas (HC) da FMB/Unesp.

Marina Saes Rays
Discente do Curso de Medicina da Faculdade de Medicina de Marília (Famema).

Mário Ferreira Carpi
Professor-Assistente Doutor do Departamento de Pediatria da Faculdade de Medicina de Botucatu da Universidade Estadual Paulista (FMB/Unesp). Vice-Chefe do Departamento de Pediatria da FMB/Unesp. Responsável pela Disciplina de Medicina Intensiva e Emergências Pediátricas do Departamento de Pediatria da FMB/Unesp. Chefe da Unidade de Terapia Intensiva Pediátrica do Hospital das Clínicas (HC) da FMB/Unesp. Doutorado em Pediatria pela FMB/Unesp. Título de Especialista em Medicina Intensiva Pediátrica pela Associação de Medicina Intensiva Brasileira (AMIB).

Mário Roberto Hirschheimer
Médico com Título de Especialista em Pediatria e Certificado nas Áreas de Atuação em Terapia Intensiva Pediátrica e Endocrinologia Pediátrica. Membro da Diretoria Executiva dos Departamentos Científicos de Bioética e Endocrinologia e do Núcleo de Estudos da Violência contra Crianças e Adolescentes da Sociedade de Pediatria de São Paulo (SPSP). Presidente do Departamento Científico de Segurança de Crianças e Adolescentes e Assessor de Políticas Públicas da Diretoria da Sociedade Brasileira de Pediatria (SBP). Delegado do Conselho Regional de Medicina do Estado de São Paulo (Cremesp).

Marise Pereira da Silva
Médica Pediatra do Departamento de Pediatria da Faculdade de Medicina de Botucatu da Universidade Estadual Paulista (FMB/Unesp). Título de Especialista em Pediatria pela Sociedade Brasileira de Pediatria (SBP). Mestre em Pediatria pela FMB/Unesp. Doutora em Fisiopatologia em Clínica Médica pela FMB/Unesp.

Mary de Assis Carvalho
Professora-Assistente Doutora da Disciplina de Gastroenterologia, Hepatologia e Nutrição Pediátrica do Departamento de Pediatria da Faculdade de Medicina de Botucatu da Universidade Estadual Paulista (FMB/Unesp).

Massako Iyda
Graduação (Bacharelado) em Ciências Sociais e Políticas pela Fundação Escola de Sociologia e Política de São Paulo (FESPSP). Especialização em Dinâmica Populacional pela Universidade de São Paulo (USP). Especialização em Curso Monográfico de Salud En El Trabajo pela Universidad Autonoma Metropolitana Uam Xochimilco, México. Especialização em Pós-Graduação em Educação em Saúde Pública pela Universidade de São Paulo (USP). Mestrado e Doutorado em Saúde Pública pela USP. Docente Aposentada do Departamento de Saúde Pública da Faculdade de Medicina de Botucatu da Universidade Estadual Paulista (FMB/Unesp).

Mirelle Tristão de Souza
Graduação em Medicina pela Faculdade de Medicina da Universidade Federal do Espírito Santo (UFES). Residência Médica em Neurologia Infantil na Faculdade de Medicina de Botucatu da Universidade Estadual Paulista (FMB/Unesp). Especialização em Eletroencefalografia na FMB/Unesp.

Miriam Hashimoto
Professora-Assistente Doutora do Departamento de Pediatria da Faculdade de Medicina de Botucatu da Universidade Estadual Paulista (FMB/Unesp). Mestrado e Doutorado em Pediatria pela FMB/Unesp. Título de Especialista em Nutrologia pela Associação Brasileira de Nutrologia (ABRAN).

Mitsuo Hashimoto
Médico Oftalmologista do Hospital das Clínicas da Faculdade de Medicina de Botucatu da Universidade Estadual Paulista (HCFMB/Unesp). Mestrado e Doutorado em Bases Gerais da Cirurgia pela FMB/Unesp.

Monica Bannwart Mendes
Graduada em Medicina pelo Centro Universitário Lusíada. Residência Médica em Infectologia pela Faculdade de Medicina de Botucatu da Universidade Estadual Paulista (FMB/Unesp). Mestre em Doenças Tropicais pela FMB/Unesp. Médica-Assistente dos Ambulatórios do Serviço de Ambulatório Especializado Domingos Alves Meira (2011-2017). Preceptora da Residência Médica em Infectologia da FMB/Unesp. Professora Substituta do Departamento de Doenças Tropicais e Diagnóstico por Imagem da FMB/Unesp (2016-2017). Médica Infectologista Responsável pelo Ambulatório de Coleta de Líquor, pela Triagem e pelo Pronto-Socorro de Infectologia do Hospital das Clínicas (HC) da FMB/Unesp.

Monique Cotarelli Tsuji
Mestrado Profissional (em andamento) em Pesquisa e Desenvolvimento (Biotecnologia Médica) na Universidade Estadual Paulista (Unesp). Especialização e Residência Médica em Alergia e Imunologia Pediátrica pela Unesp. Especialização e Residência Médica em Pneumologia Pediátrica pela Unesp. Especialização e Residência Médica em Pediatria pela Universidade do Oeste Paulista (Unoeste). Graduação em Medicina pela Unoeste.

Neiva Damaceno
Professora-Assistente da Unidade de Pneumologia do Departamento de Pediatria da Irmandade Santa Casa de Misericórdia de São Paulo (ISCMSP). Coordenadora do Centro de Referência para Tratamento de Fibrose Cística da ISCMSP. Mestre em Pediatria pela Faculdade de Ciências Médicas (FCM) da Santa Casa de São Paulo (SCSP).

Newton Key Hokama
Professor-Assistente Doutor do Departamento de Clínica Médica da Faculdade de Medicina de Botucatu da Universidade Estadual Paulista (FMB/Unesp). Médico Hematologista e Hemoterapeuta. Responsável pelo Ambulatório de Hematologia do Hospital das Clínicas (HC) da FMB/Unesp.

Nilton Carlos Machado
Professor-Associado, Livre-Docente de Gastroenterologia, Hepatologia e Nutrição Pediátrica do Departamento de Pediatria da Faculdade de Medicina de Botucatu da Universidade Estadual Paulista (FMB/Unesp).

Niura Aparecida de Moura Ribeiro Padula
Pediatra e Neurologista Infantil. Chefe da Disciplina de Neuropediatria do Departamento de Neurologia, Psiquiatria e Psicologia da Faculdade de Medicina de Botucatu da Universidade Estadual Paulista (FMB/Unesp).

Paula Franco Oba
Graduada em Medicina pela Universidade Estadual de Londrina (UEL). Pediatra pela Residência Médica da Faculdade de Medicina de São José do Rio Preto (Famerp). Residente em Alergia e Imunologia Pediátrica e Mestranda no Curso de Biotecnologia Médica da Faculdade de Medicina de Botucatu da Universidade Estadual Paulista (FMB/Unesp).

Paulo Roberto Kawano
Professor Livre-Docente do Departamento de Urologia da Faculdade de Medicina de Botucatu da Universidade Estadual Paulista (FMB/Unesp). Membro da Sociedade Brasileira de Urologia (SBU). Preceptor do Programa de Residência Médica em Urologia do Hospital das Clínicas (HC) da FMB/Unesp. *Fellowship* em Endourologia e Laparoscopia pela Endourological Society.

Pedro Luiz Toledo de Arruda Lourenção
Professor-Associado, Livre-Docente da Cirurgia Pediátrica do Departamento de Cirurgia e Ortopedia da Faculdade de Medicina de Botucatu da Universidade Estadual Paulista (FMB/Unesp). Graduado em Medicina Humana pela FMB/Unesp. Residência Médica em Cirurgia Geral e Cirurgia Pediátrica pela FMB/Unesp. Doutor pelo Programa de Pós-Graduação em Patologia pela FMB/Unesp. Título de Especialista em Cirurgia Pediátrica. Membro da Associação Brasileira de Cirurgia Pediátrica (CIPE). Orientador do Programa de Mestrado Profissional Associado à Residência Médica (MEPAREM) e do Programa de Pós-Graduação em Bases Gerais da Cirurgia da FMB/Unesp.

Renata Sayuri Ansai Pereira de Castro
Pediatra Neonatologista pela Faculdade de Medicina de Botucatu da Universidade Estadual Paulista (FMB/Unesp). Mestre em Medicina pelo Programa de Pós-Graduação em Medicina. Mestrado Profissional Associado à Residência Médica (MEPAREM) da FMB/Unesp. Professora-Assistente do Departamento de Medicina da Universidade Federal de São Carlos (UFSCAR).

Renato de Souza Gonçalves
Médico Cardiologista. Doutor em Fisiopatologia em Clínica Médica pela Faculdade de Medicina de Botucatu da Universidade Estadual Paulista (FMB/Unesp). Título de Especialista em Cardiologia pela Sociedade Brasileira de Cardiologia (SBC). Título de Proficiência em Arritmia Clínica pela Sociedade Brasileira de Arritmias Cardíacas (SOBRAC). Responsável pelo Serviço de Eletrocardiografia e Holter do Hospital das Clínicas (HC) da FMB/Unesp.

Renato Gonçalves Felix
Médico Pneumologista Pediátrico. Graduação em Medicina pela Universidade Federal do Mato Grosso do Sul (UFMS). Residência Médica em Pediatria pelo Hospital Regional Rosa Pedrossian. Residência Médica em Pneumologia Pediátrica pela Universidade Estadual Paulista (Unesp). Especialização em Emergências Pediátricas no Hospital Israelita Albert Einstein (HIAE). Pós-Graduação *scricto sensu*. Mestrado em Biotecnologia Médica pela Unesp. MBA em Gestão Executiva em Saúde na Fundação Getulio Vargas (FGV). Especialização em Preceptoria Médica pelo IEP/Hospital Sírio-Libanês. Pós-Graduação *stricto sensu*. Doutorado pela Universidade de São Paulo (USP). Coordenador do Curso de Medicina da Universidade do Oeste Paulista (Unoeste), Campus Jaú.

Roberta Lilian Fernandes Sousa Meneghim
Médica da Disciplina de Oftalmologia do Departamento de Oftalmologia, Otorrinolaringologia e Cirurgia de Cabeça e Pescoço da Faculdade de Medicina de Botucatu da Universidade Estadual Paulista (FMB/Unesp). Doutora em Bases Gerais da Cirurgia pela FMB/Unesp.

Rodrigo Guerra da Silva
Médico-Assistente Doutor do Departamento de Urologia da Faculdade de Medicina de Botucatu da Universidade Estadual Paulista (FMB/Unesp). *Fellow* em Endourologia e Laparoscopia pela Endourological Society. Membro Titular da Sociedade Brasileira de Urologia (SBU).

Rossano César Bonatto
Professor-Assistente Doutor do Departamento de Pediatria da Faculdade de Medicina de Botucatu da Universidade Estadual Paulista (FMB/Unesp). Doutor em Cardiologia. Título de Especialista na Área de Atuação em Medicina Intensiva Pediátrica. Chefe da Disciplina de Cardiologia Pediátrica da FMB/Unesp.

Rozemeire Garcia Marques
Professora-Assistente Doutora da Cirurgia Pediátrica da Faculdade de Medicina de Botucatu da Universidade Estadual Paulista (FMB/Unesp). Graduação em Medicina pela FMB/Unesp. Residência Médica em Cirurgia Pediátrica pela FMB/Unesp. Mestrado em Cirurgia Pediátrica pela Universidade Federal de São Paulo (Unifesp). Doutorado em Cirurgia Pediátrica na FMB/Unesp.

Rui Seabra Ferreira Junior
Título de Especialista em Animais Peçonhentos pela Faculdade de Medicina de Botucatu da Universidade Estadual Paulista (FMB/Unesp) . Mestre e Doutor em Doenças Tropicais. Pós-Doutorado em Imunoquímica pelo Instituto Butantan. Livre-Docente em Toxinas Animais da FMB/Unesp.

Sandra de Oliveira Saes
Mestre em Distúrbios da Comunicação Humana pela Universidade Federal de São Paulo (Unifesp). Doutora pela Universidade Estadual Paulista (Unesp), Campus Botucatu. Pró-Reitora de Pesquisa e Pós-Graduação da Universidade do Sagrado Coração (USC), Bauru.

Sara de Souza Viana
Médica da Unidade Neonatal do Hospital das Clínicas da Faculdade de Medicina de Botucatu da Universidade Estadual Paulista (FMB/Unesp). Residência Médica em Pediatria pelo Hospital Municipal Infantil Menino Jesus. Residência Médica na Área de Atuação em Neonatologia pela FMB/Unesp.

Sarah de Lima Alloufa da Silveira
Mestre em Medicina pelo Programa de Pós-Graduação da Faculdade de Medicina de Botucatu da Universidade Estadual Paulista (FMB/Unesp). Mestrado Profissional Associado à Residência Médica (MEPAREM) da FMB/Unesp. Médica Neonatologista e Preceptora do Programa de Residência Médica em Neonatologia e Pediatria da Maternidade Escola Januário Cicco da Universidade Federal do Rio Grande do Norte (MEJC/UFRN).

Saskia Maria Wiegerinck Fekete
Médica da Unidade Neonatal do Hospital das Clínicas da Faculdade de Medicina de Botucatu da Universidade Estadual Paulista (HCFMB/Unesp). Professora Substituta da Disciplina de Neonatologia junto ao Departamento de Pediatria da FMB/Unesp. Mestre e Doutora pelo Programa de Pós-Graduação em Pediatria da FMB/Unesp. Título de Especialista em Pediatria pela Sociedade Brasileira de Pediatria (SBP). Título de Especialista em Neonatologia pela SBP.

Silvana Artioli Schellini
Professora Titular Aposentada e Docente Voluntária da Disciplina de Oftalmologia do Departamento de Oftalmologia, Otorrinolaringologia e Cirurgia de Cabeça e Pescoço da Faculdade de Medicina de Botucatu da Universidade Estadual Paulista (FMB/Unesp).

Silvana Paula Cardin
Médica-Assistente no Serviço de Reumatologia Pediátrica do Hospital das Clínicas da Faculdade de Medicina de Botucatu da Universidade Estadual Paulista (HCFMB/Unesp). Título de Especialista em Pediatria. Título de Especialista em Reumatologia Pediátrica. Mestre em Saúde Coletiva.

Silvia Regina Catharino Sartori Barraviera
Professora-Assistente Doutora da Faculdade de Medicina de Botucatu da Universidade Estadual Paulista (FMB/Unesp). Mestrado e Doutorado em Fisiopatologia em Clínica Médica pela Universidade Estadual Paulista (Unesp). Membro da Sociedade Brasileira de Dermatologia (SBD). Diretora do Centro de Estudos de Venenos e Animais Peçonhentos (CEVAP) da Unesp (2001-2005).

Sílvio Alencar Marques
Professor Titular do Departamento de Dermatologia e Radioterapia da Faculdade de Medicina de Botucatu da Universidade Estadual Paulista (FMB/Unesp). Pós-Doutorado na Indiana University, Estados Unidos.

Simone Manso de Carvalho Pelicia
Médica da Unidade Neonatal do Hospital das Clínicas da Faculdade de Medicina de Botucatu da Universidade Estadual Paulista (FMB/Unesp). Mestre pelo Programa de Pós-Graduação em Saúde Pública da FMB/Unesp. Doutorado pelo Programa de Pós-Graduação em Ginecologia, Obstetrícia e Mastologia da FMB/Unesp. Título de Especialista em Pediatria pela Sociedade Brasileira de Pediatria (SBP). Título de Especialista em Neonatologia pela SBP.

Soraya Mayumi Sasaoka Zamoner
Médica da Disciplina de Nefrologia Pediátrica do Departamento de Pediatria da Faculdade de Medicina de Botucatu da Universidade Estadual Paulista (FMB/Unesp). Residência Médica em Pediatria pela FMB/Unesp. Título de Especialista na Área de Atuação em Nefrologia Pediátrica pela Sociedade Brasileira de Pediatria (SBP).

Sueli Terezinha Ferrero Martin
Psicóloga. Doutora em Psicologia Social pela Pontifícia Universidade Católica de São Paulo (PUC-SP). Docente do Departamento de Neurologia, Psicologia e Psiquiatria e do Programa de Pós-Graduação em Saúde Coletiva da Faculdade de Medicina de Botucatu da Universidade Estadual Paulista (FMB/Unesp). Coordenadora do Núcleo de Pesquisa "Psicologia Histórico-Cultural e Saúde Coletiva".

Taciana de Albuquerque Pedrosa Fernandes
Médica-Assistente em Reumatologia Pediátrica do Hospital das Clínicas da Faculdade de Medicina de Botucatu da Universidade Estadual Paulista (HCFMB/Unesp). Título de Especialista em Pediatria pela Sociedade Brasileira de Pediatria (SBP) e em Reumatologia Pediátrica pela Sociedade Brasileira de Reumatologia (SBR). Mestre em Pediatria e Doutora em Saúde Coletiva pela FMB/Unesp. Preceptora da Residência Médica em Pediatria da FMB/Unesp.

Tamara Beres Lederer Goldberg
Professora Titular em Pediatria pela Faculdade de Medicina de Botucatu da Universidade Estadual Paulista (FMB/Unesp). Livre-Docente em Medicina do Adolescente pela Faculdade de Medicina de Botucatu da Universidade Estadual Paulista (FMB/Unesp). Doutora em Pediatria pela Faculdade de Medicina da Universidade de São Paulo (FMUSP). Mestre em Pediatria pela FMUSP. Professora Permanente do Programa de Pós-Graduação em Ginecologia, Obstetrícia e Mastologia da FMB/Unesp. Membro do Comitê de Adolescência da Sociedade Brasileira de Pediatria (SBP). Membro do Comitê de Adolescência da Sociedade de Pediatria de São Paulo (SPSP). Professora Livre-Docente Adjunta do Departamento de Pediatria da Disciplina de Medicina do Adolescente da FMB/Unesp.

AGRADECIMENTOS

Registramos aqui nosso sincero agradecimento a todos os colegas pediatras, bem como os médicos de outras especialidades e profissionais da área da saúde, que contribuíram com seu conhecimento científico e sua experiência para a elaboração desta obra.

Nossos agradecimentos também aos profissionais não médicos que nos forneceram o apoio técnico e logístico fundamental para a elaboração e editoração de nosso livro.

Essa iniciativa do Departamento de Pediatria da Faculdade de Medicina de Botucatu da Universidade Estadual Paulista (FMB/Unesp) *em difundir e compartilhar conhecimentos sobre a saúde, as doenças e os cuidados "do recém-nascido ao adolescente" traduz a maturidade de um Departamento em seus 51 anos de existência e mostra a capacidade e a qualidade de seus membros, merecendo nosso profundo reconhecimento.*

Agradecemos aos pioneiros do Departamento, aos colegas que nos antecederam e que não estão mais conosco, enfim aos MESTRES que nos conduziram nos primeiros passos, incentivaram sempre e iluminaram nosso caminho como pediatras.

Aos nossos pacientes, motivo maior para sermos bons profissionais e aos seus familiares, que depositaram sua confiança em nossos cuidados.

E a Deus, que nos deu a maravilhosa vocação para sermos pediatras.

A todos que direta ou indiretamente contribuíram para a realização desta obra:

Nosso muito obrigado!

Os Editores

PREFÁCIO

A Pediatria define-se como a área da Medicina voltada aos problemas da criança, desde o nascimento até o fim da puberdade, e seu exercício exige conhecimento adequado da criança, sua vulnerabilidade, o caráter unitário de suas reações e a abordagem global de suas necessidades e problemas. A criança deve ser assistida integralmente, como uma pessoa em crescimento e desenvolvimento, considerando seu ambiente, e levando em conta as consequências futuras de seus problemas atuais. A compreensão integral da criança levará ao diagnóstico global e a um tratamento personalizado.

Nos anos de 1966 a 1968, foram ministrados os primeiros cursos de Pediatria para os alunos da, na época, Faculdade de Ciências Médicas e Biológicas de Botucatu (FCMBB), cuja aula inaugural foi em abril de 1963, pelas três "pioneiras" que assinam este Prefácio. Mais docentes formados em outros locais do Brasil aqui aportaram, mas a maioria dos que labutaram e labutam pelo desenvolvimento e pela manutenção do Departamento de Pediatria da atual Faculdade de Medicina de Botucatu da Universidade Estadual Paulista (FMB/Unesp) são ex-alunos aqui formados, assim como a maioria dos editores e autores deste livro *Pediatria – Do Recém-Nascido ao Adolescente*, que expõe a experiência adquirida ao longo das décadas, tanto do Departamento de Pediatria, quanto de outros Departamentos da FMB, que sempre atuaram em estreita colaboração com a Pediatria.

Já havia edições de livro anterior – *Condutas em Pediatria* –, resultante das "apostilas" iniciais, mas faltava um manual que abordasse, como ocorre comumente, tanto os aspectos da Pediatria Preventiva (Puericultura) quanto os da Clínica Pediátrica, isto é, das diversas entidades nosológicas. Ao longo de três partes, subdivididas em 15 seções e 111 capítulos, os autores demonstram a experiência adquirida em suas respectivas áreas de interesse e o conhecimento atualizado do assunto.

Orgulhamo-nos de ter contribuído para a formação desse pujante Departamento e auguramos sucesso e muitas edições do presente compêndio.

Cleide Enoir Petean Trindade
Professora Titular de Pediatria do Departamento
de Pediatria da FMB/Unesp
Professora Emérita da FMB/Unesp

Ercilia Maria Carone Trezza
Professora-Assistente Doutora do Departamento
de Pediatria da FMB/Unesp
Professora Emérita da FMB/Unesp

Helga Verena Leoni Maffei
Professora Titular de Gastroenterologia Pediátrica e Nutrição
do Departamento de Pediatria da FMB/Unesp
Professora Emérita da FMB/Unesp

"As Pioneiras"
Departamento de Pediatria da FMB/Unesp

PREFÁCIO

Esta obra teria, além do Prefácio escrito pelas "pioneiras" do Departamento de Pediatria da FMB/Unesp, um outro, escrito pelo primeiro chefe deste Departamento, Professor Fernando José de Nóbrega, o qual havia aceito prontamente o convite para escrevê-lo. Pelos desígnios de Deus, não houve tempo para que nosso professor entregasse esse Prefácio, que, de maneira gentil e calorosa, aceitou escrever. Diante da importância ímpar que o Professor Nóbrega tem em nossa história e como forma de homenageá-lo, publicaremos a carta que ele enviou por ocasião dos 50 anos do Departamento de Pediatria, comemorados em agosto de 2018.

Joelma Gonçalves Martin
Chefe do Departamento de Pediatria

Mário Ferreira Carpi
Vice-Chefe do Departamento de Pediatria

Ao Departamento de Pediatria da Faculdade de Medicina de Botucatu – Unesp

Prezadíssimos colegas,

Em primeiro lugar meus mais efusivos agradecimentos pela lembrança do meu nome para participar do grande evento, ou seja, 50 anos do Departamento de Pediatria da querida Faculdade de Medicina de Botucatu. Infelizmente, como já informei, tenho dificuldade para andar, embora nada grave, mas estou usando cadeira de rodas, sendo assim, não poderei participar desse fantástico evento. Entretanto, quero traçar alguns pontos históricos do nosso Departamento de Pediatria.

Em 1968, tinha eu acabado de completar 38 anos, e fui convidado para organizar o Departamento de Pediatria de Botucatu, levei comigo três "recém-nascidos", isto é, colegas que tinham acabado o R2 de Pediatria na Escola Paulista de Medicina (EPM): Antônio de Pádua Campana, Claudio Coelho e Herculano Dias Bastos. Lá encontramos três jovens guapas: Cleide Trindade, Verena Maffei e a querida Ercília. Éramos jovens, mas extremamente idealistas, e eu sempre falava brincando que não se preocupassem porque nós íamos ter o melhor departamento de pediatria do Brasil, situação que ocorreu. Desenvolvemos todos os nossos esforços na prática, naquele tempo baseado em três pilares: ensino, assistência e pesquisa. Durante muito tempo, o Departamento de Pediatria era considerado o melhor nesses aspectos. A pesquisa foi grande franca, fomos o primeiro grupo pediátrico a desenvolver pesquisas em animais de experimentação. Produzimos um grande número de pesquisas e fomos amplamente agraciados com muitos prêmios na Academia Nacional de Medicina (ANM) e na Sociedade Brasileira de Pediatria (SBP). Vivemos situações diferentes, agradáveis e desagradáveis. Desagradáveis, porque vivemos no tempo dos anos de chumbo e eu já havia sido eleito supervisor da Medicina do Campus de Botucatu e não era bem visto pelo governo militar da época, sempre fui contra aquele estado de coisas, correndo o risco de ser preso até o momento que fui "obrigado" a deixar o país e voltar mais tarde. Bem, isso é passado remoto e espero que não se repita. Momentos agradáveis é que todos os assistentes do departamento, os antigos e os novos, fizeram suas teses sempre com grande destaque. Após oito anos em Botucatu, era sempre solicitado a voltar para EPM, que havia me "emprestado" e também, infelizmente, a doença grave de meu irmão, obrigou-me a voltar para São Paulo.

Fui no verdor dos meus anos e agora no inverno da minha vida, 88 anos tenho a declarar que foi uma época de minha vida que jamais esquecerei e deixei uma parte do meu coração em Botucatu. Desejo que os próximos 50 anos sejam de grandes sucessos e isso ocorrerá em função dos docentes que compõem o Departamento. Viva o Departamento de Pediatria da FMB, viva a antiga Faculdade de Ciências Médicas e Biológicas de Botucatu (FCMBB)! Meu abraço e meu amor a todos que aí labutam. Até sempre,

Fernando José de Nóbrega

(in memoriam)

SUMÁRIO

▪ PARTE 1 – FASES DA VIDA

▪ SEÇÃO 1 – PERÍODO NEONATAL

1. **Asfixia Perinatal e Reanimação em Sala de Parto, 3**
   Glauce Regina Fernandes Giacoia
   Grasiela Bossolan
   João Cesar Lyra

2. **Prematuridade, 9**
   Ana Karina Cristiuma de Luca
   Ligia Maria Suppo de Souza Rugolo

3. **Restrição do Crescimento Intrauterino, 16**
   Alice Maria Kiy Guirado

4. **Distúrbios Respiratórios e Assistência Ventilatória, 19**
   João Cesar Lyra
   Marcos Otávio de Mesquita Luna
   Geila de Moraes Pereira

5. **Distúrbios da Glicose, 26**
   Juliana Fattori Hamamoto
   Ligia Maria Suppo de Souza Rugolo

6. **Distúrbios Hidreletrolíticos, 30**
   Glauce Regina Fernandes Giacoia
   Alice Maria Kiy Guirado
   Sara de Souza Viana

7. **Hiperbilirrubinemia, 34**
   Simone Manso de Carvalho Pelicia
   Maria Regina Bentlin

8. **Infecções Neonatais Bacterianas, 39**
   Geraldo Henrique Soares da Silva
   Denise Caroline Cáceres Dutra Lyon
   Renata Sayuri Ansai Pereira de Castro
   Maria Regina Bentlin

9. **Infecções Congênitas, 45**
   Saskia Maria Wiegerinck Fekete
   Sara de Souza Viana
   Sarah de Lima Alloufa da Silveira
   Maria Regina Bentlin

10. **Analgesia e Sedação, 52**
Ana Karina Cristiuma de Luca
Ligia Maria Suppo de Souza Rugolo

11. **Triagem Neonatal e Erros Inatos do Metabolismo, 59**
Grasiela Bossolan
Simone Manso de Carvalho Pelicia

12. *Follow Up* **do Prematuro, 67**
Ligia Maria Suppo de Souza Rugolo
Geraldo Henrique Soares da Silva

13. **Procedimentos em Neonatologia, 72**
Denise Caroline Cáceres Dutra Lyon
Juliana Fattori Hamamoto

■ SEÇÃO 2 – DO LACTENTE AO ESCOLAR

14. **Aleitamento Materno, 76**
Francisca Teresa Veneziano Faleiros
Miriam Hashimoto
Cristina Helena Lima Delambert Bizzotto

15. **Alimentação Saudável nos Primeiros Anos de Vida e no Escolar, 82**
Alice Yamashita Prearo
Francisca Teresa Veneziano Faleiros
Cristina Helena Lima Delambert Bizzotto

16. **Crescimento Normal e seus Desvios, 87**
Cátia Regina Branco da Fonseca
Miriam Hashimoto
Francisca Teresa Veneziano Faleiros

17. **Desenvolvimento Neuropsicomotor nos Primeiros Anos e Saúde do Escolar, 91**
Francisca Teresa Veneziano Faleiros
Alice Yamashita Prearo
Carlos Alexandre Hattori Tiba

18. **Principais Distúrbios Nutricionais, 97**
Miriam Hashimoto
Cátia Regina Branco da Fonseca
Francisca Teresa Veneziano Faleiros

■ SEÇÃO 3 – ADOLESCÊNCIA

19. **Consulta do Adolescente: Queixas Frequentes, 103**
Anapaula da Conceição Bisi Rizzo
Tamara Beres Lederer Goldberg

20. **Crescimento e Desenvolvimento Físico dos Adolescentes, 107**
Carla Cristiane da Silva
Tamara Beres Lederer Goldberg

21. **Aspectos Sociais e Demográficos da Adolescência, 113**
Massako Iyda
Margareth A. Santini de Almeida

22. **Adolescência e Saúde: Aspectos Psicossociais, 117**
Sueli Terezinha Ferrero Martin

23. **Sexualidade e Contracepção na Adolescência, 121**
Marina Saes Rays
Sandra de Oliveira Saes
Leila Maria Vieira
Tamara Beres Lederer Goldberg

24. **Sangramento Menstrual Excessivo, 127**
Anaglória Pontes

25. **Infecções Sexualmente Transmissíveis, 132**
Tamara Beres Lederer Goldberg
José Goldberg

■ PARTE 2 – URGÊNCIA E EMERGÊNCIA

26. **Febre sem Sinais Localizatórios, 139**
Joelma Gonçalves Martin

27. **Doenças Exantemáticas na Infância, 143**
Joelma Gonçalves Martin

28. **Acidentes com Animais Peçonhentos, 148**
Benedito Barravieira
Joelma Gonçalves Martin
Monica Bannwart Mendes
Rui Seabra Ferreira Junior

29. **Acidentes por Submersão, 155**
Joelma Gonçalves Martin

30. **Atendimento à Criança Vítima de Violência Sexual, 162**
Joelma Gonçalves Martin

31. **Intoxicações Exógenas Agudas, 168**
Joelma Gonçalves Martin

32. **Queimaduras Graves em Pediatria, 174**
Joelma Gonçalves Martin

33. **Trauma Intencional e Não Intencional na Infância, 179**
Joelma Gonçalves Martin

■ **PARTE 3 – ESPECIALIDADES PEDIÁTRICAS**

■ **SEÇÃO 4 – ALERGIA E IMUNOLOGIA**

34. **Dermatite Atópica, 187**
Camila Alves Tonami
Jaime Olbrich Neto

35. **Rinite Alérgica, 194**
Monique Cotarelli Tsuji
Camila Alves Tonami
Jaime Olbrich Neto

36. **Reações Medicamentosas, 200**
Camila Alves Tonami
Jaime Olbrich Neto

37. **Urticária e Angioedema, 203**
Ana Laura Mendes Almeida
Elaine Gagete
Jaime Olbrich Neto

38. **Anafilaxia, 209**
Elaine Gagete
Jaime Olbrich Neto

39. **Imunizações e Eventos Adversos em Imunização, 213**
Camila Alves Tonami
Jaime Olbrich Neto

40. **Infecções de Repetição, 221**
Paula Franco Oba
Camila Alves Tonami
Jaime Olbrich Neto

41. **Imunodeficiências Primárias, 224**
Paula Franco Oba
Camila Alves Tonami
Jaime Olbrich Neto

■ **SEÇÃO 5 – CARDIOLOGIA**

42. **Semiologia do Aparelho Cardiovascular em Crianças, 229**
Rossano César Bonatto

43. **Eletrocardiograma Normal, 234**
Rossano César Bonatto
Renato de Souza Gonçalves

44. **Arritmias Cardíacas, 237**
Rossano César Bonatto
Renato de Souza Gonçalves

45. Insuficiência Cardíaca, 242
Andréia Grizzo
Rossano César Bonatto

46. Cardiopatias Congênitas Acianóticas Mais Frequentes, 248
Rossano César Bonatto
Fabio Joly Campos

47. Cardiopatias Congênitas Cianóticas Mais Frequentes, 254
Rossano César Bonatto
Fabio Joly Campos

48. Cardiomiopatias, 257
Rossano César Bonatto

■ SEÇÃO 6 – DERMATOLOGIA

49. Dermatoses Vesicobolhosas, 261
Silvia Regina Catharino Sartori Barraviera
Joel Carlos Lastória

50. Eritrodermias na Infância, 273
Gabriela Roncada Haddad
Sílvio Alencar Marques

51. Síndromes Eczematosas, 278
Maria Regina Cavariani Silvares
Luciana Patrícia Fernandes Abbade
Gabriela Roncada Haddad

52. Síndromes Eritematodescamativas, 285
Luciane Donida Bartoli Miot
Sílvio Alencar Marques

53. Síndromes Purpúricas, 292
Juliano Vilaverde Schmitt
Hélio Amante Miot

■ SEÇÃO 7 – ENDOCRINOLOGIA

54. Investigando a Criança com Retardo de Crescimento, 294
Gil Kruppa Vieira

55. Investigando a Criança com Distúrbios da Puberdade, 309
Gil Kruppa Vieira

56. Diabetes Melito, 317
Israel Diamante Leiderman
Dânae Braga Diamante Leiderman
José Roberto Fioretto
Mário Roberto Hirschheimer

57. Hipotireoidismo e Hipertireoidismo, 322
Gil Kruppa Vieira

■ SEÇÃO 8 – GASTRENTEROLOGIA

58. Dor Abdominal Crônica, 329
Nilton Carlos Machado
Gabriela Nascimento Hercos
Mary de Assis Carvalho

59. Constipação Funcional, 334
Nilton Carlos Machado
Juliana Tedesco Dias
Mary de Assis Carvalho

60. Doença do Refluxo Gastresofágico, 339
Mary de Assis Carvalho
Débora Avellaneda Penatti
Nilton Carlos Machado

61. Diarreia Aguda, 345
Nilton Carlos Machado
Gabriela Nascimento Hercos
Mary de Assis Carvalho

62. Alergia Alimentar, 350
Nilton Carlos Machado
Juliana Tedesco Dias
Mary de Assis Carvalho

63. Colestase, 355
Mary de Assis Carvalho
Débora Avellaneda Penatti
Nilton Carlos Machado

64. Doença Inflamatória Intestinal Pediátrica, 364
Mary de Assis Carvalho
Débora Avellaneda Penatti
Nilton Carlos Machado

■ SEÇÃO 9 – HEMATOLOGIA E ONCOLOGIA

65. Abordagem da Síndrome Anêmica, 368
Marise Pereira da Silva
Newton Key Hokama

66. Doença Falciforme, 377
Marise Pereira da Silva
Newton Key Hokama

67. **Trombocitopenia Imune Primária, 383**
Marise Pereira da Silva

68. **Principais Sinais e Sintomas de Alerta para o Câncer Infantil, 388**
Débora Garcia Gasperini
Lied Pereira Mendes
Manuella Pacífico de Freitas Segredo
Cinara dos Anjos Marcondes

69. **Principais Tumores na Infância e Adolescência, 391**
Manuella Pacífico de Freitas Segredo
Débora Garcia Gasperini
Cinara dos Anjos Marcondes
Lied Pereira Mendes

70. **Neutropenia Febril no Paciente Oncológico, 402**
Lied Pereira Mendes
Débora Garcia Gasperini
Manuella Pacífico de Freitas Segredo
Cinara dos Anjos Marcondes

71. **Emergências Oncológicas, 405**
Lied Pereira Mendes
Manuella Pacífico de Freitas Segredo
Debora Garcia Gasperini
Cinara dos Anjos Marcondes

■ SEÇÃO 10 – MEDICINA INTENSIVA

72. **Insuficiência Respiratória Aguda e Assistência Respiratória, 416**
Mário Ferreira Carpi

73. **Asma Aguda Grave, 422**
Mário Ferreira Carpi
José Roberto Fioretto

74. **Distúrbios Hidreletrolíticos, 426**
Marina Bortoni
Marcos Aurélio de Moraes

75. **Distúrbios Acidobásicos, 431**
Cinara dos Anjos Marcondes

76. **Estado de Mal Epiléptico, 435**
José Roberto Fioretto

77. **Traumatismo Cranioencefálico Grave: Abordagem Inicial, 440**
Joelma Gonçalves Martin
José Roberto Fioretto
Mário Ferreira Carpi

■ SEÇÃO 11 – NEFROLOGIA

78. Infecção do Trato Urinário, 444
Marcia Camegaçava Riyuzo
Henrique Mochida Takase
Soraya Mayumi Sasaoka Zamoner

79. Distúrbios Miccionais, 449
Marcia Camegaçava Riyuzo
Henrique Mochida Takase
Soraya Mayumi Sasaoka Zamoner

80. Síndrome Nefrítica, 453
Marcia Camegaçava Riyuzo
Henrique Mochida Takase
Soraya Mayumi Sasaoka Zamoner

81. Síndrome Nefrótica, 456
Marcia Camegaçava Riyuzo
Henrique Mochida Takase
Soraya Mayumi Sasaoka Zamoner

82. Hipertensão Arterial Sistêmica, 461
Soraya Mayumi Sasaoka Zamoner
Henrique Mochida Takase
Marcia Camegaçava Riyuzo

83. Lesão Renal Aguda, 469
Henrique Mochida Takase
Soraya Mayumi Sasaoka Zamoner
Marcia Camegaçava Riyuzo

84. Doença Renal Crônica, 474
Henrique Mochida Takase
Soraya Mayumi Sasaoka Zamoner
Marcia Camegaçava Riyuzo

■ SEÇÃO 12 - NEUROPSIQUIATRIA

85. Cefaleias na Infância e na Adolescência, 480
Niura Aparecida de Moura Ribeiro Padula
Mirelle Tristão de Souza
Andrea Siqueira Campos Monti
Lara Cristina Antunes dos Santos

86. Distúrbios do Sono e da Linguagem, 484
Cátia Regina Branco da Fonseca
Caio César Benetti Filho
Francisca Teresa Veneziano Faleiros

87. **Distúrbios de Comportamento, 488**
Lara Cristina Antunes dos Santos
Niura Aparecida de Moura Ribeiro Padula
Maria Cristina Pereira Lima

■ SEÇÃO 13 – PNEUMOLOGIA

88. **Bronquiolite, 492**
Giesela Fleischer Ferrari
Francyelly Wisnievski Yamamoto
Renato Gonçalves Felix
Luciana Oliveira Silvano Tostes

89. **Pneumonia Adquirida na Comunidade, 496**
Mário Ferreira Carpi

90. **Asma Brônquica, 503**
Renato Gonçalves Felix
Giesela Fleischer Ferrari
Luciana Oliveira Silvano Tostes
Flávia Querubim Oliveira

91. **Tuberculose, 509**
Irmi Sgarbi Ogata

92. **Fibrose Cística, 517**
Neiva Damaceno

■ SEÇÃO 14 – REUMATOLOGIA

93. **Princípios sobre a Abordagem das Doenças Reumáticas Pediátricas, 535**
Claudia Saad Magalhães

94. **Artrite Idiopática Juvenil, 539**
Taciana de Albuquerque Pedrosa Fernandes

95. **Lúpus Eritematoso Sistêmico, 545**
Juliana de Oliveira Sato

96. **Vasculites Sistêmicas, 548**
Luciana Gomes Portasio

97. **Vasculites Pediátricas, 553**
Juliana de Oliveira Sato

98. **Dermatomiosite Juvenil, 557**
Claudia Saad Magalhães

99. **Esclerodermia, 561**
Taciana de Albuquerque Pedrosa Fernandes

100. Doenças Autoinflamatórias, 564
Luciana Gomes Portasio

101. Artrite Relacionada com Infecções e Osteomielite, 567
Silvana Paula Cardin

■ SEÇÃO 15 – ABORDAGEM INTERDISCIPLINAR NAS DOENÇAS INFANTIS: CIRURGIA PEDIÁTRICA, OFTALMOLOGIA, OTORRINOLARINGOLOGIA E UROLOGIA

102. Doenças Cirúrgicas Mais Frequentes no Recém-Nascido, 571
Rozemeire Garcia Marques
Bonifácio Katsunori Takegawa

103. Doenças Cirúrgicas Mais Frequentes na Criança, 578
Érika Veruska Paiva Ortolan
Pedro Luiz Toledo de Arruda Lourenção
Antônio Marcos Rodrigues

104. Diagnóstico Diferencial de Olho Vermelho, 588
Alvio Isao Shiguematsu

105. Celulite Orbitária, 590
Edson Nacib Jorge

106. Glaucoma Infantil, 592
Mitsuo Hashimoto

107. Retinoblastoma, 594
Edson Nacib Jorge

108. Trauma Ocular na Infância, 595
Roberta Lilian Fernandes Sousa Meneghim
Silvana Artioli Schellini

109. Uveítes na Infância, 599
Eliane Chaves Jorge

110. Síndrome do Respirador Bucal, 603
Jair Cortez Montovani

111. Patologias em Uropediatria, 609
Paulo Roberto Kawano
Hamilto Akihissa Yamamoto
Rodrigo Guerra da Silva
João Luiz Amaro

Índice remissivo, 617

PARTE 1

Fases da Vida

SEÇÃO 1
Período Neonatal

CAPÍTULO 1
Asfixia Perinatal e Reanimação em Sala de Parto

Glauce Regina Fernandes Giacoia • Grasiela Bossolan • João Cesar Lyra

Definição e incidência

A asfixia perinatal compreende uma condição durante o trabalho de parto em que há comprometimento da oxigenação e das trocas gasosas no feto. A American Academy of Pediatrics (AAP) reserva o termo asfixia para pacientes que preencham os seguintes critérios:

- Acidemia metabólica no sangue de cordão umbilical (pH < 7,0).
- Apgar 0 a 3 por mais de 5 min.
- Manifestações neurológicas neonatais (convulsões, coma ou hipotonia).
- Disfunção orgânica multissistêmica.

A incidência é inversamente proporcional à idade gestacional e ao peso de nascimento, variando entre 1 e 1,5% dos nascidos vivos nos países com assistência obstétrica e neonatal avançada, mas podendo ser mais elevada quando há algum fator de risco associado (Quadro 1.1). No Brasil, um estudo realizado pelo Programa de Reanimação Neonatal (PRN) mostrou que, entre 2005 e 2010, ocorreram 5 a 6 mortes precoces por dia de neonatos ≥ 2.500 g por causas associadas à asfixia perinatal.

QUADRO 1.1	Fatores de risco para asfixia perinatal	
Fatores maternos	**Fatores uteroplacentários**	**Fatores fetais**
• Hipertensão • Hipotensão • Infecção/corioamnionite • Doenças cardiopulmonares (que acarretam hipoxemia) • Diabetes • Doenças vasculares • Uso de cocaína	• Implantação anormal • Descolamento • Infarto e fibrose placentária • Ruptura uterina • Acidentes com o cordão umbilical: prolapso, nó verdadeiro, compressão	• Anemia • Infecção, cardiomiopatia • Hidropsia • Insuficiência circulatória/cardíaca grave

Fonte: Elaborado pelos autores.

Fisiopatologia

Em resposta à asfixia, ocorre redistribuição do fluxo sanguíneo para o coração, o cérebro e as suprarrenais, garantindo oxigenação e substrato aos órgãos vitais. Quando há comprometimento da autorregulação vascular cerebral, o resultado consiste em lesão celular direta e necrose celular por acidose e hipercarbia prolongadas.

O maior insulto neuronal se dá após o término do evento asfíxico em decorrência da persistência de metabolismo energético anormal, com baixos níveis de trifosfato de adenosina (ATP). Nessa fase, desencadeia-se uma cascata de eventos deletérios, formando radicais livres e aumentando o glutamato extracelular e o cálcio, resultando em morte celular. O fluxo sanguíneo cerebral perde sua autorregulação, expondo o recém-nascido (RN) ao risco de isquemia associada à hipotensão sistêmica e à hemorragia cerebral, com hipertensão (fase de reperfusão). Quando ocorre asfixia prolongada e grave, a recirculação tecidual local pode não ser restaurada pelo fato de os capilares estarem lesados na presença de edema citotóxico grave.

Quadro clínico

- Sinais neurológicos:
  - encefalopatia (leve/moderada/grave);
  - anormalidades do tronco encefálico e dos nervos cranianos: movimentos oculares anormais, alteração de reflexos, apneia ou padrão respiratório anormal;
  - anormalidades motoras: hipotonia, espasticidade e hiper-reflexia;
  - convulsões.
- Insuficiência de múltiplos órgãos:
  - baixa perfusão renal: necrose tubular aguda e oligúria;
  - disfunção cardíaca por isquemia transitória do miocárdio: diminuição da contratilidade;
  - efeitos gastrintestinais: aumento do risco de isquemia intestinal e enterocolite necrosante;
  - disfunção hepática: elevação de enzimas hepatocelulares, coagulação intravascular disseminada (CIVD);
  - efeitos hematológicos por danos aos vasos sanguíneos, má produção de fatores de coagulação e de plaquetas pela medula óssea;
  - efeitos pulmonares em decorrência do aumento da resistência vascular pulmonar: hipertensão pulmonar persistente, hemorragia e edema pulmonar.

Exames complementares

- Avaliação laboratorial:
  - cardíaca: troponina e CK-MB (níveis elevados de troponina estão associados à gravidade da encefalopatia hipóxico-isquêmica);
  - renal: ureia, creatinina e urina I;
  - hepática: transaminase glutâmico-oxalacética (TGO), transaminase glutâmico-pirúvica (TGP);
  - hematológica: hemograma com plaquetas.
- Exames de imagem:
  - ultrassonografia transfontanelar: pouco sensível, mas pode mostrar edema e perda da diferenciação entre substância branca e cinzenta quando grave;
  - tomografia computadorizada: detecta edema cerebral, hemorragias e, eventualmente, lesões hipóxico-isquêmicas;
  - ressonância magnética: exame de escolha para avaliar a gravidade e a extensão da lesão cerebral, com melhor visualização após 7 a 10 dias do evento isquêmico;
  - eletroencefalograma: importante para detectar e monitorar a atividade convulsiva.

Tratamento

- Medidas gerais:
  - monitoramento rigoroso, jejum, suporte hidreletrolítico e de glicose, suporte nutricional.
- Cuidados pós-reanimação:
  - assistência ventilatória, controle hemodinâmico, tratamento das lesões dos órgãos-alvo.
- Hipotermia terapêutica:
  - pacientes elegíveis: RN com antecedentes perinatais de evento asfíxico e com depressão neonatal grave com má recuperação.
  - critérios de inclusão:
    - RN ≥ 35 semanas de gestação e peso de nascimento ≥ 2.000 g;
    - tempo de vida < 6 h;
    - convulsões nas primeiras 6 h de vida ou encefalopatia clínica (Quadro 1.2);
    - pelo menos um dos seguintes critérios:
      - Apgar ≤ 5 no 10º min de vida;
      - necessidades de ventilação com pressão positiva (VPP) por mais de 10 min ao nascimento;
      - pH de cordão ou da primeira hora de vida ≤ 7,0 e BE ≤ −16.

PARTE 1 • FASES DA VIDA

QUADRO 1.2 Classificação da encefalopatia segundo Sarnat

Estágio	Estágio 1 (leve)	Estágio 2 (moderado)	Estágio 3 (grave)
Nível de consciência	Hiperalerta	Letargia	Torpor, coma
Controle neuromuscular	Sem inibição, super-reativo	Movimentos espontâneos diminuídos	Movimentos espontâneos diminuídos ou ausentes
Tônus muscular	Normal	Hipotonia leve	Hipotonia grave
Postura	Flexão distal leve	Flexão distal acentuada	Descerebração
Reflexos tendinosos	Aumentados	Aumentados	Diminuídos ou ausentes
Mioclonias	Presentes	Presentes	Ausentes
Sucção	Normal ou diminuída	Diminuída ou ausente	Ausente
Funções autonômicas	Simpáticas generalizadas	Parassimpáticas generalizadas	Ambos os sistemas deprimidos
Moro	Exacerbado	Incompleto	Ausente
Pupilas	Dilatadas, reativas	Miose, reativas	Médias, pouco reativas, anisocoria
Respirações	Espontâneas, regulares	Periódicas	Periódicas, apneias
Ritmo cardíaco	Normal ou taquicardia	Bradicardia	Variável, bradicardia
Secreção de vias aéreas	Escassa	Abundante	Variável
Convulsão	Não	Tônico ou tônico-clônica	Mal convulsivo
Eletroencefalograma	Normal	Baixa voltagem, periódico ou isoelétrico	Periódico ou isoelétrico
Duração dos sintomas	< 24 h	De 2 a 14 dias	Horas a semanas
Seguimento	100%	80% normal; anormal se sintomas > 5 dias	Letalidade de 50%; sobreviventes com sequelas graves

Fonte: Sarnat e Sarnat, 1976.

Prevenção da asfixia e reanimação em sala de parto

A reanimação na sala de parto visa à resolução imediata do quadro de hipoxemia, restabelecendo a respiração, a circulação e o equilíbrio hemodinâmico do RN. No atendimento de sala de parto, 1 em cada 10 RN necessita de VPP, 1 em cada 100 precisa de intubação e/ou massagem cardíaca e 1 em 1.000 necessita de intubação, massagem e medicações.

Após o nascimento, checa-se a vitalidade do RN por meio da avaliação simultânea da frequência cardíaca (FC) e da respiração. A FC constitui o principal parâmetro para indicar as sucessivas manobras de reanimação, e a VPP representa o principal procedimento a ser realizado.

A utilização de oxigênio na sala de parto deve ser criteriosa: RN com mais de 34 semanas são ventilados inicialmente com concentração de oxigênio a 21% e prematuros com menos de 34 semanas a 30%. A Figura 1.1 mostra a sequência de procedimentos da reanimação em sala de parto, segundo o PRN da Sociedade Brasileira de Pediatria. Já a Figura 1.2 exibe a sequência adotada pelo serviço de Neonatologia da Faculdade de Medicina de Botucatu, com ênfase para os passos da VPP, em que se utiliza o acrônimo **MR.SAPO**, a fim de facilitar a memorização dos passos da VPP: ajustar a **M**áscara à face do RN; **R**eposicionar cabeça e pescoço; proceder à **S**ucção das vias aéreas; **A**brir a boca; considerar aumento da **P**ressão inspiratória; considerar **O**utra via para ventilação – intubação.

CAPÍTULO 1 • ASFIXIA PERINATAL E REANIMAÇÃO EM SALA DE PARTO

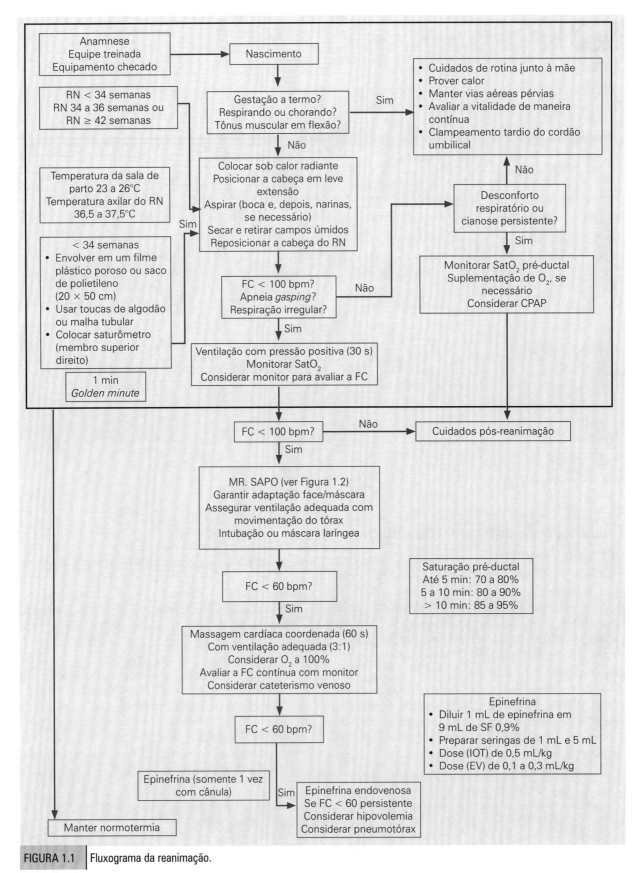

FIGURA 1.1 Fluxograma da reanimação.

RN: recém-nascido; FC: frequência cardíaca; CPAP: pressão positiva contínua nas vias aéreas; SF: soro fisiológico; IOT: intubação orotraqueal; EV: via endovenosa.

Fonte: Adaptada de Perlman et al., 2015.

PARTE 1 • FASES DA VIDA

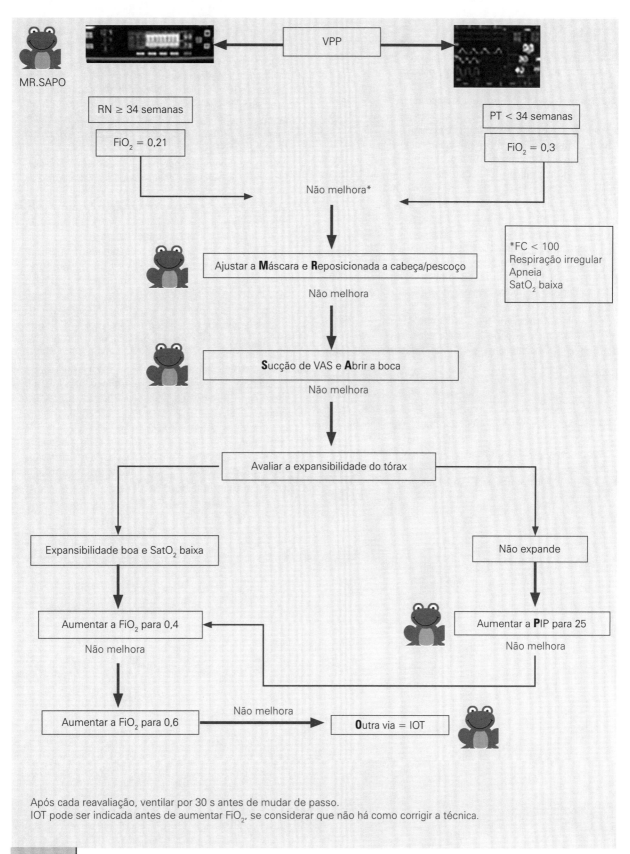

FIGURA 1.2 | Fluxograma da reanimação – "MR. SAPO".

VPP: ventilação com pressão positiva; RN: recém-nascido; PT: pré-termo; VAS: vias aéreas superiores; FC: frequência cardíaca; PIP: pico de pressão inspiratória; IOT: intubação orotraqueal.

Fonte: Elaborada pelos autores.

Bibliografia

- American Academy Pediatrics. Neonatal encephalopathy and neurologic outcome. Pediatrics. 2014;133(1):e1482-8.
- de Almeida MFB, Guinsburg R, Anchieta LM. Reanimação neonatal: diretrizes para profissionais de saúde. Rio de Janeiro: Sociedade Brasileira de Pediatria; 2012.
- Executive summary: Neonatal encephalopathy and neurologic outcome, second edition. Report of the American College of Obstetricians and Gynecologists' Task Force on Neonatal Encephalopathy. Obstet Gynecol. 2014;123:896.
- Guinsburg R, de Almeida, MFB, Santo RMV, Moreira LMO, Daripa M (coords.). Estaduais do Programa de Reanimação Neonatal da SBP. A asfixia ao nascer contribui para a morte precoce de 5 recém-nascidos a termo ao dia no Brasil: série temporal 2005-2000. In: XXI Congresso Brasileiro de Perinatologia; 2012 nov 14-17. Curitiba, PR.
- Jacobs SE, Berg M, Hunt R, Tarnow-Mordi WO, Inder TE, Davis PG. Cooling for newborns with hypoxic ischaemic encephalopathy. Cochrane Database Syst Rev. 2013;CD003311.
- Johnston MV, Fatemi A, Wilson MA, Northington F. Treatment advances in neonatal neuroprotection and neurointensive care. Lancet Neurol. 2011;10:372.
- Manley BJ, Owen LS, Hooper SB, Jacobs SE, Cheong JLY, Doyle LW, et al. Towards evidence-based resuscitation of the newborn infant. Lancet. 2017;389:1639-4.
- Massaro AN. MRI for neurodevelopmental prognostication in the high-risk term infant. Semin Perinatol. 2015;39:159.
- Perlman JM, Risser R. Cardiopulmonary resuscitation in the delivery room. Associated clinical events. Arch Pediatr Adolesc Med. 1995;149(1):20-5.
- Perlman JM, Wyllie J, Kattwinkel J, Wyckoff MH, Aziz K, Guinsburg R, et al. Part 7: Neonatal Resuscitation: 2015 international consensus on cardiopulmonary resuscitation and emergency cardiovascular care science with treatment recommendations. Circulation. 2015;132 (16 Suppl. 1):S204-41.
- Roka A, Azzopardi D. Therapeutic hypothermia for neonatal hypoxic ischaemic encephalopathy. Early Hum Dev. 2010;86(6):361-7.
- Sarnat HB, Sarnat MS. Neoanatal encephalopaty following fetal distress: a clinical and eletroencephalographic study. Arch Neurol. 1976;33:696-705.
- Shastri AT, Samarasekara S, Muniraman H, Clarke P. Cardiac troponin I concentrtions in neonates with hypoxic-ischaemic encephalopathy. Acta Paediatr. 2012;101 (1):F152-5.
- van Laerhoven H, de Haan TR, Offringa M, Post B, van der Lee JH. Prognostic tests in term neonates with hypoxicischemic encephalopathy: a systematic review. Pediatrics. 2013;131:88.
- Wang CL, Anderson C, Leone TA, Rich W, Govindaswami B, Finer NN. Resuscitation of preterm neonates by using room air or 100% oxygen. Pediatrics. 2008;121(6):1083-9.
- Weeke LC, Boylan GB, Pressler RM, Hallberg B, Blennow M, Toet MC, et al. Role of EEG background activity, seizure burden and MRI in predicting neurodevelopmental outcome in full-term infants with hypoxic-ischaemic encephalopathy in the era of therapeutic hypothermia. Eur J Paediatr Neurol. 2016;20:855.

CAPÍTULO 2

Prematuridade

Ana Karina Cristiuma de Luca • Ligia Maria Suppo de Souza Rugolo

Segundo a Organização Mundial da Saúde, a prematuridade é definida como o nascimento antes de 37 semanas de idade gestacional.

Há subcategorias de nascimento prematuro com base na idade gestacional:

- Prematuro extremo (abaixo de 28 semanas).
- Muito prematuro (28 a 31 semanas e 6 dias).
- Prematuro moderado (32 a 33 semanas e 6 dias).
- Prematuro tardio (34 a 36 semanas e 6 dias).

De acordo com o peso ao nascer, os prematuros podem, ainda, ser classificados como:

- Baixo peso (< 2.500 g).
- Muito baixo peso (< 1.500 g).
- Extremo baixo peso (< 1.000 g).

Anualmente, estima-se que ocorram cerca de 15 milhões de nascimentos prematuros e que quase 1 milhão dessas crianças morrerá por complicações da prematuridade. Muitos sobreviventes terão sequelas, como dificuldades de aprendizagem, problemas visuais, auditivos etc.

Vários fatores têm sido associados ao nascimento prematuro, como baixo nível socioeconômico, ausência de pré-natal, gestação em adolescentes, uso de drogas lícitas e ilícitas, infecções perinatais, doenças maternas (p. ex., hipertensão gestacional, pré-eclâmpsia, diabetes melito), intervalo gestacional curto, multiparidade e gestação múltipla.

O recém-nascido prematuro (RNPT) está sujeito a uma série de complicações relacionadas com a imaturidade de seus órgãos e sistemas, portanto, quanto menor a idade gestacional, maiores serão os riscos e problemas, tanto em curto quanto em longo prazo. Merecem especial atenção dois grupos de prematuros, os quais serão abordados neste capítulo: os tardios, que correspondem a 2/3 do total de prematuros, e os de muito baixo peso, que apresentam alta mortalidade e morbidades que comprometem o prognóstico.

Prematuro tardio

Na prática, obstetras e neonatologistas tendem a considerar os prematuros entre 34 e 36 semanas com risco semelhante aos de termo, motivo pelo qual foram inicialmente designados como RN "quase termo". Entretanto, esses RN, apesar de terem riscos menores que os demais prematuros, apresentam risco de morte e complicações maiores que os RN a termo (RNT), razão pela qual não se utiliza mais a designação "quase termo" e os RN de 34 a 36 semanas e 6 dias são denominados prematuros tardios (PTT).

CAPÍTULO 2 • PREMATURIDADE

■ Peculiaridades e morbidade em curto prazo

Os principais problemas e a morbidade dos PTT são apresentados no Quadro 2.1.

QUADRO 2.1	Evolução neonatal, morbidade e mortalidade em prematuros tardios (PTT) e recém-nascidos a termo (RNT)	
	PTT	RNT
Instabilidade de temperatura	10%	0%
Icterícia	54%	38%
Investigação de infecção	38%	13%
Dificuldade alimentar	32%	7%
Hipoglicemia	16%	3-5%
Síndrome do desconforto respiratório	5-29%	0,3-4%
Apneia/bradicardia	0,5-4,4%	0-0,1%
Taquipneia transitória do RN	3,8%	0,44%
Hipertensão pulmonar	0,4%	0,1-0,2%
Insuficiência respiratória	0,9%	0,13%
Pneumonia	1%	0,17%
Oferta hídrica endovenosa	27%	5%
Ventilação mecânica	4,2%	0,45%
Uso de surfactante	3,8%	0,2%
Mortalidade	0,41%	0,07%

Fonte: Wang et al., 2004; Consortium on Safe Labor, 2010.

Morbidades respiratórias

Os PTT apresentam maior risco de desenvolver síndrome do desconforto respiratório (SDR), taquipneia transitória, pneumonia e hipertensão pulmonar em comparação aos RNT. A frequência desses distúrbios, que exigem algum tipo de assistência respiratória, também é maior nesse grupo de prematuros em relação aos RNT. O risco dessas morbidades e da necessidade de assistência diminui a cada semana que se ganha na idade gestacional. O quadro clínico inicial pode ser leve, mas com evolução imprevisível.

As causas para o desconforto respiratório desses RN incluem imaturidade dos sistemas antioxidante e do surfactante e atraso na absorção do líquido intrapulmonar.

Síndrome do desconforto respiratório: iatrogenia versus *imaturidade*

O desenvolvimento pulmonar não está completo entre 34 e 37 semanas de gestação, fase na qual ocorre a transição do estágio sacular para o alveolar, bem como aumento do *pool* de surfactante. Além disso, muitos PTT nascem de cesariana eletiva, o que priva o feto do preparo fisiológico do pulmão para a transição neonatal. A combinação desses três fatores — nascimento antecipado, cesariana e ausência de trabalho de parto — aumenta o risco de distúrbios respiratórios agudos e contribui para a ocorrência de SDR iatrogênica.

Imaturidade cerebral e regulação autonômica

O 3º trimestre da gestação representa um período crítico para o crescimento e o desenvolvimento cerebral. Nas últimas 6 a 8 semanas de gestação, o tamanho do cérebro aumenta mais que um terço. Entre 34 e 40 semanas, ocorre aumento exponencial na substância cinzenta e na mielinização da substância branca, e o volume cortical aumenta cerca de 50% e o do cerebelo 25%. Nos PTT, os mecanismos centrais de regulação autonômica, incluindo controle da respiração, frequência cardíaca e estágios do sono, ainda são imaturos; por isso, em comparação aos RNT, esses prematuros apresentam maior risco de apneia, bradicardia e síndrome da morte súbita. A incidência de leucomalácia periventricular em PTT não é conhecida, uma vez que esses prematuros não são avaliados rotineiramente com ultrassonografia transfontanelar; porém, a imaturidade cerebral dos PTT os torna mais vulneráveis à lesão isquêmica ou inflamatória da substância branca, resultando na leucomalácia. Risco aumentado de paralisia cerebral (2 a 3 vezes maior) tem sido descrito nos PTT em comparação aos RNT.

Apneia da prematuridade

O risco de apneia em PTT é maior do que em RNT, em virtude da imaturidade de regiões do tronco encefálico e do controle inadequado da respiração, além da maior complacência da parede torácica e das vias aéreas superiores, que tendem ao colapso quando o diafragma contrai durante o sono REM. A resposta ventilatória à hipercapnia fica reduzida, e a resposta à hipóxia é bifásica.

Controle da temperatura

A instabilidade na regulação térmica no período pós-natal imediato é mais frequente nos PTT, com 10% deles necessitando de tratamento para hipotermia. Esses prematuros têm menor quantidade de gordura marrom e tecido celular subcutâneo, maior superfície corpórea, pele não queratinizada e menor liberação de tiroxina e norepinefrina em resposta ao estresse secundário ao frio.

Hipoglicemia

Os RN PTT também apresentam maior risco para desenvolver hipoglicemia pós-natal precoce em virtude de seus menores estoques de glicogênio, baixa atividade da gliconeogênese e das enzimas glicogenolíticas, que pode ser mais exacerbada por estresse ao frio, sepse e inadequada oferta. Assim, a American Academy of Pediatrics (AAP) recomenda que todos os PTT sejam monitorados para hipoglicemia nas primeiras 24 h de vida.

Icterícia

Icterícia nos PTT resulta de maior taxa de produção de bilirrubina e/ou diminuição da recaptação e da conjugação da bilirrubina pelo fígado imaturo e de eliminação diminuída com aumento da circulação êntero-hepática. Dificuldades no aleitamento materno podem aumentar o risco de hiperbilirrubinemia nesses prematuros. A AAP reconhece o maior risco de encefalopatia bilirrubínica nos PTT e recomenda *screening* universal antes da alta, um nomograma específico para indicação de fototerapia e de exsanguineotransfusão nesses RN, além de evitar alta precoce e sugerir retorno após a alta para reavaliação da icterícia.

■ Maturação gastrintestinal e alimentação

Os PTT não apresentam limitações na capacidade digestivo-absortiva, mas podem ter dificuldades na alimentação por imaturidade na coordenação sucção-deglutição-respiração, instabilidade motora, sucção débil, fadiga, menor motilidade intestinal e esvaziamento gástrico lento. O aleitamento materno deve ser sempre estimulado; no entanto, em virtude dessas dificuldades alimentares, nem sempre é bem-sucedido, além do fato de outros problemas, como hipoglicemia, perda excessiva de peso, desidratação, inadequado ganho de peso e agravamento da icterícia, poderem prolongar a internação ou motivar reinternações.

Infecção

Não há evidências de que o PTT tenha limitações importantes em seus mecanismos imunes que justifiquem um maior risco infeccioso do que o RNT, entretanto, como muitos nascem de trabalho de parto prematuro ou rotura prematura de membranas, e também apresentam frequentemente sintomas decorrentes de sua imaturidade fisiológica (instabilidade térmica, hipoglicemia, distúrbios respiratórios), a investigação de possível infecção/sepse é frequente nesse grupo de RN. Estudos recentes mostram que os PTT têm risco quatro vezes maior de sepse e cinco vezes maior de infecções com cultura positiva quando comparados aos RNT.

■ Prognóstico

Os PTT apresentam risco aumentado de mortalidade perinatal, neonatal e, também, mortalidade infantil. A mortalidade neonatal é quase cinco vezes maior e a mortalidade infantil três vezes maior nos PTT do que nos RNT. Maior morbidade e problemas no crescimento e desenvolvimento em curto prazo já estão bem documentados, mas, em longo prazo, os estudos ainda são escassos. Portanto, o seguimento desses prematuros é de fundamental importância.

Prematuros de muito baixo peso (PTMBP)

■ Principais problemas

São muitos os problemas na população dos PTMBP, como necessidade de reanimação ao nascimento, hipotermia, distúrbios respiratórios, metabólicos e hidreletrolíticos, icterícia, infecção e sepse, que serão abordados em capítulos específicos. Neste, serão apresentados os problemas que podem comprometer o prognóstico, além de peculiaridades da nutrição do PTMBP.

Nutrição

Está bem estabelecido que o suporte nutricional adequado e precoce, garantindo a taxa de crescimento pós-natal de 18 a 20 g/kg/dia associa-se a melhor prognóstico de desenvolvimento. Entretanto, não é fácil nutrir o PTMBP, já que suas necessidades nutricionais são elevadas e suas doenças e imaturidade limitam a oferta nutricional, propiciando a restrição do crescimento pós-natal, aspecto muito frequente e preocupante, pois está associado a maior morbidade e pior prognóstico em longo prazo. Para minimizar esse problema, recomenda-se o início precoce da nutrição parenteral, ofertando, já nas primeiras horas de vida, 2 a 3 g/kg/dia de aminoácidos e, se possível, lipídios (2 g/kg/dia) também no 1º dia de vida, com oferta calórica de 60 a 80 kcal/kg/dia, aumentada progressivamente nos próximos dias objetivando atingir 3,5 a 4 g/kg/dia de proteína, 3 a 4 g/kg/dia de lipídios e 100 kcal/kg/dia a partir do 3º dia de vida.

Em associação à nutrição parenteral, recomenda-se também o início precoce (assim que o PTMBP estabilizar) da nutrição enteral com pequenos volumes (10 a 20 mL/kg/dia) de leite materno por sonda gástrica a cada 4 a 6 h, designada nutrição trófica, pois sua finalidade consiste em promover a maturação intestinal

CAPÍTULO 2 • PREMATURIDADE

e melhorar a tolerância alimentar. O jejum tem efeito deletério na mucosa intestinal propiciando disfunção intestinal e favorecendo a translocação bacteriana, que aumenta o risco de sepse/enterocolite necrosante (NEC). A demora na introdução e a progressão lenta da dieta não diminuem o risco de NEC e prolongam o tempo para atingir a dieta plena, aumentando o tempo de nutrição parental e suas complicações.

O leite da mãe do prematuro é a primeira opção para alimentá-lo, pois diminui o risco de NEC, sepse tardia e morte, tendo benefício dose-dependente. Na impossibilidade de a mãe prover o volume necessário a seu prematuro, indica-se o uso de leite humano de banco.

O grande problema na alimentação do prematuro refere-se à intolerância alimentar, caracterizada por resíduo gástrico, distensão abdominal e vômitos. Quando dois desses sinais estiverem presentes, deve-se suspender a dieta e investigar NEC. Entretanto, o resíduo gástrico isolado em PTMBP está mais relacionado com a imaturidade motora intestinal do que com a disfunção do trato digestório. Estudos recentes mostram que sua avaliação rotineira não melhora a evolução nutricional nem diminui o risco de NEC; portanto, não se recomenda atualmente a avaliação rotineira de resíduos gástricos em prematuros.

Enterocolite necrosante (NEC)

Emergência gastrintestinal mais grave em prematuros, incide em 3 a 15% dos PTMBP, geralmente após a 1ª semana de vida, com mortalidade de 20 a 30% e necessidade de intervenção cirúrgica em até metade dos casos. Trata-se de uma doença multifatorial, cuja patogênese envolve imaturidade intestinal + alteração do microbioma (pelo tipo de alimento, o uso de antibióticos e de bloqueadores de H2) + predisposição genética. A inadequada colonização bacteriana inicial (disbiose) desencadeia produção de citocinas inflamatórias, ativação de neutrófilos e outros mediadores, resultando em um importante quadro inflamatório que altera a resposta microvascular, aumenta a permeabilidade intestinal e causa necrose da parede intestinal. O quadro clínico pode ser insidioso ou abrupto, manifestando-se com sinais de intolerância alimentar, sangue nas fezes (vivo ou oculto) e sinais sistêmicos "sepse-like". A doença é classificada, conforme o critério clínico-radiológico de Bell et al., em três estágios: I = suspeita; II = confirmada (presença de pneumatose); III = avançada (geralmente com indicação cirúrgica, seja por perfuração ou até mesmo não perfurada, mas com deterioração progressiva, apesar do tratamento clínico). A NEC, especialmente a NEC cirúrgica está associada a pior prognóstico de crescimento e desenvolvimento.

Distúrbios hemodinâmicos

Falha na circulação de transição com baixo fluxo sistêmico

Ocorre em cerca de um terço dos prematuros extremos no 1º dia de vida, manifestando-se como síndrome de má-perfusão associada ou não à hipotensão. De modo simplificado, esse distúrbio pode ser assim entendido: ao nascimento, ocorrem aumento da pós-carga de ventrículo esquerdo (VE) e diminuição da pré-carga deste ventrículo por vasodilatação pulmonar. Essas alterações podem não ser toleradas pelo miocárdio imaturo, propiciando falha no débito do ventrículo esquerdo (VE). Além disso, o canal arterial patente com *shunt* E-D e o uso de altos parâmetros ventilatórios contribuem para o comprometimento do débito cardíaco e do fluxo sistêmico. O baixo fluxo sistêmico está associado a aumento no risco de hemorragia peri-intraventricular, morte e sequelas no neurodesenvolvimento. O tratamento com dobutamina melhora o fluxo sistêmico, mas não o prognóstico.

Hipotensão do prematuro

Com incidência em 20 a 50% dos PTMBP, é atribuída à falha na regulação do tônus vascular com tendência à vasodilatação e pode ter outros fatores contributivos, como disfunção do miocárdio na asfixia, insuficiência adrenal no prematuro extremo, sepse, persistência do canal arterial (PCA) e, mais raramente, hipovolemia. A definição de hipotensão no prematuro é controversa, tornando-se o critério mais utilizado nos primeiros dias de vida a pressão arterial (PA) média menor que idade gestacional (em semanas) ou PA média < 30 mmHg; entretanto, a valorização dos dois componentes (sistólico e diastólico) da PA fornece base mais fisiológica para o diagnóstico e o tratamento do distúrbio hemodinâmico. Há que se considerar que PA normal não garante uma adequada perfusão de órgãos e que um RN hipotenso pode ter boa perfusão. Também não está estabelecido se o tratamento melhora o prognóstico. Assim, a recomendação atual consiste em tratar o RN com valores repetidamente baixos de PA associados a outros sinais clínicos e laboratoriais de má-perfusão (tempo de enchimento capilar > 3 s, pulsos finos, pele fria, oligúria, letargia, aumento do lactato e acidose). Dopamina constitui o medicamento de escolha, e a epinefrina a segunda opção. As doses dos vasoativos devem sempre ser tituladas, pois a resposta é bastante variável nos RN.

Displasia broncopulmonar (DBP)

A DBP é uma doença de etiologia multifatorial, em que vários fatores lesivos (ventilação mecânica, oxi-

PARTE 1 • FASES DA VIDA

gênio, PCA e infecção) atuam em um pulmão imaturo com limitada capacidade de regeneração, resultando em resposta inflamatória, a via final comum na patogênese da lesão pulmonar. Atualmente, a DBP acomete predominantemente prematuros < 32 semanas e PTMBP, caracterizando-se por parada do desenvolvimento alveolocapilar e padrão homogêneo e edematoso à radiografia. O critério para definição da doença requer 28 dias de uso de O_2 e, ao alcançar 36 semanas de idade pós-menstrual (IPM), categoriza a gravidade da doença:

- Sem O_2 = DBP leve.
- Com O_2 < 30% = DBP moderada.
- Com O_2 ≥ 30% e/ou assistência ventilatória = DBP grave.

Nos estudos sobre prognóstico neonatal, a DBP tem sido caracterizada pelo uso de O_2 com 36 semanas IPM. O tratamento é difícil e limitado, tanto com relação às opções terapêuticas quanto à efetividade e à segurança do uso. Diuréticos podem melhorar a função pulmonar em curto prazo, mas não a evolução clínica e o prognóstico dos RN. O uso crônico pode causar hiponatremia, hipocalemia, hipocloremia, calciúria, nefrolitíase, nefrocalcinose e doença metabólica óssea.

O uso de corticosteroide sistêmico (dexametasona) pós-natal facilita o desmame da ventilação e reduz a dependência de O_2; porém, tem efeitos adversos em curto prazo (sangramento gástrico, hiperglicemia e hipertensão). O corticosteroide inibe a síntese de DNA e pode prejudicar o crescimento somático, alveolar e cerebral. Há grande preocupação com seus efeitos adversos em longo prazo, incluindo osteopenia, imunossupressão e prejuízo no neurodesenvolvimento com maior risco de paralisia cerebral. Assim, seu uso deve ser restrito aos pacientes graves dependentes do ventilador. O uso de corticosteroide inalatório nas primeiras semanas de vida parece promissor, reduzindo o risco de morte ou DBP sem efeitos adversos em curto prazo, mas ainda faltam dados sobre o prognóstico em longo prazo.

Não há evidência para o uso de broncodilatadores, e o emprego de medicamentos antirrefluxo deve ser evitado, pois inibem a acidez gástrica prejudicando a absorção de cálcio, o que pode, por sua vez, aumentar o risco de doença metabólica óssea. Na DBP grave, deve-se investigar (com ecografia funcional) a possibilidade de evolução com hipertensão pulmonar, que pode requerer tratamento específico. Os prematuros com DBP têm pior prognóstico de crescimento e desenvolvimento, maior morbidade (sobretudo respiratória) e reinternações nos primeiros anos, e a função pulmonar pode persistir alterada até a idade adulta, com maior risco de doença obstrutiva e hiper-reatividade brônquica.

Lesão cerebral

Hemorragia peri-intraventricular (HPIV) e lesão de substância branca (LSB) são as duas principais alterações do sistema nervoso central nos PTMBP e ambas estão associadas a pior prognóstico de desenvolvimento, com maior risco de paralisia cerebral.

A incidência de HPIV em PTMBP diminuiu mais que 50% nas últimas décadas por melhoria nas práticas obstétricas e neonatais, especialmente o aumento no uso de corticosteroide antenatal; boas práticas na reanimação neonatal, com clampeamento tardio do cordão umbilical (30 a 60 s), se não houver necessidade de reanimação; manipulação mínima e adequado posicionamento (ninho) do prematuro; melhores estratégias ventilatórias; adequação ambiental quanto à temperatura, luminosidade e ruído, bem como o cuidado com a dor.

Atualmente, a incidência de HPIV grave em PTMBP está em torno de 5%. Contudo, a incidência de LSB tem se mantido estável, acometendo cerca de 10% dos PTMBP.

A patogênese da HPIV é multifatorial, incluindo a imaturidade dos vasos da matriz germinativa, flutuações no fluxo sanguíneo cerebral por falha na autorregulação cerebral, propiciando lesão cerebral por hipóxia-isquemia-reperfusão, bem como anormalidades na homeostasia. Os principais fatores de risco associados à HPIV são reanimação ao nascimento, hipoxemia, hipercapnia, pneumotórax, sepse/NEC, choque, PCA, distúrbio de coagulação, uso de expansores, estímulos nocivos e assincronia na ventilação mecânica.

O diagnóstico é feito por ultrassonografia de crânio, realizada de rotina em todo prematuro < 32 semanas ou < 1.500 g e, também, em alguns prematuros maiores gravemente doentes com necessidade de suporte ventilatório ou hemodinâmico. O exame deve ser realizado nas primeiras 72 h de vida. Se os achados inicias forem normais, repetir com 1 semana e no final do 1º mês, mas, se o exame inicial mostrar HPIV, repetir semanalmente, vigiar possível hidrocefalia pós-hemorrágica.

A HPIV é classificada, conforme Papile, em quatro graus de gravidade progressiva:

- Grau I: hemorragia apenas na matriz germinativa.
- Grau II: hemorragia ventricular sem dilatação.
- Grau III: hemorragia ventricular com dilatação.
- Grau IV: hemorragia parenquimatosa – sendo considerados graves os graus 3 e 4.

Não há tratamento específico para a HPIV e os casos que evoluem com dilatação ventricular requerem acompanhamento clínico, medidas seriadas de perímetro cefálico e ultrassonografia de crânio seriada, indicando-se derivação ventriculoperitoneal, quando houver dilatação ventricular rapidamente progressiva

CAPÍTULO 2 • PREMATURIDADE

com aumento ventricular grave, aumento do períme- tro cefálico > 2 cm/semana e sinais de hipertensão intracraniana.

Os mecanismos de LSB incluem a vulnerabilidade dos pré-oligodendrócitos da região periventricular associada a três fatores predisponentes: alteração na oxigenação cerebral, infecção e inflamação. A substância branca periventricular é bastante vulne- rável à lesão isquêmica, em virtude do desequilíbrio entre a limitada perfusão dessa região e sua elevada demanda metabólica. A LSB pode manifestar-se de forma focal na região periventricular, com necrose seguida de reabsorção e formação de cistos, caracte- rizando a leucomalácia periventricular cística (LPVc). Entretanto, a LSB apresenta também um componente difuso, que pode ocorrer sem a lesão focal, acome- tendo os pré-oligodendrócitos da substância branca profunda, capaz de evoluir com redução da substân- cia branca e ventriculomegalia.

Quanto ao diagnóstico, a ultrassonografia de crâ- nio pode mostrar hiperecogenicidade após 24 a 48 h do insulto isquêmico e cistos periventriculares após 3 semanas. Há que se considerar que os cistos desa- parecem em 2 a 3 meses de modo que a ultrassono- grafia de crânio mais tardia consegue mostrar apenas ventriculomegalia. A ressonância nuclear magnética representa o método mais eficiente para o diagnósti- co de LSB. Até o momento, não há qualquer interven- ção efetiva para tratar essa condição.

Retinopatia da prematuridade (ROP)

Trata-se de uma importante causa de deficiência visual e cegueira em prematuros. Crianças que tive- ram ROP têm maior risco de miopia, estrabismo, am- bliopia, glaucoma e descolamento de retina.

A etiopatogenia da doença envolve oxigenação excessiva, que suprime a liberação do fator de cres- cimento endotelial vascular (VEGF) e, consequente- mente, atrasa o crescimento dos vasos da retina, que ocorre no sentido posteroanterior e somente está completo entre 36 e 40 semanas. Com a parada do

desenvolvimento vascular normal, uma parte da reti- na torna-se avascular e hipóxica, estimulando o cres- cimento desordenado de novos vasos anômalos.

A Classificação Internacional da ROP (ICROP) de- finiu a doença conforme a gravidade (cinco estágios de gravidade crescente), a localização (zonas I, II e III) e a extensão em horas (1 a 12). Definiu-se como doença limiar quando ROP estágio 3 em zonas I ou II com extensão de 5 h contínuas ou 8 h intercaladas e presença de "doença *plus*" (dilatação arteriolar e tor- tuosidade venosa, indicando maior gravidade). Nessa situação, o tratamento com *laser* ou crioterapia está indicado. Os estágios 1 (leve) e 2 (moderado) podem ter regressão espontânea. A partir do estágio 4, já há descolamento da retina.

Faz-se a triagem para ROP por fundoscopia indi- reta, indicada para todo prematuro < 32 semanas ou < 1.500 g, além de prematuros maiores com fatores de risco (SDR, transfusões sanguíneas, sepse, HPIV, gemelares). O primeiro exame deve ser realizado entre 4 e 6 semanas, e a repetição dependerá dos achados iniciais.

Um aspecto importante relacionado com a pre- venção da ROP consiste em limitar a oferta de oxigê- nio aos prematuros, o que levanta a questão: qual a saturação de O_2 ideal? Uma revisão sistemática re- cente comparou os efeitos de ter como alvo valores baixos (85 a 89%) *versus* altos (91 a 95%) de $SatO_2$ na morbimortalidade de prematuros extremos e mos- trou que os valores baixos diminuíram o risco de ROP, mas aumentaram o risco de morte e de enterocolite necrosante. Assim, considera-se atualmente que a fai- xa de $SatO_2$ de 90 a 95% é mais segura que 85 a 89%.

A mensagem final deste capítulo reside no fato de que todas essas doenças do prematuro que compro- metem seu prognóstico em longo prazo são frequen- tes, estão associadas a múltiplos fatores de risco e contam com limitados recursos terapêuticos. Assim, o aspecto mais importante a se investigar é sua pre- venção com a adoção de boas práticas assistenciais obstétricas e neonatais.

Bibliografia

- Adamkin DH; Committee on Fetus and Newborn. Postnatal glucose homeostasis in late-preterm and term infants. Pediatrics. 2011;127:575-79.
- Askie LM, Darlow BA, Davis PG, Finer N, Stenson B, Vento M, et al. Effects of targeting lower versus higher arterial oxygen saturations on death or disability in pre- term infants. Cochrane Database Syst Rev. 2017 Apr 11;4:CD011190.
- Bell MJ, Ternberg JL, Feigin RD, Keating JP, Marshall R, Barton L, et al. Neonatal necrotizing enterocolitis.

Therapeutic decisions based upon clinical staging. Ann Surg. 1978;187:1-7.
- Boyle JD, Boyle EM. Born just a few weeks early: does it matter? Arch Dis Child Fetal Neonatal Ed. 2013;98:F85-8.
- Charsha DS. Gently caring: supporting the first few critical hours of life for the extremely low birth weight infant. Crit Care Nurs Clin North Am. 2009;21:57-65.
- Consortium on Safe Labor; Hibbard JU, Wilkins I, Sun L, Gregory K, Haberman S, Hoffman M, et al. Respiratory morbidity in late preterm births. JAMA. 2010;304:419-25.
- Cohen-Wolkowiez M, Moran C, Benjamin DK, Cotten CM, Clark RH, Benjamin DK Jr, Smith PB. Early and late

- onset sepsis in late preterm infants. Pediatr Infect Dis J. 2009;28:1052-56.
- Donn SM. Bronchopulmonary dysplasia: Myths of pharmacologic management. Semin Fetal Neonatal Med. 2017;22:354-58.
- El-Khuffash A, McNamara PJ. Hemodynamic Assessment and Monitoring of Premature Infants. Clin Perinatol. 2017;44:377-93.
- Giesinger RE, McNamara PJ. Hemodynamic instability in the critically ill neonate: an approach to cardiovascular support based on disease pathophysiology. Semin Perinatol. 2016;40:174-88.
- Glass HC, Costarino AT, Stayer SA, Brett CM, Cladis F, Davis PJ. Outcomes for extremely premature infants. Anesth Analg. 2015;120:1337-51.
- International Committee for the Classification of Retinopathy of Prematurity. The International Classification of Retinopathy of Prematurity Revisited. Arch Ophthalmol. 2005;123:991-99.
- Machado Jr LC, Passini Jr R, Rosa IRM. Late prematurity: a systematic review. J Pediatr (Rio J). 2014;90:221-31.
- Maisels MJ, Bhutani VK, Bogen D, Newman TB, Stark AR, Watchko JF. Hyperbilirubinemia in the newborn infant > or = 35 weeks' gestation: an update with clarifications. Pediatrics. 2009;124:1193-98.
- McNelis K, Fu TT, Poindexter B. Nutrition for the extremely preterm infant. Clin Perinatol. 2017;44:395-406.
- Natarajan G, Shankaran S. Short- and long-term outcomes of moderate and late preterm infants. Am J Perinatol. 2016;33:305-17.
- Neu J, Pammi M. Pathogenesis of NEC: Impact of an altered intestinal microbiome. Semin Perinatol. 2017;41:29-35.
- Papile LA, Burstein J, Burstein R, Koffler H. Incidence and evolution of subependymal and intraventricular hemorrhage: a study of infants with birth weights less than 1500 gm. J Pediatr. 1978;92:529-34..
- Patel RM. Short and long-term outcomes for extremely preterm infants. Am J Perinatol. 2016;33:318-28.
- Raju TN, Higgins RD, Stark AR, Leveno KJ. Optimizing care and outcome for late-preterm (near-term) infants: a summary of the workshop sponsored by the National Institute of Child Health and Human Development. Pediatrics. 2006;118:1207-14.
- Rozé JC, Ancel PY, Lepage P, Martin-Marchand L, Al Nabhani Z, Delannoy J, et al. Nutritional strategies and gut microbiota composition as risk factors for necrotizing enterocolitisin very-preterm infants. Am J Clin Nutr. 2017;106:821-30.
- Teune MJ, Bakhuizen S, Gyamfi Bannerman C, Opmeer BC, van Kaam AH, van Wassenaer AG, et al. A systematic review of severe morbidity in infants born late preterm. Am J Obstet Gynecol. 2011;205:374.e1-374.e9.
- Vesoulis ZA, Mathur AM. Cerebral autoregulation, brain Injury, and the transitioning premature infant. Front Pediatr. 2017;5:64. eCollection 2017.
- Wang ML, Dorer DJ, Fleming MP, Catlin EA. Clinical outcomes of near term infants. Pediatrics. 2004;114:372-6.
- Zin A, Florêncio T, Fortes Filho JB, Nakanami CR, Gianini N, Graziano RM, Moraes N; Brazilian Society of Pediatrics, Brazilian Council of Ophthalmology and Brazilian Society of Pediatric Ophthalmology. Brazilian guidelines proposal for screening and treatment of retinopathy of prematurity ROP). Arq Bras Oftalmol. 2007;70:875-83.

CAPÍTULO 3

Restrição do Crescimento Intrauterino

Alice Maria Kiy Guirado

Definição

A restrição do crescimento intrauterino (RCIU) tem sido definida como uma taxa de crescimento fetal abaixo do potencial de crescimento esperado para a criança, levando em consideração seu sexo e sua raça. Os recém-nascidos (RN) com RCIU têm características clínicas de má-nutrição e retardo no crescimento intrauterino.

Os termos "RCIU" e "pequeno para idade gestacional" (PIG) vêm sendo utilizados como sinônimos na literatura médica, mas existem diferenças entre as duas condições.

Define-se RN PIG quando o peso de nascimento for abaixo do percentil 10 nas curvas de referência do crescimento fetal, definição que se baseia somente no peso de nascimento, sem considerar o padrão de crescimento intrauterino e as características físicas ao nascimento.

A incidência de RCIU é seis vezes maior em países subdesenvolvidos ou em desenvolvimento do que nos desenvolvidos, e também se distingue entre populações e raças, com maior frequência na Ásia, na África e na América Latina.

Classificação

São três os tipos de RCIU — assimétrica, simétrica e mista –, classificação exibida no Quadro 3.1.

QUADRO 3.1	Características da RCIU simétrica e assimétrica	
Características	RCIU simétrica	RCIU assimétrica
Período do insulto	Gestação precoce	Gestação tardia
Incidência	20 a 30%	70 a 80%
Etiologia	Distúrbio genético/infecção	Insuficiência uteroplacentária
*CC/CA/diâmetro biparietal/ comprimento do fêmur	Todas as medidas ↓ proporcionalmente	Circunferência abdominal ↓ Demais medidas normais
Número de células	↓	Normal
Tamanho celular	Normal	↓
Índice ponderal	Normal (> 2)	Baixo (< 2)
Peso, comprimento e PC ao nascimento	Todos ↓	Peso ↓ Comprimento e PC normais
Diferença PC e PT (termos)	< 3 cm	> 3 cm
Características de má-nutrição	Menos pronunciadas	Mais pronunciadas
Prognóstico	Desfavorável	Favorável

CC: circunferência da cabeça; CA: circunferência abdominal; PC: perímetro cefálico; PT: prematuros.
Fonte: Adaptado de Sharma et al, 2016.

PARTE 1 • FASES DA VIDA

Os RN com o tipo misto de RCIU apresentam células em menor número e com tamanho reduzido, além de características clínicas da RCIU simétrica e assimétrica. Esse tipo misto ocorre quando a RCIU precoce é afetada por causas placentárias na gestação tardia.

Causas

A RCIU pode ser causada por fatores maternos, placentários, fetais ou genéticos ou, ainda, resultar da combinação desses fatores.

■ Causas maternas

Idade materna (< 16 ou > 35 anos), altitude alta, baixo nível socioeconômico, etnia ou raça, uso de substâncias ilícitas, uso de medicações (varfarina, esteroides, anticonvulsivantes, antineoplásicos, antimetabólitos, antagonistas do acido fólico), trabalho físico pesado, peso anterior à gestação [índice de massa corpórea (IMC) < 20 ou > 75 kg), paridade (nulípara ou > cinco gestações), intervalo entre as gestações (< 6 meses ou > 120 meses), filho anterior pequeno para idade gestacional (PIG), tecnologia de reprodução assistida, assistência médica precária, baixo ganho ponderal durante a gestação, doenças maternas (asma, cardiopatia congênita, distúrbios hematológicos e imunológicos, doenças hipertensivas gestacionais ou não gestacionais, doença renal crônica, síndrome antifosfolípide), condições patológicas da gestação (pré-eclâmpsia e diabetes associado à vasculopatia), infecção materna e infestação parasitária (TORCH*, malária, tuberculose, infecção do trato urinário e vaginose bacteriana).

■ Causas placentárias

Peso da placenta < 350 g, anormalidade vascular uteroplacentária, disfunção placentária (hipertensão gestacional, pré-eclâmpsia), patologia uteroplacentária relacionada com trombofilia, mosaicismo placentário, arterite da artéria espiral ou decídua, múltiplos infartos, gravidez molar parcial, lesão inflamatória crônica, artéria umbilical única, interrupção placentária, velamento de cordão, hemangioma placentário, infecção placentária (malária), vilosite infecciosa, gestação múltipla e vilosite crônica de etiologia desconhecida.

■ Causas fetais

O recém-nascido pode ser PIG em decorrência de fatores constitucionais (50 a 70% dos fetos PIG têm crescimento fetal apropriado para o tamanho materno

e a etnia), anormalidades cromossômicas (trissomias 13, 18 e 21), deleções autossômicas, anéis cromossômicos, síndromes genéticas (Bloom, Russell-Silver, Cornelia de Lange, Brachmann de Lange, Mulibrey Nanism), anomalias congênitas maiores (fistula traqueoesofágica, cardiopatia congênita, hérnia diafragmática, onfalocele, gastrosquise, defeito do tubo neural), gestação múltipla, infecções congênitas (TORCH, malária, HIV, sífilis) e, anormalidades metabólicas (agenesia de pâncreas, ausência congênita das ilhotas de Langerhans, lipodistrofia congênita, galactosemia, fenilcetonúria fetal, diabetes melito neonatal transitório).

Diagnóstico

■ Pré-natal

Deve-se investigar a RCIU em todas as gestantes com fatores de risco, incluindo história familiar e materna, antropometria e estado nutricional materno, data exata da gestação, altura do fundo uterino com palpação, cardiotocografia, ultrassonografia com Doppler e medidas acuradas do peso fetal com avaliação da circunferência abdominal (CA), circunferência da cabeça (CC), diâmetro biparietal e comprimento do fêmur.

O diagnóstico de RCIU por ultrassonografia obstétrica é feito quando há mudança na taxa de crescimento, medida longitudinalmente por, no mínimo, duas medidas com intervalo de 3 semanas. Para essa avaliação, recomenda-se o uso de curvas de crescimento ajustadas para peso e altura materna, paridade e sexo fetal.

A razão CC/CA tem sido utilizada para diagnosticar fetos com RCIU assimétrica.

O perfil biofísico, que reflete o estado acidobásico fetal, tem sido utilizado para avaliar o risco de RCIU e monitorar a vitalidade fetal.

■ Pós-natal

O diagnóstico pós-natal inclui:
- Antropometria: peso ao nascer abaixo do percentil 10.
- Exame clínico: características típicas de má-nutrição (cabeça grande comparada ao restante do corpo, fontanela anterior ampla, lábios finos, abdome escavado, cordão umbilical fino frequentemente com mecônio, massa muscular e tecido celular subcutâneos diminuídos, pele seca e descamativa, unhas longas, mãos e pés maiores comparados ao restante do corpo, mamas pouco desenvolvidas, genitália feminina imatura).
- Índice ponderal (IP): peso (g) × 100/comprimento^3 (cm).

---

*Acrônimo referente ao grupo de infecções congênitas similares clinicamente, causadas por *Toxoplasma gondii*, *Rubella virus*, citomegalovírus e herpes-simples vírus.

CAPÍTULO 3 • RESTRIÇÃO DO CRESCIMENTO INTRAUTERINO

- IP < percentil 10: má-nutrição fetal.
- IP < percentil 3: desnutrição fetal grave.
- Razão circunferência do braço/circunferência da cabeça (índice de McLaren's): < 0,27 feto com má-nutrição; valor normal: 0,32 a 0,33.
- Avaliação clínica do escore nutricional: analisam-se nove parâmetros: cabelo, bochecha, pescoço e queixo, braços, pernas, costas, nádegas, tórax, abdome (pontuação de 1 a 4, sendo que 4 denota nutrição normal e 1 desnutrição). Escore < 25 = desnutrido.
- Índice de cefalização: circunferência da cabeça/peso corporal.

Complicações

No período neonatal, os RN com RCIU são considerados de risco para asfixia perinatal, síndrome de aspiração de mecônio, hipertensão pulmonar persistente, hipotermia, hipoglicemia/hiperglicemia, hipocalcemia, policitemia, icterícia, dificuldade/intolerância alimentar, enterocolite necrosante, sepse tardia e hemorragia pulmonar. E, como complicações tardias, as crianças apresentam risco para falha no crescimento e pior prognóstico no neurodesenvolvimento.

Os fatores que afetam o crescimento pós-natal são a causa da restrição (considerado o mais importante), a nutrição pós-natal e o ambiente socioeconômico em que essas crianças crescem. As crianças com RCIU simétrica, pelo menor número de células ao nascimento, apresentam pior prognóstico de crescimento em relação àquelas com RCIU assimétrica.

Com relação ao desenvolvimento, os principais problemas apresentados consistem em baixo escore em testes cognitivos, dificuldade escolar, disfunção motora grosseira ou neurológica sutil, problemas no comportamento (pouca sociabilidade, hiperatividade), paralisia cerebral, mau desempenho acadêmico e menores níveis de inteligência.

Origem do desenvolvimento da saúde e da doença

Em estudos observacionais, Barker mostrou que crianças com baixo peso ao nascer apresentavam maior incidência de doença cardíaca coronariana, diabetes melito, hiperinsulinemia e hipercolesterolemia na vida adulta. Atualmente, titula-se como origem do desenvolvimento da saúde e da doença e a hipótese mais aceita para explicar a relação entre RCIU e doença no adulto é a teoria de Barker.

Essa teoria postula que, quando as condições ambientais antenatais são adversas para o crescimento fetal, o feto se adapta a esse ambiente hostil para sobreviver intraútero. Essa adaptação fetal inclui mecanismos para poupar o cérebro em detrimento de outros órgãos, redução da produção e da sensibilidade da insulina fetal e ILGF-1 e, também, da regulação do sistema hipotálamo-hipófise-suprarrenal. Essa modificação epigenética (mecanismos moleculares que afetam a expressão dos genes sem causar alterações na sequência do DNA) ocorre em um período crítico do desenvolvimento fetal; consequentemente, essas mudanças tornam-se permanentes ou programadas nos genes do feto. Toda essa modificação associada à nutrição pós-natal e ao estilo de vida levará a anormalidades no crescimento e à predisposição a doenças metabólicas na vida adulta.

Bibliografia

- Garcia-Basteiro AL, Quinto L, Macete E, Bardaji A, Gonzalez R, Nhacolo A, et al. Infant mortality and morbidity associated with preterm and small-for-gestational-age births in Southern Mozambique: A retrospective cohort study. PLOS ONE. 2017
- Murray E, Fernandes M, Fazel M, Kennedy SH, Villar J, Stein A. Differential effect of intrauterine growth restriction on childhood neurodevelopment: a systematic review. BJOG. 2015;122:1062-72.
- Sadovsky ADI, Matijasevich A, Santos IS, Barros FC, Miranda AE, Silveira MF. LBW and IUGR temporal trend in 4 population-based birth cohorts: the role of economic inequality. BMC Pediatrics. 2016;16:115.
- Sharma D, Shastri S, Sharma P. Intrauterine Growth Restriction: Antenatal and Postnatal Aspects. Clinical Medicine Insights: Pediatrics. 2016;10:67-83.
- Vayssiere C, Sentilhes L, Ego A, Bernard C, Cambourieu D, Flamant C, et al. Fetal growth restriction and intra-uterine growth restriction: guidelines for clinical practice from the French College of Gynaecologists and Obstetricians. Eur J Obstet Gynecol Reprod Biol. 2015;193:10-8.
- Zeve D, Regelmann MO, Holzman IR, Rapaport R. Small at birth, but how small? The Definition of SGA Revisited. Horm Res Paediatr. 2016;86:357-60.
- Zohdi V, Lim K, Pearson JT, Black MJ. Developmental programming of cardiovascular disease following intrauterine growth restriction: findings utilising a rat model of maternal protein restriction. Nutrients. 2015;7:119-52.

CAPÍTULO 4

Distúrbios Respiratórios e Assistência Ventilatória

João Cesar Lyra • Marcos Otávio de Mesquita Luna • Geila de Moraes Pereira

Considerações gerais

Os distúrbios respiratórios são responsáveis por elevadas taxas de morbimortalidade no período neonatal. Estudos mostram que 15% dos recém-nascidos (RN) a termo e até 30% dos RN prematuros tardios são internados com algum grau de desconforto respiratório, taxas ainda maiores são vistas nos RN com idade gestacional < 34 semanas. As características anatômicas e neurológicas do RN, associadas às modificações que ocorrem para a adaptação à vida pós-natal, propiciam a maior suscetibilidade ao desenvolvimento de insuficiência respiratória nessa faixa etária.

O rápido reconhecimento dos sinais e sintomas dos distúrbios respiratórios e o pronto início de terapêutica apropriada podem contribuir para um melhor prognóstico, evitando, assim, a evolução para falência e parada cardiorrespiratória.

Manifestações clínicas

O RN manifesta o desconforto respiratório com sinais e sintomas muitas vezes inespecíficos, que variam de intensidade conforme a gravidade do caso. Os sinais de alerta mais frequentemente encontrados são taquipneia [frequência respiratória (FR) > 60 ipm], uso de musculatura acessória – tiragem intercostal, subcostal e supraesternal –, gemência, batimentos de asa do nariz, cianose e apneia.

Para sistematizar a abordagem do RN com dificuldade respiratória, podem ser utilizados escores de avaliação clínica, que têm por objetivo quantificar o grau de esforço respiratório do paciente. Como exemplos de escores, é possível citar o Boletim de Silverman e Andersen (BSA) e o escore respiratório adaptado de Downes (Quadros 4.1 e 4.2).

De acordo com esse escore, classifica-se o desconforto respiratório em:

- Leve: escore < 5 e com duração até 4 h.
- Moderado: escore de 5 a 8 ou persistente (> 4 h).
- Grave: escore > 8 ou RN com apneia ou *gasping*.

QUADRO 4.1	Boletim de Silverman e Andersen (BSA)		
Parâmetros	0	1	2
Gemência	Ausente	Audível com estetoscópio	Audível sem estetoscópio
Batimento de asa de nariz	Ausente	Discreto	Acentuado
Tiragem intercostal	Ausente	3 últimos espaços	Mais que 3 espaços
Retração esternal	Ausente	Discreta	Acentuada
Balancim	Ausente	Discreto	Acentuado

Fonte: Silverman e Andersen, 1956.

CAPÍTULO 4 • DISTÚRBIOS RESPIRATÓRIOS E ASSISTÊNCIA VENTILATÓRIA

QUADRO 4.2	Escore respiratório adaptado de Downes		
Parâmetros	0	1	2
FR	40 a 60/min	60 a 80/min	> 80/min
Necessidade de O_2*	Nenhuma	≤ 50%	> 50 %
Retração intercostal**	Nenhuma	Leve/moderada	Grave
Gemidos	Nenhum	Quando estimulado	Contínuo
Murmúrio vesicular	Audível facilmente	Diminuído	Quase inaudível
Prematuridade	> 34 semanas	30 a 34 semanas	< 30 semanas

* RN recebendo O_2 antes de avaliar a $SatO_2$, considerar escore de 1.
** Leve: perceptível apenas nos espaços intercostais; moderada: espaços intercostais e região subcostal; grave: espaços intercostais, região subcostal e esterno.
Fonte: Adaptado de Downes, 1970.

■ Doenças respiratórias neonatais

As doenças respiratórias, apresentadas a seguir, constituem problemas típicos do período neonatal e serão abordadas brevemente, com ênfase na fisiopatologia, no quadro clínico/laboratorial, na prevenção e no tratamento. São elas a síndrome do desconforto respiratório (SDR), a taquipneia transitória do recém-nascido (TTRN) e a síndrome de aspiração meconial (SAM).

Síndrome do desconforto respiratório

Definição e fisiopatologia

Doença causada pela imaturidade pulmonar, com deficiência primária de surfactante, é em geral encontrada em prematuros < 34 semanas de idade gestacional, atingindo 50 a 90% dos prematuros < 30 semanas. A deficiência quantitativa e qualitativa de surfactante na luz alveolar causa atelectasia e baixa complacência pulmonar. Associa-se a isso a instabilidade da caixa torácica, com tendência à fadiga muscular e à maior permeabilidade alveolocapilar, promovendo edema pulmonar. O Quadro 4.3 apresenta as principais manifestações clínicas, gasométricas e radiológicas da SDR.

Prevenção e tratamento

- Corticosteroide antenatal materno (iminência de parto entre 24 e 34 semanas).
- Adequadas assistência e reanimação e pressão positiva contínua nas vias aéreas (CPAP) precoce em sala de parto.
- Oxigenoterapia, se necessária.
- Ventilação mecânica em quadros graves ou falha de CPAP nasal.
- Terapia de reposição de surfactante (TRS).

Taquipneia transitória do recém-nascido

Definição e fisiopatologia

Também conhecida como síndrome do pulmão úmido (SPU), acomete predominantemente RN a termo e prematuros tardios, nascidos por parto cesariano e cujas mães não entraram em trabalho de parto. O quadro clínico (Quadro 4.4) é consequência do edema pulmonar transitório decorrente do atraso na reabsorção do líquido pulmonar fetal pelos vasos linfáticos e capilares pulmonares.

QUADRO 4.3	Manifestações clínicas e principais achados gasométricos e radiológicos da SDR		
Quadro clínico	Gasometria	Padrão radiológico típico	
Desconforto respiratório precoce e progressivo, com necessidade crescente de O_2 Piora nos primeiros 2 dias e melhora a partir de 3 a 5 dias de vida, quando aumenta a produção endógena de surfactante Intensa retração de fúrcula, intercostal e subcostal Gemido expiratório, taquipneia, batimento de asa de nariz e cianose	PaO_2 diminuída $PaCO_2$ normal ou aumentada	Infiltrado reticulogranular difuso uniforme Apagamento da área cardíaca Diminuição do volume pulmonar e presença de aerobroncogramas	

Fonte: Elaborado pelos autores.

PARTE 1 • FASES DA VIDA

QUADRO 4.4	Manifestações clínicas e principais achados gasométricos e radiológicos da TTRN		
Quadro clínico		**Gasometria**	**Padrão radiológico típico**
• Autolimitado, podendo persistir por 3 a 5 dias • Taquipneia (FR > 60 ipm), podendo atingir FR > 100 ipm • Aumento do trabalho respiratório, com gemência, batimento de asa de nariz e retração intercostal • Cianose, em geral responsiva a oxigênio inalatório ou CPAP nasal		• Hipoxemia leve • Hipocapnia • Hipercapnia em 25% dos casos	• Congestão peri-hilar radiada e simétrica • Hiperinsuflação pulmonar • Espessamento das cisuras interlobares – "cisurite" • Discreta cardiomegalia e/ou derrame pleural

FR: frequência respiratória; CPAP: pressão positiva contínua nas vias aéreas.
Fonte: Elaborado pelos autores.

Durante a vida fetal, o epitélio pulmonar secreta líquido para o interior dos alvéolos, um processo fundamental para o crescimento do pulmão. Quando a gestação se aproxima do final, a produção de líquido diminui e, posteriormente, o estímulo gerado pelo trabalho de parto promove mudança da carga elétrica das células, fazendo com que o epitélio, antes secretor, agora passe a absorver o líquido pulmonar, preparando o feto para o nascimento e permitindo que o RN respire de modo eficiente. A reabsorção do líquido pulmonar é potencializada pelas contrações uterinas e pela liberação de epinefrina durante o trabalho de parto. Esse processo, somado à diminuição da resistência vascular pulmonar (dilatação das arteríolas) e à produção e liberação de surfactante para a luz alveolar, constitui os principais eventos adaptativos na fase de transição da vida intra para extrauterina.

O principal fator de risco para TTRN consiste no nascimento por parto cesariano, na ausência de trabalho de parto. A asfixia perinatal, a prematuridade, a insuficiência cardíaca e a policitemia aumentam o risco por interferirem nos mecanismos de adaptação transicionais descritos.

O distúrbio respiratório leve ou adaptativo pode ser considerado uma forma mais branda de TTRN, caracterizado por uma resolução rápida (3 a 6 h de vida).

Prevenção e tratamento
• Evitar a realização de cesariana sem trabalho de parto, especialmente nos RN prematuros ou termos tardios.

• Prevenção da asfixia perinatal.
• Medidas de suporte: manutenção da temperatura corporal, oferta hídrica de glicose e eletrólitos via parenteral, quando FR > 60 ipm.
• Oxigenoterapia inalatória, orientada por saturação de O_2 e/ou gasometria (manter saturação de O_2 entre 90 e 95%/PaO_2 entre 50 e 70 mmHg).
• CPAP nasal nos casos moderados; ventilação mecânica é raramente necessária.

Síndrome de aspiração de mecônio

Definição e fisiopatologia
A SAM é diagnosticada quando o RN, com história de eliminação de mecônio intraútero, desenvolve desconforto respiratório e apresenta quadro radiológico compatível (Quadro 4.5). Acomete predominantemente RN a termo ou pós-termo e RN com restrição do crescimento intrauterino. A eliminação de mecônio intraútero pode ocorrer por sofrimento fetal. O feto em hipoxemia apresenta aumento do peristaltismo intestinal e relaxamento do esfíncter anal, com consequente eliminação de mecônio. A hipoxemia pode levar o feto a apresentar movimentos respiratórios do tipo *gasping* com consequente aspiração de líquido amniótico meconial. Nos casos graves, a morbimortalidade é alta, com complicações frequentes, incluindo pneumotórax ou outra forma de escape de ar (em até 40% dos casos), hipertensão pulmonar persistente e pneumonia bacteriana secundária.

QUADRO 4.5	Manifestações clínicas e principais achados gasométricos e radiológicos da SAM		
Quadro clínico		**Gasometria**	**Padrão radiológico típico**
• Graus variáveis de insuficiência respiratória de acordo com a quantidade e a viscosidade do mecônio aspirado e com o grau de asfixia associado • Hiperinsuflação do tórax, cianose generalizada, taquidispneia e retrações intercostais e diafragmática • Sinais de impregnação de mecônio em pele, unhas e cordão umbilical • Estertores e expiração prolongada • Achados sugestivos da síndrome da encefalopatia hipóxico-isquêmica (SEHI)		• Hipoxemia • Hipercapnia • Acidose	• Infiltrado grosseiro difuso e heterogêneo • Áreas de atelectasia e condensação, intercaladas com áreas de hiperinsuflação

Fonte: Elaborado pelos autores.

Prevenção e tratamento

- Identificação de gestantes de risco – amnioscopia/monitoramento fetal.
- Adequadas assistência e reanimação em sala de parto.
- Intubação e aspiração da traqueia sob visualização direta em casos específicos.
- Suporte hemodinâmico e ventilatório (CPAP ou ventilação mecânica).
- Abordagem das manifestações da SEHI associada.
- Antibióticos e reposição de surfactante nos casos graves.

Assistência ventilatória do recém-nascido com distúrbio respiratório

■ Cuidados gerais

- Monitoramento contínuo dos sinais vitais, saturação de oxigênio e da condição hemodinâmica.
- Manter temperatura axilar entre 36,6 e 37,5°C.
- Se dieta contraindicada: oferta de líquidos, eletrólitos e glicose.
- Indicação a partir do uso de escores:
  - Se BSA ≥ 4 (ver Quadro 4.1), indicar monitoramento e avaliar a necessidade de suporte ventilatório de acordo com a evolução clínica e laboratorial.
  - Classificar o grau de desconforto do RN de acordo com o Quadro 4.2 e indicar a assistência ventilatória conforme demonstra a Figura 4.1.

Suplementação de oxigênio via inalatória

- Concentração: baseada no monitoramento da saturação de O_2 e/ou gasometria.
- Valores-alvo: saturação = 90 a 95%; PaO_2 = 50 a 70 mmHg.

■ Vias de administração

- Gás aquecido e umidificado, preferencialmente com uso de *blender*.
- Incubadora: pouco utilizada na prática em virtude das oscilações da FiO_2. Mais indicada para casos leves e na fase de "desmame" da oxigenação.
- Cateter nasal: FiO_2 varia em função do peso e do fluxo utilizado. Permite a mobilidade do RN. Utilizado mais frequentemente em RN em uso crônico de O_2.
- Halo ou capacete: possibilita um ajuste mais seguro da FiO_2 (0,21 a 1,0). Se o RN requerer FiO_2 > 0,6, indica-se outra forma de suporte, como CPAP.

Pressão positiva contínua nas vias aéreas (CPAP) nasal

■ Definição

Pressão positiva contínua na via respiratória oferecida por meio de um sistema que promove pressão transpulmonar por fluxo contínuo de gás aquecido e umidificado durante a fase expiratória da respiração espontânea, utilizando-se máscaras ou prongas nasais (Quadro 4.6).

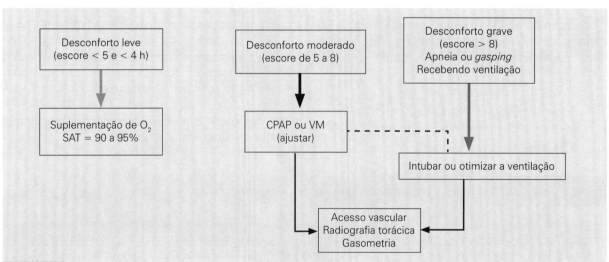

FIGURA 4.1 | Conduta em função da gravidade do desconforto respiratório.

Obs.: se RN já está em CPAP, ajustar os seus parâmetros. Se falhar, considerar intubação. CPAP: pressão positiva contínua nas vias aéreas; VM: ventilação mecânica.

Fonte: Adaptada de Anchieta et al., 2018.

PARTE 1 • FASES DA VIDA

QUADRO 4.6	Indicações, complicações e contraindicações de CPAP	
Indicações	**Complicações possíveis**	**Contraindicações**
• Desconforto respiratório de qualquer etiologia, de grau moderado (ver Figura 4.1) – Exemplos: apneia, síndrome do desconforto respiratório, síndrome de aspiração meconial, pneumonia, cardiopatias, pós-extubação, persistência do canal arterial, traqueomalácia, bronquiolite	• Obstrução nasal por edema ou sangramento, necrose/ deformidades de septo nasal, estenose de coanas • Pneumotórax, enfisema intersticial, pneumomediastino • ↓ Débito cardíaco (por ↓ do retorno venoso) • Fluxo renal • Resistência vascular pulmonar (por ↑ da pressão intra-alveolar)	• Recém-nascido incapaz de manter respiração espontânea ou com instabilidade hemodinâmica grave • Enterocolite necrosante, atresia de esôfago ou de coanas, fissura palatina • Hérnia diafragmática, onfalocele, gastrosquise

Fonte: Elaborado pelos autores.

■ Mecanismos de ação

- Estabiliza e aumenta o diâmetro das vias aéreas superiores, prevenindo a oclusão.
- Reduz a resistência inspiratória e melhora o volume corrente (VC) com menos trabalho respiratório.
- Estabiliza a caixa torácica, com maior regularidade do padrão respiratório.
- Recruta alvéolos, com melhora da complacência (C) e da capacidade residual funcional (CRF) e consequente melhora da relação ventilação/ perfusão.
- Preserva a função do surfactante e redistribui o líquido pulmonar.
- Previne ciclos de colapso e insuflação das vias aéreas distais.

■ Ajustes

CPAP de bolhas ou conectado ao ventilador mecânico:
- Fluxo de gás: 4 a 6 L/min.
- Pressão: 5 a 8 cmH_2O.
- FiO_2: ajustada conforme a saturação de O_2-alvo; no máximo 0,6.

Ventilação mecânica convencional

■ Objetivos

Promover trocas gasosas adequadas, com o mínimo possível de efeitos adversos e lesões secundárias à ventilação mecânica (VM).

■ Indicações

Variam de acordo com a idade gestacional, o peso e a condição clínica. As indicações descritas a seguir são gerais e classicamente descritas, mas torna-se importante considerar a gravidade dos sinais clínicos de insuficiência respiratória (ver Figura 4.1) e a falha de resposta do paciente após a tentativa de suporte ventilatório não invasivo.

- Esforço respiratório superficial.
- Apneia: mais que 6 episódios/h ou que requer ventilação com pressão positiva.
- $PaCO_2$ > 65, com pH < 7,2.
- Hipoxemia com concentração de O_2 > 60%, principalmente na suspeita de hipertensão portopulmonar (HPP).
- Aumento do trabalho respiratório: FR > 100 ipm, retrações intercostais graves.
- Pacientes sob efeito de anestésicos ou relaxantes musculares.

Modos ventilatórios

- Preferencialmente utilizar modos sincronizados, com ciclos respiratórios desencadeados pelo paciente.
- Modos mais frequentemente utilizados: ventilação mandatória sincronizada intermitente (SIMV), assistida-controlada (AC) e pressão de suporte (PS).
- Sugestão de uso: iniciar com AC na fase aguda, passando para SIMV na fase de desmame da VM, associada ou não à PS.

■ Parâmetros ventilatórios

- Ajuste inicial individualizado, de acordo com a doença de base e os princípios de ventilação protetora (Quadro 4.7).
- Pressão inspiratória (PIP): menor valor possível, observando-se a expansão pulmonar e o VC-alvo.
- FR: ajustar com base no modo ventilatório escolhido.
- Reavaliação constante da evolução clínica do RN e monitoramento da VM: radiografia, gasometria, gráficos e curvas de resistência (R) e complacência (C) pulmonares.

CAPÍTULO 4 • DISTÚRBIOS RESPIRATÓRIOS E ASSISTÊNCIA VENTILATÓRIA

QUADRO 4.7 Ajuste inicial dos parâmetros ventilatórios

Problema de base	Considerações	VC	PEEP	FR	Ti
Síndrome do desconforto respiratório	Doença alveolar difusa; C ↓	4 a 6	6 a 8	30 a 40	0,3 a 0,35
Síndrome de aspiração do mecônio	Doença heterogênea; R ↑ C ↓	5 a 6	4 a 6	20 a 30	0,35 a 0,5
Pneumotórax	Extravazamento de ar	4 a 5	4 a 5	30 a 40	0,4 a 0,5
Hipertensão pulmonar persistente	Fluxo sanguíneo pulmonar ↓	4 a 5	4 a 5	30 a 60	0,3 a 0,4
Displasia broncopulmonar	Doença heterogênea; regiões de ↓ C e ↑ R; tendência ao colapso de VA; alveolarização e capilarização comprometidas, com ↓ da superfície de troca; e ↑ RVP	5 a 8	5 a 10	20 a 30	0,4 a 0,5
Pós-operatório de cirurgia abdominal	↑ Pressão intra-abdominal; ↓ C	4 a 5	6 a 8	20 a 40	0,35 a 0,5

R: resistência; C: complacência; VC: volume corrente (mL/kg); PEEP: pressão expiratória final positiva (cmH$_2$O); FR: frequência respiratória; Ti: tempo inspiratório (s); RVP: resistência vascular pulmonar.

Fonte: Elaborado pelos autores.

Terapia de reposição de surfactante (TRS)

■ Indicação

Baseia-se na idade gestacional e na necessidade de suporte ventilatório (Quadro 4.8).

■ Dose

- 100 a 200 mg/kg.
- Se administração tardia: 200 mg/kg.

■ Formas de administração

- Tradicional: administração na cânula orotraqueal com injetor lateral ou por punção da cânula com agulha.
- INSURE: intubação, administração do surfactante e extubação logo após o procedimento.
- Minimamente invasivo (MIST): laringoscopia direta, introdução de cateter rígido ou sonda de Levine número 6 na traqueia e administração do surfactante em bólus, enquanto o paciente é mantido em CPAP nasal.

■ Doses extras de surfactante (máximo de três doses nas primeiras 48 h de vida)

- RN que permanece em CPAP com Fi > 0,4 ou em VM com Fi > 0,3 ou pressão média nas vias aéreas (MAP) > 8 com relação PaO$_2$/FiO$_2$ < 180.
- Considerar outras condições clínicas capazes de justificar a necessidade de O$_2$.
- Avaliar se radiografia de tórax é sugestiva de SDR.

QUADRO 4.8 Protocolo de indicação da TRS

Prematuro < 28 semanas	Prematuro 29 a 32 semanas	Prematuro > 32 semanas
Preferencialmente realizar na 1ª h de vida se: - está em CPAP ≥ 7 cmH$_2$O ou Fi > 0,3 - está intubado	Se CPAP ≥ 7 cmH$_2$O ou Fi > 0,35 Com ou sem radiografia compatível	Se CPAP ≥ 7 cmH$_2$O ou Fi > 0,4 Preferencialmente com radiografia compatível

CPAP: pressão positiva contínua nas vias aéreas; TRS: terapia de reposição de surfactante.

Fonte: Elaborado pelos autores.

PARTE 1 • FASES DA VIDA

Bibliografia

- ACoRN Neonatal Society. ACoRN acute care of at risk newborns. Disponível em: http://www.acornprogram.net.
- Anchieta LM, Lyra JC, Rugolo LMSS. Cuidados pós-reanimação neonatal. Rio de Janeiro: Sociedade Brasileira de Pediatria; 2018.
- Dargaville PA, Mills JF. Surfactant therapy for meconium aspiration syndrome. Drugs. 2005;65:2569-91.
- Goldsmith JP, Karotikin EH, Keszler M, Suresh GK. Assisted ventilation of the neonate. 6. ed. Philadelphia: Elsevier; 2017.
- Downes JJ. Respiratory distress syndrome of newborn infants. I. New clinical scoring system (RDS score) with acid-base and blood-gas correlations. Clin Pediatr. 1970:9(6):325-31.
- Honrubia D, Stark AR. Respiratory distress syndrome. In: Cloherty JP, Eichenwald EC, Stark AR, eds. Manual of neonatal care. Philadelphia: Lippincottt Williams & Wilkins; 2004. p. 341-8.
- Louis NA. Transient tachypnea of the newborn. In: Cloherty JP, Stark AR, eds. Manual of neonatal care. Philadelphia: Lippincottt Williams & Wilkins; 2004. p. 383-5.
- Miller MJ, Fanaroff AV, Martin RJ. Respiratory disorders in preterm and term infants. In: Fanaroff AV, Martin RJ, eds.

Neonatal-perinatal medicine: diseases of the fetus and infant. Philadelphia: Mosby; 2002. p. 1025-49.
- Pramanik AK, Rangaswamy N, Gates T. Neonatal respiratory distress: a practical approach to its diagnosis and management. Pediatr Clin North Am. 2015;62:453-69.
- Segre C, Costa HPF, Lippi UG. Perinatologia: fundamentos e prática. 3. ed. São Paulo: Sarvier; 2015.
- Silverman WA, Andersen DH. A controlled clinical trial of effects of water mist on obstructive respiratory signs, death rate and necropsy findings among premature infants. Pediatrics. 1956;17:1-10.
- Sinha SK, Gupta S, Donn SM. Immediate respiratory management of preterm infant. Semin Fetal Neonatal Med 2008;13:24-9.
- Sweet DG, Carnielli V, Greisen G, Hallman M, Ozek E, Plavka R, et al. European Consensus Guidelines on the Management of Respiratory Distress Syndrome – 2016 Update. Neonatology. 2017;111:107-25.
- van der Burg PS, de Jongh FH, Miedema M, Frerichs I, van Kaam AH. Effect of minimally invasive surfactant therapy on lung volume and ventilation in preterm infants. J Pediatr. 2016;170:67-72.

CAPÍTULO 5

Distúrbios da Glicose

Juliana Fattori Hamamoto • Ligia Maria Suppo de Souza Rugolo

Hipoglicemia

Problema comum após o nascimento, sobretudo nas primeiras 48 h de vida, se não diagnosticada e tratada a tempo, pode causar lesões neurológicas; portanto, deve ser vigiada, prevenida e tratada quando necessário.

■ Fisiopatologia

Durante a vida intrauterina, a glicemia fetal é mantida estável com valores entre 3 e 6 mmol/L (54 a 108 mg/dL), em razão da passagem transplacentária de glicose materna. A transição da circulação fetal para a circulação extrauterina propicia a diminuição dos níveis de glicose, pois cessa o fornecimento materno e o recém-nascido (RN) necessita mobilizar glicose própria. Complexas alterações metabólicas, endócrinas e fisiológicas ocorrem na adaptação à vida extrauterina para que o RN mantenha níveis glicêmicos normais, sendo as mais marcantes na 1ª hora de vida, motivo pelo qual o diagnóstico precoce da hipoglicemia é muito importante. Para manter seu nível glicêmico normal, o RN pode consumir quase todo o glicogênio hepático no processo de glicogenólise, desencadeando-se, em seguida, a neoglicogênese, que envolve a mobilização de lipídios (oxidação lipídica e lipólise). A regulação desses processos envolve o aumento de glucagon, catecolaminas e cortisol e a diminuição da insulina logo após o nascimento. E situações que diminuem a produção ou aumentam o consumo de glicose no RN propiciam a hipoglicemia. Deficiência de cortisol, defeitos congênitos ou genéticos da regulação da secreção de insulina ou de metabolização da glicose podem provocar hipoglicemia. O hiperinsulinismo está presente em 20 a 50% dos casos de hipoglicemia neonatal.

■ Definição

Considerando que a adaptação glicêmica do RN constitui um processo contínuo e complexo nas primeiras horas de vida, é difícil definir a hipoglicemia com base em um valor limite de normalidade. Já em 1986, Srinivasan e colaboradores mostraram que RN normais apresentavam valores mínimos de glicose plasmática de 30 mg/dL nas primeiras 3 h de vida e 45 mg/dL a partir de 24 h de vida, valores até hoje adotados como limites para definir hipoglicemia.

■ Fatores de risco

São considerados de risco os RN prematuros, grandes para a idade gestacional (16% dos casos), pequenos para a idade gestacional, com restrição do crescimento intrauterino (72% dos casos), filhos de mãe diabética, asfíxicos, policitêmicos, infectados, filhos de mães em uso de betabloqueadores ou hipoglicemiantes orais, bem como aqueles com história familiar de hipoglicemia e síndromes congênitas, como síndrome de Beckwith-Wiedemann. Especial atenção deve ser dada aos RN com restrição do crescimento intrauterino, pois podem estar hipoglicêmicos já intraútero, além de apresentarem maior taxa de utilização de glicose e maior sensibilidade à insulina, que podem persistir por mais de 4 semanas.

■ Quadro clínico

Os sintomas mais comuns da hipoglicemia são tremores, sudorese, hipoatividade, dificuldade de sucção, hipotonia, depressão respiratória, apneia, instabilidade térmica, exacerbação do reflexo de Moro, convulsões e coma. Contudo, essa condição pode ser assintomática, o que, eventualmente, dificulta e atrasa o diagnóstico, o que mostra a importância do monitoramento glicêmico por meio de glicofita, sobretudo nas primeiras 24 h de vida, nos RN com fatores de risco para hipoglicemia. É importante lembrar que, em geral, a glicemia plasmática é 10 a 18% maior que o valor dosado na glicofita, entretanto, quando os valores glicêmicos são baixos, a acurácia da glicofita diminui, sendo recomendada a dosagem da glicemia plasmática.

■ Tratamento

São fundamentais a antecipação e a prevenção, identificando-se precocemente os RN de risco para os quais se devem instituir medidas profiláticas que incluem investimento no aleitamento materno precoce e bem-sucedido.

Nos RN hipoglicêmicos, o tratamento visa a normalizar o nível glicêmico e mantê-lo dentro da faixa de normalidade — é recomendável que cada serviço tenha seu protocolo de conduta.

Considerando que a maioria dos episódios de hipoglicemia neonatal é assintomática e transitória e que nesses casos não há evidência conclusiva de lesão neuronal e pior prognóstico de neurodesenvolvimento, a tendência atual consiste em uma conduta mais conservadora e menos agressiva no tratamento de valores glicêmicos baixos em RN assintomáticos. Existem diretrizes que orientam a conduta, mas não são baseadas em evidências. A recomendação da American Academy of Pediatrics é bastante utilizada, cujas propostas em resumo são:

- Para RN assintomáticos < 4 h de vida: alimentar na 1ª hora e promover o controle com glicofita 30 a 60 min depois. Se < 25 mg/dL, alimentar novamente objetivando atingir > 40 mg/dL. Se glicofita persiste < 25 mg/dL, apesar da alimentação, indica-se tratamento com glicose endovenosa (EV).
- Para RN assintomáticos entre 4 e 24 h de vida: manter glicofita > 35 mg/dL, investindo na alimentação. Nesse período, a expectativa com a adequada alimentação é obter valores > 45 mg/dL. Se glicofita < 35 mg/dL, apesar da ali-

mentação, tratamento com glicose EV. No tratamento EV do RN assintomático, recomenda-se iniciar soro glicosado com velocidade de infusão de glicose (VIG) de 5 a 8 mg/kg/min. O bólus de glicose 10% (2 mL/kg) não tem sido recomendado nesses RN, pois não está documentado o benefício do tratamento e existe preocupação com o aumento abrupto da glicemia, que pode ser prejudicial nas situações de hiperinsulinismo, propiciando hipoglicemia de rebote. A aplicação bucal de gel de glicose 40% representa uma estratégia bastante promissora, atualmente recomendada no tratamento da hipoglicemia assintomática transitória. Seu uso diminui a necessidade de tratamento EV, evita a separação mãe-filho e favorece o aleitamento materno, sem efeitos adversos no período neonatal e nos primeiros anos de vida.

- Para RN sintomáticos com glicofita < 40 mg/dL: está indicado o tratamento com glicose EV. Nesses RN, deve-se, inicialmente, administrar o bólus de glicose 10% 2 mL/kg (200 mg/kg de glicose) em 5 min, seguido de infusão do soro glicosado com VIG 5 a 8 mg/kg/min. Hidrocortisona pode eventualmente ser empregada em alguns casos de difícil controle após 24 a 48 h de tratamento com alta VIG, mas deve ser usada por, no máximo, 2 dias.

■ Prognóstico

Na maioria das vezes, a hipoglicemia neonatal é assintomática e transitória, em decorrência do atraso no processo de adaptação metabólica ao nascimento. Nesses casos, a expectativa é de bom prognóstico, não havendo até o momento evidência conclusiva de que essa condição cause lesão neuronal. Em contrapartida, a hipoglicemia persistente ou recorrente resulta em lesão neuronal; assim, a maior preocupação concentra-se nos RN com níveis glicêmicos muito baixos (< 20 a 25 mg/dL), por tempo prolongado e com sintomas neurológicos. Estes têm pior prognóstico, com maior risco de dificuldades na aprendizagem, convulsões, paralisia cerebral e retardo mental.

Hiperglicemia neonatal

■ Definição e incidência

Define-se hiperglicemia como níveis de glicose plasmática superiores a 150 mg/dL ou de glicose sérica maiores que 125 mg/dL. Considera-se hiperglicemia grave dois valores de glicose sérica > 216 mg/dL em um intervalo de 3 a 4 h.

A hiperglicemia, que ocorre em 20 a 80% dos RN, de modo inversamente proporcional ao peso de nas-

CAPÍTULO 5 • DISTÚRBIOS DA GLICOSE

cimento, é um distúrbio frequente em prematuros de muito baixo peso, acometendo 68% daqueles que pesam entre 1.000 e 1.500 g e 80% dos < 750 g. Sua ocorrência relaciona-se ao tempo de internação: 61% nas primeiras 24 h de vida; 84% durante a 1ª semana de vida; e apenas 15% após a 1ª semana de vida.

■ Fatores de risco e mecanismos fisiopatológicos

A hiperglicemia ocorre quando a taxa de infusão de glicose EV é maior que a necessária, sendo os principais fatores predisponentes:

- Prematuridade e baixo peso (especialmente o extremo baixo peso).
- Restrição do crescimento fetal.
- Ausência de alimentação enteral (redução de hormônios designados incretinas, que promovem secreção de insulina.
- Nutrição parenteral agressiva com altas taxas de infusão de glicose e de lipídios.
- Sepse.
- Infusão de catecolaminas (epinefrina).
- Uso de corticosteroide pós-natal, estresse (aumento da concentração de glicocorticoide);
- Hipoxemia-isquemia (aumento de catecolaminas e de cortisol).
- Prematuros extremos apresentam redução na produção de insulina, resistência tecidual à ação da insulina e persistente produção hepática de glicose a despeito de altos níveis glicêmicos.

Nos RN com restrição do crescimento fetal, vários fatores contribuem para hiperglicemia, incluindo redução de células betapancreáticas, aumento na produção de insulina, aumento de catecolaminas, suprimindo a secreção de insulina, resistência hepática à insulina com produção de glicose aumentada.

A infusão de lipídios pode provocar hiperglicemia, porque os ácidos graxos livres limitam a oxidação da glicose, além de seus produtos metabólicos ativarem enzimas da neoglicogênese e o glicerol ser utilizado na neoglicogênese.

■ Complicações

São vários os efeitos adversos descritos, incluindo:

- Hiperosmolaridade, poliúria, desidratação, acidose.
- Aumento do gasto energético e do consumo de oxigênio.
- Aumento da produção de CO_2.
- Aumento do depósito de gordura, infiltração gordurosa no fígado e no coração.

- Estresse mitocondrial pela oferta excessiva de carbono, com aumento na produção de radicais livres, redução na produção de energia, disfunção e morte celular, gerando produtos tóxicos capazes de causar inflamação sistêmica.

Ainda, a hiperglicemia pode associar-se a maior risco de:

- Hemorragia peri-intraventricular.
- Retinopatia da prematuridade.
- Lesão hepática pela nutrição parenteral.
- Comprometimento do desenvolvimento neural.
- Pior evolução da encefalopatia hipóxico-isquêmica.
- Redução do crescimento (quando prolongada).
- Morte.

■ Prevenção e tratamento

- Iniciar com baixa taxa de infusão de glicose: 3 a 4 mg/kg/min (infusão > que 4 a 7 mg/kg/min pode contribuir para o desenvolvimento de hiperglicemia).
- Iniciar precocemente a alimentação enteral.
- Reduzir o uso de catecolaminas e de corticosteroide pós-natal.
- Se RN hiperglicêmico:
  - reduzir a infusão 2 mg/kg/min cada vez até a infusão mínima de 2 mg/kg/min;
  - reduzir a infusão de lipídios;
  - aumentar a infusão de aminoácidos (promove produção de insulina e utilização de glicose);
  - progredir com a alimentação enteral (estimula a secreção de insulina).

O uso de insulina para tratamento da hiperglicemia é controverso e requer cautela, pois tem limitações e efeitos adversos, como risco de hipoglicemia, aumento da adiposidade e o fato de não aumentar a utilização de glicose pelo cérebro. O uso de insulina em comparação com a redução da infusão de glicose não mostrou benefício quanto à morbimortalidade e ao prognóstico, motivo pelo qual parece ser mais prudente e seguro recomendar a redução da infusão de glicose no tratamento desse distúrbio. A insulina eventualmente pode ser usada quando a glicemia persiste > 216 mg/dL.

Há que se considerar que níveis glicêmicos de até 150 mg/dL são comuns em prematuros de muito baixo peso. Valores de até 250 mg/dL geralmente não causam diurese osmótica, o que torna recomendável avaliar a presença de glicosúria na tomada da decisão terapêutica.

Finalizando, o mais importante é reconhecer o RN de risco para hiperglicemia, monitorá-lo frequentemente e adotar medidas preventivas.

Bibliografia

- Bottino M, Cowett RM, Sinclair JC. Interventions for treatment of neonatal hyperglycemia in very low birth weight infants. Cochrane Database Syst Rev. 2011;(10):CD007453.
- Committee on Fetus and Newborn, Adamkin DH. Postnatal glucose homeostasis in late-preterm and term infants. Pediatrics. 2011;127:575-79.
- Decaro MH, Vain NE. Hyperglycaemia in preterm neonates: what to know, what to do. Early Hum Dev. 2011;87 (Suppl. 1):S19-22.
- Deshpande S, Ward Platt M. The investigation and management of neonatal hypoglycaemia. Semin Fetal Neonatal Med. 2005;10:351-61.
- Güemes M, Rahman AS, Hussain K. What is a normal blood glucose? Arch Dis Child. 2016;101:569-74.
- Hey E. Hyperglycaemia and the very preterm baby. Semin Fetal Neonatal Med. 2005;10:377-87.
- Picard M, Juster RP, McEwen BS. Mitochondrial allostatic load puts the 'gluc' back in glucocorticoids. Nat Rev Endocrinol. 2014;10:303-10.
- Rozance PJ, Hay Jr WW. Describing hypoglycemia – definition or operational treshold? Early Hum Dev. 2010; 86:275-80.
- Rozance PJ, Hay Jr WW. New approaches to management of neonatal hypoglycemia. Matern Health Neon Perinatol 2016;2:3. eCollection 2016.
- Rozance PJ. Update on neonatal hypoglycemia. Curr Opin Endocrinol Diabetes Obes. 2014;21:45-50.
- Sabzehei MK, Afjeh SA, Shakiba M, Alizadeh P, Shamshiri AR, Esmaili F. Hyperglycemia in VLBW infants: indicende, risck factos and outcome. Arch Iran Med. 2014;17:429-34.
- Scheurer JM, Gray HL, Demerath EW, Rao R, Ramel SE. Diminished growth and lower adiposity in hyperglycemic very low birth weight neonates at 4 months corrected age. J Perinatol. 2016;36:145-50.
- Segre CAM, Lima RV. Distúrbios metabólicos. In: Segre CAM. Perinatologia: fundamentos e práticas. São Paulo: Sarvier; 2002. p. 486-97.
- Srinivasan G, Pildes RS, Cattamanchi G, Voora S, Lilien LD. Plasma glucose values in normal neonates: a new look. J Pediatr. 1986;109:114-7.
- Stensvold HJ, Strommen K, Lang AM, Abrahamsen TG, Steen EK, Pripp AH, Ronnestad AE. Early Enhanced Parenteral Nutrition, Hyperglycemia, and Death Among Extremely Low-Birth-Weight Infants. JAMA Pediatr. 2015;169:1003-10.
- Thornton PS, Stanley CA, De Leon DD, Harris D, Haymond MW, Hussain K, et al. Recommendations from the Pediatric Endocrine Society for Evaluation and Management of Persistent Hypoglycemia in Neonates, Infants, and Children. J Pediatr. 2015;167:238-45.
- Weston PJ, Harris DL, Battin M, Brown J, Hegarty JE, Harding JE. Oral dextrose gel for the treatment of hypoglycaemia in newborn infants. Cochrane Database Syst Rev. 2016;(5):CD011027.
- Yoo HS, Ahn SY, Lee MS, Han YM, Sung SI, Chang YS, et al. Permissive hyperglycemia in extremely low birth weight infants. J Korean Med Sci. 2013;28:450-60.

CAPÍTULO 6

Distúrbios Hidreletrolíticos

Glauce Regina Fernandes Giacoia • Alice Maria Kiy Guirado • Sara de Souza Viana

O manejo hídrico e eletrolítico nos recém-nascidos (RN) a termo e pré-termo representa um componente essencial nos cuidados neonatais.

Manejo hídrico

■ Distribuição da água corporal

A água corporal total é composta pelos líquidos extracelular (intravascular e intersticial) e intracelular, cuja distribuição se altera conforme a idade gestacional. Com o avanço da gestação, a quantidade hídrica total do feto diminui, especialmente no componente extracelular, com aumento proporcional do líquido intracelular. No início da gestação, a água representa 95% do peso corporal do feto e, no final, essa proporção diminui para 75%.

Na 1ª semana de vida, como resultado do catabolismo e da contração do volume extracelular, há perda de 5 a 10% do peso de nascimento nos RN a termo, perda que pode chegar a 20% nos prematuros sem fatores anormais associados.

■ Fatores que influenciam a regulação hídrica do recém-nascido

Os RN, em particular os prematuros, têm peculiaridades específicas envolvendo os rins, a pele e os tratos respiratório e gastrintestinal, que os tornam mais vulneráveis às alterações do equilíbrio da água e de eletrólitos. Desse modo, são fontes de perda de água:
- Perdas renais:
  - taxa de filtração glomerular reduzida;
  - baixa reabsorção de sódio nos túbulos proximais e distais;
  - baixa capacidade de concentrar/diluir a urina;
  - redução da secreção de íons potássio e hidrogênio.
- Perdas extrarrenais (insensíveis):
  - pele imatura com pouca queratina;
  - trato respiratório;
  - trato gastrintestinal (diarreia/drenagem).

É importante considerar que o uso antenatal do glicocorticoide promove, além da maturação pulmonar, a da pele e dos rins, minimizando, assim, as perdas.

■ Fases de adaptação metabólica extrauterina da água e do sódio

Fase I (transição imediata)

Nas primeiras 36 h, ocorre a fase pré-diurética, caracterizada pela baixa taxa de filtração glomerular e pela excreção fracionada de sódio. Entre 48 e 96 h, inicia-se a fase

PARTE 1 • FASES DA VIDA

diurética com aumento da excreção urinário de sódio, diurese aumentada e perda transcutânea de água.

Fase II (estabilização)

A partir do 5º dia até o final da 2ª semana, há diminuição da perda insensível de água à medida que a pele se cornifica.

Fase III (crescimento estável)

Ao final da 2ª semana, já se inicia o ganho ponderal.

A oferta hídrica endovenosa baseia-se na necessidade hídrica, que varia conforme o peso de nascimento e a idade pós-natal, conforme mostra o Quadro 6.1.

■ Avaliação do estado de hidratação

- Anamnese: investigar na gestante o estado de hidratação e o uso de medicamentos (ocitocina, diurético e soluções hipotônicas) capazes de resultar em hipotonia materna e fetal. Após o nascimento, considerar os fatores que aumentam e diminuem a perda insensível de água, como diarreia, punções do líquido cefalorraquidiano, ostomias e drenagens.
- Exame físico:
  - peso: mudanças de peso refletem variações na água corporal total em qualquer um dos seus compartimentos;
  - pele: a avaliação do turgor da pele é pouco sensível no prematuro. A alteração da tensão normal das fontanelas e a diminuição da umidificação em mucosas refletem a diminuição do volume extracelular.
- Aparelho cardiovascular: as alterações são tardias e quando a perda hídrica é maior que 15%. Há taquicardia e retardo do enchimento capilar. A hipotensão é ainda mais tardia.

■ Conduta diante dos distúrbios do balanço hidrossalino

Desidratação

Ocorre quando há perdas equivalentes de sódio e água em situações como drenagens orogástrica, toracotomia ou ventriculostomia e perdas para o terceiro espaço, como nos casos de perionite, gastrosquise ou onfalocele. O diagnóstico consiste em perda de peso, aumento do débito urinário e aumento da densidade urinária. E o tratamento inclui administrar sódio e água para corrigir os déficits, além de controlar as perdas.

Edema

Surge pela administração excessiva de soluções cristaloides ou coloides isotônicas, insuficiência cardíaca congestiva, sepse e paralisia neuromuscular. O diagnóstico consiste em aumento de peso, hepatomegalia, edema palpebral e de membros inferiores. E o tratamento abrange reduzir a oferta de sódio e água conforme a resposta eletrolítica.

Distúrbios do sódio

Os distúrbios do sódio (Na) são muito comuns em RN internados em unidades de terapia intensiva (UTI) e estão associados a sérias morbidades, incluindo menor ganho de peso e pior prognóstico neurológico em longo prazo. Vários são os fatores envolvidos no metabolismo do sódio, e as práticas assistenciais influenciam na concentração sérica desse íon.

Em virtude da pouca habilidade do rim neonatal em manter a homeostase eletrolítica, há amplo valor de referência da normalidade dos eletrólitos plasmáticos. O sódio, por exemplo, pode variar de 125 a 150 mEq/L nessa faixa etária. Lembrando que pode ha-

QUADRO 6.1	Necessidade hídrica endovenosa recomendada		
Peso em gramas (g)	1º e 2º dia	3º dia	> 3 dias
< 1.000	90 a 120 mL/kg	140 mL/kg	150 mL/kg
1.001 a 1.250	80 a 100 mL/kg	120 mL/kg	150 mL/kg
1.251 a 1.500	80 mL/kg	100 mL/kg	150 mL/kg
1.501 a 2.000	65 a 80 mL/kg	100 mL/kg	150 mL/kg
> 2.000	65 a 80 mL/kg	100 mL/kg	150 mL/kg

Fonte: Protocolo do Serviço do HCFMB/Unesp.

CAPÍTULO 6 • DISTÚRBIOS HIDRELETROLÍTICOS

ver problemas na dosagem sérica desse eletrólito de acordo com o método utilizado em virtude do efeito de exclusão do íon. Em amostras que contenham excesso de lipídios ou proteínas, têm-se o diagnóstico de pseudo-hiponatremia. Já em amostras com baixo teor proteico, a concentração de Na é superestimada, resultando no diagnóstico de pseudonormonatremia ou pseudo-hipernatremia.

O rim do RN tem baixa taxa de filtração glomerular (TFG), a qual aumenta durante o 1º mês de vida, e a capacidade de concentração urinária só está completamente desenvolvida por volta do 1º ano de vida; portanto, a capacidade de concentração urinária pode não exceder 300 mOsm/kg, mesmo no RN a termo.

Após o nascimento, ocorre redução do líquido extracelular (LEC), com balanço negativo de água e Na e redução do peso. Somente por volta do 3º a 4º dia de vida esse balanço se torna positivo. Prematuros menores que 32 semanas têm limitada capacidade de reabsorção de sódio no túbulo proximal e menor resposta do túbulo distal à aldosterona, apresentando, portanto, maior perda urinária de Na. As pressões hidrostática e osmótica são baixas na região peritubular, propiciando baixa reabsorção de água no túbulo proximal. A reabsorção de água é regulada pelo hormônio antidiurético (ADH), que aumenta a permeabilidade dos ductos coletores à água. A secreção de ADH é estimulada pela alteração na tonicidade do LEC e por barorreceptores nos vasos e no coração. Portanto, um aumento na tonicidade do LEC promove a liberação do ADH, que diminui a perda urinária de água, resultando em hiponatremia, quando da oferta de Na baixa. Prematuros apresentam, também, menor absorção intestinal de sódio e os menores que 30 semanas têm importante perda insensível de água, pois a pele imatura é mais permeável à agua.

Considera-se que a anormalidade do Na sérico é predominantemente decorrente de alteração hídrica, e não um distúrbio primário do sódio. Por exemplo, na hipernatremia associada ao aleitamento materno, tem-se um RN em aleitamento que apresenta hipernatremia associada a história de perda de peso e dificuldade de amamentação no seio, indicando que, em razão da baixa ingestão de água pelo leite materno, há um aumento relativo do Na sérico. Portanto, para analisar o distúrbio de sódio do RN, deve-se avaliar, também, seu peso, grau de hidratação, pressão arterial (PA), perfusão periférica, tipo e volume de líquidos ofertados, perda insensível de água (p. ex., quando sob fonte de calor radiante, luz ultravioleta), débito urinário e, eventualmente, ultrassonografia renal.

Torna-se importante considerar que o rim regula a natremia para manter a homeostase volêmica, e não para manter a concentração do sódio normal. Por isso, um aumento na excreção urinária de sódio pode se dar em razão da sobrecarga hídrica, e não da

hipernatremia. A avaliação bioquímica da urina pode ajudar a identificar a etiologia da disnatremia, e uma fração de excreção de sódio (FENa) baixa indica retenção de sódio pelo rim, sugerindo oferta diminuída ou perda de sódio extrínseca ao sistema urinário.

Os RN prematuros têm maior perda de Na, necessitando, portanto, de uma oferta maior, sem aumento no risco de hipervolemia, displasia broncopulmonar, persistência do canal arterial ou enterocolite. A oferta recomendada de Na para prematuros é de 3 mEq/kg entre 24 e 72 h de vida e 4 mEq/kg a partir do 4º dia, podendo ser necessário, nos prematuros menores que 32 semanas, 5 mEq/kg a partir do 5º dia de vida.

■ Hiponatremia

Quando Na < 130 mEq/L. Pode ser causada por excesso de água (mais comum) ou por deficiência do íon.

Quando por excesso de água, pode ser resultado de oferta hídrica aumentada, insuficiência cardíaca congestiva, nefropatia, cirrose, enteropatia, hipoalbuminemia, uso de diuréticos, doença renal intrínseca e síndrome de secreção inapropriada do hormônio antidiurético (ADH). Nesses casos, o peso e a PA estão mantidos ou elevados e a perfusão periférica e o turgor da pele estão normais.

Quando por deficiência do íon, pode ocorrer por perda renal ou extrarrenal de sódio, insuficiência adrenal, hiperplasia adrenal congênita e uropatia obstrutiva. Nesses casos, ocorrem redução do peso, hipotensão e diminuição do turgor da pele.

Em pacientes com sintomas de hiponatremia (convulsão, coma, sinais de herniação), independentemente da causa, fazer correção com solução salina hipertônica:

NaCl 3% 2 mL/kg em 30 a 60 min ou
Na (mEq) = 10 mEq/L × peso (kg) × 0,6 (líquido extracelular)

Recomenda-se aumentar o sódio em 1 mEq/kg/h até melhora dos sintomas, até sódio sérico entre 125 e 130 mEq/L ou até aumentar o sódio sérico em 10 mEq/L.

Se o RN estiver assintomático, nos casos de excesso de água, reduzir a oferta hídrica por 24 a 48 h, visando a corrigir o sódio para 130 mEq/L. Calcular o excesso de água conforme a fórmula:

Volume (L) = Peso (kg) × 0,75 × (130 − Na dosado)/130.
Em caso de RN de muito baixo peso, substituir 0,75 por 0,8

Quando o problema é déficit de Na, calcular a correção pela fórmula a seguir e corrigir em 24 a 48 h, com aumento máximo de 10 mEq/L/dia.

Na (mEq) = Peso (kg) × % água corporal × (130 − Na dosado)

Fazer a correção de maneira lenta, principalmente nos casos de hiponatremia crônica, pelo risco de desmielinização pontina (aumento do Na > 25 mEq/L em 48 h é de alto risco para esse evento).

■ Hipernatremia

Quando Na > 150 mEq/L. As causas mais frequentes são déficit de água ou excesso de sódio.

Quando por déficit de água, pode resultar de maior perda extrarrenal de água (p. ex., perda insensível aumentada), diurético de alça, diurese osmótica (p. ex., hiperglicemia), doença renal intrínseca e capacidade de concentração urinária diminuída.

Quando por excesso de sódio, pode ser decorrente de excesso de oferta do eletrólito (administração excessiva de líquido isotônico ou hipertônico ou mesmo o sódio proveniente da solução salina utilizada para lavagem de cateteres, para administração de medicações e para higiene brônquica) ou de causa central.

Nos casos de déficit de água, têm-se perda de peso, PA e turgor cutâneo normais ou diminuídos, taquicardia, acidose metabólica e, eventualmente, aumento do débito urinário e da densidade urinária.

Nos casos de excesso de sódio, há edema, aumento de peso e de PA e turgor cutâneo normal. A frequência cardíaca, o débito e a densidade urinários podem estar normais, mas a fração de excreção urinária elevada.

O tratamento é feito com restrição de sódio, nos casos de excesso desse mineral, e com correção de água livre quando há deficiência de água, usando a mesma fórmula do cálculo do déficit de água:

$$\text{Volume (L)} = \text{Peso (kg)} \times 0{,}75 \times (130 - \text{Na medido})/130$$

A maior preocupação no tratamento da hipernatremia refere-se à ocorrência de edema cerebral, conforme o sódio plasmático diminui; portanto, deve-se corrigi-lo lentamente, não excedendo uma diminuição de 10 mEq/L/dia.

Bibliografia

- Barbosa ADM. Fluidoterapia e eletrólitos no recém-nascido. In: Tratado de Pediatria Sociedade Brasileira. 4. ed. Barueri: Manole; 2017. p. 1223-29.
- Bockenhauer D, Zieg J. Electrolyte disorders. Clin Perinatol. 2014;41:575-90.
- Doherty EG. Manejo hidroeletrolítico. In: Cloherty JP, Eichenwald EC, Stark AR. Manual de neonatologia. 7. ed. Rio de Janeiro: Guanabara Koogan; 2015. p. 295-310.
- Draque CM. Manejo hídrico. In: Kopelman BI, Santos AMN, Goulart AL, Almeida, MFB, Miyoshi MH, Guinsburg R. Diagnóstico e tratamento em neonatologia. São Paulo: Atheneu; 2010. p. 291-6.
- Draque CM, Costa HPF. Fluidoterapia e equilíbrio eletrolítico. In: Aguiar CR, Costa HPF, Rugolo LMSS, Sadeck LSR, Costa MTZ, Pachi PR, Marba STM. O recém-nascido de muito baixo peso. 2. ed. São Paulo: Atheneu; 2010. p. 121-31.
- Jain S, Bain S. Hypernatremic dehydration in term and near-term neonates. Indian J Pediatr. 2010;774:461.
- Kusuma S, Agrawal SK, Kumar P, Narang A, Prasad R. Hydration status of exclusively and partially breastfed near-term newborns in the first week of life. J Hum Lact. 2009;253:280-86.
- Mansour F, Petersen D, De Coppi P, Eaton S. Effect of sodium deficiency on growth of surgical infants: a retrospective observational study. Pediatr Surg Int. 2014;30:1279-84.
- Oddie SJ, Craven V, Deakin K, Westman J, Scally A. Severe neonatal hypernatraemia: a population based study. Arch Dis Child Fetal Neonatal Ed. 2013;98:F384-87.
- Profit J. Fluid and electrolyte therapy in newborns. UpToDate. 2017.

CAPÍTULO 7

Hiperbilirrubinemia

Simone Manso de Carvalho Pelicia • Maria Regina Bentlin

A icterícia neonatal, a expressão clínica da hiperbilirrubinemia indireta, é um problema frequente no período neonatal e causa importante de reinternações na 1ª semana de vida, tornando-se visível quando a bilirrubina ultrapassa 5 a 6 mg/dL, o que ocorre em até 60% dos nascidos saudáveis.

A hiperbilirrubinemia fisiológica caracteriza-se por aumento progressivo da bilirrubina indireta atingindo pico entre 60 e 72 h de vida no recém-nascido a termo e entre 96 e 104 h de vida no prematuro, com declínio lento até o 10º dia de vida nos termos e 14º dia nos prematuros. Pode ocorrer também em processos patológicos mais graves (hemolíticos) ou estar associada a oferta láctea inadequada, perda elevada de peso e desidratação.

Fisiopatologia

No período neonatal, 75% da produção de bilirrubina deriva dos eritrócitos e a hemoglobina sofre ação da enzima heme-oxigenase, que a transforma em biliverdina que, por sua vez, é reduzida até bilirrubina indireta por ação da biliverdina redutase. A bilirrubina indireta é transportada ao fígado ligada à albumina, forma não tóxica ao sistema nervoso central. Quando em excesso, a bilirrubina indireta não se liga da forma necessária à albumina e torna-se tóxica ao sistema nervoso.

Os mecanismos implicados no surgimento da hiperbilirrubinemia são descritos a seguir.

■ Sobrecarga de bilirrubina no hepatócito

- Doenças hemolíticas:
  - hereditárias: imunes (incompatibilidades sanguíneas ABO, Rh e antígenos irregulares); enzimáticas (deficiência de G6PD etc.); membrana eritrocitária (esferocitose, eliptocitose); hemoglobinopatias (alfatalassemia);
  - adquiridas: infecções bacterianas (sepse, infecção urinária) ou virais.
- Coleções sanguíneas extravasculares: hemorragias (intracraniana, pulmonar, gastrointestinal); céfalo-hematoma, hematoma, equimoses.
- Policitemia.
- Circulação êntero-hepática aumentada de bilirrubina: malformações gastrintestinais, jejum oral ou baixa oferta enteral, icterícia por oferta inadequada de leite materno.

■ Deficiência ou inibição da conjugação de bilirrubina

Conjugação deficiente por redução da atividade da uridinofosfato glicuroniltransferase: hipotireoidismo congênito, síndrome da icterícia pelo leite materno, síndrome de Gilbert, síndrome de Crigler-Najjar tipos 1 e 2.

Diagnóstico

O diagnóstico clínico pode ser realizado por: digitopressão das zonas de Kramer (Figura 7.1), embora seja subjetivo e pouco preciso; dosagem sérica da bilirrubina, preferencialmente por micrométodos; método transcutâneo, rápido, não invasivo e com bom coeficiente de correlação até bilirrubina total (BT) = 13 mg/dL. Também é possível avaliar o risco da hiperbilirrubinemia com a medição de biomarcadores, como a carboxi-hemoglobina sérica ou monóxido de carbono expirado.

A bilirrubina indireta presente nas primeiras 24 a 36 h de vida ou níveis > 12 mg/dL devem ser sempre investigados. A determinação da bilirrubina sérica e de outros exames laboratoriais é considerada essencial para investigação de etiologia e tratamento, como:

- BT e frações (indireta e direta).
- Hemoglobina, hematócrito, morfologia de hemácias, reticulócitos e esferócitos.
- Tipagem sanguínea da mãe e RN – sistema ABO e Rh.
- Coombs direto no sangue do cordão ou do recém-nascido.
- Pesquisa de anticorpo anti-D (Coombs indireto) se mãe Rh (D ou Du) negativo.
- Pesquisa de anticorpos maternos para antígenos irregulares (anti-c, anti-e, anti-Kell etc.).
- Dosagem quantitativa de glicose-6 fosfato desidrogenase.
- Dosagem sanguínea de hormônio tireoidiano e TSH ("teste do pezinho").

Fatores de risco

- Icterícia nas primeiras 24 a 36 h de vida.
- Incompatibilidade Rh/ABO ou antígenos irregulares (e, E, c, Kell).
- Idade gestacional entre 35 e 37 semanas.
- Dificuldade na amamentação ou perda de peso > 7% do peso de nascimento nas 48 h de vida.
- Irmão com icterícia neonatal que tenha necessitado de fototerapia.
- Descendência asiática.
- Filhos de mães diabéticas.
- Sexo masculino.
- Deficiência de G6PD.

Manejo

A proposta da American Academy Pediatrics para indicação de fototerapia e exsanguineotransfusão em recém-nascidos > 35 semanas de idade gestacional é mostrada no Quadro 7.1 e nas Figuras 7.2 e 7.3.

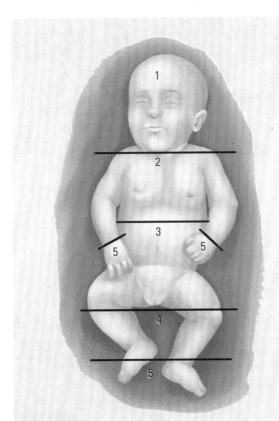

Zona 1	Icterícia de cabeça e pescoço	BT = 6 mg/dL
Zona 2	Icterícia até o umbigo	BT = 9 mg/dL
Zona 3	Icterícia até os joelhos	BT = 12 mg/dL
Zona 4	Icterícia até os tornozelos e/ou antebraço	BT = 15 mg/dL
Zona 5	Icterícia até a região plantar e palmar	BT = 18 mg/dL ou mais

BT: bilirrubina total.

FIGURA 7.1 Escala visual de Kramer – zonas e valores estimados.

Fonte: Adaptada de Kramer, 1969.

CAPÍTULO 7 • HIPERBILIRRUBINEMIA

QUADRO 7.1 — Nível de bilirrubina para indicação de fototerapia e exsanguineotransfusão em RN com idade gestacional >35 semanas

	Bilirrubina total (mg/dL)			
	Fototerapia		Exsanguineotransfusão	
Idade	$35^{0/7}$ a $37^{0/7}$ semanas	$38^{0/7}$ semanas	$35^{0/7}$ a $37^{0/7}$ semanas	$38^{0/7}$ semanas
24 h	8	10	15	18
36 h	9,5	11,5	16	20
48 h	11	13	17	21
72 h	13	15	18	22
96 h	14	16	20	23
5 a 7 dias	15	17	21	24

Fonte: American Academy of Pediatrics, 2004.

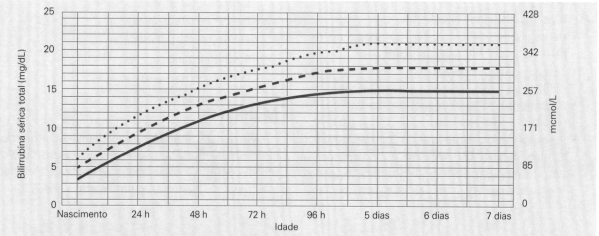

..... Bebês com menor risco (≥ 38 semanas e bem)
– – – Bebês com risco médio (≥ 38 semanas + fatores de risco ou 35 a $37^{6/7}$ semanas e bem)
―― Bebês com alto risco (35 a $37^{6/7}$ semanas + fatores de risco)

FIGURA 7.2 — Nomograma para fototerapia em recém-nascidos hospitalizados > 35 semanas.

Fonte: American Academy of Pediatrics, 2004.

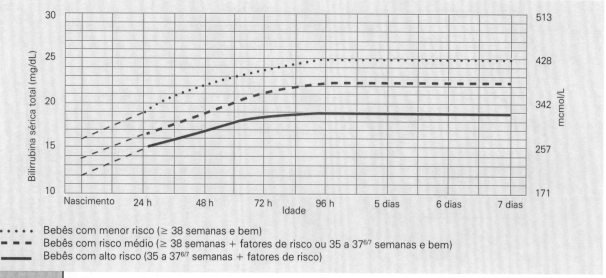

..... Bebês com menor risco (≥ 38 semanas e bem)
– – – Bebês com risco médio (≥ 38 semanas + fatores de risco ou 35 a $37^{6/7}$ semanas e bem)
―― Bebês com alto risco (35 a $37^{6/7}$ semanas + fatores de risco)

FIGURA 7.3 — Nomograma para exsanguineotransfusão em recém-nascidos > 35 semanas.

Fonte: American Academy of Pediatrics, 2004.

PARTE 1 • FASES DA VIDA

Tratamento

As formas de tratamento da hiperbilirrubinemia mais empregadas são a fototerapia e exsanguineotransfusão.

■ Fototerapia

Não há consenso quanto à sua indicação, mas é importante seguir uma sistematização (indicação e avaliação de risco). Na Unidade Neonatal do Hospital das Clínicas da Faculdade de Medicina de Botucatu da Unesp (HCFMB/Unesp), utiliza-se o nomograma da Figura 7.2. A fototerapia deve ser prescrita informando o tipo de lâmpada, a irradiância desejada e os cuidados necessários. Atualmente, existem no mercado as fototerapias de lâmpadas fluorescentes e halógenas, que emitem calor, e as de LED, que não emitem calor. As mais utilizadas são:

- Fototerapia convencional superior: 6 a 8 tubos fluorescentes paralelos de 20 a 50 cm acima do recém-nascido. Pode ser usado sobre berço e incubadoras; a irradiância é baixa com lâmpadas brancas 8 a 12 $mW/cm^2/nm$, mas pode chegar a 3.012 $mW/cm^2/nm$ se utilizadas lâmpadas azuis. Cobertura branca ao redor do aparelho aumenta a irradiância. Pode causar hipotermia.
- Berço com fototerapia reversa inferior: 7 tubos fluorescentes paralelos a 7 cm do recém-nascido. Indicada somente para recém-nascidos > 2.000 g; irradiância ≥ 30 $mW/cm^2/nm$ com lâmpadas azuis especiais e entre 15 e 20 $mW/cm^2/nm$ com lâmpadas brancas; pode ser usada em associação à convencional superior. O colchão de silicone diminui a irradiância e há possibilidade de hiper ou hipotermia.
- *Spot*: uma lâmpada halógena (400 a 550 nm) 50 cm perpendicular acima do recém-nascido. Utilizada em recém-nascidos < 1.500 g em incubadoras; irradiância de 18 a 25 $mW/cm^2/nm$, somente no foco central luminoso com irradiância total de 4 $mW/cm^2/nm$; possibilidade de hipertermia e queimaduras.
- Focos de super-LED: conjuntos de lâmpadas LED com espectro azul (455 nm). Uso sobre berço e incubadoras. Permitem controlar a irradiância, sendo maior no foco luminoso. Podem ser usadas em termos e prematuros dependendo do número de LED. O conjunto de cinco LED é mais indicado para recém-nascidos < 2.000 g em incubadoras.

A radiância da fototerapia deve ser medida antes do uso e diariamente com radiômetro sobre colchão. Irradiância de 8 a 10 $mW/cm^2/nm$ é denominada *standart* ou convencional e, se > 30 $mW/cm^2/nm$, fototerapia de alta intensidade.

Os cuidados durante a fototerapia incluem proteção ocular, hidratação e nutrição adequadas, controles de temperatura, do valor de bilirrubina e peso diário. Aumentar oferta hídrica nas lâmpadas fluorescentes. E os efeitos adversos consistem em fezes amolecidas e esverdeadas, perda de peso mais acentuada, urina escurecida e plaquetopenia.

■ Exsanguineotransfusão

Pode ser o tratamento necessário para abaixar rapidamente os níveis séricos de bilirrubina indireta, reduzir níveis de anticorpos circulantes, substituir ou repor hemácias hemolisadas ou cobertas de anticorpo e corrigir a anemia. As indicações também são controvérsias pela dificuldade de definir o nível crítico de bilirrubina em cada paciente. Em geral, depende do grau de anemia, dos níveis de hiperbilirrubinemia, do peso ao nascer e da idade gestacional e dos fatores de risco para encefalopatia bilirrubínica. Na Unidade Neonatal do HCFMB/Unesp, utiliza-se o nomograma da Figura 7.3.

Na técnica de exsanguineotransfusão, o sangue a ser utilizado deve ser o mais fresco possível, irradiado, no volume de duas volemias de sangue (volemia = 80 a 100 mL/kg) e na velocidade de 1 a 2 h para troca por via central.

Os cuidados consistem em dosar eletrólitos, bilirrubina e hematócrito antes do procedimento, atentar-se a bolhas no sistema de troca e manter a temperatura do sangue adequada.

Encefalopatia bilirrubínica

Trata-se da complicação mais temida da hiperbilirrubinemia e reflete a toxicidade da bilirrubina indireta no sistema nervoso central. As regiões cerebrais mais acometidas são globo pálido, núcleo subtalâmico, hipocampo, núcleo oculomotor, núcleo ventral coclear, células de Purkinje e núcleo dentado cerebelar. A evolução pode ocorrer em três fases:

- Fase 1: primeiros dias de vida, caracterizada por hipotonia, letargia e sucção débil.
- Fase 2: final da 1ª semana de vida, quando a hiperbilirrubinemia não é tratada. Manifesta-se por hipertonia, opistótono, hipertermia, choro agudo e apneia, com alta taxa de mortalidade.
- Fase 3: forma crônica nas crianças sobreviventes. Caracteriza-se pela tétrade paralisia cerebral atetoide grave, neuropatia auditiva, paresia vertical do olhar e displasia dentária.

A ressonância magnética evidencia sinais bilaterais e simétricos de alta intensidade no globo pálido, e o potencial evocado auditivo de tronco mostra perda auditiva e deve ser realizado precocemente.

37

CAPÍTULO 7 • HIPERBILIRRUBINEMIA

■ Prevenção

A prevenção da encefalopatia bilirrubínica inclui a assistência pré-natal às gestantes Rh(D) negativo, acompanhamento rigoroso dos recém-nascidos de risco para icterícia, apoio e incentivo ao aleitamento materno e acompanhamento da evolução da icterícia no ambiente hospitalar e pós-alta.

Bibliografia

- Almeida MFB, Draque CM. Icterícia no recém-nascido com idade gestacional > 35 semanas. Sociedade Brasileira de Pediatria. 2012. Disponível em: http://www.sbp.com.br/src/uploads/2015/02/Ictericia_sem-DeptoNeoSBP--11nov12.pdf. Acesso em: 8 ago. 2017.
- American Academy of Pediatrics. Subcommittee on hyperbilirubinemia. Management of hyperbilirubinemia in the newborn infant 35 or more weeks of gestation. Pediatrics. 2004;114:297-16.
- Brasil. Ministério da Saúde. Icterícia. In: Brasil. Ministério da Saúde. Atenção à saúde do recém-nascido: guia para os profissionais de saúde; v. 2. Brasília: Ministério da Saúde; 2014. p. 59-77. Disponível em: http://bvsms.saude.gov.br/bvs/publicacoes/atencao_recem_nascido_%20guia_profissionais_ saude_v2.pdf.
- Bhutani VK, Johnson L. Prevenção de hiperbilirrubinemia neonatal grave em lactentes saudáveis com 35 ou mais semanas de gestação: implantação de uma abordagem sistemática. J Pediatr. 2007;83:289-93.
- Draque CM, Almeida MFB. Icterícia do recém-nascido: O que há de novo. PRORN. 2016; ciclo 13; v.1.
- Johnson L, Bhutani VK. The clinical syndrome of bilirubin-induced neurologic dysfunction. Sem Perinatol. 2011;101-13.
- Kramer LI. Advancement of dermal icterus in the jaundiced newborn. Am J Dis Child. 1969;118:454-8.
- Maisels SMJ. Neonatal hyperbilirubinemia and kernicterus – not gone but sometimes forgotten. Early Hum Dev. 2009;85:727-32.
- Olusanya BO, Ogunlesi TA, Kumar P, Boo NY, Iskander IF, de Almeida MF et al. Management of late-preterm and term infants with hyperbilirubinaemia in resource-constrained settings. BMC Pediatr. 2015;15:39.
- Palma JP, Arain YH. Development of a web-based decision support toll to operationalize and optimize management of hyperbilirubinemia of preterm infants. Clin Perinatol. 2016;43:375-83.
- Watchko JF, Tribelli C. Bilirrubin-Induced Neurologic Damage – Mechanisms and Management Approaches. N Engl J Med. 2013;21:2021-30.

CAPÍTULO 8

Infecções Neonatais Bacterianas

Geraldo Henrique Soares da Silva • Denise Caroline Cáceres Dutra Lyon • Renata Sayuri Ansai Pereira de Castro • Maria Regina Bentlin

Os avanços em Neonatologia têm permitido a sobrevida de recém-nascidos com idade gestacional e peso de nascimento cada vez menores. Entretanto, algumas patologias, como a infecção – precoce e tardia –, desafiam pediatras e neonatologista por apresentarem alta mortalidade, especialmente em prematuros. As dificuldades no diagnóstico clínico e laboratorial fazem com que, para cada infecção documentada, entre 11 e 23 recém-nascidos não infectados sejam tratados, aumentando a resistência bacteriana e propiciando novas infecções.

Considera-se precoce a infecção de origem materna, que ocorre nas primeiras 48 h de vida [conforme critérios do Center of Disease Control (CDC) e Agência Nacional de Vigilância Sanitária (Anvisa)] ou 72 h (de acordo com critérios de Redes Internacionais de Pesquisas e da Rede Brasileira de Pesquisas Neonatais da qual a Unidade Neonatal do Hospital das Clínicas de Botucatu faz parte) e, após esses períodos, infecção tardia ou de origem ambiental.

Infecção precoce

Define-se como a presença de sinais clínicos e laboratoriais de infecção associados ou não à confirmação microbiológica, na presença de fatores de risco, nas primeiras 48 a 72 h de vida.

■ Etiologia e fatores de risco

Os agentes etiológicos mais frequentemente envolvidos são *Escherichia coli*, estreptococo do grupo B (EGB), *Listeria monocytogenes* e enterobactérias que colonizam o trato genital materno.

Os principais fatores de risco são mostrados no Quadro 8.1.

QUADRO 8.1 Fatores de risco associados à infecção precoce	
Maternos	**Fetais/neonatais**
• Rotura prematura de membranas • Colonização por EGB sem profilaxia adequada • Infecção do trato genital, febre, corioamnionite • Trabalho de parto prematuro sem causa aparente (< 35 sem) • Baixa condição socioeconômica, ausência de pré-natal	• Taquicardia fetal • Sexo masculino • Prematuridade • Baixo peso ao nascer • Apgar de 5º min < 7

EGB: estreptococo do grupo B.
Fonte: Elaborado pelos autores.

Quadro clínico

As manifestações clínicas de infecção no período neonatal são inespecíficas, mas os achados mais frequentes incluem recém-nascido que parece não estar bem, recusa alimentar, instabilidade térmica (temperatura < 36°C ou > 37,5°C), taquicardia ou bradicardia, taquipneia ou apneia, desconforto respiratório, icterícia, cianose ou palidez cutânea, distensão abdominal, resíduos, vômitos, tremores e convulsões. Alguns sinais alertam para gravidade, como alteração do estado de consciência (irritabilidade, torpor, hiporreatividade), tempo de enchimento capilar prolongado (> 3 s), oligúria (débito urinário < 1 mL/kg/h), além de sinais laboratoriais, como acidose metabólica e aumento do lactato sérico (> 2 mmol/L).

Diagnóstico

Deve ser fundamentado no quadro clínico, nos fatores de risco e nos exames laboratoriais específicos e inespecíficos.

- Exames específicos: permitem a identificação do agente etiológico. Culturas de líquidos corporais estéreis (sangue e líquido cefalorraquidiano). A reação em cadeia de polimerase, que pode ser realizada em tempo real, identifica o agente, mas não está disponível na prática diária.
- Exames inespecíficos: hemograma (escore de Rodwell – Quadro 8.2), reagentes de fase aguda como a proteína C-reativa (inicialmente normal; com 24 h de evolução da infecção, está positiva em 92% dos casos, com pico de elevação em 2 a 3 dias e declínio a partir do controle da infecção), procalcitonina (pico em 6 a 8 h, com meia vida de 1 a 2 dias, dependendo da idade gestacional) e mediadores inflamatórios (IL-1, IL-6, IL-8, TNF-alfa etc.), que também não estão disponíveis na prática.
- Outros exames: exame do líquido cefalorraquidiano (celularidade, bioquímica e cultura) – deve ser realizado nos casos de sepse, hemocultura positiva ou quando não existe a definição do foco infeccioso. Uma vez diagnosticada a meningite, a punção do líquido cefalorraquidiano deverá ser repetida 48 h após o início do tratamento. Não realizar coleta de líquido cefalorraquidiano em prematuros < 1.000 g, nas primeiras 72 h de vida, pelo risco de hemorragia peri-intraventricular; recém-nascidos instáveis hemodinamicamente; plaquetopênicos ou com distúrbios de coagulação.

QUADRO 8.2	Escore de Rodwell

- Leucocitose ou leucopenia (considerar leucocitose ≥ 25.000 ao nascimento ou ≥ 30.000 entre 12 e 24 h ou acima de 21.000 ≥ 48 h; considerar leucopenia ≤ 5.000)
- Neutrofilia ou neutropenia
- Elevação de neutrófilos imaturos
- Índice neutrofílico aumentado
- Razão dos neutrófilos imaturos sobre os segmentados ≥ 0,3
- Alterações degenerativas nos neutrófilos, vacuolização e granulação tóxica
- Plaquetopenia (< 150.000/mm³)

Escore ≥ 3: sensibilidade 96%; especificidade 78%; valor preditivo negativo 99%.

Fonte: Rodwell et al., 1988.

Tratamento

O tratamento empírico consiste na administração de penicilina cristalina ou ampicilina associada a aminoglicosídeo.

Nos casos de infeção por EGB e de meningite, as doses das penicilinas deverão ser maiores que as habituais. Outro esquema possível para meningite é a associação de cefalosporina de terceira geração (cefotaxima é a mais recomendada) com uma penicilina (penicilina cristalina ou ampicilina).

O tempo de tratamento deve ser o menor possível (5 a 10 dias) dependendo da clínica e das culturas, sendo prolongado nos casos de meningite (14 a 21 dias), conforme o agente etiológico e a evolução clínica e laboratorial. Lembrar que o uso prolongado de antibióticos, especialmente em prematuros, aumenta a incidência de novas infecções, contribui para a resistência microbiana e disbiose.

Prevenção

A prevenção da infecção precoce inicia-se com a realização de pré-natal adequado, vigiando os fatores de risco materno, fazendo quimioprofilaxia para o EGB quando indicada, diagnosticando e tratando precocemente infecções maternas. Uma revisão recente da *Cochrane* mostrou que o uso de antibióticos em gestantes com ruptura prematura de membranas de pré-termo reduziu a incidência de corioamnionite e de infecção neonatal, e aumentou o tempo de latência, embora ainda não seja uma rotina amplamente utilizada nos serviços.

A quimioprofilaxia para o EGB em gestantes reduziu a infecção por esses agentes para cifras menores que 0,3/1.000 nascidos vivos. Situações em que se realiza a quimioprofilaxia são: gestantes colonizadas ou com bacteriúria por EGB, que tiveram filhos anteriores com infecção documentada por EGB (desde que tenham

PARTE 1 • FASES DA VIDA

trabalho de parto ou ruptura de membranas), situações de risco nas quais não foi possível a obtenção da cultura, como trabalho de parto prematuro, ruptura prematura de membranas ≥ 18 h e febre intraparto. A proteção do feto, se administradas ao menos duas doses de penicilina, ampicilina ou cefazolina, com intervalo de 4 h do parto, chega a ser próxima a 100%.

Nas Figuras 8.1 a 8.4, será mostrado o protocolo de avaliação dos recém-nascidos de mães com ruptura prematura de membranas > 18 h ou corioamnionite – importantes fatores de risco para infecção precoce – adotado pela Unidade Neonatal do Hospital das Clínicas da Faculdade de Medicina de Botucatu da Unesp (HCFMB/Unesp).

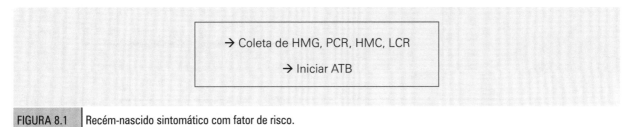

FIGURA 8.1 | Recém-nascido sintomático com fator de risco.

Obs.: Diferenciar infecção de sintomas respiratórios, especialmente nas primeiras 6 h de vida, não relacionados com a infecção (síndrome do desconforto respiratório e distúrbios adaptativos que melhoram progressivamente).

ATB: antibioticoterapia; HMC: hemocultura; HMG: hemograma; LCR: líquido cefalorraquidiano; PCR: proteína C-reativa.

Fonte: Elaborada pelos autores.

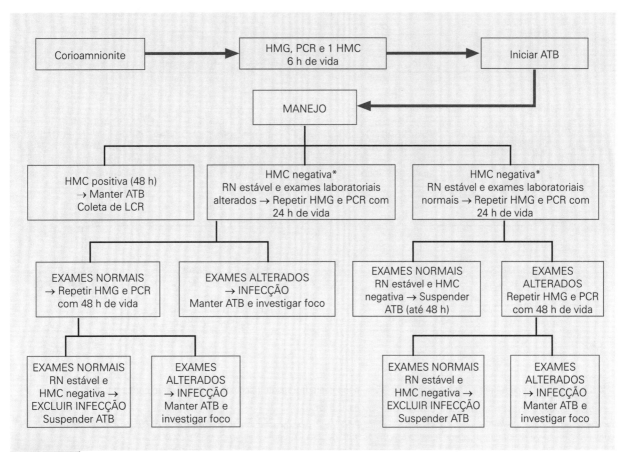

FIGURA 8.2 | Recém-nascido assintomático < 35 semanas com corioamnionite.

*Suspensão dos ATB com HMC negativa OU sem crescimento até 48 h.

Exames laboratoriais: o primeiro exame será coletado entre 6 e 12 h de vida (nesse caso, coletar mais próximo de 6 h); segundo exame será coletado com cerca de 24 h de vida; e o terceiro exame, quando necessário, será coletado com 48 h de vida.

Obs.: dois exames normais (hemograma normal, Rodwell < 3 e PCR negativa ou em queda) excluem infecção; dois exames alterados sugerem infecção.

ATB: antibioticoterapia; HMC: hemocultura; HMG: hemograma; LCR: líquido cefalorraquidiano; PCR: proteína C-reativa; RN: recém-nascido.

Fonte: Elaborada pelos autores.

CAPÍTULO 8 • INFECÇÕES NEONATAIS BACTERIANAS

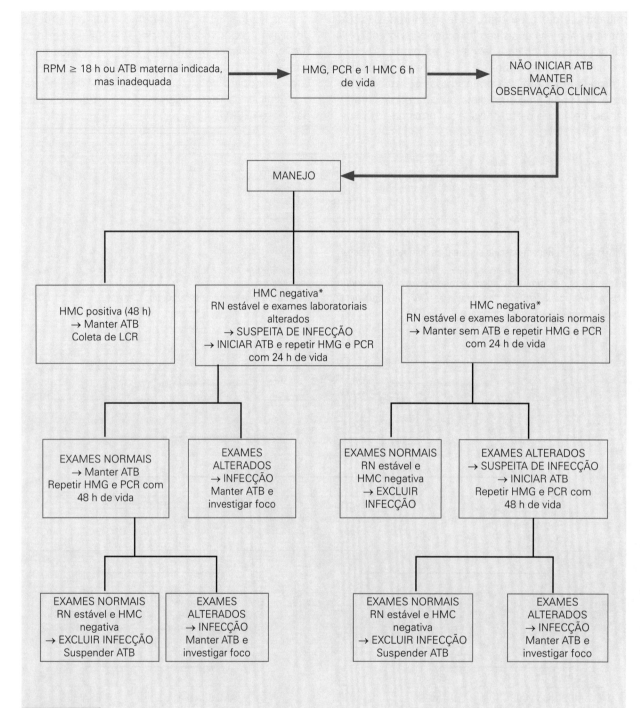

FIGURA 8.3 | Recém-nascido assintomático < 35 semanas com fatores de risco para sepse (exceto corioamnionite).

*Suspensão dos ATB com HMC negativa OU sem crescimento até 48 h.

Exames laboratoriais: o primeiro exame será coletado entre 6 e 12 h de vida (nesse caso, coletar mais próximo de 6 h); segundo exame será coletado com cerca de 24 h de vida; e o terceiro exame, quando necessário, será coletado com 48 h de vida.

Obs.: dois exames normais (hemograma normal, Rodwell < 3 e PCR negativa ou em queda) excluem infecção; dois exames alterados sugerem infecção.

ATB: antibioticoterapia; HMC: hemocultura; HMG: hemograma; LCR: líquido cefalorraquidiano; PCR: proteína C-reativa; RN: recém-nascido; RPM: rotura prematura de membranas.

Fonte: Elaborada pelos autores.

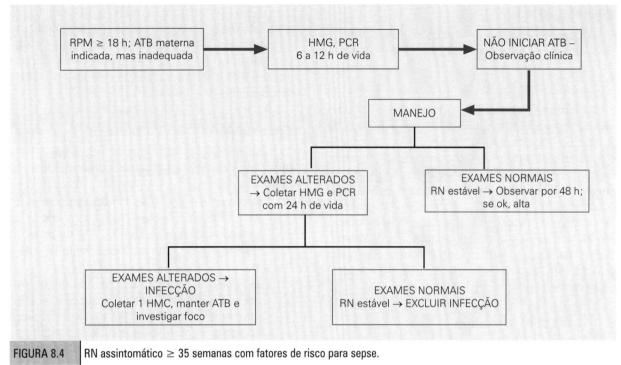

FIGURA 8.4 RN assintomático ≥ 35 semanas com fatores de risco para sepse.

ATB: antibioticoterapia; HMC: hemocultura; HMG: hemograma; LCR: líquido cefalorraquidiano; PCR: proteína C-reativa; RN: recém-nascido; RPM: ruptura prematura de membranas.

Fonte: Elaborada pelos autores.

Infecção tardia (hospitalar)

Define-se como a presença de sinais clínicos e laboratoriais de infecção associados ou não à confirmação microbiológica, após 48 a 72 h de vida.

■ Etiologia e fatores de risco

Os principais agentes etiológicos da infecção hospitalar são bactérias Gram-positivas, principalmente os estafilococos coagulase-negativa, como *S. epidermidis*, Gram-negativas (de acordo com a flora de cada unidade) e os fungos, especialmente as espécies de *Candida*.

Os estafilococos coagulase-negativa ainda são responsáveis por mais de 50% das infecções nas UTI neonatais, evoluem de maneira insidiosa, relacionam-se com muita frequência ao uso de cateteres vasculares e apresentam baixa mortalidade (em torno de 10%). Os Gram-negativos representam em torno de 20% das infecções hospitalares, mas esses percentuais podem variar dependendo da unidade. Podem evoluir rapidamente para choque, com altas taxas de mortalidade dependendo do agente. Os germes multirresistentes apresentam mortalidade superior a 50%. Os fungos são germes menos frequentes, e sua incidência também depende da unidade, embora sejam mais frequentes em prematuros de extremo baixo peso (< 1.000 g). O início é insidioso, mas a mortalidade é alta (até 50%).

Os principais fatores de risco da infecção tardia são mostrados no Quadro 8.3.

QUADRO 8.3 Fatores de risco associados à infecção tardia

- Prematuridade
- Cateteres vasculares
- Infecções prévias
- Baixo peso ao nascer
- Nutrição parenteral
- Internação prolongada
- Uso de antibióticos nos primeiros três dias vida
- Intubação e ventilação mecânica
- Recursos humanos insuficientes
- Jejum prolongado
- Drenos, cirurgias
- Superlotação das unidades
- Recursos humanos insuficientes

Fonte: Elaborado pelos autores.

■ Quadro clínico

Assim como na infecção precoce, as manifestações clínicas da infecção tardia são inespecíficas. Atenção deve ser dada aos quadros de instabilidade térmica, alterações cardiorrespiratórias, gastrintestinais ou neurológicas. Sinais de gravidade, como alteração do estado de consciência, tempo de enchimento capilar prolongado (> 3 s), oligúria (débito urinário < 1 mL/kg/h), acidose metabólica e aumento do lactato sérico, alertam para quadro séptico.

■ Diagnóstico

O diagnóstico baseia-se no quadro clínico, nos fatores de risco e nos exames específicos e inespecíficos.

Exames específicos

Compreende culturas de líquidos corporais estéreis, sendo imperativa a coleta de duas amostras de sangue, sobretudo para diferenciar a contaminação e a colonização do estafilococo coagulase-negativa. Outra maneira de fazer essa diferenciação se dá com curvas de crescimento bacteriano, em que o tempo de crescimento até 48 h é sugestivo de infecção. Em média, o crescimento dos estafilococos ocorre em 22 h, e dos Gram-negativos mais precocemente. Outras culturas consistem em urina (padrão-ouro: punção suprapúbica ou sondagem vesical) e líquido cefalorraquidiano.

Exames inespecíficos

Hemograma (escore de Rodwell – ver Quadro 8.2), reagentes de fase aguda, como a proteína C-reativa ou procalcitonina, já descritas anteriormente.

■ Tratamento

O tratamento empírico consiste no uso de oxacilina associada a aminoglicosídeo visando à cobertura de agentes Gram-positivos e Gram-negativos. Deve-se evitar o uso empírico de medicamentos como a vancomicina e as cefalosporinas de terceira e quarta gerações, por induzirem a emergência de bactérias multirresistentes e fungos. Após o isolamento do agente etiológico, deve-se realizar o descalonamento antimicrobiano. Nos casos de meningite sem isolamento do agente, recomenda-se usar cefalosporinas de terceira ou quarta gerações de acordo com o perfil microbiológico da unidade.

■ Prevenção

O CDC propõe quatro grandes estratégias para reduzir as infecções hospitalares, conforme descrito a seguir.

1. Prevenir infecção: iniciar precocemente dieta enteral ou colostroterapia; uso criterioso de cateteres vasculares com equipe de inserção e manutenção e retirada destes tão logo seja possível.
2. Diagnosticar e tratar infecção: otimizar os exames laboratoriais, utilizar proteína C-reativa quantitativa e seriada para excluir infecção e controle de cura, coletar duas hemoculturas para evitar tratamento de contaminação, especialmente por estafilococos.
3. Uso racional de antimicrobianos: seguir protocolos, evitar uso empírico de vancomicina e cefalosporinas, não prolongar desnecessariamente o tratamento, descalonar, tratar infecção e não contaminação, evitar cultura de ponta de cateteres.
4. Prevenir a transmissão: higienização das mãos sempre com água e sabão ou álcool gel, uma medida certamente mais simples e eficaz.

Bibliografia

- Agência Nacional de Vigilância Sanitária (Anvisa). Critérios diagnósticos de infecção relacionada à assistência à saúde. Neonatologia. Brasília: Anvisa; 2017.
- Bentlin MR, Rugolo LMSS. Late-onset sepsis: epidemiology, evaluation and outcome. NeoReviews. 2010;11e:426-35.
- Brady MT, Polin RA. Prevention and management of infants with suspected or proven neonatal sepsis. Pediatrics. 2013;132(1):166-8. Epub 2013 Jun 10.
- Cotton M. Antibiotic stewardship reassessment of guidelines for management of neonatal sepsis. Clin Perinatol. 2015;42:195-206.
- Ericson JE, Laughon MM. Chorioamnionitis. Implications for the Neonate. Clin Perinatol. 2015;(42):155-65.
- Hornik CP, Fort P, Clark RH, Watt K, Benjamin DK Jr, Smith PB, et al. Early and late onset sepsis in very-low-birth-weight infants from a large group of neonatal intensive care units. Early Hum Dev. 2012;88:S69-S74.
- Polin RA. Management of neonates with suspected or proven early-onset bacterial sepsis. Pediatrics 2012;129 (5):1006-15. Epub 2012 Apr 30.
- Rodwell RI, Leslie AI, Tudehope D. Early diagnosis of neonatal sepsis using a hematologic scoring system. J Pediatr. 1988;112:761-7.
- Saccone G, Berghelia V. Antibiotic prophylaxis for term or near-term premature rupture of membranes: metaanalysis of randomized trials. Am J Obstet Gynecol. 2015; 212:627.e1-9.
- Stoll BJ, Hansen NI, Bell EF, Walsh MC, Carlo WA, Shankaran S, et al. Trends in care practices, morbidity, and mortality of extremely preterm neonates, 1993-2012. JAMA. 2015;314:1039-51.

CAPÍTULO 9

Infecções Congênitas

Saskia Maria Wiegerinck Fekete • Sara de Souza Viana • Sarah de Lima Alloufa da Silveira • Maria Regina Bentlin

Toxoplasmose congênita

A toxoplasmose acomete um terço da população mundial, com prevalência variável nos países conforme os hábitos e as condições de vida. No Brasil, 50 a 80% das gestantes já foram infectadas e 4 a 5% podem se infectar durante a gestação.

■ Etiologia, fisiopatologia e fatores de risco

Os humanos podem se infectar pelo *Toxoplasma gondii* por meio da ingestão de carne com cistos, vegetais ou água contaminados por fezes de gatos ou por inoculação acidental de taquizoítos. A transfusão sanguínea e o transplante de órgãos representam formas mais raras de transmissão. A infecção congênita se dá via transplacentária, predominantemente após a primoinfecção materna. Os parasitas invadem as células placentárias, onde se multiplicam antes de alcançarem a circulação fetal. Quanto mais precoce a infecção, maior será a gravidade no feto; porém, menor a incidência da transmissão vertical. A infecção fetal ocorre em cerca de 10% dos casos no 1º, 30% no 2º e 60 a 70% no 3º trimestre de gestação.

■ Quadro clínico

A toxoplasmose congênita se caracteriza classicamente pela tétrade descrita por Sabin: coriorretinite, hidrocefalia, calcificações intracranianas e convulsões. Entretanto, fatores como idade gestacional, genética do hospedeiro e do parasita podem impactar na forma de apresentação da doença, sendo as mais frequentemente encontradas:

- Toxoplasmose congênita grave com meningoencefalite: contaminação do feto no início da gravidez; manifestação já ao nascimento, acometimento cerebral e ocular associado ou não a acometimento hepático, renal e hematológico; prognóstico reservado.
- Toxoplasmose congênita benigna: contaminação mais tardia; pode manifestar-se ao nascimento ou em lactentes, com coriorretinite pigmentar, calcificações intracranianas, mas assintomáticas. Tardiamente, pode promover atraso neuropsicomotor e convulsões.
- Toxoplasmose congênita latente: recém-nascido assintomático. O tratamento precoce pode limitar a evolução para uma forma ocular ou neurológica tardia.

Uma observação reside no fato de a manifestação ocular mais frequente consistir na coriorretinite, mas podem ocorrer também microftalmia, estrabismo, iridociclite, catarata e glaucoma. A deficiência visual está presente mesmo após o tratamento em 85% dos casos graves e em 15% daqueles com doença leve ou assintomática.

Diagnóstico

Testes sorológicos

As técnicas que utilizam como antígenos parasitas inteiros detectam infecções mais precocemente, como a imunofluorescência indireta, as técnicas de aglutinação direta (IgM e IgG) e aglutinação direta de alta sensibilidade com adição de tripsina (IgG), e a *Imunosorbent Agglutination Assay* – ISAGA (imunocaptura com anticorpos recombinante anti IgM-A-E específico, uma técnica quantitativa muito sensível).

Já as técnicas que empregam como antígenos solúveis partes do parasita detectam infecção mais tardiamente e a resposta depende da qualidade do *kit* de antígeno. Dentre elas estão a aglutinação indireta (de fácil realização, mas com falsos-negativos se títulos muito elevados – efeito zona), a imunoanálise por ELISA (método Sandwich para IgG; método de captura para IgA-M); quimioluminescência/eletroquimioluminescência (rápidos, com bom desempenho), a medida de avidez de IgG [técnica de ELISA modificado, com aumento progressivo da afinidade dos anticorpos pelos antígenos durante a evolução da imunidade natural pós-infecção – uma alta avidez é interpretada como infecção aguda (3 a 5 meses) e a baixa avidez não permite afirmar que a infecção é recente, pois o tempo de maturação do anticorpo varia com a resposta imunológica do indivíduo], o *Immunoblot* (*Westernblot*) e a *Enzime Linked Imonofiltration Assay* – ELISA (se houver dúvidas nas técnicas anteriores).

Diagnóstico direto

A reação em cadeia da polimerase no líquido amniótico deve ser realizada, preferencialmente, após 16 a 18 semanas de gestação e não antes de 4 semanas após a suspeita de infecção. O resultado é qualitativo e não afasta totalmente a possibilidade de infecção. A sensibilidade varia de 81 a 90% e a especificidade de 98 a 100% em todos os trimestres. Os falsos-negativos ocorrem por fracas concentrações do parasita no líquido amniótico ou por transmissão ao feto posteriormente à data da amniocentese. O resultado positivo representa um sinal de infecção fetal, mas o negativo não exclui a doença.

Acompanhamento da gestante

É importante interpretar a curva sorológica para entender a época da infecção materna. O IgM aparece na semana seguinte à infecção, com um pico em 1 a 2 semanas que cai em 1 a 6 meses mantendo-se detectável até 1 ano. Ele pode, porém, perdurar com níveis baixos por anos e não deve ser considerado por si só um sinal de infecção aguda. O IgG é detectado 2 a 3 semanas após a infecção aguda e tem um pico 2 a 3 meses depois, com queda durante 2 anos até níveis residuais, que se mantém por toda a vida. Há necessidade de análise sequencial. A avidez do IgG pode ajudar na interpretação dos dados, quando realizado no 1º trimestre. A realização de ultrassonografia morfológica fetal é imprescindível na procura de complicações, mas também pode estar normal de acordo com a resposta imunológica do feto.

Acompanhamento do recém-nascido

IgM e IgA são a base para o diagnóstico, mas a sensibilidade para o IgM é baixa até 30 semanas e em crianças cujas mães foram tratadas com sulfadiazina e pirimetamina durante a gestação. Na ausência de IgA e IgM ao nascimento, o acompanhamento pode ser feito pelos títulos de IgG no 1º ano de vida. A soronegativação antes de 12 meses de idade exclui o diagnóstico de toxoplasmose congênita. Em crianças que receberam tratamento, a soronegativação só deve ser considerada definitiva 6 meses após a suspensão das medicações antiparasitárias.

Outras avaliações complementares no seguimento dessas crianças são a oftalmológica (fundoscopia direta), a neurológica, a auditiva, a ultrassonografia ou a tomografia de crânio, o hemograma, o líquido cefalorraquidiano (bioquímica e celularidade) e a função hepática; descartar outras infecções congênitas sintomáticas.

Tratamento

Gestante

- Preventivo: a espiramicina só tem efeito se iniciado menos de 3 semanas após a soroconversão materna. É segura para o feto; porém, seu efeito é parasitostático.
- Curativo: sulfadiazina e pirimetamina associada ao ácido folínico não parecem diminuir os riscos fetais. A pirimetamina não deve ser administrada no 1º trimestre da gestação em virtude de seu potencial teratogênico.

Recém-nascido

O tratamento se dá por um período de 1 ano e age contra os taquizoítos, embora não erradique cistos. Melhora o prognóstico neurológico motor e cognitivo, mesmo em pacientes com doença grave ao nascimento, melhora as lesões da retina em 1 a 2 semanas, inibe recidivas e o aparecimento de novas lesões durante a infância e a vida futura. As medicações utilizadas são:

- Sulfadiazina: 100 mg/kg/dia divididos em duas doses diárias durante 1 ano.
- Pirimetamina: 1 mg/kg/dia em uma dose diária, durante 2 a 6 meses, dependendo da intensidade do acometimento e, a seguir, 1 mg/kg, 3 vezes/semana até completar 1 ano de uso do medicamento.
- Ácido folínico: 10 mg administrados 3 vezes/semana. Se neutropenia < 1.000/mm³, aumentar a dose para 20 mg diários; se < 500/mm³, suspender a pirimetamina até a recuperação. Manter por mais 1 semana após a suspensão da pirimetamina.
- Prednisona ou prednisolona: 1 mg/kg/dia em duas doses diárias, se houver corioretinite em atividade e/ou se proteinorraquia ≥ 1.000 mg/dL. Sempre utilizar em associação com sulfadiazina e pirimetamina e realizar a retirada gradual após a estabilização do processo inflamatório.

Sífilis congênita

Em 2015, a meta da Organização Pan-Americana de Saúde (OPAS) e do Fundo das Nações Unidas para a Infância (Unicef) consistia na redução da sífilis congênita para cifras menores que 0,5/1.000 nascidos vivos (NV). Contudo, isso não ocorreu e sua incidência no Brasil aumentou de 2/1.000 NV em 2004 para quase 5/1.000 NV em 2013. A mortalidade também aumentou nesse período passando de 2,2 para 5,5/100.000 NV, tornando-se um problema de saúde pública.

■ Etiologia e fatores de risco

A transmissão se dá via transplacentária pelo *Treponema pallidum*, podendo ocorrer em qualquer fase da gestação ou estágio da doença materna, mas será mais grave quanto mais precoce o período gestacional e mais recente a infecção na gestante.

Os fatores de risco para a aquisição de sífilis por mulheres em idade fértil e em gestantes são baixo nível socioeconômico, múltiplos parceiros, falta de acesso ao sistema de saúde, uso de drogas, abandono da escola, ausência de assistência pré-natal ou pré-natal deficiente, gestante adolescente sem parceiro fixo e tratamento inadequado da gestante etc.

■ Quadro clínico e laboratorial

Cerca de 40% das gestantes não tratadas apresentam aborto espontâneo, fetos natimortos ou morte perinatal. E mais de 50% dos casos são assintomáticos ao nascimento. A sífilis congênita precoce (até os 2 anos de idade) pode se manifestar já ao nascimento com baixo peso ao nascer (< 2.500 g), prematuridade

(< 37 semanas), restrição de crescimento intrauterino, icterícia, rinite serossanguinolenta, hepatoesplenomegalia, pênfigo palmoplantar, exantema maculopapular, pneumonite, pseudoparalisia de membros, osteocondrite, periostite, osteíte, entre outras manifestações. Os achados laboratoriais incluem alterações hematológicas (anemia, leucopenia ou leucocitose e trombocitopenia) e de enzimas hepáticas. O comprometimento do sistema nervoso central é assintomático em até 60% dos casos, por isso a punção lombar é essencial. Neurossífilis é diagnosticada quando VDRL (*Veneral Disease Research Laboratory)* no líquido cefalorraquidiano é reagente ou quando ocorrem alterações na contagem de leucócitos (> 25 células/mm³) ou hiperproteinorraquia (> 150 mg/dL).

■ Diagnóstico

Pesquisa direta do *Treponema pallidum*

Diagnóstico de certeza e pode ser realizado por microscopia direta em campo escuro ou por imunofluorescência direta.

Testes sorológicos

Há dois tipos de testes sorológicos para sífilis: não treponêmicos e treponêmicos. Os testes treponêmicos, como o FTA-Abs (*Fluorescent treponemal antibody absorption*), o TPHA (*Treponema pallidum hemagglutination*) e ELISA, detectam anticorpos antitreponêmicos, são qualitativos e de uso limitado no período neonatal, porque os anticorpos IgG maternos atravessam a barreira placentária, sem auxiliar na confirmação dos casos em recém-nascidos. No entanto, em crianças acima de 18 meses, o teste treponêmico reagente confirma a infecção, que pode ou não ter sido tratada, pois os anticorpos maternos transferidos passivamente já não estarão mais na corrente sanguínea.

Os testes não treponêmicos, entre eles o VDRL e o RPR (*Rapid Plasm Reagin*), detectam anticorpos não treponêmicos e podem ser qualitativos ou quantitativos. São utilizados para triagem diagnóstica por apresentarem elevada sensibilidade; porém, com maior taxa de falsos-positivos (doenças autoimunes, hanseníase etc.). Recém-nascidos de mães com sífilis, mesmo os não infectados, podem apresentar anticorpos maternos transferidos passivamente pela placenta. Nesses casos, deve-se comparar o teste não treponêmico do RN com o da mãe, realizado na admissão para o parto. Contudo, a negatividade do teste não treponêmico também não exclui infecção, quando a infecção materna ocorreu próxima ao momento do parto, sendo importante nesses casos a repetição do exame.

CAPÍTULO 9 • INFECÇÕES CONGÊNITAS

Recomendações da Secretaria de Estado da Saúde de São Paulo

Investigação de sífilis na gestante

VDRL na primeira consulta pré-natal, idealmente no 1º trimestre da gravidez e no início do 3º trimestre (28ª semana), e repetir na admissão para parto ou aborto.

Investigação de sífilis no recém-nascido

VDRL em amostra de sangue periférico de todos os recém-nascidos cujas mães apresentaram VDRL reagente na gestação, no parto ou na suspeita clínica de sífilis congênita. Realizar radiografia de ossos longos, hemograma e análise do líquido cefalorraquidiano (quando necessário) em todos os recém-nascidos que se enquadrem na definição de caso (Figura 9.1).

As medicações utilizadas consistem em:

- Penicilina benzatina: 50.000 UI/kg, via intramuscular, dose única.
- Penicilina G procaína: 50.000 UI/kg, via intramuscular, dose única diária por 10 dias.
- Penicilina G cristalina (neurossífilis): 50.000 UI/kg dose via endovenosa, de 12/12 h nos primeiros 7 dias de vida e de 8/8 h após 7 dias de vida, por 10 dias.

Recomendação do seguimento pós-neonatal

Crianças expostas a sífilis devem ser seguidas ao menos até 24 meses de idade. A Secretaria de Estado da Saúde de São Paulo recomenda o fluxograma da Figura 9.2 para esse seguimento.

Infecção congênita pelo citomegalovírus (CMV)

O CMV é a infecção mais frequente, acometendo 0,6 a 0,7% de todos os nascimentos. Trata-se de um importante problema de saúde pública, pois pode promover consequências tardias adversas em crianças sintomáticas ou não ao nascer.

■ Etiologia e fatores de risco

O CMV é um herpes-vírus com DNA duplo envolvido por uma matriz proteinácea, que se dissemina no sangue durante a infecção primária. Por meio de mecanismos de inibição de moléculas que fazem o reconhecimento de antígenos, o vírus cria santuários nos quais ele persiste e se esconde do sistema imunológico, resultando em uma lesão progressiva das células vizinhas. Quando o sistema imune é imaturo, como no feto, santuários se estabelecerão em vários locais, inclusive na cóclea, onde ocorrerá deterioração em meses ou anos com perda progressiva da audição.

O CMV pode ser adquirido intraútero (congênito), intraparto ou pós-natal precoce.

A infecção fetal ocorre por transmissão transplacentária em 30 a 40% após infecção primária e em 1 a 3% após infecções secundárias. A infecção intraparto se dá por secreções maternas, e, durante o período pós-natal precoce, pelo leite materno ou por transfusão sanguínea. A aquisição pós-natal do CMV tem pouco significado no recém-nascido a termo, mas é preocupante no prematuro, quando se apresenta com piora do quadro respiratório, neutropenia, hepatite e hepatoesplenomegalia.

■ Quadro clínico

Apenas 10 a 15% dos fetos acometidos são sintomáticos ao nascimento. Dentre as manifestações clínicas, destacam-se petéquias, microcefalia, letargia ou hipotonia, sucção débil, convulsões, icterícia colestática, hepatoesplenomegalia, restrição de crescimento intrauterino e prematuridade.

As calcificações, geralmente periventriculares, são comuns em todos os casos de acometimento cerebral. A perda auditiva neurossensorial representa a sequela mais frequente em longo prazo, presente em 40 a 58% das crianças sintomáticas e em 13,5% dos assintomáticos. Outras alterações incluem coriorretinite, atrofia óptica, alteração do córtex visual, estrabismo, além de hipoplasia e hipocalcificação do esmalte dentário.

As manifestações laboratoriais compreendem aumento de transaminases, trombocitopenia, aumento de bilirrubina direta, hemólise e hiperproteinorraquia.

■ Diagnóstico

As técnicas laboratoriais para pesquisa da infecção pelo CMV são:

- Isolamento viral em cultura de fibroblastos humanos: considerado padrão-ouro. As elevadas concentrações virais na urina e na saliva do recém-nascido possibilitam que os resultados sejam positivos em 5 a 7 dias.
- Detecção do DNA viral pela reação em cadeia da polimerase na urina ou na saliva: método alternativo e rápido com sensibilidade e especificidade semelhantes às do isolamento viral. Os resultados podem ser obtidos em menos de 24 h.
- Testes sorológicos: IgG e IgM anti-CMV são os mais disponíveis, mas têm papel limitado. A detecção do IgM anti-CMV é sugestiva de infecção, contudo deve ser confirmada pelo isolamento do vírus e a sua ausência não exclui o diagnóstico. A IgG pode representar passagem de anticorpos maternos.

PARTE 1 • FASES DA VIDA

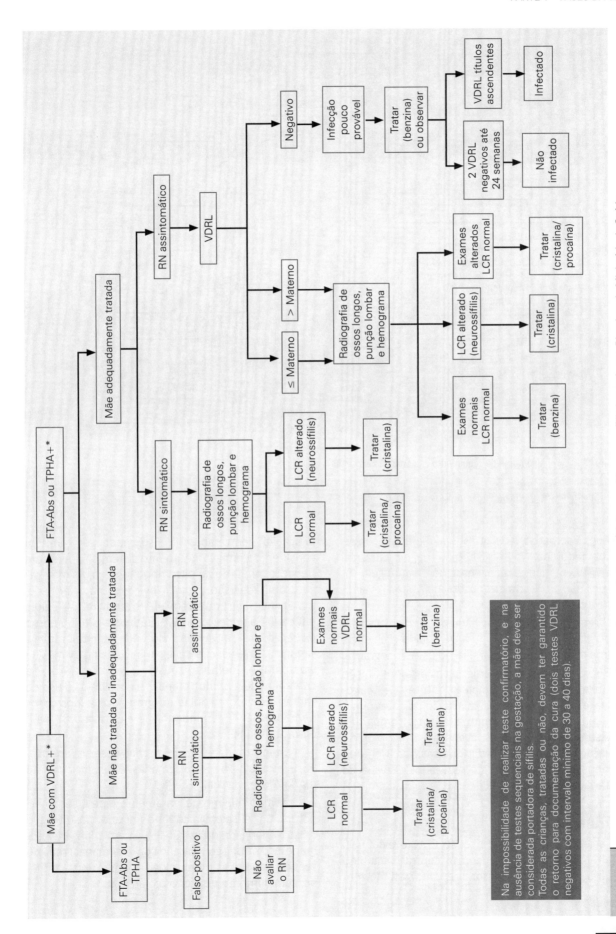

FIGURA 9.1 Fluxograma de manejo de recém-nascidos de mães com testes sorológicos positivos para sífilis baseado nas Diretrizes do Ministério da Saúde.

LCR: líquido cefalorraquidiano; RN: recém-nascido; VDRL: Veneral Disease Research Laboratory.
Fonte: Adaptada de Brasil, 2015; Secretaria de Estado da Saúde de São Paulo, 2016.

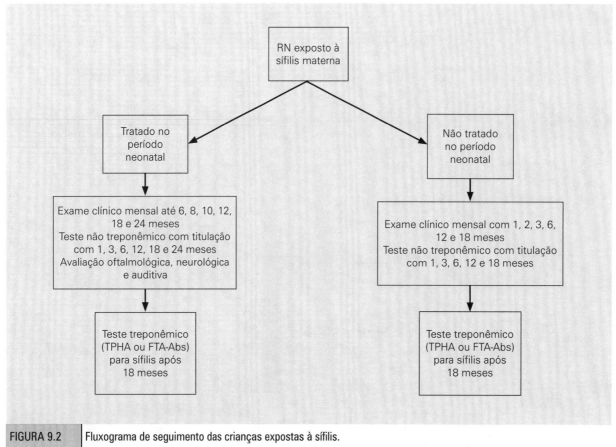

FIGURA 9.2 Fluxograma de seguimento das crianças expostas à sífilis.
RN: recém-nascido.
Fonte: Secretaria de Estado da Saúde de São Paulo, 2016.

Após 3 semanas, é difícil distinguir infecção congênita de adquirida. No Brasil, não há triagem universal para CMV em mães e recém-nascidos, e a triagem sorológica não auxilia no diagnóstico pela alta prevalência de infecção na população.

Na gravidez, pode ser realizado o teste da reação em cadeia da polimerase e cultura do liquido amniótico, sempre acompanhados da avaliação ultrassonográfica.

Outros exames complementares incluem função hepática, hemograma completo, fatores de coagulação, teste de coagulação, avaliação por neuroimagem (ultrassonografia como *screening*, tomografia e ressonância magnética), avaliação oftalmológica, avaliação audiológica a cada 6 meses nos 3 primeiros anos e, anualmente, até os 6 anos e avaliação dentária.

■ **Tratamento**

Pacientes com diagnóstico de CMV e evidência de alteração de sistema nervoso central, incluindo perda auditiva neurossensorial e coriorretinite têm indicação de tratamento. Este pode ser também considerado em acometimento sistêmico grave com hepatite, pneumonia e trombocitopenia. As medicações utilizadas são o ganciclovir e seu pró-fármaco, o valganciclovir, que têm efeito antiviral na célula infectada, agindo como virustáticos e diminuindo a excreção viral salivar e renal, sendo bem toleradas e seguras. A medicação deve ser iniciada no 1º mês de vida para ter melhor resposta. Deve-se monitorar a contagem de glóbulos brancos e considerar o uso de estimulador de colônias de granulócitos nos casos de neutropenia. Acompanhar e ajustar a dose para a função renal.

Administrar ganciclovir 6 mg/kg/dose, via endovenosa, a cada 12 h, por 6 semanas, e valganciclovir 16 mg/kg/dose, via oral, a cada 12 h.

O tempo mínimo de tratamento é de 6 semanas; porém, um ensaio clínico randomizado mostrou que o uso prolongado do valganciclovir em crianças sintomáticas (6 meses comparado com 6 semanas) reduziu sequelas auditivas e neurológicas aos 2 anos de idade, sem aumento de efeitos colaterais.

Bibliografia

- Brasil. Ministério da Saúde. Secretaria de Vigilância em Saúde. Departamento DST/AIDS. Boletim Epidemiológico Sífilis 2015. Brasília: Ministério da Saúde; 2015. 32 p.
- Boppana SB, Pass RF, Britt WJ, Stagno S, Alford CA. Symptomatic congenital cytomegalovirus infection: neonatal morbidity and mortality. Pediatr Infect Dis J. 1992;11(2):93-9.
- Brasil. Ministério da Saúde. Intervenções comuns, icterícia e infecções. In: Brasil. Ministério da Saúde. Atenção à saúde do recém-nascido: guia para os profissionais de saúde; volume 2. Brasília: Ministério da Saúde, 2014. p. 95-136. Disponível em: http://bvsms.saude.gov.br/bvs/publicacoes/atencao_recem_nascido_%20guia_profissionais_ saude_v2.pdf.
- Figueiró-Filho EA, Lopes AHA, Senefonte FRA, Souza Júnior VG, Botelho CA, Figueiredo MS, et al. Toxoplasmose aguda: estudo da freqüência, taxa de transmissão vertical e relação entre os testes diagnósticos materno-fetais em gestantes em estado da Região Centro-Oeste do Brasil. Rev Bras Ginecol Obstet. 2005;27(8):442-9.
- Gandhi MK, Khanna R. Human cytomegalovirus: clinical aspects, immune regulation, and emerging treatments. Lancet Infect Dis. 2004;4:725-38.
- Kimberlin DW, Jester PM, Sánchez PJ, Ahmed A, Arav-Boger R, Michaels MG, et al. National Institute of Allergy and Infectious Diseases Collaborative Antiviral Study Group. Valganciclovir for symptomatic congenital cytomegalovirus disease. N Engl J Med. 2015;372:933-43.
- McAuley JB. Congenital Toxoplasmosis. J Pediatric Infect Dis Soc 2014;3(Suppl. 1):S30-S35.
- Nizard J. Toxoplasmose et grossesse. J Gynecol Obstet Biol Reprod. 2008;37(Suppl. 1):4-9.
- Robert-Gangneux F, Dardé ML. Epidemiology of and diagnostic strategies for toxoplasmosis. Clin Microbiol Rev. 2012; 25(2):264-96. Review. Erratum in: Clin Microbiol Rev. 2012 Jul;25(3):583.
- Secretaria de Estado da Saúde de São Paulo. Coordenadoria de Controle de Doenças. Centro de Referência e Treinamento DST/Aids. Programa Estadual de DST/Aids de São Paulo. Guia de bolso para manejo da sífilis em gestantes e sífilis congênita. 2. ed. São Paulo: SES-SP; 2016. 112 p.
- Swanson EC, Schleiss MR. Congenital cytomegalovirus infection: new prospects for prevention in therapy. Pediatr Clin North Am. 2013;60(2).

CAPÍTULO 10

Analgesia e Sedação

Ana Karina Cristiuma de Luca • Ligia Maria Suppo de Souza Rugolo

Introdução

Até cerca de duas décadas, acreditava-se que recém-nascidos (RN) não sentiam dor, um conceito que mudou a partir da observação e da análise de uma série de parâmetros físicos e comportamentais que se modificam no RN diante de um estímulo doloroso – desde a frequência cardíaca e respiratória, a saturação de oxigênio, a pressão arterial e as concentrações hormonais até o movimento corporal, a mímica facial e o choro etc. Exames laboratoriais e observações clínicas sugerem que a dor neonatal não controlada pode resultar em efeitos colaterais, como irritabilidade, alteração no padrão do sono, choro excessivo, recusa alimentar, interferência na relação mãe/filho, alteração da sensibilidade à dor e possibilidade de alterações neuroanatômicas e comportamentais permanentes e piora no prognóstico de desenvolvimento em longo prazo.

Estima-se que, nas unidades neonatais de tratamento intensivo, os RN instáveis sejam submetidos a cerca de 10 procedimentos dolorosos por dia, o que mostra a importância de reconhecer o problema e traçar estratégias de tratamento para prevenir e tratar a dor e o desconforto do RN.

Fisiologia

As terminações nervosas sensitivas estão presentes em toda a superfície corporal a partir de 22 a 29 semanas, ou seja, o feto é capaz de sentir dor. No início do desenvolvimento, terminações nervosas superpostas criam redes locais hiperexcitáveis, permitindo que até mesmo estímulos de limiar baixo produzam uma resposta à dor exacerbada.

A partir de cerca de 23 semanas, o feto pode reagir ao estresse com respostas fisiológicas aos estímulos dolorosos ou estressantes, incluindo aumentos nas catecolaminas circulantes, na frequência cardíaca, na pressão arterial e hipertensão intracraniana. Essa reposta é menos evidente no RN prematuro, podendo não representar um indicador confiável de estímulo doloroso.

Diagnóstico da dor

Pela dificuldade em identificar a dor no RN, por não haver marcadores específicos de avaliação e pelo fato de os parâmetros clínicos serem pouco específicos, criaram-se alguns escores de avaliação. Esses escores ou escalas de dor levam em consideração sinais e sintomas, como a mímica facial, a postura e as alterações fisiológicas e, atualmente, constituem o padrão-ouro para o diagnóstico da dor, além de importantes no manejo do tratamento (titulação das doses ou retirada dos medicamentos).

As escalas de dor mais utilizadas no período neonatal são descritas a seguir.

PARTE 1 • FASES DA VIDA

■ *Neonatal Infant Pain Scale* (NIPS)

A Escala de Avaliação de Dor no Recém-Nascido (Quadro 10.1) é composta por cinco parâmetros comportamentais e um indicador fisiológico, avaliados antes, durante e após procedimentos invasivos agudos em RN a termo e pré-termo. A maior dificuldade reside na avaliação do parâmetro "choro" em pacientes intubados, situação na qual se dobra a pontuação da mímica facial sem avaliar o "choro".

Trata-se de uma escala de boa aplicabilidade pela enfermagem.

■ *Behavioral Indicators of Infant Pain* (BIIP)

A Escala Indicadores Comportamentais da Dor no Lactente (Quadro 10.2) compreende uma modificação recente do Sistema de Codificação Facial do Recém-Nascido (NFCS), que inclui o estado de alerta do RN e a movimentação das mãos, tornando a avaliação comportamental mais específica e inserindo-a na interação entre paciente e ambiente.

Trata-se de uma escala de dor mais complexa, indicada para avaliação da dor pela equipe médica.

QUADRO 10.1 Escala NIPS

NIPS	0 pontos	1 ponto	2 pontos
Expressão facial	Relaxada	Contraída	—
Choro	Ausente	"Resmungos"	Vigoroso
Respiração	Relaxada	Diferente do basal	—
Braços	Relaxados	Flexão ou extensão	—
Pernas	Relaxadas	Flexão ou extensão	—
Estado de alerta	Dormindo ou calmo	Desconfortável	—

Define-se dor quando o escore for ≥ 4.
Fonte: Balda e Guinsburg, 2018.

QUADRO 10.2 Escala BIIP

BIIP	Pontos	Definição
Estado de sono/vigília		
Sono profundo	0	Olhos fechados, respiração irregular, ausência de movimentos das extremidades
Sono ativo	0	Olhos fechados, contração muscular ou espasmos/abalos, movimento rápido dos olhos, respiração irregular
Sonolento	0	Olhos fechados ou abertos (porém, com olhar vago, sem foco), respiração irregular e alguns movimentos corporais
Acordado/quieto	0	Olhos abertos e focados, movimentos corporais raros ou ausentes
Acordado/ativo	1	Olhos abertos, movimentos ativos das extremidades
Agitado/chorando	2	Agitado, inquieto, alerta, chorando
Face e mãos		
Fronte saliente	1	Abaulamento e presença de sulcos acima e entre as sobrancelhas
Olhos espremidos	1	Compressão total ou parcial da fenda palpebral
Sulco nasolabial aprofundado	1	Aprofundamento do sulco que se inicia em volta das narinas e se dirige à boca
Estiramento horizontal da boca	1	Abertura horizontal da boca acompanhada de estiramento das comissuras labiais
Língua tensa	1	Língua esticada e com as bordas tensas
Mão espalmada	1	Abertura das mãos com os dedos estendidos e separados
Mão fechada	1	Dedos fletidos e fechados fortemente sobre a palma das mãos formando um punho cerrado/mão fechada

Considera-se dor quando o escore for > 5.
Fonte: Balda e Guinsburg, 2018.

CAPÍTULO 10 • ANALGESIA E SEDAÇÃO

Aplicada de rotina antes e após procedimentos dolorosos (acessos vasculares, retirada de drenos, curativos, pós-operatórios etc.).

■ Escala de Sedação Comfort

Trata-se de uma escala (Quadro 10.3) a ser aplicada pela equipe médica em pacientes que, em geral, apesar da analgesia, necessitam de sedação para se acoplar adequadamente ao ventilador mecânico.

■ *Échelle Douleur Inconfort Nouveau-Né* (EDIN)

A Escala de Dor e Desconforto do Recém-Nascido (Quadro 10.4) foi criada com o objetivo de avaliar a dor persistente do RN criticamente doente. Trata-se de uma escala fácil e prática, que permite acompanhar o comportamento do paciente por períodos mais prolongados, possibilitando a adequação da terapêutica.

QUADRO 10.3	Escala Comfort	
Característica	**Avaliar**	**Pontos**
Estado de vigília	Muito sonolento	1
	Levemente sonolento	2
	Acordado	3
	Completamente acordado e alerta	4
	Hiperalerta	5
Agitação	Calmo	1
	Levemente ansioso	2
	Ansioso	3
	Muito ansioso	4
	Pânico	5
Resposta respiratória	Sem tosse	1
	Respiração espontânea com pouca resposta à ventilação	2
	Tosse ocasional com pouca resposta ao ventilador	3
	Respiração ativa contra o ventilador	4
	Competindo muito com o ventilador e com tosse	5
Movimentos físicos	Sem movimentos	1
	Leves movimentos ocasionais	2
	Leves movimentos frequentes	3
	Movimentos vigorosos, inclusive de dorso e cabeça	4
Pressão arterial (média)	Abaixo do padrão basal	1
	Normal	2
	Aumentos raros de 15% do padrão basal	3
	Aumentos frequentes de 15% do padrão basal	4
	Aumentos sustentados acima de 15% do padrão basal	5
Frequência cardíaca	Abaixo do padrão basal	1
	Normal	2
	Aumentos raros de 15% do padrão basal	3
	Aumentos frequentes de 15% do padrão basal	4
	Aumentos sustentados acima de 15% do padrão basal	5
Tônus muscular	Músculos totalmente relaxados	1
	Tônus muscular reduzido	2
	Tônus muscular normal	3
	Aumento do tônus muscular e flexão dos dedos	4
	Rigidez muscular extrema e flexão dos dedos	5
Tônus facial	Músculos faciais totalmente relaxados	1
	Músculos faciais normais	2
	Tensão evidente de alguns músculos faciais	3
	Tensão facial evidente	4
	Músculos faciais retorcidos	5
Pontuação da escala Comfort	Até 13 pontos: RN tranquilo	
	De 14 a 23 pontos: RN acordado	
	Acima de 23 pontos: RN agitado	

Fonte: Brasil, 2014.

PARTE 1 • FASES DA VIDA

QUADRO 10.4	Escala EDIN
EDIN	**Pontuação – definição**
Atividade facial	0 – relaxada 1 – testa ou lábios franzidos, alterações de boca transitórias 2 – caretas frequentes 3 – mímica de choro ou totalmente sem mímica
Movimento corporal	0 – relaxado 1 – agitação transitória, geralmente quieto 2 – agitação frequente, mas dá para acalmar 3 – agitação persistente, hipertonia dos MMII/SS ou parado
Qualidade do sono	0 – dorme fácil 1 – dorme com dificuldade 2 – sonecas curtas e agitadas 3 – não dorme
Contato com a enfermagem	0 – atento à voz 1 – tensão durante a interação 2 – chora à mínima manipulação 3 – não há contato, geme à manipulação
Consolabilidade	0 – quieto e relaxado 1 – acalma rápido com voz, carinho ou sucção 2 – acalma com dificuldade 3 – não acalma, suga desesperadamente

Define-se dor quando a pontuação é ≥ 7.
MMII/SS = membros superiores e/ou inferiores.
Fonte: Balda e Guinsburg, 2018.

Prevenção e tratamento da dor

Os procedimentos dolorosos ou estressantes devem ser minimizados e coordenados com técnicas ambientais e comportamentais. As medidas apresentadas a seguir podem ser úteis.

■ Medidas não farmacológicas

- Durante o procedimento:
  - agrupar as intervenções dolorosas antes de um evento prazeroso, como amamentar ou segurar o RN;
  - envolver o bebê em fraldas durante o procedimento;
  - realizar a contenção/procedimento com as duas mãos – preconizado durante a manipulação de todos os pacientes, em especial quando dos cuidados aos prematuros.;
  - realizar sucção não nutritiva (chupeta);
  - utilizar lanceta para coleta de sangue no calcanhar.

- Após o procedimento:
  - reduzir o barulho e a luz;
  - tocar ou massagear;
  - manter o contato mãe-bebê pele a pele (método canguru);
  - levar ao colo após o procedimento;
  - promover o "ninho" posicional.

■ Intervenção fisiológica

A sacarose ou glicose 25% tem eficácia comprovada para analgesia. Uma revisão da *Cochrane* mostrou não haver diferença entre o uso da glicose e da sacarose. O estímulo oral da glicose/sacarose incentiva os receptores gustativos liberando opioides endógenos.

Deve ser administrada via oral cerca de 2 min antes do procedimento doloroso, na parte anterior da língua, 2 mL no RN de termo e 0,5 a 1,5 mL no RN pré-termo (utilizar as menores doses nos prematuros com menor idade gestacional).

■ Medidas farmacológicas

Tópicas/locais

EMLA (lidocaína/prilocaína): uma revisão sistemática mostrou diminuição de sinais de dor em punções venosas; porém, não houve redução de dor em punção lombar e em punção de calcanhar com lanceta, além de ter dificultado o procedimento por causar vasoconstricção local. Seu efeito se dá cerca de 60 a 80 min após a aplicação. Não deve ser aplicada se houver lesão cutânea. Usar no RN de termo e pré-termo com idade gestacional > 32 semanas com mais de 7 dias de vida. Seu uso mostrou-se seguro, sem aparente potencial tóxico dos seus componentes. O principal efeito colateral consiste em irritação da pele (eritema, formação de bolha, exantema petequial) e a complicação mais grave, porém rara, é a meta-hemoglobinemia com o uso de doses repetidas, especialmente em associação ao paracetamol.

- Xilocaína: sem contraindicações, é utilizada em mucosas como anestésico tópico. Apresenta versões em *spray*, e, ainda que pouco estudada, é bem tolerada em RN.
- Lidocaína: é bem tolerada. Toxicidade neurológica (convulsões recorrentes), cardíaca (bloqueio cardíaco) e depressão respiratória podem surgir no uso sistêmico – via endovenosa –, mas não com uso tópico. Pode causar hematoma no local da injeção. Via: tópica, dose de 2 a 5 mg/kg subcutânea.

55

CAPÍTULO 10 • ANALGESIA E SEDAÇÃO

Analgesia sistêmica

Os opioides (Quadro 10.5) são o tratamento mais efetivo para a dor moderada a intensa em pacientes de todas as idades, produzindo tanto analgesia quanto sedação, com uma grande janela terapêutica, além de atenuarem as respostas fisiológicas dos RN ao estresse.

A morfina e o fentanil compreendem os opioides mais comumente usados, embora algumas UTI neo-

natais reportem o uso de opioides mais potentes, como o sufentanil, os de curta duração (alfentanil e remifentanil) ou os mistos, como o tramadol.

A morfina é o opioide mais comumente usado para a analgesia neonatal, frequentemente utilizada em infusão contínua em neonatos ventilados ou em pós-operatório ou intermitente para reduzir a dor aguda associada a procedimentos invasivos. É efetiva e segura para essas indicações (Quadro 10.6).

QUADRO 10.5	Opioides para analgesia neonatal: tipos, vantagens, desvantagens e doses		
Medicamento	Vantagens	Desvantagens	Dose
Morfina	Potente analgésico Promove melhor sincronia no ventilador Sedação Hipnose Relaxamento muscular Não é cara	Depressão respiratória Hipotensão arterial Constipação Náuseas Retenção urinária Depressão do SNC Tolerância/dependência Não há estudos de longo prazo Uso prolongado de ventilador	Contínua: 10 a 50 mcg/kg/h Bólus: 100 a 150 mcg/kg
Fentanil	50 a 100 vezes mais potente que a morfina Atravessa a barreira hematoencefálica rapidamente por sua lipossolubilidade, iniciando a sua ação em 3 min Menos hipotensão	Depressão respiratória Meia-vida curta Rápida tolerância e dependência Rigidez de parede torácica em administração muito rápida Em uso prolongado, pode haver acúmulo tissular de gordura	Contínua: 0,5 a 4 mcg/kg/h Bólus: 1 a 2 mcg/kg
Remifentanil	Mesma potência do fentanil, mas com meia-vida ultracurta Degradado no plasma, metabolizado em 5 a 10 min Indicado na insuficiência hepática ou renal, pois sua metabolização não é afetada pelo metabolismo hepático	Rigidez torácica (associada à velocidade da administração em bólus) mais rara que fentanil	Contínua: 0,1 a 5 mcg/kg/h Bólus: 1 a 3 mcg/kg
Sulfentanil	5 a 10 vezes mais potente que o fentanil, com pico de ação mais rápido e duração mais curta Recomendado no pós-operatório ou em RN tolerantes aos outros opioides	Cautela com RN prematuros extremos/muito prematuros – foi associado a alterações em EEG	Contínua: 0,05 mcg/kg/h Bólus: 0,2 mcg/kg
Alfentanil	Não recomendado (poucos estudos)	Em RN, a metabolização hepática é prejudicada	Não relatada
Tramadol	Bem tolerado, poucos relatos de depressão do SNC Potente analgesia Eficácia semelhante à do fentanil Opioide fraco (afinidade com receptor 6.000 vezes menor que a morfina)	Diminuição da motilidade gastrintestinal, abstinência	1 mg/kg VO ou EV
Ketamina	Antagonista não competitivo do receptor do N-metil-D-aspartato (NMDAR)	EV/dose não relatada	Uso controverso

EEG: eletroencefalograma; EV: via endovenosa; SNC: sistema nervoso central; RN: recém-nascido; VO: via oral.
Fonte: Elaborado pelas autoras.

PARTE 1 • FASES DA VIDA

QUADRO 10.6	Medicamentos não opioides para analgesia neonatal: mecanismos de ação, doses, recomendações e efeitos colaterais			
Droga	Mecanismo de ação	Dose/ via administração	Recomendações/ comentários	Efeitos colaterais
Paracetamol	Inibidor de prostaglandina	24 a 30 semanas: 20 a 30 mg/kg/dia 31 a 36 semanas: 35 a 50 mg/kg/dia 37 a 42 semanas: 50 a 60 mg/kg/dia 1 a 3 meses: 60 a 70 mg/kg/dia	Bem tolerado; não utilizar em caso de insuficiência hepática	Toxicidade hepática, trombocitopenia, LRA
Dipirona	Inibidor da COX-3	VO/EV	Não recomendado no período neonatal Uso aparentemente seguro; porém, temido pelo risco de agranulocitose	Agranulocitose
AINE	Anti-inflamatórios não esteroidais	VO/EV	Não recomendados no período neonatal para manejo de dor, por seus múltiplos efeitos indesejáveis Utilizados para tratamento de PCA	Plaquetopenia, sangramento intestinal, insuficiência renal

EV: via endovenosa; LRA: lesão renal aguda; VO: via oral; PCA: persistência do canal arterial.

Fonte: Elaborado pelas autoras.

Sedativos

Alguns RN necessitam de sedação (Quadro 10.7), sobretudo pelo fato de permitir uma ventilação mecânica adequada, acoplando-se melhor ao ventilador, por exemplo, aqueles com hipertensão pulmonar, síndrome de aspiração de mecônio grave e hérnia diafragmática congênita, em ventilação de alta frequência.

No entanto, os sedativos devem ser utilizados com cautela, já que há poucos estudos em RN. Mesmo com o midazolam, de uso mais difundido, não há estudo contundente sobre a segurança de seu uso no RN.

■ Desmame de medicamentos e abstinência

Se durante a retirada ou após a suspensão dos fármacos utilizados para sedação e analgesia surgirem sinais e sintomas de abstinência, como taquicardia, agitação, sudorese, náuseas, vômitos, diarreia, distúrbios do sono e mesmo rebote da dor, deve-se considerar a possibilidade de iniciar o tratamento de síndrome de abstinência, que envolve várias opções terapêuticas, como metadona, fenobarbital, clonidina e lorazepam.

QUADRO 10.7	Medicamentos para sedação neonatal: classe, via de administração, doses e efeitos colaterais			
Medicamento	Classe	Via de administração	Dose	Observações/efeitos colaterais
Hidrato de cloral	Sedativo hipnótico	VO	Ataque: 20 a 25 mg/kg/dose Manutenção: 12 a 15 mg/kg/dose (RNT 6/6 h; ≥ 32 semanas 8/8 h; < 32 semanas 12/12 h)	Carcinogênico, irritação gástrica, cefaleia, náuseas, vômitos, disritmias, depressão respiratória
Diazepam	Benzodiazepínicos	EV/VO	Não relatada	Utilizado como anticonvulsivante, aumenta a bilirrubina livre
Midazolam	Benzodiazepínicos	EV, nasal	EV: 0,05 a 0,15 mg/kg (cada 2 a 4 h) EV contínuo: 0,01 a 0,06 mg/kg/h Intranasal: 0,2 a 0,3 mg/kg/dose Sublingual: 0,2 mg/kg/dose Oral: 0,25 mg/kg/dose	Não é recomendada via nasal em virtude da absorção direta com alta toxicidade no SNC Estudos experimentais mostraram dano neuronal Em prematuros, foi associado a pior desenvolvimento e aumento de hemorragia peri-intraventricular e retinopatia Utilizar com cautela Preferencialmente não realizar push Tem efeitos neurológicos transitórios: coreia, mioclonias, atividade epileptiforme
Propofol	Barbitúricos	EV	Não relatada	Hipotensão arterial, pouco estudado em RN
Fenobarbital	Barbitúricos	EV/VO	Não relatada	Uso restrito para crises convulsivas, não indicado como sedativo

EV: via endovenosa; VO: via oral; RNT: recém-nascido a termo; SNC: sistema nervoso central.

Fonte: Elaborado pelas autoras.

CAPÍTULO 10 • ANALGESIA E SEDAÇÃO

Bibliografia

- Anand KJS, Eriksson M, Boyle EM, Avila-Alvarez A, Andersen RD, Sarafidis K, et al. Assessment of continuous pain in newborns admitted to NICUs in 18 European countries. Acta Paediatr. 2017;106:1248-59.
- Balda R de CX, Guinsburg R. A linguagem da dor no recém-nascido. Documento científico do Departamento de Neonatologia da Sociedade Brasileira de Pediatria, 2018. Disponível em: https://www.sbp.com.br/fileadmin/user_upload/DocCient-Neonatol-Linguagem_da_Dor_atualiz-DEz18.pdf.
- Brasil. Ministério da Saúde. Secretaria de Atenção à Saúde. Departamento de Ações Programáticas Estratégicas. Dor no recém-nascido. Atenção à saúde do recém-nascido: guia para os profissionais de saúde. 2. ed. Brasília: Ministério da Saúde; 2014. p. 33-48.
- Carbajal R, Eriksson M, Courtois E, Boyle E, Avila-Alvarez A, Andersen RD, et al. Sedation and analgesia practices in neonatal intensive care units (EUROPAIN): results from a prospective cohort study. Lancet Respir Med. 2015;3:796-812.
- Cruz MD, Fernandes AM, Oliveira CR. Epidemiology of painful procedures performed in neonates: A systematic review of observational studies. Eur J Pain. 2016;20:489-98.
- Hall RW, Anand KJS. Pain Management in newborns. Clin Perinatol. 2014;41:895-924.
- Kamata M, Tobias JD. Remifentanil: applications in neonates. J Anesth. 201630: 449-60.
- Lago P, Garetti E, Bellieni CV, Merazzi D, Savant Levet P, Ancora G, Pirelli A; Pain Study Group of the Italian Society of Neonatology. Systematic review of nonpharmacological analgesic interventions for common needle-related procedure in newborn infants and development of evidence-based clinical guidelines. Acta Paediatr. 2017;106:864-70.
- McPherson C, Grunau RE. Neonatal pain control and neurologic effects of anesthetics and sedatives in preterm infants. Clin Perinatol. 2014;41:209-27.
- Nemergut ME, Yaster M, Colby CE. Sedation and Analgesia to Facilitate Mechanical Ventilation. Clin Perinatol. 2013;40:539-58.
- Ng E, Taddio A, Ohlsson A. Intravenous midazolam infusion for sedation of infants in the neonatal intensive care unit. Cochrane Database Syst Rev. 2017 Jan 31;1:CD002052.
- Stevens B, Yamada J, Ohlsson A, Haliburton S, Shorkey A. Sucrose for analgesia in newborn infants undergoing painful procedures. Cochrane Database Syst Rev. 2016 Jul 16;7:CD001069.
- Zeller B, Giebe J. Opioid Analgesics for Sedation and Analgesia During Mechanical Ventilation. Neonatal Netw. 2015;34:113-6.
- Zimmerman KO, Smith PB, Benjamin DK, Laughon M, Clark R, Traube C, Stürmer T, Hornik CP. Sedation, analgesia, and paralysis during mechanical ventilation of premature infants. J Pediatr. 2017;180:99-104.

CAPÍTULO 11

Triagem Neonatal e Erros Inatos do Metabolismo

Grasiela Bossolan • Simone Manso de Carvalho Pelicia

Triagem neonatal

■ Programa Nacional de Triagem Neonatal (PNTN)

- Programa de rastreamento no período neonatal (idade de 0 a 28 dias de vida), conhecido como "teste do pezinho".
- É responsável por identificar precocemente as doenças metabólicas, genéticas, enzimáticas e endocrinológicas, para que os recém-nascidos possam ser tratados em tempo oportuno, evitando as sequelas e até mesmo a morte.
- Segundo a Portaria GM/MS n. 822, de 6 de junho de 2001 – Sistema Único de Saúde (SUS) –, foram integradas ao PNTN as seguintes doenças: fenilcetonúria, hipotireoidismo congênito, doença falciforme e outras hemoglobinopatias e fibrose cística.
- A Portaria GM/MS n. 2.829, de 14 de dezembro de 2012, incluiu a triagem neonatal para hiperplasia adrenal congênita e deficiência de biotinidase no programa.
- Atualmente, em fase de avaliação pelo Ministério da Saúde, está uma proposta de reformulação do PNTN, para a inclusão de triagens clínicas: triagem neonatal ocular (TNO), teste do reflexo-vermelho – "teste do olhinho"; triagem neonatal auditiva (TNA – "teste da orelhinha"); e triagem da cardiopatia congênita "teste do coraçãozinho".

Teste do coraçãozinho – oximetria de pulso

Em uma revisão bibliográfica realizada pelo seu Departamento de Cardiologia, a Sociedade Brasileira de Pediatria mostra que 1 a 2 em cada 1.000 recém-nascidos apresenta alguma cardiopatia congênita grave ou crítica. As cardiopatias congênitas críticas são aquelas em que, quando do fechamento ou da restrição do canal arterial, há manifestações clínicas da malformação anatômica cardíaca congênita.

São cardiopatias críticas:
- Cardiopatias com fluxo pulmonar dependente do canal arterial: atresia pulmonar e similares.
- Cardiopatias com fluxo sistêmico dependente do canal arterial: síndrome de hipoplasia do coração esquerdo, coartação de aorta crítica e similares.
- Cardiopatias com circulação em paralelo: transposição das grandes artérias.

Diagnóstico

As cardiopatias canal-dependentes podem ter manifestações mais tardias após 36 a 48 h de vida, período no qual o exame clínico para avaliar a ausculta cardíaca pode ser normal, assim como a avaliação de pulsos periféricos, além da possibilidade de haver ausência de cianose.

O método ideal para diagnosticar as cardiopatias é o ecocardiograma, embora seu emprego como triagem seja inviável para todos os pacientes.

Assim, sabe-se que, pela mistura de sangue entre as circulações sistêmicas e pulmonares nas cardiopatias críticas e a consequente redução da saturação periférica, a verificação da oximetria de pulso pode ser usada como método de triagem para os recém-nascidos saudáveis e maiores que 34 semanas.

A oximetria de pulso apresenta sensibilidade de 75% e especificidade de 99%, ou seja, algumas cardiopatias podem não ser detectadas por meio desse procedimento, sobretudo aquelas do tipo coartação de aorta. Sua realização não descarta a necessidade de realização de exame físico minucioso e detalhado em todo recém-nascido, antes da alta hospitalar.

Como realizar

A oximetria de pulso deve ser realizada no membro superior direito e em um dos membros inferiores. Para a adequada aferição, o recém-nascido precisa estar com as extremidades aquecidas e o monitor evidenciar uma onda de traçado homogêneo. É feita entre 24 e 48 h de vida, antes da alta hospitalar.

- Resultado normal: saturação periférica ≥ 95% em ambas as medidas (membro superior direito e membro inferior) e diferença < 3% entre os membros.
- Resultado anormal: caso qualquer medida da SpO_2 seja < 95% ou houver uma diferença ≥ 3% entre os membros, uma nova aferição deverá ser realizada após 1 h. Caso o resultado se confirme, realizar um ecocardiograma dentro das 24 h seguintes (Figura 11.1).

Teste do olhinho – reflexo vermelho

É realizado por meio do reflexo vermelho no período neonatal para triagem de doenças congênitas oculares, como glaucoma congênito, catarata congênita, infecções congênitas e tumor ocular (retinoblastoma).

Diagnóstico

O reflexo vermelho deve ser realizado utilizando um oftalmoscópio direto, a 30 cm do olho do paciente, em uma sala escurecida. Quando o foco de luz do oftalmoscópio estiver diretamente alinhado à pupila da criança, ele refletirá um brilho de cor laranja-avermelhado. Quando há opacidades de meios (doença ocular), não é possível observar o reflexo, ou sua qualidade é ruim. Deve-se fazer um olho de cada vez, comparando os reflexos de ambos. Não há necessidade de colírios para dilatar ou anestesiar os olhos. Em caso de reflexo ausente, assimétrico (um olho diferente do outro), alterado ou suspeito, o paciente deve ser encaminhado ao serviço de oftalmologia com urgência. Presença ou ausência de leucocoria indica alteração ocular que deve ser encaminhada ao especialista.

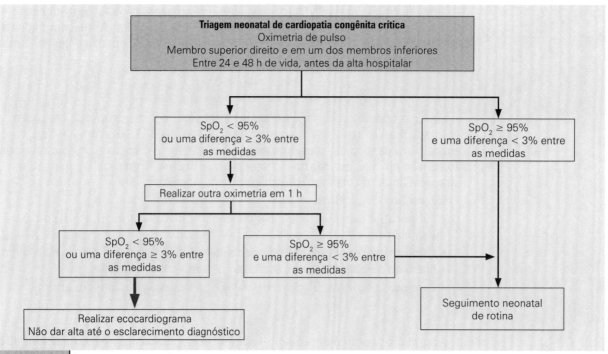

FIGURA 11.1 Esquema para interpretação dos resultados da oximetria de pulso.

Fonte: Adaptada de Mahle et al., 2009.

Tratamento

Após a avaliação do especialista e a definição diagnóstica, o tratamento adequado é indicado.

Teste da orelhinha – emissões otoacústicas

Tem por finalidade a identificação precoce da deficiência auditiva nos neonatos e lactentes e consiste no teste e reteste, com medidas fisiológicas e eletrofisiológicas da audição, com o objetivo de encaminhá-los para diagnóstico dessa deficiência, para posteriores intervenções adequadas à criança e à sua família.

O teste da orelhinha deve ser realizado, preferencialmente, nos primeiros dias de vida (24 a 48 h) na maternidade e, no máximo, durante o 1º mês de vida, exceto em casos nos quais a saúde da criança não permitir a realização dos exames. No caso de nascimentos que ocorram em domicílio, fora do ambiente hospitalar, ou em maternidades sem triagem auditiva, o teste deverá ser realizado no 1º mês de vida.

São considerados neonatos ou lactentes com indicadores de risco para deficiência auditiva:

- Antecedente familiar de surdez permanente, com início desde a infância, sendo assim considerado risco de hereditariedade. Os casos de consanguinidade devem ser incluídos neste item.
- Permanência na unidade de terapia intensiva (UTI) por mais de 5 dias, ou a ocorrência de qualquer uma das seguintes condições, independentemente do tempo de permanência na UTI: ventilação extracorpórea; ventilação assistida; exposição a medicações ototóxicas (p. ex., antibióticos aminoglicosídeos e/ou diuréticos de alça); hiperbilirrubinemia; anóxia perinatal grave; Apgar neonatal de 0 a 4 no primeiro minuto, ou 0 a 6 no quinto minuto; peso ao nascer inferior a 1.500 g.
- Infecções congênitas (toxoplasmose, rubéola, citomegalovírus, herpes, sífilis, HIV).
- Anomalias craniofaciais envolvendo orelha e o osso temporal.
- Síndromes genéticas que geralmente expressam deficiência auditiva (como Waardenburg, Alport, Pendred etc.).

Diagnóstico

Para os neonatos e lactentes sem indicador de risco, utiliza-se o exame de Emissões Otoacústicas Evocadas (EOAE). E, caso não se obtenha resposta satisfatória (falha), deve-se repetir o teste de EOAE, ainda nesta etapa de teste. Caso a falha persista, realizar de imediato o Potencial Evocado Auditivo de Tronco Encefálico (PEATE – automático ou em modo triagem).

Todo neonato ou lactente que não apresentar respostas adequadas na triagem ou no monitoramento, ou, ainda, no acompanhamento, deverá ser referenciado e ter acesso ao diagnóstico funcional nos centros especializados de reabilitação.

Tratamento

Realizado com seguimento otorrinolaringológico e terapia fonoaudiológica para escolha e adaptação do aparelho auditivo mais adequado.

■ Programas Estaduais de Triagem Neonatal (PETN) e Serviços de Referência em Triagem Neonatal (SRTN)

Aos PETN e SRTN, competem:
- Realização do exame laboratorial.
- Busca ativa dos casos suspeitos.
- Confirmação diagnóstica.
- Tratamento.
- Acompanhamento multidisciplinar especializado desses pacientes.

Coleta de amostra

- Período de coleta da primeira amostra: entre o 3º e o 5º dia de vida do recém-nascido e nos pré-termos uma 2ª coleta entre o 16º e o 28º dia de vida. Os recém-nascidos que receberam transfusão deverão repetir outra coleta 120 dias após a transfusão, para rastrear doença falciforme e outras hemoglobinopatias.
- Coleta tardia: as crianças que não realizarem o "teste do pezinho" no período neonatal (0 a 28 dias) devem ser avaliadas pelo serviço médico, para orientação e investigação diagnóstica específica.
- A coleta é realizada em papel de filtro especial.
- Local da punção para coleta: deve ser em uma das laterais da região plantar do calcanhar, local com pouca possibilidade de atingir o osso. Segurar o pé e o tornozelo da criança, envolvendo com o dedo indicador e o polegar todo o calcanhar, de modo a imobilizar, mas não prender a circulação. Realizar a assepsia do calcanhar com algodão ou gaze esterilizada, levemente umedecida com álcool 70%. Massagear bem o local, ativando a circulação. Certificar-se de que o calcanhar esteja avermelhado. Aguardar a secagem completa do álcool. Nunca utilizar álcool iodado ou antisséptico colorido, porque interferem nos resultados de algumas das análises que serão realizadas.

Diagnóstico e seguimento

Como várias metodologias podem ser utilizadas para triagem (fluorimétrica, enzimática ou espectrometria de massa), a interpretação dos resultados se referirá ao método utilizado. Identificado e confirmado o diagnóstico de cada uma das patologias, a criança deverá ser imediatamente encaminhada ao ambulatório especializado do SRTN.

O PNTN abrange seis doenças:

- Fenilcetonúria (PKU): erro inato do metabolismo com padrão de herança autossômico recessivo. Caracteriza-se pela falta da enzima fenilalanina hidroxilase em maiores ou menores proporções, impedindo, assim, a transformação do aminoácido fenilalanina em tirosina. Esse acúmulo de fenilalanina no sangue é tóxico, principalmente para o cérebro. O SRTN do Centro Integrado de Pesquisas Onco-hematológicas na Infância da Universidade Estadual de Campinas (CIPOI/Unicamp) utiliza como método a fluorimetria com valores de referência para papel de filtro normal < 2,5 mg/dL e, quando de 2,5 a 4 mg/dL, realizar nova coleta em papel de filtro. Resultados acima de 4 mg/dL deverão ser encaminhados diretamente ao ambulatório especializado do SRTN para dosagem de fenilalanina no sangue. O diagnóstico da fenilcetonúria, nas formas clássica ou leve, é feito pelo resultado da dosagem de fenilalanina com valores superiores a 10 mg/dL.

- Hipotireoidismo congênito (HC): causado pela incapacidade da glândula tireoide do recém-nascido em produzir quantidades adequadas de hormônios tireoidianos. O HC primário (T4 baixo e TSH elevado) apresenta 80 a 85% de defeitos anatômicos (disgenesia tireoidiana com ectopia) e 10 a 15% de defeitos na síntese hormonal (herança autossômica recessiva). Hipotireoidismo pituitário hipotalâmico, doença compensada (T4 dentro dos valores de referência, TSH elevado) ou aumento tardio do TSH são muito raros (em torno de 2 a 3/100 mil). O tratamento consiste na reposição dos hormônios tireoidianos deficitários, levotiroxina sódica, sal sódico do isômero sintético da tiroxina (T4). De acordo com o PNTN, os resultados de rastreamento positivos devem sempre ser seguidos de dosagem de T4 (total e livre) e TSH em amostra de sangue venoso para confirmação diagnóstica. Estudos sugerem que a utilização do ponto de corte de TSH de 10 mUI/L no papel de filtro aumentou em 45% a identificação de pacientes com hipotireoidismo congênito. O ponto de corte é muito debatido na literatura, com propostas de limites de TSH de 10 a 30 mUI/L para o diagnóstico de hipotireoidismo congênito. O Protocolo Clínico e Diretrizes Terapêuticas do Hipotireoidismo Congênito considera o ponto de corte de 10 mUI/L. O SRTN do CIPOI/Unicamp utiliza como método a fluorimetria por tempo resolvido (sangue total) com valores de referência para papel de filtro: normal entre 0,02 e 5 mcUI/mL. Os valores acima de 5 mcUI/mL deverão ser encaminhados diretamente ao ambulatório especializado do SRTN para dosagem de TSH e T4 no sangue.

- Hemoglobinopatias: talassemias, falciforme, hemoglobinas variantes. Se o recém-nascido receber sangue, a hemoglobina analisada consistirá em uma mistura das hemoglobinas do recém-nascido e do doador. Nesse caso, deverão repetir outra coleta 120 dias após a transfusão, para doença falciforme e outras hemoglobinopatias.

- Fibrose cística (FC) ou mucoviscidose: uma das doenças hereditárias consideradas graves, determinada por um padrão de herança autossômico recessivo e que afeta especialmente os pulmões e o pâncreas, em um processo obstrutivo causado pelo aumento da viscosidade do muco. O SRTN do CIPOI/Unicamp recomenda, se primeira amostra acima de 80 ng/mL, repetir a coleta em papel de filtro quando a criança estiver entre o 16º e o 30º dia de vida. Se a dosagem do tripsinogênio imunorreativo humano (IRT) for ≥ 70 ng/mL, ou se coletada com mais de 30 dias, com resultado também ≥ 100 ng/mL, o paciente deverá ser submetido à avaliação clínica imediata e, em seguida, fazer o teste do suor.

- Hiperplasia adrenal congênita (HAC): engloba um conjunto de síndromes transmitidas de forma autossômica recessiva, que se caracterizam por diferentes deficiências enzimáticas na síntese dos esteroides adrenais. Nos diversos grupos étnicos, as deficiências enzimáticas mais comuns em HAC são 21-hidroxilase (95% casos) e 11-beta-hidroxilase (5% dos casos), ambas envolvidas na rota de síntese do cortisol e da aldosterona. Pode se apresentar em três formas: forma clássica – perdedora de sal (60% dos casos); forma clássica não perdedora de sal; e forma não clássica – de início tardio. A forma clássica perdedora de sal é a mais grave; no sexo feminino, apresenta genitália ambígua (pelo acúmulo dos hormônios sexuais andrógenos) e, no masculino, nasce com genitália normal, mas pode desenvolver virilização. A 17OH-progesterona é o hormônio marcador do diagnóstico (valores de referência *cut-off* > P 99,5).

- Deficiência de biotinidase (DBT) – uma doença metabólica hereditária na qual há um defeito no metabolismo da biotina. Como consequência, ocorre uma depleção da biotina endógena por uma incapacidade de o organismo fazer a sua reciclagem ou de usar a biotina ligada à proteína fornecida pela dieta. O SRTN da CIPOI/Unicamp utiliza como método a fluorimetria com valores de referência para papel de filtro acima de 70 ng/mL.

O Manual Técnico de Triagem Neonatal Biológica (2016) publicado pelo Ministério da Saúde sugere e discute a importância de criar protocolos específicos para a triagem de recém-nascidos prematuros, de baixo peso e agudamente doentes pelo fato de serem mais predispostos a resultados falsos-positivos e falsos-negativos. O Quadro 11.1 mostra as novas recomendações para a coleta de amostras, segundo o peso e a idade gestacional.

Erros inatos do metabolismo

■ Introdução

Os erros inatos do metabolismo (EIM) são doenças que envolvem anormalidades genéticas em processos bioquímicos celulares. A maioria dos EIM é causada por defeitos enzimáticos, que provocam um defeito parcial ou completo na conversão de metabólitos em produtos passíveis de degradação pelo organismo.

A nomenclatura EIM surgiu em 1908 com a apresentação por Garrod no Royal College of Physicians de doenças de natureza genética e bioquímica, como a cistinúria, a pentosúria e o albinismo. Desde esse período até os dias atuais, com o surgimento de novas tecnologias diagnósticas, como o espectrofotômetro de massa, o número de doenças descritas como EIM vem aumentando progressivamente.

■ Etiologia

O conceito inicial de Garrot continua válido até hoje com algumas modificações e o aumento da complexidade dos defeitos encontrados. O conceito usado é que um gene altera uma enzima causando excesso, deficiência ou anormalidade de uma proteína. No entanto, atualmente, sabe-se que os mecanismos podem ser divididos em:

- Proteínas com ações diretas: doenças em que o defeito produz proteínas diretamente relacionadas ao defeito genético.
- Proteínas que afetam o metabolismo celular: a proteína pode alterar o processo metabólico em todas as suas fases, não necessariamente de forma direta na sua produção.
- Proteínas reguladoras: regulam a expressão de outro gene (mecanismo ainda a ser comprovado na espécie humana).

Atualmente, também foram acrescidas à classificação de EIM mutações no DNA materno que podem causar mitocondriopatias.

■ Quadro clínico

O quadro clínico pode ser amplo e variado com manifestações graves ou até mesmo frustras. Porém, a maior parte se manifesta como doença grave com importante comprometimento sistêmico, principalmente neurológico. No período neonatal, alguns EIM podem se manifestar como quadros graves com convulsões de difícil controle, coma e morte.

Os achados clínicos e laboratoriais encontrados no período neonatal são muitos e variados, como acidose metabólica, hiperamonemia, convulsões, hipotonia, icterícia neonatal, vômitos, descompensação cardíaca, catarata congênita, opistótono, baixo peso ao nascer e alterações do perímetro cefálico, além de dimorfismo craniofacial e lesões de pele.

QUADRO 11.1	Recomendações para a coleta de amostras conforme o peso e a idade gestacional	
Características	Coleta	Exames
RN com peso ≥ 1.500 g Idade gestacional ≥ 32 semanas RN agudamente doente, instabilidade respiratória ou hemodinâmica	1ª amostra: admissão UTI neonatal 2ª amostra: 48 a 72 h 3ª amostra: até o 28º dia	1ª amostra: TSH, PKU, IRT, Hb, HAC, DBT 2ª amostra: TSH, PKU, IRT, HAC, DBT 3ª amostra: TSH
RN com peso < 1.500 g Idade gestacional < 32 semanas	1ª amostra: admissão na UTI neonatal 2ª amostra: 48 a 72 h 3ª amostra: até o 28º dia 4ª amostra: 4 meses de vida, apenas para prematuros < 32 semanas e hemotransfundidos	1ª amostra: TSH, PKU, IRT, Hb, HAC, DBT 2ª amostra: TSH, PKU, IRT, HAC, DBT 3ª amostra: TSH 4ª amostra: análise de Hb

DBT: deficiência de biotinidase; IRT: tripsinogênio imunorreativo humano; Hb: hemoglobinopatias; HAC: hiperplasia adrenal congênita; PKU: fenilcetonúria; RN: recém-nascido; TSH: hormônio estimulante da tireoide; UTI: unidade de terapia intensiva.

Fonte: Brasil, 2016.

CAPÍTULO 11 • TRIAGEM NEONATAL E ERROS INATOS DO METABOLISMO

Quando o EIM corresponde a uma manifestação após o período neonatal com involução neurológica, trata-se de um sinal que requer atenção.

Também chamam atenção no quadro clínico dos EIM odores típicos na pele, no suor, na urina e na respiração, como mostrado no Quadro 11.2.

Os EIM com manifestações neonatais estão descritos no Quadro 11.3.

■ Diagnóstico

Diante das manifestações clínicas encontradas, é possível elaborar o diagnóstico da seguinte maneira:

- Doenças silenciosas: presentes no período neonatal precoce com escassas manifestações clínicas.
- Doenças com encefalopatia aguda: causam sinais e sintomas mais tardiamente com atraso do desenvolvimento.
- Doenças com acidose metabólica: presentes no período neonatal precoce, com manifestações clínicas e laboratoriais importantes.
- Doenças com hiperamonemia: doenças com alteração neurológica precoce.
- Doenças com manifestações tardias ou na infância: doenças relacionadas à deterioração progressiva neurológica após o período neonatal.

QUADRO 11.2	Erros inatos do metabolismo com odores típicos		
Local	Doença	Odor típico	Substância envolvida
Pele e suor	Fenilcetonúria	Urina de rato	Fenilacetato
	Hiperacidemia isovalérica	Pés suados ou caseosos	Isovaleriato, butirato e hexanoato
	Hipermetioninemia	Suor	Ácido alfa-hidroxibutírico
	Má-absorção de metionina	Casa abandonada	
Urina	Fenilcitonúria	Urina de gato	Fenilacetato
	Leucinose	Açúcar queimado	Alfacetoácidos de cadeia ramificada
	Má absorção de metionina	Casa abandonada	Ácido alfa-hidroxibutírico
	Deficiência de beta-metilcrotonil-CoA-carboxilase	Urina de gato	Beta-hidroxivalerato
Respiração	Acidúria alfa-metil-beta-hidroxibutírica	Suor	Metabólitos da isoleucina

Fonte: Adaptado de Diament, 2005.

QUADRO 11.3	Erros inatos do metabolismo com manifestações neonatais				
Aminoacidopatias	EIM dos carboidratos	Peroxissomopatias	Organoacidopatias	Mitocondriopatias	Outros EIM
• Leucocinose • Hiperamoniemias tipos I e II • Prolinúria grave • 5-oxoproliúria • Hiperprolinemia tipo I • Argininossuccinemia • Citrulinemia • Hiperbetalaninemia • Hidroxiquinurininemia • Ornitinemia tipo II	• Galactosemia • Glicogenose tipo II (doença de Pompe)	• Síndrome de Zellweger • Adrenoleuco-distrofia neonatal	• Acidemia isovalérica • Deficiência beta-hidroxibutiril- CoA-deacilase • Acidemia propiônica • Acidemia metilmalônica • Deficiência de holocarboxilase-sintetase • Deficiência acil-CoA-desidrogenase de cadeia curta • Deficiência acil-CoA-desidrogenase de cadeia múltipla • Deficiência de piruvato-desidrogenase subunidade E1 • Deficiência de piruvato-desidrogenase-fosfatase • Deficiências de fosoenolpiruvatos-carboxilase • Deficiência de glutation sintetase	• Acidúria glutárica tipo II	• Síndrome de Mendes • Deficiência do cofator molibdênio • Síndrome de Crigler-Najjar

Fonte: Adaptado de Kok e Diament, 2005.

PARTE 1 • FASES DA VIDA

Para o diagnóstico laboratorial inicial, os exames a serem solicitados são hemograma, função hepática e renal, eletrólitos, ácido úrico, amônia, gasometria arterial e exame de urina com avaliação de sedimentos, substâncias redutoras e pH urinário.

Ao realizar a investigação detalhada, também devem ser solicitados proteínas séricas, lactato, aldolase, creatinoquinase e perfil lipídico, além de exames de imagem como ecocardiograma e ressonância magnética, e biópsias de pele e fígado e estudos genéticos específicos.

■ Tratamento

O tratamento durante a fase de investigação pode ser feito com infusão de solução glicosada com solução salina para manutenção da hidratação e realização da correção da acidose. Após a definição diagnóstica, o tratamento é realizado de acordo com a alteração encontrada, com dieta especifica e ausência de substâncias relacionadas à alteração enzimática, com uso de medicação própria para reposição da substância deficiente e sempre seguir os protocolos propostos pelos especialistas que devem ser consultados para definição do melhor tratamento a seguir.

■ Prognóstico

O prognóstico do paciente com EIM depende do tipo de defeito enzimático encontrado e do tratamento disponível.

■ Prevenção

A realização da triagem neonatal para diagnóstico precoce dos EIM constitui a maneira mais eficaz para prevenção das doenças e suas complicações. No entanto, não estão disponíveis testes de triagem precoce para todas as alterações metabólicas. No Brasil, o programa de triagem neonatal é organizado e conduzido pelo Ministério da Saúde com implantação progressiva de suas fases, conforme as doenças triadas. A fase final do programa inclui a triagem de seis doenças pelo teste do pezinho, realizado até o 5º dia de vida se o recém-nascido estiver recebendo dieta plena.

As doenças incluídas na triagem neonatal brasileira são fenilcitonúria, anemia falciforme, hipotireoidismo congênito, fibrose cística, biotinidase e hiperplasia adrenal congênita.

Bibliografia

- Brasil. Ministério da Saúde. Diretrizes de Atenção à Saúde Ocular na Infância: detecção e intervenção precoce para prevenção de deficiências visuais/Ministério da Saúde, Secretaria de Atenção à Saúde, Departamento de Ações Programáticas Estratégicas, Departamento de Atenção Especializada. 2. ed. Brasília: Ministério da Saúde; 2016.
- Brasil. Ministério da Saúde. Portaria GM/MS n. 822, de 6 de junho de 2001. Institui o Programa Nacional de Triagem Neonatal (PNTN). Disponível em: http://bvsms.saude.gov.br/bvs/saudelegis/gm/2001/prt0822_06_06_2001.html. Acesso em: 17 maio 2016.
- Brasil. Ministério da Saúde. Protocolo Clínico e Diretrizes Terapêuticas Hiperplasia Adrenal Congênita. Recomendações do Grupo de Assessoramento Técnico do Programa de Triagem Neonatal (PNTN) – GAT. 2012.
- Brasil. Ministério da Saúde. Secretaria de Atenção a Saúde. Departamento de Atenção Especializada e Temática. Triagem neonatal biológica: manual técnico/Ministério da Saúde, Secretaria de Atenção a Saúde, Departamento de Atenção Especializada e Temática. Brasília: Ministério da Saúde; 2016.
- Brasil. Ministério da Saúde. Triagem neonatal biológica: manual técnico/Ministério da Saúde, Secretaria de Atenção a Saúde, Departamento de Atenção Especializada e Temática. Brasília: Ministério da Saúde; 2016.
- Brasil. Ministério da Saúde. Triagem Neonatal para Deficiência de Biotinidase. Recomendações do Grupo de Assessoramento Técnico do Programa de Triagem Neonatal (PNTN) – GAT DBT. 2012.
- Departamento de Cardiologia Pediátrica e Neonatologia. Diagnóstico precoce de cardiopatia congênita crítica: oximetria de pulso como ferramenta de triagem neonatal. Sociedade Brasileira de Pediatria; 2011. Disponível em: http://www.sbp.com.br/fileadmin/user_upload/pdfs/diagnostico-precoce-oximetria.pdf. Acesso em: 17 ago 2017.
- Diament A. Organoacidopatias. In: Diament A, Cypel S (eds.). Neurologia infantil. 4. ed. São Paulo: Atheneu; 2005. p. 549-52.
- Diretrizes de Atenção da Triagem Auditiva Neonatal/Ministério da Saúde, Secretaria de Atenção à Saúde, Departamento de Ações Programáticas Estratégicas e Departamento de Atenção Especializada. Brasília: Ministério da Saúde; 2012.
- Kamboj M. Clinical approach to the diagnosis of inborn error of metabolism. Pediatric Clin N. 2008;55:1113-27.
- Kok F, Diament A. Doenças lisossomais (lisossomopatias) – ceroides lipofuscinoses neuronais. In: Diament A, Cypel S (eds.). Neurologia Infantil. 4. ed. São Paulo: Atheneu; 2005. p. 587-90.
- Léger J, Olivieri A, Donaldson M, Torresani T, Krude H, van Vliet G, et al. European Society for Paediatric Endocrinology consensus guidelines on screening, diagnosis, and management of congenital hypothyroidism. J Clin Endocrinol Metab. 2014;99:363-84.

CAPÍTULO 11 • TRIAGEM NEONATAL E ERROS INATOS DO METABOLISMO

- Maciel LMZ, Kimura ET, Nogueira CR, Mazeto GMFS, Magalhães PKR, Nascimento ML, et al. Congenital hypothyroidism: recommendations of the Thyroid Department of the Brazilian Society of Endocrinology and Metabolism. Arq Bras Endocrinol Metab. 2013;57/3.
- Mahle WT, Newbuerger JW, Matherne GP, Smith FC, Hoke TR, Koppel R, et al. Role of pulse oximetry in examining newborns for congenital heart disease. A scientific statement from the American Heart Association and American Academy os Pediatrics. Circulation. 2009;120:447-58.
- Meberg A, Brugmann-Pieper S, Due R Jr, Eskedal L, Fagerli I, Farstad T, et al. First day of life pulse oximetry screening to detect congenital heart defects. J Pediatr. 2008;152:761-65.
- Segre CAM, Bastos F. Icterícias com aumento de bilirrubina indireta. In: Segre CAM, Costa HPF, Lippi UG. Perinatologia: fundamentos e prática. 2. ed. rev e ampl. São Paulo: Savier; 2009. p. 720.
- Universidade Estadual de Campinas. Faculdade de Ciências Médicas. Triagem Neonatal UNICAMP/CIPOI. Disponível em: http://www.fcm.unicamp.br/fcm/cipoi/triagem-neonatal/teste-do-pezinho.
- Vernon HJ. Inborn errors of metabolism: advances in diagnosis and therapy. JAMA Pediatr. 2015;169:778-82.

CAPÍTULO 12

Follow Up do Prematuro

Ligia Maria Suppo de Souza Rugolo • Geraldo Henrique Soares da Silva

Alta do prematuro e objetivos do seguimento

Recém-nascidos prematuros (RNPT) exigem cuidados multiprofissionais, desde a internação até vários anos após a alta hospitalar, pois apresentam risco aumentado de evoluir com doenças e problemas no crescimento e no desenvolvimento. Esse risco é inversamente proporcional à idade gestacional e ao peso de nascimento, além de modulado por diversos fatores, como: condições de pré-natal e de nascimento; restrição de crescimento fetal e neonatal; morbidades neonatais (principalmente, displasia broncopulmonar, hemorragia peri-intraventricular, leucomalácia periventricular, retinopatia da prematuridade); presença de sequelas na alta; e características familiares e condições ambientais.

A alta do prematuro representa a primeira batalha vencida, geralmente após enfrentar várias doenças e dificuldades (por vezes, não totalmente resolvidas na alta), com consequente internação prolongada e estressante. A alta deve ser planejada assim que houver evidência de recuperação do prematuro, envolvendo a equipe de saúde, o prematuro e sua família. O critério para alta tem como componentes críticos o preparo do recém-nascido e da família, a avaliação dos problemas não resolvidos, a avaliação das condições de cuidados no lar e da estrutura do sistema de saúde próximo à moradia para suporte em eventual emergência e a proposta de seguimento multiprofissional. Um aspecto importante para alta hospitalar consiste em considerar não apenas se o prematuro está apto, mas também se sua família está preparada, lembrando que pais de prematuros em unidade de terapia intensiva (UTI) neonatal são submetidos a alto grau de estresse, muitas vezes apresentando dificuldade de interagir com seu filho e podendo acumular sentimentos negativos, como ansiedade e depressão, capazes de persistir por meses após a alta, propiciando uma evolução adversa. Para minimizar esse problema, deve-se criar oportunidades para o envolvimento da família durante a internação (cuidado canguru), além de considerar que pelo fato de a alta compreender um momento estressante para a família, é fundamental reavaliar o prematuro na 1ª semana após a alta, a fim de garantir sua adequada adaptação ao lar.

São muitas as expectativas, dúvidas e preocupações quanto ao prognóstico do prematuro. Inicialmente, as principais questões dos pais são: meu filho crescerá bem? Seu desenvolvimento será normal? Quais serão os seus problemas de saúde? Essas perguntas representam o foco de atenção no seguimento ambulatorial do prematuro nos primeiros anos de vida, ou seja, nutrição, crescimento, desenvolvimento e morbidades, lembrando sempre que, além do risco biológico, pode haver um risco ambiental. Os objetivos do seguimento do prematuro consistem em vigiar, detectar precocemente e intervir, prevenir ou minimizar as complicações, promovendo sua saúde e bem-estar, seu crescimento e desenvolvimento, de modo que ele atinja todo o seu potencial e tenha boa qualidade de vida em longo prazo.

Como realizar o seguimento

O seguimento deve ser coordenado pelo neonatologista/pediatra, contando sempre com uma equipe multiprofissional. A frequência das consultas dependerá das características do prematuro e da disponibilidade do serviço. Recomendam-se:

- Primeira consulta: na 1ª semana pós-alta (avaliar aleitamento, ganho de peso, icterícia e adaptação ao lar).
- 40 semanas: marco inicial do desenvolvimento.
- Até 18 meses: consultas a cada 2 a 3 meses.
- 18 meses até 4 anos: consultas a cada 6 meses.
- Após 4 anos: consultas anuais.

Algumas idades são consideradas marcos do desenvolvimento:

- 4 meses de idade corrigida (IC): *catch up* do crescimento e intervenção.
- 8 meses de IC: desenvolvimento e *catch up* do perímetro cefálico.
- 18 a 24 meses de IC: diagnóstico de desenvolvimento e avaliação do comportamento.
- 3 anos: cognição e linguagem.
- 4 anos: alterações sutis visuais e motoras, mudanças de comportamento.
- 5 a 8 anos: desempenho escolar.
- adolescência: desempenho escolar, cognição, comportamento e qualidade de vida.

Recomenda-se que cada serviço tenha seu protocolo de seguimento, adequado à sua realidade, embora o ideal fosse um programa de seguimento multiprofissional para todos os prematuros, o que nem sempre é factível na prática, além do fato de a maioria dos serviços apresentar um protocolo específico para seguimento de prematuros de muito baixo peso (PTMBP).

Na avaliação do crescimento e do desenvolvimento do PTMBP nos primeiros 2 a 3 anos, deve-se considerar a IC, ou seja, subtrair da idade cronológica as semanas que faltaram para a idade gestacional alcançar 40 semanas.

No Ambulatório de Seguimento do Prematuro de Muito Baixo Peso da Faculdade de Ciências Médicas e Biológicas de Botucatu (FCMBB) da Unesp, o protocolo engloba quatro aspectos (Quadro 12.1):

1. Nutrição e crescimento.
2. Desenvolvimento, linguagem e qualidade de vida.
3. Imunização.
4. Complicações da prematuridade (lesão cerebral, displasia broncopulmonar, retinopatia da prematuridade, anemia, doença metabólica óssea, refluxo gastresofágico).

Aspectos de vigilância no seguimento do prematuro

A consulta do prematuro deve incluir:

- Avaliação de sua evolução, alimentação, morbidade, vacinação (conforme a idade cronológica).
- Exame físico com medida de peso, comprimento, perímetro cefálico e PA.
- Exame neurológico.

Em idades específicas, avaliação auditiva, oftalmológica, hematológica (anemia e doença metabólica óssea), ultrassonografia de crânio, avaliação do desenvolvimento e, nos displásicos graves, da função pulmonar.

■ Morbidade

Aumentada nos primeiros anos, o que motiva uma maior necessidade de consultas médicas e reinternações. Os principais problemas são respiratórios [pneumonias, infecção das vias respiratórias superiores, broncoespasmo, apneias e infecção pelo vírus sincicial respiratório (VSR)], que predominam nos prematuros displásicos e constituem a principal indicação de reinternação. Há que se destacar que o VSR é a primeira causa respiratória de reinternação em crianças < 5 anos, o que mostra a importância da profilaxia com palivizumabe, recomendada para todo prematuro ≤ 28 semanas no 1º ano de vida, para prematuros displásicos < 2 anos em tratamento nos últimos 6 meses e para cardiopatas em tratamento < 2 anos de idade.

■ Nutrição e crescimento

A maioria dos PTMBP tem restrição do crescimento pós-natal e na alta apresentam medidas antropométricas abaixo do percentil 10 nas curvas de referência de crescimento intrauterino. Atualmente, é bastante utilizada durante a internação a curva de Fenton, que possibilita a avaliação até o prematuro alcançar 50 semanas de idade gestacional, transacionando a seguir para as curvas da Organização Mundial da Saúde (OMS), adotadas no seguimento ambulatorial.

No seguimento, a expectativa é que o prematuro apresente *catch up* (aceleração) do crescimento e alcance seu canal de crescimento. A maioria dos PTMBP realiza *catch up* nos primeiros meses e 80% deles o completam aos 2 a 3 anos, lembrando que a recuperação do perímetro cefálico deve ocorrer no 1º ano.

É grande a preocupação com a nutrição e o crescimento no início da vida, pois a adequada nutrição é fundamental para o neurodesenvolvimento, e prematuros com restrição do crescimento fetal ou pós-natal podem evoluir com falha do crescimento (não atingem o percentil mínimo de normalidade nas curvas de crescimento ou diminuem dois canais), tornando-se crianças pequenas e com pior desenvolvimento.

	40 sem	2 m	4 m	6 m	9 m	12 m a 1 a	15 m	18 m	24 m a 2 a	30 m	36 m a 3 a	42 m	48 m a 4 a	5 a	6 a
Denver II	×	×	×	×	×	×	×	×	×	×	×	×	×	×	×
Escalas Bayley				× IC		× IC			× IC						
TO	×	×	×	×	×	×	×	×	Manter seguimento SN						
Escore Z PC	×	×	×	×	×	×									
Escore Z P, C(E)	×	×	×	×	×	×	×	×	×	×	×	×	×	×	×
IMC	Fazer perfil lipídico se obeso ou sobrepeso								×	×	×	×	×	×	×
US/TC de crânio	×	ACM	ACM	ACM	ACM	Se houver alterações persistentes ou dúvidas na imagem, considerar a qualquer momento TC de crânio e RM Casos de leucomalácia, solicitar RM									
Fundo de olho	×	×				×					× refração		× refração		× refração
DMO	×	×		SN		Fazer RX de ossos longos em casos graves ou com alterações persistentes									
Anemia HMG + retic	× + ferritina			×		×									
Fono Disfagia	×	×	×			×									
Fono Audição	EOA + BERA	Ou assim que possível				×			×		×		×	×	
US renal		×	Repetir se alterado												
DBP RX, gaso ou SatO₂	×				×	×			Casos graves, fazer ECO para avaliar *cor pulmonale*						
Psicopedagogia														×	
RGE	EED + deglutograma; avaliar videofluroscopia e pHmetria a qualquer momento														
Qualidade de vida													A partir de 4 anos AUQEY		

ACM: a critério médico; AUQEY: Questionário de Avaliação da Qualidade de Vida; BERA: potencial auditivo evocado; DBP: displasia broncopulmonar; DMO: doença metabólica óssea; ECO: ecocardiograma; EED: esôfago-estomago-duodenografia; EOA: emissões otoacústicas; IC: Idade corrigida; IMC: Índice de massa corporal; RGE: refluxo-gastroesofágico; RM: ressonância magnética; SN: se necessário; TC: tomografia computadorizada; TO: terapia ocupacional; US: ultrassom.

Fonte: Elaborado pela Equipe da Unidade Neonatal do Hospital das Clínicas de Botucatu (FMB/Unesp).

CAPÍTULO 12 • *FOLLOW UP* DO PREMATURO

Contudo, há que se considerar que prematuros com restrição do crescimento fetal ou pós-natal tendem a acumular gordura nos primeiros meses de vida, o que demonstra a importância de monitorar a proporcionalidade do crescimento, o que pode ser feito por meio do índice de massa corporal. Deve-se evitar o excesso nutricional e o *catch up* excessivo, pois ocasiona o aumento do risco de obesidade infantil e síndrome metabólica no adulto. Nesse sentido, destaca-se a importância da promoção do aleitamento materno exclusivo desde a internação e sua manutenção até o 6º mês, o que não é fácil.

Dificuldades alimentares são frequentes em prematuros (25 a 45%, podendo atingir até 80% nos displásicos), cenário que piora com a introdução precoce de alimentação complementar. Os principais problemas incluem disfunção motora oral, engasgos, vômitos, aspiração, recusa alimentar, baixo ganho ponderal e refluxo gastresofágico, que pode ocorrer em até 50% nos primeiros 3 meses, mas diminui com o tempo sem necessidade de tratamento.

■ Desenvolvimento

A avaliação do desenvolvimento abrange a valorização dos fatores de risco, o exame clínico e neurológico, a avaliação oftalmológica e auditiva, o teste de triagem do desenvolvimento, o diagnóstico do desenvolvimento e a avaliação da linguagem e do comportamento.

Na triagem do desenvolvimento, o teste de Denver II é o mais utilizado, avaliando crianças até os 6 anos e permitindo saber se o desenvolvimento está dentro da normalidade e categorizar o risco. É fácil e rápido de aplicar, mas não tem valor diagnóstico ou prognóstico, além de apresentar sensibilidade baixa nos lactentes < 8 meses.

Para diagnosticar o desenvolvimento, recomenda-se aplicar as escalas Bayley, atualmente na terceira edição. Essa avaliação pode ser feita até os 42 meses, mas preferencialmente entre 18 e 24 meses. A escala fornece os índices de desenvolvimento mental (MDI) e psicomotor (PDI), e a Bayley III (comparada à Bayley II) possibilita melhor avaliação da linguagem, pois apresenta escores separados para cognição, linguagem e motricidade.

Os problemas mais frequentes no neurodesenvolvimento são as disfunções leves (restringem a atividade normal), como deficiência motora leve, alterações cognitivas e distúrbios de comportamento, que chegam a acometer mais de 50% dos PTMBP, geralmente identificados tardiamente. Os problemas mais graves, que impedem a vida normal são considerados sequelas, manifestam-se nos primeiros anos e incluem paralisia cerebral, deficiência mental, cegueira e surdez.

Nos primeiros 2 anos, o principal aspecto a avaliar refere-se ao desenvolvimento sensório-motor, lembrando que as deficiências sensoriais influenciam no desenvolvimento motor. No 1º ano, especial atenção deve ser dada à evolução motora, com avaliação do tônus, da postura, da mobilidade ativa e da força muscular. Anormalidades transitórias na postura, na habilidade motora grossa e fina, na coordenação, nos reflexos e principalmente distonias (hiper ou hipotonia) são frequentes e desaparecem no 2º ano de vida. A avaliação da função motora grossa aumenta a capacidade de diagnosticar paralisia cerebral leve até 2 anos de idade. Persistência de padrões primitivos de tônus, reflexos e postura no 2º semestre é um sinal de alerta, pois pode se tratar de anormalidade transitória ou manifestação de paralisia cerebral.

Outro aspecto que precisa ser criteriosamente avaliado nos primeiros anos consiste no desenvolvimento da linguagem, pois, quanto menor o peso de nascimento e a idade gestacional, maior a chance de atraso, tanto nos marcos pré-linguísticos quanto ao reconhecer objetos e figuras, obedecer a comando verbal e executar atos simples aos 12 meses, além de menor vocabulário e capacidade de formar frases aos 2 a 3 anos. A ausência de verbalização com 1 ano de idade e fala confusa ou diferente de outras crianças constituem motivo de preocupação. Ao detectar um problema na linguagem, há que se investigar a possibilidade de deficiência auditiva, caso em que a intervenção audiológica precoce pode melhorar o prognóstico.

O desenvolvimento da linguagem pode ser avaliado pelos testes de desenvolvimento global, como o Denver II e as escalas Bayley, e, também, por instrumentos específicos.

Recentemente, tem-se alertado para o fenótipo comportamental do prematuro, caracterizado por desatenção, ansiedade e problema social, sugerindo maior risco de doença psiquiátrica nessas crianças. E, ainda, vários estudos mostram risco aumentado de transtorno do espectro do autismo (TEA) em prematuros, com taxas > 20% de triagem positiva para TEA aos 2 anos. O TEA caracteriza-se por alteração qualitativa e quantitativa na comunicação, incluindo distúrbios na linguagem, na interação social e no comportamento (estereotipado, repetitivo e falta de interesse). Embora esses distúrbios manifestem-se precocemente, o diagnóstico em geral é tardio, em torno de 4 a 5 anos, o que limita as intervenções visando a melhorar o prognóstico.

PARTE 1 • FASES DA VIDA

A American Academy of Pediatrics recomenda a triagem dos sinais do autismo no 2º ano de vida por meio de um instrumento específico e de fácil aplicação: o M-CHAT (*Modified Checklist for Autism in Toddlers*), embora pesquisas recentes sugiram que comportamentos atípicos podem ser detectados em idade mais precoce. Há evidências de que déficits na atenção e na comunicação social e no comportamento repetitivo com objetos sejam marcadores iniciais do TEA em crianças entre 12 e 24 meses de idade. Esses marcadores incluem também movimentos corporais anormais e mudança de humor/temperamento.

Em 2017, o governo brasileiro decretou a lei que torna obrigatória para todas as crianças < 18 meses a aplicação de protocolo ou outro instrumento para facilitar a detecção de risco no desenvolvimento psíquico infantil.

Outros problemas comportamentais, cuja frequência é cerca de quatro vezes maior no prematuro incluem déficit de atenção e hiperatividade (12%),

ansiedade e depressão (9%). Na adolescência, os prematuros mostram-se mais tímidos, cautelosos e menos sociáveis; porém, o consumo de drogas e atos de delinquência são menos frequentes.

Resumo

- RNPT, especialmente aqueles com menos de 32 semanas, de muito baixo peso, com restrição do crescimento fetal ou grave morbidade neonatal precisam de acompanhamento sistematizado do desenvolvimento.
- A avaliação do desenvolvimento deve ser iniciada precocemente, de maneira sequencial e sistematizada, por uma equipe multiprofissional, com adequados instrumentos de avaliação.
- Os distúrbios do desenvolvimento do RNPT nos primeiros anos de vida podem comprometer a qualidade de vida futura, mas sua identificação precoce possibilita medidas de estimulação/intervenção, melhorando, e muito, o prognóstico futuro do prematuro.

Bibliografia

- Bentlin MR, Rugolo LMSS, Lyra JC. Evolução na adolescência do recém-nascido pré-termo muito extremo. PRORN. Programa de Atualização em Neonatologia. 2015;3:27-70.
- Clark RH, Olsen IE, Spitzer AR. Assessment of neonatal growth in prematurely born infants. Clin Perinatol. 2014;41:295-307.
- Gauer RL, Burket J, Horowitz E. Common questions about outpatient care of premature infants. Am Fam Physician. 2014;90:244-51.
- Glass HC, Costarino AT, Stayer SA, Brett CM, Cladis F, Davis PJ. Outcomes for extremely premature infants. Anesth Analg. 2015;120:1337-51.
- Lapillonne A. Feeding the preterm infant after discharge. World Rev Nutr Diet. 2014;110:264-77.
- Leone CR, Barros FC, Moreira ME. Monitoramento do crescimento de RN pré-termos. Documento Científico do Departamento de Neonatologia. Rio de Janeiro: Sociedade Brasileira de Pediatria; 2017.
- Ong KK, Kennedy K, Castañeda-Gutiérrez E, Forsyth S, Godfrey KM, Koletzko B, et al. Postnatal growth in preterm

infants and later health outcomes: a systematic review. Acta Paediatr. 2015;104:974-86.
- Pagliaro CL, Bühler KE, Ibidi SM, Limongi SC. Dietary transition difficulties in preterm infants: critical literature review. J Pediatr (Rio J). 2016;92:7-14.
- Patel RM. Short and Long-Term Outcomes for Extremely Preterm Infants. Am J Perinatol. 2016;33:318-28.
- Poindexter B, Karpen H. Neonatal nutrition. Clin Perinatol. 2014;41:xix.
- Rugolo LMSS. Crescimento e desenvolvimento a longo prazo do prematuro extremo. J Ped (Rio J). 2005;81(Suppl. 1): S101-10.
- Rugolo LMSS, Bentlin MR, Lyra JC. Monitorização do desenvolvimento do recém-nascido pré-termo. PRORN. Programa de Atualização em Neonatologia. 2012;1:105-51.
- Zwaigenbaum L, Bauman ML, Choueri R, Fein D, Kasari C, Pierce K, et al. Early Identification and interventions for autism spectrum disorder: executive summary. Pediatrics. 2015;136(Suppl. 1):S1-9.
- Zwicker JG, Harris SR. Quality of life of formerly preterm and very low birth weight infants from preschool age to adulthood: a systematic review. Pediatrics. 2008;121:e366-76.

CAPÍTULO 13

Procedimentos em Neonatologia

Denise Caroline Cáceres Dutra Lyon • Juliana Fattori Hamamoto

Cateterismo umbilical

■ Material

Gorros, máscaras, aventais cirúrgicos, luvas estéreis, fita métrica, cateter umbilical (números 3,5; 4,0 ou 5,0), torneira de 3 vias, fios de sutura (3,0 ou 4,0), seringas de 5 e 10 mL, soro fisiológico, clorexidina degermante, clorexidina alcoólica ou aquosa [recém-nascido (RN) com menos de 1.500 g], fita cardíaca, gaze, campos cirúrgicos, cuba, tesoura, porta-agulha, bisturi, pinças (dente de rato, Kelly, Backhaus, íris), porta-agulhas.

■ Técnica

Deve ser realizado por pelo menos dois profissionais: imobiliza-se o RN em decúbito dorsal, sob fonte de calor radiante, monitorado, mede-se a distância entre ombro-umbigo e checa-se em gráfico ou tabela apropriados a posição ideal do cateter (Quadro 13.1):

- Arterial: posição alta entre T6 e T10; posição baixa entre L3 e L5 (maior incidência de vasoespasmo).
- Venoso: 1 cm acima do diafragma entre T8 e T9.

QUADRO 13.1	Tamanho do cateter a ser inserido		
Distância ombro-umbigo (cm)	Comprimento do cateter a ser inserido (cm)		
	Cateter arterial baixo	Cateter arterial alto	Cateter venoso
9	5	9	5,7
10	5,5	10,5	6,5
11	6,3	11,5	7,2
12	7	13	8,0
13	7,8	14	8,5
14	8,5	15	9,5
15	9,3	16,5	10
16	10	17,5	10,5
17	11	19	11,5

Fonte: Brasil, 2014.

PARTE 1 • FASES DA VIDA

Depois, realizar paramentação, colocar soro fisiológico nas seringas, no cateter e na torneira de 3 vias, e realizar a antissepsia do coto umbilical e da parede abdominal com movimentos circulares, utilizando clorexidina degermante, seguida de soro fisiológico e clorexidina alcoólica ou aquosa, conforme o peso do paciente. Colocar campos estéreis ao redor do coto umbilical e um campo fenestrado sobre ele. Visualizar membros inferiores para checar alterações de coloração (palidez ou cor violácea), amarrar a base do coto umbilical (fita cardíaca ou fio com um nó simples) para prevenir sangramento e cortar o coto umbilical com lâmina de bisturi, horizontalmente, deixando espaço para novas secções, caso seja necessário (cerca de 1 a 2 cm). Em seguida, deve-se identificar os vasos: as artérias têm paredes mais espessas e geralmente localizam-se em posição de 5 a 7 h e a veia em 12 h. Se houver coágulo dentro do vaso, retirar delicadamente. O assistente deve apresentar o vaso, utilizando, se necessário, pinça íris sem dente para abrir delicadamente a parede da artéria. Introduzir o cateter perpendicularmente acoplado à seringa com soro fisiológico com auxílio de uma pinça Kelly curva até encontrar uma resistência distante 1 a 2 cm (anel umbilical). Retificar o coto em direção caudal e orientar o cateter cranialmente, até atingir a distância predeterminada. Verificar se o cateter venoso/arterial reflui, aspirando com a seringa, e fixar cada cateter em bolsa com fio ao redor da base do cordão, com cuidado para não transfixar pele ou vasos. Radiografar para checar posição do cateter e tracionar (se necessário). Nunca mais introduzir o cateter após finalizado o procedimento pelo risco de infecção, retirando-o assim que possível.

■ Contraindicações

Enterocolite, peritonite, onfalite, malformações de parede abdominal, comprometimento vascular de membros inferiores, discrasias sanguíneas.

■ Complicações

Falso pertuito, cateter dobrado, vasoespasmo, perfuração da parede do vaso, acidentes tromboembólicos, sangramento por deslocamento de cateter mal-fixado, arritmias cardíacas, infecção, enterocolite necrosante, perfuração intestinal, necrose hepática e hipertensão portal.

Punção pleural

■ Técnica

Realizar assepsia do local com clorexidina degermante, seguida de soro fisiológico e da clorexidina al-

coólica ou aquosa (para menores de 1.500 g), além de analgesia tópica com lidocaína 1% e analgesia sistêmica. Inserir cateter venoso periférico flexível 14, 16, 18, ou agulhado 23 ou 25. No pneumotórax hipertensivo emergencial, na impossibilidade de colocação de cateter, utilizar agulha calibrosa (*butterfly* 19 ou 21, *abocath* 16 ou 18).

Local da punção:
- Líquidos: entre o 3º e o 5º espaços intercostais, na linha axilar anterior.
- Ar: 2º espaço intercostal na linha hemiclavicular.

Conectar o cateter à torneira de três vias ou à seringa de 20 mL, e aspirar lentamente o ar até que haja melhora clínica do paciente ou diminuição da pressão na seringa.

Drenagem torácica

■ Material

Gorro, máscara, avental cirúrgico, luvas estéreis, clorexidina degermante, soro fisiológico, clorexidina alcoólica ou aquosa (para RN com menos de 1.500 g), campos cirúrgicos, bisturi, lâmina de bisturi n. 11, pinças hemostáticas, fios de sutura agulhados não absorvíveis (3-0 ou 4-0), seringas de 1 a 20 mL, torneira de três vias, gaze, anestésico (lidocaína 1% sem vasoconstritor), dreno torácico de tamanho 8 a 12 (com orifícios laterais), frasco de drenagem com soro fisiológico para drenagem em selo-d'água e fita para curativo.

■ Técnica

Imobilizar do paciente em decúbito dorsal, com braço e antebraço homolaterais elevados, e colocar um pequeno coxim sob hemitórax a ser drenado. Realizar paramentação e a assepsia do local com clorexidina degermante, seguida de soro fisiológico e, por último, clorexidina alcoólica ou aquosa, conforme o peso do paciente. Colocar campo fenestrado estéril. Realizar analgesia sistêmica e botão anestésico.

Local de drenagem:
- Pneumotórax: 4º espaço intercostal da linha axilar anterior ou no local onde foi realizada a punção.
- Derrame pleural: 5º ou 6º espaço intercostal da linha axilar média ou no local onde foi realizada a punção (no caso de derrame septado, conforme exame radiológico). A ultrassonografia pode auxiliar na realização do procedimento. Retirar o líquido em seringa heparinizada para exames laboratoriais.

Realizar incisão da pele de cerca de 0,5 cm na borda superior da costela inferior com lâmina de bisturi,

CAPÍTULO 13 • PROCEDIMENTOS EM NEONATOLOGIA

inserir o dreno com auxílio de fio-guia até o espaço pleural, direcionar para a região desejada e retirar o fio-guia. Conectar o dreno ao selo-d'água inserindo a haste de 2 a 3 cm e checar se há oscilação. Marcar o nível de líquido do frasco. Posicionar o frasco de drenagem no nível inferior ao tórax. Fixar o dreno à parede do tórax com sutura em bolsa e amarrado de maneira que possa ser utilizado para fechar o orifício de drenagem após a retirada do dreno. Fazer o curativo com gaze estéril e esparadrapo. Realizar radiografia de tórax (incluindo perfil) para visualização do posicionamento e avaliar necessidade de aspiração contínua, utilizando outro frasco de drenagem conectado ao vácuo, com maior altura de líquido que o primeiro frasco para gerar pressão negativa. Se o sistema não oscilar, checar obstrução por coágulo, fibrina, vazamentos ou irregularidades do sistema.

■ Contraindicações

Pneumotórax não hipertensivo ou coleção de pequeno volume sem sinais/sintomas, pneumotórax espontâneo assintomático e derrame pleural pequeno sem repercussão clínica.

■ Complicações

Dreno mal posicionado, perfuração ou laceração pulmonar, lesão vascular ou nervosa – paralisia diafragmática (lesão frênica), sangramento excessivo, escape volumoso e persistente de ar pelo dreno, enfisema, empiema, edema pulmonar, quilotórax, síndrome de Horner, fasciíte necrosante e obstrução aórtica.

Sondagem vesical

■ Material

Luvas estéreis, campos estéreis, gazes estéreis, degermante e soro fisiológico 0,9%, lubrificante (lidocaína gel), cateter urinário (tamanhos: 3,5; 5,0; 6,5; 8F) e sonda 5F.

■ Técnica

- Meninos: paciente em posição supina com as coxas abduzidas. Realizar paramentação. Limpar o pênis com solução degermante estéril com auxílio das gazes, iniciando pelo meato e prosseguindo em direção proximal. Tirar o excesso de sabão com soro fisiológico 0,9%. Trocar as luvas estéreis e cobrir a área com campo estéril. Aplicar lubrificante estéril na extremidade do cateter. Manter o pênis em posição perpendicular ao corpo, retificando a uretra peniana, evitando falso trajeto. Introduzir o cateter até que a urina apareça.

Poderá ser percebida discreta resistência à medida que o cateter atravessa o esfíncter extremo, exigindo uma pressão firme. Nunca, porém, forçar o cateter. Fixar o cateter em uma das coxas.

- Meninas: paciente em posição supina com as coxas abduzidas. Realizar paramentação. Separar os grandes lábios e limpar a área em volta do meato com degermante estéril, movendo no sentido de anterior para posterior e evitando contaminação fecal. Depois, retirar o excesso com soro fisiológico 0,9%. Trocar as luvas estéreis e colocar os campos estéreis. Abrir os grandes lábios com dois dedos e identificar as estruturas (clitóris, uretra, vagina e ânus). Lubrificar o cateter e introduzi-lo pela uretra até que apareça urina. Fixar o cateter em uma das coxas.

■ Complicações

Infecção (cistite, pielonefrite, uretrite, epididimite), trauma (laceração uretral, erosão, estenose de meato, lesão ou perfuração de bexiga), hematúria, estenose uretral (comum em meninos), retenção urinária e nó em cateter se alcançar profundidade maior intravesical.

Punção vesical transcutânea suprapúbica

■ Material

Seringa estéril de 10 a 20 mL, agulha estéril 21G × 1 ½ polegada – 0,80 × 30 mm, tubo de ensaio esterilizado com tampa, par de luva estéril, gazes estéreis e solução de álcool 70%.

■ Técnica

A seringa, a agulha e as gazes devem ser colocadas sobre os campos estéreis. Realizar paramentação. Com o paciente imobilizado em decúbito dorsal, fazer a antissepsia da região suprapúbica com álcool 70%. Localizar a sínfise púbica por palpação digital e a 1 ou 2 cm acima, na linha média, introduzir a agulha conectada à seringa, perpendicularmente ao plano da pele. Perfurada a pele, retificar a posição da agulha no interior da bexiga. Com a agulha aprofundada cerca de 2 cm, aspirar suavemente para colher a urina. A retirada da agulha deve ser acompanhada de ligeira pressão negativa sobre o êmbolo da seringa.

■ Contraindicações

Bexiga vazia, desidratação, distensão abdominal, organomegalia, anomalias abdominais, anomalias geniturinárias e distúrbios hemorrágicos.

PARTE 1 • FASES DA VIDA

■ Complicações

Hematúria microscópica, hematúria macroscópica, perfuração intestinal, perfuração de órgão abdominal, hematoma suprapúbico e morte.

Punção lombar

■ Material

Luvas estéreis, campos estéreis, gazes estéreis, álcool 70%, agulha calibre 22 a 23 com mandril e dois tubos estéreis com tampa.

■ Técnica

Paciente em posição decúbito lateral, sobre a mesa, inclinado para a frente, de modo a flexionar a coluna vertebral, evitando flexão do pescoço. Realizar paramentação. Fazer antissepsia, colocar campos estéreis, palpar o espaço intervertebral entre os processos espinhosos da 4ª e da 5ª vértebra lombar, ao nível da crista ilíaca. Puncionar com agulha de calibre 22 a 23 com mandril, introduzindo 0,5 a 1,5 cm em direção à cicatriz umbilical, até notar uma "sensação de vazio" (entrada no canal raquidiano). Retirar o mandril e observar a saída de líquido cefalorraquidiano, que deve ser recolhido em dois tubos estéreis, com volume 0,5 a 1,0 mL em cada tubo: o primeiro tubo deverá ser submetido ao exame completo (celularidade e bioquímica) e o segundo encaminhado para exame microbiológico (cultura). Retirar a agulha e aplicar pequeno adesivo.

■ Contraindicações

Infecção local supurativa da pele ou de tecidos profundos, discrasias sanguíneas e hipertensão intracraniana.

■ Complicação

Sangramento (dano provocado pela agulha em pequenos vasos da aracnoide, acidente de punção).

Bibliografia

■ Bentlin MR, Rugolo LMSS. Derrame pleural no recém-nascido: diagnóstico e conduta. PRORN. 2009;6(4):9-41.

■ Brasil. Ministério da Saúde. Secretaria de Atenção à Saúde. Departamento de Ações Programáticas Estratégicas. Procedimentos comuns na Unidade de Atendimento Neonatal. Atenção à saúde do recém-nascido: guia para os profissionais de saúde. 2. ed. Brasília: Ministério da Saúde; 2014. p. 11-32.

■ Falconi C, Kanashiros SY, Santos SDR. Procedimentos em neonatologia. In: Guia de bolso de neonatologia: edição revista e atualizada. São Paulo: Atheneu; 2013. p. 171-9.

■ Figueiredo Jr I, Lima GM. Cateterização de vasos umbilicais: revisão do procedimento. Pediatria Moderna. 2006 maio/junho;42(3):124-32.

■ Fraga JC. Drenagem torácica em UTI pediátrica: indicações e cuidados. PROTIPED. 2012;3(3):95-118.

■ Fraga JC. Urgências cirúrgicas no recém-nascido: detecção e conduta. PRORN. 2005;2(3):149-215.

■ Gomella TL, Cunningham MD, Eval FG. Neonatologia Tratamento Procedimentos Problemas no plantão doenças e drogas. 6. ed. Rio de Janeiro: Revinter; 2012. p. 255-7.

■ Lobo AHG, Ramos JRM, Moreira MEL, Pessoa MC. Procedimentos em Neonatologia. In: Moreira MEL, Lopes JMA, Caralho M (orgs.). O recém-nascido de alto risco: teoria e prática do cuidar [online]. Rio de Janeiro: FIOCRUZ; 2004. p. 441-466. Disponível em: http://static.scielo.org/scielobooks/wcgvd/pdf/moreira-9788575412374.pdf. Acesso em: 10 maio 2017.

■ Segre CAM. Procedimentos técnicos. In: Segre CAM. Perinatologia: fundamentos e práticas. São Paulo: Sarvier; 2002. p. 802-6.

■ Shiguematsu K. Punção vesical transcutânea supra-púbica. In: Segre CAM. Perinatologia: fundamentos e práticas. São Paulo: Sarvier; 2002. p. 813-4.

SEÇÃO 2

Do Lactente ao Escolar

CAPÍTULO 14

Aleitamento Materno

Francisca Teresa Veneziano Faleiros • Miriam Hashimoto • Cristina Helena Lima Delambert Bizzotto

O leite materno (LM), essencial para a criança como complemento do ciclo reprodutivo, contém micro e macronutrientes necessários ao lactente, além de enzimas, hormônios, fatores de crescimento e imunitários, que o tornam único para a espécie humana. Há inúmeras vantagens para a dupla mãe-filho, além do estabelecimento de melhor vínculo. Para o bebê, apresenta nutrição ótima, melhor desenvolvimento psicossomático, intelectual e da acuidade visual, adequado desenvolvimento maxilofacial e prevenção de cáries, proteção anti-infecciosa, antialérgica e antiparasitária (especialmente contra *Giardia*) e menor incidência de doenças crônicas não transmissíveis e algumas neoplasias. E, para a mãe, involução uterina mais rápida, menor sangramento e chance de anemia no pós-parto, amenorreia lactacional (se aleitamento exclusivo nas 24 h, em livre-demanda), menor risco de neoplasias de mama, ovário e endométrio e vantagem econômica significativa.

A prática e o sucesso do aleitamento materno (AM), evento multifatorial e sociocultural, dependem da capacitação adequada dos profissionais de saúde para o incentivo, o aconselhamento e o esclarecimento sobre os direitos trabalhistas da mãe lactante. Outros fatores contribuintes compreendem personalidade, história de vida e experiência maternas, rede de apoio, influência da mídia e os serviços de seguimento pré e pós-natal.

Considerando-se sua excelência para o crescimento e o desenvolvimento adequado da criança, a Organização Mundial da Saúde (OMS) recomenda o AM exclusivo até o 6º mês e continuado até os 2 anos ou mais, se possível, juntamente com outros alimentos ("aleitamento ótimo"). Com esse objetivo, foram definidos os "Dez Passos para o Sucesso do Aleitamento Materno" (Quadro 14.1).

Generalidades

■ Lactogênese e psicofisiologia da lactação

O processo de produção láctea inicia-se 12 semanas antes do parto, sob a ação de hormônios, como lactogênio placentário, prolactina, gonadotrofina coriônica, estrogênios (ramificação de ductos lactíferos) e progesterona (formação de lóbulos). Porém, a secreção láctea só ocorre após o parto, com a diminuição da progesterona e o consequente aumento da prolactina até o 3º dia, seguido de queda importante. Para a manutenção dos níveis de prolactina e adequada produção láctea, há

PARTE 1 • FASES DA VIDA

QUADRO 14.1	"Dez Passos para o Sucesso do Aleitamento Materno"
Passo 1	Ter uma política de aleitamento materno escrita que seja rotineiramente transmitida a toda equipe de cuidados de saúde
Passo 2	Capacitar toda a equipe de cuidados de saúde nas práticas necessárias para implementar esta política
Passo 3	Informar todas as gestantes sobre os benefícios e o manejo do aleitamento materno
Passo 4	Ajudar as mães a iniciar o aleitamento materno na primeira meia hora após o nascimento; conforme nova interpretação: colocar os bebês em contato pele a pele com suas mães, imediatamente após o parto, por pelo menos uma hora e orientar a mãe a identificar se o bebê mostra sinais de que está querendo ser amamentado, oferecendo ajuda se necessário
Passo 5	Mostrar às mães como amamentar e como manter a lactação, mesmo se vierem a ser separadas dos filhos
Passo 6	Não oferecer a recém-nascidos bebida ou alimento que não seja o leite materno, a não ser que haja indicação médica e/ou de nutricionista
Passo 7	Praticar o alojamento conjunto – permitir que mães e recém-nascidos permaneçam juntos 24 h por dia
Passo 8	Incentivar o aleitamento materno sob livre demanda
Passo 9	Não oferecer bicos artificiais ou chupetas a recém-nascidos e lactentes
Passo 10	Promover a formação de grupos de apoio à amamentação e encaminhar as mães a esses grupos na alta da maternidade; conforme nova interpretação: encaminhar as mães a grupos ou outros serviços de apoio à amamentação, após a alta, e estimular a formação e a colaboração com esses grupos ou serviços

Fonte: Brasil – Ministério da Saúde/Organização Mundial da Saúde, 2018.

necessidade da sucção e do esvaziamento da mama. A prolactina é liberada especialmente nos 30 primeiros minutos do início da mamada e durante a noite, mantendo o preparo do leite para a próxima mamada e o seu suprimento. A sucção estimula também a liberação da ocitocina, provocando contração das células mioepiteliais alveolares, com ejeção do leite.

■ Composição do leite materno

Varia durante o dia, com maior produção pela manhã. O leite anterior é mais rico em água, vitaminas e minerais, e o posterior, em gordura.

Colostro (1º ao 5º dia)

Exsudato de plasma, células, imunoglobulinas, lactoferrina, soroalbumina, sódio, cloro, fatores tróficos para o trato digestivo do lactente e pouca quantidade de lactose, lipídios e vitaminas do complexo B. Tem cor amarelada, é espesso e corresponde a 2 a 20 mL/mamada, suficientes para as necessidades do recém-nascido.

Leite de transição (5º ao 15º dia)

Maior volume do 4º ao 6º dia, com concentração diminuída de imunoglobulinas, proteínas totais e vitaminas lipossolúveis e aumentada de lactose, gordura e vitaminas hidrossolúveis.

Leite maduro

Corresponde a 700 a 900 mL/dia, nos primeiros 6 meses, e 600 mL/dia, no 2º semestre, menor quantidade de proteínas (alfalactoalbumina, lactoferrina, soroalbumina, imunoglobulinas) e caseína nas frações beta (50%), formando micelas complexas com cálcio e fósforo, favorecendo seu transporte, e kappa (20 a 27%), evitando a adesão das bactérias à mucosa intestinal.

Leite do prematuro nos primeiros 2 meses

Apresenta uma quantidade maior de proteínas, lipídios, calorias, lactoferrina, IgA e menor de lactose que o leite maduro. No recém-nascido com peso inferior a 1,5 kg, não supre as necessidades de cálcio e fósforo, exigindo essa suplementação.

Técnica de aleitamento materno

A dinâmica de sucção e extração do LM, quando correta, facilita o esvaziamento da mama e promove a produção adequada do LM. Para isso, são necessárias condições gerais e de posicionamentos da mãe e do bebê visando à boa pega e à sucção eficaz, com esvaziamento adequado da mama, sem ferimentos. Segundo a OMS, seus principais aspectos são descritos conforme o Quadro 14.2.

- Posicionamento: rosto do bebê voltado para a mama, com o nariz em oposição ao mamilo; corpo do bebê próximo ao da mãe; cabeça e tronco do bebê alinhados e bebê bem apoiado.
- Pega: aréola mais visível acima da boca do bebê; boca bem aberta; lábio inferior virado para fora; queixo tocando a mama.

CAPÍTULO 14 • ALEITAMENTO MATERNO

QUADRO 14.2 Roteiro de observação da mamada (formulário da Organização Mundial da Saúde)

Sinais de que a amamentação vai bem	Sinais de possível dificuldade na amamentação
Mãe	
Mãe parece estar saudável	Mãe parece estar mal e deprimida
Mãe relaxada e confortável	Mãe parece tensa ou desconfortável
Sinais de vínculo entre a mãe e o bebê	Sem contato visual com o bebê
Bebê	
Bebê parece saudável	Bebê parece sonolento ou doente
Bebê calmo e relaxado	Bebê está impaciente ou chorando
Bebê procura o peito, se com fome	Bebê não procura o peito
Mamas	
Mama parece saudável	Mama vermelha, inchada ou ferida
Sem dor ou desconforto	Mama ou mamilo dolorosos
Mama apoiada com dedos longe	Mama apoiada com os dedos na aréola do mamilo
Posição do bebê	
Cabeça e tronco do bebê alinhados	Bebê com pescoço ou tronco torcidos
Corpo do bebê bem perto do corpo da mãe	Bebê longe da mãe
Nádegas do bebê apoiadas	Bebê apoiado pela cabeça ou pelas costas somente
Nariz do bebê na altura do mamilo	Nariz do bebê acima ou abaixo do mamilo
Pega do bebê	
Mais aréola acima da boca do bebê	Mais aréola abaixo da boca do bebê
Boca do bebê bem aberta	Bebê com boca pouco aberta
Lábio inferior virado para fora	Lábios para a frente ou para dentro
Queixo do bebê toca a mama	Queixo do bebê não toca a mama
Sucção	
Sugadas lentas e profundas, com pausas	Sugadas rápidas
Bochecha redonda durante a mamada	Esforço da bochecha durante a mamada
Bebê solta o peito quando termina a mamada	Mãe tira o bebê do peito
Mãe apresenta sinais do reflexo da ocitocina	Mãe sem sinais do reflexo da ocitocina

Fonte: World Health Organization, 2004.

Número e duração das mamadas por dia

Recomenda-se o AM em regime de livre-demanda: sem restrições de horários ou tempo de mamada. Um bebê em AM exclusivo mama cerca de 8 a 12 vezes ao dia, fato erroneamente interpretado por muitas mães como sinal de fome, leite fraco ou insuficiente, o que pode motivar a introdução precoce e desnecessária de suplementos. O tempo de permanência na mama não deve ser fixado, haja vista que o tempo necessário para a esvaziar varia para cada dupla mãe/bebê e, em uma mesma dupla, dependendo da fome da criança, do intervalo entre as mamadas e do volume de leite armazenado na mama etc. O mais importante é o esvaziamento completo da mama.

Uso de suplementos, mamadeira e chupeta

A suplementação do LM com água ou chás nos primeiros 6 meses é desnecessária, mesmo em locais secos e quentes, estando associada a desmame precoce e aumento da morbidade e mortalidade infantis. A mamadeira, além de importante fonte de contaminação, pode influenciar negativamente na amamentação – algumas crianças, depois de experimentarem a mamadeira, apresentam dificuldade para mamar no peito ("confusão de bicos"). O fluxo do leite é abundante desde a primeira sucção na mamadeira e algumas crianças podem estranhar a demora de um fluxo maior de leite no peito no início da mamada (o reflexo de ejeção do leite leva cerca

PARTE 1 • FASES DA VIDA

de 1 min) não tolerando essa espera. O uso da chupeta é capaz de interferir negativamente na duração do AM: crianças que usam chupetas, em geral, são amamentadas com menos frequência, o que pode comprometer a produção de leite. Além disso, pode haver maior ocorrência de candidíase oral, de otite média e de alterações do palato.

Principais dificuldades da amamentação: questões maternas

■ Dor nos mamilos

De etiologia pouco definida, trata-se da principal queixa das mães no período pós-parto imediato, parecendo haver participação hormonal com melhora independentemente da intervenção em 7 a 10 dias após o parto. Problemas com a técnica do AM, especificamente mau posicionamento do bebê e pega inadequada, representam as causas mais comuns. Outras causas são os traumas que produzem as fissuras mamilares. A principal intervenção consiste na correção da técnica, podendo ser necessária a ordenha da mama afetada. Banhos de luz ou sol e o uso do próprio LM podem ajudar na cicatrização. Na infecção por fungos, como a *Candida albicans*, recomenda-se manter os mamilos secos após as mamadas e uso tópico de nistatina ou cetoconazol por 2 semanas. O tratamento do bebê com nistatina, solução oral, pode ser necessário.

■ Ingurgitamento mamário

O acúmulo fisiológico de leite nas mamas, por congestão vascular, resulta em leve distensão tecidual; porém, o ingurgitamento patológico corresponde a acúmulo excessivo de leite, com edema difuso e doloroso e rigidez das mamas por remoção ineficiente ou infrequente do leite. Para preveni-lo, recomenda-se iniciar, o mais precocemente possível, o AM sob livre-demanda. Se não tratado, poderá ocasionar maiores dificuldades na pega e, também, mastite.

■ Mastite

Processo inflamatório de um ou mais segmentos da mama que pode evoluir para infecção bacteriana: dor súbita e localizada na mama, com eritema visível, mialgia e febre ou sintomas similares aos da gripe. Os principais agentes envolvidos são os estafilococos e os estreptococos, com indicação de antibióticos orais, analgésicos e o esvaziamento adequado da mama afetada. Se houver abscesso mamário, menos comum, indicam-se antibiótico endovenoso, incisão cirúrgica e drenagem.

Principais dificuldades da amamentação: questões neonatais

■ Ingestão inadequada de leite

A ingestão insuficiente de LM pode ocasionar desidratação hipernatrêmica, icterícia, diminuição de peso superior à perda fisiológica na 1ª semana (> 7% peso de nascimento), atraso na eliminação de fezes, fome, choro excessivo e letargia. Decorre da produção materna insuficiente ou da incapacidade do lactente em extrair o leite, por técnica inadequada com mamadas infrequentes, separação mãe-criança ou uso de suplementos. Lactentes com anomalia oral, problemas motores e neurológicos ou prematuros tardios (34 a 36 semanas) podem não ser capazes de realizar a extração eficaz do leite. O manejo primário depende da causa, mas envolve o aumento da frequência e da eficiência do AM.

■ Icterícia do aleitamento materno

Relacionada ao AM insuficiente, pode cursar com desidratação e hipernatremia, motivando a internação do lactente sadio. Os lactentes podem continuar a receber LM se indicada a fototerapia, mas recomenda-se a fórmula láctea por 24 a 48 h, caso os valores de bilirrubina indireta persistam elevados.

■ Hipoglicemia

Seu risco pode ser reduzido pelo contato pele a pele na sala de parto e amamentação precoce. Lactentes de risco, como filhos de mãe diabética, pequenos para idade gestacional, com restrição de crescimento intrauterino e prematuros, devem ser monitorados de rotina nas concentrações de glicose. Nos lactentes assintomáticos em AM, a intervenção consiste em amamentar e monitorar a glicemia antes da mamada seguinte. Se o AM, isoladamente, não for capaz de corrigir e manter os níveis da glicemia, deve-se oferecer LM ou fórmula. Quando sintomática, é necessário o tratamento com glicose endovenosa.

Aleitamento materno: orientações em situações especiais

■ Relativas à criança

- Cardiopatias congênitas: o AM pode ser mantido mesmo nas cardiopatias cianogênicas, com cuidado nas crianças com restrição de volume. Recomenda-se utilizar a posição vertical (cavaleiro), mamadas mais frequentes e de menor duração.

CAPÍTULO 14 • ALEITAMENTO MATERNO

- Distúrbios neurológicos: frequentemente presentes em bebês com asfixia perinatal grave, síndromes genéticas, infecções congênitas, malformações do sistema nervoso central e associadas à dificuldades na sucção-deglutição, incoordenação motora oral, incoordenação com a respiração e mesmo aversão à alimentação. Em algumas situações, o LM poderá ser ofertado por ordenha e via gavagem.
- Malformações orofaciais: quanto mais extensas e/ou bilaterais, maiores as dificuldades. O AM colabora para estreitar o vínculo mãe-filho, melhora o desenvolvimento da musculatura orofacial e da língua.
- Erros inatos do metabolismo: em caso de galactosemia, não amamentar, usar fórmulas especializadas.
- Fenilcetonúria: manter a amamentação até os 6 a 7 meses de vida e AM conforme valores séricos da fenilalanina (FA):
  - > 17 mg/dL: suspender o AM, usar fórmula especializada;
  - 10 a 16 mg/dL: AM + fórmula especializada (150 mL/dia);
  - 6 a 10 mg/dL: AM + fórmula especializada (90 mL/dia).

■ Relativas à mãe

- Doenças infecciosas: nas mães soropositivas para HIV e HTLV-1, HTLV-2, o AM é contraindicado.
- Hepatite A: não contraindica a amamentação, mas se o parto for na fase aguda da doença, administrar imunoglobulina.
- Hepatite B: a vacinação e administração de imunoglobulina após o nascimento permitem o AM sem restrições.
- Hepatite C: não há contraindicação, cuidado se houver fissuras mamilares.
- Citomegalovírus: o AM não é contraindicado, mas cuidado nos prematuros por maior risco de desenvolver doença sintomática.
- Herpes simples 1 e 2: interrupção temporária do AM se vesículas na pele da mama, podendo oferecer a mama sem lesões.
- Varicela: contraindicado quando as lesões surgem 5 dias antes ou até 2 dias após o parto, Isolar da mãe até que as lesões formem crostas, fazer a imunoglobulina específica na criança e ordenhar o leite nesse período para amamentação posterior.

- Sarampo: isolamento da mãe por 72 h após o aparecimento do exantema, uso de imunoglobulina no bebê e LM ordenhado.
- Rubéola, caxumba, dengue, zika, chicungunya e febre amarela: não contraindicam a amamentação.
- Tuberculose: mães tratadas adequadamente, após 2 a 3 semanas podem amamentar sem restrições. Mães não tratadas ou ainda bacilíferas recomenda-se o uso de máscaras e que diminuam o contato próximo, pela possibilidade de transmissão por gotículas do trato respiratório, devendo o RN receber isoniazida por 3 meses. Após esse período, teste tuberculínico (PPD). Se PPD negativo, suspender a medicação, fazer BCG e seguimento da criança. Se PPD positivo, rastrear a doença e tratá-la se necessário, ou estender a profilaxia por mais 3 meses.
- Hanseníase: se tratada adequadamente, não há contraindicação ao AM. Se mãe bacilífera (não tratada ou tratada por menos de 3 meses com sulfona ou menos de 3 semanas com rifampicina), usar máscara e higiene rigorosa das mãos ao amamentar, restringir o contato próximo.
- Sífilis: se lesões primárias ou secundárias, principalmente nos mamilos, interrupção temporária até o tratamento e regressão das lesões.
- Doença de Chagas: interrupção na fase aguda da doença e se sangramento mamilar evidente.
- Doenças hepáticas, renais ou cardíacas graves; depressão grave ou psicose: algumas doenças incapacitantes, que comprometem a saúde materna, impedem a amamentação.
- Uso de medicamentos e outras substâncias pela nutriz: prática muito frequente e a maioria, compatível com a amamentação. Recomenda-se a consulta ao manual do Ministério da Saúde em: <https://bvsms.saude.gov.br/bvs/publicacoes/amamentacao_uso_medicamentos_outras_substancias_2edicao.pdf>.

Uso de medicamentos e outras substâncias pela nutriz

É preciso se atentar para as medidas capazes de minimizar a exposição do lactente às medicações maternas, especialmente nos casos em que estas sejam imprescindíveis.

Leis trabalhistas de proteção à mãe trabalhadora que amamenta

No Brasil, a Consolidação das Leis de Trabalho (CLT) asseguram:

- Licença maternidade à gestante e à mãe adotante.
- Direito à creche em estabelecimentos com mais de 30 mulheres maiores de 16 anos.
- Direito, durante a jornada de trabalho, a dois descansos especiais, de meia hora cada um, para amamentar a criança.
- Direito à estabilidade do emprego durante a gravidez e até 5 meses após o parto.

As leis brasileiras também garantem direito à amamentação à mãe estudante e à mãe privada de liberdade.

Bibliografia

- Berens, PD. Breast pain: engorgement, nipple pain, and mastitis. Clin Obstet Gynecol. 2015;58:902-14.
- Brasil. Ministério da Saúde e Organização Mundial da Saúde. Dez passos para o sucesso do aleitamento materno. Disponível em: https://www.saude.gov.br/noticias/823-assuntos/saude-para-voce/40762-dez-passos-para-o-sucesso-do-aleitamento-materno.
- Chaves RG, Santiago LB. Aleitamento e uso de medicamentos pela nutriz. Pronap. 2015;18(2):15-33.
- Dennis CL, Jackson K, Watson J. Interventions for treating painful nipples among breastfeeding women. Cochrane Database Syst Rev. 2014;12:CD007366.
- Ikeuti D, Zamberlan P. Aleitamento materno. In: Yonamine GH, Nascimento AG, Lima PA, Zamberlan P, Silva APA, Cançado SJB. Alimentação no primeiro ano de vida. Barueri: Manole; 2013. p. 1-6.
- Kleinman RE. Academia Americana de Pediatria. Manual de nutrição pediátrica. Aleitamento materno. 6. ed. São Paulo: Pharmabooks; 2011. p. 25-53.
- Ministério da Saúde. Aleitamento materno. In: Saúde da Criança: Nutrição infantil. Brasília: Ministério da Saúde; 2009. p. 11-65.
- Nader SS, Nader PJH. Aleitamento materno e o recém-nascido. Pronap. 2010/2011;13 (4):41-66.
- Santiago LB et al. Aleitamento materno. In: Campos Jr D, Burns DAR, Lopez FA (orgs.). Tratado de Pediatria. Sociedade Brasileira de Pediatria. 3. ed. Barueri: Manole, 2014. p. 461-533.
- Santiago LB, Santiago FGB. Aleitamento Materno: importância e dificuldades. In: Weffort VSR, Lamounier JA. Nutrição em Pediatria: da neonatologia à adolescência. 2. ed. Barueri: Manole: 2017. p. 27-45.
- Santiago LB. Leis trabalhistas que protegem a mãe que amamenta: o que o pediatra precisa saber. Pronap. 2015;18(2):35-46.
- Sociedade Brasileira de Pediatria. Guia Prático de Atualização do Departamento Científico de Aleitamento Materno: Aleitamento materno continuado versus desmame. n. 1, abril 2017.
- Sociedade Brasileira de Pediatria. Departamento de Aleitamento Materno. Manual de aleitamento materno. Barueri: Manole; 2013.
- Stettler N, Bhatia J, Parish A, Stallings VA. Feeding healthy infants, children, and adolescents. In: Kleigman RM, Stanton BF, St Geme JW, Schor NF, Behrman RE. Nelson textbook of pediatrics. 19. ed. Philadelphia: Elsevier Saunders; 2011. p. 160-70.
- Vieira GO. Manejo da amamentação. Pronap. 2010/2011; 13(4):15-40.
- Weffort VRS, Ramos-Silva V. Alimentação complementar: atualizações. Pronap. 2017;20(1):25-9.
- World Health Organization. Infant and young child feeding: model chapter for textbooks for medical students and allied health professionals. Geneva: World Health Organization; 2009.
- World Health Organization. The optimal duration of exclusive breastfeeding: a systematic review. Geneva: WHO; 2002.
- World Health Organization. Positioning a baby at the breast. In: Integrated Infant Feeding Counselling: a trade course. Genebra: WHO; 2004.
- World Health Organization. Unicef. Protecting, promoting and supporting breastfeeding: the special role of maternity services: a joint WHO/Unicef statement. Genebra: WHO; 1989.

CAPÍTULO 15

Alimentação Saudável nos Primeiros Anos de Vida e no Escolar

Alice Yamashita Prearo • Francisca Teresa Veneziano Faleiros • Cristina Helena Lima Delambert Bizzotto

A Política Nacional de Alimentação e Nutrição (PNAN), aprovada em 1999 e atualizada em 2011, faz parte de um conjunto de políticas públicas brasileiras que propõem respeitar, proteger, promover e prover os direitos humanos à saúde e à alimentação. Essas diretrizes norteiam os profissionais da saúde quando atuam na promoção da alimentação saudável. Nas últimas décadas, a população brasileira experimentou transformações sociais que resultaram em mudanças no seu padrão de saúde e consumo alimentar, com impacto na diminuição da exclusão social e, consequentemente, da desnutrição, mas com aumento vertiginoso do excesso de peso em todas as camadas da população.

A alimentação é o meio pelo qual o indivíduo recebe os nutrientes indispensáveis para uma nutrição adequada para a manutenção da vida, do crescimento, do funcionamento dos órgãos e da produção de energia.

Neste capítulo, procura-se abordar as necessidades nutricionais da criança nas diferentes faixas etárias e a orientação de uma alimentação adequada às suas necessidades.

Noções básicas de nutrição

No recém-nascido (RN) a termo, a capacidade reflexa de sucção e deglutição, coordenada com a respiração, possibilita a alimentação de maneira adequada e o paladar mostra preferência aos doces. A capacidade gástrica, limitada nas 2 primeiras semanas de vida, aumenta progressivamente até cerca de 200 mL ao fim de 12 meses de vida. No RN e no lactente, a mucosa intestinal é imatura, tornando-os suscetíveis à absorção de moléculas proteicas íntegras, bactérias e toxinas, aumentando o risco de reações alérgicas, má-absorção e infecções. A capacidade digestiva e de absorção de proteínas é estimada em 80 a 90% de nitrogênio ingerido, sendo os aminoácidos bem absorvidos. A baixa produção e concentração de lipase pancreática e a menor síntese de sais biliares fazem com que a digestão e a absorção de gorduras no RN e lactente jovem sejam predominantemente gástricas. A absorção dos carboidratos é adequada para os simples, mas não para os complexos, pela baixa produção de amilase salivar e pancreática. O lactente absorve as vitaminas de maneira adequada, desde que os sistemas biliar e pancreático estejam íntegros e a maturidade renal do RN só se completa com cerca de 1 ano de idade. Nesse contexto, o Ministério da Saúde/Organização Pan-Americana da Saúde (MS/OPAS) e a Sociedade Brasileira de Pediatria (SBP) estabeleceram os "Dez passos para a Alimentação Saudável para crianças menores de dois anos":

1. Dar somente leite materno (LM) até os 6 meses, sem oferecer água, chás ou quaisquer outros alimentos.
2. A partir dos 6 meses, introduzir lenta e gradualmente outros alimentos, mantendo-se o LM até os 2 anos de idade ou mais.
3. Após os 6 meses, dar alimentos complementares (cereais, tubérculos, carnes, leguminosas, frutas e legumes) 3 vezes ao dia, se a criança receber LM, e cinco vezes ao dia, se estiver desmamada.

PARTE 1 • FASES DA VIDA

4. A alimentação complementar deverá ser oferecida sem rigidez de horários, respeitando-se sempre a vontade da criança.

5. A alimentação complementar deve ser espessa desde o início e oferecida com colher; começar com consistência pastosa (papas/purês) e, gradativamente, aumentá-la até chegar à alimentação da família.

6. Oferecer à criança diferentes alimentos todos os dias. Uma alimentação variada é, também, uma alimentação colorida.

7. Estimular o consumo diário de frutas, verduras e legumes nas refeições.

8. Evitar açúcar, café, enlatados, frituras, refrigerantes, balas, salgadinhos e outras guloseimas nos primeiros anos de vida.

9. Cuidar da higiene no preparo e no manuseio dos alimentos; garantir armazenamento e conservação adequados.

10. Estimular a criança doente e convalescente a se alimentar, oferecendo a alimentação habitual e seus alimentos preferidos e respeitando sua aceitação.

A partir dos 6 meses, atendendo ao desenvolvimento neuropsicomotor do lactente, é possível iniciar a introdução de outros alimentos, como uma alimentação complementar, mantendo-se o aleitamento materno (AM) até os 2 anos de idade ou mais. Retardar a introdução de alimentos complementares não protege a criança do desenvolvimento de doenças alérgicas, podendo, na verdade, aumentar esse risco. As frutas *in natura* devem ser oferecidas nessa idade, preferencialmente sob a forma de papa, amassadas, em colheradas e após as refeições principais com a finalidade de melhorar a absorção do ferro não heme de alimentos como feijão e folhas verde-escuras. Deve-se respeitar características regionais, custo, estação do ano e presença de fibras, lembrando que nenhuma fruta é contraindicada.

Os sucos naturais não devem ser oferecidos no 1º ano e sua quantidade está restrita a cerca de 120 mL/dia (1 a 3 anos), 120 a 180 mL/dia (4 a 6 anos) e 240 mL/dia (7 a 18 anos).

A primeira papa principal deve ser introduzida a partir do 6º mês, no horário de almoço ou jantar, conforme o horário da família, amassada, em pequena quantidade, com aumento gradual conforme a aceitação pela criança. A segunda papa principal será oferecida a partir do 7º mês de vida. Não há restrições quanto à introdução concomitante de alimentos diferentes, devendo a refeição conter, pelo menos, um alimento de cada um dos seguintes grupos: cereais ou tubérculos; leguminosas; e carne (vaca, ave, suína, peixe ou vísceras, em especial o fígado) ou ovo – lembrar que as vísceras, quando utilizadas, deverão ser cozidas de modo atento e demorado. Não é permitido o uso de caldos, tabletes ou quaisquer condimentos industrializados nas preparações. A papa deve ser amassada, sem peneirar ou liquidificar, na consistência de purê, para que sejam aproveitadas as fibras dos alimentos.

A carne, cerca de 50 a 70 g/dia (para duas papas), não deve ser retirada após o cozimento, mas sim picada, tamisada (cozida e amassada com as mãos) ou desfiada e é fundamental que seja oferecida à criança (procedimento fundamental para garantir a oferta adequada de ferro e zinco). Aos 6 meses, os dentes estão próximos às gengivas, o que as torna endurecidas, de tal modo que auxiliam a triturar os alimentos.

A consistência dos alimentos deve aumentar progressivamente, respeitando-se o desenvolvimento da criança. Dos 6 aos 11 meses, a criança amamentada deverá receber três refeições com alimentos complementares ao dia (duas papas principais e uma de frutas) e, por volta dos 8 a 9 meses, poderá começar a receber a alimentação da família, conforme seu desenvolvimento neuropsicomotor.

Nos primeiros dias, é normal que derrame ou cuspa o alimento, portanto tal fato não deve ser interpretado como rejeição ao alimento, sendo necessárias 8 a 10 exposições ao alimento para plena aceitação pela criança.

Não devem ser acrescentados açúcar e/ou leite à papa principal na tentativa de melhorar a sua aceitação.

Alimentação a partir dos 6 meses de vida da criança que não se encontra em regime de aleitamento materno

Na impossibilidade do AM, deve-se utilizar uma fórmula infantil (FI) que satisfaça as necessidades do lactente. Todas as FI para lactentes disponíveis no Brasil são consideradas seguras, pois seguem as resoluções da Agência Nacional de Vigilância Sanitária (Anvisa; RDC n. 46 e 47/2014). Antes do 6º mês, deverá ser utilizada FI para lactentes (1º semestre) e, a partir do 6º mês, FI de seguimento para lactentes (2º semestre). Para as crianças que usam FI, a introdução de alimentos não lácteos deverá seguir o mesmo padrão preconizado para aquelas que estão em AM exclusivo, a partir dos 6 meses, devendo receber alimentos complementares, em cinco refeições (2 papas principais e 3 de leite, além das frutas). O leite de vaca (*in natura*, integral, em pó ou líquido) é considerado um alimento não apropriado para menores de 1 ano. O mel também está contraindicado no 1º ano, pela maior suscetibilidade ao desenvolvimento do botulismo, a partir da produção de toxinas pelos esporos do *Clostridium botulinum*, na luz intestinal.

Alimentação para lactentes (1 a 2 anos de idade)

A partir dos 12 meses, deve-se manter o LM, acrescentando às três refeições mais dois lanches ao dia, com fruta ou leite. As frutas como sobremesa são importantes, após as refeições principais, para melhorar a absorção do ferro não heme de alimentos como feijão e folhas verde-escuras. Deve-se evitar alimentos industrializados, refrigerantes, café, chás e embutidos etc.

As refeições precisam ser semelhantes às dos adultos, com ajustes para menor consumo de alimentos industrializados ricos em açúcar, gordura e sal. Deve-se incentivar a ingestão média de 600 mL de leite de vaca, preferencialmente fortificado com ferro e vitamina A, assim como de derivados (iogurtes caseiros, queijos), para garantir a correta oferta de cálcio. Evitar a substituição das refeições principais por leite, pois o consumo superior a 700 mL de leite de vaca integral, nessa faixa etária, representa um importante fator de risco para anemia carencial ferropriva.

Para a faixa etária de 1 a 3 anos, a quantidade de água recomendada é de 1.300 mL (900 mL como sucos, outras bebidas e água). A partir do 1º ano, os lactentes podem ser estimulados a escolher o que e quanto querem comer dos alimentos variados e saudáveis oferecidos pelos pais.

As refeições devem ser realizadas à mesa ou em cadeira própria para a criança, com a família, em ambiente calmo e agradável, sem televisão ligada ou outro tipo de distração, para que desenvolvam satisfação pelo ato de comer.

■ Suplementação

Vitamina K

Dada ao nascimento, na dose de 1 mg via intramuscular, para prevenir a doença hemorrágica.

Vitamina D

Sua quantidade no LM é de cerca de 25 UI/L, dependendo do *status* materno dessa vitamina, e a necessidade diária da criança no 1º ano de vida é de 400 UI. O Departamento de Nutrologia da Sociedade Brasileira de Pediatria (SBP) preconiza a suplementação nos RN a termo desde a 1ª semana de vida, mesmo se em AM exclusivo ou uso de fórmula infantil.

Os riscos para sua deficiência são deficiência materna na gravidez, vegetarianismo materno, pouca ou nenhuma exposição ao sol, pele escura, poluição urbana, uso de protetor solar e alguns medicamentos (corticosteroides, anticonvulsivantes, antirretro-

virais). Recomenda-se a exposição da criança ao sol, sempre com protetor solar, evitando-se a exposição direta da pele ao sol (Quadro 15.1).

QUADRO 15.1	Necessidades recomendadas de ingestão de vitamina D (UI)	
Idade	RDA	UL
0 a 12 meses	400	1.000
1 a 3 anos	600	1.500
Prematuros com peso superior a 1.500 g com tolerância à ingestão oral	400	

RDA: ingestão dietética recomendada; UL: nível máximo de ingestão tolerável.

Fonte: Adaptado de SBP, 2017.

Vitamina A

Tem concentração no LM variável conforme a dieta materna e deficiência mais frequente quando da baixa ingesta de seus alimentos-fonte, como leite integral e derivados, gema, fígado, óleo de peixes ou a provitamina A (carotenos) presentes em hortaliças e frutas amarelo-alaranjadas e verde-escuras, como cenoura, abóbora, batata-doce, agrião, almeirão, mostarda, mamão, ervilha, couve e alguns óleos vegetais (dendê, pequi, buriti). As necessidades recomendadas de ingestão da vitamina A nessa faixa etária são apresentadas no Quadro 15.2.

Recomenda-se a suplementação da vitamina D e vitamina A até os 3 anos de idade.

QUADRO 15.2	Necessidades recomendadas de ingestão de vitamina A (mcg/dia a UI/dia)		
Idade	RDA	AI	UL
< 6 meses		400 a 1.333	600 a 2.000
7 a 12 meses		500 a 1.667	600 a 2.000
1 a 3 anos	300 a 1.000		600 a 2.000

RDA: ingestão dietética recomendada; AI: ingestão adequada; UL: nível máximo de ingestão tolerável.

Fonte: Institute of Medicine, 2012.

Ferro

É recomendado para a prevenção medicamentosa da anemia ferropriva, conforme o Quadro 15.3.

Deve-se, também, ofertar alimentos ricos ou fortificados com ferro (cereal, farinhas e leite), bem como com alta biodisponibilidade de ferro, contendo ferro heme (carnes e vísceras). Para aqueles com ferro não heme, de baixa biodisponibilidade (leguminosas e verduras de folhas verde-escuras), associar os agentes facilitadores de sua absorção (carnes e cítricos) e evitar os inibidores de sua absorção:

leite (cálcio e fósforo), chás (tanino), refrigerantes, fibras, fitatos (nos vegetais) e oxalatos (no espinafre e na beterraba).

QUADRO 15.3	Recomendação para a suplementação do ferro
Situação	Recomendação
Recém-nascidos a termo, de peso adequado para a idade gestacional em aleitamento materno exclusivo ou não Recém-nascidos a termo em uso de menos de 500 mL de fórmula infantil por dia	1 mg de ferro elementar/kg/peso/dia a partir do 3º mês até o 24º mês de vida
Recém-nascidos a termo, com peso < 2.500g Recém nascidos pré-termo com peso entre 1.500 e 2.500 g	2 mg/kg peso/dia, durante 1 ano. Após esse prazo, 1 mg/kg/dia por mais 1 ano
Recém-nascidos pré-termo com peso entre 1.000 e 1.500 g	3 mg/kg peso/dia, durante 1 ano. Após esse prazo, 1 mg/kg/dia por mais 1 ano
Recém-nascidos pré-termo com peso < 1.000 g	4 mg/kg peso/dia durante 1 ano. Após esse prazo, 1 mg/kg/dia por mais 1 ano

Fonte: Adaptado de SBP, 2018.

Alimentação do pré-escolar (2 a 5 anos de idade)

O pré-escolar apresenta diminuição quanto à velocidade dos ganhos em estatura e peso, predominando o ganho de estatura (2 a 3 kg/ano e 5 a 7 cm/ano). Assim, apresenta diminuição do apetite e das necessidades nutricionais, fato erroneamente interpretado pela família como possibilidade de "algo errado" com a criança. Segundo recomendações da SBP, devem ser oferecidas cinco a seis refeições por dia, pelo menos duas de leite e duas de comida salgada, em horários regulares, com intervalo de 2 a 3 h entre elas sem rigidez, mas com disciplina, evitando-se guloseimas nos intervalos ou em horários muito próximos das refeições principais.

Os pais devem estabelecer tempo definido e suficiente para cada refeição, encerrando-a caso a criança se recuse a comer e somente oferecendo outro alimento no próximo horário de refeição, evitando substituições; ainda, precisam fazer um prato "colorido" e de "tamanho" compatível com o grau de aceitação, contendo alimentos dos diferentes grupos, com porção inicialmente pequena, permitindo que a criança o repita, se desejar. Diante de recusa persistente de determinado alimento, substituí-lo por um análogo, evitando forçar sua aceitação.

A oferta de líquidos durante ou logo após a refeição deve ser evitada, bem como doces como recompensa.

Os sucos não devem exceder a 180 mL/dia, preferindo-se o consumo da própria fruta. Os refrigerantes e as guloseimas devem ser eventuais, em pequeno volume, em datas e horários definidos.

É importante a refeição à mesa, junto da família, em ambiente calmo e tranquilo, evitando-se outras distrações, buscando o estabelecimento das preferências e hábitos alimentares saudáveis, com os pais como exemplo, visando à prevenção das doenças crônicas não transmissíveis na idade adulta.

As necessidades energéticas do pré-escolar são menores que as do lactente; porém, maiores que as do escolar. Portanto, quando da recusa do leite, imprescindível nessa fase pelo seu alto teor proteico, deve-se oferecê-lo na forma dos derivados e também de outros alimentos ricos em cálcio, como soja, grão-de-bico, vegetais folhosos verdes, couve, brócolis, folhas de nabo, rabanete, cenoura, beterraba e alimentos integrais. Para suprir as necessidades de vitaminas e minerais, é importante oferecer hortaliças e frutas e a carne como principal fonte de ferro, da maneira como a criança melhor as aceitar. O zinco, presente na carne e em miúdos, peito de frango, abacate, salmão e espinafre, é muito importante nessa idade. Alimentos como soja, contendo fitoestrógenos, com papel não totalmente esclarecido, e as fibras, hoje frequentemente utilizadas, devem ser oferecidos comedidamente. A quantidade recomendada de fibras corresponde a idade (em anos) + 5 a 10 g/dia. O consumo de gorduras deve se limitar às monossaturadas e poli-insaturadas, principalmente na forma de ômega-3, evitando-se as saturadas e as do tipo "trans".

Nessa faixa etária, sugere-se compor o cardápio diário (número de porções/dia, para cada grupo alimentar) com necessidade energética diária de 1.300 a 1.800 calorias/dia com: alimentos energéticos (cereais, massa e tubérculos): 6; frutas: 3; verduras e legumes: 3; leite e derivados: 3; carnes e ovos: 1; leguminosas: 1; óleos e gorduras: 1; açúcares e doces: 1.

Alimentação do escolar (6 a 10 anos de idade)

Para o escolar, o ritmo de crescimento é mais constante, com ganho de peso proporcionalmente maior que o estatural, tornando-se mais acentuado próximo ao estirão da adolescência. Ainda, apresenta maior socialização, atividade física e independência, geralmente aceitando melhor os alimentos novos. Contudo, é frequente o consumo de *fast-foods*, salgadinhos e lanches com os amigos, na escola e fora de casa, o que mostra a importância de a família e a escola executarem práticas de alimentação saudável, respeitando as possibilidades de oferta e as preferências regionais e não se esquecendo de que a qualidade e a quantidade da alimentação são determinantes para a manutenção da velocidade de crescimento.

Segundo recomendações da SBP, devem ser oferecidas cinco refeições diárias: desjejum, almoço e jantar, além dos lanches matinal e vespertino, compostos de alimentos saudáveis, evitando-se alimentos sem valor nutricional. Uma questão a considerar são as refeições incompletas pela fadiga decorrente de uma atividade diária grande e, muitas vezes, em razão da pressão pelo horário das aulas ou de outras atividades. Deve-se sempre colocar pequena quantidade de alimento no prato, permitindo que a criança repita, se desejar. Durante as refeições, não exceder 240 mL/dia de líquidos, oferecendo água no intervalo entre as refeições e, eventualmente, sucos, sendo preferível o consumo de frutas (uma porção de fruta equivale a cerca de 180 mL de suco). Desestimular o consumo de refrigerantes, bebidas à base de suco ou néctar de frutas e águas saborizadas adoçadas com sacarose ou xarope de milho, rico em frutose. Outro aspecto importante consiste no lanche escolar, que deve preencher as necessidades da criança, com componentes saudáveis e nutritivos, pelo fato de, muitas vezes, permanecer por um período longo sem se alimentar.

Nessa faixa etária, sugere-se compor o cardápio diário (número de porções/dia, para cada grupo alimentar) com necessidade energética diária de 2.000 calorias com: alimentos energéticos (cereais, massa e tubérculos): 6; frutas: 3; verduras e legumes: 4; leite e derivados: 3; carnes e ovos: 2; leguminosas: 1; óleos e gorduras: 1; açúcares e doces: 2.

Conclusão

Considerando-se que a alimentação da criança é fundamental para o seu crescimento e desenvolvimento, além de uma fonte de experiências psíquicas e socioculturais, é fundamental que os profissionais de saúde orientem as mães, tornando-as mais seguras para enfrentar eventuais dificuldades e garantindo uma melhor aceitação por parte das crianças. Ainda, é essencial que se incluam nas consultas de rotina uma avaliação do crescimento e do desenvolvimento e uma adequada avaliação nutricional. Deve ser feita uma orientação antecipatória dos comportamentos mais frequentes da criança nas suas diferentes faixas etárias em relação à alimentação. Recomenda-se sugerir formas e preparações das refeições e atividades físicas visando a uma melhor qualidade de vida e à prevenção das doenças crônicas não transmissíveis do adulto, especialmente a obesidade, a hipertensão arterial, as doenças cardiovasculares, as dislipidemias, o diabetes tipo 2, a osteoporose etc.

Bibliografia

- Brasil. Ministério da Saúde. Política Nacional de Alimentação e Nutrição. Brasília: Ministério da Saúde; 2012. (Série B. Textos Básicos de Saúde.)
- Brasil. Ministério da Saúde. Secretaria de Políticas de Saúde. Organização Pan-Americana de Saúde. Guia alimentar para crianças menores de dois anos. Brasília: Ministério da Saúde; 2002.
- Faleiros FTV. Alimentação da criança normal e necessidades nutricionais. In: Departamento de Pediatria. Faculdade de Medicina de Botucatu. Pediatria clínica. Petrópolis: EPUB; 2006. p. 13-23.
- Organização Mundial da Saúde. Institute of Medicine. Dietary reference intakes, 2006. Geneva: OMS/MS; 2012.
- Sociedade Brasileira de Pediatria. Manual de orientação para a alimentação do lactente, do pré-escolar, do escolar, do adolescente e na escola. 4. ed. Rio de Janeiro: SBP, Departamento de Nutrologia; 2018. 172 p.

- Sociedade Brasileira de Pediatria. Documento científico (DC). Nutrologia SBP 2014; Guia prático – hipovitaminose D. DC Endocrinologia. Rio de Janeiro: SBP; 2017.
- Souza CSB, Costa KCM. Alimentação do pré-escolar e escolar. In: Nogueira-de-Almeida CA, Mello ED. Nutrologia Pediátrica: prática baseada em evidências. Barueri: Manole; 2016. p. 74-80.
- Weffort VRS et al. Alimentação do lactente ao adolescente. In: Campos Jr D, Burns DAR, Lopez FA (orgs.). Tratado de Pediatria. 3. ed. Barueri: Manole; 2014. p. 1989-2012.
- Weffort VRS et al. Nutrição nas fases pré-escolar e escolar. In: Weffort VRS, Lamounier JA. Nutrição em Pediatria: da neonatologia à adolescência. 2. ed. Barueri: Manole; 2017. p.111-24.
- Weffort VSR, Ramos-Silva V. Alimentação complementar: atualizações. Pronap. 2017;20(1):25-9.

CAPÍTULO 16

Crescimento Normal e seus Desvios

Cátia Regina Branco da Fonseca • Miriam Hashimoto • Francisca Teresa Veneziano Faleiros

O crescimento é um processo complexo que integra desde a vida intrauterina até fatores hormonais, genéticos, nutricionais, ambientais, socioeconômicos e emocionais. O acompanhamento do processo de crescimento regular e sistemático permite a detecção precoce e a prevenção de alterações.

Fisiopatologia

Os fatores que atuam no crescimento podem ser divididos em extrínsecos (nutricionais, socioeconômicos, ambientais) e intrínsecos (genéticos, do sistema neuroendócrino, dos órgãos efetores, psicológicos), os quais agem no crescimento pré-natal e/ou pós-natal, alguns marcando um padrão inicial que se prolonga por toda a vida, interferindo na herança genética.

O crescimento compreende um processo dinâmico e não estático, motivo pelo qual, na avaliação do crescimento infantil, é fundamental a realização de uma boa anamnese, incluindo a história gestacional e do pré-natal, idade gestacional, condições e peso ao nascer.

Padrões normais de crescimento

O conhecimento dos padrões normais de crescimento é importante para o diagnóstico precoce, quando da presença de algum desvio, e para evitar investigação desnecessária, nos casos de variações dentro do padrão de normalidade.

Há diferenças nas fases de crescimento do lactente, na infância (Quadros 16.1 e 16.2) e na puberdade – em alguns momentos, com picos de crescimentos e, em outros, com estabilização. Essas fases são similares entre meninos e meninas; porém, o tempo e o padrão de crescimento se diferenciam principalmente na puberdade.

QUADRO 16.1	Ganho de peso (P), estatura (E) e perímetro cefálico (PC), segundo a faixa etária			
Idade	P diário (g)	P mensal (g)	E (cm/mês)	PC (cm/mês)
0 a 3 meses	30	880	3,5	2,00
3 a 6 meses	20	550	2,0	1,00
6 a 9 meses	15	440	1,5	0,50
9 a 12 meses	12	390	1,2	0,50
1 a 3 anos	8	240	1,0	0,25
4 a 9 anos	6	180	4 a 6 cm/ano	1 cm/ano

Fonte: Adaptado de Lopes, 2008.

CAPÍTULO 16 • CRESCIMENTO NORMAL E SEUS DESVIOS

QUADRO 16.2	Velocidade de crescimento anual durante a infância
Idade	Crescimento (cm/ano)
Até 1 ano 1º semestre 2º semestre	25 15 10
1 a 2 anos	12 a 13
2 a 3 anos	8
3 a 4 anos	7
4 a 9 anos (pré-púberes)	4 a 6

Fonte: Adaptado de Setian, 2002.

Os fatores determinantes do crescimento infantil são variados, como mostrado no Quadro 16.3, uma vez que o crescimento representa o resultado da interação entre fatores genéticos do indivíduo e o ambiente, o que acrescenta inúmeras condições favoráveis e desfavoráveis capazes de alterar a ordenação, a qualidade e a quantidade do registro genético desde a concepção.

QUADRO 16.3	Fatores determinantes do crescimento infantil
Pré-natal	
Herança genética e etnia • materna (características antropométricas e metabólicas) • fetal (sexo, doenças hereditárias, malformações)	
Gestação – duração, gemelaridade, paridade • atividade placentária (hormonal, de transporte, metabólica) • doenças maternas (infecções, diabetes, hipertensão, hemoglobinopatias) • uso de substâncias (teratógenos, fumo, álcool, drogas)	
Ambiente físico e condições socioeconômicas	
Estado nutricional pré-concepcional e na gestação	
Assistência pré-natal e ao parto	
Pós-natal	
Características antropométricas ao nascer	
Herança genética - potencial familiar • características metabólicas; regulação neuroendócrina • doenças hereditárias	
Aporte nutricional – macro e micronutrientes	
Fatores ambientais, emocionais e condições socioeconômicas	
Atividade física	
Desenvolvimento neuropsicomotor	
Morbidade e acesso a serviços de atenção à saúde	

Fonte: Adaptado de Setian, 2002.

Métodos de avaliação do crescimento

A antropometria combinada com a utilização de curvas de crescimento constitui o principal instrumento para avaliação e monitoramento do cresci-

mento em crianças e adolescentes. As medidas antropométricas mais utilizadas são o peso, a estatura (comprimento ou altura) e o perímetro cefálico (PC). Determinações da circunferência abdominal, de quadril e pescoço, bem como as medidas de pregas cutâneas, podem fornecer informações adicionais do crescimento.

Os valores dos dados antropométricos são analisados em função da idade e do sexo da criança. Para comparar um conjunto de medidas antropométricas com um padrão de referência, utilizam-se, preferencialmente, o percentil e o escore Z.

Os percentis são derivados da distribuição em ordem crescente dos valores de um parâmetro, observados para determinada idade ou sexo. O escore Z significa o número de desvios-padrão que o dado obtido está afastado da mediana de referência.

Curvas

Em 2000, o Center for Disease Control and Prevention (CDC) publicou curvas de crescimento, substituindo a versão de 1977, incluindo o índice de massa corporal (IMC) para idade de 2 a 20 anos, além das curvas de peso para idade, estatura para idade e PC para idade.

A Organização Mundial da Saúde (OMS) publicou em 2006 as curvas de crescimento com base em estudo multicêntrico, descrevendo o padrão de crescimento de crianças em aleitamento materno predominante e sob condições ideais que permitissem o crescimento dentro do potencial genético. No endereço eletrônico da OMS (*www.who.int/childgrowth/standards/en*), estão disponíveis curvas relativas às crianças até 5 anos, de ambos os sexos, com os seguintes parâmetros: comprimento/estatura para idade, peso para idade, peso para comprimento/estatura, IMC para idade, PC para idade, perímetro do braço para idade, prega subcutânea subescapular para idade, prega subcutânea tricipital para idade, velocidade de ganho de comprimento, velocidade de ganho de peso e velocidade de ganho de perímetro cefálico. O Ministério da Saúde recomenda o uso dos padrões e referenciais internacionais de crescimento publicado pela OMS em 2006 e 2007.

Além de avaliar o crescimento da criança em relação ao padrão referencial, é importante realizar a avaliação evolutiva, por meio da velocidade de crescimento, que representa o número de centímetros que a criança cresce a cada ano. Trata-se do método mais sensível de reconhecer os desvios de crescimento normal. A estatura da criança deve também ser relacionada à estatura média de seus pais, pois reflete a influência genética. A estatura-alvo pode ser calculada como:

- Meninos: [(altura mãe + 13 cm) + altura pai]/2.
- Meninas: [(altura mãe + (altura pai – 13 cm)]/2.
- Canal familiar: previsão de estatura ± 9 cm.

Curvas de crescimento específicas para crianças com condições especiais têm sido desenvolvidas, como em prematuros, com paralisia cerebral, acondroplasia e síndromes de Down, Turner e Klinefelter.

Crescimento na adolescência

O crescimento durante a adolescência está associado temporariamente ao início da puberdade com grande variação individual, e as curvas transversais devem ser usadas com critério. Em adolescentes, recomenda-se a avaliação do estadiamento puberal de acordo com o proposto por Tanner. É importante considerar o desenvolvimento de mamas em meninas e o crescimento testicular em meninos. A Figura 16.1 ilustra o comportamento da velocidade de crescimento estatural em centímetros por ano em função do estadiamento puberal.

Idade óssea

Trata-se de outro elemento na avaliação do crescimento porque o desenvolvimento ósseo se caracteriza por uma sequência de maturação, com aparecimento progressivo de núcleos de ossificação, que variam em tamanho e forma do nascimento ao final do desenvolvimento puberal. O principal valor da idade óssea consiste em oferecer um índice de maturação endócrina global, visto que os fatores reguladores do desenvolvimento ósseo são similares àqueles que regulam a maturação hipotálamo-hipofisária.

Desvios do crescimento normal

Quando o crescimento da criança é menor do que o esperado, doenças agudas ou crônicas devem ser investigadas, incluindo as causas hormonais. A baixa estatura é definida como a medida menor que dois desvios-padrões (DP) da média de indivíduos do mesmo sexo e com a mesma idade cronológica, correspondendo à estatura abaixo do percentil 3 na curva da OMS.

É importante salientar que há variações do crescimento normal. A verificação da curva e da velocidade de crescimento deve ser acompanhada nas consultas de rotina da criança, pois pode tratar-se de baixa estatura familiar ou constitucional – baixa estatura nos primeiros anos de vida; porém, com velocidade de crescimento normal.

O conhecimento das diferenças nas fases de crescimento do lactente, na infância e na puberdade, como mostrado nos Quadros 16.1 e 16.2 e na Figura 16.1, é extremamente importante antes de realizar um diagnóstico de distúrbio do crescimento.

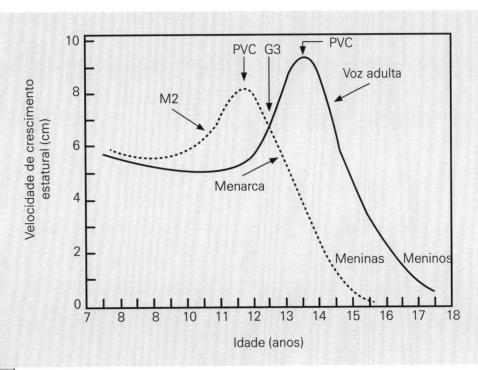

FIGURA 16.1 | Crescimento estatural em função do estadiamento puberal.

M2: mama no estádio M2; PVC: pico de velocidade de crescimento; G3: testículos no estádio G3.
Fonte: SBP, 2009.

CAPÍTULO 16 • CRESCIMENTO NORMAL E SEUS DESVIOS

Deve-se atentar sempre para os sinais que indicam a necessidade de investigação de alterações do crescimento:

- Velocidade de crescimento abaixo do esperado para idade e estadiamento puberal.
- Achatamento da curva de estatura.
- Estatura abaixo da previsão de estatura dos pais.
- Atraso de idade óssea (< −2 desvios-padrões).
- Presença de desvios fenotípicos ou alteração na proporção corporal.

Conclusão

O acompanhamento do crescimento é parte integrante e fundamental de toda consulta pediátrica, compreendendo o eixo integrador de outras intervenções estratégicas na saúde da criança, como a promoção do aleitamento materno, a orientação à introdução dos alimentos complementares, a prevenção das doenças e o tratamento de doenças e agravos.

Bibliografia

- Centers for Disease Control and Prevention. CDC growth charts. Disponível em: http://www.cdc.gov/growthcharts/cdc_charts.htm. Acesso em: 10 jun. 2017.
- Grimberg A, Kutikov JK, Cucchiara AJ. Sex differences in patients referred for evaluation of poor growth. J Pediatr. 2005;146:212.
- Keane V. Assessment of growth. In: Nelson Textbook of Pediatrics. 19. ed. Philadelphia: Saunders; 2011.
- Lopes LA, Strufaldi MWL, Brasil ALD, Palma D, Puccini RF. Crescimento – avaliação e critérios de normalidade. In: Puccini RF, Hilario MOE. Semiologia da criança e do adolescente. Rio de Janeiro: Guanabara Koogan; 2008.
- Setian N. Crescimento: medidas, métodos e padrões. In: Setian N (coord.). Endocrinologia pediátrica: aspectos físicos e metabólicos do recém-nascido ao adolescente 2. ed. São Paulo: Sarvier; 2002. p. 19-23.
- Strufaldi MW, Kobinger ME, Lopes LA, Palma D, Puccini R. Crescimento. In: Morais MB, Campos SO, Hilário MO (eds.). Pediatria: diagnóstico e tratamento. Barueri: Manole; 2013. p. 27-35.
- Strufaldi MWL, Fonseca CRB, Barros-Filho AZ. Avaliando o crescimento. In: Pediatria Ambulatorial: da teoria à prática. São Paulo: Atheneu; 2016. p. 4956.
- Sociedade Brasileira de Pediatria. Avaliação nutricional da criança e do adolescente – Manual de Orientação/ Sociedade Brasileira de Pediatria. Departamento de Nutrologia. São Paulo: Sociedade Brasileira de Pediatria/ Departamento de Nutrologia; 2009.
- Tanner JM, Davies PSW. Clinical longitudinal standards for height and height velocity for North American children. J Pediatr. 1985;107(3):317-29.
- Touwslager RN, Gielen M, Derom C, Mulder AL, Gerver WJ, Zimmermann LJ, et al. Determinants of infant growth in four age windows: a twinstudy. J Pediatr. 2011;158:566.
- World Health Organization. WHO child growth standards. Disponível em: http://www.who.int/childgrowth/standards/en/ 2017. Acesso em: 10 jun 2017.

CAPÍTULO 17

Desenvolvimento Neuropsicomotor nos Primeiros Anos e Saúde do Escolar

Francisca Teresa Veneziano Faleiros • Alice Yamashita Prearo • Carlos Alexandre Hattori Tiba

Desenvolvimento neuropsicomotor da criança (DNPM)

Segundo Gesell, o desenvolvimento da criança se dá conforme seu potencial genético, sempre na mesma sequência de etapas, cujo resultado dependerá de um sistema nervoso central íntegro e um variado espectro de estímulos. Assim, seu comportamento englobará todas as suas reações reflexas, voluntárias, espontâneas e/ou aprendidas. Portanto, concomitantemente ao crescimento físico, a criança desenvolve diversos tipos de habilidades, de complexidade crescente, que sofrem a influência de variados fatores determinantes, como biológicos, psicológicos, ambientais e sociais. A carga genética, influenciada pelos diferentes determinantes, permitirá que cada criança tenha o seu próprio desenvolvimento. Esse processo afeta a vida do indivíduo integralmente, nos aspectos físicos e psicoemocionais, com repercussão não somente na sua vida pessoal, como também na sua interação social. O cérebro do recém-nascido tem seu pico de crescimento no período intrauterino, crescendo cerca de 3 g por dia, do 6º ao 9º mês de gestação. Até os 6 meses de vida, esse crescimento continua a uma taxa de 2 g diários, diminuindo essa velocidade do 7º mês até os 6 anos de vida. Ao nascimento, há cerca de 100 bilhões de neurônios prontos para formarem sinapses, em um ritmo intenso: de 15 mil sinapses durante os primeiros 6 meses, alcançam-se 1.000 bilhões de conexões aos 3 anos de vida. A mielinização do córtex inicia-se por volta da 30ª semana de idade gestacional e está completa aos 2 anos de idade (período crítico de neuroplasticidade).

O pediatra, como primeiro profissional em contato com a criança/família, tem o privilégio de poder observar seu crescimento e desenvolvimento e de avaliar seus determinantes. É imprescindível que haja uma abordagem integral, englobando não somente a criança, mas também a família e a sociedade em que ela vive. Portanto, cabe ao pediatra orientar a família sobre as diferentes formas de estímulos sensoriais que permitirão um desenvolvimento mais satisfatório da criança, respeitando-se as características individuais de cada uma delas. A família, por sua vez, deve proporcionar momentos junto a essa criança, oferecendo calor humano, afeto, ternura, contato físico, interação sensitiva e emocional, bem como uma nutrição adequada, nessa fase tão crítica da vida.

■ Avaliação do DNPM

Deve ser feita de maneira sistemática e programada e possibilita o diagnóstico precoce de desvios. O Teste de Triagem do Desenvolvimento de Denver (TTDD), elaborado em 1967 por um grupo de pediatras norte-americanos e reformulado em 1990, com uma simplificação nos itens de administração e interpretação mais difíceis e elaboração de outros novos, tem sido o mais utilizado em muitos países, inclusive no Brasil. É aplicável para crianças até os 6 anos de idade e composto de 125 itens, distribuídos em quatro áreas do desenvolvimento: motor grosseiro (controle motor corporal); motor fino-adaptativo (coordenação olho-mão, manipulação de pequenos objetos); pessoal-social (aspectos

CAPÍTULO 17 • DESENVOLVIMENTO NEUROPSICOMOTOR NOS PRIMEIROS ANOS E SAÚDE DO ESCOLAR

da socialização da criança dentro e fora do ambiente familiar); linguagem (produção de som, capacidade de reconhecer, entender e usar a linguagem).

■ Principais pontos a serem observados, conforme a idade

O lactente deve ser observado em diversas posturas e posições para uma avaliação completa, incluindo tônus muscular e postural, equilíbrio, simetria, preensão, linguagem, visão, audição, comportamento e reflexos. É também muito importante o estado de consciência, especialmente quando acordado, alerta, olhos abertos e sem choro.

1º mês

- O tônus flexor predomina; a atitude é determinada pela gravidade, ainda sem equilíbrio; movimenta-se simetricamente; fixa o olhar no cuidador e em objetos por um tempo breve; os olhos acompanham objetos com movimentação da cabeça, sem passar a linha média; pode ter estrabismo; percebe os estímulos luminosos e sonoros com mudança de comportamento; produz ruídos laríngeos.
- Prono: repouso em flexão; cabeça lateralizada liberando as vias respiratórias, podendo levantá-la por pequeno tempo; braços embaixo ou ao lado do tórax.
- Supino: posição flexora; cabeça lateralizada; corpo segue a rotação em bloco; presença dos reflexos de Moro e tônico cervical assimétrico; pernas em rotação externa e afastadas do quadril.
- Puxado para sentar: braços em flexão; cabeça pende para trás; quando sentado com apoio, a cabeça oscila.
- Levantado pelas axilas: apoia-se por um breve momento e cai, fletindo os joelhos.

2º mês

- O tônus flexor diminui, facilitando a movimentação passiva; há melhora do equilíbrio e do posicionamento espacial; presença dos reflexos com menor intensidade; melhor fixação do olhar, ultrapassando a linha média por breve tempo, podendo, ainda, ocorrer estrabismo; abre a mão quando tocada, segura objeto; porém, não o solta (reflexo de preensão palmar); sons com vogais e arrulhos; sorriso social reagindo a sorriso com alteração da mímica facial; acalma-se quando aconchegado.
- Prono: já consegue estender o tórax; quadril ainda fletido; levanta a cabeça por breves inter-

valos, não mais que 45°; apoia-se sobre os antebraços; movimentos alternados das pernas.
- Supino: maior movimentação dos membros; as mãos não chegam à linha média; cabeça lateralizada, mas com troca de lados; diminuição dos reflexos.
- Puxado para sentar: dobra levemente os braços e a cabeça acompanha o movimento com certo atraso; quando sentado ainda não apresenta controle, mas orienta-se para a posição ereta.
- Levantado pelas axilas: apoia-se com mais estabilidade, ainda por pouco tempo e cai suavemente.

4º mês

- O tônus pode ser ora frouxo ora rígido, ficando livre para coordenar seus movimentos com boa motilidade; as extremidades, quando estendidas, não voltam à posição de flexão; movimentação articular dissociada; boa estabilidade em prono e supino; se ainda presentes, os reflexos são fracos; acompanha objetos com os olhos e a cabeça gira mais de 180°; tenta pegar um objeto com uma preensão grosseira e o larga sem intenção; sorri e ri alto; percebe o próprio som; distingue sons e volta-se para a fonte.
- Prono: boa simetria; apoia-se sobre os antebraços com boa estabilidade; a cabeça se ergue a quase 90°; começa a rastejar; melhora da extensão com quadril e tórax.
- Supino: posição simétrica, mas pode virar de um lado para outro; movimentação da cabeça de acordo com a preferência; as mãos chegam à linha média, são coordenadas pela movimentação da cabeça e do corpo, estão abertas e levam objetos à boca; maior movimentação de pernas e pés, com certa flexão de joelhos.
- Puxado para sentar: bom controle cervical, sem atraso no movimento; quando sentado, ainda apresenta certa instabilidade de tronco (dorso curvado).
- Levantado pelas axilas: fica por mais tempo, estendendo as pernas; mantém um bom controle de cabeça.

6º mês

- Prono: cabeça erguida a 90°, tronco estendido e quadril apoiado na base; apoio em mãos, deslocando o peso sobre uma mão para pegar objeto com a outra; troca de decúbito.
- Supino: arqueia a cabeça; segura os pés; movimentos coordenados.
- Puxado para sentar: colabora ao ser puxado; bom controle cervical; controle moderado do

tronco; senta-se com o tronco curvado; ainda sem bom controle lateral completo, por certa flexão dos cotovelos.

- Puxado para levantar-se: boa simetria e controle da cabeça e do tronco; quando inclinado para os lados, apresenta movimentos compensatórios; joelhos ainda não firmemente estendidos.
- O tônus é normal, ajustando-se à posição desejada; não há reações primárias; ainda agarra com a palma da mão; passa objeto de uma mão para outra; já faz pega em pinça e busca objetos; sons dissílabos; tímido com estranhos; sorri quando provocado; distingue mímica grave e carinhosa; distingue as qualidades dos ruídos; tem boa coordenação mão-olho, olha para tudo.

9º mês

- Prono e supino: geralmente não assume tais posturas; troca livremente de decúbito, assumindo a posição sentada.
- Sentado: tem boa estabilidade; quando perde o equilíbrio, corrige com contramovimentos; boa rotação de tronco; pode arrastar-se.
- Levanta-se para ficar em pé, com apoio em objetos; apresenta bom equilíbrio; dá passos com apoio; cai sentado.
- Seu contramovimento para corrigir o desequilíbrio ainda não é totalmente estável; engatinha; agarra, solta e arremessa objetos; começa a segurar a colher e a beber em copo; explora objetos e o corpo com as mãos; imita sons, começa a sussurrar (modular a voz), fala sílabas duplas; escolhe se quer contato social, selecionando pessoas de referência; entende perguntas simples, esconde e acha objetos; boa coordenação dos músculos oculares, olhando em todos os planos.

12º mês

- Engatinha com controle sobre a rotação e o equilíbrio, com boa velocidade e senta-se com bom equilíbrio, apoiando-se em todos os lados. Passa a apoiar-se em móveis ou pessoas e já consegue passar de sentado para em pé, sozinho. Assim, apoiado ou seguro por uma das mãos, consegue esboçar os primeiros passos, com base alargada.
- Tira objetos de recipientes e os coloca onde estavam, acha objetos escondidos, coloca objetos em aberturas estreitas, apanha com o polegar e o indicador objetos muito pequenos, bate um objeto contra outro. Brinca concentrado empilhando blocos, vai em busca de objeto de desejo.

- Fala palavras com sentido (papá, mamã, au-au), reage ao seu nome e a convites ("me dá"); entende broncas e elogios, sabe agradar, faz birra quando contrariado.

Entre 12 e 18 meses

Aos poucos, a criança consegue dar os primeiros passos, sem apoio, em curtas distâncias e, à medida que vai adquirindo confiança e é adequadamente incentivada, alcança distâncias maiores. Por se tratar de uma aquisição que exige um maior grau de equilíbrio do tronco e uma postura mais ereta, é muito importante o incentivo pelos familiares, bem como maiores cuidados, evitando acidentes. É importante que descubra por si só e com o incentivo dos familiares o aumento de suas capacidades para essas novas conquistas. Nessa fase, também se aprimoram bastante a habilidade manual para alguns encaixes, o uso ainda pouco ordenado da colher e o empilhamento de algumas peças maiores.

2 anos

Em virtude do grande progresso nas habilidades motoras (anda e corre bem, sobe e desce escadas, já com os pés alternados), a criança apresenta maior noção de distância e profundidade e finaliza a chamada "socialização elementar", adquirindo maior organização motora, emocional e adaptativa. Trata-se de uma fase de autoafirmação, em que se mostra mais arredia à aceitação dos "nãos" (faz birra quando contrariada) e uma maior complexidade nas suas emoções: desde o medo e timidez até a agressividade e o egoísmo.

3 a 7 anos

Apresenta sentimentos de compreensão, ternura e compaixão, aumento do seu aprendizado prático, imitando os adultos, o que contribui para sua adaptação social ("socialização comunitária").

Na idade escolar

Inicia-se o aprendizado elementar, com o aumento de sua curiosidade quanto à casualidade (idade dos "porquês"), com interesses intelectuais, noções de religião e espiritualidade, ampliação de sua vida social, com algumas diferenças em função do gênero. O maior objetivo consiste na alfabetização, nas atividades esportivas e socioculturais que exigirão o desenvolvimento de funções executivas cada vez mais elaboradas e na evolução de sua autonomia, buscando atender aos seus próprios objetivos. Com isso, são relativamente frequentes dificuldades, especialmente na escola e no conví-

CAPÍTULO 17 • DESENVOLVIMENTO NEUROPSICOMOTOR NOS PRIMEIROS ANOS E SAÚDE DO ESCOLAR

vio com seus pares. Portanto, torna-se fundamental uma abordagem bastante atenta a diferentes aspectos cognitivos e operacionais do cotidiano da criança, descritos a seguir.

Saúde do escolar

Para se atender à criança em idade escolar de maneira integral, o pediatra deve conhecer as normas de ensino vigentes naquela comunidade e o ambiente físico e emocional da escola e da família. O encaminhamento de crianças da escola para o pediatra com queixas referentes a dificuldades escolares ainda é bastante frequente em nosso meio. Para os problemas disciplinares, são solicitados atendimentos por psicólogos e/ou neurologistas, enquanto, para o mau rendimento, busca-se encontrar uma causa orgânica que justifique as dificuldades apresentadas pela criança. Como consequência, a criança muitas vezes é rotulada como "doente" ou "criança-problema", situação que vários autores têm discutido como inadequada e merecedora de uma abordagem mais abrangente e cuidadosa.

- Peculiaridades da consulta do escolar
- Anamnese ampliada: além dos tópicos comuns a qualquer consulta [queixa e duração, história da condição atual, interrogatório sobre os diferentes aparelhos (ISDA), antecedentes pessoais-pré, peri e pós-natais, antecedentes mórbidos e familiares], devem ser obtidas informações pertinentes a essa faixa etária, como desenvolvimento da linguagem, escolarização, disciplina, temperamento, atividades de lazer, sociabilidade, sexualidade, atividades da vida diária, condições do sono e alimentação, moradia e DNPM.
- Exame físico: igual ao tradicional; porém, acrescido das avaliações de visão, audição, fala, postura, coluna e saúde oral.
- Avaliação do DNPM: segundo Sucupira, para essa avaliação, o profissional deve conversar com a criança sobre suas situações habituais de vida, no sentido de verificar os seguintes aspectos:
  - Memória: global – faz compras sem precisar de listas escritas? Conta uma história? Descreve um passeio? Visual – reconhece símbolos visuais, cores, desenha algo mostrado imediatamente antes? Auditiva – reconhece sons, músicas, canta? Repete sequências simples de números ou palavras? Obedece a uma sequência de ordens simples?

- Raciocínio aritmético: identifica numerais, número de irmãos? Sabe contar, fazer contas, lidar com dinheiro, compras ou troco?
- Relação espacial: emprega conceitos, como em cima, embaixo, ao lado, dentro, fora, sair, entrar, longe, perto? (*criar situações na conversa que os propiciem*).
- Esquema corporal: anda de bicicleta, carrinho de rolimã, pula corda, amarelinha? Anda em cima de muro ou barra, sobe em árvores? Tem noção de lateralidade – direita/esquerda? (*não precisa denominar, mas perceber a diferença*).
- Relação temporal: reconhece os conceitos de antes, durante, depois? Dia, semana, mês? Cita a data de aniversário, festas? Horário da escola, refeições? Irmãos mais velhos e mais novos? Ritmo, quando tem o conceito de velocidade: mais rápido *versus* mais lento (p. ex., correr *versus* andar)?
- Tamanho, forma, cores: por meio de objetos de casa ou do consultório, observar se tem conceito de igual *versus* diferente; maior, menor ou igual; mais leve ou mais pesado; sabe diferenciar formas geométricas: círculo, quadrado etc. (*não precisa denominar, o que requer conhecimento prévio, mas perceber igualdades e diferenças*); sabe identificar cores? (*se a criança não conhece o nome das cores, verificar se discrimina cores iguais e diferentes*).
- Coordenação motora e equilíbrio: usa preferencialmente situações de brinquedo; anda de bicicleta, sobe em árvores, joga bola, corre, nada? Faz/empina pipa ou quadrado? Desenha, monta brinquedos de armar ou quebra-cabeças?
- Avaliação da audição: perguntar aos pais se reage a barulhos; reconhece o som do carro da família; percebe campainha ou telefone; ouve rádio/TV muito alto; atende a ordens verbais não acompanhadas de gestos; atende a chamados; fala ao telefone (em caso de dúvida, conversar de costas para a criança, evitando a leitura labial).
- Avaliação da fala: perguntar aos pais se outras pessoas que não eles o compreendem; troca letras; consegue contar histórias ou narrar experiências vividas em casa e/ou na escola. Se já alfabetizado: consegue ler palavras simples ou fazer ditados? (*em caso de dúvida, pedir à criança, de costas para ela, repetir palavras soltas, como faca/vaca, pente/dente etc.*).

PARTE 1 • FASES DA VIDA

- Também é importante que o pediatra verifique as condições socioculturais e afetivas da criança e estabeleça uma relação de "parceria" com ela e a família. A escuta da própria criança na consulta é importante e, eventualmente, são necessárias entrevistas isoladas com os pais e a criança.

Como proceder em situações de dificuldades escolares?

Segundo Moyses e Sucupira, "as dificuldades escolares representam um conjunto de problemas, resultantes de problemas na interação criança/família com a instituição social que é a escola", devendo-se considerar, nessa situação, diferentes aspectos: da própria criança, familiares, orgânicos, psicoemocionais, pedagógicos, sociais e políticos. É fundamental entender que, diante de uma queixa com determinantes essencialmente sociopedagógicos, o modelo médico de investigação diagnóstica e terapêutica, centrado no indivíduo e nos problemas orgânicos, é bastante limitado e inadequado, sem se esgotar em uma única consulta.

- Aspectos importantes da consulta na situação de dificuldade escolar

A consulta transcorre com as peculiaridades já descritas, devendo-se observar a postura e a atitude da criança/familiares durante seu intercurso. A anamnese tem como objetivo conhecer a criança, a família e o ambiente escolar, tendo-se o cuidado de deixar que os pais exponham claramente qual a dificuldade apresentada; quando se iniciou; se houve desencadeantes; se a procura foi espontânea ou a pedido da escola e o que a família espera desse atendimento. Além disso, verificar se nos antecedentes pessoais existe a possibilidade de sequelas ou fatores de risco para problemas capazes de interferir no desempenho escolar (déficits visuais ou auditivos; infecções congênitas; atrasos no DNPM; internações anteriores, com seus efeitos negativos decorrentes da hospitalização, separação mãe-filho e afastamento de seu ambiente familiar/escolar). Nas condições habituais de vida, deve-se atentar para rotina, alimentação, escolaridade, condições de moradia, socialização e comportamento da criança em casa e na escola. Sobre a sexualidade, verificar como a família lida com as questões sexuais favorecendo ou bloqueando o desenvolvimento da criança. O estresse intrafamiliar, a escolaridade e a profissão dos pais, suas expectativas em relação ao futuro da criança, o desempenho dos irmãos e de outros familiares, bem como a existência de rede de apoio e/ou recursos familiares em relação aos estímulos necessários para um melhor desempenho da criança, também são de grande valia na investigação das causas da dificuldade escolar. Quanto aos antecedentes familiares, é importante a investigação de dificuldades escolares na família, com especial atenção a déficits auditivos, de fala ou visuais. O exame físico deve ser completo, investigando possíveis causas orgânicas para a dificuldade escolar, com especial atenção para o exame neurológico e eventuais alterações fenotípicas capazes de se relacionar com déficits cognitivos, sensoriais e/ou motores. Deve-se atentar sempre para sinais de possibilidade de violência física e/ou psicológica nessas crianças e, no caso dessa suspeita, proceder à devida investigação.

Diante da etiologia multifatorial das dificuldades escolares, os pais e, muitas vezes, a própria criança, devem ser esclarecidos, já nessa primeira consulta, quanto à complexidade da solução para a situação, uma vez que esta envolve vários tipos de condutas a serem discutidas e individualizadas para cada caso, bem como sobre a importância de sua participação efetiva e paciente para o sucesso das intervenções propostas. Vale ressaltar também que o fato de a criança ser "rotulada" como "doente" ou "criança--problema" pode influenciar na forma de percepção da criança pela escola e/ou pelos pais, comprometendo seus processos de interação e desenvolvimento.

Nas consultas de retorno, deve-se solicitar cadernos da criança e relatórios de desempenho e comportamento escolar (pelo professor ou pelo coordenador pedagógico), bem como avaliar os resultados das orientações e das intervenções propostas inicialmente. Quando o profissional consegue uma avaliação completa e uma compreensão do caso, a melhor abordagem é multiprofissional e interdisciplinar.

Bibliografia

- Bresolin AMB, Sucupira ACSL. Caderno temático da criança. São Paulo: Imprensa Oficial; 2003. Disponível em: http://www.prefeitura.sp.gov.br/cidade/secretarias/upload/saude/arquivos/publicacoes/Caderno Crianca.pdf.
- Campos Jr D. A prioridade da primeira infância: fundamentos e perspectivas para o novo milênio. In: Halpern R (org.). Manual de pediatria do desenvolvimento e comportamento. Barueri: Manole; 2015. p. 15-23.
- Cypel S. Neurodesenvolvimento. In: Pessoa JHL. Puericultura: conquista da saúde da criança e do adolescente. São Paulo: Atheneu, 2013. p. 275-96.
- Feigelman S. O primeiro ano. In: Nehrman RE, Kliegman R, Jenson HB. Nelson – Tratado de pediatria. Parte II: Crescimento, desenvolvimento e comportamento. 19. ed. Rio de Janeiro: Elsevier; 2014. p. 26-31.

CAPÍTULO 17 • DESENVOLVIMENTO NEUROPSICOMOTOR NOS PRIMEIROS ANOS E SAÚDE DO ESCOLAR

- Flehmig I. Desenvolvimento normal e seus desvios no lactente: diagnóstico e tratamento precoce do nascimento até o 18º mês. São Paulo: Atheneu; 2004.
- Frankenburg WK, Dodds J, Archer P, Bresnick B, Maschika P, Edelman N. Denver II Training Manual. Denver Developments Materials; 1992.
- Gesell A. Diagnostico del desarrollo. Buenos Aires: Paidós; 1945.
- Halpern R. Desenvolvimento neurológico e psíquico da criança e adolescente. In: Campos Jr D, Burns DAR, Lopez FA (orgs.). Tratado de pediatria. 3. ed. Barueri: Manole; 2014. p. 417-22.
- Hassano AYS, Borgneth LRL. Promoção do desenvolvimento normal no consultório pediátrico de 0 a 6 meses de idade. In: Halpern R (org.). Manual de Pediatria do Desenvolvimento e Comportamento. Barueri: Manole; 2015. p. 25-57.

- Marcondes E, et al. Crescimento e desenvolvimento. In: Marcondes E (coord.). Pediatria básica. 9. ed. São Paulo: Sarvier; 1991. p. 35-62.
- Mattos PCA. Saúde Escolar. In: Campos Jr D, Lopez FA (eds.). Tratado de Pediatria: SBP. 2. ed. Barueri: Manole; 2010. p. 203-31.
- Mazer SM, et al. Dificuldades de aprendizagem: revisão de literatura sobre os fatores de risco associados. Psico Educ [online]. 2009;28:7-21. Disponível em: http://pepsic.bvsalud.org/scielo.php?script=sci_arttext&pid=S1414-69752009000100002&lng=pt&nrm=iso.
- Moyses MAA, Sucupira ACSL. Dificuldades escolares. In: Sucupira AC, et al. (coords.). Pediatria em consultório. 3. ed. São Paulo: Sarvier; 1996. p. 515-22.
- Sucupira ACSL. Criança com queixa de dificuldades escolares. In: Sucupira AC, et al. (eds.). Pediatria em consultório. 5. ed. São Paulo: Sarvier; 2010. p. 320-33.

CAPÍTULO 18

Principais Distúrbios Nutricionais

Miriam Hashimoto • Cátia Regina Branco da Fonseca • Francisca Teresa Veneziano Faleiros

A alimentação adequada é um importante fator para a saúde, sobretudo nos períodos de fase de crescimento em crianças e adolescentes. O período dos primeiros 1.000 dias (da concepção aos 2 primeiros anos) é considerado uma "janela" na programação de saúde e doença, em que uma intervenção precoce permitiria prevenir as chamadas "doenças não transmissíveis", incluindo as doenças cardiovasculares (DCV), a hipertensão arterial sistêmica (HAS), o diabetes melito (DM) tipo 2 e o câncer. Avaliação e orientação nutricional adequadas tornam-se essenciais para evitar os principais distúrbios nutricionais na infância e na adolescência, destacando-se a obesidade, a desnutrição e a deficiência de micronutrientes.

Obesidade

Geralmente conceituada como excesso de gordura corporal com repercussões para a saúde, a obesidade se caracteriza por uma série de alterações fisiológicas, anatômicas, bioquímicas, metabólicas, psicológicas e sociais que ocorrem pela interação de fatores genéticos, ambientais e comportamentais.

■ Fisiopatologia

O desequilíbrio energético promove o armazenamento do excesso dessa energia no tecido adiposo, considerado um órgão endócrino, dinâmico e regulador do equilíbrio energético e composto por adipócitos, podendo apresentar tanto hipertrofia quanto hiperplasia, além de ser altamente sensível às mudanças nutricionais. Alguns fatores que regulam a hiperplasia e a hipertrofia incluem insulina, glicocorticoides, fator de necrose tumoral alfa (TNF-alfa), fator de crescimento insulina-*like*, hormônio de crescimento, tiroxina etc. O tecido adiposo denominado branco, além de importante reservatório de energia, secreta hormônios e está localizado principalmente na gordura abdominal e visceral. Adipocinas (polipeptídeos bioativos) secretadas pelo tecido adiposo branco, são fundamentais na fisiopatologia da obesidade e nas repercussões metabólicas. Elas agem centralmente regulando o apetite e o gasto energético e perifericamente afetando a sensibilidade à insulina, a capacidade oxidativa e a captação dos lipídeos. Destacam-se as seguintes adipocinas: leptina, adiponectina, algumas interleucinas (IL-1-beta, IL-6, TNF-alfa, IL-8), apolipoproteínas e, também, hormônios que regulam o gasto energético e a ingestão alimentar, como: grelina, neuropeptídeo Y, colecistocinina, peptídeo YY, melanocortina e adiponectina.

CAPÍTULO 18 • PRINCIPAIS DISTÚRBIOS NUTRICIONAIS

■ Etiologia e fatores de risco

A etiologia é multifatorial, associada a fatores genéticos, ambientais e comportamentais. Mais de 400 genes ligados à obesidade já foram isolados e, em 95% dos casos, está relacionada a hábitos dietéticos, sedentarismo e fatores psicossociais. Os fatores de risco abrangem obesidade materna e familiar, desmame precoce, hábitos, como consumo de alimentos de alta densidade energética, ultraprocessados e com elevados teores de carboidratos simples e lipídios, pouca atividade física, muita atividade sedentária (horas de "tela": televisão, computador, videogame), poucas horas de sono e tabagismo.

■ Diagnóstico

Clínico, a partir de dados da história clínica e nutricional, exame físico e antropometria. Na anamnese, verificam-se idade de início da obesidade, relação com fatores desencadeantes, tratamentos prévios e percepção da família. Nos antecedentes pessoais, peso ao nascer, ganho de peso acentuado no 1º ano de vida e uso de medicamentos; nos antecedentes familiares, obesidade, DCV, HAS e DM; e, nos antecedentes e hábitos alimentares, tempo de aleitamento materno, introdução dos alimentos complementares, recordatório e frequência alimentar (aspectos quantitativos e qualitativos) e dinâmica das refeições.

Quanto ao comportamento e ao estilo de vida, deve-se investigar atividade física, sedentarismo e sono.

No exame físico, avaliar o estadiamento puberal e aferir a pressão arterial (PA). Os exames complementares auxiliam na investigação das causas da obesidade, das repercussões do excesso de peso e na composição corporal.

Compreendem achados frequentes nos exames físico e complementares:

- Dermatológicos: acantose *nigricans*, estrias, celulite, acne, hirsutismo.
- Ortopédicos: joelho valgo, pé plano, osteocondrites, artrites degenerativas, epifisiólise de cabeça do fêmur.

- Cardiovasculares: HAS, arteriosclerose, dislipidemia.
- Respiratórios: síndrome da apneia obstrutiva do sono, asma.
- Gastrintestinais: refluxo gastresofágico, doença hepática gordurosa não alcoólica.
- Endócrinos: síndrome dos ovários policísticos, DM tipo 2.
- Psicossociais: baixa autoestima, depressão.

Antropometria

Com as medidas de peso (kg) e estatura (m), calcula-se o IMC = peso/estatura^2, que apresenta uma boa correlação com a gordura corporal. Para o diagnóstico, utilizam-se mais frequentemente os referenciais da Organização Mundial da Saúde (OMS) 2006-2007, conforme o Quadro 18.1.

QUADRO 18.1	Diagnóstico do excesso de peso segundo o escore Z e percentil do IMC/idade		
Escore Z	Percentil	0 a 5 anos	5 a 20 anos
> +1 e ≤ +2	> 85 e ≤ 97	Risco de sobrepeso	Sobrepeso
> +2 e ≤ +3	> 97 e ≤ 99,9	Sobrepeso	Obesidade
> +3	> 99,9	Obesidade	Obesidade grave

Fonte: Brasil, 2012.

Circunferência abdominal (CA)

Afere indiretamente os depósitos intra-abdominais de gordura, adiposidade que se associa a maior risco de morbidade associada à obesidade. Medida obtida no ponto médio da borda inferior da última costela e da borda superior da crista ilíaca.

Síndrome metabólica (SM)

Conjunto de fatores de risco para o desenvolvimento de DCV, que, em crianças e adolescentes, não está bem estabelecido. Os critérios mais aceitos são os da International Diabetes Federation (IDF), como mostrado no Quadro 18.2.

QUADRO 18.2	Critérios para a síndrome metabólica em crianças e adolescentes, segundo faixa etária				
Faixa etária	CA	Triglicérides (mg/dL)	HDL-C (mg/dL)	PA (mmHg)	Glicemia (mg/dL)
6 a 10 anos	≥ P90	—	—	—	—
10 a 16 anos	≥ P90	≥ 150	< 40	PAS ≥ 130 PAD ≥ 85	≥ 100 ou DM tipo 2
≥ 16 anos	Masculino ≥ 94 cm Feminino ≥ 80 cm	≥ 150	Masculino < 40 Feminino < 50	PAS ≥ 130 PAD ≥ 85	≥ 100 ou DM tipo 2

PA: pressão arterial; PAS: pressão arterial sistólica; PAD: pressão arterial diastólica; DM: diabetes melito.

O diagnóstico de SM consiste na presença da adiposidade central (CA) mais 2 dos 4 outros fatores.

Fonte: Adaptado de Zimmet et al., 2007.

■ Tratamento

A terapêutica da obesidade em crianças e adolescentes envolve toda a família por meio de intervenção nutricional, incentivo à prática de atividade física e apoio psicossocial. A principal meta da terapia deve ser diminuir a morbidade e o risco de morbidade. A abordagem interdisciplinar e por equipe multiprofissional é de extrema relevância pelo fato de a obesidade ser considerada uma doença multifatorial com várias morbidades associadas.

■ Prevenção

Deve se dar desde a concepção, com avaliação nutricional da gestante, prevenção do nascimento de prematuros e pequenos/grandes para a idade gestacional. Avaliar e monitorar o crescimento da criança e do adolescente. Estimular o aleitamento materno e orientar sobre a importância da alimentação saudável (estimular o consumo regular de frutas, verduras e legumes, e evitar os alimentos ultraprocessados com altos teores de açúcar, sal e gorduras trans e saturadas). Promover a prática de atividade física regular.

Desnutrição energética proteica

Apesar do direito de todo ser humano ao alimento e de o combate à desnutrição ter sido reafirmado sucessivamente em conferências dos países membros das Nações Unidas desde 1948 até os dias atuais, a OMS estima que mais de 20 milhões de crianças nascem com baixo peso a cada ano, cerca de 150 milhões de crianças com menos de 5 anos têm baixo peso para a sua idade e 182 milhões (32,5%) apresentam baixa estatura.

■ Etiologia/fisiopatologia

A desnutrição infantil compreende uma doença de origem multicausal e complexa que tem suas raízes na pobreza pelo fato de o organismo não receber os nutrientes necessários para o seu metabolismo fisiológico, por falta de aporte ou problema na absorção. Na maioria dos casos, a desnutrição resulta de ingestão insuficiente ou fome e doenças. São fatores contribuintes na criança pequena: necessidades relativamente altas de energia e de proteínas; baixo conteúdo energético dos alimentos complementares utilizados e administrados com pouca frequência; disponibilidade inadequada de alimentos por pobreza, desigualdade social, falta de terra para cultivar e problemas de distribuição intrafamiliar; infecções virais, bacterianas e parasitárias repetidas, capazes de produzir anorexia e reduzir a ingestão, absorção e utilização de nutrientes; a fome causada por secas ou outros desastres naturais; e as práticas alimentares inadequadas (alimentos muito diluídos ou com má higiene).

■ Quadro clínico

Déficit de crescimento e acometimento de vários órgãos e sistemas, gerando baixa imunidade e infecções respiratórias e gastrintestinais. A anemia ferropriva é frequente, e o trato gastrintestinal pode ter a peristalse e a absorção de nutrientes comprometida. Em casos mais graves, há acometimento cardiocirculatório, podendo provocar insuficiência cardíaca.

■ Diagnóstico

A partir de história clínica, exame clínico, determinação do estado nutricional e avaliação da antropometria. A avaliação e o cuidadoso acompanhamento clínico da criança são fundamentais para o diagnóstico e o plano terapêutico.

■ Tratamento

Conforme a sua gravidade, as crianças desnutridas podem ser tratadas em hospital, centros de nutrição, ambulatórios e no domicílio/comunidade. O tratamento consiste em promover a recuperação nutricional adequada e tratar causas ou consequências da desnutrição, envolvendo deficiência de micronutrientes e hipoglicemia nos casos mais graves. Deve-se tomar cuidado com a síndrome da realimentação (desequilíbrio hidroeletrolítico, com alterações neurológicas e insuficiência cardíaca).

■ Prevenção

Promover o aleitamento materno e hábitos alimentares saudáveis, com introdução de dieta balanceada e aporte proteico e calórico adequados à idade da criança. Promover ações de políticas públicas para o adequado acompanhamento da criança (vacinação, consultas de puericultura) e de políticas sociais visando ao suporte nutricional em áreas de maior vulnerabilidade socioeconômica.

O Quadro 18.3 resume as características dos principais micronutrientes da dieta cujos déficits são frequentes e com grande repercussão na saúde das crianças, conforme consta na recomendação da SBP em seu Manual de Nutrologia (2018).

QUADRO 18.3 Deficiência de vitamina A, vitamina D e zinco

	Vitamina A	Vitamina D	Zinco
Características	Vitamina lipossolúvel, presente nos alimentos de origem animal (retinoides) e vegetal (carotenoides, incluindo betacaroteno)	• Vitamina D2 (ergocalciferol) – plantas e fungos • Vitamina D3 (colecalciferol) – animais e na pele humana por ação dos raios ultravioleta	Elemento-traço presente em mais de 300 enzimas com múltiplas funções, participações nas estruturas celulares e ação catalítica e regulatória
Epidemiologia	Deficiência de vitamina A: 190 milhões de crianças em idade pré-escolar, a maioria delas nas regiões da África e no Sudeste da Ásia (OMS)	Um dos distúrbios nutricionais mais frequentes em todo o mundo	Deficiência comum e de ocorrência mundial; estima-se uma prevalência em torno de 20%
Fontes alimentares	Ovo, fígado, leite e derivados, vegetais verdes-escuros, cenoura, manga, abóbora, batata-doce, mamão, caju e goiaba	Gema de ovo, fígado, manteiga e pescados gordos	Carnes vermelhas, vísceras, ovos, peixes, ostras, grãos integrais
Efeitos da deficiência	• Predisposição a infecções e a anorexia • Alteração do crescimento • Hiperqueratose folicular • Queratinização de mucosas: tratos respiratório, digestivo e geniturinário • Cegueira noturna • Xerose conjuntival, manchas de Bitot, xerose corneal • Ceratomalácia	• Raquitismo (atraso do crescimento, alterações dentárias, deformidades ósseas: craniotabes, rosário raquítico, geno varo, geno valgo, sulco de Harrison) • Osteomalácia • Hipocalcemia • Tetania	• Déficit do crescimento estatural • Retardo do desenvolvimento • Supressão da imunidade mediada por células • Anorexia • Atraso na maturação sexual • Dermatite
Avaliação do estado nutricional	• Dosagem sérica de retinol: – < 20 mcg/dL: deficiência – < 10 mcg/dL: deficiência grave	• Dosagem de 25-OH-colecalciferol: – < 20 ng/mL: deficiente – 21 a 29 ng/mL: insuficiente – 30 a 100 ng/mL: adequado – > 100 ng/mL: toxicidade	• Deficiência de Zn (leve a moderada) é um desafio pela falta de biomarcadores específicos e sensíveis • Zinco plasmático: 70 a 120 mcg/dL
Necessidades nutricionais	• Lactentes < 1 ano: 400 a 500 mcg • Crianças 1 a 8 anos: 300 a 400 mcg • > 8 anos e adultos: 600 a 900 mcg (1 mcg = 3,3 UI)	• 1 semana a 12 meses: 400 UI/dia • > 1 ano: 600 UI/dia	• Lactentes < 1 ano: 2 a 3 mg/dia • Crianças de 1 a 8 anos: 3 a 5 mg/dia • Adolescentes: (fem.) 9 mg/dia (masc.) 11 mg/dia
Tratamento	• 0 a 5 meses: 50.000 UI, VO • 6 a 11 meses: 100.000 UI, VO • > 12 meses: 200.000 UI VO	• Dose diária (por 2 a 3 meses): – < 1 mês: 1.000 UI – 1 a 12 meses: 1.000 a 5.000 UI – > 12 meses: 5.000 UI • Manutenção: 400 a 1.000 UI/dia	• Dose diária (por 2 a 3 meses): – 1 a 2 mg/kg/dia (dose máx.: 20 mg) • Na diarreia: – < 6 meses: 10 mg/dia – > 6 meses: 20 mg/dia
Prevenção	Dieta variada, saudável e equilibrada com atenção aos alimentos fontes de vitamina A	• Atividades ao ar livre e consumo regular de alimentos fonte de vitamina D • Exposição solar: – 6 a 8 min/dia, 3 vezes/semana (lactentes fraldas) – 17 min/dia (face/mão)	Dieta com consumo regular de alimentos fonte de zinco

Fonte: SBP, 2018.

Deficiência de ferro e anemia por deficiência de ferro

A deficiência de ferro (Fe) compreende a situação de insuficiência para manutenção das funções fisiológicas normais, com redução dos reservatórios (ferritina e ferro da medula óssea), decorrente de perdas ou demandas aumentadas. A anemia ferropriva é definida como o último estágio dessa deficiência com nível de hemoglobina (Hb) abaixo de dois desvios-padrões (DP) do valor de referência para idade e sexo. No Brasil, a Pesquisa Nacional de Demografia e Saúde de 2009 apontou frequência de 20,9% de crianças menores de 5 anos com Hb < 11 g/dL.

■ Fisiopatogenia

Quase o total do Fe corporal total (98%) se destina à eritropoese e à síntese de Hb e 2% compõem as heme-enzimas, a mioglobina e as enzimas respiratórias (citocromos). No adulto, 95% do Fe para síntese da Hb se origina da destruição dos eritrócitos (*turnover*) e somente 5% da dieta; porém, na criança, a dependência do Fe da dieta é de cerca de 30%. O ciclo do Fe é fechado, pois não é excretado: após sua absorção no duodeno, circula ligado à transferrina, que o libera para dentro do eritrócito. Sai da mitocôndria como parte do grupo heme que, ligado às globinas, resultará na Hb. Após vida útil de 120 dias, as hemácias são destruídas no baço e o Fe é novamente liberado das moléculas de Hb, armazenado como ferritina ou hemossiderina, na medula óssea e no fígado e, em menor quantidade, no baço e na musculatura esquelética ou reofertado para nova síntese de Hb. Os estoques advindos das altas concentrações de Hb fetal são suficientes para os primeiros meses da criança nascida a termo; porém, os nascidos prematuros e/ou com baixo peso têm menor estoque e maior velocidade de crescimento, necessitando de suplementação a partir do 1º mês.

■ Etiologia/fatores de risco

As causas são multifatoriais, conforme a faixa etária.

- No recém-nascido: ferrodeficiência materna, gemelaridade, baixo peso e/ou prematuridade, clampeamento precoce do cordão, coletas excessivas no hospital.
- No lactente: desmame precoce, dieta pobre em ferro biodisponível, crescimento acelerado, microssangramentos associados à ingestão da proteína do leite de vaca, refluxo gastresofágico (RGE), infecções e parasitoses.
- No pré-escolar e escolar: dietas inadequadas, parasitoses.
- No adolescente: crescimento acelerado, dietas inadequadas, parasitoses e perdas menstruais nas meninas.
- Outros: dificuldades socioeconômicas, baixa escolaridade materna, saneamento deficiente e pouco acesso a serviços de saúde.

■ Diagnóstico clínico e laboratorial

História clínica e exame físico detalhados, com atenção a etnia, procedência, condições pré, peri e pós-natais, antecedentes familiares e pessoais, idade, sexo, condições socioeconômicas, hábitos alimentares, exposição a drogas, agrotóxicos, medicamentos e comorbidades.

Os sinais e sintomas são geralmente insidiosos e inespecíficos, dependendo da depleção do Fe corporal: palidez cutaneomucosa, anorexia, adinamia, irritabilidade, menor resistência ao exercício, dispneia aos esforços, fraqueza muscular, retardo no crescimento, sopro proto ou mesossistólico leve, e, nos lactentes, esplenomegalia maior de 3 cm, maior suscetibilidade a infecções, déficits psicomotores e de atenção, atrasos de linguagem, coordenação, equilíbrio e do desenvolvimento motor.

Para o diagnóstico laboratorial, volume corpuscular médio (VCM < 75 fl: microcitose), Hb corpuscular média (HCM < 24 pg: hipocromia) e a baixa concentração de Hb. Para a OMS, define-se anemia quando Hb < 11 g/dL (de 6 a 59 meses); < 11,5 (5 a 11 anos) e < 12 (adolescentes, de 12 a 14 anos). O RDW (*red cell distribution width*), coeficiente de variação eritrocitária, constitui o sinal mais precoce da deficiência de ferro, medindo a quantidade de anisocitose. A ferritina reflete os estoques, podendo estar normal nas infecções. O ponto de corte da ferritina, conforme proposto pelo Departamento Científico (DC) de Nutrologia da Sociedade Brasileira de Pediatria (SBP), em 2018, passa a ser de 30 ng/mL.

■ Tratamento

Tratar a causa-base (p. ex., parasitoses), adequar a alimentação (oferta de alimentos ricos em ferro biodisponível e alimentos facilitadores de sua absorção, como vitamina C e carboidratos, evitando os que a dificultam: fitatos, fibras, cafeína, tanino, algumas proteínas, café, chás e leite), administrar sais ferrosos nas doses de 3 a 5 mg de Fe elementar/kg/dia, longe das refeições, em um máximo de 200 mg/dia, durante 3 a 4 meses.

Realizar reavaliação clínica e dosagem de Hb após 4 semanas do início do tratamento. Se normalizada, manter o tratamento por mais 3 a 4 meses, para reposição dos estoques.

■ Prevenção

Acompanhamento pré e pós-natal adequados, com suplementação para a gestante e a nutriz; dieta adequada, conforme a idade; oferta de alimentos enriquecidos, condições sanitárias adequadas e suplementação profilática para os lactentes (Quadro 18.4).

CAPÍTULO 18 • PRINCIPAIS DISTÚRBIOS NUTRICIONAIS

QUADRO 18.4	Recomendações de suplementação de ferro
Situação	**Recomendação revisada**
Recém-nascidos a termo, de peso adequado para a idade gestacional em aleitamento materno	1 mg de ferro elementar/kg peso/dia, a partir do 3º mês até o 24º mês de vida
Recém-nascidos a termo, de peso adequado para a idade gestacional em uso de fórmula infantil (independentemente do volume ingerido)	1 mg de ferro elementar/kg peso/dia, a partir do 3º mês até o 24º mês de vida
Recém-nascidos a termo com baixo peso ou pré-termo com peso > 2.500 g	2 mg de ferro elementar/kg peso/dia, a partir do 30º dia de vida até o 24º mês de vida
Recém-nascidos pré-termo com peso entre 1.500 e 2.500 g	2 mg/kg de peso/dia, a partir do 30º dia de vida durante 1 ano. Após esse prazo, 1 mg/kg/dia por mais 1 ano
Recém-nascidos pré-termo com peso entre 1.000 e 1.500 g	3 mg/kg de peso/dia, a partir do 30º dia de vida durante 1 ano. Após esse prazo, 1 mg/kg/dia por mais 1 ano
Recém-nascidos pré-termo com peso < 1.000 g	4 mg/kg de peso/dia, a partir do 30º dia de vida durante 1 ano. Após esse prazo, 1 mg/kg/dia por mais 1 ano

Fonte: SBP, 2018.

Bibliografia

- ACC/SCN. Nutrition throughout life. 4th Report on the world nutrition situation. Geneva: ACC/SCN/World Health Organization; 2000.
- Bourroul MLM, et al. Anemia na infância. In: Sucupira ACSL, et al. Pediatria em consultório. 5. ed. São Paulo: Sarvier; 2010. p. 380-404.
- Braga JAP, Vitalle MSS. Deficiência de ferro na criança. Rev Bras Hematol Hemoter. 2010;32(Suppl. 2):38-44.
- Brasil. Ministério da Saúde. Secretaria de Atenção à Saúde. Departamento de Atenção Básica. Saúde da criança: crescimento e desenvolvimento/Ministério da Saúde. Secretaria de Atenção à Saúde. Departamento de Atenção Básica. Brasília: Ministério da Saúde; 2012.
- De Souza WA, Da Costa Vilas Boas OM. Vitamin A deficiency in Brazil: an overview. Rev Panam Salud Publica. 2002;12(3):173-9.
- Escrivão MAMS, Liberatore Jr RDR, Silva RRF. Obesidade no paciente pediátrico: da prevenção ao tratamento. São Paulo: Atheneu; 2013.
- Kleinman RE. Academia Americana de Pediatria. Manual de Nutrição Pediátrica. Obesidade pediátrica. 6. ed. São Paulo: Pharmabooks; 2011. p. 697-745.
- Krebs NF, Miller LV, Hambidge KM. Zinc deficiency in infants and children: a review of its complex and synergistic interactions. Paediatr Int Child Health. 2014 34:279-88.
- Mandelbaum-Schimid J. Vitamin and mineral deficiencies harm one-third of the World population, says new report. Bull World Health Org. 2004;82(3):230-1.
- Mayo-Wilson E, Junior JA, Imdad A, Dean S, Chan XHS, Chan ES, et al. Zinc supplementation for preventing mortality, morbidity, and growth failure in children aged 6 months to 12 years of age. Cochrane Database of Systematic Reviews. 2014;5:CD009384.
- Melo LN, Oliveira CT. Abordagem da criança com síndrome anêmica. In: Departamento de Pediatria da Faculdade de Medicina de Botucatu/SP – Pediatria Clínica. Petrópolis/RJ: EPUB; 2006.
- Monte Cristina G. Desnutrição: um desafio secular à nutrição infantil. J Pediatr (Rio J). 2000;76(Suppl. 3):S285-97.
- Moon RJ, Harvey NC, Davies JH, Cooper C. Vitamin D and skeletal health in infancy and childhood. Osteoporos Int. 2014;25:2673-84.
- Sociedade Brasileira de Pediatria. Departamento Científico de Nutrologia. Deficiência de vitamina D em crianças e adolescentes. Documento científico; 2014. Disponível em: http://www.sbp.com.br/fileadmin/user_upload/2015/02/vitamina_d_dcnutrologia2014-2.pdf. Acesso em: 10 jul. 2017.
- Sociedade Brasileira de Pediatria. Manual de Orientação – Departamento de Nutrologia. 3. ed. Rio de Janeiro: SBP; 2018.
- Sociedade Brasileira de Pediatria. Obesidade na infância e adolescência: manual de orientação. Departamento Científico de Nutrologia. 2. ed. São Paulo: SBP; 2012.
- Welfort VRS, Lamonier JA. Aspectos epidemiológicos, clínicos, metabólicos da obesidade na infância e na adolescência. In: Welfort VRS, Lamonier JA. Nutrição em Pediatria: da neonatologia a adolescência. Barueri: Manole; 2017. p. 327-37.
- WHO/UNICEF/IVACG Task Force. Vitamin A supplements. A guide to their use in the treatment and prevention of vitamin A deficiency and xerophthalmia. 2. ed. Geneva: WHO. Disponível em: http://whqlibdoc.who.int/publications/1997/ 9241545062.pdf. Acesso em: 30 jun. 2017.
- World Health Organization. WHO child growth standards. Disponível em: http://www.who.int/childgrowth/standards/en/. Acesso em: 10 jun. 2017.
- Yajnik CS. Transmission of obesity-adiposity and related disorders from the mother to the baby. Ann Nutr Metab. 2014;64(Suppl. 1):8-17.
- Zimmet P, Alberti K, Kaufman F, Tajima N, Silink M, Arslanian S, et al. IDF Consensus Group. The metabolic syndrome in children and adolescents: an IDF consensus report. Pediatr Diabetes. 2007;8:299-306.

SEÇÃO 3
Adolescência

CAPÍTULO 19
Consulta do Adolescente: Queixas Frequentes

Anapaula da Conceição Bisi Rizzo • Tamara Beres Lederer Goldberg

Introdução

Segundo a Organização Mundial da Saúde (OMS), a adolescência compreende o período de vida entre os 10 anos completos e os 20 anos incompletos, caracterizado por grandes transformações físicas, psicológicas e sociais. Essa fase é considerada um processo dinâmico de evolução humana em que o adolescente busca a sua individualidade.

Nessa busca, o adolescente precisa sair da fusão com sua mãe (simbiose) para adquirir a consciência de ser uma entidade separada e assumir suas características pessoais, processo no qual procura suas próprias conquistas, reformulando o seu caráter social, sexual, ideológico e vocacional.

O médico que se propõe a atender o adolescente precisa compreender as transformações físicas e biológicas, reconhecidas como puberdade, e suas repercussões psicológicas, bem como a evolução do desenvolvimento cognitivo, as mudanças dos vínculos sociais e a construção da identidade.

As transformações físicas observadas inauguram a puberdade, período relativamente curto, com duração de 2 a 4 anos, em que ocorre a verdadeira metamorfose, em virtude da reativação do eixo hipotálamo-hipófise-gônada, culminando na capacidade reprodutiva do indivíduo. Concomitantemente às transformações físicas que surgem, o adolescente reage a essas mudanças revelando uma revolução psicológica comparada com um processo de luto ou de perdas. O luto pela perda do corpo infantil, da identidade infantil, da bissexualidade e dos pais da infância.

As reações observadas como forma de defesa necessária à operacionalização satisfatória desse período, entre outras, são:

- Negação: nega as suas transformações físicas.
- Ambivalência: regressão – desejo de permanecer no estágio infantil; progressão – necessidade de continuar na progressão normal do desenvolvimento.
- Agressividade: digressão – questiona a família e o mundo, rompe vínculos e comunga com aqueles que vivem o mesmo processo de luto.
- Interiorização: necessidade de se isolar para compreender o seu momento, avaliando os ganhos e sofrendo profundamente as perdas.
- Aceitação: aceita a necessidade de prosseguir em busca de si e de sua maturidade.

Na tentativa de lidarem com todas essas situações, os adolescentes muitas vezes se expressam pela ação, colocando-se em situações de risco, que podem comprometer a sua integridade física, além de ser muito frequente a participação em atividades revolucionárias e de protestos, frente às frustrações de se verem mudando, processos que são inexoráveis. Outros se expressam em nível mental da fantasia e intelectualização.

A busca da autonomia está vinculada à necessidade de emancipação dos pais e à procura de novos vínculos sociais, fora do âmbito familiar, embora os adolescentes acabem se deparando com o sentimento de dependência, por faltar maturidade a eles. Trata-se de um processo doloroso tanto para o adolescente quanto para os seus pais, que também vivem um processo de luto, pois precisam elaborar a perda do filho criança e partir para uma relação adulta com o filho. Esse duplo processo de luto é conhecido como ambivalência dual.

O grupo de companheiros é formado por aqueles que vivem o mesmo processo de luto, em que um se vê no outro, mas ninguém se vê na família e no mundo. O adolescente não se separa da turma, vivenciando um processo de uniformidade quanto a se vestir, o falar, o comer e o agir, um processo reconhecido como identidade esponjosa. O adolescente é profundamente dependente dos valores e julgamentos do grupo, visto que a busca da apreciação pelo outro se reflete em sua própria aceitação.

O desenvolvimento cognitivo, com a capacidade de abstração, ou seja, de raciocinar por meio de hipóteses, e não mais pela manipulação concreta de objetos, é conquistado no final da adolescência. Ainda nessa fase, são comuns as preocupações com relação aos acontecimentos históricos e à sua inclusão em movimentos políticos.

Todas essas mudanças no processo dinâmico da conquista da identidade são facilitadas se houver a presença de figuras parentais suficientemente adequadas, relação da qual façam parte o diálogo e o afeto, permitindo que essa passagem para o mundo adulto transcorra com o mínimo de dificuldades.

Consulta clínica

Os adolescentes necessitam de compreensão, apoio especial e limites a serem impostos por suas famílias, além de médicos e profissionais da saúde e da educação que se interessem por eles, que os compreendam e os apoiem.

Muitas vezes, a consulta do adolescente torna-se um verdadeiro desafio ao profissional, pois muitos são levados pelos pais, contra a sua própria vontade, e reagem a ela com mutismo; porém, o médico deve ser um facilitador dessa relação, colocando-se como um representante "neutro," isto é, aquele com o qual o adolescente não tem conflitos especiais. Assim, a consulta médica pode ser apaziguadora para os conflitos e dúvidas, principalmente quando encontra um profissional que dialoga, que o escuta e oferece apoio às suas ansiedades.

A consulta propriamente dita é realizada em três ou mais momentos; porém, a relação médica deve ser direta com o adolescente, deixando bem claro para os pais ou responsáveis, bem como para o adolescente, as questões de privacidade e sigilo da consulta, quebradas apenas em situações em que houver risco para o adolescente, como risco ou ideações suicidas, abortamento, doenças graves com risco de morte etc.

A confidencialidade e o sigilo constituem elementos fundamentais da consulta médica e são aplicáveis ao atendimento de adolescentes. O Código de Ética Médica, no art. 103, afirma que:

> É vedado ao Médico: revelar segredo profissional referente à paciente menor de idade, inclusive a seus pais ou responsáveis legais, desde que o menor tenha capacidade de avaliar seu problema e de conduzir-se por seus próprios meios para solucioná-los, salvo quando a não revelação possa acarretar danos ao paciente.

O princípio da autotomia sugere que, em determinadas circunstâncias, a única pessoa com o direito de escolher o que é mais conveniente para si mesma é o próprio adolescente. A grande dificuldade está no fato de o Código Civil Brasileiro, no art. 5, julgar como imaturos ou incapazes os menores de 16 anos e relativamente incapazes aqueles com idade inferior a 21 anos, já que, embora a OMS admita como adolescentes todos os indivíduos entre 10 e 20 anos incompletos, o *Estatuto da Criança e do Adolescente*, no art. 2º, considera criança a pessoa até 12 anos e adolescente aquela de 12 a 18 anos de idade, promovendo posturas conflituosas.

Diante dos conflitos assinalados, surgiu há poucos anos, nos Estados Unidos, a ideia do menor maduro: aquele capaz de compreender os benefícios e riscos do tratamento proposto. Tal conceito deve ser bem avaliado para aqueles de 14 a 15 anos e mesmo para aqueles com mais de 15 anos, levando sempre em consideração não apenas o desenvolvimento físico, mas também os aspectos cognitivos, emocionais, comportamentais e socioculturais.

No primeiro momento da consulta, na qual a família também está presente, pergunta-se sobre o motivo que trouxe o adolescente à consulta, questiona-se sobre a história patológica pregressa, história familiar, estado vacinal, dados da gestação, parto e condições de nascimento, alimentação e, então, direciona-se para um segundo momento.

O segundo momento, estando presente apenas o adolescente, compreende o tempo mais importante da consulta, pois é quando o adolescente poderá expressar de maneira mais aberta e sem censura o que ele, realmente, está sentindo e vivenciando. Nessa fase, deve-se perguntar novamente o motivo que o traz à consulta, pois pode ser diferente daquele relatado pela família. É preciso abordar suas relações familiares (pais, irmãos), relações sociais, afetivo-emocionais e sexuais, crenças religiosas ou não, procurando correlacioná-las com os vários meios em que o adolescente está inserido (escola, família, comunidade e, em alguns casos, trabalho).

Deve-se se atentar às situações de risco e vulnerabilidade a que os adolescentes se expõem – contato com drogas lícitas (álcool e tabaco) e ilícitas, infecções sexualmente transmissíveis (IST), gestações inoportunas e não planejadas, violências, acidentes –, devendo o momento da consulta ser aquele adequado para o acolhimento e a abordagem de maneira clara e sincera, além de preventiva, atingindo todas essas questões.

É preciso evitar julgamentos de valores, e sim demonstrar profundo interesse pela problemática do adolescente e um perfeito entendimento dos seus anseios e frustrações.

No segundo momento, pode-se também realizar o exame físico, momento que exige absoluta privacidade, em uma sala adequada para esse atendimento (se possível, em uma sala próxima à da anamnese). Torna-se prudente e recomendável a presença de uma terceira pessoa, que pode ser alguém da área da saúde ou, se o adolescente preferir, alguém de sua confiança.

E, finalmente, no terceiro momento da consulta clínica, os pais ou responsáveis retornam ao consultório, e se apresentam as hipóteses diagnósticas e as condutas a serem tomadas frente à demanda trazida na consulta. Em alguns casos, torna-se necessário um quarto momento, que seria a conversa a sós com os responsáveis.

Exame físico

O exame físico completo é um dos pilares do processo de diagnóstico e de cura. Trata-se de uma forma de se conectar com o paciente, visto que muitas vezes o registro médico e a tela do computador interferem nesse contato. Não se deve esquecer do conforto do toque humano. Uma mão no ombro que representa "eu ouço você" ou "estou aqui ouvindo" pode ser um bom remédio, uma forma de conforto, principalmente para aqueles que ainda estão se desenvolvendo em todos os setores.

Na Medicina, há dois registros testados e que são verdadeiros: a obtenção de uma história completa e adequada resulta em 80% do caminho a ser percorrido; e um exame físico completo geralmente conduz o médico ao diagnóstico ou, pelo menos, à formulação dos diagnósticos diferenciais.

Deve-se avaliar todos os sistemas e aparelhos: os genitais precisam sempre ser examinados para determinar a maturação sexual, pode representar um momento importante para obter algumas informações impossibilitadas durante a anamnese.

Para um bom acompanhamento do adolescente, aumentando a resolutividade dos casos, em serviços que o disponibilizem, o atendimento em equipe multi e interdisciplinar é fundamental, formada por pediatras com formação em Hebiatria (Medicina do Adolescente), assistentes sociais, enfermeiros, nutricionistas, psicólogos, psiquiatras etc. As queixas em um ambulatório de adolescentes são as mais variadas possíveis, abrangendo um enorme espectro, demandando formação sólida e primorosa daqueles que se propõem a atendê-las. Estão relacionadas principalmente ao crescimento e desenvolvimento normal e a seus desvios, como baixa estatura, puberdade precoce e atrasada, puberdade antecipada, excesso de peso, obesidade, síndrome metabólica, além dos transtornos alimentares, problemas de saúde mental que incidem nessa faixa etária (p. ex., depressão, quadros fóbicos etc.), prevenção e cuidados relativos a saúde reprodutiva e sexualidade, IST, uso e abuso de drogas lícitas e ilícitas, dificuldades de aprendizagem etc.

Vale ressaltar que, durante o período da puberdade, as queixas referentes à ginecomastia, que ocorre em cerca de metade dos adolescentes do sexo masculino, por volta dos 13 anos de idade, quando se encontram no estágio G3 de Tanner, são frequentes, com involução espontânea nos primeiros 2 anos do aparecimento. Aqueles com duração maior devem ser investigados. Outra causa comum de procura nos ambulatórios próprios aos adolescentes são as acnes. Nas meninas com acne grave em puberdade tardia, observam-se níveis séricos elevados de sulfato de hidroepiandrosterona (DHEAS) e maior número de lesões na puberdade inicial.

Outras constatações relacionam-se ao crescimento do diâmetro axial do olho, que resulta em incidência aumentada de miopia durante a puberdade, assim como, observa-se a escoliose, em virtude da aceleração do crescimento axial do esqueleto.

Comentários finais

Diante das diversas situações de vulnerabilidades a que os adolescentes estão expostos, revela-se a situação de abandono e de falta de preparo dos profissionais, mesmo que advindos de boas escolas de graduação em Medicina e de programas de residência de excelência, nos quais esses poderiam receber formação, absorver e se aprofundar quanto aos temas relacionados com a saúde e qualidade de vida dos adolescentes. Completando esse quadro, detecta-se a grande dificuldade das escolas e dos pais em lidar com a demanda e os agravos à saúde dos adolescentes e jovens, espectro diante do qual surge uma necessidade urgente de políticas públicas e programas voltados especificamente para a saúde dessa população etária.

Bibliografia

- Aberastury A, Knobel, M. Adolescência normal. Porto Alegre: Artmed; 1981.
- Biro FM, Chan Y-M. Normal puberty. UpToDate; 2014.
- Brasil. Ministério da Saúde. Normas de atenção à saúde integral do adolescente. v. I. Brasília: Ministério da Saúde; 1993.
- Crespin, J. Quem tem medo do adolescente? (Editorial). Pediatria Moderna. 1987;22(6):213.
- Maakaroun MF, Souza PR, Cruz AR. Tratado de adolescência: um estudo multidisciplinar. Rio de Janeiro: Cultura Médica; 1991.
- Mahler M. O nascimento psicológico da criança. Rio de Janeiro: Zahar; 1986.
- Oerter R, Dreher E. Jugendalter. In: Oerter R, Montada L. Entwicklungs psychologie. Weinheim: Beltz; 2002. p. 258-318.

CAPÍTULO 20

Crescimento e Desenvolvimento Físico dos Adolescentes

Carla Cristiane da Silva • Tamara Beres Lederer Goldberg

Introdução

Durante as duas primeiras décadas de vida, as principais atividades do organismo são crescer e se desenvolver. Para que isso ocorra, é necessária uma maior ou menor velocidade desses fenômenos, que dependerão do nível maturacional em que o indivíduo se encontra.

Os adolescentes experimentam vários tipos de maturação, são elas: a cognitiva, expressa pelo desenvolvimento do pensamento operacional formal; a psicossocial, caracterizada pela definição da própria identidade, a busca de autonomia, o questionamento dos padrões familiares, a interação grupal; e a biológica. Assim, esse é um dos períodos mais desafiadores do desenvolvimento humano, em virtude da extensão das modificações morfológicas, fisiológicas, psicológicas e sociais intensas e complexas. A Organização Mundial da Saúde (OMS) considera adolescentes os indivíduos representados na faixa etária compreendida entre 10 e 20 anos incompletos.

A série de mudanças e transições complexas envolvendo as funções biológicas é reconhecida como puberdade. As mais visíveis transformações que ocorrem durante a puberdade são o crescimento estatural e o desenvolvimento dos caracteres sexuais secundários. Igualmente profundas são as mudanças corporais, a possibilidade da fecundidade e as mudanças nos mais variados sistemas, como neuroendócrino, de desenvolvimento cerebral, muscular, esquelético, cardiovascular e da mineralização óssea.

Especialmente o período pubertário torna-se crucial para a aquisição do capital mineral ósseo. É notável a fase de intensa modelagem óssea na infância e na adolescência, extremamente relevante quando o pico de velocidade da massa óssea está para ser atingido. O pico de crescimento durante a puberdade constitui, naturalmente, um potente estímulo à massa óssea, e, pelo fato de esse período combinar profundas alterações hormonais, como aumento nos esteroides sexuais e fatores de crescimento (GH/IGF-1), esses impulsos hormonais têm reflexo no aumento das dimensões do corpo, na maturação biológica e no aumento significativo da densidade mineral óssea. Esse momento biológico especial e exclusivo de intenso crescimento físico também é favorecido pela maior absorção do cálcio, o que, em associação à ingestão adequada desse mineral e a exercícios físicos regulares, pode ser determinante no armazenamento ótimo do capital mineral ósseo e, por consequência, para o menor risco de quadros osteopênicos ou osteoporóticos na vida futura.

No sistema cardiovascular, são verificadas maior reserva de energia aeróbia, alterações eletrocardiográficas e mudanças na pressão arterial, além do crescimento de músculos, ossos do rosto, mandíbula e pelve. O reconhecimento do papel da puberdade em múltiplos tecidos e sistemas é de fundamental importância na compreensão das mudanças, de suas possíveis variações e anormalidades.

Aspectos endocrinológicos da puberdade

A puberdade é considerada um fenômeno fisiológico que ocorre em meninas e meninos transformando-os em adultos sexualmente ativos e aptos à função reprodutiva. As alterações físicas refletem alterações hormonais, que já se iniciam mesmo antes dos primeiros sinais pubertários.

As mudanças hormonais na puberdade em ambos os sexos, assim como a função reprodutiva, envolvem o eixo hipotálamo-hipófise-gonadal. Localizados no hipotálamo, os neurônios neurossecretores, cujos axônios terminam na porção central do hipotálamo dorsal, na eminência mediana, liberam um fator liberador de gonadotrofinas, o que, pelo plexo portal-hipofisário atingem a hipófise, acarretam a liberação do hormônio folículo-estimulante (FSH) e do hormônio luteinizante (LH). No início da puberdade, o hipotálamo, após um período "quiescente", retoma uma marcada secreção pulsátil de hormônio liberador de gonadotrofina, o que resulta em uma secreção aumentada de gonadotrofinas pituitárias, que, por sua vez, estimulam as funções gonadais, ou seja, a secreção de testosterona ou estradiol e a maturação da espermatogênese ou do folículo ovariano. Foram observados três tipos de secreção de gonadotrofinas: tônica, cíclica e episódica ou pulsátil. A secreção tônica é regulada pelo clássico *feedback* negativo: quando pequenas concentrações de esteroides sexuais são baixas, libera-se mais hormônio liberador de gonadotrofina (GnRH); quando mais elevadas, inibe-se a liberação do GnRH. O tipo cíclico envolve um *feedback* positivo, ou seja, o aumento da concentração de estrógeno acarreta uma liberação sincrônica de FSH e LH (período de ovulação). No caso da secreção episódica ou pulsátil presente nos dois sexos, verifica-se uma liberação de gonadotrofinas a cada 2 h, independentemente do nível de esteroides sexuais.

Observa-se na pré-puberdade que a secreção episódica de GnRH está presente tanto no sono quanto na vigília. Na puberdade inicial, existe aumento de GnRH acompanhado da elevação de liberação de FSH e LH e esteroides sexuais, detectáveis apenas durante o sono. Precedendo geralmente em 2 anos tais eventos, está caracterizada a adrenarca, que se revela por aumento de andrógenos e estrógenos fracos produzidos pela suprarrenal.

Os fatores desencadeantes da puberdade permanecem incompletamente entendidos. Tem-se proposto que "um peso crítico" ou o atingimento de uma porcentagem de "gordura corporal crítica" sejam os fatores mais importantes para o início, a manutenção e o desenvolvimento da puberdade. A influência do consumo energético e de seu papel no tempo pubertário foi inicial e explicitamente proposta por Frisch e colaboradores na década de 1970. As explicações giram em torno dos mecanismos potenciais, que incluem a aromatização periférica de andrógenos suprarrenais no tecido adiposo, verificadas em 252 meninas na peripuberdade, acompanhadas a cada 6 meses entre 2004 e 2010. No entanto, apenas o peso corporal talvez não justifique todo o desencadear desse processo. Reiterando essa afirmação, pesquisadores investigaram a transição pubertária e as associações entre pubarca, adrenarca, gonadarca e composição corporal com 89 meninas e 90 meninos, acompanhados durante 5 anos (*Danish Study*). Os resultados não indicaram associação entre a composição corporal e o início do desenvolvimento mamário ou crescimento testicular em ambos os sexos.

Nesse cenário controverso, a leptina tem sido proposta como o hormônio responsável pelo início e a progressão da puberdade. Produzida nas células gordurosas, sua concentração no soro se relaciona ao conteúdo de gordura corpórea. Trabalhos revelam que altas concentrações de leptina em meninas estão associadas a aumento da gordura corporal e a um desenvolvimento mais precoce da puberdade.

A leptina parece compreender um dos muitos fatores que influenciam a maturação do gonadostato, atuando sobre o fator liberador de gonadotrofinas. A concentração sorológica de leptina aumenta imediatamente antes da puberdade em ambos os sexos, mas seu comportamento se diferencia com a sua progressão.

Após essa fase, há a adultícia, em que os hormônios estão em níveis semelhantes aos encontrados em indivíduos adultos e a maturação física está completa.

Mudanças pubertárias

O período da puberdade se caracteriza por profundas alterações biológicas, cujas transformações externas correspondem ao crescimento físico e à maturação sexual. Ambos são processos dinâmicos que envolvem transformações nos níveis molecular, celular e somático do organismo, evidenciando-se de maneira bastante diferenciada de acordo com o sexo e a etapa na qual o adolescente se encontra. O início da puberdade representa um fenômeno complexo que envolve fatores genéticos, ambientais e endógenos.

A aceleração do crescimento físico é uma manifestação característica da evidência da progressão da maturação sexual. As adolescentes apresentam seu pico máximo de velocidade de crescimento estatural (PVC) 2 anos antes que os adolescentes do sexo masculino. Segundo um estudo, o pico de velocidade instantânea de estatura e peso das jovens avaliadas da cidade de Santo André (SP), ocorreu, respectivamente, aos 11 anos e 4 meses e aos 12 anos e 4,5 meses e, para a amostra do sexo masculino, aos 13 anos e 3 meses e aos 14 anos e 5 meses. Esses achados reforçam que o atingimento do pico de velocidade instantânea de estatura para os adolescentes do sexo masculino ocorreu 2 anos depois daquele verificado para as meninas. Assim, a aceleração reflete o ganho em estatura advindo dos incrementos troncular e apendicular. Os membros apresentam aceleração anterior à do tronco, com incrementos nas regiões terminais antes das observadas nas regiões proximais. Os adolescentes se apresentam púberes em suas extremidades, mãos e pés, antes que se observem outras mudanças corporais externas. Após essas modificações, o estirão ocorrerá na região do tronco.

O impulso de crescimento observado na adolescência, manifestação mais precoce do início da maturação sexual, surge preliminarmente no sexo feminino. O primeiro evento nesse sexo é geralmente constituído pelo aparecimento do broto mamário, seguido pelo desenvolvimento dos pelos pubianos. Em geral, a menarca se dá no fim da média puberdade, quando se verifica a desaceleração do crescimento. Nos adolescentes do sexo masculino, observa-se inicialmente o aumento do volume testicular seguido do aparecimento dos pelos pubianos e, finalmente, do desenvolvimento do pênis em comprimento e, depois, em largura. Esses são padrões normais do processo pubertário e do PVC; porém, algumas condições clínicas podem atrasar ou antecipar o PVC, como grave desnutrição, insuficiência renal crônica, fibrose cística, doença de Crohn, talassemia, doença falciforme e treinamento intenso com dieta restritiva em pré-púberes, são exemplos de PVC tardio, e a obesidade, pode antecipá-lo.

Conceitualmente, a maturação pubertária pode ser descrita pela sequência dos eventos pubertários, pelo momento de seu surgimento e pela duração do evento. A puberdade se caracteriza por uma série de estágios previsíveis e uma sequência de mudanças dos caracteres sexuais secundários, detalhados por vários autores. O sistema de classificação dos estágios mais frequentemente utilizado é o de Marshall e Tanner, sequência comumente reconhecida até os dias atuais como estágios de Tanner, o que o tornou um trabalho duradouro na história científica, uma vez que os estágios e as ideias fundamentais da década de 1950 e posterior revisão se mantiveram notavelmente ao longo do tempo, sendo listados pela sistematização das mudanças das mamas e pelos pubianos, no sexo feminino, e dos genitais e pelos pubianos, no masculino (Figuras 20.1 e 20.2).

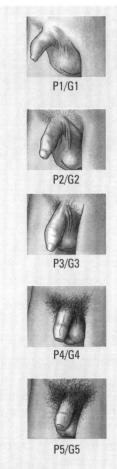

Estágios de desenvolvimento dos pelos pubianos	Estágios de desenvolvimento da genitália
Estágio 1 (P1)	Estágio 1 (G1)
Pelugem pré-puberal ou infantil, nenhum pelo pubiano	Genitália pré-puberal ou infantil
Estágio 2 (P2)	Estágio 2 (G2)
Início do crescimento de alguns pelos finos, longos, escuros e lisos na linha medial ou na base do pênis	Afinamento e hipervascularização da bolsa escrotal, além de aumento do volume testicular sem aumento do tamanho do pênis
Estágio 3 (P3)	Estágio 3 (G3)
Maior quantidade de pelos, mais escuros e mais espessos, e discretamente encaracolados, com distribuição em toda a região pubiana	Aumento da bolsa escrotal e do volume testicular, com aumento do comprimento do pênis
Estágio 4 (P4)	Estágio 4 (G4)
Pelos escuros, espessos, encaracolados, do tipo adulto, mas ainda em menor quantidade quanto à sua distribuição na região pubiana	Maior aumento e hiperpigmentação da bolsa escrotal, maior volume testicular com aumento do pênis em comprimento e diâmetro, e desenvolvimento da glande
Estágio 5 (P5)	Estágio 5 (G5)
Pelos do tipo adulto, em maior quantidade cobrindo toda a região pubiana, e estendendo-se até a superfície interna das coxas	Genitália adulta em tamanho e forma e volume testicular

FIGURA 20.1 | Estágios de desenvolvimento da genitália e dos pelos pubianos no sexo masculino.

Fonte: Adaptada de Brasil, 2013.

CAPÍTULO 20 • CRESCIMENTO E DESENVOLVIMENTO FÍSICO DOS ADOLESCENTES

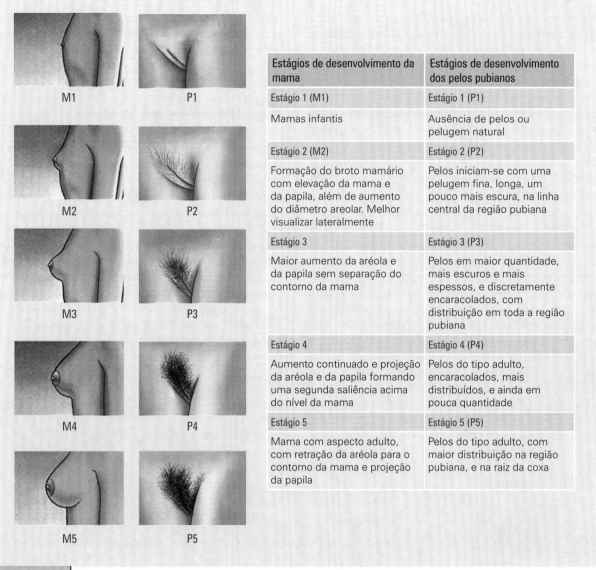

FIGURA 20.2 | Estágios de desenvolvimento das mamas e dos pelos pubianos no sexo feminino.
Fonte: Adaptada de Brasil, 2013.

■ Sexo masculino: desenvolvimento dos genitais

- Estágio 1: testículos, escroto e pênis de tamanho e proporções infantis.
- Estágio 2: aumento do escroto e dos testículos. A pele escrotal torna-se avermelhada e muda de textura. Pequeno ou nenhum aumento do pênis.
- Estágio 3: aumento do pênis, principalmente em comprimento. Continua o desenvolvimento do escroto e dos testículos.
- Estágio 4: aumento do pênis em diâmetro e desenvolvimento da glande. Continua o desenvolvimento do escroto e dos testículos. Maior pigmentação da pele escrotal.
- Estágio 5: genitais adultos em tamanho e forma.

■ Sexo feminino: desenvolvimento das mamas

- Estágio 1: mamas são infantis, com elevação somente da papila.
- Estágio 2: broto mamário, forma-se pequena saliência pela elevação da mama e da papila. Aumenta o diâmetro areolar.
- Estágio 3: maior aumento da mama e da aréola, sem separação de seus contornos.

PARTE 1 • FASES DA VIDA

- Estágio 4: projeção da aréola e da papila, formando uma pequena saliência acima do nível da mama.
- Estágio 5: mamas com aspecto adulto, com retração da aréola para o contorno da mama.

■ Estágio do desenvolvimento de pelos pubianos em ambos os sexos

- Estágio 1: não há pelos sobre a região pubiana, isto é, pelos sobre a região pubiana não estão mais desenvolvidos que os da parede abdominal.
- Estágio 2: crescimento esparso de pelos longos finos, lisos ou discretamente encaracolados, no

caso do sexo masculino, principalmente na base do pênis.

- Estágio 3: os pelos tornam-se mais escuros, mais espessos e mais encaracolados.
- Estágio 4: os pelos são do tipo adulto; porém, a área de distribuição é menor do que no adulto. Não há extensão para a face interna das coxas.
- Estágio 5: os pelos são do tipo e da quantidade iguais aos do adulto. Há extensão para a face interna das coxas.
- Estágio 6: extensão para a linha alba.

Bibliografia

- Biro FM, Pinney SM, Huang B, Baker ER, Walt Chandler D, Dorn LD. Hormone changes in peripubertal girls. J Clin Endocrinol Metab. 2014 Oct;99(10):3829-35.
- Biro FM, Chan Y-M. Normal Puberty. UpToDate; 2017.
- Bonjour JP, Chevalley T. Pubertal timing, bone acquisition, and risk of fracture throughout life. Endocr Rev. 2014 Oct; 35(5):820-47.
- Brasil. Ministério da Saúde. Secretaria de Atenção à Saúde. Orientações para o atendimento à saúde do adolescente. 2 ed. Brasília: Ministério da Saúde; set. 2013.
- Castro CHM, Amorin AB. Determinantes do pico da massa óssea. In: Szejnfeld VL. Osteoporose: diagnóstico e tratamento. São Paulo: Savier; 2000. p. 75-95.
- Colli AS. Crescimento e desenvolvimento físico do adolescente. In: Maakaroun MF. Tratado de adolescência: um estudo multidisciplinar. Rio de Janeiro: Cultura Médica; 1991. p. 5-27.
- Cousminer DL, Stergiakouli E, Berry DJ, Ang W, Groen-Blokhuis MM, Körner A, et al.; Early Growth Genetics Consortium. Genome-wide association study of sexual maturation in males and females highlights a role for body mass and menarche loci in male puberty. Hum Mol Genet. 2014 Aug 15;23(16):4452-64.
- Ellison PT, Reiches MW, Shattuck-Faegre H, Breakey A, Konecna M, Urlacher S, et al. Puberty as a life history transition. Ann Hum Biol. 2012 Sep;39(5):352-60.
- Fortes CM, Goldberg TB, Kurokawa CS, Silva CC, Moretto MR, Biason TP, et al. Relationship between chronological and bone ages and pubertal stage of breasts with bone biomarkers and bone mineral density in adolescents. J Pediatr. 2014 Nov-Dec;90(6):624-31.
- Frisch RE, Revelle R. Height and weight at menarche and a hypothesis of critical body weights and adolescent events. Science (NY). 1970;169:397-9.
- Frisch RE, Revelle R, Cook S. Components of weight at menarche and the initiation of the adolescent growth spurt in girls: estimated total water, lean body weight and fat. Hum Biol. 1973;45:469.
- Geithner CA, Woynarowska B, Malina RM. The adolescent spurt and sexual maturation in girls active and not active in sport. Annals of Human Biology 1998;25(5):415-23.

- Heaney RP. Calcium, dairy products and osteoporosis. Journal American College Nutrition. 2000;19:83S-99S.
- Kaplowitz PB, Slora EJ, Wasserman RC, Pedlow SE, Herman-Giddens ME. Earlier onset of puberty in girls: relation to increased body mass index and race. Pediatrics. 2001;108:347.
- Kuczmarski RJ, Ogden CL, Grummer-Strawn LM, Flegal KM, Guo SS, Wei R, et al. CDC growth charts: United States. Advance data from vital and health statistics; no. 314. Hyattsville: National Center for Health Statistics; 2000.
- Martin AD, Bailey DA, McKay HA, Whiting S. Bone mineral and calcium accretion during puberty. Am J Clin Nutr. 1997 Sep;66(3):611-5.
- Mckay HA, Maclean L, Petit M, Mackelvie-O'Brien K, Janssen P, Beck T, et al. "Bounce at a bell": a novel program of short bouts of exercise improves proximal femur bone mass in early pubertal children. Br J Sports Med. 2005;39(8):521-6.
- Marshall W, Tanner J. Variations in the pattern of pubertal changes in girls. Arch Dis Child. 1969;44:291.
- Marshall WA, Tanner JM. Variation in the pattern of pubertal changes in boy. Archives of Diseases in Childhood. 1970;45:13.
- Matkovic V, Ilich JZ, Skugor M, Badenhop NE, Goel P, Clairmont A, et al. Leptin is inversely related to age at menarche in human females. J Clin Endocrinol Metab. 1997;82:3239.
- Mouritsen A, Aksglaede L, Soerensen K, Hagen CP, Petersen JH, Main KM, et al. The pubertal transition in 179 healthy Danish children: associations between pubarche, adrenarche, gonadarche, and body composition. European Journal of Endocrinology. 2013;168:129-36.
- Rogol AD, Clark PA, Roemmich JN. Growth and pubertal development in children and adolescents: effects of diet and physical activity. The American Journal of Clinical Nutrition. 2000;72(Suppl.):521-8.
- Silva CC, Teixeira AS, Goldberg TBL. Impacto da ingestão de cálcio sobre a mineralização óssea em adolescentes. Rev Nutr PUCCAMP. 2004;17(2).
- Silva CC, Kurokawa CS, Nga HS, Moretto MR, Dalmas JC, Goldberg TB. Bone metabolism biomarkers, body weight, and bone age in healthy Brazilian male adolescents. J Pediatr Endocrinol Metab. 2012;25(5-6):479-84.
- Soliman A, De Sanctis V, Elalaily R, Bedair S. Advances in pubertal growth and factors influencing it: Can we in-

CAPÍTULO 20 • CRESCIMENTO E DESENVOLVIMENTO FÍSICO DOS ADOLESCENTES

- crease pubertal growth? Indian J Endocrinol Metab. 2014 Nov;18(Suppl. 1):S53-62.
- Suriawati AA, Majid HA, Al-Sadat N, Mohamed MN, Jalaludin MY. Vitamin D and calcium intakes, physical activity, and calcaneus BMC among school-going 13-year old malaysian adolescents. Nutrients. 2016 Oct;8(10):666.
- Sizonenko PC. Physiology of puberty. J Endocrinol Invest. 1989;12(8 Suppl. 3):59-63.
- Tanner JM. Growth at adolescence. Oxford: Oxford University Press; 1955.
- Tanner J. Growth at adolescence. Oxford: Blackwell Scientific Publications; 1962.
- Taranger J, Engström I, Lichtenstein H, Svennberg-Redegren I. Somatic pubertal development. Acta Paediatr Scand. 1976;258(Suppl.):121-35.
- Vicente-Rodriguez G. How does exercise affect bone development during growth? Sports Med. 2006;36(7):561-9.
- Viru A, Loko J, Harro M, Volver A, Laaneots L, Viru M. Critical periods in development of performance capacity during childhood and adolescence.1999. Eur J Phys Educ;4:75-119.
- World Health Organization. Physical status: the use and interpretation of anthropometry. Geneve: WHO; 1995.

CAPÍTULO 21

Aspectos Sociais e Demográficos da Adolescência

Massako Iyda • Margareth A. Santini de Almeida

> A adolescência é ruptura com o mundo infantil e o momento de pausa diante do universo de adultos. Spranger aponta a solidão como nota distintiva da adolescência. Narciso, o solitário, é a própria imagem do adolescente. Neste período, o homem adquire, pela primeira vez, a consciência de sua singularidade. Mas a dialética dos sentimentos intervém novamente: como consciência externa de si, a adolescência só pode ser superada com o esquecimento de si, entrega. Por isso, a adolescência não é apenas a idade da solidão, é também a época dos grandes amores, do heroísmo, do sacrifício. Com razão, o povo imagina o herói e o amante como figuras adolescentes. A visão do adolescente como solitário, fechado em si mesmo, devorado pelo desejo ou pela timidez, quase sempre se resolve no bando de jovens que dançam, cantam ou andam em grupos ou no casal passeando sob o arco verde da calçada. O adolescente abre-se para o mundo, para o amor, para a ação, para as amizades, para o esporte, para o heroísmo.
>
> *(Paz, 1984)*

Nesse belo trecho de Paz, está sintetizada essa fase do desenvolvimento humano, marcada pela transição, em que os polos infância/maturidade, consciência da singularidade/esquecimento de si, solidão/comunhão, indivíduo/grupo indicam um período mais complexo e rico da vida humana.

Pode-se dizer que o fenômeno da adolescência compreende um fato histórico do século 20, decorrente do desenvolvimento social e, consequentemente, da maior expectativa de vida. Adolescência vem do latim *adolescere*, que significa crescer em idade, em forças, portanto indivíduos com essas características sempre existiram. Contudo, a passagem de uma fase da vida para outra referia-se da infância à vida adulta, e não entre a adolescência e a maturidade.

Muss assinala que pubescência é "o único aspecto do processo de maturação que algumas sociedades primitivas reconhecem...", diferenciando a pubescência (do latim *pubescere* – aparecer pelos no corpo) da adolescência. O primeiro refere-se às mudanças biológicas do indivíduo associadas à maturação sexual, enquanto o segundo, de caráter mais amplo, às mudanças relativas ao comportamento e *status* social. Enquanto a pubescência ocorre em um período aproximado de 2 anos, a adolescência, determinada pelas culturas da sociedade, é variável no tempo e no espaço, sendo mais ou menos prolongada, ou mais ou menos conflituosa à integração dos indivíduos no mundo adulto. Do ponto de vista biológico, Herbert e Friedman consideram que a puberdade e o início do processo para formação de famílias representam as mudanças mais significativas na adolescência, definindo puberdade como um fenômeno universalmente acompanhado pelo desenvolvimento da capacidade reprodutiva, com maior diferenciação entre gêneros.

CAPÍTULO 21 • ASPECTOS SOCIAIS E DEMOGRÁFICOS DA ADOLESCÊNCIA

Em geral, associa-se a adolescência a um tempo que poderia estar mais ligado aos fenômenos naturais do que propriamente a uma idade cronológica. Na Idade Média, os ciclos da vida estavam relacionados aos planetas, em número de 7, com duração bastante variável: infância (0 a 7 anos); pueritia (7 a 14 anos), adolescência (14 a 28 ou 30 anos); juventude (28 ou 30 a 45 ou 50); senectude (não definida); velhice (até 70 anos); e senies. A essa característica temporal, associavam-se outros elementos físicos (crescimento) ou biológicos (procriação). A adolescência era assim chamada porque a pessoa era bastante grande para procriar. Segundo Aries (1986): "nesta idade, os membros são moles e aptos a crescer e receber força e vigor do calor natural". A juventude, ou a maturidade hoje, era considerada a fase em que a força está na pessoa, para ajudar a si mesma e a outros, segundo Aristóteles, apresentando aqui as características da fase adulta, a consciência de si, a autossuficiência e a solidariedade grupal.

Considerando-se a dificuldade de estabelecer um tempo preciso de mudanças, existem variações cronológicas em diferentes estudos. A Organização Mundial da Saúde (OMS) distingue duas fases: 10 a 14 anos e 15 a 19 anos; Madeira e Bercovich consideram três grupos: menos de 15 (crianças), 15 a 19 (adolescentes) e 20 a 24 anos (jovens), enquanto o *Estatuto da Criança e do Adolescente* (ECA) estabelece a faixa etária de 12 a 18 anos de idade. De qualquer maneira, parece ser consenso que a transição dos indivíduos de um mundo infantil para o adulto é marcada por dois fatores fundamentais na sociedade: o trabalho e a união sexual. A importância desses eventos era e é celebrada pelos ritos de passagem, principalmente para os meninos.

Aspectos demográficos da adolescência no Brasil

Se, do ponto de vista biológico, a adolescência sempre existiu, como fenômeno sociodemográfico, não; já que neste a adolescência está ligada às mudanças nas taxas de mortalidade e natalidade e, consequentemente, à possibilidade de uma maior sobrevivência das populações. É evidente que, nas sociedades nas quais a expectativa de vida era curta, crianças inseriam-se nas atividades de trabalho e nas uniões sexuais precocemente para o mundo atual. Assim, no Brasil, a expectativa de vida ao nascer em 1940 era de 41,53 anos e grande parte das atividades desenvolvida na área rural, esperando-se que a transição infância/maturidade ocorresse rapidamente. O declínio das taxas de mortalidade e uma maior expectativa de vida (em 2010, 73,9 anos) associadas a maior urbanização (84,4% em 2010) e obrigatorieda-de do ensino, modificaram essa situação. A população adolescente apresentou, em termos absolutos, um aumento substancial nas últimas décadas, mas com tendência decrescente em termos relativos, representando 22,4% da população total em 1960 e 17,9% em 2010.

Adolescência como um fato social

■ Grupos informais: a turma

Socialmente, a inserção dos indivíduos se inicia no grupo familiar, de origem e seus parentes e, posteriormente, outros grupos, de vizinhança ou escolar. É a partir da adolescência que se desenvolvem, com maior intensidade e frequência, as relações com grupos externos à família. Essa interação com grupos externos possibilita a descoberta de novas ideias, novos valores e novos conhecimentos e, também, o confronto com aquelas apreendidas em família, resultando, muitas vezes, em contestações e conflitos entre família e adolescente. A dependência infantil cede lugar à busca de independência, de liberdade de ousar, imaginar e de criar. E, nesse sentido, ressaltam-se a importância e as funções de outros grupos informais ou primários.

As relações sociais na escola e nos grupos informais possibilitam aos indivíduos preencher algumas necessidades não encontradas no grupo familiar: a amizade, a intimidade e a informalidade. Nessa fase, outros grupos ocupam um papel fundamental na formação dos adolescentes; por meio deles, os adolescentes conseguem atingir determinados objetivos que não conseguiriam isolados e escapar da agonia da liberdade individual para a segurança da participação grupal. Nesses grupos, as normas e regras de comportamento são criadas pelos adolescentes e reguladas por controles menos rígidos, como a gozação, a fofoca e o fato de encontrarem uma identidade comum pela própria idade.

Vários autores ressaltam a importância dos grupos de companheiros, da turma, da panela (*peer groups* e gangues) e da perda de importância e influência dos pais e professores. Muss nota que essa perda decorre das rápidas mudanças sociais em que os conhecimentos e os valores das gerações mais velhas tornam-se obsoletas para os jovens, dificultando a compreensão mútua e a comunicação. Por sua vez, os grupos de companheiros valorizam os adolescentes, principalmente porque as relações são mais igualitárias (pela própria idade) e recíprocas, diferentemente da família, na qual lhes faltam uma identidade e a hierarquia das relações pais/filhos, irmãos mais velhos/mais jovens cria uma subordinação e a dependência opostas aos anseios e às necessidades dos adolescentes, resultando em uma série de conflitos. Para Merril, o grupo preenche algumas necessidades que o adolescente não consegue alcançar sozinho, daí o estar e ir juntos, tendo como funções a aprendizagem da: convivência com amigos e em grupos, as atitudes sociais apropriadas à idade e ao gênero, o apoio na obtenção de uma independência emocional e desenvolvimento de uma consciência racional, ou seja, capacidade de reflexão, de abstração, de seleção de fatos.

Embora a adolescência apresente alguns traços comuns a todos indivíduos, ela difere em diferentes sociedades, culturas e grupos, quanto ao tempo e às formas de transição. Essas formas resultam em abandonar a escola, ingressar na força de trabalho, deixar a família de origem, casar-se e estabelecer uma nova unidade doméstica.

■ Trabalho e educação

Trabalho e capacidade de reprodução constituíam os fatores que diferenciavam a criança do adulto, hoje acrescidas da formação profissional ou da educação.

Se o trabalho era uma atividade considerada normal para crianças e adolescentes, a partir do final do século 19, na Europa, ele passa a ser regulamentado por lei, tendo seu início delimitado aos 12 anos. Atualmente, no Brasil, a legislação estabelece a idade de 14 anos e está associada à obrigatoriedade de ensino fundamental, até o 9º ano, ou seja, até os 14 anos, se cursado regularmente. A delimitação de uma idade para trabalhar traz consequências desfavoráveis para os adolescentes, primeiro porque seu trabalho é encarado como uma atividade de aprendizagem, embora muitas vezes trabalhe 40 horas semanais, não equivale ao trabalho de um adulto e, consequentemente, a remuneração pode ser menor que a remuneração oficial básica, o salário mínimo.

Duas principais indagações parecem bastante importantes para esse grupo populacional. A primeira refere-se ao outro lado da moeda educação/trabalho: o que resta para aquele contingente que não consegue se inserir em um sistema educacional ou no sistema produtivo, como trabalhador assalariado ou como autônomo: delinquência, prostituição, uso de drogas e álcool?

Na década de 1960, na Europa, surgiram os primeiros movimentos sociais constituídos por adolescentes e jovens, decorrentes do grau de insatisfação quanto às dificuldades de inserção no mercado, ao desapontamento com o sistema educacional e às aspirações diante do sistema político, em uma contestação da legitimidade das lideranças. Nas décadas posteriores, a adolescência esteve associada a uso de álcool, drogas, sexo e violência. Socialmente, espaços públicos adequados, como trabalho, escola e áreas de lazer, são os locais institucionais passíveis de maior controle social. Na ausência dessas oportunidades, a sociedade brasileira não criou, ainda, mecanismos adequados para a vida dos adolescentes e, diante das transgressões, criou uma legislação, uma instituição e um conjunto de adolescentes que compõem, nos grupos desfavorecidos economicamente, as categorias dos chamados menores, carentes, abandonados e infratores. Schwarzschild ressalta que ''as crianças marginalizadas são carentes de inúmeras formas e abandonadas de múltiplas maneiras''.

A segunda questão é se o trabalho representa um fator fundamental no desenvolvimento e na vida de um adolescente. Em tempos pré-industriais, os adolescentes trabalhavam juntos com os pais e a família e a aprendizagem dava-se no seio familiar, assim como em sua inserção no mercado. As complexas mudanças sociais, a maior especialização do trabalho, a separação do trabalho do âmbito familiar e a obrigatoriedade do ensino modificaram essa situação. Greenberg e Steinberg, estudando os custos psicológicos e sociais do emprego dos adolescentes, concluem que:

> um trabalho extensivo tem um impacto deletério na escolarização, que parece promover, em vez de deter, algumas formas de comportamento delinquente, e que quando é estressante conduz a altas taxas de uso de álcool e drogas.

Resultados estes que são contestados por Epstein. Willis, acompanhando e investigando um grupo de adolescentes, no último ano escolar e sua inserção na fábrica, demonstra a importância da vivência escolar do grupo, das contestações na adaptação de adolescentes ingleses à fábrica.

Adolescentes e pais concordam que a valorização do trabalho contribui para a independência do adolescente. Grande parte dos estudos ressalta o papel do trabalho do adolescente no orçamento familiar e no seu consumo. Nas famílias com condições de vida mais precárias, o trabalho irregular e intermitente dos adolescentes é fundamental para a própria sobrevivência familiar, principalmente quando os pais são doentes e inválidos e/ou alcoólatras, como mostra Machado Neto. Diferentemente, em outros grupos, como demonstram Madeira e Madeira e Bercovich, nos quais o trabalho compreende uma maneira de os adolescentes obterem uma maior autonomia e liberdade, significando "um poder de negociação maior junto à família para ganhar autonomia nas decisões, sobretudo na decisão de seu próprio consumo", ou seja, tênis, relógio, etiquetas de moda, celular. O trabalho também tem o significado de garantir ou aumentar seus privilégios na família. A relação trabalho/renda/consumo, contudo, coloca questões mais complexas quando se considera a utilização de crianças e adolescentes no tráfico de drogas e na prostituição infantil.

■ Adolescência e saúde

As questões relevantes da saúde do adolescente referem-se a gravidez e infecções sexualmente transmissíveis, inclusive Aids, introdução precoce em ambiente familiar de drogas (p. ex., álcool e tabaco), suicídios, acidentes com veículos e homicídios. Estes três últimos são responsáveis pela alta taxa por causas externas de morbidade e mortalidade entre os adolescentes: em 2015 de 42,69% entre 10 e 14 anos e 74,23% de 15 a 19 anos, sendo os mais vulneráveis os adolescentes afrodescendentes.

A mudança do comportamento sexual proporcionou uma vivência do exercício livre da sexualidade, manifestando-se entre os adolescentes no início das relações sexuais. Contudo, muitas vezes, as jovens não conseguiam separar a sexualidade da reprodução, e a taxa específica de fecundidade variou de 74,8 nascimentos para cada 1.000 adolescentes (15 a 19 anos) em 1991 para 89,5 por 1.000 em 2000, caindo, então, para 67,2 por 1.000 em 2010. Apesar da queda, ainda é considerada alta quando comparada à de outros países. A gravidez nessa fase da vida tem sido problematizada sob o enfoque das políticas públicas, da saúde e da reprodução social. É necessário considerar, porém, que os sujeitos que passam por essa experiência pertencem a segmentos sociais diferentes, com práticas, representações e identidade também diversas.

Considerações finais

A complexidade dos aspectos da adolescência indica a necessidade de uma abordagem multiprofissional de saúde, atuando, principalmente, nas escolas, locais de maior concentração de adolescentes e incluindo pais e professores para uma melhor qualidade de vida e de saúde dessa faixa etária. Associada às problemáticas levantadas, há outra questão: as consequências das mudanças deste século 21, entre as quais a maior e a intensa inclusão dos adolescentes nas novas tecnologias de informação.

Bibliografia

- Almeida MAS. Gravidez adolescente: a diversidade das situações. Rev Bras Estud Popul. 2002;19:197-207.
- Alves JED, Cavenaghi S. O Programa Bolsa Família e as taxas de fecundidade no Brasil. In: Campello T, Neri MC (orgs.). Programa Bolsa Família: uma década de inclusão e cidadania. Brasília: Ipea; 2013. p. 233-45. Disponível em: http://www.ipea.gov.br/portal/images/stories/PDFs/livros/livros/livro_bolsafamilia_10anos.pdf. Acesso em: 7 jul. 2017.
- Aries P. História da criança e família. Rio de Janeiro: Guanabara Koogan; 1986.
- Brasil. Lei n. 8.069 de 13 de julho de 1990. Dispõe sobre o Estatuto da Criança e do Adolescente e dá outras providências [Internet]. Brasília: Presidência da República; 1990. Disponível em: http://www.planalto.gov.br/ccivil_03/leis/L8069.htm. Acesso em: 18 jun. 2017.
- Brasil. Ministério da Saúde. Datasus. Indicadores demográficos: A11 esperança de vida ao nascer. Brasília: Datasus; 2012. Disponível em: http://tabnet.datasus.gov.br/cgi/idb2012/a11.htm. Acesso em: 7 jul. 2017.
- Epstein NL. When teenagers work: the psychological and social costs of adolescent. Am J Sociol. 1993;93(11):250-2.
- Herbert L, Friedman HL. Adolescent social development: a global perspective. J Adolescent Health. 1993;
- 14(8):588-93.
- Instituto Brasileiro de Geografia e Estatística. Expectativa de vida, população urbana e rural. Brasília: IBGE; 2017. Disponível em: http://www.ibge.gov.br. Acesso em: 12 jun. 2017.
- Instituto Brasileiro de Geografia e Estatística. Séries históricas e estatísticas [Internet]. Brasília: IBGE; 2017. Disponível em: http://seriesestatisticas.ibge.gov.br/series.aspx?no=10&op=0&vcodigo=POP22&t=populacao-grupos-idade-populacao-presente-residente. Acesso em: 6 jul. 2017.
- Machado Neto Z. Meninos trabalhadores. Cad Pesqui. 1979;31:95-101.
- Madeira FR, Bercovich A. A "onda jovem" e seu impacto na população economicamente ativa de São Paulo. Planej Polit Públicas. 1992;8:1-27.
- Madeira FR. Los jóvenes em el Brasil: antiguos supuestos y nuevos derroteros. Rev CEPAL. 1986;(29):57-80.
- Merril FE. Society and culture. New York: Prentice Hall; 1961.
- Mortimer JT, Shanahan MJ. Adolescent work experience and family relationships. Work Occup. 1994;21(4):369-84.
- Muss RE. Teorias da adolescência. Belo Horizonte: Interlivros; 1976. p. 13-9, 55-70.
- Organización Mundial de la Salud. El embarazo y el aborto en la adolescencia: informe de reunión de la OMS. Ginebra: OMS; 1975. p. 10 (Série de Informe Técnicos).
- Paz O. A dialética da solidão (apêndice). In: Paz O. O labirinto da solidão e post scriptum. Rio de Janeiro: Paz e Terra; 1984.
- Schwarzschild MR. A criança, o adolescente e o de "menor". São Paulo: Perspect. 1987;1(1):26-9.
- Willis P. Aprendendo a ser trabalhador: escola, resistência e reprodução social. Porto Alegre: Artes Médicas; 1991.

CAPÍTULO 22

Adolescência e Saúde: Aspectos Psicossociais

Sueli Terezinha Ferrero Martin

Introdução

A adolescência tem sido objeto de estudo e intervenções de várias áreas de conhecimento, especialmente da Antropologia, da Psicologia e da Sociologia. Trata-se de um fenômeno e problema moderno que somente a partir do início do século 20 surgiu como objeto autônomo de perplexidade, reflexão e pesquisa. Stanley Hall é considerado o criador da adolescência, entendo-a, em publicação sobre o tema em 1905, como uma época perigosa e trabalhosa, além de apresentar uma versão que naturaliza, universaliza e patologiza a adolescência, defendendo a necessidade de proteger os jovens por mais tempo e a escolarização obrigatória.

Outros trabalhos foram relevantes para construir a concepção de adolescência, como a conhecida atualmente Margaret Mead publicou em 1928 uma pesquisa antropológica cujos resultados mostraram que a adolescência é uma produção cultural; em 1955, a publicação de Albert Cohen fortaleceu a ideia de adolescência como oposição delinquente contra a cultura e o mundo adulto, ressaltando a concepção de adolescente/jovem como problema. Já a concepção de adolescência como moratória é introduzida em 1968 por Erik Erikson, significando dizer que o jovem é capaz, instruído e treinado (pela escola, pelos pais, pela mídia) para assumir os valores e comportamentos da sociedade; porém, transforma-se em adolescente quando, apesar de seu corpo e mente estarem prontos, não é reconhecido como adulto. Segundo o autor, a crise da adolescência representa um efeito das mudanças da modernidade que cria dificuldades para a transmissão de referenciais estáveis.

A ideia de crise da identidade está fortemente arraigada nas diferentes áreas e abordagens que estudam e trabalham com a juventude. A metamorfose própria desse momento da vida implica mudanças corporais que surgem com a puberdade, tornando o indivíduo apto à procriação e com capacidade física de exercer a função sexual madura. Contudo, trata-se de mudanças psíquicas decorrentes das transformações corporais, dos novos estímulos ambientais e das mudanças qualitativas na sua atividade cognitiva e afetiva. As transformações que ocorrem com o jovem explicitam contradições e colocam a sua necessidade de se afirmar, diferenciando-se dos adultos. A crise se expressaria por conflitos entre o desejo de independência e autonomia e a necessidade de proteção, promovendo angústia e ambiguidade. Diante desse processo, o jovem busca novas identificações e uma nova imagem a partir do pertencimento a um grupo.

Para Aberastury e Knobel (1992), a crise vivenciada pela juventude, denominada "síndrome normal da adolescência", é perturbadora para o jovem e para o mundo adulto; porém, é necessária para que o adolescente estabeleça a sua identidade. Para isso, segundo os autores, o adolescente realiza três lutos fundamentais: o luto pelo corpo infantil perdido (impotência diante das transformações incontroláveis que sofre); o luto pelo papel e pela identidade infantis (perda dos privilégios da criança e temor das responsabilidades do adulto); e o luto pelos pais da infância (proteção e apoio).

A adolescência, portanto, se constituiu como uma etapa natural, inerente e problemática do desenvolvimento humano, provocando crises diversas, acentuadamente circunscritas à crise da identidade. Assim, a visão dos adultos, e de grande parte dos estudiosos, é de uma juventude como um problema social, uma etapa da vida essencialmente marcada por características negativas, patologizadas e homogeneizadas, em qualquer condição histórica e cultural, isto é, universalizada.

Adolescência e desenvolvimento

Em contraposição à concepção naturalizante e universalizada, considera-se a adolescência um processo de desenvolvimento que depende das relações sociais estabelecidas durante o processo de sociabilidade do indivíduo, em que determinações econômicas, sociais, educacionais, políticas e culturais estão envolvidas. Esta perspectiva – a visão sócio-histórica do homem e do desenvolvimento humano – considera que:

- As pessoas só desenvolvem as funções psíquicas especificamente humanas pelas relações com outros homens e pela mediação dos significados sociais contidos nas produções culturais acumuladas historicamente, entre elas a linguagem. No processo de apropriação dos significados, estes são internalizados com sentidos pessoais ou subjetivos, em função da história de vida (individual e social).
- O psiquismo humano depende essencialmente do modo de vida, determinado pelas relações sociais existentes e pelo lugar ocupado pelo indivíduo nessas relações.
- O ser humano tem papel ativo na produção da história da humanidade, podendo imprimir mudanças e transformações sociais.
- A totalidade histórico-social como expressão das múltiplas determinações do fenômeno: todos os fenômenos humanos extrapolam o limite da determinação biológica, implicando olhá-los para além das representações mais imediatas.

Ao se debruçar na compreensão da juventude contemporânea, verifica-se que, aparentemente, as condições de vida do jovem não mudam em relação às da infância. Em geral, a atividade principal dos jovens consiste na atividade escolar e no estudo. Porém, diferentemente da criança pequena, que se concentra na atividade de brincar, e da criança que inicia sua vida escolar, a atividade dominante do adolescente está associada a uma inclusão nas formas de vida social e aos interesses teóricos. Em geral, as atividades grupais intraescola e fora da escola são as preferidas por eles, pois compreendem atividades que exploram mais as relações intergrupo, facilitando o intercâmbio entre eles. Exploram também a capacidade argumentativa do jovem no confronto de ideias, uma necessidade de posicionamento diante de problemáticas sociais contemporâneas.

Nesse período da vida, o desenvolvimento das funções psíquicas superiores, aquelas cujas características principais são a consciência refletida e o controle deliberado, é mais propício. Os atos psíquicos adquirem caráter pessoal baseando-se fundamentalmente na autoconsciência e em seu domínio. O indivíduo toma consciência de si mesmo como de determinada unidade.

O desenvolvimento da autoconsciência, por sua vez, mantém um estreito vínculo com a posição social do adolescente. A autoconsciência do adolescente trabalhador, em comparação com o de outras classes sociais, não está retida em um estágio de desenvolvimento anterior, mas se trata de um adolescente com outro tipo de desenvolvimento psíquico, com outra estrutura e dinâmica de sua autoconsciência. As raízes de tais diferenças precisam ser buscadas na posição social do adolescente, nas atividades que realiza e não em um ou outro grau de seu bem-estar material.

Adolescência e saúde

Nas últimas décadas, a questão da adolescência tem assumido papel relevante na área da saúde, na qual também se encontra com maior frequência a concepção histórica, homogeneizada e universalizada da juventude. No entanto, nos últimos anos, vários autores têm chamado a atenção para as diferenças sociais como determinantes no modo de vivenciar e expressar a adolescência: estrutura familiar, situação econômica, dinâmica de mercado de trabalho etc. Na abordagem programática à saúde do adolescente, tão importante quanto as condições biológicas ou ambientais, são as experiências humanas, o desenvolvimento de sujeitos. Nesse sentido, nas pesquisas e na organização de programas de saúde para os jovens, deve-se valorizar e trabalhar com a experiência vivenciada, buscando compreensões mais contextuais das pessoas, dos significados e sentidos que têm sobre si mesmos, sobre o mundo e suas vivências mais imediatas, em particular sobre as crenças e práticas relacionadas à saúde.

Na saúde mental, por exemplo, em 2005, o Ministério da Saúde brasileiro deu os primeiros passos para a criação de uma política pública para a infância e a adolescência. Apresenta como princípios fundamentais o acolhimento universal, o encaminhamento implicado, a construção permanente da rede, território e a intersetorialidade na ação do cuidado. Os serviços de saúde devem reconhecer a criança e o adolescente como sujeitos de direitos e de responsabilidades, respeitando suas dimensões subjetivas e sociais, além de comprometer os responsáveis por eles no processo de atenção, garantindo que a ação de cuidado seja fundamentada nos princípios teórico-técnicos, mantendo abertos os canais de articulação da ação com outros equipamentos do território, criando, assim, uma rede ampliada de cuidados.

A cartilha *Atenção Psicossocial a Criança e Adolescente no SUS: tecendo redes para garantir direitos* reforça essas diretrizes do cuidado e aborda a necessidade de construir novos modos de produzir saúde voltados a esse público. O documento enfatiza que os serviços de saúde mental infantojuvenis devem assumir uma função social, possibilitando ações emancipatórias e o enfrentamento de estigmas e determinismos.

O reconhecimento dessa população como sujeito de direitos e responsabilidades promulgado pelo *Estatuto da Criança e do Adolescente* (ECA), em 1990, redefiniu as ações com relação à assistência e à elaboração de políticas públicas voltadas para esse público.

De acordo com o Ministério da Saúde, com dados de 2005, cerca de 10 a 20% das crianças e adolescentes sofrem de algum transtorno mental, e, desse total, 4% necessitam de cuidados intensivos. As manifestações de transtornos mentais infantojuvenis mais frequentes são deficiência mental, autismo, psicose infantil e transtornos de ansiedade, além do abuso de substâncias psicoativas e do aumento no índice de suicídio entre adolescentes. Esses dados apontam para a necessidade de uma abordagem mais direta e de iniciativas de cuidado, principalmente na atenção primária.

Benetti e colaboradores, em pesquisa sobre a produção científica na área, apontam que os problemas em saúde mental na adolescência mais citados pelos artigos foram: drogas/abuso de substâncias (277 referências); violência/maus-tratos (190); saúde mental/psicopatologia (141); depressão (129); transtornos alimentares (111); ansiedade (72); e transtorno de conduta/delinquência (51).

Na Estratégia de Saúde da Família, em pesquisa realizada por Lacerda, quando questionados sobre as queixas e problemáticas identificadas em relação aos adolescentes atendidos na unidade de saúde, os profissionais relataram que as principais demandas são relacionadas com a sexualidade, realização de exames ginecológicos, gravidez, uso de anticoncepcional e infecções sexualmente transmissíveis. Portanto, as queixas em saúde mental não compreendem as principais demandas trazidas pelos adolescentes, embora

os profissionais investiguem a existência de sofrimento psíquico ao identificarem algum indício de necessidade de cuidado nessa área. Segundo os entrevistados, as principais demandas em saúde mental dos adolescentes atendidos na unidade de saúde se relacionam a conflitos afetivos (familiares ou amorosos), dificuldade de aprendizagem, distúrbios alimentares, automutilação, tentativa de suicídio, abuso sexual e comportamentos inapropriados no contexto familiar e escolar. As queixas e problemáticas identificadas correspondem aos dados encontrados nas produções científicas na área.

Considerações finais

A importância da escuta das necessidades dos adolescentes, que extrapolam as demandas vinculadas às condições orgânicas, é evidente. É a escuta cuidadosa que permite detectar demandas por informações, por espaços e temas para discussão e reflexão, além de se constituir um apoio ao jovem para se aventurar e garantir subsídios para defender-se contra opressões de ordem social, política e econômica. Desse modo, outro aspecto relevante está sendo considerando: o modo como os jovens percebem suas dificuldades e necessidades. Muitas vezes, a percepção que eles têm os exclui como sujeitos ativos e envolvidos no processo, focalizando a questão apenas como externa, alheia a sua vontade e ação, desconsiderando a multiplicidade de determinações do fenômeno, entre elas o papel do seu modo de pensar, sentir e agir. Além disso, são percepções atravessadas por diferenças de gênero, que implicam a diversidade na expressão e a significação que os jovens apresentam sobre as situações.

Ao abordar a juventude, tendo como ponto de partida as suas atividades e vivências, depara-se com inúmeras problemáticas psicossociais, em geral relacionadas a incontinência e abandono familiar, ansiedade e depressão, psicossomatização, obesidade e transtornos da conduta alimentar, gravidez precoce e infecções sexualmente transmissíveis, violência urbana, física e psíquica, abuso sexual, dependência química etc.

No atendimento ambulatorial e na atenção primária aos jovens, encontram-se situações e problemáticas diversas, que exigem a adoção de condutas diferenciadas. Contudo, há um número significativo de pré-adolescentes e adolescentes com preocupações próprias das condições concretas de vida e das mudanças que sofrem e/ou são levados a sofrer pelas expectativas dos adultos, que atuam como pressionadores sobre o seu modo de agir. A falta de um espaço adequado para a expressão dessas necessidades acaba promovendo dificuldades nas relações

CAPÍTULO 22 • ADOLESCÊNCIA E SAÚDE: ASPECTOS PSICOSSOCIAIS

com familiares e amigos, transformando-se em sofrimento psíquico para o jovem. Ao mesmo tempo, encontra-se um número significativo de pais ou responsáveis (e mesmo muitos profissionais de saúde) com dificuldade em lidar com as necessidades, os conflitos e as contradições dos jovens, além de expressarem medo e angústia diante de problemáticas contemporâneas, como a violência urbana e sexual, o acesso às substâncias químicas ilícitas, os relacionamentos afetivos e sexuais. São demandas que exigem uma atuação centrada em orientações e ações psicoeducativas, que garantam ao jovem, a seus familiares e amigos espaços para a expressão de suas preocupações. Por sua vez, há um número menor de jovens que apresentam dificuldades psicossociais que assumem proporções importantes em suas vidas, constituindo-se como obstáculos para o seu desenvolvimento, exigindo uma intervenção inicial contínua e mais focada no problema.

Em síntese, o aumento de problemáticas psicossociais na atenção à adolescência deve estimular a formação de equipes interdisciplinares, que propiciem um espaço individual e/ou grupal de escuta dos aspectos da vida que causem sofrimento ao jovem e seus familiares, tendo como ponto de partida a experiência vivida e as significações e sentidos internalizados por eles.

Bibliografia

- Aberastury A, Knobel M. Adolescência normal. Porto Alegre: Artes Médicas, 1992.
- Ayres JRCM, França Júnior, I. Saúde do adolescente. In: Schraiber LB, Nemes MIB, Mendes-Gonçalves RB (orgs.). Saúde do adulto. Programas e ações na unidade básica. São Paulo: HUCITEC; 1996. p. 66-85. (Saúde em Debate, 96, série Didática 3)
- Becker D. O que é adolescência. São Paulo: Brasiliense, 1985.
- Benetti SPC, Ramires VRR, Schneider AC, Rodrigues APG, Tremarin D. Adolescência e saúde mental: revisão de artigos brasileiros publicados em periódicos nacionais. Cad Saúde Pública. 2007;6:1273-82.
- Brasil. Ministério da Saúde. Atenção psicossocial a criança e adolescentes no SUS: tecendo redes para garantir direitos. Brasília: Mistério da Saúde; 2014. Disponível em: http://bvsms.saude.gov.br/bvs/publicacoes/atencao_psicossocial_criancas_adolescentes_sus.pdf. Acesso em: 10 mar. 2015.

- Brasil. Ministério da Saúde. Caminhos para uma política de saúde mental infanto-juvenil. Brasília: Ministério da Saúde; 2005. Disponível em: http://portal.saude.gov.br/portal/arquivos/pdf/caminhos_infantojuv.pdf. Acesso em: 10 ago. 2012.
- Erikson E. Identidade, juventude e crise. 2. ed. Rio de Janeiro: Guanabara Koogan; 1987.
- Lacerda RIT. Estratégia Saúde da Família e adolescência: As necessidades de cuidados e os recursos utilizados em Saúde Mental. 2015. 91 f. Dissertação (Mestrado em Saúde Coletiva) – Faculdade de Medicina de Botucatu. Botucatu: Unesp; 2015.
- Ozella S (org.). Adolescências construídas. A visão da psicologia sócio-histórica. São Paulo: Cortez; 2003.
- Tanaka OY, Ribeiro EL. Ações de saúde mental na atenção básica: caminho para a ampliação da integralidade da atenção. Ciênc Saúde Coletiva. 2009;14(2):477-86.
- Vigotski LS. (1930-1931) Paidología del adolescente. Artículos seleccionados. In: Vigotski LS. Psicología infantil. Trad. Lydia Kuper. Madrid: Visor Dist., 1996. p. 9-248. (Obras escogidas, IV)

CAPÍTULO 23

Sexualidade e Contracepção na Adolescência

Marina Saes Rays • Sandra de Oliveira Saes • Leila Maria Vieira • Tamara Beres Lederer Goldberg

Introdução

A anticoncepção é um tema muito importante, especialmente na adolescência, considerando a relevância social conferida pela ocorrência de gravidez nessa faixa etária e a possibilidade de exposição às infecções sexualmente transmissíveis e à Aids (IST/Aids).

O conhecimento sobre os métodos contraceptivos e os riscos advindos de relações sexuais desprotegidas é fundamental para que os adolescentes possam vivenciar o sexo de maneira adequada e saudável, assegurando a prevenção da gravidez não planejada e das IST/Aids, além de compreender um direito que possibilita cada vez mais ao ser humano o exercício da sexualidade desvinculado da procriação.

Definida como o período etário compreendido entre 10 e 20 anos incompletos, a adolescência caracteriza-se por transformações biológicas, psicológicas e sociais, e também como momento para a formação de hábitos, condutas e comportamentos que permanecerão na vida adulta e que podem se tornar importantes determinantes nos processos de saúde e adoecimento da população.

As vulnerabilidades do adolescente, como a falta de conhecimento sobre sexo e planejamento familiar e a ausência de habilidades para aplicar na prática o conhecimento, o colocam em risco para a gravidez. A gravidez na adolescência e as IST/Aids costumam resultar das características da própria adolescência, como: impulsividade; onipotência, acreditar que nada acontecerá; falta de informação sobre contraceptivos; uso infrequente ou inadequado de métodos contraceptivos; frequência ou não à escola; número de parceiros sexuais; e, principalmente, falta de objetivos futuros.

Dados preliminares do Sistema de Informação sobre Nascidos Vivos (Sinasc) mostram que, no Brasil, a gravidez na adolescência teve uma queda de 17% – a redução foi de 661.290 nascidos vivos de mães entre 10 e 19 anos em 2004 para 546.529 em 2015. Entre os fatores responsáveis por essa diminuição, destacam-se a expansão do programa Saúde da Família, que aproxima os adolescentes dos profissionais de saúde, além do maior acesso a métodos contraceptivos e ao programa Saúde na Escola, que oferece informação de educação em saúde.

Políticas públicas e profissionais da saúde e da educação são fundamentais para a garantia da saúde do adolescente. A inadequação da utilização de métodos contraceptivos por parte desse grupo, decorrente de fatores socioeconômicos, culturais e falta de conhecimento, traz consequências não somente para eles, como também para toda a sociedade. Com base nos estudos da literatura e na prática clínica, que alertam para tal realidade, o objetivo deste capítulo consiste em contribuir com dados científicos para profissionais da saúde e educação que prestam atenção à saúde desse recorte etário.

Métodos contraceptivos

Ao iniciar este texto, ressalta-se que nenhum método anticoncepcional é isento de desvantagens, como custo elevado, riscos, gravidez não planejada, efeitos colaterais e outros capazes de afetar a saúde dos usuários em curto, médio e longo prazo, lembrando, ainda, que os adolescentes e os profissionais da saúde envolvidos em sua prescrição devem ter em mente a eficácia, a efetividade, o tempo de atuação e a possibilidade de reversão do controle de natalidade.

Na atenção em anticoncepção, torna-se muito importante oferecer diferentes opções de métodos anticoncepcionais para todas as etapas da vida reprodutiva, de modo que as pessoas possam escolher o método mais apropriado às suas necessidades e circunstâncias de vida. Na adolescência, a contracepção também tem o objetivo de encorajar o envolvimento com a saúde reprodutiva, com base em valores, preferências e estado de saúde. Aos profissionais, aconselha-se que estejam atentos e disponíveis à apresentação e discussão de cada um dos métodos com suas e seus pacientes, em todas as fases de sua vida reprodutiva.

■ Abstinência

Considerado um dos métodos adotados por adolescentes e jovens, pode-se aceitá-lo como apresentando 100% de eficácia, caso optem por ela. Entretanto, cabe aos profissionais de saúde informar que a abstinência deverá ser entendida como a ausência de qualquer contato de fluidos, sêmen, sangue, lesões, secreções vaginais-cervicais e qualquer forma de contato sexual (oral, anal ou intercurso vaginal-peniano).

Conclui-se que esse método pode ser divulgado e discutido com os adolescentes, dependendo altamente de valores, crenças e comportamentos adotados por eles, e seu sucesso resulta da adesão estrita ao método.

■ Método de tabela, do muco cervical e da temperatura basal

São métodos pouco recomendados para adolescentes, pois exigem disciplina, planejamento e ciclos perfeitos, situações pouco evidenciadas quando o foco está voltado para essa faixa etária.

■ Preservativo masculino e feminino

Trata-se de métodos que exigem a cooperação mútua entre os parceiros, tendo como grande vantagem evitar a gravidez desprotegida e não planejada, além de prevenir as IST/Aids. Deve-se enfatizar entre as adolescentes a necessidade de dupla proteção, ou seja, algum dos métodos que serão apresentados na sequência acrescido, em todas as ocasiões, do uso do preservativo.

São métodos contraceptivos que não causam efeitos colaterais ou contraindicações. Em uma revisão atual, constata-se que o preservativo masculino pode apresentar falha quando de seu uso típico de até 18% e o feminino de 21%, quando o foco consiste na prevenção de gravidez.

O preservativo (masculino e feminino) é eficaz quanto às IST/Aids quando usado em todas as relações sexuais, antes de qualquer contato do pênis com a vagina, com o ânus ou com a mucosa oral.

Em um estudo realizado no Piauí, com 652 adolescentes de 14 a 19 anos, identificou-se que a maioria fez uso de algum método na primeira relação sexual, com um percentual de 70,4% e 75% para o sexo masculino e feminino, respectivamente. O método majoritariamente escolhido foi o preservativo masculino, com 100% apontado pelo sexo masculino e 91,6% pelo sexo feminino. O uso do preservativo masculino é frequente na primeira relação sexual, entretanto, apresenta descontinuidade e negligência, pois a contracepção é cercada de descuidos, erros e esquecimentos.

■ Anticoncepcionais hormonais orais (ACO)

Trata-se de um dos métodos mais aceitos pelas adolescentes, entretanto é indubitável que sua prescrição pelo médico hebiatra não significa a continuidade de seu uso, já que muitas delas o abandonam depois de 6 meses.

Caso esse método seja utilizado estritamente de acordo com as orientações (ideal), sua eficácia é de 99,9%, mas é preciso enfatizar que o uso real ou típico resulta em taxas de falha ao redor de 8%. Considera-se uso inadequado: prolongar o período em que as pacientes devem ficar livres do uso do ACO prescrito (7 ou 4 dias, conforme a formulação) e falha no uso por omissão de comprimidos ou grande alternância de horários de tomada, caso sejam de baixa ou muito baixa dosagem. Em caso de esquecimento de um comprimido pelas pacientes, os profissionais devem orientá-las a ingeri-lo tão logo percebam a falha. No entanto, se dois ou mais comprimidos forem esquecidos, recomenda-se a utilização de outro método complementar, sempre recomendado seguindo-se o princípio de dupla proteção.

Com relação à prescrição e ao início de seu uso, aconselha-se utilizá-lo no primeiro dia do ciclo menstrual, o que confere grande proteção à adolescente no tocante à prevenção de gravidez. Entretanto, ou-

PARTE 1 • FASES DA VIDA

tras formas de início podem ser utilizadas, como início a qualquer momento do ciclo (início imediato), após prescrição pelo profissional, desde que obtido teste de gravidez negativo, ou mesmo prescrição no primeiro domingo após o início do novo ciclo menstrual. Caso o intervalo entre o dia de início do ACO e a presença da menstruação seja maior que 5 dias, enfatiza-se o uso de preservativo, lembrando-se de todos os motivos citados anteriormente, além dos riscos relacionados às falhas do método.

Deve-se salientar que, em meninas assintomáticas ginecologicamente, o American College of Obstetricians and Gynecologists (ACOG) e a Organização Mundial da Saúde (OMS) não impõem a necessidade do exame ginecológico interno para que a prescrição do ACO possa ser efetuada. Apenas naquelas com sintomas e sinais ginecológicos sugestivos de IST/Aids, tornam-se necessários a investigação e o exame ginecológico antes da prescrição.

Os anticoncepcionais, em sua maioria, contêm estrogênios e progestagênios em sua composição, os quais, em conjunto, atuam sobre o eixo hipotálamo-hipófise-gonada, inibindo a ovulação via *feedback* negativo. Além dessa atuação, os progestagênios atuam sobre a motilidade das tubas uterinas, espessam o muco cervical, dificultando a ascensão dos espermatozoides e tornam o endométrio menos adequado à implantação. Quanto à sua composição, uma grande proporção contém etinilestradiol (EE), que varia de 10 a 50 microgramas (mcg) por comprimido. Aqueles com doses inferiores a 35 mcg são considerados de baixa dosagem, e aqueles com menos de 20 mcg de muito baixa dosagem. Recentemente, encontra-se disponível um ACO que contém estrogênio natural, o 17-betaestradiol, entretanto, ainda faltam estudos epidemiológicos que enfatizem especificamente o recorte etário a que se reporta aqui, e os laboratórios recomendam que esse anticoncepcional não seja utilizado em pacientes com idades inferiores a 18 anos.

Quanto aos progestagênios, estão disponíveis oito tipos sintéticos, classificados em relação ao seu efeito androgênico, uma vez que são derivados de precursores androgênicos. Entre eles, pode-se reconhecer com maior potencial androgênico o levonogestrel. O oitavo progestagênio consiste na drospirenona, derivada da 17-alfaespironolactona, considerada um diurético. Outra maneira de classificar os progestagênios se daria por sua introdução ao mercado, sendo a drospirenona considerada de quarta geração, e o gestodeno, o norgestimato e o desogestrel, de terceira geração. Estes últimos progestagênios apresentam menor ligação aos receptores androgênicos.

Os anticoncepcionais podem ser encontrados com formulações designadas como monofásicas, em que a mesma quantidade de estrogênio e progesta-gênio pode estar presente nos 21 ou 24 comprimidos da cartela. No primeiro caso, deve-se orientar a paciente que, ao finalizar a cartela de 21 comprimidos, aguarde 7 dias até iniciar a nova cartela e, no segundo exemplo, com cartelas de 24 comprimidos, a pausa deve ser de 4 dias ou, no caso de cartelas com 28 comprimidos, 24 são consideradas pílulas ativas e quatro, placebo, ou podem conter outros componentes, como ácido fólico, preparações contendo ferro etc. Outros contraceptivos podem apresentar formulações com variações no conteúdo de estrogênio e progestagênio de cada comprimido ativo, com elevações e decréscimos de seus componentes, simulando a variação hormonal observada no ciclo menstrual. Esses anticoncepcionais são conhecidos como bifásicos, trifásicos e quadrifásicos. Até o momento, anticoncepcionais multifásicos não parecem apresentar vantagens clínicas sobre os monofásicos. Os especialistas recomendam que, ao prescrever um contraceptivo, o profissional conheça sua composição e os possíveis efeitos colaterais, além de estar familiarizado com sua utilização.

Outra situação que se deve focar seria o desejo manifesto de adolescentes que não querem menstruar mensalmente. Nesse caso, existem formulações que contêm 84 comprimidos que podem ser utilizados sequencialmente, realizando, a seguir, uma pausa de 7 dias. Algumas dessas cartelas contêm em seus comprimidos EE na dose de 30 mcg e 0,15 mg de levonogestrel e sete comprimidos são placebo. Outras formulações contêm 84 comprimidos contendo 20 mcg de EE e 0,15 mg de levonogestrel, acompanhados de sete comprimidos com 10 mcg de EE. Essas apresentações eram prescritas para casos em que as pacientes tinham endometriose, quadros disfóricos pré-menstruais, dismenorreia, menorragia ou alterações menstruais; entretanto, atualmente, mostram-se como preferenciais por algumas meninas, pelos motivos já apontados.

Estudos que compararam os efeitos colaterais de pacientes que aderiram ao ciclo estendido *versus* o normal referem igual ou menor incidência de sangramentos no meio do ciclo (*spots*) e menor frequência de cefaleias e dismenorreia entre aquelas com ciclos estendidos, contudo a adesão e a continuidade de uso foram semelhantes entre as duas formas de prescrição.

No tocante a pílulas que contêm apenas progestágenios em sua composição, encontram-se as de média dosagem (com 75 mcg de desogestrel) e uso contínuo e as de baixa dosagem, chamadas de minipílulas (noretisterona 0,35 mg), cuja prescrição geralmente é indicada apenas a mulheres que estão amamentando.

No caso de adolescentes que não podem utilizar estrogênios, por indicação médica, aconselha-se que

123

CAPÍTULO 23 • SEXUALIDADE E CONTRACEPÇÃO NA ADOLESCÊNCIA

outros métodos contraceptivos livres de estrogênios sejam utilizados, a exemplo dos injetáveis contendo apenas progestagênios.

■ Anticoncepcionais injetáveis

Os anticoncepcionais injetáveis mensais são combinados e, em suas diferentes formulações, contêm um éster de um estrogênio natural, o estradiol e um progestogênio sintético, diferentemente dos anticoncepcionais orais combinados, nos quais ambos os hormônios são sintéticos. Os anticoncepcionais trimestrais são formulados com 150 mg de medroxiprogestrona. São muito eficazes, sua taxa de falha varia de 0,1 a 0,3% durante o 1º ano de uso.

■ Adesivos e anéis vaginais

Quanto aos adesivos e anéis vaginais, os primeiros liberam por dia EE 20 mcg e 150 mcg de norelgestromina e os segundos, 15 mcg de EE e 120 mcg de etonogestrel. O adesivo deve ser trocado a cada semana, por 3 semanas consecutivas, sendo a quarta livre do adesivo. Recomenda-se não os colocar nas mamas. Quanto ao anel vaginal, deve permanecer no local por 3 semanas e, na sequência, ser retirado, deixando 1 semana livre.

Apesar de a dose de EE dos adesivos ser menor do que as evidenciadas em muitos ACO, a literatura tem relatado uma incidência mais elevada de eventos tromboembólicos entre as usuárias quando comparados aos evidenciados entre usuárias de ACO, alertando sobre a maior exposição ao estrogênio.

■ LARC: *long-acting reversible contraception* (dispositivos intrauterinos e implantes)

Esses métodos se relacionam às menores taxas de gravidez entre aqueles considerados reversíveis, já que sua efetividade não se associa à ação ou à aderência da paciente. Quando de sua seleção, deve-se inquirir sobre o tempo em que desejam engravidar, uma vez que é preciso considerar o custo-benefício, caso esse intervalo seja inferior a 2 anos. Caso este não seja um problema, pode-se selecionar o método. Recomendar o uso simultâneo de preservativo masculino para a proteção de IST/Aids independentemente do tipo de relação.

O dispositivo intrauterino (DIU) é um método contraceptivo constituído por um aparelho pequeno e flexível colocado dentro do útero, que não pode ser utilizado caso as pacientes tenham gonorreia, clamídia e cervicites agudas, pela possibilidade de desenvolverem doenças inflamatórias pélvicas (DIP).

Existem duas formas de DIU: aqueles com liberação de progestagênios, que podem permanecer em algumas apresentações por 3 e 5 anos; e os não hormonais, que liberam cobre, com duração de até 10 anos. Todas as formas podem ser retiradas quando houver decisão para tal ou quando as usuárias queiram trocar de método. Os DIU hormonais reduzem sangramentos, colaboram no controle de anemias por deficiência de ferro e, possivelmente, reduzem a incidência de DIP. E tanto os hormonais quanto não hormonais se relacionam com redução de neoplasia de endométrio.

Os implantes são cápsulas com etonogestrel, liberado gradualmente, colocado sob a pele do antebraço não dominante. Podem permanecer por até 3 anos, quando devem ser substituídos por outro método.

■ Diafragma

Produzido com silicone ou látex, é considerado um método de barreira móvel. Pode ser colocado e retirado quando as adolescentes desejarem. Entretanto, sua eficácia se relaciona quando colocado 2 h antes da relação sexual e retirado entre 4 e 6 h depois. Tem durabilidade de cerca de 2 anos. Recomenda-se que seu uso seja combinado com gel espermicida. Após o uso, lavar com água e sabão.

Muitas adolescentes não se sentem confortáveis com esse método, considerando ser volumoso e por necessitarem introduzi-lo na vagina. Para o emprego perfeito, vários tamanhos de anéis são disponibilizados, quando, então, se determina o tamanho mais adequado do diafragma a ser utilizado.

■ Métodos cirúrgicos

Pelo fato de se tratarem de métodos permanentes, são exceção durante a adolescência e apenas se justificam em casos de existência de condições clínicas ou genéticas que tornem imperativo evitar a gestação de modo permanente.

Contracepção de emergência

Como o nome diz, não pode ser aceita como um método a ser utilizado em qualquer ocasião, e sim em uma situação de emergência ocasional. Adolescentes que tiveram contatos sexuais não protegidos, não desejados, inclusive vítimas de estupro ou falha no método que utilizavam são candidatas à contracepção de emergência. Tanto a menina quanto seu companheiro devem receber orientações sobre esse método de exceção, cujo mecanismo de ação se baseia no atraso da ovulação e será ineficaz caso tenha ocorrido a implantação. Dos métodos disponíveis, o de maior eficácia, mesmo após 5 dias do evento, seria o DIU de cobre, que promove, ainda, uma contracepção continuada, entretanto é necessária avaliação médica. O segundo método a escolher seria o ulipristal (antiprogestágeno); na sequência, o levonogestrel; e, por último, a combinação etinilestradiol com levonogestrel (método Yuzpe). A associação EE com levonogestrel apresenta mais efeitos colaterais, como náuseas, vômitos, cefaleia etc.

O levonogestrel ou o EE acrescido de levonogestrel devem ser oferecidos tão logo ocorra a relação desprotegida. Apresentam maior eficácia até 72 h, entretanto podem ser utilizados até 120 h depois, com redução da proteção. O levonogestrel é encontrado em dose única de 1,5 mg ou de 0,75 mg, a ser tomado a cada 12 h. Alguns autores sugerem que, utilizando a apresentação em duas doses, os dois comprimidos sejam ingeridos ao mesmo tempo, uma vez que os efeitos colaterais não são mais intensos. Caso ocorram vômitos no período de até 3 h após a tomada, deve-se oferecer antiemético (p. ex., metoclopramida) e repetir a dosagem.

No caso de EE acrescido de levonogestrel, repetir a dose se houver vômitos após 1 h de sua tomada, oferecendo antiemético antes.

Comentários finais

Os estudos sobre a adolescência e sexualidade evidenciam a necessidade de uma abordagem clara e livre de preconceitos, envolvendo família, escola, comunidades religiosas, ambientes prestadores de assistência à saúde e de formação profissional habilitada e capacitada. Faz-se necessária a implementação de estratégias que permitam aos jovens desse grupo etário conscientizar-se sobre a importância que envolve a saúde sexual e reprodutiva e dialogar sem juízo de valor sobre suas dúvidas e vivências, o que poderia prevenir e garantir uma adolescência saudável.

Nesse sentido, fica evidente a responsabilidade de toda a sociedade no que tange à promoção e à qualidade de vida do adolescente.

Conforme Ramos:

> O uso de contraceptivos mostra uma atitude positiva frente a sexualidade, mas também um grau de maturidade e autoestima próprios de quem projeta o futuro negociando com o presente as suas decisões.

Bibliografia

- Aberastury A, Knobel M. Adolescência normal: um enfoque psicanalítico. 10. ed. Porto Alegre: Artes Médicas, 2000.
- Biason TP, Goldberg TB, Kurokawa CS, Moretto MR, Teixeira AS, Nunes HR. Low-dose combined oral contraceptive use is associated with lower bone mineral content variation in adolescents over a 1-year period. BMC Endocr Disord. 2015;3(15):15-9.
- Brasil. Ministério da Saúde. Gravidez na adolescência tem queda de 17% no Brasil. Brasília: Ministério da Saúde; 2017. Disponível em: http://portalsaude.saude.gov.br/index.php/cidadao/principal/agencia-saude/28317-gravidez-na-adolescencia-tem-queda-de-17-no-brasil. Acesso em: 30 jun. 2017.
- Brasil. Ministério da Saúde. Secretaria de Atenção à Saúde. Departamento de Atenção Básica. Saúde sexual e saúde reprodutiva. Brasília: Ministério da Saúde; 2013.
- Calligaris C. A adolescência. São Paulo: Publifolha; 2009.
- Curtis KM, Jatlaoui TC, Tepper NK, Zapata LB, Horton LG, Jamieson DJ, Whiteman MKUS. Selected practice recommendations for contraceptive use. MMWR Recomm Rep. 2016;65(4):1-66.
- Diaz J, Diaz M. Contracepção na adolescência. Cad Juv Saúde Desenvol. 1999;1:249-57.
- Finotti M. Manual de anticoncepção. São Paulo: Federação Brasileira das Associações de Ginecologia e Obstetrícia (FEBRASGO); 2015.
- Fundação Instituto Brasileiro de Geografia e Estatística. Pesquisa Nacional de Saúde do Escolar Pense. Diretoria de Pesquisas Coordenação de População e Indicadores

Sociais Gerência de Estudos e Pesquisas Sociais. Disponível em: http://www.ibge.gov.br/home/presidencia/noticias/imprensa/ppts/00000002703140811201614462736582.pdf. Acesso em: 1 jun. 2017.
- Gold MA, Bachrach LK. Contraceptive use in teens: a threat to bone health? J Adolesc Health. 2004;35:427-9.
- Kathryn KA, Barbieri RL. Overview of the use of estrogen-progestin contraceptives. UpToDate; 2017.
- Leal MM, Amado CR. Anticoncepção da adolescência. In: Françoso LA, Gejer D, Reato LFN. Sexualidade e saúde reprodutiva na adolescência. São Paulo: Atheneu; 2001. p. 85-98.
- Lidegaard EB, Kreiner S. Oral contraceptives and venous thromboembolism: a five-year national case-control study. Contraception. 2002;65(3):187-96.
- Mendonça RCM, Araújo TME. Métodos contraceptivos: A prática dos adolescentes. Esc Anna Nery Rev Enferm. 2009;13(4):863-71.
- Mosca LN, Silva VN, Biason TP, Corrente JE, Goldberg TBL. A influência do uso de anticoncepcional oral de baixa dosagem sobre o índice de massa corporal e percentual de gordura em adolescentes. São Paulo: 13º Congresso Paulista de Pediatria; 2013.
- Narod SA. BRCA mutations in the management of breast cancer: the state of the art. Nat Rev Clin Oncol. 2010;7(12):702-7.
- Patias ND, Dias ACG. Sexarca, informação e uso de métodos contraceptivos: comparação entre adolescentes. Psico-USF. 2014;19(1):13-22.
- Ramos R. Dificuldade no acesso à contracepção. Sex Plan Fam. 2001;29:29-31.

CAPÍTULO 23 • SEXUALIDADE E CONTRACEPÇÃO NA ADOLESCÊNCIA

- Saito MI, Vargas da Silva LE, Leal MM. Adolescência: prevenção e risco. São Paulo: Atheneu; 2014.
- Saito MI, Vitalle MSS, Landi CA, Hercowitz A. Adolescência e sexualidade: visão atual. São Paulo: Atheneu; 2016.
- Silva CCR. Comportamento de adolescentes acerca de aspectos relacionados a doenças imunopreveníveis. 2012, 67 f. Dissertação (mestrado profissional em Saúde Pública). Rio de Janeiro: Escola Nacional de Saúde Pública Sergio Arouca; 2012. Disponível em: http://bvssp.icict.fiocruz.br/lildbi/docsonline/get.php?id=3441. Acesso em: 26 jun. 2014.
- Sociedade Brasileira de Pediatria. Saúde de crianças e adolescentes na era digital. Manual de Orientação Departamento de Adolescência. Disponível em: http://www.sbp.com.br/src/uploads/2016/11/19166d-MO-rient-Saude-Crian-e-Adolesc.pdf. Acesso em: out. 2016.
- Teixeira AMFB, Knauth DR. Adolescentes e uso de preservativos: as escolhas dos jovens de três capitais brasileiras na iniciação e na última relação sexual. Cad Saúde Pública. 2006;22(7):1385-96.
- Vieira LM, Saes SO, Doria AAB, Goldberg TBL. Reflexões sobre a anticoncepção na adolescência no Brasil. Rev Bras Saúde Materno-Infantil. 2006;6(1):135-40.
- World Health Organization (WHO). Early marriages, adolescent and young pregnancies: report by the secretariat. Nova York: WHO; 2012.
- World Health Organization (WHO). Young People's Health – a Challenge for Society. Report of a WHO Study Group on Young People and Health for All. Technical Report Series 731. Geneva: WHO; 1986.

CAPÍTULO 24

Sangramento Menstrual Excessivo

Anaglória Pontes

O sangramento uterino disfuncional (SUD), atualmente designado "sangramento menstrual excessivo", define-se como um sangramento endometrial anormal que pode estar alterado quanto a regularidade, frequência, duração e volume, na ausência de doenças pélvicas, complicações da gravidez, distúrbios hematológicos, psicológicos, nutricionais, problemas oncológicos ou causas iatrogênicas. Pode ser agudo ou crônico; no primeiro caso, exige-se intervenção de urgência e/ou emergência.

Em 2011, a International Federation of Gynecology and Obstetrics (FIGO) propôs uma nova classificação com o objetivo de uniformizar os termos utilizados para descrever o sangramento uterino anormal, categorizando-o de acordo com sua etiologia. Recomendou que os termos "menorragia", "metrorragia", "polimenorreia" e "sangramento uterino disfuncional" não fossem mais utilizados e que "sangramento uterino disfuncional" fosse substituído por "sangramento menstrual excessivo". A classificação PALM-COEIN desenvolvida pela FIGO para a mulher em idade reprodutiva classificou essa condição em: causas estruturais PALM – pólipo, adenomiose, leiomioma, malignidade, hiperplasia –, não estruturais COEIN – coagulopatia, distúrbios ovulatórios endometriais, iatrogênicos – e não classificadas.

Etiologia e fisiopatologia

Em adolescentes, as etiologias mais comuns de sangramento menstrual excessivo são as não estruturais. A causa mais frequente decorre da anovulação por imaturidade do eixo hipotálamo-hipófise-ovário, embora a anovulação persistente pós-menarca associada ao sangramento uterino anormal possa resultar de síndrome de ovários policísticos, hipotireoidismo, obesidade, causas iatrogênicas (uso intermitente de contraceptivos hormonais orais combinados), complicações da gravidez, traumas, corpos estranhos, hemorragia por cisto ovariano e coagulopatias.

A menstruação normal resulta de uma complexa interação entre hipotálamo, hipófise anterior, ovário e endométrio. O padrão menstrual normal varia quanto a regularidade, intervalo, duração e volume. De modo geral, o ciclo menstrual normal tem duração de 4 ± 2 dias (2 a 6 dias), intervalo de 28 ± 7 dias (21 a 35 dias) e quantidade de fluxo menstrual de 40 ± 20 mL (20 a 60 mL por ciclo) com perda média de ferro em cada menstruação de 1,6 g/dL.

No sangramento anovulatório, os níveis prolongados e constantes de estrogênio promovem a proliferação endometrial sem estabilização induzida pela progesterona. O endométrio cresce acima da capacidade dos estrogênios de manter sua integridade. Esse tecido altamente vascularizado, sem suporte estromal suficiente, sofre ruptura e sangramento superficial ao acaso, em tempos variáveis de modo assincrônico, sem vasoconstrição mediada pelas prostagladinas e pela agregação plaquetária das arteríolas; enquanto um local cicatriza, outro sofre ruptura, resultando em uma descamação desordenada da camada endometrial. Distúrbios de sangramento subjacentes podem exacerbar essa situação.

O SUD ovulatório pode estar associado a uma disfunção endometrial decorrente do aumento da atividade fibrinolítica, modificações dos fatores de crescimento e proteínas (p. ex., citocinas e metaloproteinases de matrizes em nível endometrial), além de alterações na produção de prostaglandinas com redução de tromboxano e prostaglandina F2-alfa, que atuam como vasoconstritores e agregantes plaquetários, e um aumento na síntese da prostaglandina E2 e da prostaciclina, vasodilatadores e antiagregantes plaquetários, produzindo relaxamento miometrial e aumento da perda de sangue menstrual.

Diagnóstico

O diagnóstico de sangramento menstrual excessivo é de exclusão, somente estabelecido após afastar outras causas de sangramento.

O diagnóstico é essencialmente clínico, inicialmente provisório com base em dados de anamnese cuidadosa: levando-se em consideração idade, história sexual, hábitos alimentares, menarca, paridade, início, frequência (um ou múltiplos episódios), duração, intensidade do sangramento, se cíclico ou acíclico, doloroso ou não.

A ocorrência de fluxo menstrual regular acompanhado de sintomas pré-menstruais é sugestiva de que o ciclo é ovulatório, enquanto um sangramento acíclico aponta anovulação. Deve-se verificar se houve mudança no padrão menstrual usual e se a paciente faz uso de medicamentos hormonais ou não hormonais capazes de influenciar em nível endometrial ou que alterem os mecanismos de coagulação. Medicações como varfarina, aspirina e clopidogrel podem alterar o sistema de coagulação e ser associadas ao sangramento excessivo. Na anamnese, principalmente em adolescentes, é importante avaliar os seguintes fatores de risco para distúrbios de coagulação: duração da menstruação ≥ 7 dias com relato de fluxo abundante ou impedimento das atividades rotineiras durante a menstruação, história de tratamento para anemia, história familiar de distúrbios de sangramento, história de sangramento excessivo em extração dentária, parto, aborto ou outras cirurgias. Quando possível, e se houver dúvida quanto à estimativa da perda de sangue menstrual, orienta-se para que a paciente anote as menstruações realizando calendário menstrual por pelo menos três ciclos.

Os exames físico e ginecológico devem ser minuciosos com o objetivo de afastar outras causas de sangramento uterino. Verificar peso, estatura, índice de massa corpórea, presença de hirsutismo e galactor-

reia, avaliação da tireoide, sinais e/ou sintomas clínicos sugestivos de distúrbio de coagulação, como sangramento fácil, gengivorragia, epistaxe, equimoses, petéquias e hematomas. A inspeção da vulva, da uretra, da vagina e do ânus pode mostrar lesão traumática, infecção vaginal e corpo estranho. Se a paciente tem ou teve atividade sexual, na inspeção do cérvice pode-se observar pólipo cervical, erosão, leiomioma parido ou lesões suspeitas de câncer. O toque bimanual conseguirá detectar massas pélvicas, como os leiomiomas, que podem ser assintomáticos, embora raros em adolescentes. O aumento na quantidade e/ou na duração do fluxo menstrual, a presença de coágulos e dor tipo cólica em sua passagem, assim como sinais de anemia por deficiência de ferro (cefaleia, palidez cutaneomucosa, letargia, sonolência), são sinais sugestivos de sangramento menstrual excessivo.

Nos primeiros 2 anos pós-menarca, 50 a 80% dos sangramentos menstruais são anovulatórios, considerando-se um processo fisiológico normal. Nas adolescentes, é importante verificar se o tempo da menarca é inferior a 2 anos. Nesses casos, e na maioria das vezes, o sangramento é leve. Apenas uma minoria dessas pacientes tem sangramento com significado clínico e com necessidade de tratamento.

Em adolescentes com vida sexual ativa, deve-se sempre ter em mente o diagnóstico de gestação e suas complicações ao se deparar com sangramento anormal e de início abrupto, assim como o diagnóstico de doença inflamatória pélvica precisa ser considerado em casos de sangramento irregular e dor pélvica associada a leucocitose com elevação da velocidade de hemossedimentação (VHS) e proteína C-reativa. Sangramento irregular com anovulação e hiperandrogenismo (acne, hirsutismo) pode estar associado à síndrome dos ovários policísticos. Alterações hepáticas, renais ou tireoidiana são capazes de causar sangramento uterino anormal. Não se esquecer de que o uso inadequado ou esquecimento da pílula anticoncepcional também poderá provocar sangramento anormal.

Os exames complementares devem ser de uso judicioso e realizados de acordo com a necessidade clínica, com o objetivo de afastar outras causas de sangramento uterino anormal. O hemograma completo com contagem de plaquetas avalia indiretamente as perdas sanguíneas e pode afastar leucemia e plaquetopenia. O teste de gravidez (na urina ou a dosagem quantitativa de beta-HCG no sangue) deve ser solicitado para afastar gravidez e suas complicações. A ultrassonografia transvaginal ou pélvica pode ser solicitada para avaliar ovários e a espessura endometrial, identificar lesões intracavitárias, detectar massas pélvicas ou mesmo complicações de gestação, como abortamento. Os distúrbios de coagulação de-

PARTE 1 • FASES DA VIDA

vem ser investigados em todas as pacientes com sangramento menstrual excessivo desde a menarca ou que apresentem um dos seguintes eventos: hemorragia pós-parto, sangramento relacionado à cirurgia ou extração dentária, ou dois ou mais dos seguintes sintomas: equimose ou epistaxe 1 a 2 vezes/mês, sangramento gengival frequente e história familiar de sangramento.

Na suspeita clínica de coagulopatia, solicitar contagem de plaquetas, tempo de sangramento, tempo de protrombina, tempo de tromboplastina parcial ativado, dosagem de fibrinogênio e tempo de trombina. A doença de von Willebrand frequentemente é subdiagnosticada pelo fato de ser altamente heterogênea e de diagnóstico laboratorial complexo. Nas pacientes com queixa de sangramento de mucosas (gengivas e epistaxe), ferimentos sem petéquias ou história familiar de sangramento anormal particularmente com a menstruação ou durante cirurgias, considerar a possibilidade de doença de von Willebrand e solicitar a dosagem da atividade do fator VIII e do antígeno do fator de von Willebrand no plasma, além da mensuração da atividade do cofator da ristocetina. O tempo de sangramento prolongado associado ao número normal de plaquetas sugere o diagnóstico de doença de von Willebrand ou distúrbio plaquetário qualitativo, após afastar o uso de medicamentos, hepatopatias e nefropatias. A avaliação laboratorial dos distúrbios de sangramento deve ser realizada antes da terapêutica hormonal, pois os contraceptivos hormonais orais combinados (CHOC) podem promover um aumento do fibrinogênio, protrombina, fatores VII e VIII e o fator de von Willebrand e mascarar o diagnóstico. A dosagem do hormônio estimulador da tireoide (TSH) deve ser realizada sempre que necessário. Já a dosagem de prolactina e androgênios e função hepática e renal precisam ser solicitadas em casos selecionados.

Tratamento

O tratamento de sangramento menstrual excessivo em adolescentes pode ser multidisciplinar, com envolvimento do hematologista, do especialista em Medicina do Adolescente e do ginecologista e obstetra. As opções de tratamento incluem tratamento hormonal, como estrogênio, progestagênio, contraceptivos hormonais orais, transdérmicos ou anel vaginal e sistema intrauterino de levonogestrel e o tratamento não hormonal, como o ácido tranexâmico e o ácido épsilon aminocaproico, além de apoio psicológico e nutricional.

No caso de adolescentes com sangramento menstrual excessivo no 1º ano pós-menarca com história e exames físicos normais e que não apresentem anemia, somente a observação é necessária, a conduta

consiste em tranquilizar a paciente e os pais, explicando que a causa do sangramento é fisiológica, recomendando-se a anotação do calendário menstrual. Se os hábitos alimentares forem inadequados, deve-se orientar a reeducação alimentar.

Se o sangramento uterino é ativo, a paciente apresenta anemia e está hemodinamicamente estável, recomendando-se o tratamento com contraceptivo hormonal oral combinado com pelo menos 30 mcg de etinilestradiol, utilizado na dose de 1 comprimido via oral a cada 6 h até parar o sangramento. Após a interrupção do sangramento, diminuir a dose para 3 comprimidos por 1 dia, seguido de 2 comprimidos por 1 dia e, depois, 1 comprimido por dia por 21 dias. Após a interrupção do CHOC, deve ocorrer sangramento por supressão. A paciente precisa ser avisada de que esse sangramento pode ser mais volumoso e de maior duração que o normal. Não se esquecer de alertar a paciente quanto ao fato de que o sangramento de privação ocorre 2 a 7 dias após o término do tratamento.

Se o estrogênio é contraindicado ou não tolerado, pode-se empregar o tratamento com progestagênios cíclicos em substituição aos CHOC, já que induzem a estabilidade estromal. Os seguintes progestagênios podem ser utilizados: didrogesterona 20 mg/dia por 21 dias/mês; progesterona oral micronizada na dose de 200 a 400 mg/dia por 21 dias/mês; acetato de noretisterona na dose de 5 a 15 mg/dia por 21 dias por mês; acetato de medroxiprogesterona na dose de 10 mg/dia por 21 dias por mês; e acetato de nomegestrol na dose de 5 mg/dia por 21 dias/mês.

O ácido tranexâmico via oral pode ser usado na dose de 1.300 mg, 3 vezes/dia por 1 a 5 dias do ciclo menstrual. O ácido tranexâmico é contraindicado na insuficiência renal crônica e parece aumentar o risco de trombose.

Os anti-inflamatórios não esteroides não constituem a primeira escolha para o sangramento menstrual excessivo em adolescentes, reduzem o fluxo menstrual em 30 a 50%, quando utilizados durante a menstruação e não devem ser empregados em pacientes com a doença de von Willenbrand, pois afetam a função plaquetária. O ácido mefenâmico é usado na dose 500 mg via oral de 8/8 h durante a menstruação. O ibubrofeno é menos efetivo que o ácido mefenâmico ou naproxeno em reduzir o fluxo menstrual. Lembrar-se de que se trata de irritantes de mucosa gástrica e não devem ser utilizados por mais de 7 dias.

Se o sangramento é agudo e descontrolado com instabilidade hemodinâmica (hemoglobina em geral menor que 10 mg/dL), a hospitalização é necessária e se pode exigir a transfusão de sangue. É possível utilizar o estrogênio equino conjugado via oral na dose de

CAPÍTULO 24 • SANGRAMENTO MENSTRUAL EXCESSIVO

1,25 a 2,5 mg a cada 6 a 8 h até 10 mg/dia, até parar o sangramento. Após a interrupção do sangramento, diminuir a dose progressivamente até a dose de 0,625 mg/dia até completar 21 dias. Nos últimos 12 dias do estrogênio, associar 10 mg de progestagênio (do 12º ao 23º dia). Outra opção consiste em utilizar o valerato de estradiol via oral na dose de 2 a 4 mg a cada 6 h por 24 a 48 h. Após a interrupção do sangramento agudo, diminuir a dose progressivamente do valerato de estradiol mantendo a dose de 2 mg/dia até completar 21 dias, associado ao uso de progestagênio, por, no mínimo, 12 dias. Doses elevadas de estrogênio estão associadas a náuseas e vômitos, podendo-se requerer a utilização de medicações antieméticas.

Outra opção terapêutica comumente utilizada no sangramento uterino agudo são os contraceptivos hormonais orais administrados na dose de 30 a 50 mcg via oral a cada 6 h por 2 dias. Com a redução do sangramento, diminuir a dose para 1 comprimido a cada 8 h por 1 dia e a cada 12 h no dia seguinte. A seguir, um comprimido de 30 a 50 mcg/dia de etinil estradiol por 21 dias. Ao utilizar os contraceptivos hormonais orais, analisar os critérios de elegibilidade dessas medicações. As principais contraindicações incluem trombose venosa ou arterial, embolia pulmonar, distúrbio tromboembólico conhecido, doença cerebrovascular, doença do fígado grave, cirurgias de grande porte com complicações, tumores estrogênio-dependentes e migrânea com sintomas neurológicos focais.

Se os contraceptivos hormonais orais combinados são contraindicados, utiliza-se o ácido tranexâmico na dose de 10 mg/kg/peso intravenoso, a cada 6 a 8 h ou o ácido épsilon aminocaproico na dose de 100 a 200 mg/kg/peso, no máximo 30 g/dia por via oral ou endovenosa a cada 4 a 6 h ou acetato de medroxiprogesterona na dose de 10 a 20 mg via oral, até no máximo 80 mg/dia.

Se o sangramento não diminuir dentro de 24 a 48 horas, realizar dilatação e curetagem uterina como último recurso para a interrupção do sangramento.

O tratamento de manutenção é mandatório para prevenir a recorrência do sangramento, devendo ser realizado por 3 a 6 meses com progestogênios, CHOC em doses habituais, anel vaginal, adesivo transdérmico, sistema intrauterino com levonogestrel e ácido tranexâmico via oral. Os seguintes esquemas terapêuticos de manutenção com progestagênio podem

ser realizados por um período de 12 dias/mês: didrogesterona 20 mg/dia (1 cápsula via oral de 10 mg de 12/12 h), acetato de medroxiprogesterona (AMP) 10 mg via oral por 10 a 14 dias/mês, progesterona micronizada 200 mg via oral, acetato de nomegestrol 5 mg via oral ou acetato de noretisterona 5 a 10 mg/dia via oral e contraceptivo hormonal oral combinado contendo 30 mcg de etinilestradiol. O sistema intrauterino com levonorgestrel tem sido cada vez mais utilizado em adolescentes, tanto para o sangramento menstrual excessivo quanto para a contracepção. Esse sistema libera 20 mcg de levonorgestrel a cada 24 h por 5 anos e parece ter propriedades antifibrinolíticas. O sangramento de escape pode ocorrer em 50% dos casos nos primeiros 3 meses e um pequeno risco de infecção se dá nos primeiros 20 dias após a inserção. Em todas as pacientes com anemia grave em razão do sangramento, realizar a suplementação de 60 mg de ferro via oral, 2 vezes/dia por 8 semanas. O Quadro 24.1 apresenta um resumo do diagnóstico diferencial do sangramento menstrual excessivo em adolescentes.

QUADRO 24.1	Diagnóstico diferencial do sangramento menstrual excessivo em adolescentes
Causas endócrinas	• Síndrome dos ovários policísticos • Sangramento anovulatório • Doenças da tireoide
Infecção	• Cervicite
Distúrbios hemorrágicos	• Doença de von Willenbrand • Disfunção plaquetária • Trombocitopenia • Deficiência de fatores de coagulação
Gravidez	• Abortamento • Gravidez ectópica • Doença trofoblástica gestacional
Medicações	• Acetato de medroxiprogesterona de depósito • Anticoagulantes
Doenças do útero	• Leiomioma • Pólipo • Câncer
Outros	• Trauma • Corpo estranho • Cisto ovariano hemorrágico • Dispositivo intrauterino

Fonte: Adaptado de Elmaogullari e Aycan, 2018.

Bibliografia

- Bennett AR, Gray SH. What to do when she's bleeding through: the recognition, evalution, and management of abnormal uterine bleeding in adolescents. J Curr Opin. Pediatr. 2014;26(4):413-9.
- Committee on Gynecologic Practice. Management of acute abnormal uterine bleeding in nonpregnant reproductive-aged women. Obstet Gynecol. 2013;121(4):891-6.
- Committee on Practice Bulletins – Gynecology. Management of abnormal uterine bleeding associated with ovulatory dysfunction. Obstet Gynecol. 2013; 122(1):176-85.
- Deligeoroglou E, Karountzos V. Dysfunctional uterine bleeding as an early sign of polycystic ovary syndrome during adolescence: an update. Minerva Ginecol. 2017;69(1):68-74.
- Elmaogullari S, Aycan Z. Abnormal uterine bleeding in adolescents. J Clin Res Pediatr. Endocrinol. 2018;10(3):191-7.
- Haamid F, Sass AE, Dietrich JE. Heavy menstrual bleeding in adolescents. J Pediatr Adolesc Gynecol. 2017; 30(3):335-40.
- Huguelet PS, Buyers EM, Lange-Liss JH, Scott SM. Treatment of acute abnormal uterine bleeding in adolescents: what are providers doing in various specialties. J Pediatr Adolesc Gynecol. 2016;29(3):286-91.
- Mullins TL, Miller RJ, Mullins ES. Evaluation and management of adolescents with abnormal uterine bleeding. Pediatr Ann. 2015;44(9):218-22.
- Munro MG. Acute uterine bleeding unrelated to pregnancy: a southern California permanent medical group practice guideline. Perm J. 2013;17(3):43-56.
- Sokol E, Peddinti R. Causes and diagnosis of abnormal vaginal bleeding. Pediatr Ann. 2015;44(7):164-7.
- Zia A, Rajpurkar M. Challenges of diagnosis and managing the adolescent with heavy menstrual bleeding. Thromb Res. 2016;143:91-100.

CAPÍTULO 25

Infecções Sexualmente Transmissíveis

Tamara Beres Lederer Goldberg • José Goldberg

Os dados sobre a incidência das infecções sexualmente transmissíveis (IST) são limitados e inconsistentes em várias regiões e países, inclusive no Brasil, principalmente quando se deseja analisar segundo o sexo e a idade. Entretanto, não há dúvida de que essas infecções facilitam a infecção pelo HIV, são responsáveis por mudanças celulares que precedem algumas neoplasias, reduzem a fertilidade de homens e mulheres e, sobretudo, interferem na qualidade de vida daqueles acometidos, em suas relações pessoais, familiares e sociais.

Segundo a Organização Mundial da Saúde (OMS), ocorrem 357 milhões de casos novos infectados ao ano entre indivíduos de 15 a 49 anos de idade, para quatro das IST consideradas curáveis. Desse total, 131 milhões seriam por *Chlamydia trachomatis*, 78 milhões por *Neisseria gonorrhoeae* e 6 milhões por sífilis. A prevalência entre as consideradas incuráveis também é muito alta, por volta de 417 milhões quando se considera apenas o herpes-simples tipo 2 (HSV-2) e de 290 milhões de mulheres vivendo com papilomavírus humano (HPV).

Por múltiplas razões, adolescentes sexualmente ativos apresentam risco elevado de adquirirem IST, quando comparados a outros grupos etários. Isso decorre pela exposição, pela suscetibilidade biológica à infecção e pelo pouco acesso a serviços de saúde. Estudos revelam que 25% dos adolescentes iniciam suas atividades sexuais antes dos 15 anos e 35% entre 15 e 19 anos de idade. A elevada prevalência de infecção pelo HPV acomete preferencialmente adolescentes e jovens, assim como são elevadas as taxas de infecção por clamídia e gonorreia nesse recorte etário.

As IST podem ser causadas por mais de 30 agentes, como vírus, bactérias, fungos, protozoários e outros microrganismos que serão transmitidos por contato sexual (vaginal, anal e/ou oral), quando da ausência de uso de preservativo masculino ou feminino. Uma IST pode ainda ser transmitida de forma vertical, da mãe para a criança durante a gestação, o parto ou durante a amamentação e pela utilização de seringas e agulhas ou outro material perfurocortante partilhado.

Os Quadros 25.1 a 25.7, mostrados a seguir, foram retirados de uma publicação recente do *site* da Sociedade Brasileira de Pediatria (SBP) e construídos pelos membros do Departamento Científico de Adolescência, com colaboração dos membros do Departamento de Infectologia da SBP, com base em suas práticas, acrescidas de dados de Publicações do Ministério da Saúde, da Organização Pan-Americana da Saúde (OPAS), da OMS e do Center for Disease Control (CDC).

PARTE 1 • FASES DA VIDA

QUADRO 25.1	Principais IST do grupo sindrômico das úlceras genitais conforme a patologia, o agente etiológico e as alterações clínicas

Úlceras genitais

Patologia e agente etiológico	Alterações clínicas
Sífilis *Treponema pallidum*	• Sífilis primária ("cancro duro"): 10 a 90 dias após o contato sexual, surge úlcera única, indolor, com base endurecida, fundo limpo (em pênis, vulva, vagina, colo uterino, ânus ou boca). A lesão desaparece em 2 a 6 semanas; linfoadenopatia indolor • Sífilis latente precoce (< 1 ano) e tardia (> 1 ano): não há sinais e sintomas, diagnóstico por testes sorológicos • Sífilis secundária (6 semanas a 6 meses após a infecção): exantema macular (roséola) ou maculopapular em tronco; lesões eritematoescamosas palmoplantares; placas eritematosas branco-acinzentadas nas mucosas; lesões pápulo-hipertróficas nas mucosas ou nas pregas cutâneas; alopecia em clareira, perda de cílios e pelos de sobrancelhas (madarose), hepatite, meningite e uveíte. Os sinais e sintomas desaparecem em semanas • Sífilis terciária (após 3 a 12 anos): lesões cutaneomucosas (gomas), *tabes dorsalis*, demência, aneurisma aórtico, periostite, osteíte gomosa ou esclerosante, artrites, sinovites, nódulos justa-articulares e/ou artropatia de Charcot
Herpes-simples Vírus HSV-1 e HSV-2	• Na primoinfecção, há febre, mal-estar, mialgia, disúria e linfadenomegalia inguinal dolorosa bilateral (50% dos casos) • Lesões: eritematopapulosas de 1 a 3 mm de diâmetro, que evoluem para vesículas sobre base eritematosa, muito dolorosas, com conteúdo citrino (raramente turvo), que se rompem formando pequenas úlceras
Cancroide (cancro mole) *Haemophilus ducreyi*	• Múltiplas lesões dolorosas, bordas irregulares, contornos eritematoedematosos e fundo recoberto por exsudato necrótico, amarelado, odor fétido; quando removido, surge tecido granuloso de fácil sangramento Linfadenomegalias dolorosas inguinocrurais (bubão) em 30 a 50% dos casos (unilateral em ⅔ dos casos). Em 50% dos casos, evolui para liquefação e fistulização (orifício único)
Linfogranuloma venéreo *Chlamydia trachomatis*	• Evolução em três fases: 1) inoculação – presença de pápula, pústula ou exulceração indolor; 2) disseminação linfática regional com linfadenopatia inguinal, unilateral em 70% dos casos; 3) sequelas: por supuração e fistulização com múltiplos orifícios dos gânglios. Podem ocorrer obstrução linfática crônica com elefantíase genital, fístulas retais, vaginais, vesicais e proctite com estenose retal
Donovanose ou granuloma inguinal *Klebsiella granulomatis*	• Úlceras de bordas planas ou hipertróficas, com fundo granuloso, vermelho-vivo, de sangramento fácil, com evolução lenta, podendo se tornar vegetantes ou ulcerovegetantes. As lesões podem ser múltiplas, bilaterais, em "espelho", em bordas cutâneas e/ou mucosas. Não ocorre adenite, embora possam se formar pseudobubões (granulações subcutâneas) na região inguinal

Fonte: Adaptado de Azevedo et al., 2016/18, compilado a partir de: Brasil, 2015; CDC, 2015; e WHO/Brasil, 2014.

QUADRO 25.2	Principais IST do grupo sindrômico corrimento vaginal ou uretral conforme a patologia, o agente etiológico e as alterações clínicas

Patologia e agente(s) etiológico(s)	Alterações clínicas
Vaginite e vaginose *Neisseria gonorrhoeae, Chlamydia trachomatis, Trichomonas vaginalis, Candida* spp. (*C. albicans, C. glabrata*) Vaginose bacteriana (*Prevotella* spp., *Gardnerella vaginalis, Ureaplasma* spp., *Mycoplasma* spp.)	• Corrimento vaginal de volume variável, mudança de cor e odor, prurido, dispareunia e disúria. Há hiperemia da mucosa, placas avermelhadas (colpite difusa e/ou focal) com aspecto de framboesa na tricomoníase • Vaginose bacteriana: há desequilíbrio da microbiota vaginal pelo crescimento excessivo de bactérias anaeróbias • Cervicites: assintomáticas em 70 a 80% dos casos
Uretrites *N. gonorrhoeae, C. trachomatis, Trichomonas vaginalis, Ureaplasma urealyticum*, enterobactérias (relações anais insertivas), *Mycoplasma genitalium*	• Corrimento uretral mucoide ou purulento, com mudança de odor, dor uretral, disúria, estrangúria, prurido uretral, eritema em meato uretral • É frequente a associação de *C. trachomatis* e *N. gonorrhoeae*

Fonte: Adaptado de Azevedo et al., 2016/18, compilado a partir de: Brasil, 2015; CDC, 2015; e WHO/Brasil, 2014.

CAPÍTULO 25 • INFECÇÕES SEXUALMENTE TRANSMISSÍVEIS

QUADRO 25.3	Principais IST dos grupos sindrômicos desconforto e dor abdominal, e verrugas anogenitais conforme a patologia, o agente etiológico e as alterações clínicas

Desconforto e dor abdominal

Patologia e agente(s) etiológico(s)	Alterações clínicas
Desconforto ou dor pélvica *Neisseria gonorrhoeae*, *Chlamydia trachomatis*, anaeróbios (*Ureaplasma* spp., *Mycoplasma* spp.), *Streptococcus B hemoliticus*	Decorrem da migração dos organismos do trato genital inferior para endométrio, trompas e peritônio. Desconforto ou dor abdominal baixa pode apresentar-se com febre e dor à mobilização do colo uterino, além de drenagem mucopurulenta endocervical

Verrugas anogenitais

• Verrugas anogenitais • Papilomavírus humano (HPV)	Lesões exofíticas denominadas condilomas acuminados ou, popularmente, "cristas de galo". A maioria das infecções é assintomática e vários subtipos estão associados ao carcinoma do colo uterino

Fonte: Adaptado de Azevedo et al., 2016/18, compilado a partir de: Brasil, 2015; CDC, 2015; e WHO/Brasil, 2014.

QUADRO 25.4	Tratamento da sífilis adquirida conforme o estágio da infecção

Estágio	1ª opção	Alternativa terapêutica
Sífilis primária, sífilis secundária e latente recente	• Penicilina G benzatina: 2,4 milhões UI, IM, dose única (1,2 milhão UI em cada glúteo) • Peso < 45 kg: 50 mil UI/kg, IM, dose única	• Doxiciclina 100 mg, 2 vezes/dia, por 15 dias (exceto para gestantes)*
Sífilis latente tardia ou latente com duração ignorada e sífilis terciária	• Penicilina G benzatina:2,4 milhões UI, IM, (1,2 milhão UI em cada glúteo), semanal, por 3 semanas. Dose total de 7,2 milhões UI • Peso < 45 kg: 50 mil UI/kg/dose, IM, semanal, por 3 semanas	• Doxiciclina 100 mg, 2 vezes/dia, por 30 dias (exceto para gestantes)*
Neurossífilis	• Penicilina G cristalina aquosa: 18 a 24 milhões UI/dia, EV, em doses de 3 a 4 milhões UI, a cada 4 h, por 14 dias • Peso < 45 kg: 200 a 300 UI/kg/dia, EV, a cada 4 a 6 h, por 10 a 14 dias	• Ceftriaxona 2 g, EV, 1 vez/dia, por 10 a 14 dias (em pacientes seguramente alérgicos à penicilina e não gestantes)* • Peso < 45 kg: 100 mg/kg/dia EV, 1 vez/dia, por 10 a 14 dias

*Para as gestantes comprovadamente alérgicas à penicilina, recomenda-se a dessensibilização.

IM: via intramuscular; EV: via endovenosa.

Fonte: Adaptado de Azevedo et al., 2016/18, compilado a partir de: Brasil, 2015; CDC, 2015; e WHO/Brasil, 2014.

QUADRO 25.5	Tratamento das IST com presença de corrimento vaginal

Doença	1ª opção	2ª opção
Candidíase vulvovaginal	• Miconazol creme a 2%, via vaginal, à noite ao deitar-se, por 7 dias OU nistatina 100.000 UI, uma aplicação, via vaginal, à noite ao deitar-se, por 14 dias • Outros: clotrimazol creme vaginal 1% ou óvulos 100 mg, tioconazol creme vaginal 6,5% ou óvulos 300 mg	• Fluconazol 150 mg, VO, dose única OU itraconazol 100 mg, 2 comprimidos, VO, 12/12 h, por 1 dia • Peso < 45 kg: fluconazol 6 mg/kg/dia, VO ou traconazol 5 mg/kg/dose, 12/12 h, VO
Vaginose bacteriana	• Metronidazol 250 mg, 2 comprimidos, VO, 12/12 h, por 7 dias OU tinidazol 2 g, VO, dose única OU metronidazol gel vaginal 100 mg/g, via vaginal, à noite ao deitar-se, por 5 dias • Peso < 45 kg: metronidazol 15 mg/kg/dia, VO, 12/12 h, por 7 dias	• Clindamicina 300 mg, VO, 12/12 h, por 7 dias OU clindamicina vaginal
Tricomoníase	• Metronidazol 400 mg, 5 comprimidos, VO, dose única (dose total de 2 g), VO OU metronidazol 250 mg, 2 comprimidos, VO, 12/12 h, por 7 dias • Peso < 45 kg: metronidazol 15 mg/kg/dia, VO, 8/8 h, por 7 dias	–

VO: via oral.

Fonte: Adaptado de Azevedo et al., 2016/18, compilado a partir de: Brasil, 2015; CDC, 2015; AAP, 2015.

PARTE 1 • FASES DA VIDA

QUADRO 25.6	Tratamento para IST com presença de corrimento vaginal e uretral	

Infecção	1ª opção	2ª opção
Vaginite, uretrite e proctite gonocócica e por *Chlamydia trachomatis* não complicada	• Ceftriaxona 250 mg, IM, dose única + azitromicina 1 g (2 comprimidos de 500 mg, VO, dose única) • Peso < 45 kg: ceftriaxona 125 mg, IM, dose única + azitromicina 20 mg/kg, VO, dose única	• Cefotaxima 500 mg, IM, dose única + azitromicina 1 g (2 comprimidos de 500 mg), VO, dose única
Vaginite e uretrite por *Chlamydia trachomatis*	• Azitromicina 1 g (2 comprimidos de 500 mg), VO, dose única • Peso < 45 kg: azitromicina 20 mg/kg, VO, dose única	• Doxiciclina 100 mg, VO, 12/12 h, por 7 dias • Peso < 45 kg: eritromicina 50 mg/kg/dia, VO, 6/6 h, por 7 dias

IM: via intramuscular; VO: via oral.
Fonte: Adaptado de Azevedo et al., 2016/18, compilado a partir de: Brasil, 2015; CDC, 2015; AAP, 2015.

QUADRO 25.7	Tratamento das IST herpes-simples, cancroide, linfogranuloma venéreo e donovanose	

Infecção	1ª opção	2ª opção
Herpes-simples	• Aciclovir 200 mg, 2 comprimidos, VO, 8/8 h, por 7 dias OU aciclovir 200 mg, 1 comprimido, VO, 5 vezes/dia (7 h, 11 h, 15 h, 19 h, 23 h), por 7 dias • Peso < 45 kg: aciclovir 80 mg/kg/dia de 6/6 h, por 7 dias	• Fanciclovir 250 mg, 1 comprimido, VO, 8/8 h, por 7 dias OU valaciclovir 500 mg, 1 comprimido, VO 12/12 h, por 7 dias
Cancroide	• Azitromicina 500 mg, 2 comprimidos, VO, dose única OU ceftriaxona 250 mg, IM, dose única • Peso < 45 kg: azitromicina 20 mg/kg, VO, dose única OU ceftriaxona 50 mg/kg, IM, dose única	• Ciprofloxacino 500 mg, 1 comprimido, VO, dose única OU ciprofloxacino 500 mg, 1 comprimido, VO, 12/12 h, por 3 dias
Linfogranuloma venéreo	• Doxiciclina 100 mg, VO, 1 comprimido, 2 vezes/dia, por 21 dias • Peso < 45 kg: eritromicina 50 mg/kg/dia, VO, 6/6 h, por 21 dias	• Azitromicina 500 mg, 2 comprimidos, VO, 1 vez/semana, por 3 semanas (preferencial nas gestantes) • Peso < 45 kg: azitromicina 20 mg/kg/dose, VO, 1 vez/semana, por 3 semanas
Donovanose	• Doxiciclina 100 mg, 1 comprimido, VO, 12/12 h, por pelo menos 21 dias ou até o desaparecimento completo das lesões • Peso < 45 kg: eritromicina 50 mg/kg/dia, VO, 6/6 h (máx. de 500 mg/dose), por 21 dias, até a cicatrização das lesões	• Azitromicina 500 mg, 2 comprimidos, VO, 1 vez/semana, por pelo menos 3 semanas ou até a cicatrização das lesões OU ciprofloxacina 500 mg, 1 e ½ comprimido, VO, 2 vezes/dia, por pelo menos 21 dias ou até a cicatrização das lesões (dose total de 750 mg) OU sulfametoxazol-trimetoprim (400/80 mg), 2 comprimidos, VO, 2 vezes/dia, por no mínimo 3 semanas ou até a cicatrização das lesões • Peso < 45 kg: sulfametoxazol-trimetoprima 40 mg/kg/dia de sulfametoxazol, 12/12 h por 21 dias OU azitromicina 20 mg/kg/dose, VO, 1 vez/semana; repetir conforme a evolução

IM: via intramuscular; VO: via oral.
Fonte: Adaptado de Azevedo et al., 2016/18, compilado a partir de: Brasil, 2015; CDC, 2015; AAP, 2015.

Bibliografia

- Academia Americana de Pediatria (AAP). Comitê de Doenças Infecciosas da Academia Americana de Pediatria. Doenças Infecciosas em Pediatria – Red Book. 30. ed. Village: Elk Grove; 2015.
- Azevedo AEBI, Bermudez BEBV, Fernandes EC, Eisenstein E, Oliveira HF, Hagel LD, et al. Rio de Janeiro: Departamento de Adolescência da Sociedade Brasileira de Pediatria; 2016/18.
- Brasil. Boletim Epidemiológico. Secretaria de Vigilância em Saúde. Ministério da Saúde. v. 47. Brasília: Ministério da Saúde; 2016.
- Brasil. CONITEC. Ministério da Saúde. Secretaria de Vigilância em Saúde. Departamento de DST, Aids e Hepatites Virais. Protocolo Clínico e Diretrizes Terapêuticas: Atenção Integral às Pessoas com Infecções Sexualmente Transmissíveis. Brasília: Ministério da Saúde; 2015.
- Brasil. Ministério da Saúde. Secretaria de Vigilância Sanitária. Guia de vigilância epidemiológica. Brasília: Ministério da Saúde; 2014.
- Center for Disease Control (CDC). MMWR. Sexually Transmitted Diseases Treatment Guidelines. 2015;64(3).
- Federação Brasileira de Ginecologia e Obstetrícia (FEBRASGO); Sociedade Brasileira de Pediatria (SBP). Adolescência, Anticoncepção e Ética: Diretrizes. Jornal de Pediatria. 2004;80(1).
- WHO. Global Accelerated Action for the Health of Adolescents (AA-HA!). Disponível em: http://apps.who.int/iris/bitstream/10665/255418/1/WHO-FWC-MCA-17.05-eng.pdf.
- WHO/Brasil. Secretaria de Vigilância em Saúde Departamento de DST, Aids e Hepatites Virais. Diagnóstico laboratorial de doenças sexualmente transmissíveis incluindo o Vírus da Imunodeficiência Humana. WHO/Brasil; 2014.

PARTE 2
Urgência e Emergência

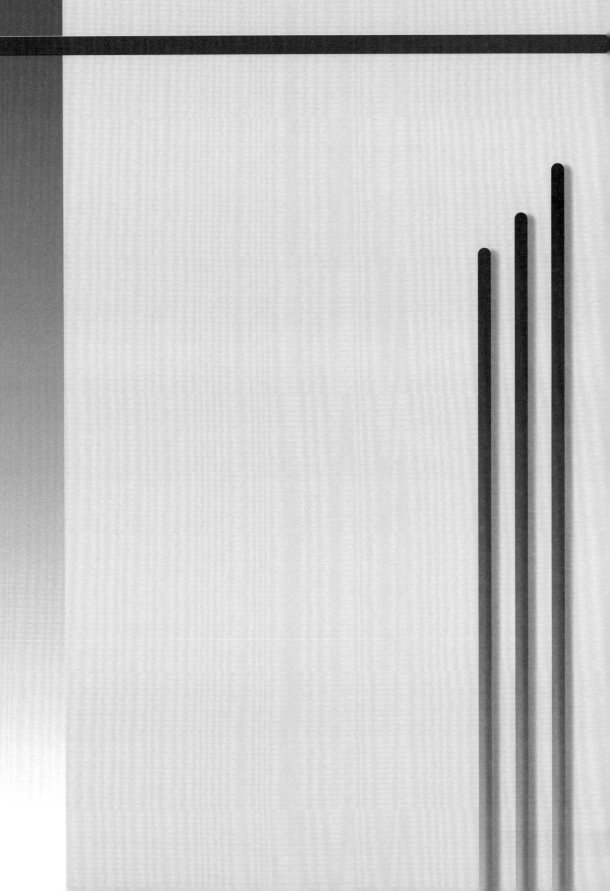

CAPÍTULO 26

Febre sem Sinais Localizatórios

Joelma Gonçalves Martin

A febre representa um sintoma muito frequente na faixa etária pediátrica, sendo um dos principais motivos de procura do serviço médico de emergência. Na maioria das vezes, após história clínica e exame físico cuidadosos, pode-se fechar o diagnóstico. Contudo, em cerca de 20% dos casos, essa identificação não é possível, configurando-se o que se chama de febre sem sinais localizatórios (FSSL), particularmente quando seu tempo de duração não ultrapassa 7 dias.

Entre esses pacientes, a maioria tem doença aguda autolimitada ou está em fase prodrômica de algumas delas, embora haja alguns que desenvolverão infecção bacteriana grave (IBG), o que representa um desafio para o pediatra: identificar essa pequena parcela de pacientes com IBG e que necessita de tratamento com antibióticos, além de eventual hospitalização. A IBG é a infecção cujo atraso no diagnóstico acarreta risco de mortalidade e morbidade.

Quando esses pacientes, na fase de investigação da FSSL, estão bem clinicamente, com exame físico normal, mas apresentam hemocultura positiva, dá-se o diagnóstico de bacteremia oculta (BO).

Nos últimos anos, após a introdução de vacina contra *Haemophilus influenzae* e, posteriormente, contra o pneumococo, a incidência da BO diminuiu de 3 a 11% para menos de 1% em menores de 36 meses de vida, o que provocou a mudança nos protocolos de investigação da FSSL, sendo agora a infecção do trato urinário (ITU), a principal causa de IBG. A prevalência da ITU em lactentes menores de 3 meses de vida é de cerca de 7,5% nas meninas, 2,4% nos meninos circuncidados e 20% nos não circuncidados. A queda de BO para 1% pode ser observada em pacientes que têm esquema vacinal completo, considerado assim se tiverem tomado pelo menos duas doses de cada uma dessas vacinas: *Haemophilus influenzae*, *Streptococcus pneumoniae* e, idealmente, *Neisseria meningitidis*.

Outros quadros ocultos de risco além da ITU que podem ser encontrados consistem em pneumonia e meningite. A pneumonia oculta pode ocorrer em até 3% dos pacientes com febre e sem nenhum sintoma respiratório, como taquipneia ou desconforto, incidência que chega a aumentar para 26% na subpopulação de lactentes menores que 3 meses, não vacinados contra pneumococo e *Haemophilus influenzae* tipo b (Hib), com temperatura acima de 39°C e leucócitos acima de 20 mil no sangue periférico. A bacteremia oculta por meningococo é bem mais rara do que pelo pneumococo, mas os menores de 24 meses são os mais acometidos pela doença meningocócica.

Assim, para minimizar o risco de não identificar precocemente a IBG, a avaliação da criança febril deve ser rigorosa e sistemática.

CAPÍTULO 26 • FEBRE SEM SINAIS LOCALIZATÓRIOS

Ao iniciar a avaliação clínica de um paciente com febre, o primeiro dado a observar é o estado geral da criança. Se houver toxemia ou comprometimento do estado geral, há maior risco de IBG. E a aparência geral é fundamental.

Em 2010, Dieckmann e colaboradores publicaram os passos iniciais para avaliação sistemática do estado geral da criança, um método que permite rapidez na identificação da criança "doente" e da "não doente". Os pilares dessa avaliação são:

- Aparência geral: em que se avaliam tônus, consolabilidade, interatividade, olhar e choro/fala.
- Respiração: em que se observam ruídos inspiratórios ou expiratórios, posição anormal de respiração e presença de retrações.
- Circulação: observando-se a cor da pele e presença de cianose, livedo ou palidez.

Crianças que não parecem bem nessa investigação inicial têm maior risco de IBG, exigindo uma investigação laboratorial complementar. É importante enfatizar que se deve avaliar a toxemia com a criança afebril, visto que a febre isoladamente pode comprometer o estado geral do paciente. Entretanto, a avaliação clínica isolada não consegue identificar todas as crianças com IBG.

Outros critérios clínicos a avaliar são febre, idade e estado vacinal. Em pacientes não vacinados, o risco de IBG aumenta linearmente com o aumento da temperatura. Quanto à idade, sabe-se que, em pacientes menores que 3 meses e recém-nascidos, o risco de IBG é elevado, pois são pacientes imaturos imunologicamente com quadro clínico inespecífico e avaliação clínica difícil. Assim, o sinal de alarme consiste em febre independentemente de seu valor. Após aos 36 meses de vida, a prevalência de IBG é a mesma que a de crianças maiores, motivo pelo qual os protocolos usam a idade-limite para investigação de FSSL os 36 meses.

A partir de então, pode-se organizar a avaliação da criança com idade inferior a 36 meses com FSSL. Em primeiro lugar, é preciso confirmar a presença de FSSL. A seguir, avalia-se se o paciente tem toxemia, confirmada em pacientes após a diminuição da temperatura corporal.

Se o paciente estiver toxemiado, o risco de IBG é maior e a abordagem deve ser agressiva. Para tais casos, utiliza-se o protocolo de sepse, coletando hemograma, culturas, radiografia, urina, líquido cefalorraquidiano e hemocultura, introduzindo-se antibioticoterapia empírica, como cefalosporinas de terceira geração ou outros, conforme a faixa etária da criança. A seguir, norteia-se o tratamento a partir dos resultados de cultura.

Se o paciente não estiver toxemiado, mas for recém-nascido, fase de imaturidade imunológica e, portanto, de risco, a avaliação deve ser igualmente agressiva, instituindo-se investigação protocolar de sepse como citado, tomando cuidado com a escolha correta da cefalosporina de terceira geração que, no caso, deve ser a cefotaxima associada a outro antibiótico. A coleta de líquido cefalorraquidiano para neonato febril é obrigatória, uma vez que alterações no hemograma não são bons preditores de meningite nessa faixa etária.

Para pacientes entre 1 e 3 meses, sugerem-se algumas escalas de risco para IBG, sendo a mais amplamente utilizada a de Rochester, publicada em 1985 e que apresenta valor preditivo negativo de cerca de 98%, estratificando o paciente em grupos de alto ou baixo risco a partir de algumas informações. São considerados de baixo risco os pacientes que nasceram de termo, não desenvolveram infecção no período neonatal, não usam antibioticoterapia atualmente, têm exame clínico normal e nos quais, na avaliação do hemograma, os leucócitos estão entre 5 mil e 15 mil, o sedimento urinário é normal (leucócitos < 10) e as fezes apresentam menos de 5 leucócitos por campo. Pacientes considerados de baixo risco podem ser dispensados com prescrição de antitérmico e sugestão para retorno em 24 h para reavaliação, ou antes se houver qualquer piora. Se na resposta a essas perguntas, existir alguma negativa, considera-se o paciente de risco elevado para IBG (25%), caso em que se deve complementar a investigação. Os exames sugeridos para essa faixa etária são, inicialmente, hemograma, urina 1 e urocultura, radiografia de tórax e líquido cefalorraquidiano. Nesses casos, também se deve iniciar antibioticoterapia empírica e nortear o tratamento a seguir com os resultados dos exames.

Nos pacientes entre 3 e 36 meses, a avaliação sugerida depende do valor da temperatura e do estado vacinal, se considerado completo ou não.

Recomenda-se exame de urina para o lactente dessa idade se forem completamente imunizados, quando se estiver diante de:

- Meninos não postectomizados, brancos, com temperatura > 39°C, febre há mais de 24 h e ausência de outro foco infeccioso provável.
- Meninas brancas com idade inferior a 12 meses, temperatura > 39°C, febre há mais de 48 h e ausência de outro foco infeccioso provável.
- Outros exames, conforme a demanda do quadro clínico.

140

PARTE 2 • URGÊNCIA E EMERGÊNCIA

Em pacientes entre 3 e 36 meses sem imunização ou com vacinação incompleta, a investigação deve ser mais apurada:

- Coletar urina de meninos não postectomizados, brancos, com temperatura > 39°C, febre há mais de 24 h e ausência de outro foco infeccioso provável.
- Meninas brancas com idade inferior a 12 meses, temperatura > 39°C, febre há mais de 48 h, ausência de outro foco infeccioso provável.
- Indica-se hemograma quando urina 1 normal e temperatura > 39°C.
- Coletar hemocultura e radiografia de tórax quando os leucócitos estiverem acima de 20.000/mm^3.
- Antibiótico empírico, por conta de BO, se radiografia normal.

Os esquemas antibioticoterápicos indicados empiricamente na FSSL dependem da faixa etária. Assim, para recém-nascidos, sugere-se o uso de ampicilina associada à gentamicina, ou ampicilina associada à cefotaxima. Para pacientes entre 28 e 90 dias de vida, cefalosporina de terceira geração isolada ou associada à ampicilina (se houver suspeita de *Listeria*) e, para pacientes entre 3 e 36 meses, cefalosporina de terceira geração.

Outro fator a considerar, evidenciado em pesquisas mais recentes, é a questão da pesquisa de vírus na via respiratória superior. O padrão-ouro para tal pesquisa é cultura viral, embora seja cara e demorada, não sendo indicada nessa situação de emergência. Mas dispõe-se também de testes rápidos que pesquisam antígenos virais (teste específico, mas pouco sensível) ou a imunofluorescência indireta (rápida e específica, mas exige pessoal treinado). O teste de reação de cadeia da polimerase (PCR) é o ideal, pois é sensível e específico; porém, é caro e está indisponível na maior parte dos serviços. Os vírus mais comuns passíveis de isolamento são adenovírus, influenza, parainfluenza, herpes 6, coxsachie, rinovírus e sincicial respiratório (VSR).

A importância desse isolamento reside no fato de que crianças com síndromes virais têm risco menor de IBG e aquelas com pesquisa positiva para vírus em via respiratória superior apresentam menor risco. É preciso, porém, identificar o vírus presente. Outro cuidado importante com relação às doenças virais consiste nos vírus endemicamente prevalen-

tes, como o vírus da dengue, exigindo-se fazer sempre a avaliação epidemiológica.

Estudos sobre detecção de infecções virais evidenciaram principalmente que:

- A detecção de vírus reduz; porém, não elimina por completo o risco de IBG, sobretudo em menores de 2 meses.
- A identificação de VSR diminui o risco de diagnóstico de IBG, exceto ITU.
- A detecção de influenza evidenciou redução significativa de todas as IBG.

Como os testes virais ainda são pouco disponíveis, não há na literatura dados disponíveis sobre sua real importância na prática clínica. Em caso de agente viral identificado, a investigação de ITU não deve ser postergada caso o paciente apresente sinais de IBG.

Testes para identificação de vírus respiratórios em recém-nascidos não modificam o manejo clínico.

Quanto à terapêutica específica da febre, é importante lembrar que pode otimizar a ação do sistema imunológico, sobretudo em pacientes saudáveis com temperaturas até 38,6°C. Seu tratamento, portanto, está indicado quando há desconforto (com valores acima da temperatura supracitada), histórico pessoal ou familiar de convulsão febril (independentemente da temperatura) e o paciente tem doenças crônicas, visto que a febre sustentada pode aumentar o débito cardíaco, o consumo de oxigênio e a desidratação.

Métodos físicos para reduzir a temperatura não são indicados por causarem efeitos adversos, como aumento paradoxal da temperatura, desconforto, tremores e hipoglicemia.

Quanto à medicação, não são recomendados:

- Ácido acetilsalicílico (AAS): pelo risco de síndrome de Reye.
- Uso alternado ou combinado de antipiréticos: não há comprovação de sua eficácia.
- Ibuprofeno: em pacientes desidratados pelo risco de lesão renal, em pacientes com varicela, pelo risco potencial de infecção secundária de pele e na doença de Kawasaki, por aumentar o efeito antiagregante plaquetário do AAS.

Todas essas medidas devem facilitar a condução racional dos casos de FSSL, minimizando a evolução para IBG, mas também auxiliando no uso racional da antibioticoterapia.

Bibliografia

- Arora R, Mahajan P. Evaluation of child with fever without source: review of literature and update. Pediatr Clin North Am. 2013 Oct;60(5):1049-62.
- Baraff LJ. Management of infants and young children with fever without source. Pediatr Ann. 2008 Oct;37(10):673-9.
- Belletini CV, João PRD. Febre sem sinais localizatórios. In: Sociedade Brasileira de Pediatria; Simon Junior H, Pascolat G (orgs.). PROEMPED. Programa de Atualização em Emergência Pediátrica: Ciclo 1. Porto Alegre: Artmed; 2017. p. 11-43.
- Cioffredi LA, Jhaveri R. Evaluation and management of febrile children: a review. JAMA Pediatr. 2016 Aug;170(8):794-800.
- Dieckmann RA, Brownstein D, Gausche-Hill M. The pediatric assessment triangle: a novel approach for the rapid evaluation of children. Pediatr Emerg Care. 2010 abr;26(4):312-5.
- Galetto-Lacour A, Gervaix A. Identifying severe bacterial infection in children with fever without source. Expert Rev Anti Infect Ther. 2010 nov;8(11):1231-7.
- Minteji S, Benito J, Pijoan JI, Maranon R, Penalba A, Gonzalez A, et al. Occult pneumonia in infants with high fever without source: a prospective multicenter study. Pediatr Emer Care. 2010 jul;26:470-4.

CAPÍTULO 27

Doenças Exantemáticas na Infância

Joelma Gonçalves Martin

Exantema é uma erupção cutânea que pode ser associada a febre ou outros sintomas sistêmicos, cujas causas incluem infecções, reações medicamentosas ou ambos. Em crianças, os exantemas são mais frequentemente relacionados com infecção, etiologia da qual a mais comum é a viral. Alguns exantemas têm morfologias muito específicas, o que ajuda a identificar e caracterizar a erupção.

A seguir, serão descritas as seguintes doenças exantemáticas mais características da infância: sarampo, rubéola, eritema infeccioso, roséola *infantum*, varicela, síndrome mão-pé-boca e escarlatina. Para realizar o diagnóstico de uma doença exantemática, é necessário avaliar as características morfológicas das lesões, sua distribuição e seu tempo de aparecimento ao longo das manifestações clínicas, bem como o padrão da febre e o comprometimento do estado geral da criança.

Sarampo

Trata-se de uma doença exantemática de padrão maculopapular causada por vírus RNA do gênero morbilivírus. O contágio se dá pela presença de gotículas infectadas que atingem as mucosas nasal, oral e ocular. Após o contato inicial, o período de incubação da doença é de 10 a 12 dias, quando começam outros sintomas, como febre, conjuntivite, fotofobia (em alguns casos), rinorreia, dor de garganta e tosse produtiva, que caracterizam a fase prodrômica, durando cerca de 5 dias. Nessa fase, podem aparecer manchas de Koplik (pápulas branco-acinzentadas na mucosa jugal). Em seguida, surge o exantema típico, com máculas e pápulas eritematosas, que surgem atrás da orelha e começam a se espalhar de forma cefalocaudal em poucos dias. A progressão do exantema dura de 3 a 7 dias quando, então, começa a melhorar também a partir da região cefálica em direção à região caudal. Ao final dessa evolução, pode ocorrer descamação furfurácea, sobretudo no tronco. Conforme se dá a progressão craniocaudal do *rash*, os sintomas prodrômicos catarrais vão atenuando.

Atualmente, como há um surto de sarampo no Brasil, será considerado caso suspeito todo paciente (independentemente da idade) que apresentar febre e exantema maculopapular acompanhado de um ou mais dos seguintes sintomas: tosse e/ou conjuntivite e/ou coriza; todo caso suspeito deve ser notificado.

Os diagnósticos diferenciais do sarampo incluem rubéola, síndrome do choque tóxico, roséola, parvovirose, farmacodermia e doença de Kawasaki.

As complicações do sarampo incluem laringotraqueobronquite; otite; imunossupressão transitória, que pode durar em torno de 6 semanas; pneumonia; encefalite pós-infecciosa e panencefalite esclerosante subaguda. A encefalite pós-infecciosa pode ocorrer cerca de 1 semana após o início do exantema. Os sintomas da encefalite incluem cefaleia, febre ou convulsão. A panencefalite esclerosante subaguda, secundária à reativação de foco viral quiescente no sistema nervoso central, compreende outro quadro que pode se manifestar de semanas a meses após a doença aguda como uma doença progressiva. Cerca de 95% dos pacientes com esse diagnóstico morrem até 5 anos depois do diagnóstico.

Não há tratamento específico, sendo o mesmo de suporte, com repouso, antipirético e hidratação.

Nas populações em que deficiência da vitamina A é um problema reconhecido, a Organização Mundial da Saúde (OMS) recomenda sua suplementação nos pacientes com sarampo e suas complicações, nos indivíduos com imunodeficiência, com evidências de xeroftalmia, desnutrição e problemas de absorção intestinal. As doses recomendadas por faixa etária são:

- < 6 meses: 50.000 UI, via oral (VO).
- 6 a 12 meses: 100.000 UI, VO.
- 1 ano ou mais: 200.000 UI, VO.

Os títulos de imunoglobulina M (IgM) séricos para diagnósticos estão detectáveis a partir do 3º dia após o aparecimento do *rash*, podendo permanecer assim até 1 mês após o aparecimento do quadro cutâneo, embora, inicialmente, os valores possam ser baixos e não detectáveis. A IgG dosada com 10 dias de diferença entre duas dosagens e que esteja em elevação também auxilia no diagnóstico. Em bloqueios populacionais, pode-se administrar imunoglobulina até 72 h do contato, exceto em pacientes imunocomprometidos e menores de 6 meses.

O diagnóstico é feito pela dosagem de anticorpos pela inibição da hemaglutinação, neutralização, fixação de complemento, realizada na fase inicial e 2 a 3 semanas depois com aumento de 4 vezes o título, ou pela pesquisa de IgM, que se positiva entre o 3º e o 6º dia do exantema.

A prevenção se dá com a vacina de vírus vivo atenuado aos 12 meses, com reforço aos 15 meses na forma da tetraviral, que acrescenta, além da prevenção contra sarampo, caxumba e rubéola, contra a varicela. Esta segunda pode ser aplicada até os 4 anos de idade. Entre 11 e 19 anos, o adolescente precisa tomar duas doses da vacina tríplice viral, dependendo de seu estado vacinal. No caso de adultos entre 20 e 49 anos, indicam-se 2 doses até 29 anos e 1 dose após 30 anos, conforme o estado vacinal. Profissionais de saúde devem ter duas doses da vacina. Em caso de indivíduos contactantes de doentes com sarampo, a vacina aplicada até 72 h após a exposição pode abortar o desenvolvimento da doença em suscetíveis ou atenuar a apresentação da doença. As contraindicações da vacina são em menores de 6 meses, gestantes e imunocomprometidos.

Rubéola

Causada por um togavírus RNA, a rubéola é transmitida por contato direto ou gotículas. Tradicionalmente, acomete crianças em idade pré-escolar e escolar, e o vírus invade o organismo pela via respiratória. Cerca de 50% dos indivíduos infectados tornam-se sintomáticos. Depois de um período de incubação de 2 a 3 semanas, o paciente apresenta sintomas prodrômicos, que incluem febre baixa, dor de cabeça, dor de garganta e mialgia. A seguir, cerca de 2 a 5 dias depois, aparece um *rash* macular ou maculopapular, que se espalha de forma craniocaudal e migratória e dura cerca de 3 dias.

Podem ocorrer concomitantemente linfadenopatia bilateral, simétrica, na região retroauricular, o que é característico da doença.

Além disso, podem ocorrer artralgia e artrite. Em geral, diferentemente do sarampo, o estado geral é bom e a febre baixa.

A complicação mais séria associada a essa doença é a síndrome da rubéola congênita, que classicamente se apresenta pela tríade de catarata congênita, surdez e doença cardíaca. Lactentes com síndrome da rubéola congênita podem eliminar o vírus pelas secreções nasofaríngeas, pelo sangue, pela urina e pelas fezes, por 1 ano após o nascimento.

Os diagnósticos diferenciais incluem sarampo, roséola, eritema infeccioso e farmacodermia. O diagnóstico pode ser feito pela dosagem de anticorpos IgM. A contagiosidade dessa doença varia entre 1 semana antes até 1 semana após o desaparecimento do exantema característico.

As complicações são raras, e o tratamento é de suporte.

Eritema infeccioso

Trata-se de uma doença exantemática causada pelo parvovírus B19, um DNA vírus, da família *Parvoviridae*, que se manifesta em três estágios distintos.

Depois do período de incubação de cerca de 1 a 2 semanas, os pacientes se apresentam com *rash* eritematoso facial que lembra uma face esbofeteada.

No segundo estágio, o paciente desenvolve um exantema macular reticulado, que lembra lesões urticariformes, mas que são maculares, e não placas, não pruriginosas cerca de 1 a 4 dias após a manifestação facial, principalmente na superfície extensora dos membros.

No terceiro estágio, o exantema recorre de modo intermitente em resposta a estímulos externos, como irritação local, altas temperaturas e estresse. Artropatia pode ocorrer em cerca de 10% das crianças, afetando grandes articulações, como joelhos, punhos e tornozelos de forma assimétrica.

Não há necessidade de isolamento do paciente, pois o período de contágio se dá antes da erupção; portanto, antes da realização do diagnóstico.

Os diagnósticos diferenciais são farmacodermia, sarampo, rubéola e enteroviroses. A complicação mais temida é a aplasia medular. Pode, ainda, causar hidropsia fetal ou anemia congênita, intercorrências hematológicas mais frequentes em pacientes com anemia, doença falciforme, HIV, talassemia e esferocitose. O tratamento é de suporte, mas, para esses pacientes de risco, deve-se indicar imunoglobulina. O diagnóstico é habitualmente clínico, mas, se for necessário, pode-se utilizar o teste de reação em cadeia da polimerase, capaz de detectar DNA viral em amostras de urina, secreções respiratórias e tecidos.

Roséola *infantum* ou exantema súbito

É causada pelos vírus 6 e 7 da família *Herpes*, altamente prevalentes na população saudável que ficam quiescentes nos linfócitos T e macrófagos.

Em torno do 2º ano de vida, cerca de 75% de todas as crianças serão soropositivas para subtipo 6 e 24% desenvolverão os sintomas da roséola.

Após o período de incubação de 5 a 15 dias, as crianças infectadas desenvolvem febre alta, que dura cerca de 3 a 5 dias, mas com bom estado geral. Esse período é sucedido por *rash* rosado, não pruriginoso, macular, predominantemente em pescoço e tronco. O *rash* não é coalescente e seu aparecimento, em geral, começa no tronco e se espalha para as extremidades, iniciando-se principalmente na defervescência.

Pode cursar com leucopenia, com trombocitopenia e hepatite. Em geral, evolui sem sequela e cerca de 20% desses pacientes podem desenvolver convulsões. Os diagnósticos diferenciais incluem sarampo, rubéola e outros exantemas virais.

Varicela

Compreende a principal forma de doença vesicular exantemática, sendo causada pelo vírus varicela-zóster, um vírus DNA responsável pela varicela e pelo herpes-zóster, e um dos oito herpes-vírus conhecidos por infectar humanos, estando associado a lesões vesiculares, infecção de tecido nervoso e infecção latente em gânglios dorsais. A infecção primária causa varicela, quadro após o qual o vírus se torna latente.

A transmissão não depende de contato pele a pele e pode ocorrer via secreções e aerossóis. Quando um indivíduo suscetível é exposto, o vírus inicia a replicação primária começando 3 a 4 dias depois da exposição. Após esse período, há viremia 10 a 21 dias pós-exposição e o paciente inicia uma fase prodrômica com sintomas, como febre, mal-estar e mialgias. O exantema começa como máculas eritematosas pruriginosas, que evoluem para pápulas e vesículas e se distribuem para a região cefalocaudal, acometendo o escalpe e as membranas mucosas. Em geral, o acometimento palmoplantar é escasso. As vesículas evoluem para crostas em 4 a 5 dias.

As lesões mais antigas são substituídas por lesões mais novas e em diferentes estágios, o que confere a característica de polimorfismo das lesões.

A principal complicação da varicela em indivíduos imunocompetentes consiste na superinfecção bacteriana pelo *Streptococcus* beta-hemolítico do grupo A ou pelo *Staphylococcus aureus*. Complicações neurológicas também podem ocorrer, incluindo meningite, meningoencefalite, ataxia cerebelar, mielite transversa e síndrome de Guillain-Barré. Outras complicações abrangem artrite, glomerulonefrite, miocardite, trombocitopenia e púrpura fulminante. Pacientes imunocomprometidos correm o risco de evoluir para disfunção de múltiplos órgãos.

Outra manifestação comum da infecção pelo vírus varicela consiste no herpes-zóster. O vírus da varicela pode se tornar quiescente em gânglios dorsais até reativação, que pode ocorrer em qualquer época após a infecção primária. O vírus acomete nervos sensoriais, manifestando-se de forma unilateral como erupção vesicular que envolve um a três dermátomos. As vesículas podem ser pruriginosas ou dolorosas, especialmente em adultos. O zóster geralmente é mais brando em crianças que em adultos.

Adolescentes e adultos jovens têm risco moderado de desenvolver uma doença mais grave, caso em que o aciclovir VO deve ser administrado por 5 dias, idealmente começando até 24 h depois do início do *rash*.

Aciclovir via endovenosa (EV) é usado para pacientes com sério risco de apresentar doença mais grave, principalmente os imunocomprometidos. Esse tratamento dura cerca de 7 dias, ou até 48 h após lesões novas pararem de aparecer. Idealmente, a terapia seria iniciada até 24 h do início da doença, mas ainda é efetiva se introduzida até 72 h.

Febre pode ser controlada com paracetamol. O uso de ácido acetilsalicílico está contraindicado em razão da possibilidade de ocorrência da síndrome de Reye. A vacinação populacional diminuiu a ocorrência da doença.

A vacinação deve ser feita aos 12 a 15 meses, com reforço aos 4 a 6 anos.

Síndrome mão-pé-boca

Trata-se de uma doença exantemática causada por enterovírus da família *Picornaviridae*. Embora os enterovírus sejam capazes de provocar patologias diversas, a síndrome mão-pé-boca é uma doença exantemática de características bem definidas. Entre os vários enterovírus patogênicos, o *Coxsackie* A 16 destaca-se como agente etiológico.

A infecção tem um período de incubação típico de 3 a 7 dias. As principais manifestações são febre, linfadenopatia, seguidas do aparecimento de vesículas acinzentadas, dolorosas, com discreto halo eritematoso, acometendo principalmente as regiões palmoplantares e, às vezes, a região glútea. O enantema oral a diferencia de outras patologias. Na boca, as regiões com maior quantidade de lesões são o palato duro, a língua e a mucosa oral. Os diagnósticos diferenciais incluem estomatite, varicela, herpangina e infecção herpética.

Em geral, o quadro é autolimitado e necessita apenas de tratamento de suporte. Raramente, pode haver complicações cardiopulmonares ou neurológicas, como miocardite ou meningoencefalite. Se não houver complicações, o quadro se autolimita em 5 a 7 dias.

O diagnóstico é clínico e a confirmação laboratorial pode ser feita pelo isolamento do vírus das vesículas, das secreções nasofaríngeas, do líquido cerebroespinal, do sangue ou por biópsia.

A terapêutica é de suporte e, enquanto há lesões ativas, as crianças devem ficar isoladas, pois o quadro é contagioso. O vírus pode ser eliminado nas fezes por semanas.

Escarlatina

Outra doença que foi mais recentemente inserida no grupo de doenças exantemáticas é a escarlatina, uma síndrome caracterizada por faringite exsudativa, febre alta e *rash* escarlatiniforme distribuído por todo o tegumento. É causada por cepas do estreptococo beta-hemolítico do grupo A produtoras de toxinas A, B e C das secreções faríngeas ou da pele.

A infecção estreptocócica pode ocorrer em faixa etária ampla, mas é mais frequente entre 3 e 15 anos, sobretudo no inverno e na primavera, quando há contato mais próximo. O modo de contágio se dá por gotículas respiratórias.

O período de incubação da doença é cerca de 12 h até 7 dias do contato. Pacientes são contagiosos durante a doença aguda e na fase subclínica. Acomete igualmente pacientes do sexo feminino e do masculino.

Ao exame físico, o paciente tem aparência doente, com estado geral comprometido, taquicardia e linfadenomegalia cervical. As membranas mucosas estão avermelhadas e pode haver petéquias palatais, principalmente no palato mole. No segundo dia de evolução, a língua pode ficar coberta por papilas avermelhadas e salientes, o que confere a ela o aspecto de língua "em framboesa". O acometimento faríngeo depende de o foco inicial ser neste local, pois pode surgir após infecção cutânea.

Habitualmente, o exantema se desenvolve cerca de 12 a 48 h do início da febre, aparecendo inicialmente como manchas eritematosas abaixo das orelhas e no pescoço, no tórax e na axila. Caracteriza-se por erupção escarlatiniforme fina, que aparece 1 a 4 dias depois do início da doença, de aspecto áspero que desaparece à digitopressão. Pode haver discreto prurido, mas não doloroso. A disseminação para todo o tronco se dá em até 24 h após o início do quadro, sendo proeminente nas regiões flexurais e em locais como nádegas.

Em regiões de dobras, pode também ocorrer hiperpigmentação ou lesões petequiais, principalmente em axila, fossa antecubital e região inguinal, denominado sinal de Pastia. Outro sinal característico consiste no empalidecimento perioral: o sinal de Filatov.

O *rash* dura 4 a 5 dias e pode ser sucedido por fina descamação que começa cerca de 7 a 10 dias após a resolução do quadro. A descamação das mãos pode ocorrer 1 semana após o desaparecimento do *rash*, mas durar 1 mês ou mais, conforme a intensidade da apresentação inicial.

Várias são as complicações associadas a essa doença, como linfadenite cervical, otite média, mastoidite, etmoidite, abscesso periamigdaliano, sinusite, broncopneumonia, meningite, abscesso cerebral, trombose seio venoso, sepse, falência renal aguda, vasculite, uveíte, miocardite, febre reumática e glomerulonefrite.

Os diagnósticos diferenciais são a rubéola, sarampo, doença de Kawasaki, mononucleose, síndrome do choque tóxico, artrite idiopática juvenil e lúpus eritematoso sistêmico.

O diagnóstico é clínico, mas pode ser confirmado pela cultura de orofaringe ou pelo teste rápido.

O antibiótico de escolha consiste em penicilina benzatina ou penicilinas semissintéticas em curso terapêutico de 10 dias. Na presença de alergia a este grupo, indicar macrolídeos.

Bibliografia

- Bellini WJ, Rota JS, LE Lowe, Katz RS, Dyken PR, Zaki SR, et al. Subacute sclerosing panencephalitis: more cases of this fatal disease are prevented by measles immunization than was previously recognized. J Infect Dis. 2005;192:1686-93.
- Brinker A. Scarlet fever. N Engl J Med. 2017 May 18; 376(20):1972.
- Dunkel L, Arvin A, Whitley R, Rotbart HA, Feder HM Jr, Feldman S, et al. A controlled trial of oral acyclovir for chickenpox in normal children. N Engl J Med. 1991;325:1539-44.
- Fölster-Holst R, Kreth HW. Viral exanthems in childhood – infectious (direct) exanthems. Part 1: classic exanthems. J Dtsch Dermatol Ges. 2009;7(4):309-16.
- Marques HHS, Sato HK. Medidas de proteção para os comunicantes de doenças infectocontagiosas. In: Sucupira ACSL, et al. Pediatria em consultório. 4. ed. São Paulo: Sarvier; 2000. p. 120-30.
- Morice A, Ulloa-Gutierrez R, Avila-Agüero ML. Congenital rubella syndrome: progress and future challenges. Expert Rev Vaccines. 2009;8(3):323-31.
- Sociedade Brasileira de Pediatria. Departamentos Científicos de Infectologia e Imunizações. Guia Prático – Atualização sobre o sarampo.Rio de Janeiro: SBP; 2018. p. 5.
- Vafaie J, Schwartz RA. Parvovirus B19 infections. Int J Dermatol. 2004;43(10):747-9.
- Ward KN. The natural history and laboratory diagnosis of human herpesviruses-6and-7 infections in the immunocompetent. J Clin Virol. 2005;32(3):183-93.
- Wong SS, Yip CC, Lau SK. Human enterovirus 71 and hand, foot and mouth disease. Epidemiol Infect. 2010; 138(8):1071-89.

CAPÍTULO 28

Acidentes com Animais Peçonhentos

Benedito Barravieira • Joelma Gonçalves Martin • Monica Bannwart Mendes • Rui Seabra Ferreira Junior

A padronização atualizada de condutas de diagnóstico e tratamento dos acidentados por animal peçonhento é imprescindível, pois as equipes de saúde, com frequência considerável, não recebem informações dessa natureza durante os cursos de graduação ou no decorrer da atividade profissional.

Os acidentes com animais peçonhentos representam um problema de saúde pública no Brasil – em 2015, foram notificados 171.114 acidentes, causando 293 óbitos.

Acidentes ofídicos

As serpentes são as principais causadoras de acidentes por animais peçonhentos no Brasil. As espécies venenosas encontradas aqui são *Bothrops*, *Crotalus*, *Lachesis* e *Micrurus*. Uma das formas de identificar as serpentes venenosas consiste em pesquisar a presença de fosseta loreal que não existe no gênero *Micrurus*, que é peçonhenta (Figura 28.1).

Na Figura 28.2, observa-se o fluxograma para identificar o agente agressor.

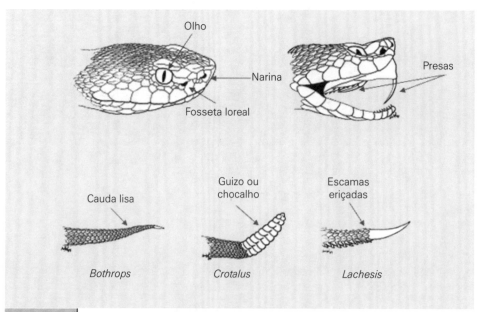

FIGURA 28.1 | Esquema para identificação de serpente peçonhenta.
Fonte: Adaptada de Brasil, 2001.

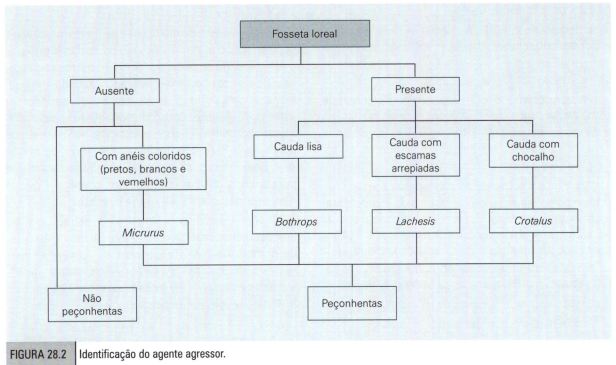

FIGURA 28.2 Identificação do agente agressor.
Fonte: Adaptada de Brasil, 2001.

■ Veneno das serpentes do gênero *Bothrops*

- Ação coagulante: transforma fibrinogênio em fibrina, tornando o sangue incoagulável.
- Ação proteolítica: causa liponecrose, mionecrose e lise das paredes vasculares.
- Ação vasculotóxica: esses venenos podem causar hemorragias local ou sistêmica.
- Outras ações: choque, edema pulmonar, coagulação intravascular disseminada. A insuficiência renal por ação direta ou secundária a complicações, como o choque.

■ Veneno das serpentes do gênero *Crotalus*

- Ação miotóxica: a rabdomiólise pode ser comprovada pela elevação dos níveis séricos de CK, DHL e AST e pela detecção de mioglobina em soro e urina.
- Ação neurotóxica: paralisias motoras e respiratórias.
- Ação nefrotóxica: as alterações renais pela ação de veneno e pela rabdomiólise, desidratação, hipotensão arterial, acidose metabólica e choque.
- Ação coagulante: incoagulabilidade sanguínea.
- Ação hepatotóxica: as alterações hepáticas foram propostas pela primeira vez em 1989 por Barraviera e colaboradores, podendo ser transitórias ou não.

■ Serpentes do gênero *Micrurus*

Ação neurotóxica: o desenvolvimento dos sintomas em geral é rápido. O quadro clínico neurológico se assemelha ao do acidente crotálico.

■ Serpentes do gênero *Lachesis*

Esse veneno apresenta ações coagulante, necrosante e vasculotóxica. O quadro clínico se assemelha ao acidente botrópico.

■ Quadro clínico dos acidentes ofídicos

Pode-se identificar o provável agente agressor a partir da observação dos achados locais, das alterações sistêmicas e do acometimento de outros órgãos e sistemas.

Acidente botrópico

Sintomatologia local

O acidente botrópico tem a característica de precocemente apresentar sinais no local da picada com dor, edema, eritema e calor local. A dor de instalação precoce, e de intensidade variável, pode compreender o único sintoma. O edema acompanhado de calor e rubor pode instalar-se dentro das primeiras 6 h. Após dor e eritema, tardiamente pode-se instalar bolhas, equimoses e necrose até 12 h após o acidente.

Tempo de coagulação

O tempo de coagulação normal varia entre 3 e 6 min, podendo ser indeterminado nos acidentes graves.

Fenômenos hemorrágicos

Podem ocorrer no local da picada ou distante dele com gengivorragia, epistaxe, hematêmese, hematúria e, às vezes, na borda do leito ungueal.

Complicações

Conforme a gravidade do acidente, a necrose pode ocorrer primariamente no local da mordida. Tardiamente, a presença de bactérias Gram-negativas pode provocar infecção bacteriana secundária. A mortalidade é baixa, ocorrendo por insuficiência renal aguda e hemorragias.

No Quadro 28.1, é possível encontrar um resumo sobre a gravidade e o tratamento do acidente botrópico.

Acidente crotálico

Em geral, não há reação local, sendo a dor pouco frequente. Há intensa mialgia, possivelmente acompanhada de edema muscular discreto. Os sinais neurológicos ocorrem após algumas horas e o doente passa a referir dor na região do pescoço, diminuição e até mesmo perda da visão, ptose palpebral bilateral, sonolência e obnubilação. A fácies é característica e denominada "fácies neurotóxica de Rosenfeld. A insuficiência respiratória pode ocorrer em alguns casos por acometimento da musculatura respiratória.

As alterações renais costumam surgir entre o 1º e o 2º dia do acidente, podendo evoluir para insuficiência renal aguda. As alterações hematológicas, principalmente a incoagulabilidade sanguínea, ocorrem após algumas horas do acidente, entretanto involuem com o tratamento adequado. O Quadro 28.2 discrimina acidente e tratamento no acidente crotálico.

Serpentes do gênero *Micrurus*

A sintomatologia predominante é a neurotóxica e o doente apresenta fácies miastênica, com ptose palpebral bilateral e paralisia flácida dos membros, além de elevada incidência de paralisia respiratória de instalação súbita.

Serpentes do gênero *Lachesis*

As manifestações clínicas se assemelham às do envenenamento botrópico. O tempo de coagulação pode alterar-se, contribuindo para as hemorragias sistêmicas muitas vezes observadas.

■ Tratamento

A precocidade do atendimento médico é fator fundamental na evolução e no prognóstico do doente.

Medidas gerais

Como o edema de membros e de partes moles pode ocorrer após o acidente ofídico, é importante prevenir o estrangulamento local por anéis ou outros adereços. Anéis e alianças devem ser retirados do dedo atingido, pois o edema pode tornar-se intenso, produzindo um sistema de garrote. O uso de torniquete e de instrumentos cortantes são contraindicados, pois os venenos apresentam frações proteolíticas que piorarão a necrose. O doente deve ficar em repouso e ir imediatamente para um hospital, para tratamento específico. Deve-se realizar a imunoprofilaxia contra o tétano.

O soro específico deve ser administrado o mais precocemente possível (Quadro 28.1), em dose única, de preferência pela via intravenosa. As reações inerentes a ele podem ser imediatas (anafiláticas, anafilactoides e pirogênicas) ou tardias, manifestando-se 6 a 10 dias depois, pela doença do soro.

Serpentes do gênero *Crotalus*

Como em todo acidente por animal peçonhento, o doente deve ser imediatamente encaminhado para um hospital. A insuficiência renal é frequente, e sua prevenção realizada pela hidratação intravenosa. A rabdomiólise (CPK > 5.000 UI/mL ou urina escura, oligúria e/ou anúria) deve ser controlada com solução fisiológica a 0,9%, 20 mL/kg, aberto, para atingir um volume urinário entre 2 e 3 mL/kg/h. Repetir até 3 vezes, visando a atingir uma CPK < 1.000 UI/mL.

Se o tempo de coagulação ainda encontrar-se alterado após 12 h de terapêutica, suplementar a soroterapia com mais 100 mg do antiveneno. Se o doente evoluir com anúria, avaliar a função renal e, se houver lesão renal aguda, indicar a hemodiálise. As manifestações clínicas renais e neurológicas observadas nesses doentes são reversíveis. No Quadro 28.2, há um resumo da gravidade e do tratamento para o acidente crotálico.

Serpente do gênero *Micrurus*

O soro específico antielapídico deve ser aplicado via intravenosa, em quantidade suficiente para neutralizar 150 mg de veneno. No Quadro 28.3, são indicadas outras medicações.

Serpentes do gênero *Lachesis*

Essas serpentes inoculam grande quantidade de veneno; por isso, preconiza-se o uso de 10 a 20 ampolas de soro antilaquético ou antibotrópico-laquético, via endovenosa. O tratamento complementar e os cuidados que devem ser tomados são os mesmos da terapia antibotrópica.

PARTE 2 • URGÊNCIA E EMERGÊNCIA

QUADRO 28.1 Gravidade e soroterapia recomendada para o acidente botrópico

Manifestações clínicas e tratamento proposto*	Classificação da gravidade		
	Leve	Moderada	Grave
Manifestações locais (dor, edema, equimose)	Discretas	Evidentes	Intensas
Manifestações sistêmicas (hemorragia grave, choque, anúria)	Ausentes	Ausentes ou presentes	Evidentes
Tempo de coagulação (TC)**	Normal	Normal ou alterado	Alterado
Quantidade aproximada de veneno a ser neutralizada	100 mg	200 mg	300 mg
Uso de garrote	Ausente	Ausente e/ou presente	Ausente e/ou presente
Tempo decorrido entre o acidente e o atendimento médico em horas (TA)	< 6	6	> 6
Soroterapia (número de ampolas de soro) (SAB, SABC, SABL)***	2 a 4	4 a 8	8 a 12
Via de administração	Intravenosa	Intravenosa	Intravenosa

* O paciente deve ser mantido internado e a classificação de gravidade é feita na chegada do hospital. Esse processo é evolutivo e pode mudar durante a internação.

** TC normal: até 10 min; TC prolongado: de 10 a 30 min; TC incoagulável: > 30 min.

*** SAB: soro antibotrópico; SABC: soro antibotrópico-crotálico; SABL: soro antibotrópico-laquético.

Fonte: Adaptado de Brasil, 2001.

QUADRO 28.2 Gravidade e soroterapia preconizada para o acidente crotálico

Manifestações clínicas e tratamento proposto*	Classificação da gravidade		
	Leve	Moderada	Grave
Fácies miastênica/visão turva	Ausente ou tardia	Discreta ou evidente	Evidente
Mialgia	Ausente ou discreta	Discreta	Intensa
Urina vermelha ou marrom	Ausente	Pouco evidente ou ausente	Presente
Oligúria/anúria	Ausente	Ausente	Presente ou ausente
Tempo de coagulação (TC)	Normal	Normal ou alterado	Alterado
Quantidade aproximada de veneno a ser neutralizada	100 mg	200 mg	300 mg
Soroterapia (número de ampolas de soro) (SAC, SABC)**	5	10	20
Via de administração	Intravenosa	Intravenosa	Intravenosa

* O doente deve ficar sempre internado.

** SAB: soro antibotrópico; SABC: soro antibotrópico-crotálico.

Fonte: Adaptado de Brasil, 2001.

QUADRO 28.3 Esquema terapêutico de suporte indicado para adultos e crianças

Medicamento	Crianças	Adultos
Atropina (ampola de 0,25 mg)	0,05 mg/kg IV	0,5 mg IV
Neostigmina (ampola de 0,5 mg)	0,05 mg/kg IV	0,05 mg/kg IV
Tensilon (ampola de 10 mg)	0,25 mg/kg IV	10 mg IV

Observação: cloridrato de edrofônio (Tensilon®, 1 mL = 10 mg) é um anticolinesterásico de ação rápida. IV: via intravenosa.

Fonte: Adaptado de Brasil, 2001.

CAPÍTULO 28 • ACIDENTES COM ANIMAIS PEÇONHENTOS

Aranhas

No Brasil, as principais aranhas de interesse médico pertencem aos gêneros *Phoneutria*, *Loxosceles*, *Latrodectus* e *Lycosa*.

■ Acidente por *Phoneutria*

Chamadas de aranhas-armadeiras, são aranhas grandes, com 3 a 5 cm de corpo e até 15 cm de envergadura das pernas. Têm coloração castanha ou cinza-escura, com pelos castanhos nas pernas e no abdome. São bastante agressivas; o veneno tem efeito neurotóxico periférico, sendo a dor no local da picada de instalação imediata, com irradiação para todo o membro acometido. No Quadro 28.4, há a descrição da gravidade do acidente e da soroterapia indicada.

■ Acidente por *Loxosceles*

Denominadas aranhas-marrom, são aranhas pequenas, com cerca de 1 cm de corpo e 3 cm de envergadura. Não são agressivas; os acidentes acontecem principalmente quando a aranha é comprimida contra a pele do indivíduo, por se encontrar dentro de vestimentas e em roupas de cama ou de banho. As alterações cutâneas aparecem cerca de 12 h após a picada, e a progressão da lesão cutânea vai desde edema e eritema até bolha e dor local semelhante a queimadura. Os sintomas sistêmicos são raros e podem se manifestar na forma de hemólise com hematúria e icterícia. No Quadro 28.5, há a descrição do acidente loxocélico e seu tratamento.

QUADRO 28.4	Foneutrismo – gravidade, manifestações clínicas, tratamento geral e específico		
Classificação	**Manifestações clínicas**	**Tratamento geral**	**Tratamento específico**
Leve	Dor local na maioria dos casos e, eventualmente, taquicardia e agitação	Observação até 6 h + analgesia**	—
Moderado	Dor local intensa associada a sudorese e/ou vômitos ocasionais e/ou agitação e/ou hipertensão arterial	Internação + analgesia**	2 a 4 ampolas de SAAr* (crianças) Via intravenosa
Grave	Além das anteriores, apresenta uma ou mais das seguintes manifestações: sudorese profusa, sialorreia, vômitos frequentes, hipertonia muscular, priapismo, choque e/ou edema pulmonar agudo	Unidade de cuidados intensivos + analgesia**	5 a 10 ampolas de SAAr* Via intravenosa

* Soro antiaracnídeo.

** Analgesia com lidocaína a 2% sem vasoconstritor injetando pelo menos 5 mL do anestésico no local da picada ou na região troncular correspondente.

Fonte: Adaptado de Brasil, 2001.

QUADRO 28.5	Loxoscelismo – gravidade, manifestações clínicas e tratamento	
Classificação	**Manifestações clínicas**	**Tratamento**
Leve	• *Loxosceles* identificada como agente causador do acidente • Lesão incaracterística • Sem comprometimento do estado geral • Sem alterações laboratoriais	Sintomático: acompanhamento até 72 h após a picada*
Moderado	• Com ou sem identificação da *Loxosceles* no momento da picada • Lesão sugestiva ou característica • Alterações sistêmicas (*rash* cutâneo, petéquias) • Sem alterações laboratoriais sugestivas de hemólise	Soroterapia: 5 ampolas de SAAr** via intravenosa e/ou prednisona: Adultos: 40 mg/dia Crianças: 1 mg/kg/dia, durante 5 dias
Grave	• Lesão característica • Alteração no estado geral: anemia aguda, icterícia • Evolução rápida • Alterações laboratoriais indicativas de hemólise	Soroterapia: 10 ampolas de SAAr via intravenosa e prednisona: Adultos: 40 mg/dia Crianças: 1 mg/kg/dia, por 5 dias

* Pode haver mudança de classificação nesse período.

** Soro antiaracnídeo.

Fonte: Adaptado de Brasil, 2001.

PARTE 2 • URGÊNCIA E EMERGÊNCIA

O tratamento cirúrgico das áreas necrosadas pode ser necessário no manejo das úlceras e na correção das cicatrizes. E o soro específico deve ser empregado até 36 h após o acidente.

■ Acidente por *Latrodectus*

Esse acidente é causado pelas aranhas do gênero *Latrodectus*, conhecidas por viúva-negra, cujo abdome é globoso, com manchas vermelhas de tamanho variável. O ventre tem um característico desenho em forma de ampulheta.

Além da dor intensa no local da picada, o doente pode apresentar mialgias intensas, sudorese profusa e alterações hemodinâmicas com hipotensão e bradicardia. O Quadro 28.6 especifica a gravidade do acidente e seu tratamento específico, e o Quadro 28.7 as medicações utilizadas em seu tratamento sintomático.

Ainda, é preciso oferecer suporte cardiorrespiratório e realizar internação por pelo menos 24 h.

■ Acidente por *Lycosa*

É causado por aranhas do gênero *Lycosa*, conhecidas como aranhas de jardim, que apresentam como característica um desenho negro em forma de ponta de flecha no dorso do abdome. O veneno é proteolítico, mas de baixa potência, e a picada é acompanhada de pouca ou nenhuma dor, podendo aparecer edema e eritema. O acidente é considerado de caráter benigno. O tratamento é sintomático, com curativos locais à base de antissépticos. Não há necessidade de soroterapia específica.

Escorpiões

Os escorpiões do gênero *Tityus* são os causadores de acidentes.

O escorpionismo grave caracteriza-se por falência cardiocirculatória, podendo cursar com edema pulmonar de origem cardiogênica ou por aumento da permeabilidade vascular, constituindo uma das causas mais co-

QUADRO 28.6	Classificação, manifestações clínicas e tratamento do latrodectismo	
Classificação	Manifestações clínicas	Tratamento
Leve	• Sudorese e dor local • Edema local discreto • Dor nos membros inferiores • Parestesia em membros • Tremores e contraturas	Sintomático: analgésicos, gluconato de cálcio, observação

Moderado	• Além dos anteriormente referidos:
	  – Dor abdominal/mialgia
	  – Sudorese generalizada
	  – Ansiedade/agitação
	  – Dificuldade de deambulação
	  – Cefaleia, tontura e hipertermia
		Sintomático: analgésicos, sedativos e
		Específico: SALatr* 1 ampola via intramuscular

Grave	• Todos os anteriormente referidos +
	  – Taqui/bradicardia
	  – Hipertensão arterial
	  – Taquipneia/dispneia
	  – Náuseas e vômitos
	  – Priapismo e retenção urinária
	  – Fácies latrodectísmica
		Sintomático: analgésicos, sedativos e
		Específico: SALatr* 1 a 2 ampolas via intramuscular

* Soro antilatrodéctico.
Fonte: Adaptado de Brasil, 2001.

QUADRO 28.7	Latrodectismo – medicações utilizadas no tratamento sintomático	
Medicamento	Crianças	Adultos
Benzodiazepínicos do tipo diazepam	1 a 2 mg/dose intravenoso a cada 4 h, se necessário	5 a 10 mg intravenoso a cada 4 h, se necessário
Gluconato de cálcio a 10%	1 mg/kg intravenoso lentamente a cada 4 h, se necessário	10 a 20 mL intravenoso lentamente a cada 4 h, se necessário
Clorpromazina	0,55 mg/kg/dose intramuscular a cada 8 h, se necessário	25 a 50 mg intramuscular a cada 4 h, se necessário

Fonte: Adaptado de Brasil, 2001.

153

CAPÍTULO 28 • ACIDENTES COM ANIMAIS PEÇONHENTOS

muns de óbito. O comprometimento cardíaco define-se por alterações eletrocardiográficas (ECG) sugestivas de miocardite e/ou infarto agudo do miocárdio, com aumento de CK e DHL. Além das alterações cardiológicas, podem aparecer sintomas em sistema nervoso central com agitação, tremores, cefaleia e convulsões.

A maioria dos pacientes acidentados gravemente cursa com vômitos, às vezes com dor abdominal e aumento da amilase sanguínea. Todos os pacientes devem ficar em observação, em ambiente hospitalar, entre 4 e 6 h após a picada. No Quadro 28.8, é apresentada uma condução específica dos acidentes escorpiônicos.

Abelhas

Os acidentes com abelhas podem ter quatro formas de apresentação:

1. O acidente mais frequente consiste na picada por poucas abelhas em indivíduos não sensibilizados. Nesses casos, o quadro clínico limita-se à reação inflamatória local com pápulas, dor e calor locais.

2. Nos pacientes sensibilizados, pode haver ocorrência grave, desencadeada por uma única picada. Em geral, esse quadro é do tipo choque anafilático, tornando-se necessária terapêutica imediata.

3. As reações locais podem ser mais intensas, caracterizando-se em lesões estendidas quando o quadro cutâneo local é > 10 cm.

4. Quando paciente é atacado por múltiplas abelhas, caso em que ocorre inoculação de grande quantidade de veneno, podendo evoluir pra rabdomiólise e insuficiência renal.

A reação local deve ser tratada com o uso de anti-histamínicos e corticosteroides tópicos, e o quadro anafilático com oxigênio, volume e epinefrina intramuscular imediatamente. O tratamento de múltiplas picadas representa uma emergência e merece suporte, monitoramento e hiper-hidratação para minimizar a lesão renal.

QUADRO 28.8	Classificação e tratamento do escorpionismo		
Classificação do escorpionismo	Manifestações clínicas	Tratamento	
		Geral	Específico
Leve	Somente presente as manifestações locais. Dor em 100% dos casos. Ocasionalmente, vômitos, taquicardia e agitação de pequena intensidade	Combate à dor; analgésicos e/ou anestésicos locais. Observação quanto ao aparecimento de manifestações sistêmicas durante 6 a 12 h em ambiente hospitalar, principalmente crianças < 7 anos	—
Moderado	Manifestações locais e alguma sintomatologia sistêmica, como agitação, sonolência, sudorese, náuseas, vômitos, hipertensão arterial, taquicardia e taquipneia	Combate à dor. Observação da evolução clínica durante 12 a 24 h em ambiente hospitalar	Em crianças < 7 anos, está indicado SAE*: 2 a 4 ampolas IV. Nos demais, ver "tratamento geral"
Grave	Manifestações locais e sistêmicas. Vômitos profusos e frequentes, náuseas, sialorreia, lacrimejamento, sudorese profusa, agitação, alteração da temperatura (geralmente hipotermia), taquicardia, hipertensão, alteração do ECG, taquipneia, tremores, espasmos musculares, paralisias e convulsões. Pode evoluir com bradicardia, bradipneia, edema agudo pulmonar, colapso cardiocirculatório, prostração, coma e morte	Combate à dor. Internação hospitalar. Cuidados intensivos, monitoramento das funções vitais. Cuidados de unidade de terapia intensiva	5 a 10 ampolas IV de SAE*

IV: via intravenosa; ECG: eletrocardiograma.

* SAE: soro antiescorpiônico.

Fonte: Brasil, 2001.

Bibliografia

- Barbosa NA, Guimarães BC, Costa CBP, Hissa JT, Cunha LER, Carneiro MTR, et al. Soro antiapílico. Botucatu: CEVAP-UNESP; 2014.
- Brasil. Ministério da Saúde – Fundação Nacional de Saúde. Manual de Diagnóstico e Tratamento de Acidentes por Animais Peçonhentos. 2. ed. Brasília: Ministério da Saúde; 2001.
- Lima ME, Pimenta AMC, Martin-Eauclaire MF, Zingali RB, Rochat H. Animal toxins: state of the art – perspectives in health and biotechnology. Belo Horizonte: UFMG; 2009.

CAPÍTULO 29

Acidentes por Submersão

Joelma Gonçalves Martin

Introdução

O afogamento é a maior causa prevenível de morbidade e mortalidade acidental e a segunda causa mais comum de morte acidental em crianças, perdendo apenas para acidentes automobilísticos. No Brasil, trata-se da primeira causa de morte acidental em crianças de 1 a 4 anos (31,7%) e segunda da faixa etária de 5 a 14 anos.

Definição

Afogamento é o resultado de asfixia por imersão ou submersão em qualquer meio líquido, dificultando parcialmente ou por completo a ventilação ou a troca de oxigênio com o ar atmosférico. A existência de uma interface líquido/ar na entrada da via aérea do paciente impedindo a respiração é uma condição necessária. A vítima pode não ter sequelas, apresentar morbidade ou morrer. Segundo a Organização Mundial da Saúde (OMS), afogamento é a dificuldade respiratória (aspiração de líquido) durante o processo de imersão ou submersão em líquido.

Imersão significa ter o corpo coberto por água ou outro líquido. Para que ocorra afogamento, pelo menos a face e a via aérea devem estar imersas. Submersão implica que todo o corpo, incluindo a via aérea, deve estar abaixo da água ou de outro líquido.

Nomenclatura

O I Congresso Mundial sobre afogamento definiu os termos a serem utilizados nas situações de acidentes por submersão:

- Afogamento: aspiração de líquidos não corporais por submersão ou imersão.
- Resgate: pessoa resgatada da água sem sinais de aspiração de líquido.
- Cadáver: morte por afogamento, sem chances de se iniciar reanimação, comprovada por tempo de submersão superior a 1 h ou sinais evidentes de morte.

Tipos de acidentes na água

Conforme representados na Figura 29.1, há:

- Síndrome de imersão: as manifestações associadas são bradicardia, taquicardia ou arritmia após súbita exposição à água em temperatura mais baixa (diferença mínima de 5°C) que a do corpo.
- Hipotermia: pode ser leve (32 a 35°C), ocorrendo tremores e elevação do consumo de oxigênio, ou grave (< 28°C), aumentando o risco para bradicardia, fibrilação ventricular e assistolia.

CAPÍTULO 29 • ACIDENTES POR SUBMERSÃO

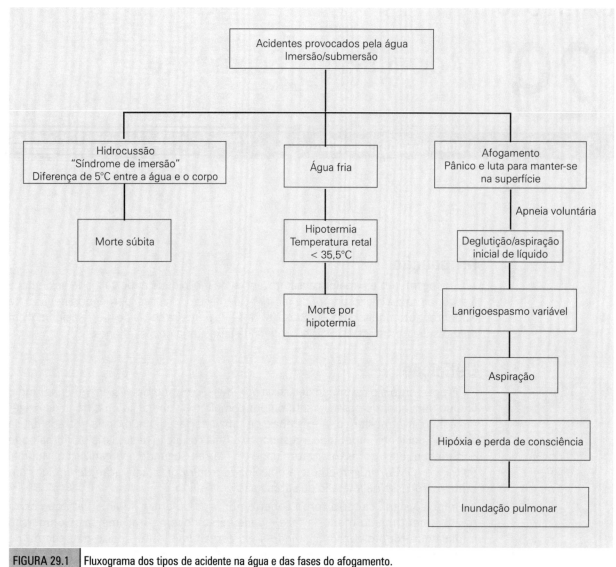

FIGURA 29.1 Fluxograma dos tipos de acidente na água e das fases do afogamento.
Fonte: Szpilman, 2002.

- Afogamento: na evolução desse processo, as vítimas, em geral, apresentam uma fase inicial de pânico, com luta para se manter na superfície. A partir da submersão sustentada, ocorre voluntariamente a apneia, geralmente seguida de deglutição de grandes quantidades de líquido, com subsequentes vômitos, laringoespasmo e aspiração de líquido. Por fim, a hipoxemia promove inconsciência, perda de reflexos das vias aéreas e mais água chega ao pulmão.

Fisiopatologia do afogamento

A fisiopatologia do afogamento é complexa e a gravidade das lesões dependerá da intensidade da hipoxemia, da lesão pulmonar e da capacidade do indivíduo de se adaptar à submersão.

■ Pulmão

O processo fisiopatológico predominante é a hipoxemia, causada por diminuição ou disfunção do surfactante, colapso alveolar, atelectasias e *shunt* intrapulmonar. As alterações fisiopatológicas mais importantes são a hipóxia com a resultante acidose metabólica e respiratória pela hipercarbia (Figura 29.2).

Pacientes com aspiração geralmente desenvolvem uma lesão pulmonar aguda, que pode progredir rapidamente para uma síndrome do desconforto respiratório agudo (SDRA).

Outra complicação consiste na pneumonia aspirativa, quando há broncoaspiração de corpo estranho, como lama, algas e vômitos.

PARTE 2 • URGÊNCIA E EMERGÊNCIA

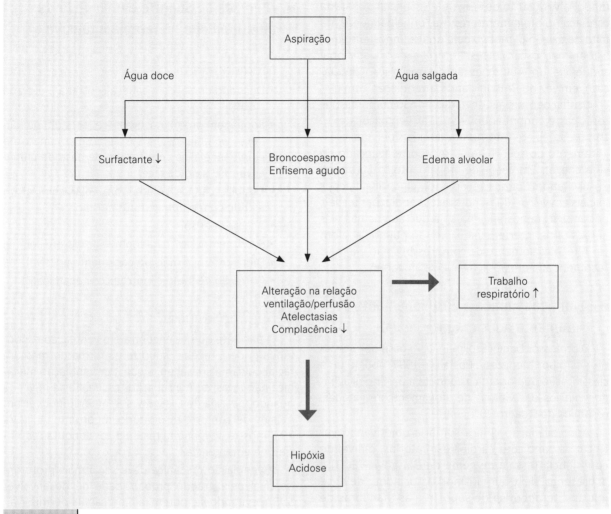

FIGURA 29.2 Fluxograma da insuficiência respiratória no afogamento.
Fonte: Szpilman, 2002.

■ Sistema cardiovascular

A fisiopatologia da lesão do sistema cardiovascular depende da extensão e da duração da hipóxia, do estado acidobásico, da magnitude da resposta ao estresse, da hipotermia e da presença ou não do "reflexo de mergulho" (bradicardia e vasoconstricção secundárias à água ou pela baixa tensão de oxigênio nos barorreceptores carotídeos).

Esses mecanismos causarão redistribuição de sangue para o cérebro e o coração, liberação maciça de catecolaminas e mediadores inflamatórios, desencadeando a síndrome da resposta inflamatória sistêmica, insuficiência cardíaca e arritmias.

A instabilidade cardiovascular também pode decorrer da pressão hidrostática extratorácica que distende o átrio direito e da hipotermia, que aumenta a diurese, diminuindo, assim, o retorno venoso e a pré-carga. Esse efeito é acentuado quando da retirada abrupta da água.

Tratamento

■ Resgate da água

Remover a vítima da água da maneira mais rápida e segura possível, iniciando prontamente a reanimação cardiopulmonar. O primeiro e mais importante passo no tratamento da vítima de afogamento consiste na provisão imediata da ventilação/oxigenação pela respiração de resgate. Não há necessidade de desobstruir a via aérea de água aspirada nem de realizar manobras de compressão abdominal, evitando vômitos e broncoaspiração. Uma vez em área seca, o afogado deve ser colocado em decúbito dorsal, com o tronco e a cabeça no mesmo nível (geralmente paralelo à linha da água), além de realizados e os protocolos-padrão para o suporte básico de vida. Se a pessoa está inconsciente, mas respirando, empregar a posição de decúbito lateral. Se não estiver respirando, a ventilação de resgate é essencial. A parada cardíaca no afogamento resulta, principalmente, da falta de oxigênio, motivo pelo qual é importante que a reanimação cardiorrespiratória siga a tradicional sequência do ABC (vias aéreas-respiração-circulação), em vez do CAB, iniciando a ventilação com cinco insuflações iniciais, seguidas por 30 compressões torácicas e continuando com duas ventilações e 30 compressões até retornarem os sinais de vida, o esgotamento do socorrista ou o suporte avançado de vida chegar. Em casos de afogamento, o European Resuscitation Council recomenda cinco insuflações iniciais em vez de duas, porque as ventilações iniciais podem ser menos eficientes, já que a água nas vias aéreas pode interferir na expansão pulmonar efetiva. A técnica somente de compressões não é a mais recomendada em pessoas que se afogaram.

■ Avaliação clínica e direcionamento do tratamento após resgate inicial

O professor Daniel Szpilman, com base no sistema proposto por Menezes e Costa em 1997, aponta uma classificação que orienta a conduta a partir dos achados clínicos das vítimas de afogamento resgatadas, resumida no Quadro 29.1.

Após avaliação clínica sumária objetivando verificar as condições cardiorrespiratórias, o nível de consciência (escala de goma de Glasgow – ECG) e a presença de traumatismos associados, deve-se iniciar a terapêutica de suporte e as manobras de reanimação cardiopulmonar necessárias, e, por último, definir qual será a unidade de encaminhamento do paciente.

A avaliação neurológica inicial e seriada é de fundamental importância para determinar o prognóstico evolutivo e a melhor conduta de tratamento. Sugere-se a atribuição de três a quatro escores para cada paciente em diferentes intervalos de tempo da evolução, por exemplo:

- T_0: tempo de salvamento.
- T_1: tempo de chegada ao pronto-socorro.
- T_2: no 5º min de atendimento hospitalar.
- T_3: no 15º min após estabilização do pulso e da pressão arterial; porém, antes de iniciar a administração de substâncias vasoativas e anestésicas.

Os exames a serem solicitados, além dos achados mais comuns, no atendimento inicial e no seguimento de pacientes afogados estão listados no Quadro 29.2.

■ Medidas de suporte em unidade de emergência e de terapia intensiva

Medidas gerais

- Decúbito dorsal com cabeça centrada e elevada a 30°.
- Sondagem oro ou nasogástrica (esta última não deve ser utilizada na suspeita de traumatismo cranioencefálico com fratura de base de crânio e traumatismo de face).
- Estabilização da coluna com colar cervical de acordo com o tipo de traumatismo.
- Acesso venoso.
- Sondagem vesical para controle da diurese horária.
- Dieta enteral o mais precocemente possível.
- Correção de fatores inotrópicos negativos.

Suporte respiratório

O paciente que se encontra em ventilação espontânea poderá receber suporte na forma de máscara facial ou cânula nasal ou, ainda, por ventilação mecânica não invasiva. A intubação traqueal está indicada quando a escala de Glasgow ≤ 8, quando houver apneia ou desconforto respiratório importante. A Figura 29.3 mostra de maneira resumida as condutas essenciais na emergência.

A ventilação mecânica deve ser a mais protetora possível pela grande probabilidade de desenvolver SDRA, evitando-se, porém, a hipercapnia permissiva.

O uso concomitante de outras terapêuticas inclui surfactante e óxido nítrico; porém, sem evidência científica estabelecida. A corticoterapia e os broncodilatadores estão indicados em quadros de broncoespasmo.

O uso profilático de antibióticos tem sido recomendado quando o acidente ocorre em água potencialmente contaminada. Nesse caso específico, está indicada a associação de clindamicina (40 mg/kg/dia de 8 em 8 h) e gentamicina (7,5 mg/kg/dia também de 8 em 8 h).

Suporte cardiovascular

Pode ocorrer baixo débito cardíaco secundário à hipóxia, hipercapnia, hipotermia e hipovolemia. Para correção de tais fatores inotrópicos negativos, deve-se prescrever 20 mL/kg de solução cristaloide. Na hipervolemia, a restrição de volume deve chegar a 70% das necessidades basais. A dobutamina parece ser o fármaco ideal (2 a 20 mcg/kg/min) conforme determinem as condições clínicas, laboratoriais e ecocardiográficas do paciente. Atentar-se às arritmias cardíacas.

PARTE 2 • URGÊNCIA E EMERGÊNCIA

QUADRO 29.1 — Procedimentos iniciais nas vítimas de acidente por submersão

Grau	Sinais e sintomas	$PaO_2/PaCO_2/pH$	Procedimentos iniciais
Resgate	• Vítima consciente • Ausência de tosse ou espuma na boca e no nariz • Possibilidade de apresentar hipotermia, náuseas, vômitos, mal-estar, cansaço, dores musculares, dor no tórax e diarreia	—	• Liberação do próprio local do acidente após avaliação
I	• Tosse sem espuma na boca ou no nariz • Pulmão: roncos e sibilos presentes • Paciente lúcido, sonolento ou agitado	• PaO_2: normal • $PaCO_2$: normal ou diminuída • pH: normal ou aumentado	• Repouso, aquecimento e medidas que tranquilizem o acidentado • Sem necessidade de O_2 ou hospitalização
II	• Pouca espuma na boca ou no nariz • Paciente lúcido, sonolento ou agitado • Pulmão: roncos e sibilos presentes e estertores leves a moderados	• PaO_2: diminuída • $PaCO_2$: normal ou diminuída • pH: acidose metabólica leve	• O_2 nasal a 5 L/min • Aquecimento corporal + tranquilização + repouso • Observação hospitalar por 6 a 24 h
III	• Muita espuma na boca e/ou no nariz • Pulso radial palpável	• PaO_2: diminuída • $PaCO_2$: aumentada • pH: acidose metabólica leve	• O_2 por máscara facial a 15 L/min no local • Posição lateral de segurança (lado direito) • No hospital internação em unidade de terapia intensiva
IV	• Muita espuma na boca e/ou no nariz • Pulso radial palpável • Coma	• PaO_2: < 50 mmHg • $PaCO_2$: variável • pH: acidose de grau variável	• O_2 por máscara a 15 L/min no local até que seja realizada intubação orotraqueal (100% dos casos) • Avaliação da respiração (existe respiração?) • Posição lateral de segurança (lado direito) • Ambulância (melhor procedimento: ventilação e infusão venosa de líquidos) • No hospital: internação em unidade de terapia intensiva
V	• Parada respiratória com pulso central presente	• PaO_2: muito baixa • $PaCO_2$: alta • pH: acidose de grau variável	• Ventilação boca a boca • Sem massagem cardíaca externa • Com retorno da respiração espontânea, abordagem igual à do grau IV • No hospital internação em unidade de terapia intensiva
VI	• Parada cardiorrespiratória	• PaO_2: muito baixa • $PaCO_2$: alta • pH: acidose mista	• Reanimação cardiopulmonar e cerebral • Após retorno de pulso e respiração, abordagem igual à do grau IV • No hospital internação em unidade de terapia intensiva
Cadáver	• Parada cardiorrespiratória + tempo submersão > 1ª h • Rigidez cadavérica • Livores presentes • Decomposição corporal	—	• Recomendação de não iniciar reanimação cardiorrespiratória • Convocação de autoridade policial – expedição de guia para o Instituto Médico Legal

Fonte: Szpilman, 2003 e 2005.

CAPÍTULO 29 • ACIDENTES POR SUBMERSÃO

QUADRO 29.2	Exames solicitados para vítimas de acidente de submersão e os achados mais frequentes

Exame	Achados
Hemograma completo	Leucocitose em metade dos casos Hematócrito raramente é anormal
Eletrólitos	Normais
Glicemia	Normal ou reduzida, em especial nos casos de hipotermia, ingestão de álcool e jejum
Gasometria arterial	Variável
Função renal	Normal ou alterações relacionadas a choque, hipóxia ou hemoglobinúria
Eletrocardiograma	Alterações isquêmicas + sobrecargas de câmaras
Eletroencefalograma	Atenuação ou ausência de atividade elétrica, convulsões
Tomografia computadorizada de crânio	Precoce (1 a 3 dias após o acidente): normal ou com edema cerebral difuso. Tardiamente: difusa perda da diferenciação entre massa cinzenta e branca, perda de simetria e alteração de densidade nos gânglios da base (quadro sugestivo de combinação de isquemia e infarto cerebral e edema vasogênico)
Potencial evocado somatossensorial	Ausência bilateral relacionando-se a pior prognóstico
Radiografia de tórax	Congestão, atelectasias e síndrome do desconforto respiratório agudo
Avaliação urinária para substâncias lícitas e ilícitas	Investigação em pré-adolescentes e adolescentes

Fonte: Elaborado pela autora.

O uso de diuréticos está indicado na hipervolemia comprovada, ou nos casos em que o débito urinário estiver protraído depois de restaurada a volemia, em doses habituais (1 a 2 mg/kg/dia).

Controle de convulsões

A fenitoína constitui o medicamento de escolha (dose de 20 a 30 mg/kg de ataque e manutenção 5 mg/kg/dia), uma vez que altera pouco o nível de consciência. Entretanto, deve ser usada com monitoramento da pressão arterial, pois pode causar hipotensão.

Controle da pressão intracraniana (PIC)

O objetivo consistirá no controle dos fatores precipitantes da lesão secundária: hipotensão, hipóxia, hiperglicemia e hipertermia. A PIC será controlada com os seguintes procedimentos:

- Posicionamento adequado no leito e especial cuidado com manobras diárias que promovam estímulos nocivos (estresse, dor, agitação etc.).
- Restrição hídrica: com o restabelecimento da normovolemia, deve-se manter uma oferta de 60 a 70% com um débito urinário > 1 mL/kg/h.

- Controle glicêmico.
- Sedação, analgesia e bloqueio neuromuscular (protocolo específico).
- Ventilação mecânica: manter normocapnia e normoxia.

Controle da temperatura corporal

Se a submersão ocorrer em água gelada (< 5°C), a hipotermia pode se desenvolver rapidamente e prover alguma proteção contra hipóxia, principalmente em crianças. Quando se dá secundariamente à perda de calor por evaporação durante a ressuscitação, não é protetora.

Em pacientes que apresentem temperatura corporal abaixo de 32°C, está indicado o reaquecimento ativo; já em pacientes com temperatura > 32°C, realiza-se o aquecimento passivo. O reaquecimento deve ser feito com velocidade de 0,5 a 1°C por hora. Além disso, as manobras de ressuscitação não devem ser cessadas antes de o indivíduo ser reaquecido a temperaturas corporais de pelo menos 30°C.

A Figura 29.3 resume os cuidados iniciais citados anteriormente.

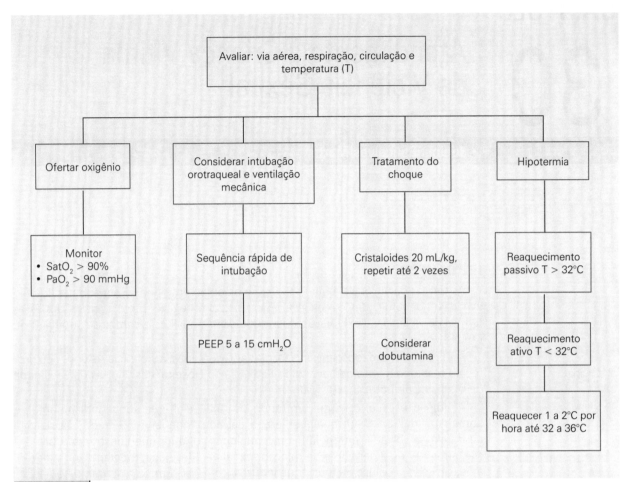

FIGURA 29.3 Fluxograma do atendimento em emergência à vítima de afogamento.
Fonte: Szpilman, 2005.

Bibliografia

- Hasibeder WR. Drowning. Curr Opin Anaesthesiol. 2003;16:139-45.
- Martin JG, Sidou RMNO. Acidentes por submersão. In: Fioretto JR (org.). UTI pediátrica. Rio de Janeiro: Guanabara Koogan; 2013. p. 265-8.
- Szpilman D. Afogamento. Rev Bras Med Esporte. 2000; 6:131-44.
- Szpilman D. Afogamento na infância: epidemiologia, tratamento e prevenção. Rev Paul Pediatria. 2005; 23(3);142-53.
- Szpilman D, Cruz-Filho FES. Epidemiological profile of drowning in Brazil – 144,207 deaths in 20 years study. Book of Abstracts of World Congress on Drowning. 2002 June; 11-14:16.
- Szpilman D. Definition of drowning and other water-related injuries. The World Congress on Drowning. 2002 June 11-14; Amsterdam, Netherlands.
- Szpilman D, Handley AJ, Mierens JJLM, Orlowski JP. N Engl J Med. 2012;366:2102-10.
- Zuckerbraun NS, Saladino RA. Pediatric Drowning: Current Management Strategies for Immediate Care. Clin Ped Emerg Med. 2005;6:49-56.

CAPÍTULO 30

Atendimento à Criança Vítima de Violência Sexual

Joelma Gonçalves Martin

Introdução

As formas de violência a que a criança e o adolescente podem ser submetidos são variadas e denominadas psicológica, física, sexual e negligência. Associam-se a essas formas de violência, a exploração de menores em trabalhos e para fins comerciais ou ritualísticos.

Aqui, serão abordados, entre as formas apresentadas, a violência sexual e seu protocolo de atendimento no Serviço de Pediatria do Hospital das Clínicas da Faculdade de Medicina de Botucatu (HCFMB/Unesp).

A violência sexual constitui um fenômeno universal, que atinge indistintamente homens e mulheres, em qualquer etapa da vida, independentemente da religião ou da classe social. É entendida como qualquer conduta que constranja a presenciar, a manter ou a participar de relação sexual não desejada, mediante intimidação, ameaça, coação ou uso da força; que induza a comercializar ou a utilizar, de qualquer modo, a sexualidade, que impeça de usar qualquer método contraceptivo ou que force ao matrimônio, à gravidez, ao aborto ou à prostituição, mediante coação, chantagem, suborno ou manipulação; ou que limite ou anule o exercício de direitos sexuais e reprodutivos. Inclui desde beijos, carícias não genitais, manipulação dos genitais, mamas ou ânus, voyerismo, até o ato sexual com penetração oral, anal ou vaginal.

O contato genital não representa condição obrigatória para que uma situação seja considerada abusiva e o uso da violência física associado a ela está presente apenas em uma pequena porcentagem dos casos.

A violência sexual pode causar diferentes danos para a saúde, como traumatismos físicos, infecções sexualmente transmissíveis (IST), infecção por HIV e o risco da gravidez forçada e indesejada, com todas as suas graves consequências. Ao mesmo tempo, produz intenso impacto emocional e social, comprometendo a qualidade de vida não apenas de quem a sofre, mas também de sua família e até mesmo de sua comunidade.

O Código Penal Brasileiro define como crime de estupro qualquer atividade sexual realizada com menor de 14 anos, independentemente da manifestação de sua vontade (Art. 217-A).

Para a criança, as sensações físicas do contato sexual podem ser prazerosas. Mesmo assim, sua aceitação em atividades de natureza sexual com adultos é sempre caracterizada como abusiva. É bastante comum que crianças estimuladas sexualmente busquem a repetição desses estímulos, seja com adultos, seja com outras crianças. Mas é importante frisar que a criança não tem consciência das limitações sociais às diversas práticas sexuais, tornando-se dever dos adultos conhecer e respeitar esses limites – é sempre deles a responsabilidade pelos atos realizados.

Atendimento

A complexidade das situações de abuso sexual demanda o atendimento por profissionais de diversas áreas de atuação, cada qual com seu papel, foco de intervenção, linguagem e metodologia próprios. Toda a equipe envolvida deve se comunicar entre si discutindo as peculiaridades de cada caso. No serviço do HCFMB, estão envolvidos pediatras, infectologistas, ginecologistas, cirurgiões e profissionais do serviço social, psicologia e enfermagem, além da polícia militar e do conselho tutelar.

Independentemente da confirmação de violência, o atendimento médico precisa ser prestado imediatamente, pois a prioridade é a preservação da vida e a identificação de risco. Não há hipótese para negar o atendimento médico a situações de violência sexual.

Ao atender um caso suspeito de violência sexual, o profissional deve evitar fazer prejulgamentos ou emitir diagnósticos precipitados. A escuta precisa ser aberta, atenciosa, acolhedora, com registro imparcial de toda informação coletada, transcrevendo na íntegra tudo o que foi relatado. Além disso, o atendimento deve ser realizado em um espaço físico adequado, que preserve a privacidade dos envolvidos e a confidencialidade das informações.

Exame físico

O exame físico completo, realizado de maneira paciente e compreensiva é necessário para identificar lesões indicativas de violência física. Em algumas situações, o exame deverá ser realizado sob narcose, em centro cirúrgico, quando há risco de vida e não houver possibilidade de realizá-lo de outra maneira.

O exame ginecológico visa a detectar a presença de lacerações e sangramentos que exigem intervenção cirúrgica imediata, além de diagnosticar eventuais doenças sexualmente transmissíveis ou gestação. A avaliação himenal tem importância apenas do ponto de vista médico-legal. Hímen de diâmetro alargado ou de bordas finas não apresenta significado diagnóstico. Mesmo para as roturas himeniais ou lacerações perineais recentes, deve ser feito o diagnóstico diferencial com traumas acidentais. Pela posição anatômica da vagina da menina, a parede vaginal anterior e estruturas do trato urinário inferior têm grande chance de serem lesadas pelo agente traumático.

O exame da região anal também precisa ser realizado em todos os casos, seguindo-se os mesmos cuidados com o bem-estar do paciente observados no exame ginecológico. Pacientes com pequenas roturas perineais podem apresentar grandes lacerações em fundo de saco vaginal, com consequente hemorragia para a cavidade abdominal. Os sinais de irritação peritoneal podem ser de difícil avaliação em crianças muito pequenas, tornando-se necessária a complementação diagnóstica com métodos de imagem. Os objetivos do tratamento cirúrgico, quando indicado, consistem na interrupção dos sangramentos e na reconstrução anatômica das estruturas lesadas.

Provas forenses

Do ponto de vista médico-legal, o registro acurado do prontuário médico, com histórico e exame físico detalhados, é fundamental para a análise do caso pelos setores de proteção e responsabilização. A Norma Técnica do Ministério da Saúde, de 2012, preconiza a coleta de material para identificação forense de possíveis autores do delito.

Para a coleta de tais provas e para acessar os procedimentos oferecidos pelo Instituto Médico Legal (IML), é necessária a apresentação de requisição da autoridade policial, feita durante a elaboração do boletim de ocorrência.

Procedimentos de profilaxia

Para indicação de profilaxia quanto ao HIV e outras infecções sexualmente transmissíveis, deve-se avaliar se as exposições podem trazer risco de transmissão de tais agentes (Figura 30.1).

Assim, são consideradas de risco:

- Exposição em mucosas: quando há contato de sangue, sêmen, líquido seminal, fluidos, envolvendo olhos, nariz, boca ou genitália.
- Exposição cutânea em pele não íntegra: contato das secreções orgânicas descritas em pele com dermatite ou feridas abertas.

■ Profilaxia de emergência da gestação (em pacientes que já menstruam)

Entre os procedimentos realizados, incluem-se as diversas profilaxias, indicadas apenas nas primeiras 72 h após o coito suspeito, o mais precocemente possível, sendo consideradas ineficientes após esse período ou em casos de abusos repetidos. Pacientes na menacme têm indicação da anticoncepção de emergência. A dosagem recomendada é de 2 comprimidos de levonorgestrel 0,75 mg, via oral (VO), em dose única.

■ Profilaxia das infecções sexualmente transmissíveis não virais

A maior parte das infecções sexualmente transmissíveis não virais pode ser evitada por meio de medicações de dose única. No Quadro 30.1, há uma sugestão de posologia para esses casos.

CAPÍTULO 30 • ATENDIMENTO À CRIANÇA VÍTIMA DE VIOLÊNCIA SEXUAL

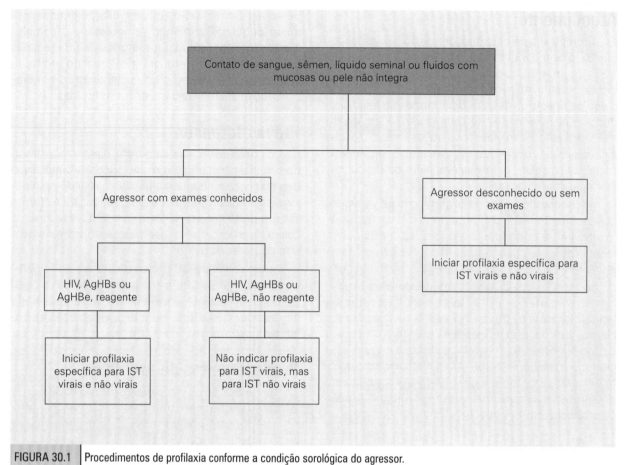

FIGURA 30.1 Procedimentos de profilaxia conforme a condição sorológica do agressor.

IST: infecções sexualmente transmissíveis.
Fonte: Adaptada do Protocolo de Atendimento às Vítimas de Violência Sexual no Serviço de Pediatria do Hospital das Clínicas da Faculdade de Medicina de Botucatu (HCFMB/Unesp).

QUADRO 30.1 Posologia sugerida para profilaxia de infecções sexualmente transmissíveis não virais

Agente	Tratamento	Dose	Tempo de tratamento indicado
Hepatite B	Vacina		0, 1 e 6 meses
Hepatite B	IGHAHB	0,06 mg/kg	IM, glúteo, dose única
Cancro mole (*Haemophilus ducrevi*)	Azitromicina	20 mg/kg	VO, dose única
Clamidiose (*Chlamydia trachomatis*)	Azitromicina	20 mg/kg	VO, dose única
Gonorreia (*Neisseria gonorrhoeae*)	Ceftriaxona	250 mg	IM, dose única
Sífilis (*Treponema pallidum*)	Penicilina G benzatina	50.000 UI/kg	IM, dose única, máximo de 2,4 milhões UI
Tricomoníase (*Tricomonas vaginalis*)	Metronidazol	15 mg/kg/dia	VO, 8/8 h, por 7 dias
HIV – inibidor análogo 1	Zidovudina	150 mg/m^2/dose	VO, 8/8 h, por 28 dias
HIV – inibidor análogo 2	Lamivudina	4 mg/kg/dose	VO, 12/12 h, por 28 dias
HIV – inibidor de protease	Lopinavir/ritonavir	230 mg/m^2/dose	VO, 12/12 h, por 28 dias

IM: via intramuscular; VO: via oral.
Fonte: Adaptado do Protocolo de Atendimento às Vítimas de Violência Sexual no Serviço de Pediatria do Hospital das Clínicas da Faculdade de Medicina de Botucatu (HCFMB/Unesp).

PARTE 2 • URGÊNCIA E EMERGÊNCIA

■ Profilaxia da hepatite B

Pacientes que não foram vacinadas contra hepatite B ou com situação vacinal desconhecida devem receber imunoglobulina específica, além da complementação do esquema vacinal. A dose recomendada da imunoglobulina anti-hepatite B é de 12 UI ou 0,06 mL/kg, via intramuscular (máximo de 5 mL), em dose única, até 14 dias do evento agudo.

■ Profilaxia antirretroviral

As medicações antirretrovirais devem ser utilizadas criteriosamente, pois precisam ser tomadas por um período relativamente longo (28 dias) e não são isentas de efeitos colaterais.

Os critérios para a administração de antirretrovirais incluem a forma de exposição (como em casos com sangramentos, penetração anal ou vaginal), o fato de o intervalo entre a exposição e o início da tomada da medicação precisar ser inferior a 72 h e o *status* sorológico do agressor (quando conhecido), pode indicar utilização ou não da profilaxia.

O Ministério da Saúde publicou, em 2015, o Protocolo Clínico e Diretrizes Terapêuticas para Profilaxia Antirretroviral Pós-Exposição de Risco à Infecção pelo HIV (PEP), que se insere no conjunto de estratégias da prevenção combinada para evitar novas infecções pelo HIV.

No Quadro 30.2, está descrita a posologia sugerida pelo Ministério da Saúde para profilaxia contra HIV.

Aborto

Caso seja constatada gestação em decorrência de violência sexual, a legislação brasileira permite a realização de aborto legal.

Encaminhamento

Na Figura 30.2, há o fluxograma de atendimento das crianças e adolescentes de até 15 anos incompletos praticado no HCFMB. É importante enfatizar que o atendimento deve ser acolhedor, multiprofissional e prioritário, dentro do possível, já que ocorre dentro de unidade de emergência.

Após avaliação e condutas iniciais, a criança deve ser referenciada ao serviço de imunologia pediátrica, que acompanhará as condições de saúde e os exames sorológicos que porventura tenham sido colhidos na admissão. A indicação de coleta de exames deve ser feita em pacientes com agressões crônicas para que se conheça seu *status* sorológico; ainda, em pacientes com histórico de vacinação contra a hepatite B é preciso checar a soroconversão do anti-HBs.

Além disso, a criança deve ser referenciada para serviço de acompanhamento psicológico e de seguimento social.

QUADRO 30.2	Profilaxia contra o HIV sugerida pelo Ministério da Saúde	
Medicamento	Tratamento	Apresentações
Zidovudina AZT	180 mg/m² SC por dose, 12/12 h (máximo de 300 mg/dose) > 12 anos: 300 mg, 12/12 h	Cápsula: 100 mg Solução oral: 10 mg/mL
Lamivudina	4 mg/kg por dose (máximo de 150/dose) > 12 anos: 150 mg, 12/12 h, ou 300 mg em dose única	Comprimido: 150 mg Solução oral: 10 mg/mL
Estavudina	< 30 kg: 1 mg/kg/dose; 30 a 60 kg: 30 mg de 12/12 h; > 60 kg: 40 mg, 12/12 h	Cápsulas: 30 e 40 mg Pó para suspensão oral: 1 mg/mL (refrigerar)
Didanosina	120 mg/m² SC por dose	Cápsulas: 25 e 100 mg
Efavirenz	Criança (≥ 3 anos e ≥ 10 kg) de 10 a 15 kg: 200 mg; 15 a 20 kg: 250 mg; 20 a 25 kg: 300 mg; 25 a 32,5 kg: 350 mg; 32,5 a 40 kg: 400 mg; > 40 kg: 600 mg em dose única diária	Comprimido: 100 mg e 600 mg Solução oral: 30 mg/mL
Nevirapina	Até 8 anos de idade: 4 mg/kg uma vez ao dia por 14 dias e, a seguir, 7 mg/kg duas vezes ao dia, com, no mínimo mais dois agentes antirretrovirais. Em > 8 anos: 120 a 150 mg/m² (dose máxima 200 mg de 12/12 h. Adolescentes: 200 mg uma vez ao dia por 14 dias e, a seguir, 12/12 h	Solução oral:10 mg/mL Comprimido: 200 mg
Lopinavir/ ritonavir (LPV/ RTV)	Lactente (≥ 14 dias e < 2 anos): 300 mg/m² Criança (≥ 2 anos): 230 mg/m², 12/12 h Adolescente: 400 mg, 12/12 h	Comprimido: 200/50 e 100/25 mg LPV/RTV Solução oral: 80/20 LPV/RTV (refrigerar)

SC: superfície corporal.

Fonte: Adaptado do Protocolo de Atendimento às Vítimas de Violência Sexual no Serviço de Pediatria do Hospital das Clínicas da Faculdade de Medicina de Botucatu (HCFMB/Unesp).

CAPÍTULO 30 • ATENDIMENTO À CRIANÇA VÍTIMA DE VIOLÊNCIA SEXUAL

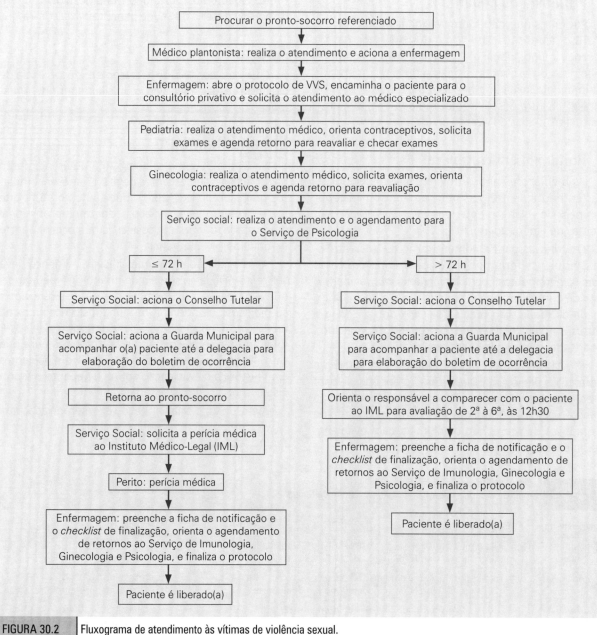

FIGURA 30.2 Fluxograma de atendimento às vítimas de violência sexual.

VVS: vítima de violência sexual.
Fonte: Adaptada do Protocolo de Atendimento às Vítimas de Violência Sexual no Serviço de Pediatria do Hospital das Clínicas da Faculdade de Medicina de Botucatu (HCFMB/Unesp).

Vale ressaltar a importância da proteção e da preservação física de quem notifica, motivo pelo qual a notificação deve ser realizada pela instituição na qual a suposta vítima está sendo atendida, evitando-se envolvimentos pessoais. Quando a notificação institucional não for possível, recorre-se à denúncia anônima, por telefone (no Estado de São Paulo, pelo Disque-denúncia Anônima – telefone 181 –, ou, em âmbito nacional, à Secretaria de Direitos Humanos do Governo Federal – telefone 100).

É importante lembrar que o prontuário pertence ao paciente, portanto está sujeito a sigilo profissional, que somente pode ser revelado com sua autorização expressa ou seus responsáveis legais, justa causa ou dever legal (Art. 73 do Código de Ética Médica – 2010).

A notificação pode ser definida como a informação emitida pelo setor da saúde ou por qualquer outro órgão ou pessoa para o Conselho Tutelar, o Ministério Público ou a Vara da Infância e Juventude com a fina-

PARTE 2 • URGÊNCIA E EMERGÊNCIA

lidade de promover cuidados sociossanitários voltados à proteção das vítimas. Ela deve desencadear um processo que visa a interromper as atitudes e os comportamentos violentos dentro da família ou por parte de qualquer agressor. Vale ressaltar que a notificação não tem poder de denúncia policial, mas a finalidade de chamar o Poder Público à sua responsabilidade.

A notificação de suspeita ou confirmação de maus-tratos de qualquer etiologia representa um dever do médico, previsto no Art. 28 do Código de Ética Médica (2010).

Comentários finais

É dever constitucional da família, da sociedade e do Estado colocar crianças e adolescentes a salvo de toda forma de negligência, discriminação, exploração, violência, crueldade e opressão (Art. 227 da Constituição da República Federativa do Brasil). Compete à equipe de saúde, ao atender uma suposta vítima de violência, representar a sociedade nessa relação, sendo imprescindível a participação dos profissionais desse segmento da sociedade no desenvolvimento das estratégias de atuação contra a violência.

Sempre que um caso de violência contra crianças ou adolescentes é suspeitado ou detectado, o socorro deve entrar por meio de qualquer instituição de atenção a crianças e adolescentes, além dos Conselhos Tutelares, das Delegacias de Polícia, das Varas da Infância e Juventude e até mesmo do Instituto Médico Legal ou do Serviço de Verificação de Óbitos.

Violência contra crianças e adolescentes exige intervenções múltiplas, envolvendo medidas protetoras capazes de garantir assistência médica, psicológica, social, educacional e jurídica. A intervenção deve envolver uma rede multiprofissional e interinstitucional na família na qual ocorre qualquer forma de violência.

A violência contra crianças e adolescentes provoca alterações à saúde física e mental que duram a vida inteira e suas consequências podem atrasar o desenvolvimento econômico e social de um país, sendo possível preveni-la por meio de uma abordagem multiprofissional e interdisciplinar, a partir de programas preventivos eficazes que prestam apoio às vítimas e aportem às famílias conhecimentos e técnicas positivas para criar seus filhos, pois essa atenção contínua em relação às crianças e às suas famílias pode reduzir o risco de recorrência da violência doméstica e minimizar as suas consequências.

Bibliografia

- Brasil. Estatuto da Criança e do Adolescente, Lei nº 8.069, de 13 de julho de 1990, DOU de 16/07/90. Disponível em: http://www.planalto.gov.br/ccivil_03/leis/L8069.htm.
- Brasil. Ministério da Saúde. Portaria GM/MS n. 104, de 25 de janeiro de 2011. Publicada no D.O.U. de 26 de janeiro de 2011, Seção I, p. 37.
- Brasil. Ministério da Saúde. Secretaria de Atenção à Saúde – Departamento de Ações Programáticas Estratégicas. Prevenção e tratamento dos agravos resultantes da violência sexual contra mulheres e adolescentes: norma técnica 3. ed. atual. e ampl., 1. reimpr. Brasília: Ministério da Saúde; 2012. Disponível em: http://bvsms.saude.gov.br/bvs/publicacoes/prevencao_agravo_violencia_sexual_mulheres_3ed.pdf.
- Brasil. Ministério da Saúde. Secretaria de Vigilância em Saúde. Departamento de Vigilância de Doenças e Agravos não Transmissíveis e Promoção da Saúde. Sistema de Vigilância de Violências e Acidentes (VIVA): 2009, 2010 e 2011. Brasília: Ministério da Saúde, 2013. 164 p.

Disponível em: http://bvsms.saude.gov.br/bvs/publicacoes/sistema_vigilancia_violencia_acidentes.pdf.
- Norma Butchart A, Phinney Harvey A, Mian M, Fürniss T, Kahane T. World Health Organization. Dept. of Injuries and Violence Prevention – International Society for Prevention of Child Abuse and Neglect [homepage on the Internet]. Preventing child maltreatment: a guide to taking action and generating evidence; 2006 [cited 2016 Oct]. Disponível em: http://apps.who.int/iris/bitstream/10665/43499/1/9241594365_eng.pdf.
- Pfeiffer L, Hirschheimer MR. Negligência ou omissão do Cuidar. In: Waksman RD, Hirschheimer MR (eds.). Manual de atendimento às crianças e adolescentes vítimas de violência. Brasília: CFM; 2011. p. 39-56
- Waksman RD, Harada MJC. Violência contra a criança e o adolescente. In: Waksman RD, Hirschheimer MR (eds.). Manual de atendimento às crianças e adolescentes vítimas de violência. Brasília: CFM; 2011. p. 13-30.
- World Health Organization [homepage on the Internet]. Child maltreatment [cited 2016 Oct]. Disponível em: http://www.who.int/mediacentre/factsheets/fs150/es/.

CAPÍTULO 31

Intoxicações Exógenas Agudas

Joelma Gonçalves Martin

Introdução

A intoxicação exógena representa uma das emergências médicas mais comuns entre crianças e adolescentes, sendo definida como um conjunto de manifestações clínicas decorrentes dos efeitos nocivos de alguma substância química. Contudo, embora se constitua em importante causa de morbidade nessas faixas etárias, tem baixo índice de notificação no Brasil.

Intoxicações por produtos domissanitários e por pesticidas de uso doméstico são mais frequentes em crianças de 0 a 4 anos de idade, ocorrendo de forma não intencional, enquanto aquelas por drogas de abuso são mais observadas em adolescentes de 15 a 19 anos de idade. Os eventos acidentais ou não intencionais diminuem no decorrer do desenvolvimento emocional e cognitivo, mas, ao longo do crescimento, podem se transformar em uma forma de escape de problemas entre os adolescentes, faixa etária na qual aumentam as ocorrências intencionais.

Há seis modos básicos de exposição aos venenos – ingestão, exposição ocular, exposição cutânea, inalação, exposição transplacentária e envenenamento.

Atendimento da criança intoxicada

A assistência ao paciente intoxicado segue o mesmo algoritmo de toda emergência médica, cujas diferenças residem na necessidade de conhecer e utilizar corretamente as medidas de descontaminação, os antídotos específicos, alguns procedimentos de eliminação e as peculiaridades do diagnóstico e da conduta terapêutica em algumas intoxicações que costumam ter evolução grave.

As etapas básicas de atendimento da criança intoxicada compreendem uma sequência didática e racional:

- Estabilização.
- Reconhecimento da toxíndrome e identificação do agente causal.
- Descontaminação.
- Eliminação.
- Antídotos.

■ Estabilização

Etapa que consiste em identificar e corrigir distúrbios graves ou com risco de morte, conduzida de forma semelhante a qualquer outra emergência clínica.

Inicialmente, deve-se assegurar que a via aérea esteja pérvia e patente, que a ventilação esteja ocorrendo de maneira adequada, analisando frequência, padrão, presença de ruídos e movimentos respiratórios e que não haja alterações da circulação, o que será possível pela avaliação da perfusão de órgãos nobres, da frequência cardíaca, do pulso, da perfusão e da pressão arterial.

PARTE 2 • URGÊNCIA E EMERGÊNCIA

Depois de assegurar a via aérea, a qualidade da ventilação e a boa circulação, é importante definir se há alguma disfunção neurológica passível de reverter com medicação, muitas vezes até mesmo empiricamente, por exemplo, na suspeita de intoxicação por opioides. Nesse caso, o uso precoce do naloxona pode modificar o prognóstico do paciente. Essa avaliação neurológica deve ser feita de maneira seriada, durante toda a observação do paciente, pois em intoxicações maciças ele pode rapidamente evoluir para parada cardiorrespiratória.

Pode-se fazer o tratamento empírico com alguns antídotos em pacientes intoxicados que apresentem alteração do nível de consciência. A hipoglicemia deve ser tratada mesmo sem a possibilidade de confirmação, corrigida imediatamente com glicose a 25% na dose de 2 mL/kg via endovenosa (EV). Alguns tóxicos reconhecidamente podem provocar hipoglicemia, como etanol, hipoglicemiantes, betabloqueadores, salicilatos e insulina. A naloxona também pode ser administrada empiricamente, quando da suspeita de intoxicação por opioides presentes em inúmeras preparações domiciliares, como codeína, agentes antidiarreicos (p. ex., elixir paregórico), clonidina e analgésicos opioides. A dose do naloxona consiste em 0,4 a 2 mg/kg, EV, a cada 3 min (dose máxima: 20 mg), com duração de ação de 1 a 2 h.

■ Reconhecimento da toxíndrome e identificação do agente causal

A toxíndrome define-se como um complexo de sinais e sintomas produzidos por doses tóxicas de substâncias químicas que, apesar de diferentes, têm efeito mais ou menos semelhante. Seu reconhecimento possibilita a identificação mais rápida do agente causal e a realização do tratamento adequado. Sua identificação depende de anamnese e exame físico realizados de maneira completa e atenta. É importante definir a quantidade ingerida do tóxico, a apresentação e o tipo de terapêutica já realizada antes da chegada ao serviço de urgência e se o paciente tem algum antecedente mórbido. A suspeita de intoxicação exógena deve ser feita em todas as situações discriminadas a seguir:

- Instalação abrupta dos sintomas.
- Idade entre 1 e 5 anos.
- Presença de perversão de apetite.
- Problemas familiares.
- Aparecimento súbito de alterações do nível de consciência.
- Quadro clínico estranho ou complexo.
- Excesso de medicamentos no domicílio.
- Informação dos parentes.

Além dos sinais usuais, o exame físico precisa detalhar as características da pele e das mucosas (temperatura, coloração, odor, hidratação), do hálito, da boca (lesões corrosivas, odor, hidratação), dos olhos (conjuntiva, pupilas, movimentos extraoculares), do sistema nervoso central (SNC) [nível de consciência, escala de coma, estado neuromuscular], do sistema cardiocirculatório (frequência cardíaca, ritmo, pressão arterial, perfusão) e sistema respiratório (frequência respiratória, movimentos, ausculta).

Tais dados ajudarão no reconhecimento das toxíndromes, cujos principais achados são discriminados a seguir:

- Anticolinérgica: agitação e/ou sonolência, rubor da pele, midríase, taquicardia, alucinações, delírio, retenção urinária, insuficiência respiratória, mucosas e pele seca:
  - Causas: escopolamina, anti-histamínicos, antidepressivos tricíclicos, fenotiazina, atropina e derivados.
  - Monitorar: consciência, pupilas, temperatura, frequência e ritmo cardíacos.
- Simpaticomimética: taquicardia, hipertensão arterial, hipertermia, convulsões, excitação do sistema nervoso central:
  - Causas: teofilina, cocaína, ecstasy, anfetaminas, cafeína, aminofilina, descongestionantes sistêmicos e tópicos (efedrina e derivados).
  - Monitorar: frequência cardíaca, ritmo cardíaco e temperatura.
- Colinérgica: sudorese, sialorreia, fasciculações, fraqueza muscular, broncorreia, broncoespasmo, miose, diarreia, hipersecreção brônquica, desconforto abdominal, incontinência urinária:
  - Causas: inibidores da anticolinesterase, organofosforados, carbamatos, prostigmina e cogumelos.
  - Monitorar: acompanhar a função respiratória, consciência e resposta a antígenos.
- Depressiva: sonolência, coma, incoordenação, fraqueza, hipotensão, nistagmo, depressão respiratória, hipotermia, confusão:
  - Causas: diazepam, midazolam, clonazepam, barbitúricos, carbamazepina, antidepressivos tricíclicos, salicitatos, álcool e monóxido de carbono.
  - Monitorar: acompanhar função respiratória, consciência, pupilas, temperatura.
- Extrapiramidal: tremores, rigidez, opistótono, torcicolo, disfonia, roda denteada e choro monótono:
  - Causas: domperidona, metoclopramida, haloperidol e fenotiazídicos.

CAPÍTULO 31 • INTOXICAÇÕES EXÓGENAS AGUDAS

- Monitorar: função respiratória e alterações comportamentais ou motoras.
- Hipermetabólica: febre, taquicardia, taquipneia, agitação, convulsões, acidose metabólica, vômitos, hiperglicemia e rabdomiólise:
  - Causa: salicilato.
  - Monitorar: hemograma, eletrólitos, gasometria, função renal, desidrogenase láctica (DHL), creatinofosfoquinase (CPK) e coagulograma, além da salicilemia.
- Narcótica: depressão do SNC, hipotermia, hipotensão, hipoventilação, miose e coma:
  - Causas: opioides, heroína, morfina.
  - Monitorar: função pulmonar, consciência, pupilas, frequência e ritmo cardíacos e temperatura.
- Metemoglobinêmica: cianose de pele e mucosas, de tonalidade e localização peculiar, palidez de pele e mucosas, confusão mental e depressão neurológica:
  - Causas: acetanilida, azul de metileno, dapsona, doxorrubicina, fenazopiridina, furazolidona, nitratos, nitritos, nitrofurantoína, piridina e sulfametoxazol.
  - Monitorar: oxigenação e depressão neurológica.

■ Descontaminação

Dérmica

Não se deve esquecer de utilizar equipamentos de proteção individual (EPI) antes de iniciar os procedimentos a seguir:

- Lavar o paciente com água morna.
- Usar xampu ou sabão para substâncias oleosas.
- Importante higienizar áreas de depósito: orelhas, umbigo, axilas, região genital e região subungueal. Esse procedimento é imprescindível nos casos de tóxicos bem absorvidos pela pele, como os inseticidas organofosforados.

Oftálmica

- Irrigar os olhos com água morna ou salina, geralmente 1 L para cada olho.
- Utilizar previamente os anestésicos tópicos.
- Retirar lentes de contato.
- Efetuar avaliação oftalmológica.

Inalatória

Também nessa situação, deve-se utilizar EPI para dar andamento aos procedimentos a seguir:

- Remover a vítima do local.
- Fornecer oxigênio a 100%.
- Observar evidência de edema nas vias respiratórias superiores, taquipneia, dispneia, hipoxemia e indicar intubação orotraqueal (IOT) precoce. Caso haja terapêutica específica, deve ser prontamente instituída, como: epinefrina inalatória em caso de estridor ou beta-2 em caso de sibilância.

Gastrintestinal

Carvão ativado

- Uso indicado para qualquer ingestão potencialmente tóxica.
- Eficácia maior se administrado até 2 h após a intoxicação.
- Dose: 1 g/kg para crianças e até 50 a 100 g para adultos via oral (VO), em pacientes alertas e cooperativos ou por sonda gástrica (com adequada proteção das vias respiratórias), diluído a 10% com água, suco ou sorbitol.
- Dose adicional após 2 h. A administração de doses múltiplas deve ser considerada nos pacientes que ingeriram doses elevadas de carbamazepina, dapsona, fenobarbital, fenitoína, quinino, teofilina, digoxina, clordecona, salicilato, fenilbutazona e nadolol.
- Algumas substâncias são pouco adsorvidas, como: alcaloides, cianido, álcool, etilenoglicol, ferro, lítio, potássio e ácidos minerais.
- Contraindicado se houver ingestão de substâncias cáusticas ou em pacientes com depressão do SNC, sem proteção da via aérea.

Lavagem gástrica

- Indicação: em casos de ingestão de substância tóxica (líquidos ou sólidos) em grande quantidade.
- Contraindicações: na ingestão de corrosivos (ácidos, bases), em pacientes com depressão do SNC, em pacientes que apresentarem convulsões sem adequada proteção das vias aéreas e nas intoxicações por hidrocarbonetos alifáticos.
- A maior eficácia é obtida quando da realização do procedimento até 1 h após a intoxicação. Observação: depois desse período, a técnica pode ser efetuada principalmente nos casos de substâncias que têm absorção errática ou que retardam o esvaziamento gástrico (opioides, anticolinérgicos, salicilatos), devendo ser executada

em todos os casos de tentativa de suicídio, independentemente do tempo transcorrido.

- Efeitos adversos (3%): aspiração pulmonar, perfuração de esôfago e/ou estômago, intubação endotraqueal inadvertida, distúrbios hidreletrolíticos.

Para realização da lavagem gástrica, é importante seguir alguns passos:

- Proteger as vias aéreas.
- Posicionar o paciente em decúbito lateral esquerdo.
- Inserir sonda gástrica do maior calibre possível.
- Administrar carvão ativado antes de começar o procedimento.
- Instilar solução salina morna em alíquotas de 10 mL/kg em crianças ou de 200 a 300 mL em adultos. O conteúdo instilado deve ser retirado por gravidade ou por sucção, em um total de 2 L ou até o retorno de líquido claro.

Irrigação intestinal total

- Descontaminação: a partir do piloro.
- Indicações: ingestão de grande quantidade de substâncias pouco adsorvidas pelo carvão (ferro, lítio), corpo estranho, pacotes com drogas ilícitas, comprimidos com revestimento contra secreção gástrica e/ou liberação entérica (ácido valproico, teofilina, ácido acetilsalicílico, verapamil, diltiazem).
- Contraindicações: íleo paralítico ou obstrução intestinal.
- Efeitos adversos: vômitos, aspiração pulmonar.

A técnica para realização da irrigação intestinal consiste em:

- Proteger as vias aéreas.
- Inserir sonda entérica.
- Administrar carvão ativado (0,5 g/kg ou 50 g) a cada 3 h durante o procedimento.
- Instilar solução para irrigação intestinal: polietilenoglicol na velocidade de 2 L/h em adultos e de 35 mL/kg/h em crianças até um total de 10 L para adultos, 200 mL/kg para crianças ou retorno de líquido claro.

Laxantes

- Indicação: para acelerar o trânsito do complexo carvão-toxina ou dos comprimidos de ferro.
- Contraindicações: obstrução intestinal.
- Efeitos adversos: distúrbios hidreletrolíticos, choque hipovolêmico, vômitos.

- Recomendação: utilizar o laxante de sua escolha após a dose de carvão.

■ Eliminação

Indicações

- Intoxicações graves com deterioração clínica apesar do suporte oferecido.
- Via habitual de eliminação prejudicada (insuficiência renal).
- Ingestão de dose letal ou nível sanguíneo letal.
- Na presença de comorbidades que possam prejudicar a evolução do paciente [doença pulmonar obstrutiva crônica (DPOC), insuficiência cardíaca congestiva (ICC)].

Métodos

- Diurese neutra forçada (de 2 a 3 mL/kg/h): a furosemida é a medicação mais utilizada na dose de 1 a 3 mg/kg via oral e de 0,5 a 1,5 mg/kg via parenteral. A hiperidratação é obtida pela administração de volumes 20 a 30% maiores que o recomendado habitualmente para a faixa etária e a condição clínica.
- Alcalinização (fenobarbital, salicilatos).
- Hemodiálise.
- Hemoperfusão.
- Diálise peritoneal: menos eficaz em comparação com outros métodos; porém, de mais fácil utilização; banhos a cada 2 h por 24 h equivalem a 4 h de hemodiálise.

■ Intoxicações específicas (antídotos)

Anti-histamínicos

Os de primeira geração passam a barreira hematoencefálica e os de segunda geração têm perfil mais seguro. Doses tóxicas podem resultar em estimulação ou depressão de SNC, efeitos que ocorrem entre 2 e 4 h da ingestão. Em doses elevadas, pode provocar hiperexcitabilidade, alucinações, convulsões e sintomas anticolinérgicos, como rubor facial, febre, taquicardia e midríase fixa. A difenidramina pode causar distúrbios da condução de ritmo cardíaco. Se houver hipotensão, realizar a reposição volêmica. Em caso de convulsões, iniciar com benzodiazepínicos. Fisostigmina não está indicado para intoxicações por anti-H1. Se houver alteração de CPK, aumentar o fluxo urinário. Realizar tratamento de suporte com estabilização por pelo menos 8 h para alta.

Ácido valproico

Causa náuseas, desconforto gástrico, depressão do SNC, hepatotoxicidade, encefalopatia, acidose, hipocalcemia, hipernatremia, edema pulmonar e edema de SNC. O tratamento é de suporte com observação por cerca de 24 h.

Antidepressivos tricíclicos

Efeitos anticolinérgicos, cardiovasculares e convulsões, começando cerca de 30 a 40 min a partir da ingestão. O tratamento consiste em realizar o procedimento ABC, tratar coma, convulsões, hiper ou hipotermia, hipotensão e arritmias, considerando, inclusive, marca-passo. O bicarbonato (1 a 2 mEq/kg) pode ser indicado se houver hipotensão refratária ou aumento do intervalo QRS.

Antiespasmódicos (buscopam: anticolinérgico)

Têm como efeitos pele seca, ruborizada, mucosa oral seca, visão embaçada, *rash* cutâneo, febre, pupilas midriáticas, ataxia, alucinações e convulsões. O tratamento consiste em realizar o procedimento ABC e administrar benzodiazepínicos para agitação e convulsões. Monitorar CPK e empregar dantrolene, se houver hipertermia refratária.

Barbitúricos

Sua toxicidade consiste em depressão da atividade neuronal, do tônus simpático e miocárdica. O tratamento compreende realizar o procedimento ABC e tratamento específico das alterações encontradas, como hipotermia e coma.

Benzodiazepínicos

Sua toxicidade consiste em diminuição dos reflexos, coma, ataxia, insuficiência e parada respiratória. O tratamento compreende realizar o procedimento ABC e tratar hipotermia e coma.

O antídoto é o flumazenil: na criança, pode-se começar com 0,01 mg/kg (dose máxima total: em crianças, de 1 mg; em adultos, de 3 mg).

Beta-adrenérgicos

Sua toxicidade consiste em taquicardia, extrassístoles, taquicardia supraventricular, vasodilatação, hipotensão, agitação, tremores, hipocalemia, hiperglicemia e acidose lática. O tratamento compreende realizar o procedimento ABC, tratar os distúrbios descritos e monitorar por eletrocardiograma (ECG) por 6 h.

Se houver ansiedade, agitação ou convulsões, usar benzodiazepínicos. Hipocalemia e hiperglicemias costumam ser transitórias. O antídoto é betabloqueador (nas taquiarritmias com hipotensão).

Cocaína

Sua toxicidade consiste em estimulação do SNC, tremor, fala desenfreada, taquicardia, convulsões, hipertensão arterial, além de poder causar dor torácica. Esse quadro segue o acrônimo de tratamento MONA (morfina, oxigênio, nitroprussiato e ácido acetilsalicílico). O tratamento compreende o controle da temperatura e das convulsões.

Efedrina e pseudoefedrina

Os sintomas aparecem 2 a 4 h após ingestão e a dose tóxica é cerca de 2 vezes a dose terapêutica. Causam midríase, hipertensão, taquicardia, convulsões e alucinações. O tratamento compreende realizar o procedimento ABC, terapia de suporte e administrar benzodiazepínicos para agitação ou convulsão.

Hidrocarbonetos

Sua toxicidade consiste em pneumonite química por aspiração, coma, convulsões, arritmias, necrose tecidual e irritação de mucosa. O tratamento compreende realizar o procedimento ABC, tratar o broncoespasmo e não usar corticosteroide.

Nafazolina e outros imidazólicos

Os sintomas aparecem em até 1 h após ingestão ou aplicação tópica, como hipotermia, palidez, diaforese e depressão neurológica. Os quadros mais graves consistem em hipertensão, que evolui para hipotensão e bradicardia, coma, hiporreflexia e apneia. E os sintomas aparecem com doses pequenas de 1 a 2 mL em menores de 6 anos. O tratamento compreende realizar o procedimento ABC, fazer reposição volêmica para hipotensão e administrar atropina para bradicardia. A hipertensão é passageira.

Opioides

Sua toxicidade consiste em sedação, depressão respiratória, apneia, aspiração, edema pulmonar, convulsões, cardiotoxicidade. O tratamento compreende realizar o procedimento ABC, além de tratar o coma, as convulsões e a hipotensão. O antídoto é naloxona (dura de 1 a 2 h) na dose de 0,4 a 2 mg/kg via intravenosa (IV) a cada 3 min (dose máxima de 20 mg). Após acordado, o paciente deve ser observado por 3 a 4 h.

Organofosforados

Sua toxicidade consiste em vômitos, diarreia, dor abdominal, broncoespasmo, miose, bradicardia, salivação, sudorese, fasciculações, tremores, coma e os três *"killer B's"* (broncorreia, broncoespasmo, bradicardia).

O tratamento compreende realizar o procedimento ABC. Os antídotos são atropina na dose de 0,5 a 2 mg/kg, IV (repetir até cessarem os sintomas de rubor, midríase e broncorreia) – com a dose utilizada podendo chegar até 100 mg ou mais) – ou pralidoxima na dose de 20 a 40 mg, IV, inicial (medicamento administrado principalmente para reverter fraqueza muscular e fasciculações).

Paracetamol

Dose tóxica de 200 mg/kg ou de 6 a 7 g para adolescentes e adultos. As queixas consistem em anorexia, náuseas e vômitos, aumento das transaminases, bilirrubinas, encefalopatia hepática, alteração do coagulograma, hepatite fulminante, insuficiência renal, pancreatite e insuficiência cardíaca. Idealmente,
fazer dosagem sérica a partir de 4 h da ingestão para identificar dose tóxica, mas, se não for possível, iniciar antídoto em até 8 a 10 h da ingestão. O tratamento compreende a administração de ondansetrona (dose: 0,15 mg/kg – crianças: 8 mg – adultos). Realizar transplante se houver sinais de insuficiência hepática.

O antídoto é a N-acetilcisteína, nas doses de:

- VO: 140 mg/kg, seguida de 70 mg/kg a cada 4 h em um total de 17 doses, solução a 10% em até 72 h.
- IV: 150 mg/kg, diluídos em 200 mL de soro glicosado 5% em 15 min, seguida de 50 mg/kg diluídos em 500 mL de soro glicosado 5% em 4 h e, depois, 100 mg, diluídos em 1.000 mL em 16 h da solução a 20% (N-acetilcisteína).

Salicilatos

Sua toxicidade consiste em estimulação do centro respiratório, causando hiperventilação, edema cerebral e pulmonar e alteração da função plaquetária. O tratamento compreende realizar o procedimento ABC e tratamento das complicações descritas.

Bibliografia

- Albertson TE, Dawson A, de Latorre F, Hoffman RS, Hollander JE, Jaeger A, et al. TOX-ACLS: toxicology-oriented advanced cardiac life support. Ann Emerg Med. 2001 Apr;37(Suppl. 4):S78-90.
- Bond GR. The role of activated charcoal and gastric emptying in gastrointestinal decontamination: a state-of-the-art-review. Ann Emerg Med. 2002 Mar; 39(3):273-86.

- Ford M, DeLaney KA, Ling L, Erickson T. Clinical Toxicology. Philadelphia: WB Saunders; 2000.
- Ling L, Clark RF, Erickson TB, Trestail JH. Toxicology secrets. Philadelphia: Hanley & Belfus; 2001.
- Martin JG, Moraes MA. Intoxicações exógenas agudas. In: Fioretto JR (ed.). UTI pediátrica. Rio de Janeiro: Guanabara Koogan; 2013. p. 323-35.
- Olson KR, Anderson IB, Benowitz NL, Blanc PD, Clark RF, Kearney TE, et al. Poisoning & Drug Overdose. Clinical manual. 6. ed. New York: McGraw-Hill; 2004.

CAPÍTULO 32

Queimaduras Graves em Pediatria

Joelma Gonçalves Martin

Introdução

A queimadura consiste no trauma decorrente da transferência de energia, geralmente térmica, de um agente agressor para o corpo, resultando em lesões locais e, por vezes, sistêmica, e, nos Estados Unidos, é a terceira causa de morte por acidentes em crianças. As escaldaduras são as queimaduras mais frequentes nas crianças abaixo de 4 anos, e aquelas por chamas as mais comuns em crianças maiores.

O atendimento inicial tem fundamental importância, pois interfere na morbimortalidade, sendo importante a existência de um protocolo de tratamento que possa ser seguido nessas situações.

A lesão cutânea resultante da queimadura terá três áreas distintas: zona de coagulação (área de necrose central); zona de estase (área um pouco mais periférica, que pode se transformar em zona de coagulação ou hiperemia); e zona de hiperemia (área mais periférica e reversível). A pele lesada perde suas funções básicas, expondo o organismo à invasão de microrganismos e interferindo na termorregulação corporal.

Além das lesões locais, as queimaduras extensas desencadeiam uma resposta inflamatória sistêmica, resultante da liberação de mediadores inflamatórios, com ocorrência de aumento da permeabilidade vascular, que evolui com maior intensidade nas primeiras 8 h após o trauma e persiste por 48 h. Como consequência disso, haverá hipovolemia, hipoproteinemia, edema intersticial em áreas queimadas ou não, hemoconcentração, consumo de plaquetas e fatores de coagulação por lesão endotelial sistêmica, taquicardia, hipertensão arterial, hipoglicemia, febre e depressão imunológica. O paciente pode evoluir com choque hipovolêmico e disfunção de órgãos e sistemas.

Classificação das queimaduras

■ Quanto à profundidade

- 1º grau: lesão hiperemiada em epiderme, sem repercussão sistêmica, úmida, com edema e dolorosa. Não há tratamento específico e não entra no cálculo da reposição volêmica. Resolução em 5 a 7 dias.
- 2º grau superficial: destruição total da epiderme e parcial da derme com exposição de terminações nervosas, muito dolorosa, mas conserva folículos pilosos e glândulas.
- 2º grau profundo: destruição total da epiderme e de grande parte da derme. Lesão de aspecto mosqueado, rosado com áreas ceroesbranquiçadas, superfície ressecada e de sensibilidade variável. A cicatrização resulta na formação de cicatrizes hipertróficas.
- 3º grau: destruição total da epiderme e da derme, podendo atingir tecidos profundos. Lesão esbranquiçada, áspera, dura e indolor pela destruição completa das terminações nervosas. Cicatrização superior a 3 meses, exigindo enxertia.

PARTE 2 • URGÊNCIA E EMERGÊNCIA

■ Quanto à extensão da superfície corporal queimada (SCQ)

Utilizada universalmente, a "regra dos nove" consiste na divisão do corpo em 11 segmentos de 9% e outro de 1%, referente ao períneo, para pacientes a partir dos 15 anos de idade; contudo, para crianças menores, utiliza-se o diagrama de Lund e Browder (Quadro 32.1). Para áreas pequenas e irregulares, pode-se adotar como referência a superfície palmar da criança, que corresponde a 1% da superfície corporal.

QUADRO 32.1	Diagrama de Lund e Browder para o cálculo da superfície corporal queimada					
Área/idade	< 1 ano	1 a 4 anos	5 a 9 anos	10 a 14 anos	Adulto	Total
Cabeça	19%	17%	13%	11%	7%	
Pescoço	2%	2%	2%	2%	2%	
Tronco anterior	13%	13%	13%	13%	13%	
Tronco posterior	13%	13%	13%	13%	13%	
Braço direito	4%	4%	4%	4%	4%	
Antebraço direito	3%	3%	3%	3%	3%	
Mão direita	2,5%	2,5%	2,5%	2,5%	2,5%	
Braço esquerdo	4%	4%	4%	4%	4%	
Antebraço esquerdo	3%	3%	3%	3%	3%	
Mão esquerda	2,5%	2,5%	2,5%	2,5%	2,5%	
Genitália	1%	1%	1%	1%	1%	
Nádega direita	2,5%	2,5%	2,5%	2,5%	2,5%	
Nádega esquerda	2,5%	2,5%	2,5%	2,5%	2,5%	
Coxa direita	5,5%	6,5%	8%	8,5%	9,5%	
Perna direita	5%	5%	5,5%	6%	7%	
Pé direito	3,5%	3,5%	3,5%	3,5%	3,5%	
Coxa esquerda	5,5%	6,5%	8%	8,5%	9,5%	
Perna esquerda	5%	5%	5,5%	6%	7%	
Pé esquerdo	3,5%	3,5%	3,5%	3,5%	3,5%	

Fonte: Lund e Browder, 1944.

■ Quanto à magnitude

Trata-se do cruzamento da SCQ com a profundidade. O Quadro 32.2 mostra a classificação da American Burn Association.

QUADRO 32.2	Classificação das queimaduras quanto à magnitude	
Magnitude	Adulto	Criança
Pequena: 2º grau 3º grau	< 15% < 2%	< 10% < 2%
Moderada: 2º grau 3º grau	15 a 25% 2 a 10%	10 a 20% 2 a 10%
Grave: 2º grau 3º grau	> 25% > 10%	> 20% > 10%

Fonte: American Burn Association, 1978.

Atendimento inicial

A sequência inicial de avaliação e conduta das crianças vítimas de queimaduras graves deve obedecer ao ABC da reanimação.

■ Vias aéreas e ventilação

Em pacientes suspeitos de queimaduras inalatórias (escarro fuliginoso, sinais inflamatórios em orofaringe, queimadura facial ou oral, chamuscamento de pelos nasais, rouquidão, tosse metálica, cornagem, taquipneia, tiragens e alterações do nível de consciência), deve-se proceder à intubação orotraqueal precocemente, uma vez que o edema de vias aéreas superiores progride com rapidez, dificultando ou mesmo impossibilitando tal procedimento posteriormente. Havendo edema de vias aéreas superiores, os pacientes devem ser intubados com cânula orotraqueal um número menor ao calculado para idade. Incêndios em domicílio ou ambientes fechados e exposição prolongada à fumaça são fatores de risco para lesões inalatórias.

Corticosteroides não são indicados para o tratamento de queimaduras inalatórias, pois, além de não mostrarem benefícios, promovem o aumento das complicações infecciosas e da mortalidade.

■ Lesões inalatórias

Inalação de fumaça

O tratamento consiste em O_2 100% umidificado, hidratação, nebulização com broncodilatadores/acetilcisteína, fisioterapia respiratória.

175

Asfixia aguda

Vítima de inalação com agentes asfixiantes, como o monóxido de carbono, que mostrará, à oximetria, resultados normais. Os sintomas, de acordo com a saturação de carboxi-hemoglobina, são:

- 0 a 10%: assintomático.
- 10 a 20%: leve – cefaleia, confusão e desorientação.
- 20 a 40%: moderada – fadiga, náuseas e alterações visuais.
- 40 a 60%: grave – alucinações, convulsões e coma.
- > 60%: geralmente fatais.

O tratamento consiste em O_2 a 100%. Se evolução com lesão renal aguda (LRA), alterações neurológicas ou instabilidade hemodinâmica, proceder à intubação e à ventilação mecânica. Manter O_2 a 100% nas formas graves até queda de 20% do nível de saturação de carboxi-hemoglobina.

Obstrução progressiva das vias aéreas superiores (VAS)

Ocorre por ação térmica nas VAS ou inalação de aerossóis, ácidos e irritantes hidrossolúveis, resultando na formação de edema e inflamação de orofaringe e laringe. Manifestada inicialmente por rouquidão e, posteriormente, com estridor respiratório até obstrução completa. Os sinais clínicos consistem em queimadura de faringe, estridor, rouquidão e escarro carbonáceo. Considerar intubação orotraqueal (IOT) precoce por risco: queimadura perioral ou perinasal, chamuscamento de cílios ou sobrancelhas.

O tratamento consiste em manter VAS pérvias com intubação traqueal.

Síndrome do desconforto respiratório agudo

Pode ser precoce (2 a 7 dias) por lesão química por agentes irritantes nas pequenas vias aéreas ou por lesão térmica direta em inalação de ar aquecido sob alta pressão ou, mais tardiamente, por pneumonia.

O tratamento consiste em intubação e ventilação mecânica, antibioticoterapia, se secundário à pneumonia (seguir protocolo). Evitar o uso de succinilcolina por hiperpotassemia.

Exemplos de produtos químicos irritantes que causam lesão por inalação são mostrados no Quadro 32.3.

QUADRO 32.3	Produtos químicos que podem causar lesão por inalação
Produtos químicos	Origem
Aldeídos, acroleína	Madeira, papéis, algodão, náilon, poliéster
Amônia	Resinas
Óxido de nitrogênio	Celulose e poliuretano
Cloro	PVC e plásticos
Dióxido de enxofre	Borracha
Isocianeto	Poliuretano

Fonte: Elaborado pela autora.

■ Reposição hídrica nas primeiras 24 h

O acesso venoso deve ser calibroso para infusão de solução eletrolítica isotônica (ringer lactato ou soro fisiológico). Se o acesso periférico não for obtido rapidamente, deve-se lançar mão da punção intraóssea ou do acesso venoso central. A fórmula para reposição hídrica mais simples e frequentemente utilizada é a de Parkland, acrescida do volume de manutenção em crianças (em que SCT significa superfície corporal total):

4 mL × peso (kg) × % SCQ 2º e 3º graus + (2.000 mL × SCT)

No serviço do HCFMB, utiliza-se o esquema de Carvajal, que considera, para o cálculo, a superfície corporal, e não o peso:

(5.000 mL × SCQ 2º e 3º graus × SCT) + (2.000 mL × SCT), sendo metade desse volume em 8 h a partir da hora em que ocorreu o acidente, e a outra em 16 h (considerar a SCQ máxima de 50%, ou seja, 0,5 para evitar hiperidratação). Deve-se descontar do volume total a reposição que pode ter sido feita e o tempo decorrido do acidente e o início da hidratação.

Para exemplificar: criança peso (P) de 30 kg com 40% da superfície corporal queimada.

No primeiro dia:

SCT: $(4 \times P) + 7/(P + 90) = 127/120 = 1,0583$

Reposição: $5.000 \times 0,4 \times 1,0583 = 2.116$ mL

Manutenção: $2.000 \times 1,0583 = 2.116$ mL

O total seria 4.232 mL, cuja metade deve correr em 8 h, a contar da hora do acidente, e a outra metade nas demais 16 h.

A velocidade de infusão deve ser ajustada de acordo com o débito urinário, mantido entre 1 e 2 mL/kg/h. Para crianças maiores de 10 anos, manter 0,5 mL/kg/h e, se adultos, 30 a 50 mL/h. Aumentar em 20%, se o débito urinário < 1 mL/kg/h, pelo período de 1 h ou mais e diminuir em 10 a 20%, se a diurese > 2 mL/kg/h. A sondagem vesical para con-

PARTE 2 • URGÊNCIA E EMERGÊNCIA

trole rigoroso de diurese é imperiosa. A avaliação clínica da perfusão e de pulsos periféricos, cor e temperatura de extremidades e nível de consciência também são importantes indicadores de adequação volêmica.

O restabelecimento do choque se dá por alíquotas de 20 mL/kg de solução cristaloide. Depois, calcular fórmulas para reposição.

A glicemia deve ser monitorada. Ocorrendo hipoglicemia, utilizar solução de glicose a 5% na manutenção (2.000 mL × SCT).

■ Exames laboratoriais

- Gasometria arterial: para monitorar acidose e hipóxia.
- Hematócrito: quando persistentemente elevado após 24 h, sugere necessidade de melhor reposição hídrica.
- Eletrólitos: pode haver hipercalemia inicialmente.
- Ureia e creatinina: função renal.
- Eletrocardiograma e enzimas cardíacas nas queimaduras elétricas.
- Carboxi-hemoglobina na suspeita de intoxicação por monóxido de carbono.

■ Reposição hídrica após 24 h

O paciente deverá receber:

3.750 mL × SCQ 2º e 3º graus × SCT em ringer lactato (reposição) + [1.500 mL × SCT em soro glicosado 5% + eletrólitos (manutenção)]

Albumina humana a 5%, na dose de 1 a 2 g/kg/dia, deve ser indicada para todos os pacientes com SCQ > 20%.

Observação: líquidos em excesso resultam em edema pulmonar insuficiência cardíaca, síndrome compartimental, aumento da extensão e aprofundamento das lesões. Se houver dieta via oral (VO), não é necessário computar no balanço.

■ Prevenção de hemorragia digestiva alta

Crianças com mais de 20% de SCQ podem apresentar úlceras gástricas ou duodenais por estresse, que se manifestam por distensão gástrica, náuseas, vômitos ou hematêmese. Para prevenir tais eventos:

- Iniciar dieta precocemente.
- Administrar inibidores de receptores H_2 VO ou via endovenosa (EV): ranitidina: 2 a 6 mg/kg/dia de 8/8 h.
- Inibidores da bomba de prótons: omeprazol VO ou EV.
- Manter o paciente sedado e com analgésicos.

■ Sedação e analgesia

Os benzodiazepínicos em doses baixas são utilizados para efeito ansiolítico. No HCFMB, empregamos 0,1 a 0,2 mg/kg/dose EV.

O manejo adequado da dor é fundamental, havendo diversas opções:

- Morfina: 0,1 a 0,2 mg/kg/dose (dose máx.: 15 mg); VO, EV, via intramuscular (IM) ou subcutânea (SC).
- Meperidina: 0,5 a 2 mg/kg/dose (dose máxima: 100 mg).
- Codeína: 1 mg/kg/dose, VO.
- Metadona: 0,1 a 0,2 mg/kg/dose, VO ou EV (dose máxima: 10 mg).
- Fentanil: 2 a 6 mcg/kg/dose (dose máx.: 100 mcg), EV; IV (1 a 10 mcg/kg/h), titulando sempre com a real necessidade.

Os opioides são os mais utilizados, mas, em casos de dores mais moderadas ou leves, pode-se administrar dipirona ou paracetamol nas seguintes doses:

- Dipirona: 10 a 20 mg/kg/dose, VO, IM, retal (RT) ou EV (dose máxima: 1 g).
- Paracetamol: 10 a 15 mg/kg/dose, VO ou RT (dose máxima: 75 mg/kg/dia).

■ Tratamento cirúrgico e cuidados locais

Em queimaduras profundas e circulares de membros ou tronco, nas quais haja garroteamento instalado ou provável, compressão de artérias ou restrição à expansão pulmonar, está indicada a escarotomia. Em queimaduras com síndrome compartimental, recomenda-se a fasciotomia.

Para evitar a hipotermia, que acontece principalmente nas primeiras 48 h, aquecer o quarto à temperatura de 30 a 33°C, cobrir as lesões com roupas limpas e secas e infundir soro aquecido endovenoso.

Para evitar a evolução para sepse, deve-se limpar todas as lesões, realizar remoção cirúrgica dos tecidos necróticos e aplicar agentes tópicos com propriedades anti-infecciosas. A sulfadiazina de prata a 1% tem atividade antibacteriana, sendo primariamente bacteriostática, mas também bactericida e fungicida.

Não existe indicação de antibioticoterapia profilática. Introduzir antibioticoterapia apenas se houver suspeita clínica de infecção.

Se houver infecção precoce (< 48 h de internação), utilizar oxacilina + amicacina ou amoxacilina + clavulanato. Se infecção tardia, cefepime e vancomicina.

A queimadura deve ser lavada e debridada o mais precocemente possível. Bolhas rotas, com conteúdo purulento e sobre superfícies flexoras devem ser debridadas.

Os agentes tópicos empregados no tratamento das queimaduras são apresentados no Quadro 32.4.

177

CAPÍTULO 32 • QUEIMADURAS GRAVES EM PEDIATRIA

QUADRO 32.4	Agentes para tratamento tópico das queimaduras		
Produto	Aplicação	Vantagens	Desvantagens
Bacitracina	Queimadura de espessura parcial, áreas pequenas	Não solúvel em água. Bom para face	Não indicado em grandes superfícies
Cremes			
Sulfadiazina de prata	Queimaduras de espessura total ou parcial	Calmante	Possibilidade de neutropenia, baixa penetração
Acetato de mafenide	Queimaduras de espessura total ou parcial	Penetra escara	Dor, acidose metabólica
Soluções			
Nitrato de prata aquoso	Queimaduras de espessura total ou parcial	Bom antimicrobiano	Hiponatremia, manchas, baixa penetração
Acetato de mafenide	Curativo e embebe ferida aberta	Atividade ampla, curativo úmido	Não usado para feridas não excisadas
Curativos impregnados			
Acticoat®	Queimadura de espessura parcial	Troca do curativo a cada 3 dias	Apenas queimaduras de espessura parcial
Aquacel®	Queimadura de espessura parcial	Pode ser deixado por 21 dias	Menor flexibilidade

Fonte: Elaborado pela autora.

Indicação de internação em unidades de queimados

- Queimaduras de 2º grau que acometem mais de 10% da SCT em crianças e adultos.
- Queimaduras de 3º grau que acometem mais de 2% da SCT em crianças e adultos.
- Queimaduras especiais com maiores possibilidades de complicações: face, genitália, períneo, mãos, pés, circulares, inalatórias, elétricas e químicas.
- Pacientes especiais: lactentes, idosos, cardiopatas, diabéticos, renais crônicos.
- Suspeita de maus-tratos.
- Queimaduras químicas ou por descarga elétrica.
- Pacientes queimados que requerem tratamento psicológico e reabilitação.

Indicação de internação em unidade de terapia intensiva

- Queimaduras > 20% SCQ nas crianças e 25% nos adultos.
- Lesão inalatória.
- Instabilidade hemodinâmica.
- Associação a politrauma.
- Presença de comorbidades graves.
- Queimaduras elétricas (média e alta voltagem).

Bibliografia

- American Burn Association. Modification of the American Burn Association injury severity grading system. Journal of the American College of Emergency Physicians. 1978; 7(6):226-228.
- Deos MF. Lesão inalatória. In: Tratado de queimaduras. São Paulo: Atheneu; 2006. p. 65-70.
- Ferreira ACP, Ramos MFG, Alexandre MIF, Portela MPSC. A criança com queimaduras graves. PRONAP-SBP; ciclo V, n. 3.
- Fioretto JR. Manual de Terapia Intensiva Pediátrica. Revinter; 2003. p. 419-33.
- Juang HJ, Cesana M. Queimaduras. Sinopse de Pediatria. 1995;3:60-4.
- Lund CC, Browder MC. The stimation of areas of burns. Surg Gynecol Obstet. 1944;79:352-8.
- McDOnald WS, Sharp CW, Deitch EA. Immediate enteral feeding in burn patients is safe and effective. Ann Sur. 1991;2113:177-83.
- Serra MCVF, Gomes D, Cunha NT. Tratamento inicial do grande queimado – reposição volêmica. In: Maciel E, Serra MC (orgs.). Tratado de queimaduras. São Paulo: Atheneu; 2006. p. 55-64
- Silva EPFSS, Oliveira RAP, Costa FAC, Serra MCVF. Peculiaridades na criança queimada. In: In: Maciel E, Serra MC (orgs.). Tratado de queimaduras. São Paulo: Atheneu; 2006. p. 210-8.
- Society of Critical Care Medicine. Pediatric burn injury. Pediatric Fundamental Critical Care Support. 2008(11):1-15.

CAPÍTULO 33

Trauma Intencional e Não Intencional na Infância

Joelma Gonçalves Martin

Introdução

O trauma é responsável por 45% das mortes em crianças de 1 a 4 anos de idade e 70% dos óbitos da infância até os 19 anos. As estatísticas de mortalidade refletem somente uma pequena parte dos efeitos dos traumatismos na infância, pois as lesões não fatais podem se associar à grave morbidade.

Os principais mecanismos de traumas e passíveis de prevenção em crianças são: acidentes automobilísticos, atropelamentos; acidentes por bicicletas; acidentes por submersão; queimaduras; e traumas por armas de fogo.

Na infância, predomina o trauma fechado, responsável por 90% das admissões, e, na adolescência, o trauma penetrante aumenta e tem mortalidade mais alta.

A Sociedade Brasileira de Pediatria advoga o uso do exame primário e secundário para avaliar as vítimas de trauma na emergência. Durante o exame primário, o médico rapidamente avalia e trata quaisquer lesões que ameacem a vida. Avaliação cardiopulmonar e conduta rápida são essenciais na abordagem primária, realizadas nos minutos iniciais do atendimento, ao mesmo tempo que se realiza exame para detectar lesões torácicas, abdominais e neurológicas potencialmente fatais, capazes de interferir na ressuscitação. As principais causas de morte imediatamente após o trauma são obstrução da via aérea, insuficiência respiratória, colapso circulatório e lesão de sistema nervoso central. Nas crianças, o comprometimento respiratório é mais frequente; porém, o comprometimento circulatório torna-se mais letal, especialmente quando há trauma cerebral. Sempre é necessária a estabilização adequada e contínua da coluna vertebral. As duas maiores causas de morte rápida em crianças consistem no comprometimento das vias aéreas e na ressuscitação volêmica inadequada.

Os quatro erros comuns na ressuscitação do trauma pediátrico são:

- Não abrir adequadamente as vias aéreas com estabilização da coluna.
- Não prover oxigenação e ventilação adequadas.
- Não prover adequada ressuscitação volêmica.
- Não reconhecer e tratar hemorragias.

Abordagem primária

Consiste na avaliação cardiopulmonar inicial e na estabilização do paciente, também chamada de abordagem ABCDE. Envolve os seguintes passos: A = avaliação e estabilização das Vias **A**éreas; B = respiração (***B****reathing*); C = **C**irculação; D = **D**isfunções, principalmente a neurológica; E = **E**xposição do paciente.

Vias aéreas e coluna vertebral

As crianças tendem a apresentar mais obstrução das vias aéreas do que os adultos em virtude de sua menor cavidade oral, da língua proporcionalmente maior e das quantidades maiores de tecidos tonsilar e adenoideanos, estrutura glótica mais alta e anterior e traqueia mais estreita. Em pacientes com comprometimento neurológico, a obstrução é comum. A diminuição do tônus muscular permite que a língua caia posteriormente, ocluindo a via aérea. A obstrução também ocorre por fratura de mandíbula ou ossos faciais, esmagamento da laringe ou traqueia e corpos estranhos, como sangue, muco e fragmentos de dentes. Em geral, as obstruções se apresentam com roncos, gargarejos, rouquidão, estridor e/ou murmúrio vesicular diminuído, apesar de esforço respiratório satisfatório.

O controle das vias aéreas envolve o uso de tração da mandíbula, com imobilização da coluna cervical. É contraindicada a inclinação da cabeça com elevação do queixo em pacientes traumatizados com possível trauma craniano ou de pescoço. Na suspeita de trauma craniano ou de pescoço, imobilizar a coluna no local e mantê-la assim até a estabilização. Manter sempre a cabeça em posição neutra – se dois socorristas estiverem presentes, o primeiro abre as vias aéreas com tração da mandíbula, enquanto o segundo assegura a estabilização da cabeça e do pescoço.

A aspiração da cavidade oral deve ser feita com um dispositivo rígido de grosso calibre e pode ser necessária a utilização de uma pinça de Magill para a retirada direta de corpo estranho. A língua da criança frequentemente causa obstrução das vias aéreas, tornando necessária a utilização de uma cânula orofaríngea para manter a permeabilidade, se o paciente tiver esforços respiratórios adequados e estiver inconsciente, até que se realize a intubação orotraqueal (IOT).

A intubação será necessária se as vias aéreas estiverem comprometidas, o esforço respiratório for inadequado ou a vítima estiver comatosa. Deve sempre ser realizada a IOT em crianças, pois a intubação nasotraqueal necessita de maior movimentação da coluna, além do fato de a cânula poder migrar para o crânio nos traumas maxilofacial ou nas fraturas de crânio. As indicações de IOT no trauma são parada ou insuficiência respiratória, coma, para facilitar hiperventilação no caso da herniação cerebral e necessidade antecipada de suporte ventilatório prolongado (p. ex., no trauma torácico, na contusão pulmonar ou para transporte).

Durante o procedimento de intubação, a coluna deve estar sempre estabilizada. Se o paciente estiver inconsciente, pode-se pressionar a cricoide, o que facilita a intubação e evita movimentos do pescoço. Realizar a confirmação da localização da cânula logo após o procedimento e durante o transporte. Depois de assegurar as vias aéreas, introduzir um tubo oro ou nasogástrico para prevenir ou tratar insuflação gástrica. O tubo nasogástrico deve ser evitado em suspeita de fratura da base do crânio.

Se a intubação não for possível por dificuldades técnicas, indica-se a cricotireoidostomia de urgência.

A obstrução das vias aéreas pode acontecer rapidamente em pacientes com trauma craniano em virtude de depressão da consciência com respectiva hipotonia da língua e perda dos reflexos protetores das vias aéreas, lesão da coluna vertebral e paralisia dos músculos respiratórios e contusão do mesencéfalo com comprometimento do centro respiratório.

Respiração

O suporte respiratório deve providenciar adequada oxigenação e ventilação.

Na avaliação inicial, conta-se a frequência respiratória, inspeciona-se o tórax vendo a simetria, a profundidade dos movimentos torácicos e o uso de musculatura acessória, auscultam-se os sons respiratórios em ambas as axilas, procura-se cianose e verifica-se a oximetria de pulso.

Os traumas torácicos podem prejudicar a função respiratória. A parede torácica da criança é muito complacente, por isso são comuns lesões intrapulmonares sem lesões externas concomitantes. Suspeitar de trauma torácico se a criança tem história de trauma nesse local, trauma abdominal superior, arritmias ou se houver dificuldade para ventilar. Se a ventilação estiver deteriorada, procurar por pneumotórax hipertensivo, hemotórax ou tórax instável.

No pneumotórax hipertensivo, o pulmão adjacente é compactado, o mediastino é empurrado para o hemitórax oposto e o coração, os grandes vasos e o pulmão contralateral são comprimidos. Ambos, ventilação e débito cardíaco, são comprometidos. Achados típicos incluem cianose, taquipneia, retrações, elevação assimétrica do tórax, desvio traqueal contralateral, sons respiratórios diminuídos no pulmão ipsilateral, enfisema subcutâneo e sinais de choque. Toracocentese com agulha seguida por inserção de tubo de toracotomia é diagnóstica e salvadora.

O hemotórax resulta de lesão dos vasos intercostais, pulmão, coração ou grandes vasos. Quando a ventilação é adequada, a ressuscitação volêmica deve começar antes do esvaziamento, pois, quando o sangue for drenado, pode resultar em choque.

O traumatismo craniano constitui a causa mais comum de insuficiência respiratória e a criança vítima desse trauma pode desenvolver ampla variedade de anormalidades da respiração, incluindo respiração de Cheyne-Stokes, respiração irregular e lenta ou apneia.

Não se deve hiperventilar o paciente, pois essa manobra está associada a aumento das pressões intratorácicas, menor débito cardíaco e menor perfusão cerebral em áreas responsivas à diminuição do PCO_2. A hiperventilação só está indicada quando a vítima apresentar sinais de herniação cerebral.

■ Circulação

O tipo mais comum de choque no trauma é o choque hipovolêmico causado por hemorragia. Os sinais podem estar evidentes logo após o trauma ou aparecer gradualmente, o que exige repetidas avaliações. Na maioria dos casos, os pacientes apresentarão taquipneia, taquicardia, diminuição da intensidade dos pulsos periféricos, pressão diferencial estreita, enchimento capilar lento, extremidades frias e alteração do nível de consciência.

O choque neurogênico pode acontecer em raras situações. A apresentação clínica nesse choque depende da volemia do paciente. Se normovolêmico, as extremidades estarão aquecidas, o diferencial de pressão estará aumentado pela perda do tônus vascular e haverá bradicardia, secundária à atividade simpática cardíaca deficiente. Se o paciente estiver hipovolêmico, as extremidades ficarão frias.

Os sinais de choque podem ser sutis em um primeiro momento e se confundir com dor ou medo. O choque descompensado surge somente após perda maciça de sangue. Tradicionalmente, a presença de hipotensão indica perda volêmica de 25% ou mais.

Se a perfusão sistêmica for inadequada, providenciar rápida reposição de volume com 20 mL/kg de solução cristaloide. Deve-se obter amostras de sangue para testes cruzados e de tipagem sanguínea, tão rápido quanto possível.

O acesso intravascular (IV) deve ser confiável. Em geral, os profissionais de saúde devem tentar fixar dois cateteres de grosso calibre em lugares periféricos, como na fossa antecubital ou nas veias safenas do tornozelo ou a via intraóssea (IO). Para profissionais treinados, a canulação da femoral ou a dissecção da safena podem representar alternativas.

Caso a frequência cardíaca, o nível de consciência, o enchimento capilar e outros sinais de perfusão sistêmica não melhorarem, administrar rapidamente um segundo bolo de 20 mL/kg. Se criança não responder a 60 mL/kg de solução cristaloide, transfundir 10 a 15 mL/kg de concentrado de hemácias tipo específico. Reservar sangue tipo O-negativo para mulheres em idade fértil e O-positivo para aquelas fora de idade fértil e homens. Aquecer o sangue antes da transfusão pelo risco de hipotermia. Atentar-se, ainda, aos níveis de cálcio, que podem diminuir após transfusões maciças.

Se os sinais de choque persistirem, é provável que exista hemorragia interna. Lembrar-se de que as hemorragias não suspeitadas e não tratadas são as principais causas evitáveis de morte em crianças vítimas de trauma, daí a necessidade de reposição volêmica agressiva e de avaliação cirúrgica rápida sempre que exigido.

A hemorragia abdominal é a mais comum, em geral por ruptura de órgão, cujos sinais são distensão abdominal, aumento da sensibilidade da parede abdominal e choque. O tratamento requer transfusões contínuas e exploração cirúrgica de urgência.

A hipotensão também pode ocorrer por pneumotórax hipertensivo, tamponamento cardíaco ou lesão neurológica (trauma de medula, trauma cerebral maciço ou do bulbo cerebral, resultando em perda do tônus do sistema nervoso simpático e do tônus vascular periférico), causas cuja identificação torna-se muito importante.

Continuar a reposição volêmica sempre que houver sinais de choque e evitar a administração de líquidos em excesso. A sondagem vesical é importante e ajuda na avaliação da reanimação volêmica do paciente. É importante manter débito urinário > 1 mL/kg/h. Atentar-se para a sondagem vesical quando houver suspeita de trauma de bacia, com presença de hematoma no períneo.

O trauma craniano isolado raramente promove perda de sangue suficiente para causar choque. Se uma criança com esse tipo de trauma continuar apresentando sinais de choque, apesar de reposição volêmica agressiva, suspeitar de sangramento abdominal. Embora raras, outras fontes de sangramento em crianças são lacerações extensas do couro cabeludo e fraturas de ossos longos. O adequado tratamento do choque em vítimas de trauma craniano é fundamental para evitar lesões isquêmicas secundárias.

■ Disfunção

A principal disfunção a avaliar é a neurológica. No exame primário, o estado neurológico é avaliado brevemente pela estimativa do nível de consciência e pela determinação do tamanho e da reatividade das pupilas. Para a avaliação inicial e sequencial do nível de consciência, em geral padroniza-se a utilização de escalas como a Escala de Coma de Glasgow, a Escala de Coma Pediátrico de Adelaide ou o Sistema AVDN, todos com limitações para o uso em crianças. A mais utilizada, e, por isso, mais familiar, é a de Glasgow (Quadro 33.1).

A exposição inclui exame detalhado, da cabeça aos pés, para avaliar sinais externos causados por força penetrante ou contundente.

QUADRO 33.1 — Escala de Coma de Glasgow geral e modificada

Glasgow		Glasgow modificado < 5 anos
Abertura ocular		
Espontânea	4	Espontânea
Ao chamado	3	Ao chamado
À dor	2	À dor
Ausente	1	Ausente
Resposta verbal		
Orientado	5	Balbucia
Confuso	4	Choro irritado
Palavras inapropriadas	3	Choro à dor
Palavras incompreensíveis	2	Gemido à dor
Nenhuma	1	Nenhuma
Resposta motora		
Obedece a comandos	6	Movimentos
Localiza dor (> 9 meses)	5	Retirada ao toque
Retirada não específica	4	Retirada à dor
Flexão à dor	3	Flexão anormal
Extensão à dor	2	Extensão anormal
Nenhuma	1	Nenhuma

Fonte: Elaborado pela autora.

As roupas devem ser cortadas e removidas para revelar quaisquer lesões. As crianças chegam com leve hipotermia ao setor de emergência pela maior relação da área de superfície para a massa corporal. Elas podem ser aquecidas com calor radiante, cobertores térmicos e líquidos intravenosos aquecidos.

Traumatismo de coluna cervical

As lesões da coluna cervical surgem em menos de 2% das crianças com politraumatismo, mas são associadas a importante morbidade e mortalidade. Lesões ósseas ocorrem, principalmente, de C1 a C4 em crianças com menos de 8 anos de idade. Em crianças maiores, surgem igualmente na coluna cervical superior e inferior. A taxa de mortalidade é significativamente mais alta em lesões na coluna cervical superior.

Em crianças, são comuns as lesões da medula espinal cervical sem anormalidades radiográficas (LEMECSAR) em radiografias simples.

Toda vez em que a história, o exame físico ou o mecanismo de trauma sugerirem lesão de coluna cervical, radiografias (incluindo as incidências anteroposteriores, lateral e para odontoide) devem ser obtidas depois da ressuscitação inicial. A tomografia computadorizada (TC) e a ressonância magnética ajudam no diagnóstico. O diagnóstico rápido é essencial.

Traumatismo torácico

Contusões pulmonares ocorrem frequentemente em crianças com trauma torácico. A parede torácica da criança é mais flexível que a do adulto e, por isso, absorve menos força e transmite mais força para os pulmões. A insuficiência respiratória pode se desenvolver nas primeiras horas do trauma ou durante as primeiras horas de hospitalização.

Fraturas de costelas significam importante força externa e são observadas em lesões mais graves. Tórax instável resulta de fraturas em várias costelas e provoca insuficiência respiratória significativa; porém, é raro em crianças.

As lesões diafragmáticas são incomuns e pouco sintomáticas inicialmente, descobertas tardiamente nas avaliações clínica e/ou radiológicas posteriores.

As lesões esofagianas, em geral, decorrem de traumas penetrantes.

Traumatismo abdominal

A maioria das lesões por trauma fechado são as contusões do fígado e baço, os hematomas e as lacerações. Os órgãos retroperitoneais – rins, pâncreas e duodeno – são menos envolvidos por conta da localização. O pâncreas e o duodeno geralmente são atingidos em traumas diretos do abdome ou em acidentes com bicicletas.

O exame deve ser cuidadoso, mas, muitas vezes, é prejudicado pela pouca cooperação da criança e pela distensão abdominal por conta do choro. A tranquilização, a palpação delicada e muita calma ajudam no exame. Deve-se procurar equimoses, dor e distensão abdominal e realizar exame retal para buscar sangue.

Queda de hematócrito e hemoglobina resulta em hipótese de hemorragia intra-abdominal.

A tomografia de abdome com contraste intravenoso ajuda no diagnóstico e tem boa sensibilidade e especificidade para lesões esplênicas, hepáticas e renais. Porém, é menos sensível para lesões intestinais e pancreáticas, devendo-se fazê-la com a criança estável, que deverá, para melhor diagnóstico, ingerir contraste oral. A ultrassonografia pode ser usada para acompanhar as lesões, e a avaliação focalizada com sonografia para trauma (FAST) é útil na emergência para avaliação de pacientes hemodinamicamente instáveis.

O tratamento não cirúrgico em crianças hemodinamicamente estáveis com trauma em fígado, baço e rins é o padrão. As indicações para a laparotomia exploradora consistem em instabilidade hemodinâmica, necessidade de transfusões repetidas (40 mL/kg) e perfuração intestinal.

Traumatismo geniturinário inferior

O períneo deve ser inspecionado e avaliado; do mesmo modo, a estabilidade da pelve e o exame retal devem ser feitos para avaliar lesões decorrentes de traumatismos geniturinários. Lesões uretrais são mais comuns em meninos. Achados específicos incluem equimoses escrotais ou labiais, sangue no meato uretral, hematúria macroscópica e próstata posicionada anteriormente. Qualquer um desses achados constitui contraindicação de colocação de cateter uretral e justifica o contato com um urologista. A fratura da pelve também indica lesão geniturinária. Uretrocistografia retrógrada e TC de pelve e abdome ajudam a determinar a extensão da lesão.

Traumatismo de extremidade

As fraturas estão entre as lesões mais frequentemente despercebidas em crianças. Todos os membros devem ser inspecionados quanto a deformidades, intumescimentos e equimoses, palpados quanto à dor e avaliados quanto à amplitude de movimento ativo e passivo, à função sensitiva e à perfusão.

As lesões devem ser imobilizadas antes das radiografias para aliviar a dor e os sangramentos. Um ortopedista deve ser chamado para avaliar síndromes compartimentais, fraturas expostas e comprometimento neurovascular.

Avaliação radiológica e laboratorial

Em um primeiro momento, na emergência, os exames laboratoriais não devem postergar qualquer conduta frente às situações que ameacem a vida. Preconiza-se coletar exame de sangue para tipagem sanguínea, hemograma, hematócrito, transaminases hepáticas e amilase, urina 1, além de realizar radiografias da coluna cervical lateral, do tórax e da bacia. Exames mais específicos serão realizados após a reanimação inicial.

O paciente deve estar sempre com saturometria e eletrocardiograma contínuos.

Abordagem secundária

Seu princípio primordial reside no fato de que somente deve ser iniciada após o término da primária e depois da estabilização das lesões que ameacem a vida. Envolve história sucinta e exame físico detalhado, usando-se a regra AMPLA, que remete a alergias, medicações, história médica pregressa, última refeição e atendimento no local do acidente.

Traumas intencionais

Trata-se de uma causa importante de morte e sequelas permanentes. Embora muitas crianças se apresentem com achados clínicos característicos, o diagnóstico e o manejo podem ser complicados quando a apresentação não é característica.

Fatores de risco para maus-tratos são violência doméstica, uso de drogas ilícitas, prematuridade, bebes chorões e retardo de desenvolvimento neuropsicomotor.

Embora os padrões de lesões físicas não sejam critérios absolutos para fechar o diagnóstico, algumas lesões são mais comuns no paciente vítima de maus-tratos: hematomas epidurais, fraturas de crânio lineares, fraturas diafisárias espiraladas, fraturas das porções posteriores das costelas, hemorragias retinianas e fraturas metafisárias.

As lesões cranianas mais frequentes ocorrem na criança espancada e na síndrome do bebê sacudido, situações nas quais, em geral, as lesões cranianas são mais difusas, associadas a quadro de choque. Os cuidadores comumente negam ou minimizam o trauma. Lesões em partes moles podem estar associadas, além de abaulamento de fontanela. As fraturas, em geral, cruzam as linhas de sutura e podem ser numerosas. São comuns os quadros de convulsão, com frequência difíceis de controlar. Nessas situações, outras hipóteses devem ser descartadas, como meningite, encefalite, epilepsia, sangramentos do sistema nervoso central de outras etiologias.

As hemorragias retinianas são frequentemente associadas às lesões intencionais em virtude do mecanismo fisiopatológico de estiramento das veias retinianas por causa da síndrome do bebê sacudido.

A causa mais comum de morte em crianças que sofrem de maus-tratos é o trauma abdominal. Em geral, quando ele acontece de forma intencional, os sintomas instalam-se mais paulatinamente, permitindo ao agressor trazer a criança apenas tardiamente, quando as morbidades associadas ao trauma já são muito grandes e a taxa de mortalidade aumenta exponencialmente.

O padrão das lesões ósseas compreende o envolvimento do esqueleto axial com fraturas em região posterior das costelas, da escápula e processos espinhosos de coluna vertebral. Entretanto, qualquer fratura que não coincida com o estágio de desenvolvimento motor da criança, ou que não seja explicado pelo mecanismo de trauma descrito pela família ou mesmo que tenha sido trazido tardiamente em relação ao suposto trauma ocorrido, deve levantar a suspeita de trauma intencional.

As lesões cutâneas características de lesão intencional são os hematomas em diferentes estágios de maturação ou que se localizam em locais atípicos, como abdome, nádegas, ao longo da coluna vertebral, face, orelha e mãos. Além disso, pode haver queimaduras que, em geral, quando provocadas pelo agressor, são bilaterais, simétricas, com bordas definidas e profundas.

Podem ainda ocorrer violência sexual, nem sempre acompanhada de marcas físicas, asfixia e intoxicação exógena imposta pelo agressor, sendo a negligência aos cuidados médicos em doentes crônicos também uma forma de agressão.

Como nas outras situações clínicas, a história e o exame físico devem ser completos e bem-feitos, documentando-se todo achado de exame físico (se possível, com documentação fotográfica).

A investigação pode e deve ser complementada com exames laboratoriais, como hemograma, dosagens de eletrólitos, coagulograma, função hepática, perfil toxicológico, coleta de líquido cefalorraquidiano, quando a manifestação for de sistema nervoso central e houver necessidade de diagnóstico diferencial com meningite e encefalite.

Quanto à investigação por imagens, crianças menores de 2 anos devem ter todo o esqueleto radiografado para identificação de fraturas pregressas pelos calos ósseos. Na suspeita de fraturas ou lesões intracranianas, fazer a tomografia, e, na suspeita de lesões de medula espinal, realizar a ressonância magnética.

Toda suspeita ou confirmação de maus-tratos deve ser denunciada às autoridades legais, ainda que de forma anônima. O capítulo IV, do art. 25, do Código de Ética Médica deixa claro que é vedado ao médico deixar de denunciar casos de violência por seu papel como profissional de saúde e defensor da vida.

Bibliografia

- American College of Surgeons – Committee on Trauma. Suporte Avançado de Vida no Trauma para Médicos – ATLS. 9. ed. Chicago: American College of Surgeons; 2012.
- American Heart Association. Pediatric Advanced Life Support. Guidelines 2000 for Cardiopulmonary Resuscitation and Emergency Cardiovascular Care. International Consensus on Science; 2000.
- Brasil. Ministério da Saúde. DATASUS – 2016. Indicadores de Saúde e Morbidade. Disponível em: http://www2.datasus.gov.br/DATASUS.
- Dubowitz H, Bennett S. Physical abuse and neglect of children. Lancet. 2007;369:1891-9.

- Mann NC, Mackenzie E, Teitelbaum SD, Wright D, Anderson C. Trauma system structure and viability in the current healthcare environment: a state-by-state assessment. J Trauma. 2005;58:136-47.
- Murray CJ, Lopez AD. Global mortality, disability, and the contribution of risk factors: global burden of disease study. Lancet. 1997;349:1436-42.
- Schvartsman C, Carrera RM, Abramovici S. Avaliação e transporte da criança traumatizada. J Ped. 2005;81:223-9.
- World Health Organization. Guidelines for essential Trauma care. Geneva: WHO; 2004. Disponível em: http://whqlibdoc.who.int/publications/2004.

PARTE 3

Especialidades Pediátricas

SEÇÃO 4

Alergia e Imunologia

CAPÍTULO 34

Dermatite Atópica

Camila Alves Tonami • Jaime Olbrich Neto

Introdução

A dermatite atópica é uma doença inflamatória crônica, caracterizada por prurido e eczema recorrente, que pode estar associada a asma e a rinite ou ser desenvolvida antes da asma e da rinite, caso no qual define a marcha atópica. Houve um aumento da prevalência nas últimas três décadas, com 60% dos casos ocorrendo no 1º ano de vida, mas pode iniciar em qualquer faixa etária. A evolução da doença pode ser contínua ou ter períodos de remissão e exacerbação, em ciclos. Estudos mostram que quadros graves de início precoce, com história familiar de dermatite atópica e sensibilização precoce a alérgenos têm maior risco de doença de longo curso. Há relação de dermatite atópica precoce com alergia alimentar.

A prevalência média entre crianças e adolescentes, avaliada pelo International Study of Asthma and Allergies in Childhood (ISAAC), comparando dados entre 2003 e 2012, está em 11,3% e 10,6%, respectivamente.

É preciso se lembrar do conceito de marcha atópica, que se refere à história das doenças alérgicas. Uma criança com dermatite atópica nos primeiros meses de vida, que pode estar acompanhada pela sensibilização aos alérgenos alimentares, como leite de vaca, ovo e amendoim, pode, ao longo dos meses, se sensibilizar aos aeroalérgenos, como ácaros, fungos e epitélios de animais, e apresentar episódios de sibilância antes dos 2 anos de idade, evoluindo para quadro de rinite. Estudos epidemiológicos mostraram que, em geral, a dermatite atópica precede a asma e a rinite, e a prevalência de doenças respiratórias em pacientes com dermatite atópica é maior, chegando a 45%.

Fisiopatologia

A dermatite atópica se dá por um desequilíbrio da resposta imune com desvio para resposta Th2 e respostas aumentadas de IgE aos alérgenos ambientais, em associação a defeitos na barreira cutânea, que permitem maior penetração de alérgenos, e à colonização por microrganismos, principalmente o *Staphylococcus aureus*. O principal defeito de barreira está relacionado com mutações no gene da filagrina, proteína importante para a formação e a manutenção da integridade dessa barreira, composta por corneócitos, manto lipídico e manto ácido com pH ácido entre 4,5 e 5,5, o que dificultará a proliferação bacteriana. O corneócito é constituído por proteínas, como a filagrina, a locrina e a involucrina. Os metabólitos da filagrina fazem parte do fator de hidratação natural (FHN), e suas mutações aparecem em 30 a 50% dos pacientes com dermatite atópica.

A integridade da barreira cutânea é importante para a proteção contra a entrada de alérgenos, além de evitar a perda de água excessiva transepidérmica (*transepidermal water loss* – TWEL). Os lipídios são os responsáveis por evitar essa perda de água, sendo as principais atuantes as ceramidas, as quais estão reduzidas na dermatite atópica.

Se o pH da pele é ácido, permite a manutenção da flora bacteriana normal, constituída por bactérias Gram-positivas (*Staphylococcus* sp., *S. epidermidis*, *Micrococcusluteus*, *Corynebacterium*, *Streptococcus* sp.); com isso, impede a colonização por bactérias patogênicas, como o *S. aureus*. A pele do paciente com dermatite atópica apresenta 90% de colonização por *S. aureus*, quando tem uma barreira cutânea não íntegra. Outros fatores associados a essa colonização consistem na redução de peptídeos antimicrobianos (PAM), que ajudam na defesa contra bactérias, fungos e vírus, e na deficiência de defensinas beta e na diminuição do recrutamento de neutrófilos. As próprias citocinas envolvidas na patogênese (IL-4 e IL-13) podem inibir a produção de PAM e diminuir a imunidade inata contra *S. aureus*. A imunidade inata pode ser reduzida pela diminuição da função dos receptores *toll-like* (TLR) (Figura 34.1).

Na dermatite atópica, ocorre ativação dos linfócitos Th2, com produção de citocinas IL-4, IL-5, IL-13 e IL-31, nas fases iniciais (fase aguda) e, posteriormente, na fase crônica, com ativação de resposta Th1. Estudos mostram um papel importante também das células Th22, produtoras de IL-22 e Th17, na iniciação e na manutenção das lesões da dermatite atópica. As células dendríticas e as de Langerhans se ativam pelo reconhecimento de antígenos derivados de patógenos, promovendo resposta Th1, Th2, Th17 e Th22 nas lesões agudas. Na fase crônica, as células Th1 produzem interferon-gama (INF-γ), que, em excesso, resultam em apoptose de queratinócitos e maior disfunção da barreira cutânea.

Fator de risco

A dermatite atópica está associada aos seguintes fatores de risco: genéticos, ambientais (poluentes, clima, irritantes em contato na pele) e exposição materna na gestação, que também influencia a criança após o nascimento.

Alguns estudos longitudinais indicam que a dermatite atópica se estende até a fase adulta, quando se inicia mais precocemente, com formas mais graves de apresentação, sensibilização alérgica precoce e história familiar de atopia e dermatite atópica.

Quadro clínico

A presença de lesões eczematosas pruriginosas é característica da dermatite atópica, com caráter crônico e recidivante, as quais podem ser localizadas ou disseminadas, apresentando distribuição característica de acordo com a faixa etária afetada. As lesões se apresentam com eritema, pápula, seropápula, vesículas, crostas e liquenificação. Do nascimento até o 6º mês de vida, as lesões aparecem na face (Figura 34.2), poupando o maciço central, localizando-se na superfície extensora dos membros e podendo aparecer no tronco, com eventual associação à dermatite seborreica. Na fase pré-puberal, as lesões se localizam nas regiões flexurais dos joelhos e cotovelos, além do pescoço, do pulso e dos tornozelos. Na fase adulta, as lesões são semelhantes às da fase pré-puberal, mas aparecem mais liquenificadas e podem estar nas mãos e nas regiões flexurais (Figura 34.3).

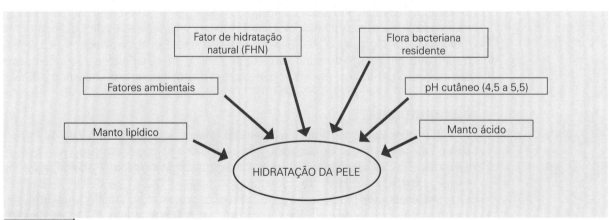

FIGURA 34.1 | Mecanismos envolvidos na fisiopatologia da dermatite atópica.
Fonte: Adaptada de Antunes et al., 2017.

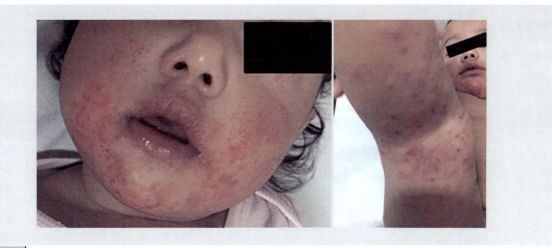

FIGURA 34.2 | Dermatite atópica – lesão na face e na fossa poplítea.
Fonte: Arquivo da Disciplina de Alergia e Imunologia Pediátrica da Faculdade de Medicina de Botucatu (FMB/Unesp).

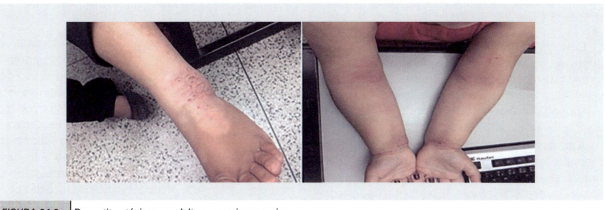

FIGURA 34.3 | Dermatite atópica em adulto e em criança maior.
Fonte: Arquivo da Disciplina de Alergia e Imunologia Pediátrica da Faculdade de Medicina de Botucatu (FMB/Unesp).

Outros sinais cutâneos podem estar relacionados com a dermatite atópica, como o sinal de Dennie-Morgan (dupla prega infraorbital), comum em atópicos; pitiríase alba pelo ressecamento da pele das crianças; ceratose pilar (lesões ceratósicas foliculares em braços, região malar e coxas); fissuras e rágades; eczema de mamilos; eczema palpebral; queilites; palidez facial e dermografismo branco.

Lesões com aumento de exsudação, fissuras, pústulas e crostas melicéricas são indicadores de dermatite atópica infectada, podendo ocorrer pela coçadura das lesões, que facilita a colonização bacteriana. A principal bactéria relacionada com a colonização da pele de atópicos, o *S. aureus*, produz hemolisinas, enterotoxinas e superantígenos, que têm capacidade de se ligar ao complexo principal de histocompatibilidade humana (MHC) e provocar ativação de linfócitos T, com liberação de citocinas e diferenciação em células Th2, acentuando o prurido. Os superantígenos podem desencadear uma resposta IgE específica contra as toxinas estafilocócicas presentes na pele.

Diagnóstico

O diagnóstico de dermatite atópica é clínico, sendo empregados alguns critérios diagnósticos, como de Hanifin e Rajka (Quadro 34.1), que divide os sinais e sintomas em critérios maiores e menores. Um fator importante para o diagnóstico consiste na presença de prurido, em associação à história de pele seca, à história pessoal de rinite ou asma ou parentes de primeiro grau com história de atopia, e à presença de lesões eczematosas que se apresentam em localizações típicas de acordo com a faixa etária, de caráter recidivante.

CAPÍTULO 34 • DERMATITE ATÓPICA

QUADRO 34.1	Diagnóstico da dermatite atópica (são necessários três critérios maiores e três ou mais menores)
Critérios maiores	• Prurido • Localizações típicas das lesões (crianças: face e regiões extensoras; adolescentes e adultos: região flexora) • Dermatite crônica e recidivante • História pessoal ou familiar de atopia
Critérios menores	• Xerose • Ictiose, queratose pilar • IgE elevada • Início precoce da dermatite atópica • Eczema de mamilos • Queilite • Conjuntivite recorrente • Prega de Dennie-Morgan • Escurecimento periorbitário • Eritema ou palidez facial • Pitiríase alba • Prurido ao suar • Curso influenciado por fatores emocionais e ambientais • Dermografismo branco

Fonte: Adaptado de Hanifin e Hajka, 1980.

Deve-se atentar aos diagnósticos diferenciais – dermatite seborreica, eczema numular (lesões em formato de moeda, eventualmente relacionadas com dermatite atópica ou isoladas), dermatite de contato alérgica ou irritativa –, que também podem aparecer associados à dermatite atópica.

A gravidade da dermatite pode ser avaliada por escores que considerem sintomas objetivos ou subjetivos. Um desses escores é o denominado SCORAD (*Score Atopic Dermatitis*) (Figura 34.4), que possibilita o acompanhamento de pacientes de maneira padronizada e tem finalidade em estudos clínicos. Outro escore de gravidade utilizado é o índice EASI (*Eczema Score and Severity Index*), que permite a avaliação da gravidade de cada lesão, constituindo uma avaliação mais objetiva.

O diagnóstico laboratorial fornece dados para identificar as possíveis causas da dermatite, por meio da pesquisa de IgE específica a alérgenos por teste cutâneo de leitura imediata ou pela dosagem de IgE específica no sangue. Deve-se ter em mente que a positividade de um teste ou exame de sangue pode não ser muito relevante se o paciente apresentar níveis elevados de IgE, pois pode determinar apenas sensibilização a esse alérgeno, e não ser responsável pela doença. Os aeroalérgenos mais envolvidos são os ácaros (*Dermatophagoides pteronyssinus*, *Dermatophagoides farinae*, *Blomia tropicalis*) e os alimentos mais envolvidos são leite, ovo, amendoim e soja. O teste de contato para atopia (*atopy patch test* – APT) compreende um método novo para identificação dos alérgenos causadores de lesões nos pacientes com dermatite atópica, possibilitando detectar sensi-

bilização sem IgE específica, além de testar ácaros, animais, fungos e alimentos, embora ainda não haja uma padronização técnica para a sua realização.

Tratamento/prevenção

A principal medida de tratamento de todos os casos de dermatite atópica consiste na hidratação diária da pele. Os hidratantes auxiliarão na integridade da barreira cutânea, sendo compostos de emolientes (preenchem espaço entre os corneócitos), umectantes (preservam a estrutura da camada córnea) e substâncias oclusivas (diminuem a evaporação da pele e a exposição e a penetração de alérgenos). Devem ser livres de fragrância, conservantes e sensibilizantes, com a consistência de loção, creme e pomada, indicadas de acordo com o paciente. O uso do hidratante em quantidade adequada reduz o número de crises agudas da doença e diminui o prurido. Para uma hidratação correta da pele, a criança utiliza de 150 a 200 g de hidratante por semana, o que eleva o custo do tratamento da doença.

Os cuidados para evitar o ressecamento da pele também são importantes, com orientações para banhos mornos e rápidos, bem como evitar o uso de substâncias irritantes da pele com buchas, uso em excesso de sabonetes, hidratantes com perfume e esfoliação da pele. Recomendam-se sabonetes com pH entre 5,0 e 6,0, em pouca quantidade ou sabonetes líquidos do tipo *syndet*, além de enxugar a pele com toalha macia e aplicar o hidratante logo após banho, na pele ainda úmida. Pode ser indicado o uso de compressas úmidas (*wet wraps*) em associação ao hidratante para restaurar a barreira cutânea.

Nas crises da doença, está indicado o uso de corticosteroides tópicos e inibidores da calcineurina. Os corticosteroides apresentam um custo menor, mas têm maior efeito colateral com uso mais crônico, como estrias, telangiectasias, atrofia cutânea, alterações de pigmentação e erupções acneiformes. Existem várias opções de corticosteroides no mercado com potências diferentes (Quadro 34.2), escolhidos de acordo com a localização da lesão e a gravidade da crise, pois a localização das lesões ativas é importante pela maior absorção do corticosteroide de acordo com a área aplicada, por exemplo, na face e na região genital, tem maior absorção, região para a qual é indicado o de baixa ou média potência. As diretrizes da American Academy of Allergy, Asthma and Immunology (AAAAI), de 2012, e da Academy of Dermatology (AAD), de 2014, indicam o uso dessas substâncias na crise aguda e uma manutenção nos locais em que as lesões normalmente aparecem por 2 a 3 vezes na semana, após a melhora do quadro.

190

PARTE 3 • ESPECIALIDADES PEDIÁTRICAS

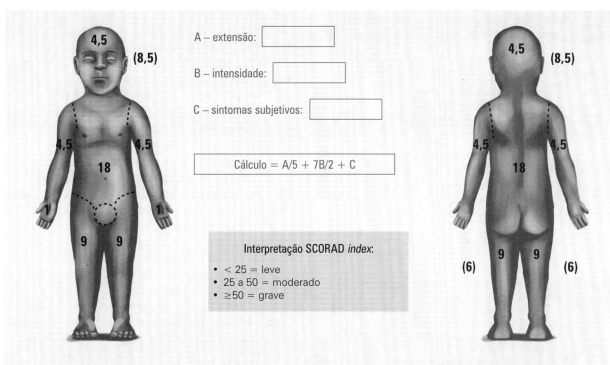

- A – extensão: registro das áreas afetadas da pele e cálculo baseado no percentual da área corporal afetada. Valores entre parênteses correspondem aos menores de 2 anos.
- B – intensidade: 0: ausente; 1: leve; 2: moderada; 3: grave. Um Quadro como o mostrado a seguir auxilia na quantificação.

Quantificação da intensidade segundo critério na dermatite atópica	
Critério	Intensidade (0, 1, 2, 3) Ausente, leve, moderada, grave
Eritema	
Edema/pápula	
Secreção/crosta	
Escoriação	
Liquenificação	
Pele seca*	

*A secura da pele é avaliada em áreas não afetadas.

- C – sintomas subjetivos: prurido, perda de sono, escala visual (3 dias e noites anteriores, com valores de 0 a 10). O Quadro a seguir pode ser utilizado para quantificar.

Valor atribuído ao prurido e à perda de sono na avaliação da dermatite atópica											
Prurido*	0	1	2	3	4	5	6	7	8	9	10
Perda sono	0	1	2	3	4	5	6	7	8	9	10

*Na criança muito pequena, a avalição do prurido pode ficar prejudicada, podendo-se considerar a irritabilidade.

O valor que expressa o pior resultado é 103, composto da seguinte forma:

A: extensão dividida por 5, podendo chegar no máximo a 20 pontos.
B: intensidade multiplicada por 7 e dividida por 2, podendo chegar no máximo a 63 pontos.
C: sintomas subjetivos, soma de prurido (10) mais perda de sono (10), podendo chegar no máximo a 20 pontos.

FIGURA 34.4 | Escore SCORAD: critérios e cálculo.
Fonte: Adaptado do Consensus European Task Force on Atopic Dermatitis, 1993.

CAPÍTULO 34 • DERMATITE ATÓPICA

QUADRO 34.2	Corticosteroides tópicos utilizados na dermatite atópica segundo a potência
Grupo I (superpotentes)	• Propionato de clobetasol 0,05% (creme e pomada)
Grupo II (potentes)	• Dipropionato de betametasona 0,05% (pomada) • Valerato de betametasona 0,1% (pomada) • Halcinonida 0,1% (pomada) • Valerato de diflucortolona (creme e pomada)
Grupo III (potentes)	• Dipropionato de betametasona 0,05% (creme) • Valerato de betametasona 0,1% (creme) • Halcinonida 0,1% (creme) • Acetonido de triamcinolona (pomada)
Grupo IV (potência média)	• Furoato de mometasona 0,1% (pomada) • Acetonido de fluocinolona (pomada) • Desonida (pomada) • Aceponato de metilprednisolona (creme) • Prednicarbato (pomada) • Acetonido de triamcinolona (creme)
Grupo V (potência média)	• Fuorato de mometasona 0,1% (creme) • Acetonido de fluocinolona (creme) • Desonida (creme) • Prednicarbato (creme)
Grupo VI (potência leve)	• Fluorandrenolide (creme ou pomada) • Hidrocortisona (pomada) • Pivalato de flumetasona (creme ou pomada)
Grupo VII (leve)	• Hidrocortisona (creme) • Dexametasona • Prednisolona • metilprednisolona

Fonte: Antunes, 2017.

Os inibidores da calcineurina são utilizados para controle da inflamação em crises e atuarão inibindo os linfócitos, visto que a calcineurina é uma proteína presente em linfócitos e outras células, como as dendríticas, que, após ativada, produz interleucinas inflamatórias, como IL-2, IL-3, IL-4 e TNF-alfa. Os produtos disponíveis para uso tópico são o pimecrolimo e o tacrolimo. O pimecrolimo está indicado a partir de 3 meses de vida com apresentação a 1%, e o tacrolimo, recomendado a partir de 2 anos de idade e com duas apresentações em pomada (0,03% e 0,1%). A aplicação deve ser realizada a partir da primeira lesão aguda que surgir e deve ser mantida por 1 semana após o desaparecimento das lesões. Os efeitos colaterais dessas medicações são prurido e ardência no local de aplicação nos primeiros dias da aplicação, reduzindo em seguida.

O prurido da dermatite atópica constitui um sintoma bastante incômodo para os pacientes, mediado por fibras não mielinizadas tipo C e por fibras aferentes mielinizadas finas, que se originam dos corpos celulares no gânglio espinal dorsal, motivo pelo qual o efeito do anti-histamínico no controle total do prurido é pequeno. Os cuidados com a pele com hidratação e corticosteroides tópicos e inibidores da calcineurina aliviam esse sintoma associado à eliminação dos fatores desencadeantes das lesões, como controle dos agentes irritantes, como evitar roupas com tecido sintético e preferindo uso de tecidos de algodão com cores claras, evitar o uso excessivo de sabões e amaciantes nas roupas etc.

Outro fator importante é o tratamento de infecções secundárias na pele do atópico, cujos principais agentes são *S. aureus* e *S. pyogenes*. Quando lesões crostosas e com exsudato estão associadas às lesões eritematosas da dermatite atópica, a falta de controle da infecção dificulta o controle da exacerbação. Pode-se usar antibióticos tópicos se houver lesões mais localizadas, como mupirocina ou ácido fusídico; se mais extensas, antibiótico oral como a cefalexina. Nos casos de infecções secundárias de repetição na pele, está indicado o uso de banhos de imersão com hipoclorito.

Na dermatite atópica grave e refratária aos tratamentos citados, está indicada a imunossupressão sistêmica, e os medicamentos mais usados são corticosteroides orais, ciclosporina, azatioprina, micofenolato de mofetil e metotrexato.

Outras opções de tratamento incluem a fototerapia com os espectros de luz UV-NB e UVA-1, uso de imunoterapia específica em pacientes com dermatite atópica e sensibilização a aeroalérgenos, levando em consideração seus riscos e benefícios.

Bibliografia

- Antunes AA, Solé D, Carvalho VO, Bau AEK, Kuschnir FC, Mallozi MM, et al. Guia prático de atualização em dermatite atópica – Parte I. Arq Asma Alerg Imunol. 2017;131-82.
- Campos RA. Dermatite atópica: novos desafios. Arq Asma Alerg Imunolol. 2017;1:123-7.
- Cardili RN, Melo JML, Roselino AM, Moreno AS, Castro APM, Arruda LK. Dermatite atópica e filagrina: restaurando barreiras para o controle da doença. Brazilian Journal of Allergy and Immunology. 2013;239-42.
- Eichenfield LF, Ahluwalia J, Waldman A, Borok J, Udkoff J, Boguniewicz M. Current guidelines for the evaluation and management of atopic dermatitis: A comparison of the Joint Task Force Practice Parameter and American Academy of Dermatology guidelines. J Allergy Clinimmunol. 2017;139:S49-57.
- Furue M, Chiba T, Tsuji G, Ulzii D, Nakahara M, Nakahara T, Kadono T. Atopic dermatitis: immunedeviation, barrier dysfunction, IgE autoreactivityand new therapies. Allergology International. 2017;66:398-403.
- Hanifin JM, Rajka G. Diagnostic features of atopic dermatitis. Acta Dermat Venereal. 1980;92:44-7.
- Levy SAP, Dortas Junior SD, Pires AHS, Abe AT, Valle SOR, Coelho VP, et al. Atopy patch test (APT) in the diagnosis of food allergy in children with atopic dermatitis. An Bras Dermatol. 2012;87:724-8.
- Severity scoring of atopic dermatitis: The SCORAD index. Consensus Report of the European Task Force on Atopic Dermatitis Dermatitis. Dermatology. 1993;186(1):23-31.
- Weidinger S, Novak N. Atopic dermatitis. Lancet. 2016; 387:1109-22.

CAPÍTULO 35

Rinite Alérgica

Monique Cotarelli Tsuji • Camila Alves Tonami • Jaime Olbrich Neto

Introdução

Rinite alérgica é uma doença imunológica frequente, embora seu diagnóstico e tratamento exijam uma maior difusão. Tem impacto importante ao reduzir a qualidade de vida, incluindo o desempenho escolar e/ou no trabalho. Trata-se de uma inflamação da mucosa nasal, mediada por imunoglobulina E (IgE), provocada pela exposição a alérgenos contra os quais o paciente está sensibilizado e pode resultar em sintomas crônicos ou recorrentes. Os principais sintomas são rinorreia aquosa, prurido nasal, espirros e obstrução nasal, que podem estar acompanhados de sintomas oculares, como prurido e hiperemia conjuntival.

Etiologia

Provavelmente, a predisposição genética representa o fator mais importante no desenvolvimento da rinite. A ocorrência dos sintomas de rinite alérgica pode ser sazonal ou perene, conforme a sensibilização do paciente e da região onde reside. Os sintomas sazonais estão associados principalmente à sensibilização e à exposição a pólens. Quando a sensibilização e a exposição aos alérgenos forem diárias ou perenes (p. ex., ácaros da poeira domiciliar), os sintomas ocorrerão ao longo do ano inteiro, podendo ser persistentes ou intermitentes, de acordo com a maior ou menor exposição aos alérgenos. Na rinite alérgica por sensibilização a ácaros e/ou fungos, o curso clínico pode ser agravado nos períodos do outono e inverno. No Quadro 35.1, há um resumo dos fatores desencadeantes da rinite alérgica.

QUADRO 35.1	Fatores desencadeantes da rinite alérgica (aeroalérgenos)
Ácaros	*Dermatophagoides pteronyssinus*, *D. farinae*, *Blomia tropicalis*, ácaros de depósito
Fungos	*Cladosporium* sp., *Aspergillus* sp., *Alternaria* sp.
Baratas	*Blatella germanica*, *Periplaneta americana*
Epitélio/saliva	Cão, gato, cavalo, roedores
Pólens	Gramíneas, flores
Outros	Látex

Os agentes citados podem desencadear manifestações clínicas em sensibilizados, e a expressão clínica pode ser amplificada pela presença de irritantes, como fumaça de cigarro, poluição e exaustão de diesel.
Fonte: Dados do Serviço de Alergia e Imunologia Pediátrica da Faculdade de Medicina de Botucatu (FMB/Unesp).

Fisiopatologia

A fase de sensibilização inicia-se com o processamento e a apresentação de fragmentos do alérgeno por células com antígenos aos linfócitos T auxiliares. Nesses pacientes, o processo promove a estimulação e a ativação de linfócitos (Th2), com produção de IL-4, ativação e diferenciação de linfócitos B e produção de IgE alérgeno-específica. Os anticorpos IgE específicos ligam-se a receptores de alta afinidade, localizados principalmente em mastócitos e basófilos, e aos de baixa afinidade, em eosinófilos, monócitos e plaquetas. Em uma subsequente exposição ao alérgeno, ocorre a fase efetora, quando a exposição ao alérgeno resulta em ligação bivalente às IgE ligadas ao mastócito, ocasionando a liberação de mediadores químicos pré-formados, como a histamina, e os recém-sintetizados, como leucotrienos e prostaglandinas. Essa resposta inflamatória alérgica produzirá vasodilatação, aumento da permeabilidade vascular e da secreção glandular, e estimulação de receptores H1 nas terminações nervosas sensitivas e de fibras nervosas C, provocando a expressão clínica da rinite alérgica – espirros, prurido nasal, obstrução e rinorreia. As prostaglandinas promovem aumento da permeabilidade vascular, prurido, agregação e ativação de plaquetas. Os leucotrienos, por sua ação mais prolongada, contribuem também para a congestão nasal e o recrutamento de eosinófilos. Nesse processo, são secretadas várias citocinas, como IL-3, IL-4, IL-5, IL-6, IL-13 e TNF-alfa, que regulam a duração e a intensidade da resposta, promovendo a expressão de moléculas de adesão e o recrutamento de células inflamatórias (eosinófilos, neutrófilos, macrófagos e linfócitos T). Trata-se de uma reação inflamatória com uma resposta imediata, decorrente da degranulação de mastócitos, e outra tardia, que ocorre dentro de 4 a 12 h após a exposição ao alérgeno, caracterizada pela migração de células inflamatórias, particularmente eosinófilos, para o local da reação alérgica. A infiltração de eosinófilos é característica da rinite alérgica e pode produzir dano tissular durante a fase tardia. Na Figura 35.1, está descrito o mecanismo imunológico da rinite alérgica e, no Quadro 35.2, os efeitos dos principais mediadores nos processos alérgicos das vias aéreas.

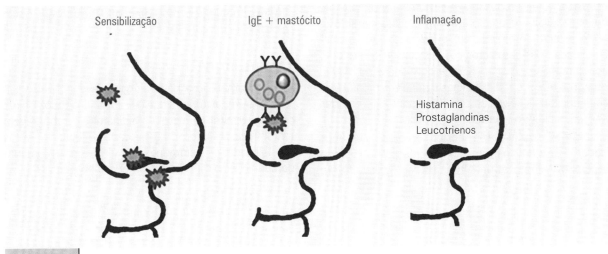

FIGURA 35.1 | Mecanismo imunológico da rinite alérgica.
Fonte: Elaborada pelo autor, Jaime Olbrich Neto.

QUADRO 35.2 Efeitos dos principais mediadores nos processos alérgicos de vias aéreas

Histamina	Prostaglandinas	Leucotrienos
• Vasodilatação • Aumento da permeabilidade vascular • Prurido • Secreção glandular • Estimulação de terminações nervosas • Expressão de moléculas de adesão • Quimiotaxia para neutrófilos e eosinófilos	• Aumento da permeabilidade vascular • Prurido	• Recrutamento e ativação de eosinófilos • Redução da apoptose do eosinófilo • Aumento da produção de citocinas • Aumento da permeabilidade vascular • Vasodilatação e edema • Aumento de secreção de muco pelas células caliciformes • Redução de batimento ciliar

Fonte: Adaptado de Solé et al., 2006 e 2012 e Bousquet, 2001.

Diagnóstico

O diagnóstico é clínico, completado com exames para demonstrar a sensibilização, e, se necessário, provocação, para observar sinais e sintomas. Verifica-se que os sintomas ocorrem por mais de 2 dias consecutivos e por mais de 1 h na maioria dos dias. É fundamental realizar uma anamnese detalhada, com informações sobre a ocorrência desses sinais e sintomas, frequência, intensidade, interferência nas atividades e na qualidade de vida, que deve incluir o ambiente residencial, de trabalho, ou escolar, meio de transporte, animais de estimação e antecedentes.

Com essas informações, é possível classificar um quadro de rinite alérgica segundo o tempo de sua duração e a interferência no dia a dia do paciente. Assim, tem-se uma classificação dinâmica como a da Figura 35.2, segundo a Allergic Rhinitis and Its Impact on Asthma (ARIA).

Na avaliação somatoscópica, pode-se observar a presença de prega transversal no dorso do nariz, o que pode decorrer do ato de coçar o nariz durante períodos de manifestação da doença. Outra manifestação visível são as pregas infraorbitárias – pregas de Dennie-Morgan – e a hipercromia, resultado do prurido e da estase vascular. Ao observar a região anterior, interna, do nariz, avalia-se a coloração da mucosa nasal, que pode estar hiperemiada em quadros agudos e pálida-violácea nos casos crônicos. Os cornetos inferiores apresentam-se hipertrofiados e com secreção hialina ou purulenta. A endoscopia nasal pode trazer informações adicionais sobre as demais regiões internas das narinas, incluindo adenoide.

Exames para avaliar a sensibilização aos alérgenos podem contribuir para melhor orientação no cuidado ambiental, além de fundamentais para o tratamento com imunoterapia. O teste cutâneo de leitura imediata (*prick test*) é de fácil realização, avalia a resposta IgE mediada; na impossibilidade de realizá-lo por motivos técnicos, a dosagem de IgE específica no sangue tem valor semelhante; porém, com custo e tempo mais elevados. O teste positivo indica sensibilização anterior; porém, nem todos os sensibilizados desencadearão manifestações clínicas, além do fato de alguns pacientes com IgE sérica, ou teste cutâneo negativo, apresentarem manifestações típicas de rinite alérgica, o que mostra a importância de valorizar a clínica. Nessas situações, quando necessário, o teste de provocação nasal, habitualmente utilizado em pesquisas clínicas, pode ser de grande valia. Outros testes, como a citologia nasal, em que se busca avaliar a presença e o predomínio, ou não, de eosinófilos na secreção nasal, dependem da habilidade do examinador, e, portanto, não estão disponíveis em todos os serviços, assim como testes para avaliação do olfato. Exames de imagens e biópsia são mais bem indicados por especialistas, considerando-se as particularidades de cada situação.

O quadro evolutivo pode se apresentar com comorbidades, com alongamento da face, pregas infraorbitárias e hipercromia, e lábios entreabertos para respiração suplementar, em resposta à obstrução nasal, como se observa na Figura 35.3.

Tratamento

O tratamento da rinite alérgica deve ser personalizado; porém, algumas situações comuns a todos os pacientes permitem um esquema dinâmico de abordagem terapêutica. O Quadro 35.3, baseado no ARIA, resume as possibilidades de tratamento, de maneira geral, com fundamentação na classificação anteriormente citada.

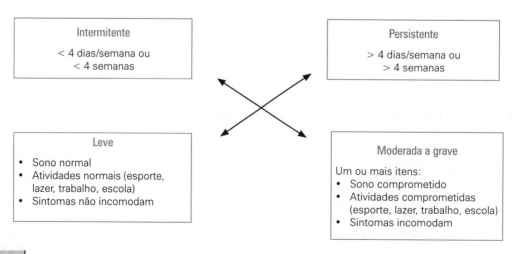

FIGURA 35.2 Classificação da rinite alérgica em função do tempo de duração e do impacto.

Fonte: Adaptada de Bousquet, 2001.

PARTE 3 • ESPECIALIDADES PEDIÁTRICAS

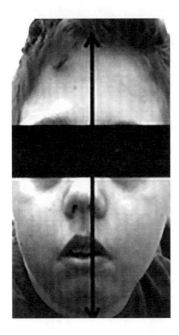
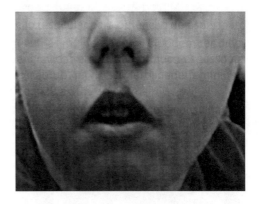
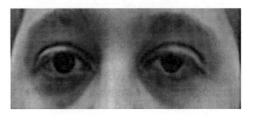

FIGURA 35.3 | Sinais faciais da rinite alérgica persistente, com obstrução nasal predominante.
Fonte: Imagens de arquivo da Disciplina de Alergia e Imunologia da Faculdade de Medicina de Botucatu (FMB/Unesp).

QUADRO 35.3 Tratamento baseado na evolução dinâmica da rinite alérgica

Intermitente		Persistente	
Leve	Moderada/grave	Leve	Moderada/grave
Sem ordem de preferência			Com ordem de preferência
• Anti-histamínico • Descongestionante/antileucotrieno	• Anti-histamínico • Descongestionante/antileucotrieno • Cromonas • Corticosteroide tópico		• Corticosteroide tópico • Anti-histamínico/antileucotrieno
	Falha: tratar como persistente moderada/grave		Falha: • Checar aderência/diagnóstico • Aumentar dose de medicação • Se prurido/espirros + anti-H1 • Se obstrução + descongestionante/corticosteroide oral Avaliar em 2 a 4 semanas Falha: cirurgia

Imunoterapia

Higiene ambiental específica (alérgenos) e inespecífica (irritantes)

Fonte: Adaptado de Bousquet, 2001.

A lavagem nasal com soluções salinas isotônicas e isentas de conservantes (soro fisiológico 0,9%) pode reduzir a congestão nasal na maioria dos pacientes, utilizadas principalmente nos períodos de baixa umidade. A aplicação com pressão positiva com uso de seringas é superior ao uso de inaladores para fins de umidificação. As soluções salinas hipertônicas mostraram-se superiores às isotônicas em diversos estudos. O emprego de anti-histamí- nicos não sedantes constitui a primeira linha de tratamento farmacológico. Nas situações em que o processo se tornou crônico, ou com obstrução predominante, o uso de corticosteroides tópicos está indicado, sendo os de maior biodisponibilidade local e menor disponibilidade sistêmica os mais indicados. O tempo de tratamento deve ser personalizado e depende dos eventos adversos, como sangramento e tolerância ao uso. As cromonas in-

CAPÍTULO 35 • RINITE ALÉRGICA

tranasais e os antileucotrienos são seguros; porém, apresentam menor ação em relação aos corticosteroides tópicos intranasais. O tratamento que pode modificar o curso natural da doença, reduzindo ou até mesmo abolindo o uso de anti-histamínicos e corticoides, é a imunoterapia alérgeno-específica, indicada e avaliada por especialista, para evitar gastos desnecessários, uma vez que nem todos os pacientes serão beneficiados com essa terapia.

A seguir, estão relacionados alguns anti-histamínicos e corticosteroides disponíveis no mercado, mas sugere-se que se amplie essa informação com a busca direcionada a produtos relacionados com o tema, e não incluídos aqui por questão de espaço.

Os anti-histamínicos e suas doses recomendadas para rinite alérgica em crianças estão apresentados no Quadro 35.4 e os corticosteroides tópicos no Quadro 34.5.

QUADRO 35.4 Anti-histamínicos sugeridos para uso em crianças com rinite alérgica

Medicamento	Apresentação	Dose em crianças
Cetirizina	Comprimido: 10 mg Suspensão: 5 mg/5 mL	< 6 meses: não usar 6 a 12 meses: 2,5 mg/dose, 1 vez/dia 1 a 2 anos: 2,5 mg/dose, 1 a 2 vezes/dia 2 a 5 anos: 5 mg/dose, 1 vez/dia 6 a 12 anos: 5 mg/dose, 1 a 2 vezes/dia
Rupatadina	10 mg	> 12 anos: 10 mg/dia
Ebastina	Comprimido: 10 mg Xarope: 5 mg/5 mL	2 a 5 anos: 2,5 mg/dose, 1 vez/dia 6 a 12 anos: 5 mg/dose, 1 a 2 vezes/dia
Loratadina	Comprimido: 10 mg Xarope: 5 mg/5 mL	2 a 5 anos: 5 mg/dia > 6 anos ou 30 kg: 10 mg/dia
Fexofenadina	Cápsulas: 30 e 60 mg Comprimido: 120 e 160 mg	2 a 5 anos: 30 mg/dia 6 a 11 anos: 60 mg/dia
Levocetirizina	Comprimido: 5 mg Solução oral (gotas): 5 mg/5 mL	2 a 5 anos: 1,25 mg/dia 6 a 11 anos: 2,5 mg/dia > 12 anos: 5 mg/dia
Desloratadina	Comprimido: 5 mg Xarope: 2,5 mg/5 mL	2 a 5 anos: 1,25 mg/dia 6 a 11 anos: 2,5 mg/dia > 12 anos: 5 mg/dia
Bilastina	20 mg	> 12 anos

Fonte: Elaborado pelos autores com base na literatura, incluindo as bulas específicas de cada medicamento.

QUADRO 35.5 Corticosteroides tópicos nasais sugeridos para uso em crianças com rinite alérgica, segundo a idade

Nome	Idade	mcg/*spray*/narina	Máximo em crianças	Dose/dia
Triancinolona acetonida	4	55	110	Única
Budesonida	6	32, 50, 64 e 100	100	2 vezes
Ciclesonida	6	50	100	Única
Dipropianato de beclometasona	6	50	100	2 vezes
Propionato de fluticasona	2	50	100	2 vezes
Furoato de mometasona	2	50	100	Única
Furoato de fluticasona	4	27,5	55	2 vezes
Azelastina + fluticasona	> 12	137 + 50	—	2 vezes

Fonte: Elaborado pelos autores com base na literatura, incluindo as bulas específicas de cada medicamento.

Bibliografia

- Bousquet J, van Cauwenberge P, Khaltaev N; World Health Organization. Allergic Rhinitis and its Impact on Asthma. J Allergy Clin Immunol. 2001;108:S147-S334.
- Holgate ST, Broide D. New targets for allergic rhinitis: a disease of civilization. Nat Rev Drug Discov. 2003;2:902-14.
- Ibiapina CC, Sarinho ESC, Camargos PAM, Andrade CR, Cruz Filho AAS. Allergic Rhinitis: epidemiological aspects, diagnosis and treatment. J Bras Pneumol. 2008;34:230-40.
- Olbrich Neto J, Olbrich SRLR, Mori NLR, de Oliveira AE, Corrente JE. Variations in peak nasal inspiratory flow among healthy students after using saline solutions. Braz J Otorhinolaryngol. 2016;82:184-90.
- Scadding GK, Kariyawasam HH, Scadding G, Mirakian R, Buckley RJ, Dixon T, et al. BSACI guideline for the diagnosis and management of allergic and non-allergic rhinitis (Revised Edition 2017, First edition 2007). Clin Exp Allergy. 2017 Jul;47(7):856-89.
- Solé D, Mello Jr JF de, Weckx LLM, Rosário Filho NA (coords.). II Consenso Brasileiro sobre Rinites. Rev Bras Alerg Imunopatol. 2006;29:29-59.
- Solé D, Sakano E, Cruz AA, Pastorino A, Prado E, Mello JF, Weckx LL, et al. (coords.). III Consenso Brasileiro sobre Rinites. Brazilian Journal of Otorhinolaryngology. 2012;75.

CAPÍTULO 36

Reações Medicamentosas

Camila Alves Tonami • Jaime Olbrich Neto

Introdução

As reações a medicamentos, ou reações de hipersensibilidade a medicamentos, podem ser alérgicas ou não alérgicas, em que se incluem todas as reações adversas a fármacos que se assemelham a uma alergia. A Organização Mundial da Saúde (OMS) define reação adversa a medicamento qualquer efeito não terapêutico nas doses habitualmente empregadas para prevenção, diagnóstico e tratamento de doenças. As alergias a medicamentos apresentam um mecanismo imunológico envolvido, com reação mediada por imunoglobulina E (IgE) ou mediada por células.

Etiologia/fisiopatologia/fator de risco

As reações de hipersensibilidade a medicamentos alérgicas ocorrem pela produção de IgE por linfócitos B específicos ao antígeno, após a sensibilização. Em uma segunda exposição, o antígeno se liga à IgE na superfície dos mastócitos e basófilos e estimula a liberação dos mediadores pré-formados (histamina, triptase, citocinas) e a produção de novos mediadores (leucotrienos, prostaglandinas, cininas, citocinas). Essas reações costumam ocorrer em 20 a 30 min após a administração da medicação, como a reação a betalactâmicos (síntese de IgE específica a seus determinantes principais, secundários ou a cadeias laterais). Já as reações não alérgicas envolvem a ação dos linfócitos T. Alguns fármacos têm a capacidade de interagir diretamente com receptores nas células T ou moléculas HLA e ativar as células T produzindo resposta, como a liberação de histamina por ativação direta dos mastócitos estimulada por opiáceos e vancomicina, a ativação do complemento por protamina, meios de contraste iodado e soros heterólogos, a alteração do metabolismo do ácido araquidônico pelo ácido acetilsalicílico e pelos anti-inflamatórios não hormonais ou o acúmulo de bradicinina pelo uso de inibidores da enzima conversora de angiotensina.

Os tipos de reação (classificação de Gell e Coombs) associados aos sintomas clínicos e fisiopatologia estão listados no Quadro 36.1.

Quadro clínico

As reações de hipersensibilidade podem ter várias apresentações, envolvendo qualquer órgão ou sistema. Em geral, a pele é o órgão mais afetado. Nas reações imediatas, IgE-mediadas, podem ocorrer erupção maculopapular, urticária, angioedema e broncoespasmo, e pode evoluir para anafilaxia e choque anafilático. A erupção maculopapular pode surgir com uso de amoxicilina e ampicilina em 5 a 10% dos pacientes, não constitui uma reação IgE-mediada e, em muitos casos, está associada a infecção viral. Essa associação entre as infecções virais e as erupções maculopapulares representa um diagnóstico diferencial da reação adversa a medicamentos.

PARTE 3 • ESPECIALIDADES PEDIÁTRICAS

QUADRO 36.1 Reações de hipersensibilidade segundo o tipo e a resposta

Tipo	Resposta	Fisiopatologia	Sintomas clínicos
I	IgE	Degranulação de mastócitos e basófilos	Choque anafilático, angioedema, urticária, broncoespasmo
II	IgE e complemento	Citotoxicidade dependente de IgG e complemento	Citopenia
II	IgM ou IgG	Deposição de imunocomplexos	Doença do soro, urticária, vasculite
IVa	Th1 (IFN-gama)	Inflamação monocítica	Eczema
IVb	Th2 (IL-4 e IL-5)	Inflamação eosinofílica	Exantema maculopapular, DRESS
IVc	Células T citotóxicas (perforinas, granzima)	Morte de queratinócitos	Exantema maculopapular, síndrome de Stevens-Johnson
IVd	Células T (IL-8)	Inflamação neutrofílica	Pustulose exantemática generalizada aguda

DRESS: drug rash with eosinophilia and systemic symptoms.

Fonte: Adaptado de Demoly et al., 2014.

As urticárias podem aparecer por mecanismo não IgE-mediado, como ocorre com os anti-inflamatórios não hormonais. O angioedema isolado pode estar relacionado com o uso de anti-hipertensivos do grupo de inibidores da enzima conversora de angiotensina, pelo acúmulo de bradicinina.

As reações não IgE-mediadas podem se manifestar com vasculites, reações citotóxicas (p. ex., trombocitopenia após uso de sulfonamidas, anemia hemolítica após tratamento com metildopa ou penicilina), farmacodermias com erupções bolhosas mais graves com síndrome de Stevens-Johnson, necrólise epidérmica tóxica (NET), DRESS (drug rash with eosinophilia and systemic symptoms).

Na hipersensibilidade a analgésicos e anti-inflamatórios não esteroidais (AINE), urticária e angioedema são as manifestações mais comuns, por inibição da ciclo-oxigenase-1 (COX-1), que diminui a prostaglandina E2, a qual perde efeito protetor sobre os mastócitos, ocorrendo, então, liberação de histamina e síntese de leucotrienos cisteínicos. Pacientes reativos a ácido acetilsalicílico podem apresentar broncoespasmo, rinorreia associados a urticária e angioedema ou não associados, bem como reação cruzada com AINE, inibidores da COX-1.

As reações aos antibióticos betalactâmicos incluem urticária, anafilaxia, citopenias, vasculites e exantemas. Penicilinas, cefalosporinas, carbapenens e monobactams são denominados betalactâmicos pela presença, na sua estrutura química, de um anel betalactâmico. As penicilinas têm um anel tiazolidina ligado ao anel betalactâmico e uma cadeia lateral individual. Esse anel betalactâmico se liga a grupos de aminoácidos não nucleofílicos, promovendo a abertura desse anel e a formação do grupo peniciloil, o principal determinante antigênico responsável pela formação de IgE-específica e pela ativação das células

T; ainda, podem ser formados outros determinantes antigênicos chamados "determinantes menores", capazes de desencadear hipersensibilidade.

A vancomicina é uma medicação fracamente imunogênica, mas tem uma reação adversa comum chamada "síndrome do homem vermelho", que ocorre por degranulação direta dos mastócitos sem a presença de um anticorpo específico, relacionada com infusão rápida da medicação.

As reações aos anestésicos locais de natureza alérgica são raras (mecanismo imunológico). Podem ocorrer reações vasovagais, e a presença de urticária indica reação alérgica tipo 1. Os anestésicos apresentam uma configuração molecular semelhante, com anel aromático lipofílico ligado a uma amina hidrofílica, ligação de acordo com a qual são classificados em grupo amida e grupo éster. As medicações do grupo éster são derivadas do ácido para-aminobenzoico (PABA), com conhecida ação alergênica, e os dois grupos podem dispor de preservativos, como parabenos e sulfitos, eventualmente reativos em indivíduos sensibilizados. Há descrição das reações cruzadas entre as medicações do grupo éster, mas não entre as do grupo amida.

Diagnóstico

Para o diagnóstico de reação a medicamentos, é necessária uma história clínica bem detalhada, com determinação do tempo de ingestão e aparecimento dos sintomas, quais são os sintomas, o tipo de reação, se a reação sumiu após a suspensão do medicamento suspeito, questionamento sobre o uso de medicamentos concomitantes e se houve interação medicamentosa possível que causou os sintomas. Deve-se questionar sobre reações prévias a medicamentos da mesma classe e se o paciente tem história de alergias prévias ao quadro em questão.

201

CAPÍTULO 36 • REAÇÕES MEDICAMENTOSAS

E, dependendo do quadro clínico, do tipo de reação apresentada e do tipo de medicamento suspeito, avaliar a realização de provas de provocação com o fármaco implicado na reação.

O diagnóstico por pesquisa de IgE-específica para o fármaco não está disponível para a maioria dos fármacos, e os disponíveis não têm uma validação adequada.

Os testes cutâneos são recomendados para o estudo inicial, pois são simples de realizar, rápidos e de baixo custo e com elevada especificidade, mas não para todas as medicações, já que reagem bem com substâncias de alto peso molecular, mas não com substâncias de baixo peso molecular, que têm baixa reatividade cutânea. Os testes intradérmicos são realizados quando da negatividade dos testes cutâneos, como uma boa resposta para antibióticos betalactâmicos e relaxantes musculares. Os testes cutâneos devem ser aplicados com cautela, pois os mal realizados podem provocar reações locais que não confirmam a alergia ao medicamento ou reações sistêmicas graves. Os testes cutâneos para diagnóstico estão bem descritos e padronizados para os anestésicos locais.

O teste de provocação com a medicação suspeita é padrão-ouro para a identificação do fármaco, podendo confirmar ou excluir a reação, realizado em ambiente hospitalar com o controle da possível reação alérgica (o equipamento de ressuscitação de emergência deve estar disponível). Quando possível, sempre preferir a via oral para o teste, evitando-se realizá-lo em casos de reações cutâneas graves, como DRESS e síndrome de Stevens-Johnson, e avaliando-se o risco-benefício nos quadros de anafilaxia.

Tratamento/prevenção

Como medida de prevenção de novas reações, deve-se fornecer ao paciente uma lista de possíveis medicamentos capazes de desencadear reações semelhantes e que devem ser evitados, além das possíveis alternativas para uso. De acordo com o medicamento, deve-se realizar teste de provocação em ambiente hospitalar com o fármaco a ser usado como alternativa, quando esse medicamento pertencer a mesma classe farmacológica daquele que promoveu reação.

Outra maneira de prevenir reações de hipersensibilidade a medicamentos consiste em sempre perguntar aos pacientes o histórico de antecedentes de alergia medicamentosa antes de prescrever uma medicação. Em casos de reações anteriores, sobretudo para as não alérgicas, pode-se orientar o paciente a usar pré-medicação. Esquemas utilizando profiláticos como anti-histamínicos e corticosteroides podem ser empregados conforme a reação e a medicação envolvida nessa reação.

O rastreio de pessoas sem história prévia de reação a medicamentos não está indicado.

Bibliografia

- Bernd LAG. Alergia a medicamentos. Rev Bras Alerg Imunopatol. 2005;28:125-32.
- Ensina, LF, Fernandes, FR, Gesu, GD, Malaman, MF, Chavarria, ML, Bernd, LAG. Reações de hipersensibilidade a medicamentos – Parte I. Rev Bras Alerg Imunopatol. 2009;42-7.
- Demoly P, Adkinson F, Brockow K, Castells M, Chiriac AM, Greenberger PA, et al. Consenso Internacional (ICON) de Alergia Medicamentosa. Allergy. 2014;S69:420-37.

- Ensina, LF, Fernandes, FR, Gesu, GD, Malaman MF, Chavarria ML, Bernd LAG. Reações de hipersensibilidade a medicamentos – Parte II. Rev Bras Alerg Imunopatol. 2009;74-83.
- Geller M, Scheinberg MA. Diagnóstico e tratamento das doenças alérgicas. 2. ed. Rio de Janeiro: Elsevier; 2015.
- Tanno LK, Ensina LFC, Kalil J, Motta AA. Teste de provocação em indivíduos com suspeita de hipersensibilidade a anestésicos locais: proposta de abordagem prática. Rev Bras Alerg Imunopatol. 2008;S31:113-8.

CAPÍTULO 37

Urticária e Angioedema

Ana Laura Mendes Almeida • Elaine Gagete • Jaime Olbrich Neto

Introdução

As doenças alérgicas têm se tornado cada vez mais prevalentes, uma tendência observada em todo o mundo. A urticária é uma das dermatoses mais frequentes e estima-se que 15 a 20% da população já tenha tido pelo menos um episódio ao longo da vida.

A urticária caracteriza-se pela aparição repentina de urticas, pápulas com um edema central de tamanho variável, quase sempre cercado por um eritema reflexo, associadas a prurido ou, às vezes, a uma sensação de queimação, de natureza fugaz e com regressão geralmente dentro de 1 a 24 h. Podem ou não surgir associadas ao angioedema, caracterizado pelo aumento de volume repentino de pele e mucosas, eritematoso ou não, causado pelo edema da derme profunda. Em geral, as lesões são dolorosas em vez de pruriginosas. Sua resolução é mais lenta e pode demorar até 72 h para desaparecer. É importante para a definição acentuar que as urticas e o angioedema na doença urticária são características importantes da doença, e não sintomas que podem aparecer em outras entidades clínicas, como anafilaxia, angioedema hereditário, doenças inflamatórias, mastocitose etc.

Classifica-se a urticária quanto ao tempo de aparecimento das lesões: em aguda, com duração inferior a 6 semanas, e crônica, com evolução acima desse período. Quanto ao aparecimento, a urticária crônica pode ser classificada em espontânea (sem causa externa definida) ou induzida. Apesar de as urticárias agudas serem mais prevalentes, as crônicas impactam mais a qualidade de vida, quer pela recorrência das lesões, quer pela grande necessidade de uso de medicamentos, muitas vezes de custo elevado.

As causas mais comuns de urticária aguda em crianças são as infecções, especialmente virais, além de medicamentos e alimentos. Urticária aguda espontânea pode ser observada em crianças pequenas, especialmente nas atópicas.

Etiologia

■ Imunológica

- Hipersensibilidade mediada por IgE:
  - alimentos: frutos secos, crustáceos, moluscos, peixe, ovo, leite, soja, trigo etc.;
  - medicamentos: penicilina, aspirina, anti-inflamatórios não esteroides (AINE), sulfamidas, quinolonas etc.;
  - aeroalérgenos: fungos, ácaros, pólens, fâneros;
  - substâncias orgânicas: látex, veneno de himenópteros;
  - aditivos, conservantes;
  - produtos naturais.

CAPÍTULO 37 • URTICÁRIA E ANGIOEDEMA

- Hipersensibilidade tipo II, mediada por anticorpos:
  - reação transfusional.
- Hipersensibilidade tipo III, mediada por reação antígeno-anticorpo:
  - reação doença do soro.
- Hipersensibilidade tipo IV, mediada por células:
  - medicamentos, manipulação de alimentos, exposição a proteínas animais.
- Doença autoimune:
  - tireoidite de Hashimoto, lúpus eritematoso sistêmico (LES), vasculite, hepatite.
- Infecção viral:
  - citomegalovírus (CMV), vírus Epstein-Barr (EBV), hepatite, herpes-vírus simples.
- Infecção parasitária, micótica ou bacteriana.
- Doença sistêmica:
  - neoplasia ou distúrbio endócrino;
  - leucemia linfocítica crônica, neoplasia do ovário, contraceptivos hormonais.

■ Não imunológica

- Estímulo físico: exposição solar, frio, vibração, pressão direta, estímulo físico, aumento da temperatura corporal durante o exercício.
- Degranulação mastocitária direta: opiáceos, vancomicina, relaxantes musculares, sais biliares, ácido acetilsalicílico e AINE.
- Alimentos com elevados teores de aminas biogênicas: morango, tomate, camarão, queijos fermentados, espinafres, berinjela, frutos secos, bacalhau, chocolate.

No Quadro 37.1, há um resumo da classificação das urticárias.

Fisiopatologia

O mastócito constitui a principal célula envolvida na patogênese da urticária, e sua ativação libera os mediadores envolvidos no processo tanto por mecanismos imunológicos quanto não imunológicos. A histamina é o principal mediador, liberado de grânulos pré-formados, e atua na patogênese dos sintomas alérgicos iniciais e inflamatórios da fase tardia. Sua ação e a de outros mediadores promovem o aparecimento de uma elevação cutânea eritematosa, pruriginosa, ficando clara à pressão, indicando vasodilatação e edema. As lesões frequentemente desaparecem em 24 a 48 h e surgirão em outros locais (menos na vasculite). Nos três primeiros meses, a chance de novos episódios é maior.

QUADRO 37.1	Resumo da classificação das urticárias
Grupo	Subgrupo
Urticária espontânea	Aguda < 6 semanas
	Crônica > 6 semanas
Urticárias físicas	Desencadeantes
Frio	Ar, água, vento
Pressão – tardia	Pressão vertical – 3 a 8 h depois
Calor	Calor localizado
Solar	UV ou luz visível
Factícia	Forças mecânicas aplicadas – aparecem 1 a 5 min depois
Vibratória	Vibração
Outras	Desencadeantes
Aquagênica	Água
Colinérgica	Aumento da temperatura corporal
Contato	Contato com substância
Anafilaxia por exercício	Exercício físico

Fonte: Adaptado por Jaime Olbrich Neto, com base em consensos sobre definição classificação e diagnóstico de urticária.

Outros mediadores, como leucotrienos e prostaglandina, são liberados na sequência e responsáveis tanto pela fase tardia quanto imediata, aumentando a permeabilidade vascular e ampliando o extravasamento de líquido para o tecido superficial. A fase tardia da urticária ocorre entre 6 e 12 h após a fase imediata, estando associada à produção de citocinas e quimiocininas. Na urticária crônica, a imunidade celular também participa da patogênese.

Urticária como expressão clínica isolada ocorre em cerca de 40% dos casos, a urticária com angioedema se dá em 50% e o angioedema isoladamente em 10%. Durante o angioedema, há rápido aumento da permeabilidade local dos capilares submucosos ou subcutâneos e das vênulas pós-capilares com extravasamento plasmático e, consequentemente, o edema. O desenvolvimento do angioedema depende da liberação de histamina ou bradicinina; porém, outras substâncias vasoativas também podem causar o extravasamento de plasma – prostaglandinas, leucotrienos, citocinas ou quimiocinas. A libertação de histamina pode ocorrer por estimulação dependente de imunoglobulina E (IgE) na superfície de mastócitos ou basófilos, como ocorre nas reações alérgicas. Os complexos imunes podem causar a ativação do sistema complemento para liberar as anafilatoxinas, C3a, C4a e C5a, e cada um deles interage com receptores nos mastócitos e basófilos para causar a liberação de histamina, que é independente do anticorpo IgE.

204

O angioedema em associação à urticária é causado pela liberação de histamina, embora outros fatores vasoativos possam estar presentes. A bradicinina é o mediador do angioedema associado a inibidores da enzima conversora da angiotensina (ECA), que impedem a destruição da bradicinina, de modo que seus níveis aumentam. A deficiência de inibidor de C1, hereditária ou adquirida, provoca uma sobreprodução de bradicinina causada pela ausência de inibição das enzimas de calicreína e do fator ativado XII.

Quadro clínico

A urticária caracteriza-se clinicamente por erupção cutânea pruriginosa, com placas eritematosas elevadas de tamanho variado, únicas ou numerosas e coalescentes, sendo a região central mais pálida (Figura 37.1). Após resolução das lesões, a pele retorna ao normal. A maior expressão é na pele, mas o quadro pode ser sistêmico. Pode acometer qualquer parte do corpo, sendo o sintoma clínico mais importante o prurido, cuja ausência coloca o diagnóstico de urticária em dúvida. Deve-se considerar a urticária como potencial para evolução de anafilaxia.

O angioedema resulta de edema na derme profunda nos tecidos subcutâneo e submucoso, acometendo preferencialmente as pálpebras e os lábios (Figura 37.2). As lesões são geralmente assimétricas com pouco ou nenhum prurido, podendo ser dolorosas ou apresentar sensação de queimação ou ardência e duram entre 24 e 72 h.

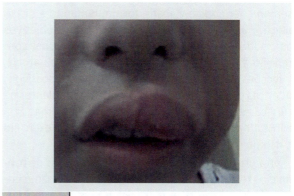

FIGURA 37.2 | Angioedema de lábio.

Fonte: Arquivo da Disciplina de Alergia e Imunologia Pediátrica da Faculdade de Medicina de Botucatu (FMB/Unesp).

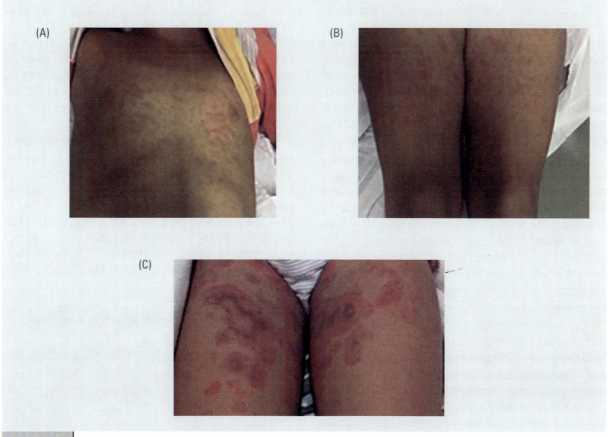

FIGURA 37.1 | (A e B) urticária; (C) urticária com vasculite.

Fonte: Arquivo da Disciplina de Alergia e Imunologia Pediátrica da Faculdade de Medicina de Botucatu (FMB/Unesp).

Diagnóstico

O diagnóstico da urticária é essencialmente clínico.

A história clínica minuciosa e completa constitui o elemento mais importante da avaliação diagnóstica. Dessa maneira, alguns itens específicos são essenciais na anamnese, como tempo de início dos sintomas, coloração, frequência, duração e fatores de provocação, variação diária, ocorrência em relação a fins de semana, feriados e viagens, forma, tamanho e distribuição, angioedema associado, sintomas subjetivos associados a lesões, história familiar e pessoal com relação à urticária, atopia, alergias prévias ou atuais, infecções, doenças prévias ou outras causas possíveis, doenças psicossomáticas e psiquiátricas, implantes cirúrgicos e eventos durante a cirurgia, problemas gastrintestinais, indução por agentes físicos ou exercício e uso de medicamentos.

Na urticária aguda, os exames laboratoriais de rotina e os testes específicos de diagnóstico não são recomendados; já na urticária crônica espontânea, exames de rotina de diagnóstico, incluindo autoanticorpos, testes de provocação, podem auxiliar no diagnóstico.

Tratamento

O tratamento da urticária baseia-se inicialmente em tentar identificar e eliminar o agente causal, retirar ou substituir fármacos, quando houver a suspeita no decurso do diagnóstico; além de evitar os estímulos físicos, quando se tratar de urticária física, erradicação e tratamento de agentes infecciosos e inflamatórios, redução de autoanticorpos funcionais, manejo dietético, quando identificados alérgenos alimentares específicos e, por fim, tratamento medicamentoso.

O tratamento farmacológico de primeira escolha para urticária consiste nos anti-histamínicos de segunda geração e em doses licenciadas. Os anti-histamínicos de primeira geração são atualmente contraindicados, em virtude de seus efeitos colaterais anticolinérgicos e ações sedativas no sistema nervoso central. Os corticosteroides orais podem ser utilizados por um curto período de até 10 dias nas urticárias agudas com reações importantes, como angioedema de face, e nas exacerbações agudas da urticária crônica.

Alguns serviços optam por indicar admissão hospitalar para aqueles pacientes que apresentam urticária aguda associada a sintomas respiratórios ou sintomas de anafilaxia, como rebaixamento do nível de consciência, colapso cardiovascular, ou sintomas gastrintestinais graves. Os sintomas de pele isoladamente na urticária aguda não representam critérios para internação hospitalar.

O tratamento do angioedema se assemelha ao da urticária, sendo os corticosteroides os mais indicados nesses casos. O angioedema de laringe e de língua é considerado emergência médica, pelo risco de obstrução das vias aéreas superiores, e exige tratamento com epinefrina intramuscular, além de manutenção das vias aéreas.

Urticária crônica na infância e na adolescência

A urticária crônica espontânea pode ter causas conhecidas, como infecções e autoimunidade. Entretanto, cerca de 30 a 50% desses pacientes permanecem sem causa detectável e são classificados como urticária crônica espontânea idiopática. As urticárias crônicas induzidas são as antigamente conhecidas como urticárias físicas e compreendem o dermografismo sintomático, a urticária ao frio e ao calor, a urticária de pressão tardia, a urticária solar, de contato, aquagênica, colinérgica e o angioedema vibratório.

■ Urticária crônica espontânea (UCE) na infância

A prevalência da UCE na infância não é muito clara e os estudos apresentam grande variação quanto às taxas de incidência. No Reino Unido, foi descrito que 0,1 a 3% das crianças seriam portadoras dessa patologia; na Espanha, taxas de até 18% foram obtidas entre crianças abaixo de 14 anos que procuraram serviços de emergência; na Tailândia, 13% de uma série de crianças portadoras de urticária foram observadas como crônicas e sem predisposição de gênero, ao contrário do que ocorre na doença entre adultos, em que o gênero feminino é duas vezes mais propenso a desenvolver UCE.

Assim como em adultos, a UCE deve ser avaliada e acompanhada utilizando-se escalas objetivas, como o UAS-7, que atribui escores ao número de pápulas e à intensidade do prurido. O paciente – ou seu responsável – anota tais parâmetros diariamente e calcula uma soma ao final de 1 semana. Assim, soma entre 0 e 16 indica que a urticária está controlada; entre 7 e 15, com sintomas leves; entre 16 e 27, moderados; e, entre 28 e 42, graves, como mostra o Quadro 37.2.

QUADRO 37.2	Escore de atividade da urticária: soma de 0 a 6	
Escore	Urticas nas 24 h	Prurido
0	Nenhuma	Nenhum
1	Leve (< 20)	Leve
2	Moderada (21 a 50)	Moderado
3	Grave (> 50 ou grandes áreas confluentes)	Intenso

Fonte: Adaptado por Jaime Olbrich Neto, com base em consensos sobre definição classificação e diagnóstico de urticária.

Etiologia

Em uma revisão sistemática, os autores analisaram a dificuldade em encontrar trabalhos conduzidos de modo conclusivo para estudar a etiologia da UCE. Apenas seis trabalhos preencheram os critérios de busca e a conclusão é de que as urticárias induzidas e as idiopáticas são muito comuns. Infecções, autoimunidade e alergia também foram descritas. Entretanto, não há indicação para extensa avaliação laboratorial em toda criança com UCE. Em vez disso, deve ser embasada na clínica apresentada pelo paciente. A seguir, são discutidas as causas mais comuns.

Infecções

Viroses respiratórias ou digestivas estão entre as causas mais frequentes. EBV, *Mycoplasma*, *Chlamydia* e *Helicobacter pylori* já foram também implicados na etiologia, bem como as parasitoses intestinais. Entretanto, muitas vezes é difícil comprovar a relação causal entre tais agentes e a UCE.

Alimentos e aditivos alimentares

Embora alguns alimentos estejam claramente implicados na etiologia de urticária aguda, sua participação na UCE é controversa. Aditivos alimentares são pseudoalérgenos de participação rara na UCE.

Medicações

Embora seja muitas vezes difícil saber ao certo se foi a infecção ou o tratamento a causa da reagudização ou do aparecimento da urticária, calcula-se que cerca de 10 a 20% das crianças tenham hipersensibilidade ao ácido acetilsalicílico e tais medicamentos devem sempre ser pesquisados e afastados em caso de UCE.

Autoimunidade e autorreatividade

Autorreatividade caracterizada por IgG anti-IgE em crianças foi descrita como da ordem de 40 a 50% e entre 35 e 50% das crianças com UCE, em que o teste do soro autólogo é positivo. Doenças autoimunes como tireoidopatias, artrite reumatoide, LES, doença celíaca e outras já foram descritas em crianças portadoras de UCE.

Tratamento da UCE na infância e na adolescência

O tratamento visa ao controle rápido dos sintomas com a diminuição imediata da liberação dos mediadores inflamatórios. Existem três diferentes diretrizes para o manejo das urticárias: da European Academy of Allergology and Clinical Immunology (EAACI), uma das mais citadas; da British Society for Allergy and Clinical Immunology (BSACI); e da American Academy of Allergy, Asthma & Immunology (AAAAI). Nas três, a primeira linha de tratamento é igual, ou seja, anti-histamínicos da classe anti-H1 de segunda geração nas doses padronizadas. Ressalte-se a preferência desse tipo de medicação em vez dos de primeira geração, cujos efeitos colaterais (sedação, alterações cognitivas, efeitos colinérgicos, aumento de apetite etc.) são amplamente conhecidos. Na segunda linha de tratamento, ou seja, quando a primeira não foi suficiente para controlar os sintomas, a diretriz europeia recomenda o aumento das doses de anti-H1 de segunda geração até quatro vezes a dose preconizada, enfatizando que o tratamento para crianças segue as mesmas diretrizes, apenas com o ajuste de doses de acordo com o peso e a faixa etária; na britânica, recomenda-se aumentar igualmente a dose de anti-H1 ou associar outro anti-H1 de segunda geração; já na norte-americana, abre-se a possibilidade de se associar também anti-H1 de primeira geração, anti-H2 ou antileucotrienos, além do aumento das doses, como nas demais diretrizes. Caso não haja controle após 2 a 3 semanas de tratamento, parte-se para a terceira linha. Nesse ponto, as diretrizes também apresentam divergências: enquanto a europeia é francamente a favor de se entrar com omalizumabe (acima de 12 anos) ou com ciclosporina ou se associar antileucotrienos (ainda que esse medicamento tenha qualidade de evidência baixa), a britânica recomenda sempre o uso de antileucotrienos antes de se tentar omalizumabe ou ciclosporina e a norte-americana entende que se deva aumentar os anti-H1 sedantes antes de se tentar medicações mais potentes, como omalizumabe, ciclosporina etc.

Nas três diretrizes, o uso de corticosteroides está reservado apenas para o tratamento das agudizações, jamais se devendo prestar ao controle contínuo, pelo seu potencial para efeitos colaterais.

Tratamento da UCE com omalizumabe

Omalizumabe é um anticorpo monoclonal humanizado da classe IgG que se liga seletivamente à porção Fc da molécula de IgE sérica, impedindo, assim, sua ligação aos receptores de IgE de alta afinidade (FcεRI). Com isso, há diminuição da ativação de basófilos e mastócitos via IgE, com a consequente diminuição da resposta inflamatória. Apesar de já estar licenciado para uso em asma grave a partir de 6 anos em urticária, tanto no Brasil quanto internacionalmente, o seu uso está restrito a pacientes acima de 12 anos de idade. Em estudos de fase III para verificar a eficácia do produto (Asteria I e Asteria II) e sua segurança (Glacial), o omalizumabe mostrou-se

CAPÍTULO 37 • URTICÁRIA E ANGIOEDEMA

altamente eficaz na dose de 300 mg/mês em injeções subcutâneas para o controle de sintomas, não é comum apresentar efeitos colaterais, embora a anafilaxia seja uma preocupação em virtude da possibilidade do desenvolvimento de anticorpos contra a porção murina do anticorpo. Por isso, recomenda-se que o produto seja aplicado em ambiente hospi-

talar. Apesar desse risco, que é baixo, em torno de 0,09% do total das aplicações, o omalizumabe tem sido uma medicação promissora para o controle dos sintomas de pacientes com UCE e, com seu emprego mais difundido, é possível que nos próximos consensos e diretrizes, ela figure como opção mais vantajosa em relação aos demais imunossupressores.

Bibliografia

- Bernstein JA, Lang DM, Khan DA, Craig T, Dreyfus D, Hsieh F, et al. The diagnosis and management of acute and chronic urticaria: 2014; update. J Allergy Clin Immunol. 2014;133:1270-7.
- Caffarelli C, Cuomo B, Cardinale F, Barberi S, Dascola CP, Agostinis F, et al. Aetiological factors associated with chronic urticaria in children: a systematic review. Acta Derm Venereol. 2013;93:268-72.
- Choi SH, Baek HS. Approaches to the diagnosis and management of chronic urticaria in children. Korean J Pediatr. 2015;58:159-64.
- Cox L, Platts-Mills TA, Finegold I, Schwartz LB, Simons FE, Wallace DV, et al. American Academy of Allergy, Asthma & Immunology/American College of Allergy, Asthma and Immunology Joint Task Force Report on omalizumab-associated anaphylaxis. J Allergy Clin Immunol. 2007; 120:1373-7.
- Criado PR, Criado RFJ, Maruta CW, Machado Filho CA. Histamina, receptores de histamina e anti-histamínicos: novos conceitos. An Bras Dermatol. 2010;85:195-210.
- Criado RFJ, Philippi JC, Franco RS, Mello JF. Urticárias. Rev Bras Alerg Imunopatol. 2005;28:273-283.
- Kanani A, Schellenberg R, Warrington R. Urticaria and angioedema. Allergy, Asthma & Clinical Immunology. 2011;7:S9.

- Kaplan A, Ledford D, Ashby M, Canvin J, Zazzali JL, Conner E, et al. Omalizumab in patients with symptomatic chronic idiopathic/spontaneous urticaria despite standard combination therapy. J Allergy Clin Immunol. 2013;132:101-9.
- Maurer M, Rosén K, Hsieh HJ, Saini S, Grattan C, Gimenéz-Arnau A, et al. Omalizumab for the treatment of chronic idiopathic or spontaneous urticaria. N Engl J Med. 2013;368:924-35.
- Powell RJ, Leech SC, Till S, Huber PA, Nasser SM, Clark AT, et al. BSACI guideline for the management of chronic urticaria and angioedema. Clin Exp Allergy. 2015;45:547-65.
- Saini SS, Bindslev-Jensen C, Maurer M, Grob JJ, Bülbül Baskan E, Bradley MS, et. al. Efficacy and safety of omalizumab in patients with chronic idiopathic/spontaneous urticaria who remain symptomatic on H1 antihistamines: a randomized, placebo-controlled study. J Invest Dermatol. 2015;135:67-75.
- Shin M, Lee S. Prevalence and causes of childhood urticarial. Allergy Asthma Immunol Res. 2017;9:189-90.
- Solé D, Bernd LAG, Filho NAR. Tratado de alergia e imunologia clínica. São Paulo: Atheneu; 2011.
- Zuberbier T, Aberer W, Asero R, Bindslev-Jensen C, Brzoza Z, Canonica GW, et al. The EAACI/GA(2) LEN/EDF/WAO Guideline for the definition, classification, diagnosis, and management of urticaria: the 2013 revision and update. Allergy. 2014;69:868-87.

# CAPÍTULO
38 Anafilaxia

Elaine Gagete • Jaime Olbrich Neto

Introdução

O termo "anafilaxia" foi cunhado por Charles R. Richet e Paul Portier, em 1902, após observarem reações paradoxais em cães que recebiam repetidas administrações de toxinas de anêmonas e, no lugar de ficarem imunes a elas, desenvolviam reações fatais.

Foi somente após a descoberta do papel dos mastócitos e da IgE que os mecanismos da anafilaxia começaram a ser mais bem compreendidos.

Em 2003, o Committee of the World Allergy Organization, da Organização Mundial da Saúde, definiu anafilaxia como uma reação sistêmica grave, aguda e potencialmente fatal, desencadeada por mecanismos de hipersensibilidade, um conceito que evoluiu para a adoção de critérios diagnósticos mais precisos, resumidos no Quadro 38.1, e que apresentam sensibilidade de mais de 95% e especificidade em torno de 80%. Desde a primeira revisão da nomenclatura, aboliu-se o termo "reação anafilactoide", que vinha sendo empregado como sinônimo de anafilaxia não mediada por processo imune. Os termos propostos foram: "anafilaxia alérgica", para as que se desencadeiam por mecanismos imunológicos (alimentos, insetos, látex etc.), e "anafilaxia não imunológica", quando não há processos imunes envolvidos (contrastes iodados, exercício etc.).

QUADRO 38.1	Critérios diagnósticos de anafilaxia

Anafilaxia é muito provável quando pelo menos um dos critérios a seguir estiver presente:

1. Início agudo, com envolvimento cutâneo e/ou mucoso e pelo menos um dos seguintes achados:

    a. Comprometimento respiratório (p. ex., dispneia, broncoespasmo, estridor, hipóxia)

    b. Comprometimento cardiocirculatório (p. ex., hipotensão, colapso)

2. ≥ 2 dos seguintes achados após exposição (minutos a horas) de alérgenos prováveis:

    a. Aparecimento de sintomas cutaneomucosos (p. ex., urticária, eritema e/ou prurido generalizados, angioedema)

    b. Surgimento de sintomas cardiovasculares

    c. Sinais de envolvimento do sistema respiratório

    d. Aparecimento de sintomas gastrintestinais persistentes, como cólicas, vômitos e diarreia

3. Hipotensão após exposição (de minutos a horas) a um alérgeno ao qual sabidamente o paciente em questão apresenta hiper-reatividade, entendendo-se aqui hipotensão a queda da pressão sistólica a um nível 30% abaixo de sua linha basal ou < 90 mmHg para adultos (ver Quadro 38.3).

Até 80% das anafilaxias são identificadas pelo critério expresso no item 1, que tem sensibilidade e especificidade elevadas.

Fonte: Elaborado pelos autores.

CAPÍTULO 38 • ANAFILAXIA

QUADRO 38.2	Valores para considerar hipotensão arterial e aumento de frequência cardíaca	
Idade	Pressão arterial	
	Hipotensão em mmHg	
< 1 ano	< 70	Ou queda de 30% ou mais do valor basal, ou medida anterior
1 a 10 anos	< 70 + (2 vezes idade)	
11 a 17 anos	< 90	
Adulto	< 90	

Idade	Frequência cardíaca/min
1 a 2 anos	80 a 140
3 anos	80 a 120
> 3 anos	70 a 115

Fonte: Elaborado pelos autores.

Trata-se de uma sensação de morte iminente, com prurido generalizado, palmoplantar e palato, e presença de eritema difuso, que pode progredir com ou sem hipotensão arterial. A incidência real é desconhecida variando de 0,05 a 2% na população. Urticária e angioedema constituem as manifestações mais comuns (Quadro 38.3), e a urticária deve ser avaliada como risco inicial de anafilaxia. Rouquidão, tosse bitonal, disfonia e dificuldade para engolir sugerem obstrução de vias aéreas. Os sibilos são mais frequentes em pacientes com asma. O risco de novos episódios é maior nos pacientes com dermatite atópica, naqueles com urticária e angioedema, e naqueles com testes cutâneos positivos para alimentos. O início da anafilaxia varia entre indivíduos e no mesmo indivíduo, e, quanto mais rápida a instalação do quadro, tanto mais grave ele tende ser.

QUADRO 38.3	Manifestações clínicas da anafilaxia	
Sinais e/ou sintomas		Porcentagem (%)
• Cutâneos		90
– Urticária e angioedema		85 a 90
– Eritema generalizado (flush)		45 a 55
– Prurido generalizado sem eritema		2 a 5
• Respiratórios		40 a 60
– Dispneia, sibilos		45 a 50
– Edema de vias respiratórias altas		50 a 60
– Rinite		15 a 20
Tontura, síncope, hipotensão		30 a 35
• Abdominais		25 a 30
– Náuseas, vômitos, dor abdominal, diarreia, cólica		
• Miscelânea		
– Dor de cabeça		5 a 8
– Dor retroesternal		4 a 6
– Convulsão		1 a 2

Fonte: Elaborado pelos autores.

Apesar de os sintomas cutaneomucosos estarem presentes na maioria das anafilaxias, existem situações em que eles inexistem, o que pode dificultar o diagnóstico. Cerca de 10 a 20% dos pacientes podem apresentar reações bifásicas, e a segunda manifestação geralmente ocorre após 4 a 6 h, mas há relatos de ocorrências bem mais tardias, de até 78 h. Apesar de geralmente mais branda, há relatos de reações tardias graves e até mesmo fatais, o que justifica a observação do paciente após um episódio anafilático, especialmente se o primeiro episódio foi grave e o paciente precisou receber mais de uma dose de epinefrina para se recuperar.

São considerados maior risco para evolução bifásica: anafilaxias desencadeadas por antígeno oral; paciente em uso de betabloqueador; tempo > 30 min para iniciar após o estímulo; presença de hipotensão; e edema de laringe. O comprometimento respiratório é mais frequente que a hipotensão, e, no choque, a taquicardia manifesta-se antes que a hipotensão. Em virtude dos mecanismos compensatórios, pois houve vasodilatação e redistribuição, os pacientes estão vasoconstrictos, devendo receber volume no tratamento do choque. A principal causa de morte é o choque, seguido da parada respiratória.

Patologia e patofisiologia

Existem poucas séries de casos descritos, e pode não haver achados macroscópicos; porém, quando há, são respiratórios, com edema de submucosa. Em vias aéreas inferiores, ocorrem broncoespasmo, hiperinsuflação, edema e secreção. No coração, podem surgir lesão no miocárdio e dilatação de ventrículo direito. Observa-se infiltrado eosinofílico de vasos pulmonares, no trato gastrintestinal e no baço, além de congestão de vísceras. Os mastócitos de tecido conjuntivo têm maior teor de triptase que as mucosas: veneno de inseto provoca reações mais graves. A liberação de mediadores provoca espasmos de músculos lisos nos brônquios, nas coronárias, no trato gastrintestinal (sibilos, isquemia de miocárdio, hipotensão, náuseas, vômitos, diarreia), além de aumento da permeabilidade vascular com vasodilatação, estímulos de terminações nervosas com ação vagal e depressão miocárdica.

Abaixo de 15 anos, há incidência aumentada no gênero masculino, com inversão a favor do feminino acima dessa idade. Além disso, os desencadeantes variam de acordo com a faixa etária, sendo os alimentos mais comuns em crianças, adolescentes e adultos jovens, e medicamentos, venenos de inseto e anafilaxia idiopática em pacientes com mais idade.

Outro dado importante é a constatação recente de que está havendo aumento na incidência da doença e de sua gravidade, sobretudo pelo aumento das reações a alimentos, especialmente na faixa etária pediátrica.

Os principais desencadeantes de anafilaxia podem variar de área para área, de acordo com os hábitos da população. Nos Estados Unidos, os alimentos, especialmente amendoim, constituem uma das principais causas, seguido de frutas secas, ovo e leite em crianças e, em adultos, amendoim, frutos do mar e peixe; além dos alimentos, substâncias contidas neles e que muitas vezes não são facilmente reconhecidas podem também desencadear reações, como contaminantes (ácaros, fungos), aditivos (corantes e outros), parasitas (*Anisakis simplex*) e alimentos que apresentam reação cruzada com outro já identificado, venenos de insetos, especialmente da classe *Hymenoptera*; medicamentos, principalmente antibióticos betalactâmicos e outros, analgésicos, anti-inflamatórios, anestésicos e até mesmo medicações aparentemente inócuas, como ácido fólico e vitaminas, além de vários outros fármacos podem causar anafilaxia. Na América Latina e mais particularmente no Brasil, pesquisas mostraram que os principais desencadeantes são medicamentos, seguidos por alimentos. Outras causas de anafilaxia são exercícios físicos, exposição a látex, uso de contrastes radiológicos, imunoterapia e outras mais raras.

Mesmo após uma pesquisa cuidadosa, alguns pacientes persistem sem causa definida para explicar a doença, caso em que a anafilaxia é chamada de idiopática. Entretanto, antes de admitir-se tal diagnóstico, deve-se pesquisar mastocitose ou outras alterações clonais de mastócitos, situações capazes de explicar vários casos antes tidos como "idiopáticos".

Diagnóstico e tratamento

A anafilaxia é uma emergência médica e, quanto mais rápido o tratamento, melhor a evolução. Os sintomas podem não ser graves inicialmente, mas em pouco tempo a evolução pode ser assustadora e até mesmo fatal. Por isso, o reconhecimento da doença e a pronta conduta fazem toda a diferença no prognóstico do paciente. As condutas a seguir devem ser feitas sequencialmente, por ordem de prioridade:

1. Verifique rapidamente a respiração (saturação de oxigênio), as condições circulatórias (pressão arterial, perfusão) e o nível de consciência.
2. Administre epinefrina 1:1.000 (1 mg/mL) 0,2 a 0,5 mL (0,01 mg/kg em crianças com dose máxima de 0,3 mg), intramuscularmente, no músculo vasto lateral da coxa, repetida a cada 5 min, se necessário. Observe que a via é a intramuscular, e as demais vias não são padronizadas. A coxa mostrou-se o local de eleição pela melhor absorção da medicação. A epinefrina é sempre a primeira medicação da anafilaxia e seu retardo pode resultar em casos mais graves e piora do prognóstico.
3. Chame ajuda. Se estiver fora de ambiente hospitalar, chame o SAMU (193) ou Corpo de Bombeiros (192).
4. Coloque o paciente deitado, com os membros inferiores elevados, o que previne hipotensão ortostática e facilita o retorno venoso.
5. Oxigenoterapia, por meio de máscaras, cateter ou, se necessário intubação endotraqueal ou mesmo cricotireoidostomia.
6. Infusão rápida de fluidos. De 1 a 2 L de solução salina podem ser necessários, administrados a adultos em uma média de 5 a 10 mL/kg nos primeiros 5 min; para crianças, recomendam-se até 30 mL/kg na 1ª hora.
7. Considere uso de anti-histamínico, de preferência difenidramina: 1 a 2 mg/kg ou 25 a 50 mg/dose (via parenteral). Útil para amenizar a urticária e o angioedema, mas jamais deve ser empregado antes da epinefrina.
8. Outra medicação de segunda linha é a ranitidina, que potencializa os efeitos da difenidramina e pode ser considerada na dose de 50 mg em adultos e 12,5 a 50 mg (1 mg/kg) em crianças, diluída em 20 mL de soro glicosado 5% e aplicado via intravenosa (IV) em cerca de 5 min.
9. Medicações beta-agonistas (como salbutamol 2 a 6 *puffs* ou nebulização, 2,5 a 5 mg em 3 mL de salina e repetido a cada 15 a 20 min, se necessário) – podem ser usadas em caso de broncoespasmo resistente a doses adequadas de epinefrina.
10. Glicocorticoides: também é um medicamento de segunda linha e jamais deve substituir a epinefrina. Entretanto, podem ter um efeito benéfico na prevenção de anafilaxia recorrente ou protraída.
11. Fármacos: metilprednisolona (IV) ou prednisona via oral (VO) assim que a condição do paciente se estabilizar com a epinefrina e fluidos a cada 8 h na dose de 150 mg (IV) ou 50 mg (VO) (adultos) ou 1 mg/kg (IV ou VO) para crianças.
12. Em paciente em uso de betabloqueador, pode ser necessário o uso de glucagon 1 a 5 mg (IV) ou 0,02 a 0,03 mg/kg (depois, fazer contínuo 5 a 15 mcg/min).

Após o tratamento da crise aguda, é necessária a avaliação do paciente para diagnosticar o desencadeante e, assim, evitar episódios futuros; além disso, deve-se orientar o paciente a utilizar epinefrina autoinjetável no caso de haver exposição inadvertida, especialmente se a causa for alimentos, exercício, venenos de inseto e anafilaxia idiopática.

Bibliografia

- Akin C, Metcalfe DD. Occult bone marrow mastocytosis presenting as recurrent systemic anaphylaxis. J Allergy Clin Immunol. 2003;111:S206.
- ASCIA. Guidelines – Adrenaline (epinephrine) autoinjector prescription. Disponível em: https://www.allergy.org.au/hp/anaphylaxis/adrenaline-autoinjector-prescription. Acesso em: em 19 ago. 2017.
- Bernd LAG, Fleig F, Alves MB, Bertozzo R, Coelho M, Correia J, et al. Anafilaxia no Brasil – Levantamento da ASBAI. Rev Bras Alerg Imunopatol. 2010;33:190-8.
- Campbell RL, Hagan JB, Manivannan V, Decker WW, Kanthala AR, Bellolio MF, et al. Evaluation of national institute of allergy and infectious diseases/food allergy and anaphylaxis network criteria for the diagnosis of anaphylaxis in emergency department patients. J Allergy Clin Immunol. 2012;129(3):748-52.
- Castro FFM, Palma MS. Alergia a venenos de insetos. Barueri: Manole; 2009.
- Ellis AK. Biphasic anaphylaxis: A review of the incidence, characteristics and predictors. The Open Allergy Journal. 2010;3:24-8.
- Johansson SG, Bieber T, Dahl R, Friedmann PS, Lanier BQ, Lockey RF, et al. Revised nomenclature for allergy for global use: Report of the Nomenclature Review Committee of the World Allergy Organization, October 2003. J Allergy Clin Immunol. 2004;113:832-6.
- Lee S, Hess EP, Lohse C, Gilani W, Chamberlain AM, Campbell RL. Trends, characteristics, and incidence of anaphylaxis in 2001-2010: A population-based study. J Allergy Clin Immunol. 2017;139:182-188.e2.
- Lieberman P, Nicklas RA, Oppenheimer J, Kemp SF, Lang DM, Bernstein DI, et al. The diagnosis and management of anaphylaxis practice parameter: 2010 update. J Allergy Clin Immunol. 2010 Sep;126(3):477-80.e1-42.
- Mota I. The Mechanism of anaphylaxis. Immunology. 1964; 7:681-99.
- Portier MM, Richet C. De l'action anaphylactiquede certains venims. Comptes Rendus des Seances Mem Soc Biol. 1902;54:170-2.
- Rubio M, Bousquet PJ, Demoly P, Chung CH, Mirakhur B, Chan E, et al. Update in drug allergy: novel drugs with novel reaction patterns. Curr Opin Allergy Clin Immunol. 2010;10:457-62.
- Sampson HA, Burks AW. Adverse reactions to foods. In: Adkinson NF, Busse W, Bochner B, Holgate S, Simons FE, Lemanske Jr R. Middleton's allergy: Principles and practice. Michigan: Elsevier; 2009. p. 1139-67.
- Sampson HA, Munoz-Furlong A, Campbell RL, Adkinson Jr NF, Bock SA, Branum A, et al. Second Symposium on the Definition and Management of Anaphylaxis: Summary Report – Second National Institute of Allergy and Infectious Disease/Food Allergy and Anaphylaxis Network Symposium. Ann Emerg Med. 2006;47:373-80.
- Simons FER. Anaphylaxis: Recent advances in assessment and treatment. J Allergy Clin Immunol. 2009;124:625-36.
- Sole D, Ivancevich JC, Borges MS, et al. Anaphylaxis in Latin America: a report of the online Latin American survey on anaphylaxis (OLASA). Clinics (São Paulo). 2011;66(6):943-7.
- Stanworth DR. The discovery of IgE. Allergy. 1993;48:67-71.

CAPÍTULO 39

Imunizações e Eventos Adversos em Imunização

Camila Alves Tonami • Jaime Olbrich Neto

História

Em 1788, Edward Jenne, em uma epidemia de varíola, praticava a variolização diariamente e percebeu que doentes que já tinham tido a varíola das vacas (*cowpox*) apresentavam pouco efeito com o método. Para comprovar a proteção da inoculação de *cowpox* em relação ao desenvolvimento da varíola, inoculou em um menino vacinado várias vezes o pus da varíola, mas ele não desenvolveu a doença. No Brasil, desde 1837, existia uma lei que previa imunização compulsória de crianças contra varíola. Em 1966, iniciou-se o plano de erradicação mundial da varíola, sob coordenação da Organização Mundial da Saúde (OMS), seguindo o modelo de Oswaldo Cruz de vacinação obrigatória de porta em porta. E, em 9 de dezembro de 1979, a varíola foi considerada erradicada no mundo. As vacinas começaram a ser produzidas no Brasil em virtude das epidemias e, ao longo dos anos, com as necessidades do Programa Nacional de Imunizações (PNI), a partir da ampliação do calendário e campanhas de vacinação.

Mecanismos da resposta imune

A resposta imune se inicia pela resposta inata como resposta imediata a microrganismos, por barreiras físicas e químicas, como epitélio, células fagocíticas (neutrófilos e fagócitos mononucleares) e células natural-*killer* (NK), e as citocinas, regulando a resposta dessas células. Essa resposta é desencadeada pelo reconhecimento de padrões moleculares associados a patógenos (PAMP) por receptores de reconhecimento padrão (PRR) presentes em células epiteliais e endoteliais, ativando sinais intracelulares para a produção de citocinas e quimiocinas, que estimularão células efetoras da resposta inata (fagócitos, neutrófilos e células NK) a atacar os microrganismos. Os componentes da imunidade adaptativa são os linfócitos B e T. Essas células reconhecerão os antígenos em órgãos linfoides secundários, os linfócitos B reconhecerão antígenos solúveis e os linfócitos T, os antígenos apresentados pelas células dendríticas, ligados ao complexo principal de histocompatibilidade (MHC). As células B podem produzir anticorpos independentemente do auxílio de células T CD4+, uma resposta timo-independente que não induz memória imunológica. A resposta que envolve as células T CD4+ estimulando as células B, resposta timo-dependente, produz memória imunológica, maturação de avidez de anticorpos e *switch* de classe. A capacidade de produção de anticorpos contra antígenos virais e bacterianos aumenta com a idade, e a resposta de lactentes a antígenos polissacarídeos não é eficaz, motivo pelo qual são realizadas vacinas polissacarídicas conjugadas antes dos 2 anos de idade.

A resposta timo-dependente também não está totalmente adequada nessa faixa etária, por isso é necessário um maior número de doses de vacinas para produzir maior quantidade de imunoglobulina G (IgG) e maior número de células de memória. Para melhorar a resposta imune, a associação de adjuvantes à vacina estimula a atração de células apresentadoras de antígenos aos locais de exposição por estimular a inflamação local.

Calendário vacinal – Programa Nacional de Imunizações (PNI)

■ Vacina BCG

Constituída por bacilos vivos atenuados do *Mycobacterium bovis*, é administrada via intradérmica no músculo deltoide direito. A evolução da lesão vacinal deve ser de 6 a 12 semanas, mas pode levar até 24 semanas para ocorrer. Inicialmente, há a formação de pápula, que evolui para mácula, formando uma crosta que, quando se desprende, dá origem a uma úlcera, que, por sua vez, cicatrizará constituindo a cicatriz. Se não houver essa evolução em 6 meses da pós-vacina, deve-se realizar a revacinação. A vacina promove efeito protetor superior a 80% contra formas graves da doença.

■ Vacina hepatite B

É produzida por técnica de DNA recombinante, indicada para prevenir doença aguda e cronificação da doença, com evolução para cirrose e hepatocarcinoma. Tem alta imunogenicidade e, ao longo dos anos, ocorre queda dos títulos de anticorpos, mas mantendo a memória imunológica. Existem vacinas combinadas, como de hepatites A e B, hepatite B com Hib e DTP (pentavalente presente no calendário atual do Ministério da Saúde) e hepatite B com DTP, VIP e Hib (hexavalente encontrada nas clínicas particulares).

■ Vacina contra a poliomielite oral (VOP)

Atualmente, é composta pelos poliovírus 1 e 3 vivos atenuados, tendo sido retirado o poliovírus 2, pois o vírus selvagem já foi erradicado e hoje constitui o principal causador dos casos de paralisia associada à vacina. A vacina está indicada para reforços (entre 15 e 18 meses e aos 5 anos) e campanhas de vacinação. A vacina inativada (VIP), vacina trivalente com poliovírus 1, 2 e 3, desde 2016 no PNI, é realizada em três doses aos 2, 4 e 6 meses. Indicada de rotina para todas as crianças até os 5 anos.

■ Vacina rotavírus

Vacina oral disponível no PNI, é monovalente com vírus vivo atenuado. A primeira dose é indicada a partir de 6 semanas até os 3 meses e 15 dias e a segunda até os 7 meses e 29 dias. Nas clínicas privadas, está disponível uma vacina oral pentavalente, administrada em três doses com intervalo mínimo de 4 semanas (esquema-padrão aos 2, 4 e 6 meses).

■ Vacina *Haemophilus influenzae* tipo b

No final dos anos 1980, esse agente era o principal causador de meningite em crianças menores de 5 anos de idade, cujos casos foram bastante reduzidos com a vacinação no calendário. A vacina está recomendada para todas as crianças acima de 2 meses; crianças maiores de 5 anos e adultos só recebem a vacina se tiverem alguma doença com comprometimento do baço ou outras doenças, como HIV e imunodeficiência. A vacina presente no calendário do Ministério da Saúde é conjugada, fazendo parte da composição da pentavalente, e aplicada aos 2, 4 e 6 meses.

■ Vacina difteria, tétano e pertússis (DTP) – tríplice bacteriana

Vacina inativada que contém os toxoides tetânico e diftérico e bactéria morta da coqueluche, está indicada para todas as crianças até os 7 anos e contraindicada se ocorreram efeitos adversos, como episódio hipotônico-hiporresponsivo nas primeiras 48 h após aplicação ou convulsão após 72 h, casos em que as doses seguintes serão administradas com DTP inativada. É realizada aos 2, 4 e 6 meses e está presente na vacina pentavalente do calendário do Ministério da Saúde. A vacina isolada é utilizada para os reforços.

■ Vacina difteria, tétano e pertússis acelular (DTPa) – tríplice bacteriana acelular

Contém os toxoides diftéricos e tetânicos, além de componentes da cápsula da *Bordetella pertussis*, estando indicada nos casos de reações adversas à vacina DTP de células inteiras, pelo Ministério da Saúde, por meio dos Centro de Referência de Imunobiológicos Especiais (CRIE), para crianças menores de 7 anos, e clínicas privadas.

■ Vacina difteria, tétano e coqueluche do tipo adulto (dTpa)

Vacina inativada composta por toxoide tetânico e diftérico e componentes da cápsula da bactéria coqueluche em quantidades menores que na vacina DTPa. Está indicada como reforço para crianças maiores de 4 anos, adolescentes e adultos, gestantes e pessoas que convivem com bebês com menos de 1 ano.

■ Vacina dupla infantil (DT)

Vacina com os toxoides tetânico e diftérico, está indicada nos casos de encefalopatia aguda nos pri-

PARTE 3 • ESPECIALIDADES PEDIÁTRICAS

meiros 7 dias após a dose de vacina com componente pertussis, caso em que se contraindica administrar a DTPa nas doses subsequentes. É recomendada para crianças menores de 7 anos.

■ Vacina dupla adulto (dT)

Contém toxoides tetânico e diftérico e está indicada para pessoas acima de 7 anos, nos reforços a cada 10 anos. Pode ser substituída pela dTpa nos casos em que se torna necessária proteção contra coqueluche.

■ Vacina meningocócica C conjugada

Vacina inativada constituída por componente da cápsula da bactéria do sorogrupo C conjugado a uma proteína que pode ser o toxoide tetânico ou o CRM 197 (componente atóxico da toxina diftérica) dependendo do fabricante da vacina. Está indicada no calendário do Ministério da Saúde, atualmente aos 3 e 5 meses com reforço aos 12 meses, podendo ser aplicada até os 4 anos. Existe a vacina conjugada quadrivalente ACWY disponível nas clínicas privadas. No ano de 2017, foi introduzido um reforço para adolescentes entre 12 e 13 anos.

■ Vacina pneumocócica 10 valente

Previne cerca de 70% das doenças graves (pneumonia, otite e meningite) causadas por dez sorotipos de *Streptococcus pneumoniae*. Desde 2016, está indicada no calendário do PNI em duas doses, aos 2 e 4 meses, com reforço aos 12 meses. Em clínicas privadas, existe a vacina pneumocócica 13 valente, que oferece proteção a treze sorotipos, prevenindo cerca de 90% das doenças graves. A Sociedade Brasileira de Pediatria (SBP) e a Sociedade Brasileira de Imunizações (SMIm) indicam essas vacinas no esquema de 2, 4 e 6 meses com reforço entre 12 e 15 meses.

■ Vacina hepatite A

Vacina inativada contendo antígeno do vírus da hepatite A indicada para todas as pessoas a partir dos 12 meses de vida, em duas doses com intervalo de 6 meses entre elas. No PNI, foi introduzida em uma dose única aos 15 meses. Nos Centros de Referência para Imunobiológicos Especiais (CRIE), está disponível para pacientes portadores de hepatite B, com distúrbios de coagulação, HIV/Aids, doenças de depósito, fibrose cística, hemoglobinopatias, transplantados de órgão sólidos e medula óssea.

■ Vacina febre amarela

Trata-se de uma vacina de vírus vivo atenuado cultivado em componentes de ovo de galinha, indicada a partir dos 9 meses de idade, estando no calendário do PNI aos 9 meses de idade para pessoas que vivem em regiões com recomendação de vacinação ou para viagens internacionais para locais de risco da doença. A recomendação em 2017 é de dose única.

■ Vacina tríplice viral (sarampo, caxumba e rubéola)

Vacina contendo os três vírus vivos atenuados, com a primeira dose indicada aos 12 meses de idade no PNI, com reforço aos 15 meses com a vacina tríplice associada a varicela. Está indicada para crianças, adolescentes e adultos, considerados protegidos quando tomaram duas doses. Em sua composição, há componentes de ovo, mas não está contraindicada em pacientes com história de anafilaxia ao ovo, devendo ser realizada em ambiente hospitalar por precaução.

■ Vacina tetraviral (sarampo, caxumba, rubéola e varicela)

Vacina de vírus vivo atenuado desses quatro vírus, indicada para crianças e adolescentes com menos de 12 anos de idade. No PNI, é aplicada aos 15 meses no reforço da tríplice e dose única de varicela. Também apresenta componentes de ovo em sua composição, com risco baixo para anafilaxia em pessoas com história de anafilaxia ao ovo. A SBP e a SBIm recomendam duas doses de vacina contra varicela com intervalo de 3 meses entre elas, sendo empregada no PNI apenas uma dose aos 15 meses na tetraviral.

■ Vacina influenza

Vacina inativada com proteínas de diferentes cepas de vírus que mudam ano a ano de acordo com os vírus circulantes. No PNI, está indicada para crianças a partir dos 6 meses até os 5 anos, gestantes, maiores de 60 anos, profissionais da saúde e pessoas com doenças crônicas (diabetes, hipertensão, doenças respiratórias, cardíacas e imunodeprimidos), sendo administradas duas doses na primovacinação com intervalo de 1 mês para crianças maiores de 9 anos e dose única anual para adultos; a vacina disponível é a trivalente, embora haja uma vacina quadrivalente nas clínicas privadas. Pessoas com história de anafilaxia ao ovo devem receber a vacina em ambiente hospitalar com condições de atendimento em caso de reação anafilática.

■ Vacina papilomavírus humano (HPV)

Existem as vacinas bivalente e quadrivalente, a última disponível no PNI, que é inativada e contém proteínas do HPV tipos 6, 11, 16 e 18. Desde 2014,

215

CAPÍTULO 39 • IMUNIZAÇÕES E EVENTOS ADVERSOS EM IMUNIZAÇÃO

está disponível no PNI para meninas de 9 a 14 anos, e, em 2017, foi disponibilizada para meninos de 9 a 13 anos, em duas doses com intervalo de 6 meses entre elas. A SBP e a SBIm recomendam a aplicação de três doses no esquema de 2 meses de intervalo entre a primeira e a segunda dose e a terceira dose 6 meses após a primeira. Essa vacina também está disponível nos CRIE para mulheres de 9 a 26 anos com HIV e pacientes oncológicas no esquema de três doses com 2 meses de intervalo entre a primeira e a segunda dose e a terceira dose 6 meses após a primeira.

Eventos adversos em imunização

Uma das maiores conquistas em termos de prevenção de doenças é a possibilidade de imunizar sem que a pessoa precise adquirir a infecção naturalmente. A vacina cumpre esse papel; porém, à medida que o uso de vacinas ou outros imunobiológicos com função de promover a proteção é estendido a um maior número de pessoas, a ocorrência de eventos adversos, ou reações não desejadas, aumenta em número, diversidade e gravidade.

Assim, é possível ter um conceito mais amplo sobre essa questão:

> Evento adverso pós-vacinação (EAPV) é qualquer ocorrência médica indesejada após a vacinação e que, não necessariamente, possui uma relação causal com o uso de uma vacina ou outro imunobiológico (imunoglobulinas e soros heterólogos). Um EAPV pode ser qualquer evento indesejável ou não intencional, isto é, sintoma, doença ou um achado laboratorial anormal.
> (CIOMS; WHO, 2012)

Alguns desses eventos são esperados e outros não, estando relacionados com as vacinas, vivas ou não vivas: a cepa, o meio de cultura dos microrganismos, o processo de inativação ou atenuação, os adjuvantes, os estabilizadores ou substâncias conservadoras, o lote da vacina; os fatores ligados ao indivíduo, como idade, sexo, número de doses e datas das doses anteriores da vacina, eventos adversos às doses prévias, doenças concomitantes, doenças alérgicas, autoimunidade, deficiência imunológica; e os fatores relacionados com a administração da vacina propriamente, como agulha e seringa, local de inoculação, via de inoculação (vacinação intradérmica, subcutânea ou intramuscular).

Quanto à gravidade, um evento é considerado grave (EAG) quando requer hospitalização por pelo menos 24 h ou prolongamento de hospitalização já existente, caso ocasione disfunção significativa e/ou incapacidade persistente, resulte em anomalia congênita e tenha risco de morte; já um evento adver-

so pode ser considerado não grave (EANG) quando corresponde a qualquer outro evento que não esteja incluído nos critérios de evento adverso grave (EAG).

A aplicação de um antígeno, como ocorre na vacina, desencadeará uma resposta imune esperada com produção de imunoglobulinas, principalmente IgG e, também, células de memória. Algumas vacinas precisam de mais de uma dose para poderem atingir essa resposta de maneira protetora e duradoura. A aplicação de novas doses pode aumentar o risco de eventos adversos, mas estes podem ocorrer já na primeira dose. As mais temidas são as reações de hipersensibilidade imediata, classicamente mediadas por IgE, podendo ser desencadeadas por outros mecanismos relativos à composição da vacina. Além da reação tipo I, podem ocorrer reações citotóxicas, por deposição de imunocomplexos, celulares e tardias. Como exemplos de produtos capazes de causar reação, há os antígenos bacterianos (toxoide tetânico), os adjuvantes (sais de alumínio), os antimicrobianos (neomicina), os conservantes (timerosal), os estabilizadores (gelatina), o meio de cultivo (proteínas do ovo) e látex (frasco da vacina).

As reações mais comuns consistem em reação local, com dor e hiperemia, e, às vezes, enduração (Figura 39.1). Pode-se usar analgésico, compressas frias, antibiótico, se necessário, nos quadros sugestivos de infecção secundária com formação de área quente, dura e dolorosa. Mas isso não contraindica novas doses. A febre também é uma reação comum, em geral de curta duração (um episódio ou mais), nas primeiras 24 h, sem comprometimento sistêmico, podendo exigir antitérmico e hidratação, mas não contraindica novas doses. O uso de antitérmico profilático não é necessário. Reações graves, com quadro de urticária, angioedema e anafilaxia são raros, mas têm elevado risco de complicação.

A reação anafilática é uma reação de hipersensibilidade, generalizada ou sistêmica, grave, com risco de morte, que pode ser alérgica ou não alérgica. O início da anafilaxia varia entre indivíduos e no mesmo indivíduo, com edema de laringe, colapso cardiovascular, choque e até mesmo morte. Urticária e angioedema compreendem as manifestações mais comuns, e urticária deve ser avaliada como risco inicial de anafilaxia. Quanto mais rápido o início, mais grave tende a ser a reação. A reação pode ser bifásica, recrudescendo 6 a 8 h depois em 20% dos casos; portanto, esse tempo é o mínimo recomendado para observação depois de um quadro de anafilaxia, antes de dar alta. Como critério para avaliação, têm-se:

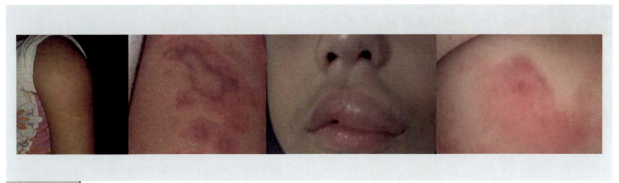

FIGURA 39.1 | Urticária e angioedema – situações possíveis em eventos adversos.
Fonte: Arquivo da Disciplina de Alergia e Imunologia Pediátrica da Faculdade de Medicina de Botucatu (FMB/Unesp).

- Doença de início agudo: minutos a várias horas com envolvimento da pele, da mucosa ou de ambas, urticária generalizada, prurido ou rubor facial, edema de lábios, língua e úvula, e pelo menos um dos seguintes achados: comprometimento respiratório – dispneia, sibilância, estridor, redução do pico de fluxo expiratório, hipoxemia; redução da pressão arterial ou sintomas associados de disfunção terminal de órgão (hipotonia, síncope, incontinência).
- Naqueles pacientes que sabidamente receberam a vacina ou outro imunobiológico, pode-se utilizar o seguinte critério: duas ou mais das seguintes manifestações que ocorram rapidamente após a exposição – envolvimento da pele, mucosa ou ambos (urticária generalizada, prurido ou rubor facial, edema de lábios, língua e úvula); comprometimento respiratório – dispneia, sibilância, estridor, redução do pico de fluxo expiratório, hipoxemia; redução da pressão arterial ou sintomas associados de disfunção terminal de órgão (hipotonia, síncope, incontinência); sintomas gastrintestinais persistentes (cólicas e vômitos).

O tratamento inicial envolve o uso intramuscular de epinefrina 1:1.000, 0,3 a 0,5 mg (0,3 a 0,5 mL) via intramuscular (IM) em adultos e 0,01 mg/kg (0,01 mL/kg), IM, até 0,3 mg/dose em crianças. Em 36% dos casos, há necessidade de uma segunda dose. A demora na aplicação está relacionada com pior evolução. O uso de anti-histamínicos também é útil: difenidramina 25 a 50 mg, IV, em adultos e 1 a 2 mg/kg, IV (máx. de 50 mg em crianças); ou prometazina 25 a 50 mg, IM ou IV (adultos) e 0,25 mg/kg, IM ou IV em criança maiores de 2 anos. Pode-se utilizar ainda ranitidina (4 mg/kg) ou cimetidina (1 mg/kg), devendo-se empregar metilprednisolona para prevenção de resposta bifásica – 1 a 2 mg/kg, IV (máximo de 80 mg) – ou hidrocortisona 10 a 20 mg/kg. A única medicação sem controvérsias é a epinefrina; porém, o uso dos demais medicamentos tem sido prática corrente.

Quando se tem um evento adverso grave com anafilaxia, contraindicam-se as doses subsequentes da vacina desencadeante. Nas situações em que há a reação de hipersensibilidade do tipo II, citotóxica, como no caso da síndrome de Guillain-Barré – evento neurológico adverso à vacina –, deve-se contraindicar as doses subsequentes. Nas reações do tipo III, com deposição de imunocomplexos, quando o paciente já teve contato anterior com o antígeno, as manifestações podem ocorrer em 2 h e no máximo em 4 a 10 h pós-aplicação. Fenômeno de Arthus, doença do soro e artrite também podem ser observados, autolimitados e com duração de alguns dias, podendo ser tratados com anti-histamínico e/ou ainti-inflamatórios não esteroidais. Não contraindicam novas doses; porém, no caso da vacina contra difteria e tétano, deve-se adiar a dose seguinte para 10 anos após o evento. Nas reações do tipo IV, mediadas por células linfócitos T CD4 e T CD8, pode-se observar um quadro de dermatite de contato, como nas vacinas com timerosal em sua composição. Não contraindicam novas doses. Os eventos adversos devem ser notificados à área de vigilância em saúde, municipal ou local.

No Quadro 39.1, há um resumo dos eventos adversos relacionados com algumas vacinas.

Deve-se lembrar que não são todos eventos adversos que contraindicam doses posteriores da mesma vacina responsável pelo evento, além do fato de que são poucos os que impedem novas doses com a mesma vacina.

CAPÍTULO 39 • IMUNIZAÇÕES E EVENTOS ADVERSOS EM IMUNIZAÇÃO

QUADRO 39.1 Eventos adversos relacionados com algumas vacinas

Vacina	Componentes	Eventos adversos
BCG	Glutamato de sódio, salina 0,9%	Formação de úlcera com diâmetro > 1,0 cm nos primeiros 6 meses; abcessos frios nos primeiros 3 meses; abcessos quentes nos primeiros 15 dias; linfadenopatia regional não supurada ou supurada após 6 meses (ver Figura 39.2)
Hepatite B	Cloreto de sódio; timerosal; hidróxido de sódio	Dor (3 a 29% dos casos); enduração/rubor (0,2 a 17%); febre (1 a 6%), fadiga, tontura; reações de hipersensibilidade ao timerosal e levedo
Pentavalente	Hidroxifosfato de alumínio, timerosal	Dor, hiperemia, edema, enduração (15 a 57% dos casos); urticária, *rash*; episódio hipotônico-hiporresponsivo (EHH) (início súbito da tríade de diminuição do tônus muscular, hiporresponsividade e palidez ou cianose) que ocorre com 1:1.500 doses e contraindica doses posteriores; mialgia, febre baixa (4,1 a 58,8%); encefalopatia nos primeiros 7 dias em 1:110.000 doses; choro persistente (até 11,8%), convulsão em até 72 h (1:5.000 doses)
DTP celular	Timerosal, hidróxido de alumínio	Dor, rubor, edema, enduração (37 a 50% dos casos); febre baixa (até 50%); choro persistente (até 11,8%); EHH (1:1.500 doses); convulsão (1:1.750 doses)
Pólio inativada (VIP)	2-fenoxietanol, formaldeído, meio Hanks 199, ácido clorídrico, hidróxido de sódio	Dor, enduração, febre, mialgia; parestesia leve e transitória dos membros (raras)
Rotavírus	Sacarose, adipato dissódico, meio de Eagle modificado por Dulbecco, água estéril	Irritabilidade, vômitos, diarreia, invaginação intestinal (2 semanas após a vacina)
Pneumo 10	Cloreto de sódio, fosfato de alumínio e água para injeção	Muito comuns (febre, dor, rubor); comuns (enduração); raros (convulsão, *rash*)
Meningo C	Cloreto de sódio, L-histidina, hidróxido de alumínio	Dor, rubor, edema, enduração, cefaleia, febre, sonolência
Tríplice viral	Albumina humana; sulfato de neomicina; sorbitol e gelatina, traços de proteína do ovo	Muito comuns (febre, convulsão febril, cefaleia, conjuntivite (5 a 12 dias depois), exantema (7 a 14 dias depois), linfadenopatia (7 a 21 dias depois); incomuns (reações locais); pode ocorrer meningite (11 a 32 dias depois), encefalite (15 a 30 dias depois), púrpura trombocitopênica (12 a 25 dias depois)
Tetraviral	Neomicina, lactose anidra, sorbitol, manitol	Muito comuns: dor (26%), vermelhidão (5%), febre; comuns: irritabilidade, *rash* (5%), edema no local; raros: convulsão febril, síndrome de Guillain-Barré, neurite periférica, artralgia, artrite
Varicela	Cloreto de sódio, cloreto de potássio, di-hidrogenofosfato de potássio, hidrogenofosfato dissódico, 12-água, sacarose purificada L-glutamato de sódio, sulfato de kanamicina, lactobionato de eritromicina	Dor, inchaço, coceira, vermelhidão; pode ocorrer ocasionalmente febre e erupções tipo varicela no local aplicação ou pelo corpo; é raro ocorrer encefalite e convulsões
Hepatite A	Alumínio (sulfato hidroxifosfato de alumínio), cloreto de sódio, borato de sódio	Em crianças entre 12 e 23 meses: comuns (dor, sensibilidade, edema local, febre, irritabilidade); de 2 a 17 anos: muito comuns – dor (18,7%), sensibilidade (16,8%), eritema (7,5%), edema (7,3%) e febre (3,1%)
dTpa	Cloreto de sódio, polissorbato, formaldeído, hidróxido de alumínio, fosfato de alumínio, glicina	Em crianças de 4 a 9 anos: dor, vermelhidão no local, irritabilidade, anorexia, diarreia, vômitos; crianças maiores de 10 anos e adultos: cefaleia, reações no local (dor, inchaço), fadiga, tonturas, febre, náuseas, mialgia, rigidez articular e muscular. Há um aumento de incidência de reações locais com número de doses aplicadas (reforços) com aumento de sensibilidade e reação de Arthus (reação tipo III). Pode ocorrer neuropatia do plexo braquial por formação de imunocomplexos, uni ou bilateral

(Continua)

QUADRO 39.1 — Eventos adversos relacionados a algumas vacinas (Continuação)

Vacina	Componentes	Eventos adversos
Pneumo 23	Cloreto de sódio, fenol	Comuns (eritema, aumento sensibilidade, edema e dor local); raros (adenite, artralgia, mialgia, febre baixa)
Hib	Cloreto de sódio, timerosal, hidróxido de sódio, di-hidrogenofosfato de sódio di-hidratado	Muito comuns (dor, edema, eritema no local); raro irritabilidade e choro incontrolável
Febre amarela	Lactose, sorbitol, cloridrato de L-histidina, L-alanina e solução salina (cloreto de sódio, cloreto de potássio, fosfato básico de sódio, fosfato de potássio, cloreto de cálcio sulfeto de magnésio, solução de cloreto de sódio a 0,4%)	Dor, rubor e enduração (2 a 4% dos casos); febre baixa, mialgia (< 4%); anafilaxia (0,2:100.000 doses) pode ocorrer pelo componente ovo; doença neurológica (1:110.000 doses); doença viscerotrópica (0,04:100.000 doses), uma reação grave que pode provocar disfunção de múltiplos órgãos
Influenza	cloreto de sódio, estreptomicina, timerosal, formaldeído, cloreto de potássio, fosfato de sódio, fosfato de potássio, ovos embrionados de galinha	Dor, eritema, enduração, febre, mialgia, mal-estar; síndrome Guillain-Barré (1 a 21 dias depois), mielite transversa são raros. Reações de hipersensibilidade tipo I pelo ovo são raras
HPV	Alumínio (sulfato hidroxifosfato de alumínio), cloreto de sódio, l-histidina, polissorbato, borato de sódio	Dor (81,3% dos casos), inchaço, eritema, hematoma (2,9%), cefaleia (20,5%), febre (10,1%), náuseas (3,7%), tontura (2,9%). Reações graves ocorrem em menos de 1% (apendicite, doença inflamatória pélvica)

Fonte: Elaborado pelos autores.

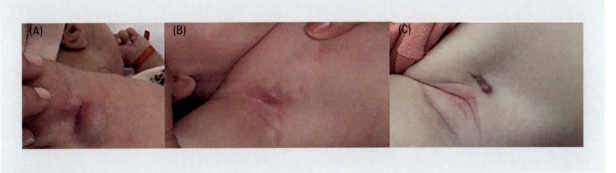

FIGURA 39.2 Evento adverso à vacina BCG. (A) Pequeno nódulo com flutuação. (B) Linfonodo com intensa inflamação. (C) Lesão cicatricial pós-drenagem espontânea. Em todos os casos, foi utilizada isoniazida.
Fonte: Arquivo da Disciplina de Alergia e Imunologia Pediátrica da Faculdade de Medicina de Botucatu (FMB/Unesp).

Algumas reações que contraindicam doses subsequentes da mesma vacina são:

- Invaginação intestinal pós-vacina de rotavírus: contraindica nova dose.
- Episódio hipotônico-hiporresponsivo: aparece nas primeiras 48 h da aplicação da DTP de células inteiras, contraindica novas doses da vacina, devendo ser aplicada a vacina DTP acelular, para continuar o esquema vacinal.
- Encefalopatia pós-aplicação da DTP de células inteiras: pode ocorrer até 7 dias após aplicação da vacina e contraindica doses subsequentes de DTP e de DTP acelular, devendo completar o esquema vacinal com dupla infantil.
- Convulsão pós-DTP de células inteiras: pode aparecer até 72 h após a vacina e contraindica novas doses dessa vacina, devendo completar esquema com DTP acelular.
- Encefalite pós-vacina sarampo, caxumba e rubéola (tríplice viral): pode ocorrer pelo componente do sarampo ou da caxumba, entre 15 e 30 dias da aplicação e contraindica novas doses da vacina.
- Poliomielite associada ao vírus vacinal: pela vacina da poliomielite oral que contém os poliovírus 1, 2 e 3; pode ocorrer até 40 dias após a aplicação no paciente vacinado, e, também, no contatante desse vacinado em até 85 dias após a vacinação, devendo continuar o esquema vacinal com a vacina inativada.

Bibliografia

- Barreira P, Gomes E. Serum sickness-like reaction associated with drugs intake in pediatric age. Ver Port. Imunoalergologia. 2013;21.
- Barreto ML, Pereira SM, Ferreira AA. BCG vaccine: efficacy and indications for vaccination and revaccination. J de Pediat. 2006;82:S45-54.
- Bernd LAG, de Sá AB, Watanabe AS, Castro APM, Solé D, Castro FM, et al. Guia prático para o manejo da anafilaxia. Rev Bras Alerg Imunopatol. 2012;35:53-70.
- Brasil. Ministério da Saúde. Secretaria de Vigilância em Saúde. Manual de vigilância epidemiológica de eventos adversos pós-vacinação. Brasília: Ministério da Saúde; 2014. p. 1-250.
- World Health Organization. Council of International Organizations of Medical Sciences. CIOMS. Definition and Application of Terms for Vaccine Pharmacovigilance. Washington. Geneva: WHO; 2012.
- Farhat CK, Weckx LY, Carvalho LHFR, Succi RCM. Imunizações fundamentos e prática. 5. ed. São Paulo: Atheneu; 2017.
- Kfouri R, Levi G, Faria S. Controvérsias em imunizações. 2016. p. 39-42
- Novadzki I, Rosário N. Reações adversas à gelatina em imunobiológicos. Rev Bras Alerg Imunopatol. 2006;29:1.

CAPÍTULO 40

Infecções de Repetição

Paula Franco Oba • Camila Alves Tonami • Jaime Olbrich Neto

Ao longo da infância, as crianças apresentam um grande número de infecções, uma frequência que aumenta quanto menor a idade, sendo mais comuns em determinadas épocas do ano, como outono e inverno – quando há aumento de exposição a agentes infecciosos; entretanto, isso não necessariamente significa que a criança tenha uma imunodeficiência, a despeito, muitas vezes, da desconfiança dos pais e do médico. Infecções de vias aéreas são as mais comuns, variando entre 3,4 e 32,1%, mais comumente das vias superiores, o que pode ser explicado por algumas situações, entre elas o sistema imune em desenvolvimento que entra em contato com agentes infecciosos pela primeira vez, o que resulta em infecção e doença, tão frequente na infância, sobretudo em menores de 6 anos. Outros fatores, como menor diâmetro das vias aéreas na criança em relação ao adulto, adenoide proporcionalmente maior, tuba auditiva mais horizontalizada nessa faixa etária, desnutrição, convívio com crianças em diferentes idades em ambiente familiar ou coletivo (casa com muitas pessoas, creche ou escolinha), exposição a poluentes (fumaça de cigarro, poluição atmosférica) e baixo nível socioeconômico também resultam em maior risco de infecções.

Algumas causas de infecções de vias aéreas, que devem fazer parte da avaliação do paciente, pois podem promover principalmente a pneumonia – uma das mais graves infecções do trato respiratório e capaz de provocar várias complicações –, são descritas no Quadro 40.1.

Cabe lembrar também dos principais agentes etiológicos dessas infecções: vírus respiratório sincicial, influenza A ou B, parainfluenza, adenovírus, *Mycoplasma pneumoniae*, *Chlamydia trachomatis*, *Chlamydia pneumoniae*, *Streptococcus pneumoniae*, *Mycobacterium tuberculosis*, *Staphylococcus aureus* e *Haemophilus influenzae*.

Uma definição capaz de abranger todas as possibilidades ainda não foi encontrada, pois se trata de uma resposta inflamatória à infecção, em paciente que pode também ser atópico, e a interação desses fatores promove diferenças na evolução e na duração das doenças. É preciso, assim, individualizar, embora os critérios mais utilizados para definição de infecções respiratórias de repetição sejam ausência de quaisquer doenças de base que justifiquem as infecções de repetição (imunodeficiência primária ou secundária, fibrose cística, malformações das vias aéreas, síndrome dos cílios imóveis), além da presença de, no mínimo, uma das seguintes condições:

- Seis ou mais infecções respiratórias por ano.
- Uma ou mais infecções respiratórias mensais.
- Duas ou mais infecções anuais do trato respiratório inferior.

CAPÍTULO 40 • INFECÇÕES DE REPETIÇÃO

QUADRO 40.1 — Principais causas de infecções respiratórias de repetição na criança

Prematuridade, ventilação mecânica

Asma

Síndromes aspirativas:
- Incoordenação à deglutição
- Refluxo gastresofágico
- Fístula traqueoesofágica
- Corpo estranho
- Fenda laringotraqueal

Doença metabólica hereditária:
- Fibrose cística
- Deficiência de alfa-1-antitripsina

Compressão de vias aéreas:
- Anel vascular
- Anomalias brônquicas
- Sequestro pulmonar
- Cisto congênito
- Neoplasia

Alterações da imunidade (imunodeficiências):
- Síndrome de hiper IgE
- Síndrome de DiGeorge
- Doença granulomatosa
- Crônicas:
  - Hipogamaglobulinemia
  - Imunodeficiência combinada
- Graves:
  - Infecção pelo HIV

Fonte: Elaborado pelos autores.

O uso de algumas informações, como frequência e local da infecção, podem auxiliar na tomada de decisão, lembrando-se que não se deve esperar tampouco desesperar. Assim, têm-se:

- Geral: nove ou mais episódios em 1 ano nos menores de 5 anos ou três episódios acima dos 5 anos.
- Pneumonias de repetição: dois ou mais episódios em 1 ano ou três ou mais em qualquer intervalo, com radiografia normal entre elas.
- Faringotonsilites: dos 3 aos 8 anos – mais de cinco por ano ou quatro infecções por ano em 2 anos consecutivos.
- Otite média: quatro ou mais em 1 ano ou seis em 2 anos, ou três em 6 meses.
- Rinossinusite: três ou mais episódios agudos durante um período de 6 meses, ou quatro ou mais em 1 ano, e período assintomático de 10 ou mais dias.

O esquema mostrado na Figura 40.1 sugere a inter-relação entre os fatores, esclarecendo o fato de que o número de infecções vai diminuindo à medida que a criança cresce e seu sistema imune se desenvolve, e o contato com os diferentes agentes infecciosos possibilitará que, uma vez imunocompetente, a criança se torne imune àquele agente.

A prevenção de doenças pela vacinação contribui para a redução de infecções na faixa etária pediátrica.

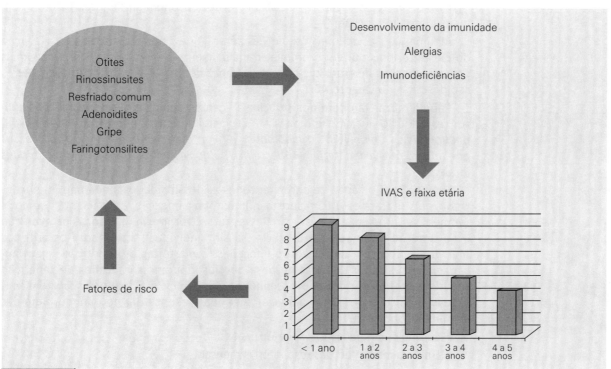

FIGURA 40.1 | Representação das interfaces envolvidas nas infecções de repetição.

Fonte: Elaborada pelos autores.

PARTE 3 • ESPECIALIDADES PEDIÁTRICAS

Infecções são esperadas, portanto, em todas as crianças, e a frequência ou a gravidade delas é um sinal de alerta, assim como a repercussão sobre o seu desenvolvimento físico e neuropsicomotor. Dentre as causas a serem investigadas, a atopia parece ser a mais frequente, embora se deva considerar a doença do refluxo gastresofágico, a fibrose cística e as imunodeficiências primárias – descritas em capítulo específico –, a Aids, a hipertrofia de adenoide e as alterações anatômicas.

No Quadro 40.2, há uma breve orientação sobre a forma de investigação nas diferentes situações que possam causar infecções de repetição, cuja abordagem precoce é determinante para melhor evolução.

As demais condições são descritas em capítulos específicos e devem ser consultadas.

Considerações adicionais sobre a atopia e o risco de infecção sugerem que a condição atópica pode aumentar o risco de infecção por diversos microrganismos em diferentes locais anatômicos. Entre as relações estabelecidas na atopia e na infecção, ou, ainda, na colonização, estão as denominadas protetoras, como no caso da teoria da higiene, em que a exposição precoce a antígenos bacterianos reduziria o risco de atopia: sugere-se que até os 3 anos essa condição teria impacto; porém, isso nem sempre seria sustentado ao longo do tempo. A disfunção imunológica pode representar uma condição fenotípica ou clínica dos pacientes atópicos.

QUADRO 40.2	Formas de investigação nas diferentes condições de infecções de repetição	
Condição	Clínica esperada	Exames
Atopia/alergia	Prurido nasal e ocular, espirros, coriza, obstrução, tosse, sibilos, eczemas atópico	• IgE total sérica; testes cutâneos, ou IgE específica • Hemograma • Dosar imunoglobulinas IgA, IgM, IgG se pensar em imunodeficiência primária
Imunodeficiências primárias	Infecções recorrentes pelo mesmo agente, graves ou por agentes oportunistas	• Hemograma – avaliar citopenias ou leucocitose sem infecção • Dosar imunoglobulinas IgA, IgM, IgG, IgE, sorologias contra antígenos presentes em vacinas • Complemento C3, C4 – expandir se necessário

Fonte: Protocolos de investigação da Disciplina de Alergia e Imunologia Pediátrica da Faculdade de Medicina de Botucatu (FMB/Unesp).

Bibliografia

- Carvalho BTC. Como abordar a criança com infecção respiratória de repetição. Jornal Bragid. 2008;III(6).
- Diretrizes brasileiras em pneumonia adquirida na comunidade em pediatria. J Bras Pneumol. 2007;33(Supl. 1):S31-S50.
- Schröder PC, Illi S, Casaca VI, Lluis A, Böck A, Roduit C, et al.; the PASTURE Study Group. A switch in regulatory T cells through farm exposure during immune maturation in childhood. Allergy. 2017;72:604-15.
- Simon AK, Hollander GA, McMichael A. Evolution of the immune system in humans from infancy to old age. Proc R Soc B. 2014;282:3085.
- Young J J. Risks for infection in patients with asthma (or other atopic conditions): Is asthma more than a chronic airway disease? J Allergy Clin Immunol. 2014;134:247-57.

CAPÍTULO 41

Imunodeficiências Primárias

Paula Franco Oba • Camila Alves Tonami • Jaime Olbrich Neto

Introdução

As imunodeficiências primárias constituem um grupo heterogêneo de doenças congênitas e hereditárias, em sua maioria, com defeitos em um ou mais componentes do sistema imune, que corresponde a uma complexa rede de defesa formada por células, órgãos e moléculas, envolvidas na resposta a agentes agressores, como microrganismos ou tumores. Algumas das imunodeficiências são muito raras, outras nem tanto; porém, em conjunto, são mais frequentes que outras doenças, por exemplo, a fibrose cística; há uma prevalência estimada de 1:500 para deficiência de imunoglobulina A (IgA) contra 1:2.000 para fibrose cística.

A prevalência das imunodeficiências primárias tem aumentado, dificultando o conhecimento real da prevalência, além do fato de poder variar segundo diferentes grupos étnicos e países. Métodos para identificação precoce de recém-nascidos (*newborn screening*) com imunodeficiência combinada grave, as doenças chamadas SCID (*severe combined immunodeficiency*), estão disponíveis. Embora essas doenças sejam apenas algumas das doenças com manifestação precoce, o *screening* pode ser útil, apesar de não tão sensível para sugerir a possibilidade de imunodeficiências que cursem com a diminuição de linfócitos T. É fato que houve um aumento significativo no número de imunodeficiências primárias e no conhecimento dos mecanismos moleculares envolvidos, assim como a possibilidade de diagnóstico cada vez mais precoce, propiciando desfechos mais favoráveis à manutenção do paciente.

Suspeitar de imunodeficiências primárias, particularmente em crianças com quadros de infecção grave e incomum, ou com autoimunidade, ou com desregulação imune, consegue abreviar o tempo de encaminhamento precoce ao especialista (imunologista), sendo importante para o diagnóstico definitivo e tratamento. Infelizmente, muitos profissionais de saúde ainda conhecem pouco ou mesmo desconhecem as imunodeficiências primárias, mas a maior compreensão sobre elas, bem como quando suspeitá-la, resultará em identificação precoce e tratamento mais adequado, o que é fundamental para reduzir a mortalidade por essa causa.

Etiologia e classificação

Não há um sistema único de classificação para um grupo tão heterogêneo de doenças, capaz de atender às necessidades de ensino e atendimento clínico. Uma das formas de fazê-lo consiste na classificação funcional, na qual as doenças são agrupadas dentro dos distúrbios imunológicos responsáveis pelas manifestações clínicas e pelos achados laboratoriais. A Organização Mundial da Saúde (OMS) e a International Union of Immunological Societies (IUIS) classificaram as doenças nos seguintes grupos:

- Imunodeficiências combinadas de células T e B.
- Deficiências predominantemente de anticorpos.
- Deficiência de fagócitos – número, função ou ambos.

- Distúrbios genéticos da regulação imune – doenças de desregulação imune.
- Defeitos da imunidade inata.
- Desordens autoinflamatórias – síndromes autoinflamatórias.
- Deficiências de complemento.
- Outras imunodeficiências bem definidas; porém, não cabíveis em outras categorias.

Na revisão de 2015 do comitê da IUIS, foram acrescentadas novas informações e uma classificação fenotípica, com o propósito de auxiliar o médico a diagnosticar as imunodeficiências primárias:

- Imunodeficiências afetando imunidade celular e humoral.
- Imunodeficiências combinadas com características sindrômicas ou associadas.
- Deficiência predominantemente de anticorpos.
- Doenças de desregulação imune.
- Deficiência congênita de fagócitos – número, função ou ambos.
- Defeitos da imunidade inata.
- Distúrbios autoinflamatórios.
- Deficiência de complemento.
- Fenocópias de imunodeficiência primária – seria um traço fenotípico ou doença que se assemelha à característica expressa por determinado genótipo, talvez mais por causas ambientais que genéticas.

Por ordem de frequência, segundo registros de diferentes sociedades de imunodeficiências, constituem-se em: deficiências predominantemente de anticorpos – outras imunodeficiências bem definidas; deficiências de células T e B; defeitos de fagócitos, desregulação imune; deficiência de complemento; defeitos da imunidade inata; e síndromes autoinflamatórias.

Fisiopatologia e fatores de risco

De maneira geral, as manifestações clínicas e a suscetibilidade a infecções em determinada imunodeficiência primária são consequências da diminuição ou da ausência de fatores necessários para o pleno funcionamento do sistema imune. Para cada doença, seria necessária uma explicação específica, o que não é objeto deste capítulo. Como já foi dito, as imunodeficiências têm caráter genético e podem apresentar padrão de heranças autossômicas dominantes, autossômicas recessivas, mutações *de novo* ou ligadas ao X, esta última capaz de explicar a maior ocorrência no gênero masculino.

Quadro clínico

Infecções recorrentes, por agentes oportunistas ou, ainda, infecções graves, com risco de morte, são utilizadas para estabelecer uma relação com imunodeficiências primárias. Nesse sentido, a busca de um conjunto de sinais e sintomas, como déficit de crescimento ponderoestatural, aliada a procedimentos lógicos bem definidos, cujas etapas seguidas possam resultar na suspeição e/ou identificação de uma imunodeficiência primária, tem sido apresentada e serve como ponto de partida para a investigação. Não somente as infecções, mas também manifestações de autoimunidade, neoplasias, história familiar, reações adversas à vacina e hemoderivados são comuns em pacientes com imunodeficiências primárias, o que pode não constituir um defeito nos mecanismos de defesa, e sim uma desregulação da resposta. Como exemplo, nos pacientes cujas defesas com células T ou *natural killers* (NK) estão comprometidas, a ocorrência de neoplasias parece ser mais frequente.

No Quadro 41.1, são apresentados sinais de alerta que podem servir para suspeitar de imunodeficiência primária no paciente.

QUADRO 41.1	Sinais de alerta para imunodeficiência primária
10 sinais de alerta para imunodeficiência primária adaptados para o Brasil	12 sinais de alerta para imunodeficiências primárias no 1º ano de vida
1. Duas ou mais pneumonias no último ano	1. Infecções fúngicas, virais e/ou bacterianas persistentes ou graves
2. Oito ou mais novas otites no último ano	2. Reação adversa a vacinas de germe vivo, em especial BCG
3. Estomatites de repetição ou monolíase por mais de 2 meses	3. Diabetes melito persistente ou outra doença autoimune e/ou inflamatória
4. Abscessos de repetição ou ectima	4. Quadro sepse-símile, febril, sem identificação de agente infeccioso
5. Um episódio de infecção sistêmica grave (meningite, osteoartrite, septicemia)	5. Lesões cutâneas extensas
6. Infecções intestinais de repetição/diarreia crônica	6. Diarreia persistente
7. Asma grave, doença do colágeno ou doença autoimune	7. Cardiopatia congênita – em especial anomalias dos vasos da base
8. Efeito adverso à vacina BCG e/ou infecção por micobactéria	8. Atraso na queda do coto umbilical > 30 dias
9. Fenótipo clínico sugestivo de síndrome associada a imunodeficiência	9. História familiar de imunodeficiência ou de óbitos precoces por infecção
10. História familiar de imunodeficiência	10. Linfocitopenia (< 2.500 células/mm^3) ou outra citopenia ou leucocitose sem infecção, persistentes
	11. Hipocalcemia com ou sem convulsão
	12. Ausência de imagem tímica à radiografia de tórax

Fonte: Adaptado de Carneiro-Sampaio et al., 2011 e Jeffrey Modell Foundation Medical Advisory Board, 2016.

Diagnóstico

Ao suspeitar que o paciente apresenta quadro clínico evolutivo compatível com imunodeficiência primária, pode-se, então, com base nas informações já citadas, tentar identificar um dos pontos em que possa estar localizada a deficiência (Figura 41.1).

Em uma situação habitual, espera-se que, frente a um agente agressor, ocorra uma resposta inicial, que contará com a participação de complemento, proteína C-reativa, fagócitos, células NK e a ação de citocinas. Os fagócitos se dirigirão ao local de infecção, devendo, para tanto, sair do vaso, ligando-se a moléculas de adesão; porém, se houver uma deficiência dessas moléculas, como na deficiência de adesão de leucócitos (LAD), os fagócitos não chegarão de maneira eficiente. Nesse caso, mesmo que o paciente não tenha infecção, ele apresentará leucocitose, e a queda do coto umbilical será mais tardia (> 30 dias).

Entretanto, em um paciente que não apresenta essa deficiência, os fagócitos chegarão ao local onde se encontra o agente agressor, que pode estar opsonisado ou mesmo destruído pela ação do complemento. Assim, se houver deficiência de complemento, a resposta imune fica prejudicada, com maior risco de infecções. É importante lembrar de outro distúrbio do complemento, a deficiência de inibidor de C1 esterase, que promove o angioedema hereditário. Após a chegada dos fagócitos, pode ocorrer uma resposta inadequada (falha de produção, maior destruição) e o paciente apresentar neutropenia, o que o coloca em risco de sepse e com necessidade de profilaxia com antibióticos. A neutropenia pode ser congênita, com infecções graves e precoces, ou cíclica, exigindo seguimento com exames por algumas semanas.

Após a fagocitose, há a necessidade de processar, destruir e apresentar os fragmentos desse agente para que possa ser montada uma resposta mais eficiente, e não apenas inata. Nessa fase, têm-se como mecanismos de destruição a lisozima e outras substâncias bactericidas, como lactoferrinas e defensinas, além do metabolismo oxidativo, com a ação da NADPH e da mieloperoxidase, que originam o peróxido de hidrogênio e ácido hipocloroso. Se esses mecanismos forem deficientes, é possível que se formem granulomas para conter o processo infeccioso, como na doença granulomatosa crônica, e a vacina BCG, por se tratar de um bacilo vivo atenuado, intracelular, representa um risco para o paciente. Uma vez fagocitados e fragmentados, os antígenos devem ser apresentados aos linfócitos para que se monte uma resposta mais eficiente, com produção de células de memória. A apresentação aos linfócitos, nos linfonodos, faz com que ocorra um processo de expansão clonal, ocasionando um aumento deles – a ausência de linfonodos palpáveis ou amígdalas pode sugerir imunodeficiência, em conjunto com outros dados clínicos.

A cooperação entre linfócitos T e B promoverá as mudanças de classe de imunoglobulinas (IgG, IgA, IgE) e maturação de afinidade, avaliada pela avidez de ligação. Nessa etapa, formam-se as células de memória, o

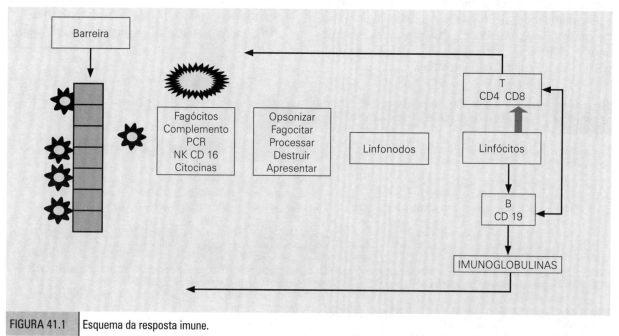

FIGURA 41.1 | Esquema da resposta imune.

Fonte: Autoria de Jaime Olbrich Neto para a Disciplina de Alergia e Imunologia Pediátrica da Faculdade de Medicina de Botucatu (FMB/Unesp).

que impedirá a doença ou sua forma grave no paciente quando entrar novamente em contato com o agente. Nessa fase, a deficiência de células T e B afeta a produção de anticorpos, com infecções graves e precoces, pacientes em que pode haver ausência da imagem do timo em exame simples de imagem (radiografia).

Algumas doenças cursam com deficiência predominante de anticorpos, sem linfopenias, caso no qual a manifestação clínica pode ter início em distintas fases da vida e em qualquer sexo.

De modo resumido, frente a infecções de repetição ou graves, com suspeita de imunodeficiência primária, sugere-se inicialmente avaliar hemograma, dosagem sérica de imunoglobulinas e dosagem de complemento C3 e C4, e, em situações de linfopenias, acrescentar à triagem inicial a imunofenotipagem de linfócitos T, B e NK.

No Quadro 41.2, são descritos a apresentação clínica e os exames iniciais empregados na investigação das imunodeficiências primárias.

A seguir, são apresentadas algumas doenças, dentro do grupo, como exemplo de imunodeficiência primária:

- Deficiência predominantemente de anticorpos:
  - redução em todas as classes de imunoglobulinas, com diminuição acentuada de linfócitos B (< 1%) por deficiência de BTK (*Bruton's tyrosine kinase*), que resulta na parada do desenvolvimento de células B, agamaglobuliniemia ligada ao X, com predominância das infecções bacterianas, após a redução de anticorpos maternos;
  - redução de duas classes de imunoglobulinas (IgG e IgM ou IgA), com linfócitos B reduzidos ou normais. Nesse caso, trata-se da imunodeficiência comum variável, que acomete meninos e meninas, em diferentes idades.

Tratamento

O diagnóstico precoce é fundamental para iniciar o tratamento mais adequado para redução de danos, podendo representar uma emergência. O tratamento dependerá da doença; assim, podem ser necessários, por exemplo: transplante de medula óssea (deficiência de ADA – adenosino deaminase, PNP – purino nucleotídeo fosforilase); reposição enzimática (inibidor de C1 no angioedema hereditário); reposição mensal de imunoglobulinas (agamaglobulinemia ligada ao X, imunodeficiência comum variável) com o objetivo de manter níveis acima de 500 mg/dL; e até mesmo terapia gênica (quando disponível).

A indicação de vacinas deve considerar as características da doença; entretanto, as vacinas com agentes vivos atenuados precisam ser contraindicadas até que se tenha o diagnóstico de certeza.

QUADRO 41.2 Apresentação clínica e exames iniciais na investigação de imunodeficiência primária

Apresentação clínica	Exames iniciais	Avaliar exames	Exames a acrescentar
Infecção recorrente de vias aéreas	Hemograma, IgA, IgE, IgM, IgG	Excluir deficiência de anticorpos e neutropenia	Subclasse de IgG, complemento, resposta a vacinas (pneumocócica), imunofenotipagem de linfócitos (T, B, NK)
Dificuldade de ganho ponderoestatural na infância; infecção complicada ou por agentes pouco frequentes	Hemograma, IgA, IgE, IgM, IgG, Imunofenotipagem de linfócitos (T, B, NK)	Excluir imunodeficiência combinada e Aids	Ácido úrico (avaliar erro inato do metabolismo), CD154 (linfócitos T ativos)
Infecções piogênicas	Hemograma	Excluir neutropenia, avaliar se há leucocitose sem infecção	Função de fagócitos (di-hidrorodamina), CD11/CD18 (avalia moléculas de adesão)
Autoimunidade ou doença inflamatória crônica	Hemograma, IgA, IgE, IgM, IgG, Imunofenotipagem de linfócitos (T, B, NK), proteínas de fase aguda, autoanticorpos	Avaliar o déficit para identificar a imunodeficiência	A depender do déficit, pedir novos exames
Angioedema	Complemento C3, C4, CH50	Avaliar o déficit de complemento para identificar a imunodeficiência	Inibidor quantitativo e qualitativo de inibidor de C1 (angioedema hereditário)

Fonte: Elaborado pelos autores.

CAPÍTULO 41 • IMUNODEFICIÊNCIAS PRIMÁRIAS

Bibliografia

- Bousfiha A, Jeddane L, Al-Herz W, Ailal F, Casanova J-L, Chatila T, et al. The 2015 IUIS Phenotypic Classification for Primary Immunodeficiency's. J Clin Immunol. 2015; 35:727-38.
- Carneiro-Sampaio M, Jacob CMA, Leone CL. A proposal of warning signs for primary immunodeficiency's in the first year of life. Pediatric Allergy and Immunology. 2011;345-6.
- Casanova J-L, Fieschi C, Zhang S-Y, Abel L. Revisiting human primary immunodeficiency's. Journal of Internal Medicine. 2008;264;115-27.
- Jeffrey Modell Foundation Medical Advisory Board (2016). Disponível em: www.info4pi.org.

- Picard C, Al-Herz W, Bousfiha A, Casanova, J-L, Chatila T, Conley ME, et al. Primary immunodeficiency diseases: an Update on the Classification from the International Union of Immunological Societies Expert Committee for Primary Immunodeficiency 2015. J Clin Immunol. 2015;35:696-726.
- Rezaei N, Aghamohammadi A, Notarangelo LD. Introduction to primary immunodeficiency diseases. In: Primary immunodeficiency diseases. New York: Springer; 2008.
- Routes J, Abinun M, Al-Herz W, Bustamante J, Condino-Neto A, Morena MTDL, et al. ICON: The Early Diagnosis of Congenital Immunodeficiencies. J Clin Immunol. 2014; 34:398-424.

SEÇÃO 5
Cardiologia

CAPÍTULO 42
Semiologia do Aparelho Cardiovascular em Crianças

Rossano César Bonatto

A avaliação semiológica do aparelho cardiocirculatório em Pediatria fornece subsídios fundamentais para o diagnóstico clínico de crianças com suspeita ou portadoras de cardiopatias congênitas ou adquiridas, compreendendo aparência física, avaliação dos pulsos e da perfusão periférica, aferição da pressão arterial e avaliação semiológica cardíaca propriamente dita.

Aparência física

A inspeção oferece uma imagem geral do estado clínico da criança e detalhes que podem orientar o diagnóstico clínico. Desse modo, uma visão geral e integral da circulação e do coração deve ser acompanhada da avaliação de aspectos somáticos mais gerais.

É preciso observar temperatura e cor da pele (cianose ou palidez), edema, estado nutricional, sinais de cianose crônica (unhas em vidro de relógio e baqueteamento digital), fácies e outras características de síndromes genéticas (p. ex., síndrome de Down).

Pulsos e perfusão periférica

Os pulsos podem ser avaliados por inspeção, palpação e ausculta. A inspeção tem pouca importância em Pediatria. Somente em situações de aumento importante da amplitude, é possível observar pulsações em artérias superficiais, como em crianças portadoras de persistência do canal arterial com grande diâmetro.

A palpação deve ser realizada em todas as crianças e está centrada nos pulsos braquial e femoral. Deve-se palpar os pulsos bilateralmente para comparação da amplitude, além de comparar a amplitude dos pulsos dos membros superiores com a amplitude dos pulsos dos membros inferiores. A diferença de amplitude entre os pulsos dos membros superiores e inferiores, com amplitude maior nos pulsos dos membros superiores, é diagnóstico de coarctação da aorta. Além dos pulsos braquial e femoral, os pulsos radial, temporal, carotídeo, poplíteo, temporal, tibial posterior, tibial anterior, pedioso e ulnar podem ser palpados.

A ausculta deve ser realizada nos casos suspeitos de fístula arteriovenosa, situação em que há pulsos amplos e pode ser auscultado sopro contínuo.

CAPÍTULO 42 • SEMIOLOGIA DO APARELHO CARDIOVASCULAR EM CRIANÇAS

A perfusão periférica pode ser avaliada pelo aspecto da pele e pelo enchimento capilar. Uma criança com má-perfusão apresenta palidez ou cianose, com a pele podendo apresentar reticulado fino, indicando deficiência na circulação secundária a desequilíbrio na distribuição do fluxo sanguíneo.

A avaliação do tempo de enchimento capilar propicia avaliar o estado da perfusão cutânea periférica. Considera-se normal tempo de enchimento capilar ≤ 3 s.

Situações de diminuição da temperatura ambiental podem dar a falsa impressão de que a criança apresenta diminuição da perfusão periférica, pois nessa situação há vasoconstrição periférica, com aumento do tempo de perfusão periférica.

Aferição da pressão arterial

Para avaliação correta da pressão arterial (PA), é necessário realizar a aferição com uma técnica adequada com padronização dos procedimentos. Deve-se utilizar um manômetro calibrado com o posicionamento do estetoscópio sobre o pulso braquial, cerca de 2 cm abaixo do manguito. O membro superior direito é o mais comumente utilizado para a realização da aferição da PA. Entretanto, deve-se comparar a PA aferida nos membros superiores com a PA aferida em um membro inferior, principalmente se houver diferença entre a amplitude de pulsos entre os membros superiores e inferiores. Em geral, a PA sistólica é cerca de 10 mmHg maior nos membros superiores. O manguito deve ser proporcional ao braço da criança, e a câmara ter largura de 45 a 50% da circunferência do braço, medida no ponto médio entre o acrômio e o olécrano e comprimento de 80 a 100% da circunferência do braço medida no mesmo ponto. A PA deve ser aferida em ambiente tranquilo, com a criança sentada (se possível) com a fossa cubital ao nível do coração. Devem ser realizadas pelo menos duas aferições, comparando-se os resultados obtidos com curvas-padrão, de acordo com a faixa etária da criança. Recomenda-se a aferição da PA em todas as crianças acima de 2 anos de idade e em crianças mais jovens, se houver fator de risco para hipertensão arterial.

Semiologia cardíaca

■ Inspeção

A inspeção do precórdio pode fornecer algumas informações importantes. Algumas alterações anatômicas, como *pectus excavatum* e tórax em quilha (peito de pombo), podem estar associadas a cardiopatias.

Outro aspecto importante consiste na posição do choque da ponta do coração (*ictus cordis*). O abaulamento precordial com desvio do *ictus cordis* lateral-

mente e para cima geralmente representam aumento do ventrículo direito. O *ictus cordis* desviado lateralmente e para baixo significa cardiomegalia global; quando desviado somente para baixo, significa aumento do ventrículo esquerdo; e, quando somente desviado para cima, representa aumento do ventrículo direito ou derrame pericárdico. A posição do *ictus* depende da faixa etária, sendo mais superiormente nos recém-nascidos [3º ou 4º espaços intercostais esquerdos (EICE) na linha hemiclavicular (LHC)] e mais inferior nas crianças maiores e adolescentes (5º a 6º EICE na LHC).

■ Palpação

Deve-se determinar o *ictus cordis* (localização, extensão e força ou impulsividade), cuja localização (descrita na inspeção) ajuda no diagnóstico de cardiomegalia, e é mais facilmente avaliado na palpação do que na inspeção.

Outro aspecto que pode ser obtido pela palpação é a presença de frêmito catáreo, sensação de leve estremecimento vibratório que corresponde à sensação tátil das vibrações produzidas pelo turbilhonamento do sangue passando por uma área de estenose ou dilatação. Sempre tem significado patológico, corresponde a sopro cardíaco patológico e pode ser sistólico ou diastólico.

Também é possível palpar as bulhas cardíacas em situações normais, principalmente em crianças com pequena quantidade de tecido celular subcutâneo, além de atrito pericárdico em casos de inflamação pericárdica.

■ Ausculta

Os sons cardíacos são vibrações que variam quanto à intensidade, à frequência e à qualidade. A primeira bulha identifica o início da sístole ventricular, assim como a segunda bulha identifica a diástole.

A frequência cardíaca (FC) varia de acordo com a idade na faixa etária pediátrica (Quadro 42.1).

A ausculta cardíaca deve ser sistematizada, principalmente em crianças, que apresentam FC basais mais elevadas. Deve-se iniciar com a identificação da primeira e da segunda bulhas e, a seguir, os eventos que ocorrem durante a sístole e a diástole.

Os focos de ausculta cardíaca em crianças, com exceção das crianças com menos de 2 anos de idade, são semelhantes aos de ausculta cardíaca em adultos. O foco mitral localiza-se sobre o ápex cardíaco, o tricúspide na borda esternal esquerda inferior, o pulmonar na borda esternal esquerda superior e o aórtico na borda esternal direita superior. Nas crianças pequenas, os focos se sobrepõem.

PARTE 3 • ESPECIALIDADES PEDIÁTRICAS

QUADRO 42.1	Valores da frequência cardíaca de acordo com a idade
Faixa etária	**Variação média* FC (bpm)**
< 1 dia	93 a 154 (123)
1 a 2 dias	91 a 159 (123)
3 a 6 dias	91 a 166 (129)
1 a 3 semanas	107 a 182 (148)
1 a 2 meses	121 a 179 (149)
3 a 5 meses	106 a 186 (141)
6 a 11 meses	109 a 169 (134)
1 a 2 anos	89 a 151 (119)
3 a 4 anos	73 a 137 (108)
5 a 7 anos	65 a 133 (100)
8 a 11 anos	62 a 130 (91)
12 a 15 anos	60 a 119 (85)

* Percentil 2% a 98% (média).

Fonte: Adaptado de Davignon et al., 1979.

Bulhas cardíacas

Primeira bulha (B1)

Evento de alta frequência, melhor audível no ápex cardíaco, ocorre no início da sístole ventricular e é sincrônica com o fechamento da válvula mitral. É mais alto quando a sístole ventricular começa com a válvula mitral completamente aberta, como acontece em taquicardia, febre, exercício, estenose mitral, anemia, diminuição do intervalo PR e mais baixo em falência ventricular esquerda e bloqueio completo do ramo esquerdo. O ventrículo direito (VD) também contribui para a B1; porém, o componente do VD só é audível na região do VD (borda paraesternal esquerda inferior). O intervalo entre os dois componentes geralmente é fixo.

Segunda bulha (B2)

Consiste em dois componentes – aórtico (A2) e pulmonar (P2) –, e é gerado quando o fluxo sanguíneo se inverte nas grandes artérias, enchendo as cúspides das válvulas semilunares e fechando o orifício das válvulas aórtica e pulmonar, interrompendo seu fluxo retrógrado. É a parada súbita desse fluxo retrógrado que cria o som. Como a pressão diastólica da aorta em crianças maiores e adolescente é maior que da pulmonar, geralmente A2 apresenta som mais alto que P2. A2 é ouvida em todo o precórdio, principalmente no ápex e na borda paraesternal direita alta. P2 é ouvida basicamente no 2º EICE. Em crianças pequenas, geralmente há predomínio de P2 sobre A2.

- Variações de B2: a inspiração retarda P2, pois o maior enchimento do VD aumenta seu tempo de ejeção, uma vez que, com a inspiração, a pressão intratorácica diminui, tendendo a criar um efeito de sucção sobre as grandes artérias. Além disso, a inspiração desce o diafragma comprimindo o fígado e empurrando o sangue para o tórax. Como resultado, ocorrem aumento do enchimento atrial direito na inspiração e baixa impedância no leito arterial pulmonar provoca uma queda mais gradual da pressão na artéria pulmonar do que na pressão ventricular direita durante o final da sístole, resultando na separação das duas curvas de pressão (fenômeno de Hangout). A presença dos dois componentes de B2 indica a existência das duas grandes artérias. Portanto, em situações normais, há desdobramento da segunda bulha, dito fisiológico, na inspiração, enquanto na expiração o fechamento das válvulas aórtica e pulmonar ocorre praticamente ao mesmo tempo, não sendo possível distinguir os dois sons separadamente.
- Tipos de B2:
  - Única: ocorre na atresia pulmonar (AP), estenose pulmonar (EP) grave, estenose aórtica (EAo) calcificada, atresia aórtica, complexo de Eisenmenger, hipertensão pulmonar grave.
  - Desdobramento fixo: o intervalo entre A2 e P2 não varia com a respiração. Está presente na comunicação interatrial (CIA) *secundum*, sendo achado patognomônico.
  - Desdobramento permanente e variável: P2 sempre está atrasada em relação a A2. Causas: EP moderada/grave e bloqueio completo do ramo direito.
  - Paradoxal: P2 precede A2. O desdobramento ocorre na expiração e desaparece na inspiração. Nessa situação, a sístole do ventrículo esquerdo (VE) ocorre após a sístole do VD. Causas: bloqueio completo do ramo esquerdo, marca-passo conectado ao VD e estenose aórtica grave.

Terceira bulha (B3)

Ocorre no final do enchimento ventricular rápido e é causada pela limitação súbita da expansão ventricular rápida, que resulta em uma desaceleração abrupta do fluxo de sangue que entra no ventrículo, transferindo sua energia para a parede ventricular e criando o som. B3 está relacionada com as vibrações da parede ventricular durante o enchimento rápido, uma característica de um ventrículo normal, portanto, pode ser ouvida em crianças e adolescentes, principalmente quando a FC está elevada. A diminuição da complacência ventricular, em qualquer idade, pode causar uma B3 patológica, assim como um aumento significativo na frequência e no volume do enchimento ventricular durante o enchimento rápido.

Quarta bulha (B4)

Sempre considerada anormal em jovens, ocorre em resposta à contração atrial, dirigindo uma quantidade adicional de sangue para dentro do ventrículo. Tem causa similar à da B3; porém, implicação diferente. Quando os ventrículos não conseguem se expandir durante a fase de enchimento rápido na mesodiástole, os átrios permanecem com quantidade excessiva de sangue após a fase de enchimento rápido ventricular. A contração atrial promove um aumento da expansão ventricular, causando as vibrações de baixa frequência. Logo, B4 indica complacência ventricular diminuída por hipertrofia ventricular ou insuficiência cardíaca.

O enchimento ventricular rápido e a contração atrial, que criam B3 e B4, podem ocorrer tão juntos que se ouve somente um som diastólico único, caso em que é chamado de ritmo de galope de soma.

Sopros cardíacos

Verificar sempre localização, período do ciclo cardíaco (sístole, diástole ou contínuo), intensidade (graus), duração (proto, meso, tele ou holossistólicos ou diastólicos), tipo (ejetivo, regurgitação etc.), qualidade (timbre), irradiação, transmissão (segundo ponto de ausculta), efeito da respiração e reposta a outras manobras. A maior parte dos sopros cardíacos detectados em pacientes pediátricos é inocente.

Graduação dos sopros quanto à intensidade (classificação de Levine)

- Grau 1: ouvido com esforço e atenção especial.
- Grau 2: ouvido facilmente, mas não é alto.
- Grau 3: sopro alto, mas sem frêmito.
- Grau 4: frêmito presente, ouvido com todo o estetoscópio em contato com o tórax.
- Grau 5: frêmito presente, ouvido apenas com parte do estetoscópio no tórax.
- Grau 6: frêmito presente, ouvido com o estetoscópio próximo do tórax (sem contato).

Sopros sistólicos inocentes

- Sopro vibratório de Still: frequência uniforme, musical, 4º a 5º EICE, começa bem depois de B1 e raramente passa B2, tendendo a desaparecer com exercício, inspiração profunda e mudança para a posição sentada. Diferenciais: insuficiência mitral que irradia para axila esquerda; comunicação interventricular (CIV) que se localiza na borda esternal esquerda inferior e inicia junto com B1, irradiando para a direita; obstrução da via de saída do VE (OVSVE) e do VD (OVSVD), mais grosseiras e frequentemente com um *click* de ejeção.
- Sopro inocente pulmonar: comum em recém-nascidos, do tipo ejetivo, mesossistólico e de média frequência (grau 2), 2º a 3º EICE, começa bem depois de B1 e termina antes de B2, diminuindo ao sentar ou com inspiração profunda. Diferenciais: EP (sopro rude, S2 com desdobramento amplo); CIA (difícil diferenciar, B2 com desdobramento fixo, às vezes sopro diastólico na borda esternal inferior esquerda – BEIE).
- Sopro sistólico supraclavicular: mais intenso na clavícula direita com irradiação para a região cervical à direita, graus 2 a 3, variando com mudança de posição dos braços e extensão de ombros.
- Sopro contínuo inocente: murmúrio ou zumbido venoso. É causado por turbulência nas grandes veias, enquanto elas drenam o sangue para o interior da veia cava superior. Localiza-se na junção esterno-clavicular direita e é ouvido melhor com o paciente sentado. É suave e tem média frequência, com dois picos (um na sístole e outro na diástole, mais intenso). Desaparece ao se comprimir a veia jugular direita, girando-se a cabeça ou colocando-se a criança em posição supina. A compressão das veias do pescoço diminui ou provoca o desaparecimento do sopro, estabelecendo uma distinção entre este sopro e o sopro de uma persistência do canal arterial.
- Sopros patológicos – são características dos sopros patológicos na faixa etária pediátrica:
  - sopros diastólicos;
  - sopros holossistólicos;
  - sopros com frêmito (> grau 4 da classificação de Levine);
  - sopros telessistólicos;
  - sopros contínuos arteriovenosos;
  - sopros acompanhados de *clicks* ou estalidos.

Bibliografia

- American Heart Association SAC/Steering Committee. Guidelines for evaluation and management of common congenital cardiac problems in infants, children, and adolescents. Circulation. 1994;90(4). Disponível em: https://www.ahajournals.org/doi/pdf/10.1161/01.CIR.90.4.2180.
- Cavalini JF. Sopro cardíaco. In: Atik E (ed.). Cardiopatias congênitas: Guia prático de diagnóstico, tratamento e conduta geral. São Paulo: Atheneu; 2014. p. 43-6.
- Davignon A, Rautaharju P, Boisselle E, Soumis F, Mégélas M, Choquette A. Normal ECG standards for infants and children. Pediatr Cardiol. 1979;1:123-52.
- Driscoll DJ. Sopros inocentes. In: Driscoll DJ (ed.). Cardiologia pediátrica: Fundamentos. São Paulo: Revinter; 2008. p. 51-56.
- Etoom Y, Ratnapalan S. Evaluation of children with heart murmurs. Clin Pediatr (Phila). 2014;53:111-7.
- Horta MGC, Pereira RST. Sopro cardíaco na criança. In: Burns DAR, Campos Junior D, Silva LR, Borges WG (eds.). Tratado de pediatria. 4. ed. Barueri: Manole; 2017. p. 503-8.
- Meira ZMA, Barros MVL, Capanema FD, Castilho SRT, Vitarelli AM, Mota CCC. Importância do exame clínico no diagnóstico de sopro inocente em adolescentes. J Pediatr (Rio J). 1996;5:324-8.
- Park MK. Exame físico. In: Park MK (ed.). Park Cardiologia. 6. ed. Rio de Janeiro: Elsevier; 2015. p. 9-40.

CAPÍTULO 43
Eletrocardiograma Normal

Rossano César Bonatto • Renato de Souza Gonçalves

O eletrocardiograma (ECG) é o exame complementar cardiológico mais solicitado aos pacientes pediátricos com queixas relacionadas com o sistema cardiovascular e o pediatra ou médico responsável pelo atendimento precisa conhecer as principais características do exame nessa faixa etária.

A Figura 43.1 mostra um traçado eletrocardiográfico com as denominações de cada segmento.

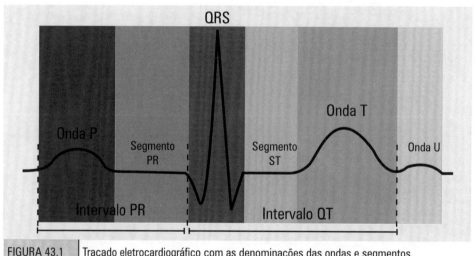

FIGURA 43.1 | Traçado eletrocardiográfico com as denominações das ondas e segmentos.
Fonte: Adaptada de https://commons.wikimedia.org/wiki/File:EKG_Komplex.svg.

A análise do exame eletrocardiográfico de crianças e adolescentes deve ser sistematizada, seguindo-se os passos apresentados na sequência.

1. Idade: o ECG reflete as características cardíacas de cada faixa etária, com predomínio do ventrículo direito (VD) sobre o esquerdo (VE) no período neonatal, desde que o VD dispõe de maior massa no período fetal. A partir do escolar, há o predomínio do VE, que é semelhante ao da idade adulta.

2. Ritmo: normalmente o ritmo normal é sinusal em qualquer idade e se caracteriza por eixo da onda P entre 0 e 90°, ou seja, onda P positiva ou isoelétrica na derivação D1, positiva na derivação D2, negativa na derivação aVR e positiva ou isoelétrica na derivação aVF. A onda P normalmente é sucedida pelo complexo QRS com intervalo PR regular, podendo o intervalo P-P sofrer variação, caracterizando a arritmia sinusal fisiológica (respiratória), muito comum em crianças e adolescentes. A presença de onda P precedendo o complexo QRS determina que o estímulo elétrico atrial está sendo conduzido aos ventrículos.

PARTE 3 • ESPECIALIDADES PEDIÁTRICAS

3. Frequência cardíaca (FC): varia com a faixa etária, conforme apresentado no Quadro 43.1. Para determinar a frequência cardíaca no ECG, na velocidade de registro-padrão (25 mm/s), quando o intervalo RR for regular, basta dividir 1.500 pelo número de quadrinhos (mm) observado nesse período, atentando-se para o fato de que 1 mm corresponde a 0,04 s. Porém, se o intervalo R-R for irregular, como na arritmia fisiológica, contam-se quantos complexos QRS existem em 150 mm, que corresponde a 6 s, e multiplica-se por dez. Em geral, os aparelhos de ECG mostram a FC, não sendo necessário que esta seja determinada pelo avaliador do exame.

4. Onda P: representa a somatória da ativação de ambos os átrios. Como normalmente o nó sinusal situa-se na junção da veia cava superior com a átrio direito (AD), este é ativado antes do átrio esquerdo (AE) e a ativação do AD é representada pela fase inicial da onda P, enquanto o AE corresponde ao final da onda P. A onda P apresenta duração de até 100 ms (2,5 mm na velocidade-padrão de 25 mm/s) e amplitude de até 3 mm (calibração-padrão N, que corresponde a 1 mV = 10 mm). Quando há aumento do AD, existe elevação da amplitude da onda P (> 3 mm com onda P apiculada), mais bem identificada nas derivações D2, D1 e V1. Quando há aumento do AE, é possível identificar aumento da duração da onda P (> 100 ms) com imagem em corcova de camelo, identificada nas derivações D2 e D1, além do aspecto da onda P bifásica na derivação V1 com a fase negativa com maior duração que a fase positiva.

5. Intervalo PR: período que vai do início da onda P até o começo do complexo QRS. Seu valor depende da idade e da frequência cardíaca, apresentado no Quadro 43.1. O prolongamento do intervalo PR pode resultar do aumento atrial com aumento do tempo de condução pelos átrios, por uso de medicações que diminuem a condução, por processos inflamatórios ou, ainda, por vagotonia.

6. Eixo do complexo QRS (SÂQRS): esse parâmetro varia com a idade e a frequência cardíaca, também apresentado no Quadro 43.1. No período neonatal, o SÂQRS encontra-se entre 120 e −150° (desvio para a direita) e, com o crescimento, aos poucos vai se direcionando para a esquerda, atingindo de 90 a −30° na idade adulta.

7. Duração do QRS: varia com a idade (Quadro 43.1). Complexo QRS alargado é característico de distúrbio de condução ventricular, extrassístoles ventriculares ou extrassístoles supraventriculares com condução aberrante. De modo geral, complexo QRS com duração superior a 0,09 s é anormal. Nas crianças mais jovens com predomínio do VD, há o predomínio de ondas R nas precordiais direitas (V1 e V2) e ondas S nas derivações precordiais esquerdas (V5 e V). Com o crescimento da criança, existe a inversão do complexo QRS com ondas S predominantes nas derivações precordiais direitas (V1 e V2) e ondas R predominantes nas derivações precordiais esquerdas (V5 e V6). A sobrecarga do VD caracteriza-se por desvio do eixo do complexo QRS para a direita com grandes ondas R nas derivações precordiais direitas e ondas S nas derivações precordiais esquerdas, enquanto na sobrecarga do VE encontra-se o oposto com ondas S importantes nas derivações precordiais direitas e ondas R importantes nas derivações precordiais esquerdas. O Quadro 43.1 mostra os valores normais da amplitude do complexo QRS de acordo com cada faixa etária.

8. Intervalo QT: parâmetro medido do início do QRS até o final da onda T e que varia com a frequência cardíaca; portanto, deve ser corrigido pela FC (QTc), utilizando-se fórmulas que corrigem o intervalo QT para a FC, sendo a mais utilizada a proposta por Bazzet:

QTc = QT medido (s)/raiz quadrada do intervalo R-R (s)

Em geral, a duração do intervalo QTc normal não é superior a 0,45 s. As principais causas de prolongamento do intervalo QT são hipocalcemia e síndrome do QT longo. Considera-se intervalo QT curto quando apresenta duração inferior a 0,35 s, podendo estar associado a arritmia cardíaca.

9. Ondas T: a onda T representa a repolarização ventricular e geralmente tem cerca de um terço da amplitude do complexo QRS que a precede, sendo assimétrica, com fase inicial mais lenta. Na faixa etária pediátrica, apresenta um comportamento característico, principalmente na derivação V1. Logo após o nascimento, a onda T na derivação V1 é positiva, tornando-se negativa após 1 semana e tornando positiva novamente na adolescência. Porém, alguns adultos, principalmente mulheres, podem ter onda T negativa em V1 durante toda a vida. Outro aspecto reside no fato de que crianças, e mesmo alguns adolescentes, têm onda T negativas nas derivações precordiais direitas (V1, V2 e V3, e raramente em V4) sem significado patológico, sendo chamadas de ondas T tipo Infantis. A presença de onda T positiva na derivação V1 após 1 semana e, antes da idade escolar, representa um sinal indireto de sobrecarga ventricular direita por aumento da massa do VD.

CAPÍTULO 43 • ELETROCARDIOGRAMA NORMAL

QUADRO 43.1 — Resumo dos valores normais do ECG em crianças

Faixa etária	FC (bpm)*	Eixo de intervalo QRS (em graus)*	Duração (s)*	QRS (s)	RV_1 (mm)*	SV_1 (mm)*	RV_6 (mm)*	SV_6 (mm)*	$SV_1 + SV_6$ (mm)#
< 1 dia	93 a 154 (123)	+59 a −163 (137)	0,08 a 0,16 (0,11)	0,03 a 0,07 (0,05)	5 a 26 (14)	0 a 23 (8)	0 a 11 (4)	0 a 9,5 (3)	28
1 a 2 dias	91 a 159 (129)	+64 a −161 (134)	0,08 a 0,14 (0,11)	0,03 a 0,07 (0,05)	5 a 27 (14)	0 a 21 (9)	0 a 12 (4,5)	0 a 9,5 (3)	29
3 a 6 dias	91 a 166 (129)	+77 a −163 (132)	0,07 a 0,14 (0,10)	0,03 a 0,07 (0,05)	3 a 24 (13)	0 a 17 (7)	0,5 a 12 (5)	0 a 10 (3,5)	24,5
1 a 3 semanas	107 a 182 (148)	+65 a +161 (110)	0,07 a 0,14 (0,10)	0,03 a 0,08 (0,05)	3 a 21 (11)	0 a 11 (4)	2,5 a 16,5 (7,5)	0 a 10 (3,5)	21
1 a 2 meses	121 a 179 (149)	31 a +113 (74)	0,07 a 0,13 (0,10)	0,03 a 0,08 (0,05)	3 a 18 (10)	0 a 12 (5)	5 a 21,5 (11,5)	0 a 6,5	29 (3)
3 a 5 meses	106 a 186 (141)	+7 a +104 (60)	0,07 a 0,15 (0,11)	0,03 a 0,08 (0,05)	3 a 20 (10)	0 a 17 (6)	6,5 a 22,5 (13)	0 a 10 (3)	35
6 a 11 meses	109 a 169 (134)	+6 a +99 (56)	0,07 a 0,16 (0,11)	0,03 a 0,08 (0,05)	1,5 a 20 (9,5)	0,5 a 18 (4)	6 a 22,5 (12,5)	0 a 7 (2)	32
1 a 2 anos	89 a 151 (119)	+7 a +101 (55)	0,08 a 0,15 (0,11)	0,04 a 0,08 (0,06)	2,5 a 17 (9)	0,5 a 21 (8)	6 a 22,5 (13)	0 a 6,5 (2)	39
3 a 4 anos	73 a 137 (108)	+6 a +104 (55)	0,09 a 0,16 (0,12)	0,04 a 0,08 (0,06)	1 a 18 (8)	0,2 a 21 (10)	8 a 24,5 (15)	0 a 5 (1,5)	42
5 a 7 anos	65 a 133 (100)	+11 a +143 (65)	0,09 a 0,16 (0,12)	0,04 a 0,08 (0,06)	0,5 a 14 (7)	0,3 a 24 (12)	8,5 a 26,5 (16)	0 a 4 (1)	47
8 a 11 anos	62 a 130 (91)	+9 a +114 (61)	0,09 a 0,17 (0,13)	0,04 a 0,09 (0,06)	0 a 12 (5,5)	0,3 a 25 (12)	9 a 25,5 (16)	0 a 4 (1)	45,5
12 a 15 anos	60 a 119 (85)	+11 a +130 (59)	0,09 a 0,17 (0,14)	0,04 a 0,09 (0,07)	0 a 10 (4)	0,3 a 21 (11)	6,5 a 23 (14)	0 a 4 (1)	41

2% a 98% (média); # percentil 98.

Fonte: Adaptado de Davignon A et al.,1979.

Bibliografia

- Bonatto RC. Arritmias cardíacas. In: Fioretto JR (ed.). Manual de terapia intensiva Pediátrica. Rio de Janeiro: Revinter; 2003. p. 189-208.
- Davignon A, Rautaharju P, Boiselle E, Soumis F, Mégélas F, Choquette A. Normal ECG standards for infants and children. Pediatr Cardiol. 1979;1:123-52.
- Ebaid M, Azeka E, Moffa PJ. Eletrocardiograma normal. In: Ebaid M (ed.). Cardiologia em Pediatria – Temas fundamentais. São Paulo: Roca; 2000. p. 47-51.
- Gonçalves RS, Trezza E. O eletrocardiograma normal. In: Gonçalves RS, Trezza E (eds.). O eletrocardiograma – Fundamentos e relevância na prática clínica. São Paulo: Santos; 2013. p. 15-23.
- Kleinman ME, Chameides L, Schexnayder SM, Samson RA, Hazinski MF, Atkins DL, et al. Part 14: Pediatric Advanced Life Support: 2010 American Heart Association Guidelines for Cardiopulmonary Resuscitation and Emergency Cardiovascular Care. Circulation. 2010;122:S876-S908.
- Sanches PJ, Moffa PCR, Tranchesi J. Eletrocardiograma normal e patológico. São Paulo: Atheneu; 1983.
- Silva ML, Mattos SS. Abordagem inicial da criança com suspeita de cardiopatia. In: Croti UA, Mattos SS, Pinto Jr VC, Aiello VD, Moreira VM. Cardiologia e cirurgia cardiovascular pediátrica. 2. ed. São Paulo: Roca; 2012. p. 99-118.

CAPÍTULO 44

Arritmias Cardíacas

Rossano César Bonatto • Renato de Souza Gonçalves

As arritmias cardíacas não representam problemas muito frequentes nas unidades de urgência e emergência pediátricas; porém, quando há comprometimento cardiopulmonar, devem ser rapidamente reconhecidas e tratadas. Desse modo, é muito importante que o médico responsável pelo atendimento do paciente na faixa etária pediátrica conheça as principais arritmias, para identificação e tratamento, pois, muitas vezes, terá dificuldade em contar com o auxílio de um especialista. Também é importante que conheça as características normais do eletrocardiograma (ECG) na faixa etária pediátrica (ver Capítulo 43).

Etiologia das arritmias

As arritmias podem ocorrer em pacientes com coração estruturalmente normal ou na presença de cardiopatias congênitas ou adquiridas. Alterações hemodinâmicas, eletrolíticas, inflamatórias, infecciosas, medicações, uso de drogas ilícitas e utilização de cateteres centrais também contribuem para o aparecimento de anormalidades do ritmo cardíaco.

No Quadro 44.1, são mostradas as principais causas de arritmias cardíacas em crianças.

Diagnóstico clínico e laboratorial

Os sintomas mais frequentes são palpitações, palidez cutânea, sudorese, náuseas, vômitos, síncope e pré-síncope, embora também possam estar presentes sinais e sintomas de insuficiência cardíaca.

O exame clínico é fundamental para determinar se há comprometimento do estado hemodinâmico. Na presença de comprometimento hemodinâmico, encontram-se pulsos com amplitude diminuída (finos), tempo de enchimento capilar prolongado, diminuição da temperatura das extremidades, palidez cutânea, cianose de extremidades, depressão do estado da consciência, taquicardia ou bradicardia, oligoanúria e acidose metabólica. Deve-se atentar para a presença de variações na frequência cardíaca (ou pulsos) e de sopros cardíacos, que podem estar relacionados com a etiologia. Também é importante saber se o paciente é portador de alguma doença cardíaca prévia ou de arritmia cardíaca prévia e se faz uso de medicamentos cardiovasculares ou quaisquer medicamentos potencialmente arritmogênicos.

A história clínica deve guiar a realização de exames laboratoriais. Habitualmente, faz-se a dosagem dos eletrólitos séricos, gasometria arterial, glicemia, hemograma e avaliação da função renal.

O ECG determinará a tomada de decisões. Quando não for possível fazer um traçado completo, é preciso realizar o registro longo de derivação que melhor visualize a onda P e o complexo QRS, geralmente DII ou V1.

CAPÍTULO 44 • ARRITMIAS CARDÍACAS

QUADRO 44.1	Causas de arritmias em crianças

Cardiopatias congênitas

- Defeitos dos septos atrial e atrioventricular
- Transposição congenitamente corrigida das grandes artérias
- Anomalia de Ebstein
- Estenose subaórtica
- Displasia arritmogênica do ventrículo esquerdo
- Cardiomiopatia hipertrófica
- Prolapso de valva mitral

Doenças adquiridas

- Pós-operatório de cirurgia cardíaca
- Miocardites
- Endocardites
- Doença de Lyme
- Talassemia
- Tumor cardíaco
- Distúrbios eletrolíticos e metabólicos
- Febre/hipotermia
- Hipoxemia/hipercapnia
- Alterações hormonais (tireoidianas)
- Sepse/choque séptico
- Alterações do sistema nervoso central
- Toxicidade a drogas/medicamentos
  - Cocaína
  - Digoxina
  - Antidepressivos tricíclicos
  - Antiarrítmicos: quinidina, betabloqueadores, sotalol, dofetilide, ibutilide, amiodarona
  - Intoxicação por organofosforados

Doenças primárias do sistema de condução

- Síndromes de pré-excitação
- Síndrome do QT longo/QT curto
- Taquicardia polimórfica catecolamina dependente
- Síndrome de Brugada
- Síndrome de Lev-Lenègre
- Doença do nó sinusal congênita
- Bloqueio atrioventricular congênito

Fonte: Elaborado pelos autores.

O exame eletrocardiográfico tem os seguintes objetivos:

- Reconhecer os três principais elementos de atividade elétrica cardíaca: onda P, complexo QRS e onda T.
- Avaliar a frequência cardíaca (FC) de acordo com a faixa etária.
- Se a onda P for visível, estabelecer a sua relação com o complexo QRS; a observação da polaridade dessa onda é importante, uma vez que possibilita avaliar onde se inicia a ativação atrial. Quando o ritmo atrial se inicia pelo nó sinusal, a onda P será positiva nas derivações D1, D2 e aVF e negativa na derivação aVR. Quando se dá em outro local do átrio direito, a onda P é positiva em D1 e aVL, negativa em aVR e V1 e geralmente negativa em aVF e D3; mas, caso se inicie no átrio esquerdo, é negativa em

D1 e aVL e positiva em V1; caso seja na junção atrioventricular, é negativa em D2, D3 e aVF e positiva em aVR. Ressalta-se que, se a onda P não estiver visível, sobretudo em taquicardias, é possível que esteja oculta dentro do complexo QRS, da onda T ou sobre o segmento ST, simulando falso infradesnivelamento.

- Medir o intervalo PR e anotar a sua duração; se aumentado, o diagnóstico corresponde a bloqueios atrioventriculares, devendo-se estabelecer a relação entre onda P e complexo QRS (se 1:1, 2:1 ou 3:1); se diminuído, há pré-excitação (o estímulo trafega para os ventrículos por vias acessórias tipo *bypass*). Os tipos mais frequentes são três, a saber: as vias tipo feixe de Kent, responsáveis pela síndrome de Wolf-Parkinson-White, em que o intervalo PR é curto, observando-se presença de onda delta, aumento da duração do complexo QRS e onda T de polaridade inversa a do QRS, associando-se frequentemente a arritmias sustentadas; e os outros tipos são as fibras atrionodais (complexo QRS tem duração normal) e atriofasciculares (padrão de bloqueio incompleto do ramo esquerdo), descritas na síndrome de Lown-Ganong-Levine, causando arritmias sustentadas menos frequentemente.
- Avaliar a duração do complexo QRS; se menor ou igual a 90 ms (estreito), em 100% dos casos trata-se de ritmo supraventricular; se > 90 ms, há três possibilidades: ser batimentos supraventriculares, conduzidos com bloqueio de ramo preexistente ou funcional, existência de pré-excitação ou ser de origem ventricular.
- Observar a regularidade do intervalo RR; considera-se ritmo regular quando varia menos que 0,08 s. Se for irregular, analisar o intervalo PP, para descartar dissociação atrioventricular. Atentar-se para presença de arritmia sinusal fisiológica, que promove oscilação do RR a cada ciclo, comum na faixa etária pediátrica.
- Avaliar o intervalo QT e corrigi-lo pela frequência cardíaca.

Na abordagem dos distúrbios do ritmo, algumas medicações são úteis na elucidação diagnóstica, além de utilizadas como terapêutica. Entre elas, podem ser citadas a atropina e a adenosina. A atropina, por compreender uma medicação que bloqueia a ação da acetilcolina sobre o coração, em particular nó sinusal e nó atrioventricular, faz com que essas estruturas fiquem sob a ação do sistema simpático, ou seja, epinefrina, que eleva a frequência de despolarização do nó sinusal e dos demais marca-passos latentes e acelera a condução atrioventricular. Dessa maneira, os casos de bradicardia responsivos à atropina revelam componen-

238

te de tônus vagal aumentado, contribuindo para a FC baixa. Por sua vez, os não responsivos apontam para acometimento importante dessas estruturas. O uso de adenosina é reservado para a abordagem das taquicardias, uma vez que tem mecanismo de ação semelhante ao da acetilcolina, ou seja, diminui a frequência de despolarização das células do nó sinusal e atriais e do nó átrio ventricular, podendo promover queda da FC e bloqueio atrioventricular. As taquicardias dependentes do nó atrioventricular podem ser abortadas por essa medicação, ao passo que as não dependentes apresentam diminuição da resposta ventricular, sem interferir na frequência atrial, possibilitando a visualização de ondas P ocultas. Passado o efeito da medicação, a FC retorna ao valor anterior. Ressalta-se que, durante esses testes farmacológicos, é obrigatório o registro eletrocardiográfico simultâneo.

Abordagem diagnóstica e tratamento dos principais distúrbios do ritmo

Outro aspecto fundamental nos pacientes pediátricos com arritmias cardíacas consiste na avaliação do comprometimento hemodinâmico. Caso não haja comprometimento hemodinâmico, a American Heart Association recomenda que se consulte um especialista, mas, quando isso acontece, sugere considerar os algoritmos apresentados a seguir.

■ Bradiarritmias e bloqueios atrioventriculares

A abordagem diagnóstica e o tratamento das bradicardias e bradiarritmias com pulso e perfusão ruim são mostrados resumidamente na Figura 44.1.

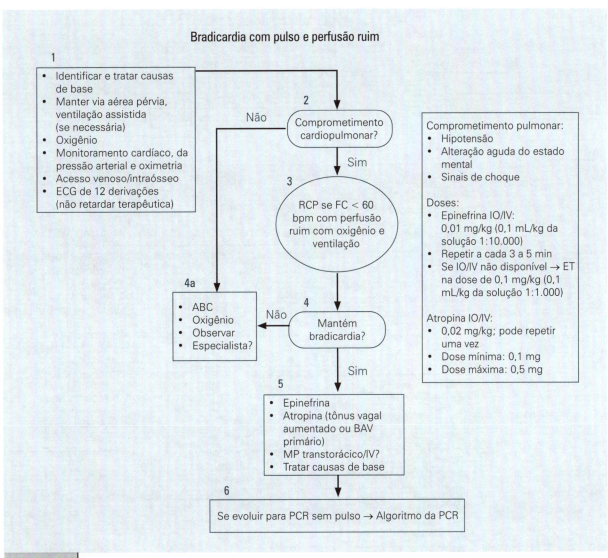

FIGURA 44.1 Fluxograma da abordagem de bradicardia.

ECG: eletrocardiograma; ET: endotraqueal; RCP: reanimação cardiorrespiratória; FC: frequência cardíaca; BAV: bloqueio atrioventricular; MP: marca-passo; PCR: parada cardiorrespiratória; IO: via intraóssea; IV: via intravenosa.
Fonte: American Heart Association, 2010.

Taquiarritmias

A abordagem diagnóstica e o tratamento das taquiarritmias com pulso e perfusão ruim são resumidos na Figura 44.2.

Causas de manutenção das bradiarritmias ou taquiarritmias

Muitas vezes, mesmo com o tratamento adequado, as arritmias são mantidas, devendo-se se atentar às causas da não resposta ao tratamento adequado. Pode-se utilizar de um método mnemônico para memorizar as principais causas, os "agás" (Hs) e os "tês" (Ts):

- Hs: hipotermia, hipoxemia, hipovolemia, hipocalemia, hipercalemia, acidose (aumento da concentração de hidrogênio) e hipoglicemia.
- Ts: toxinas (medicamentos, drogas), tamponamento cardíaco, pneumotórax, tromboembolismo pulmonar ou coronariano, trauma (por hipovolemia ou por aumento da pressão intracraniana com hipertensão intracraniana).

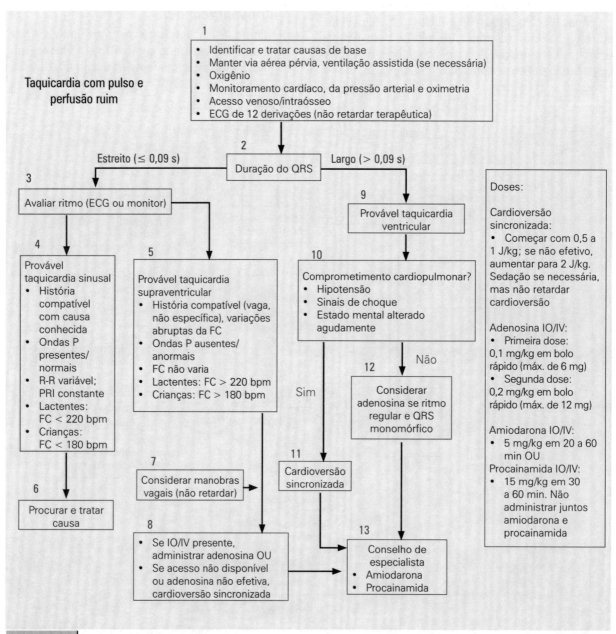

FIGURA 44.2 Fluxograma da abordagem de taquicardia.

ECG: eletrocardiograma; FC: frequência cardíaca; IO: via intraóssea; IV: via intravenosa; PRI: intervalo PR.
Fonte: American Heart Association, 2010.

Bibliografia

- American Heart Association (AHA). 2010 American Heart Association Guidelines for Cardiopulmonary Resuscitation and Emergency Cardiovascular Care Science. Circulation. 2010;122.
- Bonatto RC. Arritmias cardíacas. In: Fioretto JR (ed.). Manual de terapia intensiva pediátrica. Rio de Janeiro: Revinter; 2003. p. 189-208.
- Davignon A, Rautaharju P, Boiselle E, Soumis F, Mégélas F, Choquette A. Normal ECG standards for infants and children. Pediatr Cardiol. 1979;1:123-52.
- Fish FA, Benson Jr DW. Disorders of cardiac rhythm. In: Fuhrman BP, Zimmerman JJ (eds.). Pediatric critical care. St. Louis: Mosby; 1998. p. 272-92.
- Gonçalves RS, Trezza E. Síndromes clínicas com anormalidades eletrocardiográficas e arritmias cardíacas. In: O eletrocardiograma – Fundamentos e relevância na prática clínica. São Paulo: Santos; 2013. p. 91-127.
- Josephson ME, Schibgilla VH. Non-pharmacological treatment of supraventricular arrhythmias. Eur Heart J. 1996;17(C):26-34.
- Kleinman ME, Chameides L, Schexnayder SM, Samson RA, Hazinski MF, Atkins DL, et al. Part 14: Pediatric Advanced Life Support: 2010 American Heart Association Guidelines for Cardiopulmonary Resuscitation and Emergency Cardiovascular Care. Circulation. 2010;122:S876-S908.
- Marino BS, Kaltman JR, Tanel RE. Cardiac conduction, dysrhythmias, and pacing. In: Nichols DG (ed.). Roger's textbook of pediatric intensive care. 4. ed. Philadelphia: Lippincott, Williams & Wilkins; 2008. p. 1678-84.
- Scanavacca MI, Camargo PR, Maeda WT. Arritmias cardíacas. In: Ebaid M (ed.). Cardiologia em Pediatria – Temas fundamentais. São Paulo: Roca; 2000. p. 223-56.

CAPÍTULO 45

Insuficiência Cardíaca

Andréia Grizzo • Rossano César Bonatto

A insuficiência cardíaca (IC) é causa frequente de morbidade e mortalidade na faixa etária pediátrica, podendo decorrer de cardiopatias congênitas ou adquiridas.

Definição

Trata-se de uma síndrome clínica complexa na qual o coração não é capaz de suprir as demandas metabólicas do organismo ou o consegue somente em razão da elevada pressão de enchimento ventricular, por alteração funcional e/ou estrutural do enchimento ventricular ou da fração de ejeção do sangue para a circulação sistêmica e/ou pulmonar, causando um conjunto de sinais e sintomas clássicos da IC.

Classificação

■ Insuficiência cardíaca compensada

Ausência de sinais e sintomas de IC, na presença de disfunção do sistema circulatório e/ou da função de bomba cardíaca, por mecanismos compensatórios ativados. Dessa maneira, o diagnóstico será realizado por alterações cardíacas encontradas em exames complementares, geralmente com outros objetivos [exame radiológico de tórax, eletrocardiograma (ECG), ecocardiograma (ECO), tomografia computadorizada (TC) de tórax etc.].

■ Insuficiência cardíaca descompensada

Presença de sinais e sintomas de IC por desequilíbrio entre os mecanismos compensatórios e a disfunção cardíaca.

Etiologia

As principais etiologias da IC são mostradas no Quadro 45.1 e variam de acordo com a faixa etária.

Manifestações clínicas

As manifestações clínicas mudam conforme a faixa etária e o grau da IC. Os pacientes podem ser assintomáticos ou com sintomas exuberantes e muito graves desde o início da apresentação.

Os sintomas clássicos nas crianças com IC, divididos em mais ou menos comuns, são apresentados no Quadro 45.2.

PARTE 3 • ESPECIALIDADES PEDIÁTRICAS

QUADRO 45.1 Etiologia da insuficiência cardíaca em pediatria de acordo com a faixa etária

Faixa etária	Etiologia da insuficiência cardíaca

Período neonatal	• Disfunção miocárdica:
	  – Asfixia/sepse
	  – Miocardite/hipoglicemia
	  – Hipocalcemia
	• Defeitos anatômicos:
	  – Persistência do canal arterial (PCA)
	  – Comunicação interventricular (CIV)
	  – Defeito do septo atrioventricular (DSAV)
	  – Tronco arterial comum
	  – Janela aortopulmonar
	  – Ventrículo único sem estenose pulmonar (EP)
	  – Estenose aórtica (EAo)
	  – Coarctação de aorta (CoAo)
	  – Coração esquerdo hipoplásico
	  – Fístula arteriovenosa
	• Arritmias cardíacas:
	  – Taquicardia supraventricular
	  – Bloqueio atrioventricular total

Lactentes	• Cardiopatias congênitas:
	  – PCA/CIV/DSAV
	  – *Truncus arteriosus*
	  – Transposição de grandes artérias com CIV
	  – Janela aortopulmonar
	  – Atresia tricúspide sem EP
	  – Ventrículo único sem EP
	  – Drenagem anômala total das VP
	• Disfunção miocárdica:
	  – Miocardite/cardiomiopatias
	  – Doença de Kawasaki/doenças de depósito

Escolares e adolescentes	• Cardiopatias congênitas não operadas • Lesões residuais pós-operatórias • Disfunção ventricular pós-operatória (circulação extracorpórea e/ou parada circulatória total) • Cardiomiopatias • Lesões valvares (febre reumática, endocardite infecciosa) • Doença de Kawasaki • Doenças do tecido conectivo • Arritmias • Hipertensão arterial • Hipertensão pulmonar

Fonte: Elaborado pelos autores.

A classificação da IC do ponto de vista funcional pode ser aplicada em todas as crianças e é útil para quantificar as mudanças da capacidade funcional de pacientes com IC. A classificação de Ross é a mais utilizada em pediatria [Classe de Recomendação (CR)-I, Nível de Evidência (NE)-C], apresentada no Quadro 45.3.

QUADRO 45.2 Sinais e sintomas de insuficiência cardíaca em pediatria

Faixa etária	Comuns	Menos comuns
Lactentes e pré-escolares	• Taquipneia • Dificuldade para alimentar (refluxo, vômitos, recusa alimentar) • Diaforese • Palidez	• Cianose • Palpitações • Síncope • Edema facial • Edema • Ascite
Escolares e adolescentes	• Fadiga • Intolerância ao esforço • Dispneia • Ortopneia • Dor abdominal • Náuseas • Vômitos	• Palpitações • Dor torácica • Edema • Ascite

Fonte: Adaptado de Kantor, 2013.

QUADRO 45.3 Classificação funcional

Classe funcional	Sintomas observados na história
I	Assintomáticos
II	• Lactentes: taquipneia suave ou diaforese com alimentação, sem falha de crescimento • 1 a 10 anos: dispneia aos moderados esforços
III	• Lactentes: taquipneia marcada ou diaforese com alimentação, com falha de crescimento • 1 a 10 anos: dispneia aos pequenos ou mínimos esforços
IV	Taquipneia, diaforese ou dificuldade respiratória em repouso

Fonte: Ross et al., 2012.

Diagnóstico

Baseia-se na presença de manifestações clínicas e em exames complementares.

• Exame radiológico de tórax: aumento da área cardíaca e congestão dos vasos pulmonares. A presença de cardiomegalia tem alto valor preditivo de dilatação ventricular no exame ecocardiográfico (CR-I, NE-C).

• ECG: não é específico de IC; porém, muitas vezes mostra várias alterações capazes de auxiliar no diagnóstico da causa da IC. Fundamental quando há suspeita de arritmias. Os achados mais frequentes são taquicardia sinusal, sobrecarga ventricular esquerda, alteração do seguimento ST, BAV de primeiro grau (CR-I, NE-C).

- Exame ecocardiográfico: fundamental para o diagnóstico inicial, para o acompanhamento clínico por meio da avaliação cardíaca funcional não invasiva e para avaliar a presença de cardiopatias estruturais (CR-I, NE-B).
- BNP ou pró-BNP: podem ser utilizados para diferenciar IC de insuficiência respiratória e para estimar o grau de comprometimento da disfunção cardíaca. São secretados pelos ventrículos submetidos à sobrecarga de volume, de pressão e, principalmente, aumento da tensão na parede ventricular esquerda (CR-IIa, NE-C). Podem ser considerados preditores de morbidade e mortalidade.
- Troponinas cardíacas: têm uso limitado pela faixa da normalidade ser muito variável em crianças. Não são preditoras de morbidade e mortalidade.
- TC/ressonância magnética: podem ser utilizadas para fornecer informações importantes na avaliação do paciente com falência cardíaca e candidatos a transplante cardíaco.
- Outros exames: hemograma, eletrólitos, função renal, gasometria.

Tratamento

■ Insuficiência cardíaca aguda

A conduta inicial baseia-se na avaliação do perfil hemodinâmico, caracterizando se o paciente apresenta sinais de congestão e/ou baixo débito. Deve-se também avaliar se existe uma causa específica, tratável e removível que possa ter desencadeado a IC.

Os perfis hemodinâmicos de IC aguda estão representados na Figura 45.1 e a terapêutica varia de acordo com cada grupo.

De acordo com o perfil hemodinâmico, pode-se utilizar como guia para o tratamento inicial o algoritmo apresentado na Figura 45.2.

A maioria dos pacientes pediátricos com IC encontra-se hipervolêmica e com sinais congestivos, exigindo restrição hídrica para 80% do volume de manutenção diária. Também é muito importante manter oferta calórica próxima às necessidades basais, principalmente em lactentes jovens.

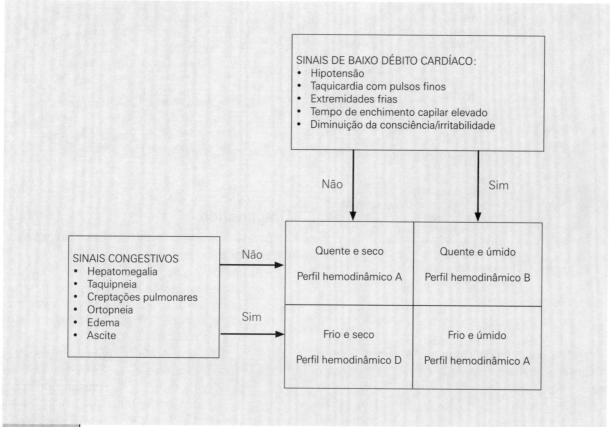

FIGURA 45.1 | Perfis hemodinâmicos de apresentação na insuficiência cardíaca. Estado hemodinâmico A, B, C e D.
Fonte: Adaptada de Kantor e Mertens, 2010.

PARTE 3 • ESPECIALIDADES PEDIÁTRICAS

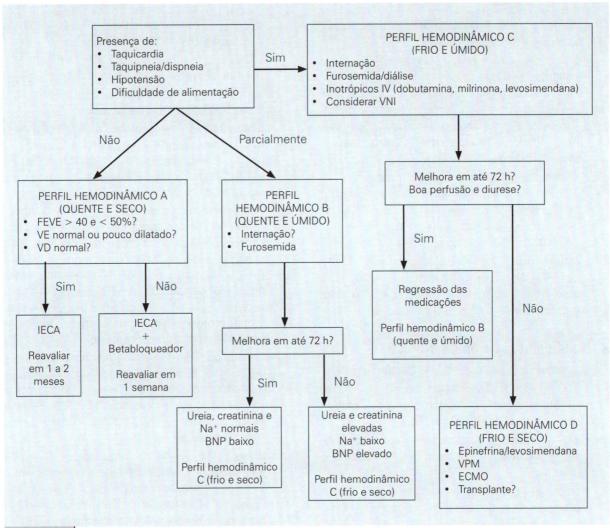

FIGURA 45.2 Algoritmo para o tratamento da insuficiência cardíaca com base nos perfis hemodinâmicos.

IV: via intravenosa; VNI: ventilação não invasiva; FEVE: fração de ejeção do ventrículo esquerdo; VE: ventrículo esquerdo; VD: ventrículo direito; IECA: inibidores da enzima conversora de angiotensina; BNP: peptídeo natriurético cerebral; VPM: ventilação pulmonar mecânica; ECMO: oxigenação por membrana extracorpórea.
Fonte: Adaptada de Kantor et al., 2013.

■ Medicamento utilizados na terapia aguda

Diuréticos

A furosemida, um diurético de alça, deve ser utilizada na presença de sinais e sintomas congestivos. Administração via intravenosa (IV) na dose de 0,5 a 2 mg/kg/dose a cada 6 ou 12 h ou via oral (VO) 1 a 2 mg/kg/dose ou, ainda, continuamente, IV, na dose de 0,1 a 0,4 mg/kg/h.

Os diuréticos tiazídicos podem ser adicionados para doentes com resposta limitada à furosemida aumentando o efeito desse medicamento. A hidroclortiazida é administrada na dose de 1 a 4 mg/kg/dia, VO, fracionada em 1 a 2 doses diárias (máximo de 50 mg/dia).

Agentes inotrópicos

Atuam melhorando a perfusão de órgãos em pacientes com baixo débito cardíaco, além da sintomatologia. Quando há baixo débito evidente, milrinona, dobutamina e epinefrina podem ser utilizadas como terapia de resgate.

- **Levosimendana:** agente inotrópico com efeito inotrópico por meio da sensibilização da troponina C ao cálcio, pode ser utilizada para melhora do débito cardíaco sem aumento da demanda miocárdica de oxigênio, melhorando a perfusão sistêmica, além de sua ação vasodilatadora por sua atuação sobre os canais de potássio dependentes de energia. Ataque de 12 mcg/kg e contínua de 0,05 a 0,1 mcg/kg/min. Administração

245

CAPÍTULO 45 • INSUFICIÊNCIA CARDÍACA

durante 24 a 48 h com duração do efeito ao redor de 10 dias. A dose de ataque pode causar vasoplegia e deve ser evitada.

- Milrinona: ataque de 50 mcg/kg em 15 min e contínua de 0,25 a 0,75 mcg/kg/min (dose máxima de 1,1 mg/kg). A tendência atual consiste em evitar a dose de ataque, pelo efeito de vasodilatação importante, causado por vasoplegia. Atua inibindo a fosfodiesterase 3, promovendo um aumento do AMP cíclico.

- Epinefrina: utilizada na dose predominantemente beta-1 com aumento do inotropismo e do cronotropismo e, em menor intensidade, de beta-2 com vasodilatação leve, sem efeito alfa. Dose: 0,01 a 0,1 mcg/kg/min.

- Dobutamina: 2,5 a 15 mcg/kg/min. Efeito beta-1 e beta-2 com aumento do inotropismo e do cronotropismo e vasodilatação sistêmica e pulmonar.

■ Insuficiência cardíaca crônica

O tratamento baseia-se na classificação funcional:

- ECO alterado, paciente assintomático, classe funcional I (NYHA ou Ross): inibidores da enzima conversora da angiotensina (IECA).

- ECO alterado, sintomas leves, classe funcional II (NYHA ou Ross): IECA, betabloqueador e diurético.

- Sintomas moderados, classe funcional III (NYHA ou Ross): IECA, betabloqueador, diurético, antagonista de aldosterona.

- Sintomas graves, classe funcional IV (NYHA ou Ross): internação hospitalar, inotrópico IV, vasodilatador, suporte ventilatório (não invasivo ou invasivo).

- Sintomas intratáveis: inotrópico IV, suporte ventilatório invasivo, suporte mecânico ventricular (ventrículo artificial), transplante cardíaco.

■ Tratamento crônico de manutenção

- IECA: reduzem sintomas, diminuem a pós-carga sistêmica, melhoram a sobrevida dos pacientes com IC quando em doses otimizadas. Medicamentos de primeira linha em pacientes com disfunção ventricular, mesmo assintomáticos. Podem produzir quadros de tosse persistente pela liberação de bradicinina nos pulmões com necessidade de mudança da medicação.

- Captopril (< 2 anos de idade): administração VO.
  - neonato: dose inicial de 0,05 a 0,1 mg/kg/dose, a cada 8 a 24 h. Dose terapêutica: 0,5 a 2 mg/kg/dia, a cada 6 a 24 h.

  - crianças: dose inicial de 0,15 a 0,5 mg/kg/dose, a cada 8 a 24 h. Dose terapêutica: 2,5 a 6 mg/kg/dia, a cada 6 a 24 h.

- Enalapril (> 2 anos de idade): administração VO.
  - crianças: dose inicial de 0,05 a 0,1 mg/kg/dose, a cada 12 a 24 h. Dose terapêutica: 0,2 a 5 mg/kg/dia, a cada 12 a 24 h.

- Bloqueadores de receptores da angiotensina II (BRA): mesma indicação dos IECA; porém, há poucos estudos realizados em pediatria. Podem ser empregados em adolescentes que não toleraram a administração dos IECA.

- Betabloqueadores: diminuem a resposta inadequada do sistema adrenérgico, com diminuição da frequência cardíaca (FC) e melhora da função diastólica. Podem reverter a remodelação ventricular. Os mais utilizados são carvedilol, metoprolol e bisoprolol. O carvedilol apresenta a vantagem teórica de bloqueio alfa e beta, enquanto o metoprolol e o bisoprolol atuam predominantemente sobre os receptores beta.

- Carvedilol: administração VO, dose inicial de 0,01 mg/kg/dose a cada 12 h. A dose deverá ser aumentada a cada 2 a 3 semanas, conforme a tolerância. Dose terapêutica: 0,6 a 2 mg/kg/dia em duas doses diárias (12/12 h). A dose máxima é de 50 mg/dia.

- Antagonista de aldosterona: apresenta efeito antifibrótico e antimodelador no miocárdio. Tem efeito poupador de potássio. Pode ser utilizado em IC sistólica crônica com função renal preservada ou discretamente reduzida.

- Espironolactona: dose inicial de 0,01 mg/kg/dose, a cada 12 h. A dose deverá ser aumentada a cada 2 a 3 semanas, de acordo com a tolerância. Dose terapêutica: 0,6 a 2 mg/kg/dia em duas doses diárias (12/12 h). A dose máxima é de 50 mg/dia.

- Digoxina: apesar de haver muita controvérsia com relação ao seu efeito sobre os pacientes com IC, ainda tem sido utilizada associada aos demais medicamentos, devendo-se evitar a sua associação com betabloqueadores. Dose: 1 mês a 2 anos: 10 mcg/kg/dia, divididos em duas doses diárias; 2 a 5 anos: 7,5 a 10 mcg/kg/dia, divididos em duas doses diárias; 5 a 10 anos: 5 a 10 mcg/kg/dia, divididos em duas doses diárias; 10 anos: 2,5 a 5 mcg/kg/dia, em uma dose diária.

■ Tratamento específico

Várias cardiopatias apresentam tratamentos específicos, como as cardiopatias congênitas que, na maioria das vezes, necessitam de tratamento cirúrgico para o controle da IC.

PARTE 3 • ESPECIALIDADES PEDIÁTRICAS

Bibliografia

- Azeka E, Jatene MB, Jatene IB, Horowitz ESK, Branco KC, Souza Neto JD, et al. I Diretriz Brasileira de Insuficiência Cardíaca e Transplante Cardíaco, no Feto, na Criança e em Adultos com Cardiopatia Congênita, da Sociedade Brasileira de Cardiologia. Arq Bras Cardiol. 2014;103(6 Supl. 2):1-126.
- Cauduro AS. Insuficiência cardíaca congestiva pediátrica. In: Atik E. Cardiopatias congênitas: guia prático de diagnóstico, tratamento e conduta. São Paulo: Atheneu; 2014. p. 3-17.
- Kantor PF, Lougheed J, Dancea A, McGillion M, Barbosa N, Chan C, Dillenburg R, et al. Presentation, diagnosis, and medical management of heart failure in children: Canadian Cardiovascular Society Guidelines. Canadian J Cardiol. 2013;29:1535-52.
- Kantor PF, Mertens LL. Heart failure in children. Part I: clinical evaluation, diagnostic testing, and initial medical management. Eur J Pediatr. 2010;169:269-79.
- Freed MD. Congestive Heart Failure. In: Flyer DC (ed.). Nada's Pediatric Cardiology Philadelphia: Hanley & Belfus; 1992. p. 63-72.
- O'Laughlin MP. Insuficiência cardíaca em crianças. Berger S (ed.). In: Clínicas Pediátricas da América do Norte. Madri: Ediciones Harcourt; 1999. p. 263-74.
- Park MK. Insuficiência cardíaca congestiva. In: Park MK (ed.). Cardiologia pediátrica. Rio de Janeiro: Elsevier; 2015. p. 451-64.
- Ross RD, et al. The Ross calssification for heart failure in children after 25 years: a review and an age-startified revision. Ped Cardiol. 2012;33:1295-1300.

CAPÍTULO 46

Cardiopatias Congênitas Acianóticas Mais Frequentes

Rossano César Bonatto • Fabio Joly Campos

Defeito congênito cardiovascular pode ser definido como anormalidade observada já ao nascimento, tanto na estrutura quanto na função cardiocirculatória, responsável por 3 a 5% das mortes no período neonatal.

A incidência real das malformações cardiovasculares dificilmente é determinada de maneira precisa. Admite-se que cerca de 0,5 a 0,8% das crianças nascidas vivas apresentem malformações cardiovasculares (Quadro 46.1).

QUADRO 46.1	Prevalência de malformações cardíacas em 906.626 crianças nascidas vivas, segundo o Baltimore-Washington Infant Study	
	Número	Frequência
Total de malformações cardíacas	4.390	4,8/1.000
Defeitos cardíacos mais frequentes		Frequência/10.000
Defeito do septo ventricular	1.411	15,6
Estenose pulmonar	395	4,4
Defeito do septo atrial (*ostium secundum*)	340	3,7
Defeito de coxins endocárdicos	326	3,6
Tetralogia de Fallot	297	3,3
Transposição das grandes artérias	208	2,3
Coarctação da aorta	203	2,3
Hipoplasia do ventrículo esquerdo	167	1,8
Estenose aórtica	128	1,4
Persistência do ducto arterial	104	1,1

Fonte: Ferencz et al., 1985.

Cardiopatias congênitas acianóticas com hiperfluxo sanguíneo pulmonar (*shunt* esquerdo-direito)

Esse grupo de cardiopatias corresponde a cerca de 50% das cardiopatias congênitas e compreende os defeitos dos septos ventricular (comunicação interventricular – CIV), atrial (comunicação interatrial – CIA) e septo atrioventricular (DSAV), além da persistência do canal arterial (PCA), que apresentam como característica comum a presença de *shunt* entre as circulações sistêmica e pulmonar (*shunt* esquerdo-direito). A intensidade do *shunt* será responsável pelas manifestações clínicas e pelas complicações. As principais complicações presentes nesse grupo de cardiopatias são insuficiência cardíaca, desnutrição energético-proteica (DEP), infecções pulmonares de repetição, arritmias cardíacas, hipertensão pulmonar (complexo ou síndrome de Eisenmenger) e endocardite bacteriana.

PARTE 3 • ESPECIALIDADES PEDIÁTRICAS

■ Defeitos do septo ventricular (CIV)

Constituem cerca de 20% das cardiopatias congênitas, sem diferença entre os sexos masculino e feminino. Podem ser do tipo perimembranoso, supracristal (ou subpulmonar), de via de entrada (tipo canal atrioventricular) e muscular.

Quadro clínico e exames complementares

Depende da intensidade do *shunt* esquerdo-direito. As CIV pequenas geralmente são assintomáticas, com a presença de frêmito sistólico na borda esternal esquerda inferior (BEIE) e sopro holossistólico rude na BEIE com irradiação para a direita. O eletrocardiograma (ECG) é normal ou há sobrecarga ventricular esquerda (SVE). Nas CIV moderadas, há taquipneia e taquicardia em repouso, baixo ganho ponderal, palidez, frêmito e sopro holossistólico rude na BEEI e, às vezes, sopro diastólico em ponta (foco mitral). O ECG mostra sobrecarga biventricular (SBV), eventualmente com sobrecarga atrial esquerda. Nas CIV grandes, geralmente há insuficiência cardíaca congestiva (ICC), infecções respiratórias de repetição, frêmito possivelmente ausente, sopro mais baixo e pobremente localizado, sopro diastólico em ruflar em ponta (foco mitral) e hiperfonese da segunda bulha à custa do componente pulmonar na presença de hipertensão arterial pulmonar. O ECG mostra sobrecarga ventricular direita (SVD), sobrecarga atrial direita (SAD) ou biatrial.

O exame radiológico de tórax mostra aumento da área cardíaca e hiperfluxo sanguíneo pulmonar dependente do tamanho do defeito e da resistência vascular pulmonar.

O ecocardiograma (ECO) confirma o diagnóstico, assim como a localização da CIV e o grau de repercussão do *shunt* esquerdo-direito. Também fornece ao cirurgião importantes informações, como lesões associadas, além de útil para avaliar de maneira segura a presença de hipertensão pulmonar (HP).

Já o cateterismo é importante para avaliar a HP e outras complicações, além de poder ser utilizado para o fechamento dos defeitos por meio da colocação de prótese.

Tratamento

Objetiva garantir um crescimento adequado e prevenir o desenvolvimento de endocardite bacteriana, doença vascular pulmonar obstrutiva (HP) e disfunções ventriculares direita e/ou esquerda.

Pacientes assintomáticos

Mais de 50% dos defeitos septais ventriculares apresentam fechamento espontâneo. Portanto, nessa condição, alguns serviços recomendam que o tratamento cirúrgico seja postergado até a idade escolar. O principal risco desse tipo de defeito refere-se à endocardite infecciosa. Nos pacientes com CIV supracristal (subaórtica), há necessidade de tratamento cirúrgico independentemente da intensidade do *shunt* esquerdo-direito, pois existe associação com prolapso da cúspide direita da valva aórtica e insuficiência aórtica.

Pacientes sintomáticos e/ou com sinais de hipertensão pulmonar

Na presença de ICC, utilizam-se diuréticos e inibidores da enzima de conversão da angiotensina (IECA), além de espironolactona e, muito raramente, digitálicos. Com o objetivo de otimizar o desenvolvimento ponderoestatural, pode-se empregar dietas hipercalóricas. Nos pacientes com sinais de HP, deve-se realizar o tratamento cirúrgico antes de 1 ano de idade para prevenir o desenvolvimento de doença vascular pulmonar obstrutiva irreversível.

■ Persistência do canal arterial (PCA)

Representa cerca de 10% das cardiopatias congênitas, estando presente em 1 para cada 10 mil crianças nascidas vivas. Considerando-se recém-nascidos (RN) prematuros, a PCA ocorre em 80 para cada 10 mil nascidos vivos, estando presente em até 80% daqueles com peso de nascimento inferior a 1.200 g.

Quadro clínico e exames complementares

Dependem do diâmetro do canal e da resistência vascular pulmonar. RN a termo e lactentes jovens dificilmente apresentam o sopro em maquinaria característico dessa patologia, pois a resistência vascular pulmonar encontra-se elevada e, na maioria dos casos, observa-se ao exame físico sopro sistólico ejetivo na borda esternal superior esquerda (BEES). Após os 6 meses de idade, o sopro contínuo (em maquinaria) é mais facilmente identificado. Em RN prematuros, há história de piora de oxigenação, aparecimento de sopro sistólico e pulsos amplos. Nos pacientes que apresentam PCA sem repercussão hemodinâmica, não existem sintomas, e o único dado positivo é o sopro cardíaco típico. Naqueles com canal moderado a grandes, há taquipneia, impulsão de mesocárdio, pulsos amplos e sopro contínuo localizado na região infraclavicular esquerda com irradiação para o dorso e, frequentemente, para ambos os campos pulmonares. Nos casos de hipertensão pulmonar, ocorre diminuição do sopro diastólico e aparecimento de segunda bulha hiperfonética com P2 > A2.

249

O ECG é normal nos canais de pequeno diâmetro, com sobrecarga das câmaras esquerdas nos canais moderados e grandes, e sobrecarga ventricular direita na presença de HP. O exame radiológico de tórax mostra aumento da área cardíaca e hiperfluxo sanguíneo pulmonar. O ECO confirma a presença e o tamanho do canal arterial. E o cateterismo cardíaco é indicado na suspeita de malformações associadas e/ou HP, além de propiciar que o canal arterial seja ocluído por meio de prótese.

Tratamento

Todos os pacientes com PCA devem ser tratados cirurgicamente, com exceção dos casos em que é possível a oclusão por meio de colocação de prótese pelo cateterismo cardíaco e nos RN prematuros. Do mesmo modo que nos portadores de CIV, o tratamento tem os objetivos de garantir um crescimento adequado e prevenir o desenvolvimento de endocardite bacteriana, doença vascular pulmonar obstrutiva (HP), disfunções ventriculares direita e esquerda. Na presença de ICC, o tratamento é similar ao dos portadores de CIV. Nos pacientes sintomáticos, indica-se o tratamento cirúrgico ao diagnóstico, e, nos assintomáticos, o tratamento cirúrgico deve ser realizado ao redor de 1 ano de idade.

Em RN prematuros sintomáticos com idade gestacional inferior a 35 semanas com sintomatologia e sem apresentar contraindicações (plaquetopenia, icterícia importante, insuficiência renal, hemorragia intracraniana), pode-se tentar o fechamento do canal arterial por meio da administração de indometacina, ibuprofeno ou paracetamol. Se não houver resposta ao tratamento farmacológico ou quando o paciente apresentar contraindicações à sua utilização, indica-se o tratamento cirúrgico.

■ Defeitos do septo atrial (CIA)

Constituem cerca de 6 a 10% das cardiopatias congênitas, com predomínio do sexo feminino sobre o masculino (2:1). Há quatro tipos de CIA: *ostium primum*, um tipo de defeito do septo atrioventricular; *ostium secundum*, o tipo mais comum que ocorre na região da fossa oval, resultado de absorção excessiva do septo primário e/ou desenvolvimento insuficiente do septo secundário; do seio venoso, que se localiza na face posterossuperior do septo atrial e está frequentemente associada à drenagem anômala parcial das veias pulmonares, como resultado de fixação anormal das veias pulmonares direitas às veias cavas; e do tipo seio coronário (cava inferior), também chamada de tipo seio coronário com teto aberto, que representa a forma menos frequente.

Quadro clínico e exames complementares

A maioria dos pacientes é assintomática, e o diagnóstico é suspeitado pela ausculta de sopro cardíaco durante exame clínico de rotina. Cerca de 10% dos pacientes apresentam sintomas de ICC e retardo do desenvolvimento ponderoestatural durante a infância.

O exame físico de pacientes com CIA depende da intensidade do *shunt* esquerdo-direito. Pacientes com CIA pequena apresentam exame físico normal, com exceção do sopro sistólico ejetivo suave na borda esternal esquerda superior, decorrente do hiperfluxo sanguíneo pela valva pulmonar. Pacientes com CIA moderada/grande apresentam impulsividade precordial, segunda bulha com desdobramento amplo e fixo. Nas CIA grandes, pode haver sopro diastólico na borda esternal esquerda inferior pela passagem de grande quantidade de sangue pela valva tricúspide.

O ECG é normal nas CIA pequenas. Também podem ser encontrados os padrões rsR' ou RsR' nas derivações precordiais direitas. Em CIA moderada/grande, há evidências de sobrecarga de câmaras direitas com desvio do eixo QRS para a direita. Existe uma forma rara de CIA tipo *ostium secundum*, de herança autossômica dominante associada a bloqueio atrioventricular de primeiro grau.

O exame radiológico de tórax demonstra aumento da área cardíaca e hiperfluxo sanguíneo pulmonar, dependente do tamanho do defeito e da resistência vascular pulmonar. E o ECO confirma o diagnóstico, assim como o tipo de CIA e o grau de repercussão do *shunt* da esquerda para a direita.

Já o cateterismo cardíaco tem indicação quando da suspeita de malformações associadas e/ou HP, bem como quando há o fechamento do defeito tipo *ostium secundum* por dispositivos transcateteres (próteses).

Tratamento

Depende das repercussões clínicas e hemodinâmicas.

- Pacientes sem repercussão: o fechamento cirúrgico de CIA com *shunt* esquerdo-direito de pequena intensidade tem sido alvo de discussões. Serviços que preconizam o fechamento cirúrgico advogam que o risco cirúrgico é inferior ao risco do desenvolvimento de arritmia cardíaca (fibrilação atrial, bloqueio atrioventricular etc.) na idade adulta. A tendência atual consiste em não realizar o tratamento cirúrgico em pacientes assintomáticos sem cardiomegalia.

- Pacientes com repercussão: recomenda-se o fechamento cirúrgico na idade pré-escolar, ao redor dos 4 anos de idade, antes do desenvolvimento de hipertensão pulmonar. Atualmente,

PARTE 3 • ESPECIALIDADES PEDIÁTRICAS

além do fechamento cirúrgico, há a possibilidade do fechamento da CIA tipo *ostium secundum* por meio de dispositivos transcateterais em situações especiais.

■ Defeitos do septo atrioventricular (DSAV)

Constituem cerca de 4% das cardiopatias congênitas, estão presentes em cerca 0,2 a cada 1.000 crianças nascidas vivas. Podem ser classificados em parcial (incompleto), que compreende a CIA tipo *ostium primum*, a fenda (*cleft*) mitral e defeitos do septo ventricular, ou total (completo), uma malformação na qual não há a parte inferior do septo atrial nem a parte posterior do septo ventricular e a valva atrioventricular é única e, na maioria das vezes, insuficiente. Trata-se da cardiopatia congênita mais frequente na síndrome de Down.

Quadro clínico e exames complementares

Dependem da intensidade do *shunt* esquerdo-direito e são semelhantes ao descrito para CIV e CIA. A associação de CIA tipo *ostium primum* e fenda mitral produz um sopro de regurgitação mitral. No DSAV total, o *shunt* é ventrículo esquerdo-átrio direito; portanto, a irradiação do sopro holossistólico de regurgitação se dá para a região mais superior do hemitórax direito em relação ao sopro holossistólico dos portadores de CIV. Nos portadores da síndrome de Down, os pacientes desenvolvem HP precocemente, tornando-se necessário acompanhamento clínico cuidadoso.

No ECG, frequentemente há desvio do eixo QRS para a esquerda, com eixo de SÂQRS acima de −45°, caracterizando o bloqueio do feixe anterossuperior esquerdo, com ondas Q nas derivações D1 e aVL. Conforme a intensidade do *shunt* esquerdo-direito, a presença ou não de CIA ou CIV, o grau de hipertensão pulmonar e o grau de insuficiência da valva atrioventricular, pode haver sobrecargas atriais e/ou ventriculares.

O exame radiológico de tórax mostra aumento da área cardíaca (AD principalmente) e hiperfluxo sanguíneo pulmonar.

O ECO define o tipo de DSAV e o grau de repercussão. E o cateterismo cardíaco é indicado para avaliação da HP e nos casos de desbalanceamento entre os ventrículos para a decisão do tipo de tratamento cirúrgico.

Tratamento

Depende das repercussões clínicas e hemodinâmicas:
- Pacientes sem repercussão: acompanhamento clínico e cirurgia ao redor da idade pré-escolar;

porém, uma minoria dos pacientes portadores de DSAV não apresenta repercussão.
- Pacientes com repercussão: o tratamento cirúrgico geralmente é realizado em idade mais precoce pelo fato de esses pacientes apresentarem repercussões mais precocemente (ICC e HP), com cuidado especial com pacientes com síndrome de Down, já que eles desenvolvem precocemente HP, grupo no qual a cirurgia deve ocorrer no 1º ano de vida.

Cardiopatias congênitas acianóticas com fluxo sanguíneo pulmonar normal (cardiopatias obstrutivas)

As principais malformações cardíacas desse grupo são a coarctação da aorta, a estenose aórtica e a estenose pulmonar, que, na maioria dos casos, é acianótica e, portanto, cursa com fluxo sanguíneo pulmonar normal.

■ Estenose pulmonar (EP)

A estenose pulmonar é a segunda cardiopatia congênita mais frequente, ocorrendo em 4,4 para cada 10 mil nascidos vivos. Pode ser valvar (a mais comum) subvalvar, supravalvar ou de ramos das artérias pulmonares.

Classifica-se em:
- Leve: gradiente sistólico máximo < 40 mmHg ou pressão sistólica do ventrículo direito (PSVD) < 1/2 pressão sistólica do ventrículo esquerdo (PSVE).
- Moderada: gradiente sistólico máximo > 40 mmHg e < 80 mmHg ou PSVD > 1/2 PSVE e < PSVE.
- Grave: gradiente sistólico máximo > 80 mmHg ou PSVD > PSVE.

Quadro clínico e exames complementares

- EP leve: assintomáticos com sopro mesossistólico ejetivo na borda esternal esquerda superior com irradiação para campos pulmonares com segunda bulha normofonética. O ECG é normal na maioria dos pacientes (65%); às vezes, há sobrecarga ventricular direita e bloqueios de ramo direito.
- EP moderada: assintomáticos em repouso e podem passar a apresentar dispneia e cianose quando realizam esforços físicos de grande intensidade. O sopro sistólico apresenta as mesmas características; porém, com maior intensidade e acompanhado de frêmito. Na EP valvar, frequentemente há *click* sistólico ejetivo decorrente da dilatação pós-estenótica. O ECG é normal em apenas 10% dos casos, e a maioria dos pacientes apresenta SVD.

251

- EP grave: sintomáticos, não conseguindo realizar esforços físicos moderados. O sopro sistólico ejetivo tem ápice após a mesossístole com frêmito correspondente. Na presença de EP crítica, o componente pulmonar da segunda bulha pode não ser identificado. O ECG mostra extremo desvio do eixo QRS para a direita (> 150°), complexo QRS com padrões qR, Rs ou R (R > 20 mm) na derivação V1, onda T positiva em V1 (sobrecarga sistólica do VD), onda P apiculada em DII e nas derivações direitas.

Na radiologia de tórax, os portadores de EP leve geralmente apresentam exame radiológico de tórax normal. Dilatação pós-estenótica do tronco da artéria pulmonar pode estar presente. À medida que aumenta a gravidade da EP, ocorrem diminuição do fluxo sanguíneo pulmonar, escavamento do tronco da pulmonar e cardiomegalia com sinais de aumento do VD.

O ECO permite o diagnóstico do tipo de EP e de sua gravidade. E o cateterismo cardíaco pode ser utilizado para o diagnóstico mais preciso do gradiente sistólico transestenótico e do tipo de EP, além da possibilidade de dilatação da valva estenosada por meio de cateter-balão.

Tratamento

Pacientes com EP leve assintomáticos não necessitam de tratamento específico. Já os portadores de EP valvar moderada ou grave e de ramos das artérias pulmonares devem ser submetidos à dilatação por meio de cateter-balão, uma vez que os resultados são semelhantes aos da valvoplastia cirúrgica.

■ Estenose aórtica congênita (EAo)

Compreende três tipos – subvalvar; valvar e supravalvar –, contudo, pelo fato de o tipo valvar ser o mais frequente, somente este será discutido.

A EAo ocorre em cerca de 1,4 para cada 10 mil nascidos vivos, correspondendo a cerca de 4% das cardiopatias congênitas, com predomínio do sexo masculino (4:1).

Pode ser classificada de acordo com a pressão sistólica máxima em leve (gradiente sistólico entre 25 e 50 mmHg), moderada (gradiente sistólico entre 50 e 75 mmHg) e grave (gradiente sistólico > 75 mmHg).

Quadro clínico e exames complementares

O quadro clínico e a idade de apresentação dos pacientes portadores de EAo valvar dependem da intensidade da obstrução ao fluxo sanguíneo pela valva aórtica. Cerca de 15% dos pacientes apresentam manifestações clínicas de ICC antes de 1 ano de idade, inclusive com choque cardiogênico. A maioria dos pacientes com EAo leve é assintomática, e o diagnóstico é levantado pela ausculta de sopro sistólico ejetivo na borda esternal esquerda superior com irradiação para a fúrcula e as carótidas. À medida que aumenta a gravidade, os pacientes tornam-se sintomáticos e há um frêmito sistólico correspondente ao sopro. Crianças maiores podem apresentar queixas de fadiga, dor torácica e síncope.

O ECG depende da gravidade. Pacientes com EAo leve à moderada apresentam sobrecarga ventricular esquerda em 40% dos casos, com eixo do complexo QRS normal. Quando a EAo é grave, o ECG exibe alterações do segmento ST (infra desnivelamento) com alterações de onda T (onda T apiculada e invertida em relação ao complexo QRS, caracterizando a sobrecarga ventricular esquerda tipo *strain*).

À radiologia de tórax, a maioria das crianças portadoras de EAo leve à moderada apresenta área cardíaca normal. Pacientes com ICC apresentam cardiomegalia. Algumas vezes, há dilatação da aorta ascendente pela dilatação pós-estenótica.

O ECO confirma a suspeita diagnóstica e avalia a gravidade. E o cateterismo cardíaco é principalmente indicado para dilatação da valva aórtica por meio de cateter-balão, sobretudo em casos de síncope, dor precordial anginosa, alterações do segmento ST e da onda T e gradiente pressórico avaliado pelo ECO acima de 60 mmHg.

Tratamento

RN e lactentes jovens com ICC e/ou choque cardiogênico por EAo crítica devem receber prostaglandina E1 para reabrir ou manter a permeabilidade do canal arterial e, então, ser encaminhados para serviço de cirurgia cardíaca para tratamento cirúrgico imediato. Em geral, esses pacientes necessitam de valvotomia cirúrgica. O restante dos pacientes deve ser acompanhado clinicamente com exame ecocardiográfico com Doppler até que apresentem qualquer das indicações de cateterismo cardíaco; quando possível, fazer o tratamento via cateterismo com dilatação da válvula. Uma complicação consiste no aparecimento de insuficiência aórtica, que pode chegar a cerca de 70% na idade adulta.

■ Coarctação da aorta (CoAo)

Representa cerca de 5% das cardiopatias congênitas, ocorrendo em 2,3 para cada 10.000 nascidos vivos, com predominância do sexo masculino (2:1). Frequentemente, está associada a outras malformações cardíacas e síndromes genéticas, como a síndrome de Turner. Pode ser classificada em pré-ductal, justaductal e pós-ductal em relação ao canal arterial.

Quadro clínico e exames complementares

O quadro clínico depende da idade do paciente, do grau da obstrução e da presença de malformações associadas. RN com obstrução importante da aorta começam a apresentar manifestações clínicas logo após o fechamento do canal arterial, intensificando-se nas três primeiras semanas de vida, com taquipneia, recusa alimentar e ICC, com possível evolução para choque cardiogênico. Após o período neonatal, as manifestações clínicas são menos abruptas. Muitos pacientes são assintomáticos. A presença de hipertensão arterial nos membros superiores pode constituir a primeira manifestação, situação em que o exame cuidadoso dos pulsos resulta na suspeita diagnóstica pela diferença da amplitude dos pulsos superiores e inferiores. Sopro cardíaco em paciente assintomático pode ser o modo de apresentação da CoAo. O mais audível se dá na região infraclavicular esquerda. Na presença de vasos colaterais calibrosos, pode haver sopro contínuo anteriormente à coartação.

Ao ECG, geralmente há a presença de SVE. No exame radiológico de tórax, podem ser visualizadas, em crianças maiores, locais irregulares nas bordas inferiores das costelas (sinal de Röesler), um sinal patognomônico de CoAo.

O ECO representa o melhor exame para confirmação diagnóstica. Quando há suspeita de CoAo não visualizada pelo ECO, há necessidade de avaliar o fluxo sanguíneo pela aorta abdominal que se encontra anormal.

A angiotomografia da aorta é muito útil nas situações em que o local da coartação não pode ser visualizado pelo ECO. E o cateterismo cardíaco pode ser utilizado para avaliar o local e a gravidade da CoAo, bem como para realizar dilatação do segmento estreitado e colocação de *stent* recoberto, sobretudo nos adolescentes e adultos.

Tratamento

Em neonatos com ICC e choque cardiogênico, o tratamento deve ter o objetivo de reperfundir os tecidos distais à coartação. Além do tratamento da ICC e do choque cardiogênico, esses pacientes devem receber prostaglandina E1 (PGE1) para manter o canal arterial aberto e, consequentemente, diminuir a carga de trabalho do VE. A dose habitual de PGE1 é de 0,03 a 0,1 mcg/kg/min. Os seus principais efeitos colaterais dependem da dose e incluem apneia, febre, aumento de secreção e extravasamento capilar, podendo ser necessário realizar intubação traqueal tanto pela instabilidade hemodinâmica quanto pela apneia. A correção cirúrgica deve ser realizada o mais precocemente possível.

Após a idade neonatal, indica-se a correção da CoAo entre 3 e 10 anos de idade, mesmo na ausência de hipertensão importante nos membros superiores ou de sintomas. A correção tardia está relacionada com maior incidência de hipertensão residual e maiores morbidade e mortalidade cardiovasculares durante a idade adulta. O tratamento pode ser cirúrgico ou por meio do cateterismo cardíaco com cateter-balão. Frequentemente, há o fenômeno de manutenção da hipertensão arterial após a cirurgia, situação em que se preconiza a administração de betabloqueador durante as primeiras 24 h, seguida do emprego de um IECA, reduzido gradativamente de acordo com a evolução clínica e a evolução da pressão arterial.

Bibliografia

- Atik E (ed.). Cardiopatias congênitas: guia prático de diagnóstico, tratamento e conduta geral. São Paulo: Atheneu; 2014.
- Ferencz C, Rubin JD, McCarter RJ, Brenner JI, Neill CA, Perry LW, et al. Congenital Heart disease: prevalence at livebirth. The Baltimore Infant Study. Am J Epidemiol, 1985. Jan;121(1):31-6.
- Burns DAR, Campos Jr D, Silva LR, Borges WG (eds.). Tratado de Pediatria da Sociedade Brasileira de Pediatria. 4. ed. Barueri: Manole; 2017.
- Croti UA, Mattos S da S, Pinto Jr VC, Aiello VD, Moreira V de M (eds.). Cardiologia e cirurgia cardiovascular pediátrica. 2. ed. São Paulo: Roca; 2013.
- Garson Jr A, Bricker J, Fisher DJ, Neish SR (eds.). The science and practice of pediatric cardiology. Philadelphia: Lea & Febiger; 1990.
- Keane JF, Fyler DC, Lock JE (eds.). Nadas' pediatric cardiology. Philadelphia: Hanley and Belfus; 1992.
- Kliegman RM (ed.). Nelson Tratado de Pediatria. 19. ed. Rio de Janeiro: Elsevier; 2014.
- Park MK (ed.). Park cardiologia pediátrica. 6. ed. Rio de Janeiro: Elsevier; 2015.

CAPÍTULO 47

Cardiopatias Congênitas Cianóticas Mais Frequentes

Rossano César Bonatto • Fabio Joly Campos

As cardiopatias congênitas cianóticas podem ser divididas em dois grandes grupos: aquelas que cursam com fluxo sanguíneo pulmonar diminuído e aquelas nas quais há mistura entre as circulações direita e esquerda com predomínio do fluxo direito sobre o esquerdo (geralmente com fluxo sanguíneo pulmonar aumentado).

Cardiopatias congênitas cianóticas com fluxo sanguíneo pulmonar diminuído

A principal e a mais frequente cardiopatia desse grupo é a tetralogia de Fallot (T4F), que compreende cerca de 10% das cardiopatias congênitas. No Hospital das Clínicas da Faculdade de Medicina de Botucatu (HCFMB), corresponde a 6,5% das cardiopatias congênitas.

■ Anatomia e fisiologia

A T4F clássica compreende: aorta cavalgando o septo interventricular; estenose infundíbulo-valvar pulmonar; comunicação interventricular não restritiva; e hipertrofia do ventrículo direito. Em 25% dos casos, a aorta encontra-se dextroposta. A anatomia determina os aspectos fisiológicos. A presença de comunicação interventricular (CIV) não restritiva, geralmente com diâmetro extenso, torna as pressões ventriculares direita e esquerda semelhantes. A estenose infundíbulo-valvar pulmonar dificulta o fluxo sanguíneo pulmonar e, pelo fato de a aorta cavalgar o septo interventricular, parte do volume sanguíneo ejetado pelo ventrículo direito (VD) atinge a circulação sistêmica, promovendo mistura de sangue não oxigenado com sangue oxigenado, o que determina cianose e hipoxemia. A mistura sanguínea também ocorre no interior dos ventrículos. Portanto, quanto mais intensa a obstrução da via de saída do VD e maior a CIV, maior a intensidade da cianose.

Outro aspecto importante reside no fato de a obstrução ter um componente muscular, o que faz com que o grau da obstrução seja dinâmico e variável, ou seja, situações que determinam aumento da contração muscular do VD podem promover aumento do grau de obstrução da via de saída do VD (VSVD) e, consequentemente, aumentar a quantidade de sangue ejetado pelo VD para a aorta intensificando a cianose.

A hipoxemia tecidual crônica estimula a produção renal de eritropoetina, causando aumento da quantidade de hemácias, que, por sua vez, promoverá aumento da viscosidade sanguínea. A policitemia predispõe ao aparecimento de fenômeno tromboembólico que, no sistema nervoso central, poderá produzir acidente vascular encefálico e abscesso.

Manifestações clínicas e exames complementares

As manifestações clínicas dependem da intensidade da obstrução da VSVD. Pacientes com obstrução leve podem ser assintomáticos, às vezes acianóticos e, ao exame físico, apresentar sopro holossistólico de regurgitação na borda esternal esquerda inferior e frêmito correspondente, de modo semelhante aos portadores de CIV. Esse tipo de T4F é comumente denominado "Fallot róseo" ou "*pink* Fallot". À medida que a obstrução da VSVD se intensifica, a cianose se exacerba; grande parte dos pacientes apresenta cianose desde o nascimento com exacerbações durante o choro e às mamadas. Ao exame físico, apresentam sopro sistólico ejetivo na borda esternal esquerda superior, com frêmito correspondente, e segunda bulha única por hipofonese ou ausência do componente pulmonar. Na presença de obstrução crítica da VSVD, pode não haver sopro, ocorrendo uma desproporção entre cianose intensa e ausência de sopro, fato comumente observado durante as crises hipoxêmicas a que esses pacientes estão sujeitos. Recém-nascidos (RN) portadores de T4F com grau importante de obstrução da VSVD podem nascer bem, sem cianose, pelo fato de seu fluxo sanguíneo pulmonar depender do canal arterial. Após alguns dias, com o fechamento do canal arterial, aparece a cianose. Os portadores de T4F com estenose moderada/grave da VSVD frequentemente apresentam crises hipoxêmicas quando submetidos a situações em que necessitem de aumento da oxigenação sanguínea. A impossibilidade de aumentar o conteúdo arterial de oxigênio, pela resistência aumentada ao fluxo sanguíneo pulmonar, determina a produção de energia pela via anaeróbica com produção de ácido láctico e consequente acidose metabólica. Outro fato que propicia o surgimento das crises hipoxêmicas é o fato de a obstrução ao fluxo sanguíneo pulmonar ter um componente muscular; quando os pacientes são submetidos a situações de aumento do débito cardíaco, o aumento do inotropismo cardíaco determina o aumento da obstrução ao fluxo sanguíneo pulmonar. As crises hipoxêmicas são detectadas clinicamente pelo súbito aumento da cianose, respiração acidótica, taquicardia, desmaios e, às vezes, perda de consciência, crises convulsivas e choque, podendo evoluir para óbito.

No eletrocardiograma (ECG), os achados dependerão da intensidade da obstrução da VSVD. Na presença de obstrução leve com CIV grande, os achados são semelhantes aos encontrados nos pacientes com CIV, principalmente sobrecarga biventricular. Os achados eletrocardiográficos clássicos incluem sobrecarga ventricular direita com desvio do eixo do complexo QRS para a direita.

Ao exame radiológico de tórax, classicamente, a imagem radiológica dos portadores de T4F com grau moderado a importante de obstrução da via de saída do VD é de hipofluxo sanguíneo pulmonar e de coração em forma de bota ou taco de golfe. Há afilamento da imagem dos grandes vasos da base, pelo deslocamento da aorta para a direita, o tronco da artéria pulmonar é escavado e a ponta do coração desvia superiormente em virtude do aumento do VD. Os portadores de "*pink* Fallot" podem apresentar exame radiológico de tórax normal.

O ecocardiograma (ECO) permite estabelecer o diagnóstico e a gravidade da obstrução da VSVD.

Além do diagnóstico, o cateterismo cardíaco possibilita avaliar as funções ventriculares, fundamentais na programação da cirurgia a ser realizada, e coronárias.

Tratamento clínico

RN com importante obstrução da VSVD dependem da patência do canal arterial para que o fluxo sanguíneo pulmonar se mantenha adequado. Horas ou dias após o nascimento, com o fechamento do canal arterial surgirá cianose importante. Nesse grupo de pacientes, a administração de prostaglandina E1 poderá manter aberto ou reverter o fechamento do canal arterial, com consequente melhora do fluxo sanguíneo pulmonar e da oxigenação. Esse procedimento sempre deverá ser realizado, pois permite que o paciente seja submetido a cirurgia paliativa ou definitiva em melhores condições clínicas.

O tratamento de lactentes e crianças maiores depende das manifestações clínicas.

Pacientes que não apresentam crises hipoxêmicas podem ser acompanhados até 1 ano de idade e, então, submetidos a estudo hemodinâmico por meio de cateterismo cardíaco ou tratamento cirúrgico. Sempre que a anatomia for favorável, deve-se realizar a correção cirúrgica total. Em situações de anatomia desfavorável, podem ser feitas cirurgias paliativas principalmente abaixo dos 6 meses de idade, sendo a de Blalock-Taussig modificada a mais utilizada; após 1 ano, dependendo da evolução clínica, indica-se estudo hemodinâmico para avaliar a possibilidade de correção cirúrgica total.

Todos os pacientes portadores de T4F devem fazer profilaxia para endocardite bacteriana quando forem submetidos a procedimentos com risco de bacteremia.

Situações de anemia e policitemia predispõem às crises hipoxêmicas, devendo-se se atentar a elas no acompanhamento clínico.

A administração de propranolol (1 a 6 mg/kg/dia, via oral) pode diminuir a intensidade e a frequência das crises hipoxêmicas, devendo ser realizada nos pacientes com crises hipoxêmicas até que sejam submetidos ao tratamento cirúrgico.

Cardiopatias congênitas cianóticas com fluxo sanguíneo pulmonar aumentado (mistura entre as circulações direita e esquerda com predomínio do *shunt* direito-esquerdo)

A principal cardiopatia congênita desse grupo é a transposição das grandes artérias (TGA), a principal causa de cianose de origem cardíaca em RN, ocorrendo em cerca de 5% das crianças com cardiopatia congênita cianótica, com predominância pelo sexo masculino (2:1). De maneira bem simples, a TGA pode ser definida como a aorta originando do VD e a artéria pulmonar do ventrículo esquerdo (VE). Portanto, há circulação sanguínea em paralelo, o que é incompatível à vida extrauterina. Para que o RN sobreviva após o nascimento, necessariamente deve haver comunicação entre as circulações sistêmica e pulmonar, propiciando a mistura entre o sangue arterial e o venoso. Não havendo comunicação interatrial (CIA) ou CIV, logo após o nascimento, se o canal arterial permanecer pérvio, o RN tem maiores chances de sobrevida. Esses pacientes geralmente nascem em condições satisfatórias. Porém, com o fechamento do canal arterial, começa a surgir cianose progressiva. Nos pacientes com CIA e/ou CIV associadas, ou mesmo forame oval pérvio, o início e o grau da cianose dependem da intensidade da mistura entre as circulações sistêmica e pulmonar. Quanto menor a mistura sanguínea entre as circulações sistêmica e pulmonar, mais precoce e maior a intensidade da cianose.

■ Quadro clínico e exames complementares

De modo geral, há cianose desde o nascimento, principalmente nos leitos ungueais e nas mucosas, que se intensifica durante o choro e as mamadas. Havendo CIV moderada/grande, há taquidispneia por hiperfluxo sanguíneo pulmonar. A segunda bulha apresenta-se hiperfonética e única, uma vez que a válvula pulmonar se encontra posteriormente e seu ruído é abafado pela válvula aórtica, localizada anteriormente, logo abaixo do esterno. Na maioria dos pacientes, não há sopro cardíaco. Às vezes, aparece um sopro de ejeção sistólico no mesocárdio.

O ECG é inespecífico, havendo sobrecarga ventricular direita e desvio do eixo do complexo QRS para a direita entre 90 e 160°, achados normais em RN.

Na radiologia de tórax, geralmente a área cardíaca é normal ou discretamente aumentada, o mediastino superior é estreito (relação anteroposterior da aorta e da artéria pulmonar) conferindo ao coração um aspecto ovoide ou em forma de "ovo sobre um cordão". A trama vascular pulmonar está aumentada com o arco aórtico à esquerda.

O ECO é considerado o exame de diagnóstico padrão, permitindo fazer o diagnóstico inclusive de malformações associadas.

Já o cateterismo cardíaco pode ser utilizado para confirmação diagnóstica e para realização de procedimentos paliativos, permitindo fazer a septostomia atrial por meio de cateter-balão ou cateter-lâmina, com o objetivo de promover aumento da mistura entre as circulações pulmonar e sistêmica em pacientes criticamente enfermos.

■ Tratamento clínico

Consiste na estabilização do paciente com correção de distúrbios hidreletrolíticos e acidobásicos, principalmente a acidose metabólica.

Deve-se administrar prostaglandina E1 para que mais sangue chegue aos pulmões e, consequentemente, ao átrio esquerdo (AE) e possa se misturar com o sangue do átrio direito (AD) por meio de CIA ou do forame oval e aumentar a saturação arterial de oxigênio. Pacientes que não respondem de maneira satisfatória à infusão de PGE1 devem ser submetidos à septostomia atrial por meio de cateter apropriado (Raskind).

A administração de grandes frações inspiradas de oxigênio (FiO_2) pode provocar o fechamento do canal arterial; portanto, deve-se limitá-la para abaixo de 0,4.

Bibliografia

- Atik E (ed.). Cardiopatias congênitas: guia prático de diagnóstico, tratamento e conduta geral. São Paulo: Atheneu; 2014.
- Burns DAR, Campos Jr D, Silva LR, Borges WG (eds.). Tratado de Pediatria da Sociedade Brasileira de Pediatria. 4. ed. Barueri: Manole; 2017.
- Croti UA, Mattos S da S, Pinto Jr VC, Aiello VD, Moreira V de M (eds.). Cardiologia e cirurgia cardiovascular pediátrica. 2. ed. São Paulo: Roca; 2013.
- Garson Jr A, Bricker J, Fisher DJ, Neish SR (eds.). The science and practice of pediatric cardiology. Philadelphia: Lea & Febiger; 1990.
- Keane JF, Fyler DC, Lock JE (eds.). Nadas' pediatric cardiology. Philadelphia: Hanley and Belfus; 1992.
- Kliegman RM (ed.). Nelson Tratado de Pediatria. 19. ed. Rio de Janeiro: Elsevier; 2014.
- Park MK (ed.). Park cardiologia pediátrica. 6. ed. Rio de Janeiro: Elsevier; 2015.

CAPÍTULO

48

Cardiomiopatias

Rossano César Bonatto

Introdução

O termo "cardiomiopatia" foi criado em 1957 para definir doenças primárias ou idiopáticas do miocárdio, em distinção à doença isquêmica cardíaca.

Com o passar dos anos, ocorreram modificações na nomenclatura e nos sistemas de classificação utilizados para as alterações do músculo cardíaco, em decorrência dos avanços científicos na compreensão da etiologia e da patogenia das cardiomiopatias; os avanços genéticos deram uma nova dimensão à classificação, de tal modo que o antigo fenótipo "idiopático" tornou-se cada vez mais ligado a mutações genéticas específicas.

Em 2006, a American Heart Association (AHA) definiu as cardiomiopatias (CMP) como um grupo heterogêneo de doenças do miocárdio associadas à disfunção mecânica e/ou elétrica, que em geral, mas não invariavelmente, exibem hipertrofia ou dilatação ventricular inadequadas e resultam de uma variedade de causas, frequentemente genéticas, excluindo a disfunção ventricular secundária às malformações cardíacas congênitas, hipertensão arterial, doenças das artérias coronárias ou valvopatias.

Com base no envolvimento cardíaco, as CMP podem ser primárias, quando envolvem o coração primariamente, e secundárias, quando o envolvimento cardíaco é parte de uma doença que envolve múltiplos sistemas.

Fenotipicamente, as CMP podem ser classificadas em seis tipos: CMP dilatada, CMP hipertrófica, CMP restritiva, CMP arritmogênica do ventrículo direito, miocárdio ventricular não compactado e CMP de Takotsubo. Este capítulo abordará as CMP mais frequentes: a dilatada, a hipertrófica e a restritiva.

Cardiomiopatia dilatada (CMD)

A mais comum das cardiomiopatias na infância, pode promover insuficiência cardíaca (IC) tanto em crianças quanto em adultos, geralmente apresentando curso progressivo e representa a principal causa de indicação para transplante cardíaco em adultos e crianças maiores que 1 ano. Frequentemente, manifesta-se como um quadro de IC aguda com descompensação, necessitando de diagnóstico preciso em tempo hábil e tratamento adequado imediato para melhora da sobrevida. Além disso, a prevenção da morte cardíaca súbita constitui um objetivo importante no controle da IC avançada. Caracteriza-se por dilatação das câmaras ventriculares e disfunção contrátil com espessura da parede ventricular esquerda desproporcional ao diâmetro da cavidade.

■ Etiologia

A CMD pode ter uma variedade de causas, sendo as mais comumente encontradas na prática clínica resumidas no Quadro 48.1. A maioria das causas ainda permanece como idiopáticas; porém, admite-se que as causas genéticas sejam responsáveis por cerca de 40% dos casos. Nos pacientes em que a etiologia foi determinada, houve pre-

CAPÍTULO 48 • CARDIOMIOPATIAS

domínio das miocardites (16%), seguidas de doenças neuromusculares (9%), cardiomiopatia dilatada familiar e erros inatos do metabolismo.

QUADRO 48.1	Causas da cardiomiopatia dilatada
Viral	Parvovírus, herpes-vírus, adenovírus, vírus da caxumba, *Cocksackie* vírus
Metabólica	Tireotoxicose, hipotireoidismo, deficiência de carnitina, de vitamina D, selênio e zinco, síndrome de Barth, MELAS, MERRF, Hurler
Toxinas	Antraciclina, hemocromatose, álcool
Neuromuscular	Ataxia de Friedreich, distrofia muscular de Duchenne, distrofia muscular de Becker, síndrome de Barth
Familiar/genética	Ligada ao X, autossômica dominante, autossômica recessiva, autossômica dominante com defeitos de condução
Outras	Miocárdio ventricular não compactado, taquiarritmia induzida

MELAS: miopatia mitocondrial, encefalopatia, acidose láctica e episódios tipo AVE; MERRF: myoclonic epilepsy with ragged red fibers.
Fonte: Adaptado de Morrow, 2000.

■ Quadro clínico

A apresentação clínica dos pacientes pediátricos portadores de CMP dilatada é variável, podendo ser assintomáticos ou apresentar sintomas exuberantes e graves desde o início do quadro clínico, com sinais de infarto do miocárdio ou doença devastadora com choque cardiogênico, sobretudo nos pacientes com miocardite aguda fulminante. Em lactentes, a presença de taquicardia, taquipneia, dificuldade para respirar, falta de apetite e baixo ganho de peso são comuns. Já nos pré-escolares, escolares e adolescentes, pode haver sinais de intolerância a exercícios com fadiga e desconforto gastrintestinal (dor abdominal, náuseas e vômitos). Em casos mais graves, os pacientes podem apresentar síncope, arritmias ou morte súbita cardíaca.

■ Exames complementares

- Eletrocardiograma (ECG): taquicardia sinusal, sobrecarga das câmaras esquerdas, sinais de isquemia, arritmias atriais e /ou ventriculares.
- Radiologia de tórax: cardiomegalia com ou sem sinais de congestão pulmonar.
- Ecocardiograma (ECO): aumento das cavidades ventriculares esquerdas, com hipocinesia e diminuição da fração de ejeção do ventrículo esquerdo (VE), derrame pericárdico. Pode haver trombo intracavitário.

- Outros exames: hemograma, eletrólitos séricos, função renal, função hepática, glicemia, dosagem de carnitina etc.

■ Conduta

A conduta geral é a mesma para os pacientes com insuficiência cardíaca congestiva (ver Capítulo 45).

Deve-se procurar identificar a causa e tratá-la quando possível.

Cardiomiopatia hipertrófica

Doença heterogênea do músculo cardíaco, geralmente familiar, representa a principal causa de morte súbita em adolescentes, sobretudo entre atletas. A alteração característica consiste na hipertrofia do ventrículo esquerdo (VE) com redução da cavidade ventricular. A hipertrofia pode ser concêntrica ou localizada em um segmento do septo, e, quando localizada abaixo da valva aórtica, causa dificuldade do esvaziamento do VE, sendo denominada CMP hipertrófica obstrutiva.

■ Causas

Cerca de 50% é herdada geneticamente com padrão mendeliano autossômico dominante. Também pode estar presente nos filhos de mães diabéticas, que geralmente regride nos primeiros 6 a 12 meses de vida.

■ Quadro clínico

Clinicamente, os pacientes podem apresentar fadiga fácil, dispneia, palpitações, vertigens, síncope e dor torácica anginosa. Há história familiar em cerca de 50% dos casos. Ao exame físico, pode haver sopro sistólico, caso ocorra obstrução subaórtica. O sopro pode variar de acordo com o grau da obstrução da via de saída do ventrículo esquerdo (VSVE). Ainda, é possível ocorrer arritmias, principalmente taquicardia ventricular e fibrilação ventricular.

■ Exames complementares

- ECG: é anormal na maioria dos pacientes, com sinais de hipertrofia ventricular esquerda, alterações do segmento ST e ondas Q profundas (hipertrofia septal).
- Radiologia de tórax: o exame radiológico geralmente mostra um aumento leve do VE e do coração com formato globoso.
- ECO: faz o diagnóstico e mostra se a hipertrofia é generalizada ou localizada com obstrução à ejeção ventricular esquerda.

■ Conduta

Recomenda-se a triagem clínica dos parentes de primeiro grau dos portadores.

Tratamento clínico

Depende do grau de sintomas apresentados; porém, alguns cuidados devem ser seguidos por todos os portadores de CMP hipertrófica: restrição da atividade física, sendo proibidas aquelas extenuantes e competitivas. O uso de digitálicos e de outros inotrópicos positivos, assim como os vasodilatadores, também são contraindicados, principalmente nas formas obstrutivas, pois podem aumentar o grau da obstrução. Os pacientes assintomáticos devem ser avaliados clinicamente regularmente, além da realização de ECG e ECO. Nos pacientes sintomáticos, podem ser empregados betabloqueadores (propranolol, atenolol ou metoprolol) ou bloqueadores dos canais de cálcio (verapamil) – com o cuidado de avaliar a vasodilatação provocada por este medicamento. Em crianças menores, o propranolol é o agente mais utilizado (2,5 a 5 mg/kg/dia dividida em 3 doses, objetivando manter a frequência cardíaca (FC) entre 80 e 100 bpm. Nas crianças maiores e adolescentes, o atenolol (1 a 2 mg/kg/dia) é mais frequentemente utilizado. Em situações extremas, pode-se usar a associação de atenolol com verapamil (4 a 8 mg/kg/dia dividida em 3 doses). Quando há arritmias apesar do uso de propranolol, é possível empregar a amiodarona nas doses habitualmente utilizadas. Nos filhos de mães com diabetes, o propranolol está indicado principalmente quando há obstrução na via de saída do VE. Excepcionalmente, caso o VE esteja dilatado e com redução da contratilidade, podem ser utilizados inotrópicos positivos.

Outras medidas terapêuticas

Quando o tratamento-padrão falha, restam poucas opções. Quando há obstrução importante subaórtica, pode ser realizada miectomia (cirurgia de Morrow). Em pacientes mais velhos, é possível tentar a ablação septal alcoólica. E, quando de arritmias com risco de morte súbita, pode-se implantar um cardioversor desfibrilador implantável.

Cardiomiopatia restritiva

Forma rara de cardiomiopatia, responsável por cerca de 5% dos casos na faixa etária pediátrica.

Caracteriza-se por átrios acentuadamente dilatados com diâmetro normal dos ventrículos. A função sistólica ventricular esquerda geralmente está normal; porém, há disfunção diastólica do VE. Podem existir áreas de fibrose miocárdica e hipertrofia dos miócitos, com eventual infiltração miocárdica por várias substâncias.

■ Causas

Pode ser idiopática, associada a doenças infiltrativas sistêmicas (amiloidose, esclerodermia, sarcoidose etc.) ou erro inato do metabolismo (mucopolissacaridoses). Também pode resultar de radioterapia ou malignidade.

■ Quadro clínico

Frequentemente, há intolerância ao exercício, fraqueza, dispneia e dor torácica. Pode haver estase jugular, hepatomegalia, ritmo de galope, hiperfonese de B2, sopro de regurgitação mitral ou tricúspide.

■ Exames complementares

- ECG: hipertrofia do átrio direito, do átrio esquerdo ou de ambos os átrios. Pode haver fibrilação atrial, taquicardias supraventriculares e bloqueio atrioventricular.
- Radiologia de tórax: cardiomegalia com aumento predominante dos átrios, congestão pulmonar. Pode haver derrame pleural.
- ECO: aumento biatrial com função e dimensões normais dos ventrículos. Pode haver trombos atriais. Sinais de disfunção diastólica.

■ Conduta

O tratamento visa a melhora dos sintomas e é inespecífico. Os diuréticos melhoram os sintomas, mas não devem ser utilizados em altas doses. Os bloqueadores dos canais de cálcio podem melhorar a complacência ventricular durante a diástole. Os inotrópicos positivos e inibidores da enzima de conversão da angiotensina (IECA) devem ser evitados.

O transplante cardíaco representa uma opção ao tratamento clínico e deve ser realizado antes do desenvolvimento de hipertensão arterial pulmonar.

Bibliografia

- Azeka E, Jatene MB, Jatene IB, Horowitz ESK, Souza Neto JD et al. I Diretriz Brasileira de Insuficiência Cardíaca e Transplante Cardíaco, no Feto, na Criança e em Adultos com Cardiopatia Congênita, da Sociedade Brasileira de Cardiologia. Arq Bras Cardiol. 2014;103(6Supl.2):1-1262.
- Brigden W. Uncommon myocardial diseases. The noncoronary cardiomyopathies. Lancet. 1957;ii:1179-84.
- Elliott P, Andersson B, Arbustini E, Bilinska Z, Cecchi F, Charron P, et al. Classification of the cardiomyopathies: a position statement from ESC. Eur Heart J. 2008;29:270-6.
- Hsu TD, Canter EC. Dilated cardiomyopathy and heart failure in children. Heart Failure Clin. 2010;6:415-32.
- Jefferies JL, Towbin JA. Dilated cardiomyopathy. Lancet. 2010;375:752-62.
- Kantor PF, Lougheed J, Dancea A, McGillion M, Barbosa N, Chan C, et al. Presentation, Diagnosis, and Medical Management of Heart Failure in Children: Canadian Cardiovascular Society Guidelines. Canadian Journal of Cardiology. 2013;29(12):1535-52.
- Konta L, Franklin RC, Kaski JP. Nomenclature and systems of classification for cardiomyopathy in children. Cardiology in the Young. 2015;25(Suppl. 2):31-42.
- Maron BJ, Towbin JA, Thiene G, Antzelevitch C, Corrado D, Arnett D, et al. Contemporary definitions and classification of the cardiomyopathies. Circulation. 2006;113:1807-16.
- Morrow RW. Cardiomyopathy and heart transplantation in children. Current Opinion in Cardiology. 2000;15:216-23.
- Pahl E, Sleeper LA, Canter CE, Hsu DT, Lu M, Webber SA, et al. Incidence of and risk factors for sudden cardiac death in children with dilated cardiomyopathy: A report from the pediatric cardiomyopathy registry. Journal of the American College of Cardiology. 2012;59(6):607-15.
- Park MK. Doença miocárdica primária. In: Park MK (ed.). Park cardiologia pediátrica. 6. ed. Rio de Janeiro: Elsevier; 2015. p. 321-41.
- Richardson P, McKenna W, Bristow M, Maisch B, Mautner B, O'Connell J, et al. Report of the 1995 World Health Organization/International Society and Federation of Cardiology Task Force on the definition and classification of cardiomyopathies. Circulation. 1996;93:841-42.

SEÇÃO 6
Dermatologia

CAPÍTULO 49
Dermatoses Vesicobolhosas

Silvia Regina Catharino Sartori Barraviera • Joel Carlos Lastória

Pênfigo foliáceo

■ Introdução

O termo "pênfigo foliáceo" (PF), também conhecido como fogo selvagem (FS), refere-se a uma doença bolhosa autoimune da pele, endêmica no Brasil e em alguns países da América do Sul. Caracteriza-se, histologicamente, pela formação de bolhas intraepidérmicas com acantólise. Trata-se de uma doença que apresenta autoanticorpos da subclasse IgG4, cujo antígeno-alvo é a desmogleína 1, antígeno desmossomal de 160 kd.

O PF acomete mais frequentemente crianças e adultos jovens que vivem em áreas rurais de regiões endêmicas, sendo comum a ocorrência de casos familiares.

Quanto às possíveis etiologias, é importante o fator genético, havendo forte associação entre PF e quatro *HLA DRB1* específicos – *DRB1 0404, 1402, 1406* e *1404*.

Simulídeos têm sido implicados no desencadeamento da doença, assim como fatores nutricionais, mas investigações nesse sentido vêm sendo inconclusivas.

■ Quadro clínico

A lesão cutânea primária e mais característica do PF consiste em bolha superficial que se rompe com facilidade, deixando áreas erosadas, recobertas por escamas finas e crostas. Em geral, a doença se inicia por cabeça, pescoço e tronco, evoluindo de maneira craniocaudal, de forma simétrica. Praticamente todos os doentes têm lesão em couro cabeludo e/ou face, e a doença não acomete mucosa oral, palma das mãos e planta dos pés.

Na maioria dos pacientes, a doença tem início gradual, com as lesões cutâneas evoluindo durante semanas ou meses. Um número menor de pacientes apresenta início mais agudo, com lesões bolhosas extensas, que atingem grandes áreas do tegumento.

Clinicamente, pode-se dividir o PF em duas grandes formas: a localizada e a disseminada. Na primeira, as lesões, em sua maioria, estão limitadas às áreas seborreicas da pele, como face, cabeça e V do decote (Figura 49.1). Na forma localizada, as lesões da face podem assumir lesões em "asa de borboleta", semelhantes às lesões do lúpus eritematoso.

Na forma disseminada, as lesões são numerosas, acometendo tronco e membros, além da face e do couro cabeludo.

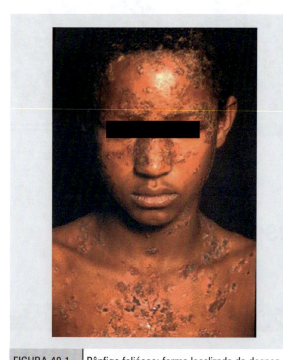

FIGURA 49.1 | Pênfigo foliáceo: forma localizada da doença.

Fonte: Foto de Eliete Soares – Departamento de Dermatologia da Faculdade de Medicina de Botucatu (FMB/Unesp).

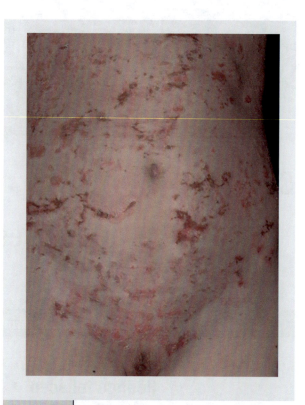

FIGURA 49.2 | Pênfigo foliáceo: forma disseminada da doença.

Fonte: Foto de Eliete Soares – Departamento de Dermatologia da Faculdade de Medicina de Botucatu (FMB/Unesp).

A forma generalizada tem como expressão máxima a fase eritrodérmica (Figura 49.2). Há sensação de ardor e queimação, o que originou o nome "fogo selvagem". Na forma generalizada, complicações, como piodermites, dermatofitoses, escabiose e verrugas virais são mais comuns. No passado, a disseminação do herpes-vírus, promovendo erupção variceliforme de Kaposi, foi responsável por muitos óbitos nessa forma de doença e ainda hoje representa uma complicação considerada grave.

O sinal de Nikolsky é positivo no PF, ou seja, a realização de pressão na pele aparentemente normal induz ao descolamento epidérmico ao lado da pele lesada, o que indica que há atividade da doença.

■ Diagnóstico laboratorial

Histopatologia

Presença de bolha ou fenda acantolítica intraepidérmica, na região subcórnea ou granulosa (Figura 49.3).

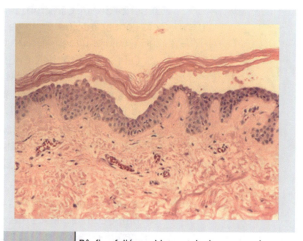

FIGURA 49.3 | Pênfigo foliáceo: histopatologia mostrando fenda subcórnea.

Fonte: Foto de Eliete Soares – Departamento de Dermatologia da Faculdade de Medicina de Botucatu (FMB/Unesp).

Imunofluorescência

A imunofluorescência direta (IFD) da pele perilesional de pacientes portadores de pênfigo mostra depósitos de IgG e C3 na superfície dos queratinócitos em todos os casos ativos.

Já a imunofluorescência indireta (IFI) com soro de doentes em atividade demonstra IgG circulantes contra a superfície dos queratinócitos. Pode-se dizer que, quanto mais grave o quadro clínico, maiores os títulos à IFI (Figura 49.4).

PARTE 3 • ESPECIALIDADES PEDIÁTRICAS

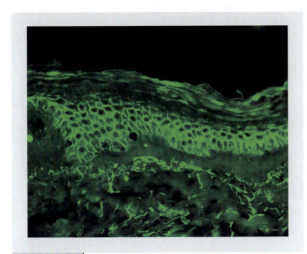

FIGURA 49.4 — Pênfigo foliáceo: imunofluorescência IgG antidesmogleína 1.

Fonte: Foto de Eliete Soares – Departamento de Dermatologia da Faculdade de Medicina de Botucatu (FMB/Unesp).

■ Tratamento

O tratamento do PF é feito com prednisona na dose de 1 a 2 mg/kg/dia (dose máxima de 100 a 120 mg/dia), dose mantida por um período de 3 a 4 semanas, quando, então, se inicia a redução do corticosteroide. O tratamento pode ser suspenso após 1 ano de doses baixas diárias ou em dias alternados, sem surgimento de novas lesões e com sorologia negativa (IFI).

No período de diminuição da dose de tratamento, podem ser utilizados corticosteroides via tópica ou mesmo intralesional. Se houver sinais de infecção bacteriana secundária, utilizam-se antibióticos sistêmicos, com possibilidade de recomendar banhos de permanganato de potássio diluído em água na proporção de 1/40.000. Mesmo com exame de fezes negativo, é conveniente a prescrição de medicamentos antiparasitários, principalmente efetivos contra estrongiloides, que podem se disseminar com a imunossupressão induzida pela corticoterapia.

Durante o tratamento, é preciso fazer exames complementares necessários para garantir o controle absoluto sobre os efeitos indesejáveis da corticoterapia.

As terapêuticas alternativas consistem no uso de dapsona, na dose de 100 mg/dia, e ainda de alguns outros imunossupressores, como azatioprina e ciclofosfamida, nas doses usuais de 50 a 100 mg por dia, embora apresentem pouca eficácia no PF. Pode-se também usar o micofenolato de mofetil na dose de 35 a 45 mg/kg/dia (dose máxima de 3 g/dia) e o metotrexato na dose de 15 a 25 mg/semana.

Nunca se esquecer de oferecer protetor gástrico a esses pacientes, como omeprazol 20 mg/dia (inibidor da bomba de prótons), ou ranitidina 150 a 300 mg/dia ou cimetidina 200 a 400 mg/dia (a ser evitada no sexo masculino).

Pênfigo vulgar

■ Introdução

O pênfigo vulgar (PV) é uma doença bolhosa intraepidérmica que afeta pele e mucosas, com curso potencialmente fatal. Tem distribuição universal; porém, é mais comum entre os judeus. Estudos imunogenéticos demonstram aumentada incidência de *HLA-DR4* (em judeus Ashkenazi) ou *DRw6* (em outros grupos étnicos). Cerca de 90% dos pacientes com PV têm envolvimento oral, e de 50 a 70% iniciam o quadro com lesões exulceradas na mucosa oral. O PV afeta igualmente os sexos e ocorre sobretudo entre a 4ª e a 6ª década de vida, todavia podem ser afetados indivíduos de qualquer idade, inclusive crianças.

■ Quadro clínico

As lesões primárias do PV são bolhas flácidas que surgem sobre a pele normal ou eritematosa. As bolhas são frágeis e rompem-se rapidamente, formando erosões dolorosas persistentes, que sangram com facilidade e se recobrem por crostas hemáticas. A realização da pressão na pele aparentemente normal, próxima à lesão, induz ao descolamento epidérmico (sinal de Nikolsky), que indica atividade da doença. Se sua superfície for pressionada no sentido vertical, a bolha se estende lateralmente (sinal de Nikolsky II ou sinal de Asboe-Hansen). As bolhas do PV podem ser localizadas ou generalizadas, e qualquer área da pele pode ser envolvida, embora as de predileção sejam face, axila e cavidade oral, o que pode resultar do fato de a desmogleína 3 (Dsg3) ter sua maior expressão nessas áreas. As lesões podem acometer toda a mucosa jugal, o palato e as gengivas. O PV pode apresentar-se como gengivite descamativa. As lesões orais em fase avançada dificultam a alimentação, com comprometimento do estado nutricional. Eventualmente, acomete mucosa conjuntival, nasal, faríngea, esofagiana, labial, vaginal, cervical, uretral e anal (Figura 49.5).

O pênfigo vegetante é uma rara variante do PV (1 a 2% dos casos), em que as lesões ocorrem especificamente em áreas intertriginosas. No curso inicial, as lesões são similares às do PV; no curso tardio, contudo, tornam-se hipertróficas, vegetantes e verrucosas, particularmente em áreas intertriginosas.

263

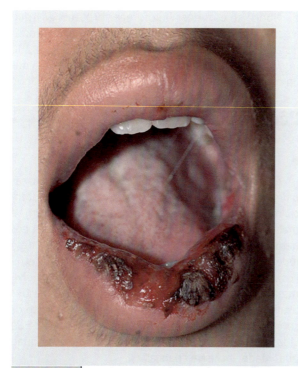

FIGURA 49.5 | Pênfigo vulgar: lesões exulceradas da mucosa.

Fonte: Foto de Eliete Soares, do Departamento de Dermatologia da Faculdade de Medicina de Botucatu (FMB/Unesp).

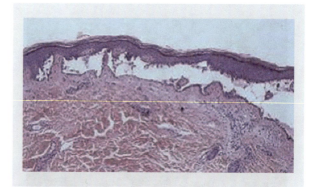

FIGURA 49.6 | Pênfigo vulgar: histopatologia mostrando fenda suprabasal.

Fonte: Foto de Eliete Soares, do Departamento de Dermatologia da Faculdade de Medicina de Botucatu (Unesp).

■ Diagnóstico laboratorial

Histopatologia

A lesão se caracteriza pela formação de bolha intraepidérmica localizada, na maioria dos casos, imediatamente acima da camada basal da epiderme (suprabasal), aspecto que se correlaciona bem com a distribuição da Dsg3 na epiderme, na qual a Dsg3 tem sua maior expressão (Figura 49.6).

Imunofluorescência

A IFD usando tecido perilesional mostra, em todos os casos com doença em atividade, depósitos de imunoglobulina G (IgG) e complemento na superfície dos queratinócitos em toda a epiderme.

Já a IFI empregando como substrato pele humana normal ou esôfago de macaco demonstra anticorpos IgG circulantes na superfície das células dos queratinócitos.

■ Tratamento

O tratamento habitualmente indicado consiste na administração de prednisona na dose de 1 a 2 mg/kg/dia de acordo com a gravidade da doença. A diminuição da dose de corticosteroide deve ser bastante lenta e iniciada depois da regressão das lesões.

Outros imunossupressores podem ser usados, como a azatioprina na dose de 2 mg/kg/dia e, como segunda opção, o micofenolato de mofetil na dose de 35 a 45 mg/kg/dia. Metotrexato pode ser adicionado como agente poupador de corticosteroide na dose de 15 a 25 mg/semana.

Imunoglobulina intravenosa na dose total de 2 g/mês, dividida em 5 dias consecutivos, representa outra opção para os casos de difícil tratamento e efetiva como terapia concomitante ou monoterapia. As aplicações mensais deverão ser mantidas até a remissão clínica, aumentando-se posteriormente os intervalos das infusões para 6, 8, 12 e 14 semanas, e suspendendo-se o tratamento após obtenção da remissão clínica com intervalo superior a 16 semanas.

O rituximabe, a molécula anti-CD20, tem sido utilizado nos casos não responsivos ou pouco responsivos às terapêuticas clássicas na dose de 1.000 mg intravenoso, com intervalo de 15 dias, mantendo-se por certo tempo as medicações imunomoduladoras sistêmicas e retirando-as gradualmente. Apesar de seu alto custo, é uma medicação extremamente efetiva. Os cuidados referem-se à velocidade de infusão, que deve ser lenta e com esquema de aumento gradual da velocidade, sob supervisão, e à intensidade da imunossupressão que induz.

Sulfona na dose de 100 mg/dia pode ser indicada nos casos leves e, principalmente, para manter o doente em remissão.

Deve-se usar protetor gástrico, à semelhança do PF. Recomenda-se o tratamento para estrongiloidíase, mesmo com exame parasitológico de fezes negativo, em pacientes com PV tratados com corticosteroide.

Usa-se proteção solar aos portadores de PV, porque as lesões podem ser exacerbadas pela luz ultravioleta, lembrando-se que a gravidez pode precipitar ou agravar o PV.

Dermatite herpetiforme (dermatite de Duhring-Brocq)

Introdução

A dermatite herpetiforme (DH) compreende uma doença clinicamente caracterizada por lesões urticariformes e bolhas. Descrita em 1884, apenas em 1966 foi reportada a ocorrência de anormalidades na mucosa jejunal e, posteriormente, de depósito da IgA na derme papilar. Trata-se de uma doença bolhosa crônica associada à enteropatia sensível ao glúten (doença celíaca) clínica ou subclínica em todos os casos. Há suscetibilidade genética para manutenção da doença, demonstrada pela associação entre dois HLA específicos, que são *HLA-DQ2* (compartilhado com a doença celíaca) e *HLA-DQ8*. Nessa doença, há IgA de forma granular, grumosa, pontilhada ou fibrilar ao longo da zona de membrana basal (ZMB) e na derme papilar abaixo da ZMB na IFD. Evolui por surtos e não compromete o estado geral, sendo mais comum no sexo masculino. A DH é considerada uma manifestação extraintestinal da doença celíaca, e a dieta isenta de glúten faz parte da regra do tratamento da DH. Há que se considerar que a doença celíaca é mais frequente na infância do que a DH.

Para a maioria dos doentes, a enfermidade é crônica, com períodos de melhora.

Manifestações clínicas

O doente apresenta-se com lesões papulovesiculosas que, quando se agrupam, formam aspecto herpetiforme. As lesões da DH são simetricamente distribuídas e se localizam, sobretudo, nas superfícies extensoras de joelhos e cotovelos, e nas regiões frontal, superior do dorso, escapular, sacral e glútea, mas podem ocorrer em qualquer parte do corpo (Figuras 49.7 e 49.8). As lesões podem ser escoriadas pelo prurido, eventualmente muito intenso e, em geral, não se correlacionando com a extensão da doença clínica. Em geral, as mucosas não estão comprometidas. Outros sinais podem acompanhar a DH, como anemia, osteopenia, osteoporose, alterações dentárias, infertilidade e aborto, e sua associação com outras doenças autoimunes é bastante comum.

Diagnóstico

A coleta de material para biópsia de lesão urticada deve ser feita próxima às bolhas, e o exame histopatológico mostra vesicobolha não acantolítica subepidérmica com infiltrado inflamatório neutrofílico (microabscessos) na derme papilar.

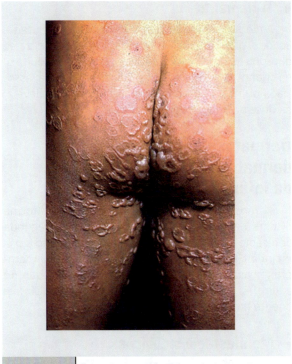

FIGURA 49.7 Dermatite herpetiforme: vesicobolhas de disposição herpetiforme.

Fonte: Foto de Eliete Soares, do Departamento de Dermatologia da Faculdade de Medicina de Botucatu (Unesp).

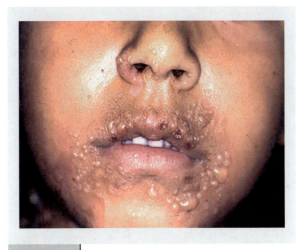

FIGURA 49.8 Dermatite herpetiforme: lesões periorais.

Fonte: Foto de Eliete Soares, do Departamento de Dermatologia da Faculdade de Medicina de Botucatu (FMB/Unesp).

A IFD mostra depósitos de IgA de forma granular, fibrilar ou pontiaguda, concentrada nas papilas dérmicas e ao longo da ZMB. É importante ter em mente o diagnóstico diferencial com penfigoide bolhoso, que apresenta depósito linear de IgG e C3 ao longo da ZMB. A IFI é negativa.

Tratamento

A dieta deve incluir restrição rigorosa ao glúten e ao iodo, que podem desencadear a doença. Utiliza-se dapsona na dose de 100 a 400 mg/dia para o adulto e, na criança, a dose usual é de 0,5 a 2 mg/kg/dia, associada ou não à corticoterapia. Associa-se riboflavina, na dose de 5 mg, 2 vezes ao dia.

Dermatose por IgA linear e dermatose bolhosa crônica da infância

A dermatose por IgA linear constitui uma forma distinta da dermatite herpetiforme, pois a segunda apresenta depósitos granulares à IFD, enquanto a primeira à IFD se dá de forma linear ao longo da membrana basal. É mais frequente na infância do que no adulto. E, em certos relatos, cita-se que é mais frequente na infância que a DH.

Manifestações clínicas

As lesões são bolhas tensas, agrupadas, com configuração arciforme, localizadas na cabeça, no pescoço e na face, principalmente ao redor dos olhos e da boca em associação a lesões no tronco e nas regiões inguinais, pélvica e glúteas. Prurido pode ser intenso ausente ou intenso.

Diagnóstico

A histopatologia é idêntica à da dermatite herpetiforme (Figura 49.9). A IFD mostra depósitos lineares de IgA na membrana basal (Figura 49.10).

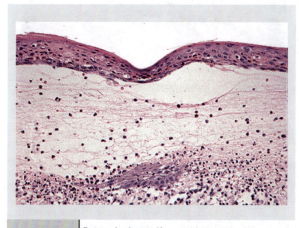

FIGURA 49.9 — Dermatite herpetiforme: histopatologia mostrando bolha subepidérmica.

Fonte: Foto de Eliete Soares, do Departamento de Dermatologia da Faculdade de Medicina de Botucatu (FMB/Unesp).

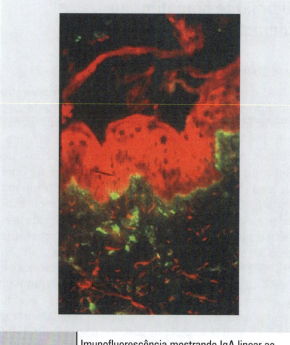

FIGURA 49.10 — Imunofluorescência mostrando IgA linear ao longo da membrana basal.

Fonte: Foto de Eliete Soares, do Departamento de Dermatologia da Faculdade de Medicina de Botucatu (FMB/Unesp).

Tratamento

Utiliza-se a sulfapiridina 150 mg/dia ou a dapsona 0,5 a 2,0 mg/kg/dia. Pode-se usar também o corticosteroide sistêmico na dose de 1 a 2 mg/kg/dia.

Quando há muitas exulcerações, há indicação do uso de permanganato de potássio 1:40.000.

Não se esquecer de usar protetor gástrico ao se usar corticosteroide sistêmico, como o omeprazol 20 mg/dia.

Herpes-vírus

Trata-se de vírus da família *Herpesviridae*, e os principais causadores de infecção no homem são do subgrupo *Alphaherpesviridae*, o herpes simples vírus 1 (HSV1), o herpes-vírus humano 2 ou herpes simples vírus 2 (HSV2) e o herpes-vírus humano 3 ou vírus varicela-zóster (HVZ).

Herpes simples

Trata-se de infecção muito frequente, determinando quadros variáveis, benignos ou graves, atingindo as regiões oral, genital e ocular, com possibilidade de causar, ainda, quadros de meningoencefalite e encefalite. É provocada por duas cepas diferentes do herpes-vírus simples (HSV), em que dois quadros diferentes, embora clinicamente semelhantes, podem surgir.

Na maioria das vezes, os quadros são de infecções recorrentes labiais e genitais; classicamente, cerca de 90% das lesões que ocorrem na região facial resultam do herpes tipo 1 e cerca de 80% daquelas que ocorrem na região genital são do tipo 2. O contato orogenital tem alterado essas proporções.

A transmissão se dá pelo contato direto das partículas virais com a mucosa ou por soluções de continuidade da pele.

Tem como característica a latência no tecido nervoso, podendo, de acordo com algumas condições do hospedeiro e fatores variáveis, como estresse, febre, exposição solar exagerada etc., entrar em atividade e causar as lesões cutâneas. O quadro se dá de maneira recorrente e, na prática, costuma ocorrer em áreas repetidas, ou seja, nos mesmos sítios. Essa situação confere ao herpes simples o que se denomina recidivante. Quando em atividade, faz do portador um potencial propagador da infecção.

Manifestações clínicas

Primoinfecção

A primoinfecção herpética ocorre quando o indivíduo é exposto pela primeira vez ao HSV. Em geral, o quadro é assintomático na maioria das pessoas. Quando evidente, costuma ser mais intensa quando causada pelo HSV2, que surge mais tardiamente, após a infância. Frequentemente precedido por febre, cefaleia, mialgia e adinamia. No início, aparece mácula eritematosa no local de inoculação, acompanhada de sensação de ardor, prurido e dor. Em seguida, surge no local agrupamento de vesículas que em 4 a 5 dias se rompem, deixando uma área erosada. Até a reparação tecidual, esse processo pode durar de 2 a 3 semanas. Em até 75% dos casos ocorre micropoliadenopatia regional.

Quando pelo HSV1, não costuma apresentar muitas complicações. No entanto, em crianças, embora geralmente seja assintomática, em pequena porcentagem de indivíduos a infecção pode ser intensa, grave e prolongada, caracterizando uma gengivoestomatite, que pode ser confundida com outros quadros infecciosos da orofaringe (Figuras 49.11 e 49.12).

Gengivoestomatite e vulvovaginite herpética

Observa-se mais em crianças, podendo variar de um quadro discreto, com pequenas áreas erosadas, até quadros graves, com febre alta, adenopatia e comprometimento do estado geral. As vesículas, ao se romperem, provocam exulcerações, recobertas por placas esbranquiçadas com edema que dificulta inclusive a deglutição. Essas manifestações, além da cavidade oral e da faringe, podem surgir na região genital, sendo, então, denominadas vulvovaginite herpética (Figura 49.13).

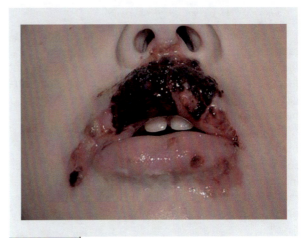

FIGURA 49.11 Gengivoestomatite herpética.

Fonte: Foto de Eliete Soares, do Departamento de Dermatologia da Faculdade de Medicina de Botucatu (FMB/Unesp).

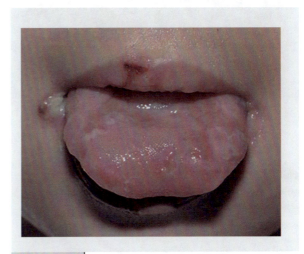

FIGURA 49.12 Estomatite herpética.

Fonte: Foto de Eliete Soares, do Departamento de Dermatologia da Faculdade de Medicina de Botucatu (FMB/Unesp).

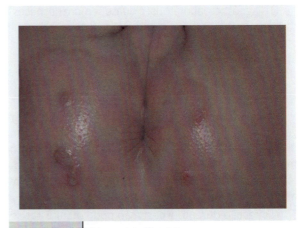

FIGURA 49.13 Vulvovaginite herpética.

Fonte: Foto de Eliete Soares, do Departamento de Dermatologia da Faculdade de Medicina de Botucatu (FMB/Unesp).

Herpes simples recidivante

Após a primeira infecção, o vírus pode ficar em estado de latência em gânglios de nervos cranianos ou da medula. De acordo com vários fatores, como estresse, febre, exposição solar exagerada etc., pode então surgir um quadro de modo repetitivo caracterizando o herpes simples recidivante.

Prurido e ardor precedem por horas o desenvolvimento de vesículas pequenas, agrupadas em "buquê", sobre base eritematosa. Essas vesículas podem sofrer infecção secundária, com formação de pústulas e exulceram-se rapidamente. Em geral, ocorre involução do quadro em 7 a 10 dias, sem deixar cicatrizes (Figura 49.14).

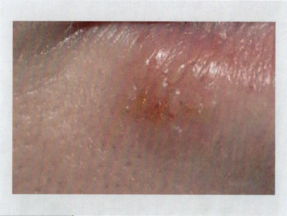

FIGURA 49.14 | Herpes simples.

Fonte: Foto de Eliete Soares, do Departamento de Dermatologia da Faculdade de Medicina de Botucatu (FMB/Unesp).

As lesões causadas pelo HSV1 ocorrem mais frequentemente na face, sobretudo ao redor da boca, mas podem situar-se em qualquer parte do corpo. Vesículas grandes não são incomuns, especialmente em crianças. As recorrências tendem a acontecer no mesmo local.

O diagnóstico laboratorial é quase sempre desnecessário, por se tratar do quadro bastante característico.

Herpes simples intrauterino e neonatal

- Infecção materna

A infecção pelo herpes simples genital na mulher gestante não é incomum. Estudos realizados mostraram que a incidência em mulheres de nível socioeconômico mais alto foi de 30% ou mais. Em geral, aquelas com sorologia positiva para HSV2 não relatam história de sintomas primários ou doença recorrente.

A infecção durante a gestação pode manifestar-se de muitas formas e causar doença disseminada. A primeira infecção antes da 20ª semana de gestação pode resultar em abortamento. A infecção genital localizada representa a maneira mais comum de infecção por herpes simples que ocorre durante a gestação.

Embora a criança não seja, em geral, infectada pelo HSV2 pelo modo natural de transmissão, é importante enfatizar que a infecção neonatal constitui a principal complicação da infecção pelo HSV2, embora, em muitos casos, as crianças que desenvolvem o herpes neonatal são nascidas de mulheres portadoras, completamente assintomáticas e que não relatam história de infecção anterior, nem de contato com indivíduo infectado. O quadro é grave e, clinicamente, surgem vesículas e bolhas, pode ocasionar infecções oculares, encefalite, pneumonite e infecção generalizada, com alta taxa de mortalidade.

A transmissão da infecção no feto depende da duração e da quantidade da carga viral que, por sua vez, varia com o tipo de infecção materna. Nos casos em que ocorre a primeira infecção, há elevada replicação viral no trato genital e o período de excreção viral pode ser prolongado (de até 3 semanas). Nos casos de infecção recorrente, o vírus é excretado por somente 2 a 5 dias, em baixas concentrações, mas não afastando a ocorrência de herpes neonatal. Deve-se considerar, assim, que a infecção do recém-nascido (RN) pode ocorrer tanto intraútero quanto intraparto ou pós-natal, sendo a adquirida no período intraútero a mais frequente.

Quando intraútero, a infecção pode se dar via transplacentária ou ascendente, proveniente tanto de infecção primária quanto de infecção materna recorrente, podendo ocorrer hidranencefalia ou aborto espontâneo. A transmissão intraparto surge em decorrência do contato do feto com secreções genitais maternas infectadas. A transmissão pós-natal é a terceira forma de infecção e tem-se demonstrado que até mesmo o HSV1 tem sido associado a lesões genitais.

A apresentação clínica é um reflexo direto da replicação viral. A infecção neonatal é invariavelmente sintomática e frequentemente letal, tornando-se de grande importância a consideração de que gestantes que apresentam lesões ativas ou episódios recorrentes de herpes genital devem ser submetidas a parto cesariana.

O quadro clínico pode se apresentar como doença localizada na pele, nos olhos e na boca, encefalite com ou sem lesões de pele, olhos e/ou boca ou como doença disseminada, com acometimento do sistema nervoso central, pulmões, fígado, glândulas suprarrenais, pele, olho e boca. A infecção intraútero é o tipo mais grave, caracterizada por ocorrência de vesículas na pele, doença ocular e microcefalia ou hidroencefalia. A doença ocular em geral se manifesta como coriorretinite, podendo ocorrer ceratoconjuntivite. Quando localizada na pele, nos olhos ou na boca, é associada a baixa mortalidade, mas com significativa morbidade. A encefalite pode manifestar-se com convulsões, letargia, irritabilidade, tremores e instabilidade térmica.

Diagnóstico

O diagnóstico clínico pode ser muito difícil, pois nem sempre as vesículas na pele estão presentes. Infecções bacterianas podem complicar a infecção pelo HSV.

O diagnóstico definitivo pode ser realizado pelo isolamento do vírus nas vesículas da pele, fluido cerebrospinal, urina, nasofaringe e conjuntivas. Em contraste com outras infecções neonatais, o diagnóstico sorológico da infecção pelo HSV não tem grande valor clínico e, portanto, não se deve esperar resultados sorológicos para o tratamento. Contudo, a sorologia não distingue tipos de anticorpos (1 e 2), bem como a presença da imunoglobulina da classe IgG, que pode decorrer da passagem transplacentária. Os testes mais comuns utilizados são fixação de complemento, hemaglutinação passiva, neutralização e imunofluorescência. Atualmente, a reação em cadeia da polimerase (PCR), que vem tendo sua operacionalidade mais simplificada, representa um dos métodos mais aplicados. Os testes genéticos, mais recentemente descritos, são utilizados na avaliação dos pacientes com primoinfecção, permitindo prever a chance de o paciente desenvolver episódios recorrentes a posteriori em 85% dos casos.

Tratamento

Nas erupções leves, pode-se usar apenas antissépticos tópicos. Quando houver a necessidade do uso de antiviral, o aciclovir constitui o fármaco de escolha no tratamento do herpes simples. Age na inibição da replicação viral, na dose de 200 mg, 5 vezes/dia, via oral (VO), por 5 dias, e nos casos de primoinfecção, por 10 dias. Pode ter seu uso calculado para 5 mg/kg, por 5 dias. Nas infecções mais graves, é possível empregá-lo IV, na dose de 5 a 10 mg/kg, 3 vezes/dia e, para os casos de infecção neonatal, na dose de 20 mg/kg a cada 8 h. O aciclovir tópico pode ser usado nas lesões mucocutâneas, com resultados satisfatórios.

■ Herpes-zóster

Doença infecciosa causada pelo mesmo vírus da varicela. Em geral, a varicela ocorre na infância e constitui a primeira manifestação pela infecção pelo vírus herpes varicela-zóster (HVV3), em que há o acometimento cutâneo. Após essa fase, o vírus caminha pelos nervos periféricos até atingir os gânglios nervosos, onde fica em estado latente, que pode se dar por toda a vida. No entanto, por mecanismos ainda não bem esclarecidos, mas associados a imunossupressão, estresse emocional, físicos ou infecciosos, o vírus pode ser reativado, a qualquer tempo, causando o herpes-zóster. Algumas doenças sistêmicas são associadas e podem ocorrer após radioterapia, usualmente no local de irradiação, eventualmente grave em pacientes recebendo corticosteroides ou outros imunossupressores e representam importantes complicações nos pacientes transplantados.

Quando da reativação, há um acometimento sensorial neural, que pode se disseminar e afetar qualquer seguimento do sistema nervoso.

A ocorrência de herpes-zóster é menos comuns em pacientes com menos de 15 anos de idade, com casos descritos ao nascimento em crianças cujas mães tiveram varicela precocemente na gravidez. Ocorre em jovens que tiveram varicela na infância, e o risco aumenta com a idade, sobretudo após os 60 anos. Interessante salientar que a possibilidade de ocorrer um segundo episódio é baixa (cerca de 2%).

Como primeira manifestação, em geral surge dor nevrálgica de intensidade variável, podendo vir acompanhada de febre, cefaleia, mal-estar geral e aumento de sensibilidade no trajeto de nervos, com hiperestesia, sensação de ardor queimação e prurido.

Em seguida ou de modo concomitante, surgem no local vesículas sobre base eritematosa, em faixa, em um dermátomo, não ultrapassando a linha média. Em crianças e jovens, o quadro se resolve geralmente sem sequelas em 2 a 4 semanas. Em pacientes mais idosos ou imunocomprometidos, a principal e importante complicação é a neuralgia pós-herpética, que pode ser muito intensa e durar meses. Rara em crianças, aumentando em intensidade e gravidade com a idade (Figuras 49.15 e 49.16). Outras complicações são infecções bacterianas secundárias, cicatrizes, ocorrência na área oftálmica, meningoencefalite, paralisia motora, pneumonite e hepatite.

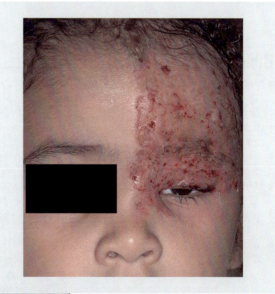

FIGURA 49.15 | Herpes-zóster.

Fonte: Foto de Eliete Soares, do Departamento de Dermatologia da Faculdade de Medicina de Botucatu (FMB/Unesp).

CAPÍTULO 49 • DERMATOSES VESICOBOLHOSAS

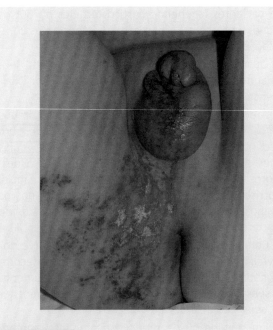

FIGURA 49.16 | Herpes-zóster.
Fonte: Foto de Eliete Soares, do Departamento de Dermatologia da Faculdade de Medicina de Botucatu (FMB/Unesp).

O diagnóstico do herpes-zóster normalmente não apresenta dificuldades, sendo essencialmente clínico. O citodiagnóstico de Tzanck pode ser útil sem, no entanto, diferenciar o vírus do herpes simples do herpes-zóster. Pode-se lançar mão de teste de IFD ou de biópsia cutânea, com análise com colorações imuno-histoquímicas, que permitem essa diferenciação. Outros, ainda, são os testes sorológicos e cultura do líquido das vesículas.

Tratamento

No tratamento do herpes-zóster, deve-se ter como objetivos a infecção viral propriamente dita, a dor aguda e a prevenção de possível neurite (i. e., a neurite pós-herpética), bem como o tratamento desta.

Para a infecção, é preciso iniciar o tratamento o mais precocemente possível, preferencialmente dentro das primeiras 72 h, utilizando-se o aciclovir, na dose de 800 mg, VO, 5 vezes/dia, durante 7 a 10 dias. Pode-se utilizar o fanciclovir, 250 a 500 mg, VO, 3 vezes/dia, durante 7 dias, ou velaciclovir, VO, 1 g, 3 vezes/dia, por 7 dias. Em crianças, aciclovir, na dose de 500 mg/m^2, IV, 3 vezes/dia, por 7 a 14 dias. O aciclovir IV está indicado nos casos de imunodeficiências, na dose de 10 a 15 mg/kg, de 8 em 8 h, por 7 dias. Nas pessoas imunocompetentes, o tratamento antiviral pode reduzir a duração da doença e a dor e diminuir o risco da ocorrência da neurite pós-herpética. Para a neuralgia pós-herpética, pode-se utilizar analgésicos, capsaicina tópica a 0,025%, antidepressivos tricíclicos, gabapentina e pregabalina.

Muitas vezes, utiliza-se a associação de prednisona, na dose 0,5 mg/dia, o que pode diminuir a dor e prevenir a ocorrência de neurite pós-herpética em alguns pacientes, embora estudos controlados não tenham demonstrado diferenças estatísticas em relação à monoterapia com aciclovir. Para a prevenção da ocorrência do herpes-zóster e, consequentemente da neurite pós-herpética, a Food and Drug Administration (FDA) aprovou o uso da vacina contra a varicela para pessoas com idade acima de 60 anos, sem história de herpes-zóster prévia.

Bibliografia

- Ahmed AM, Madkan VK, Mendoza N, Tyring SK, Lowy DR. Viral diseases. General considerations. In: Wolff K, Goldsmith LA, Katz ST, Gilchrest BA, Paller AS, Leffell DJ (eds.). Fitzpatrick's dermatology in general medicine. 7. ed. New York: McGraw-Hill Education; 2008. p. 1845-50.
- Ahmed AR, Blose DA. Pemphigus vegetants: Neumann type e Hallopeau type. Int J Dermatol. 1984;23:135-41.
- Ahmed AR, Yunis EJ, Kratri K, Wagner R, Notari G, Awded Z, et al. Major histocompatibility complex haplotype studies in Ashkenazi Jewish patients with pemphigus vulgaris. Proc Natl Acad Sci USA. 1990;87:658-62.
- Amagai M, Komai A, Hashimoto T, Shirakawa Y, Hashimoto K, Yamada T, et al. Usefulness of enzyme-linked immunosorbent assay (ELISA) using recombinant desmoglein 1 and 3 for serodiagnosis of pemphigus. Br J Dermatol. 1999;140:351-7.
- Barraviera SRCS, Dillon NL. Pênfigo foliáceo no Hospital das Clínicas da Faculdade de Medicina de Botucatu (SP). An Bras Dermatol. 1997;72:533-6.
- Barraviera SRCS, Barraviera B, Machado PEA, Habermann MC, Stolf HO, Gonzaga HFS. Uso da riboflavina no tratamento da hemólise pela sulfona em doente com dermatite herpetiforme de Durhing Brocq deficiente em glutationa redutase. An Bras Dermatol. 1989;64:231-3.
- Barraviera SRCS. Pênfigo foliáceo endêmico. Avaliação nutricional e imunológica (tese). São Paulo: Faculdade de Medicina de Botucatu – UNESP; 1990.
- Barraviera SRCS. Outras doenças sexualmente transmissíveis. In: Medicina tropical. São Paulo: Atheneu; 2003. p. 637-46.
- Binniker MJ, Jespersen DJ, Harring JÁ. Evaluation of tree multiplex flow immunoassays compared to na anzyme immunoassay for the detection and differentiation of IgG

calss antibody to herpes simplex vírus types 1 and 2. Clin vaccine Immunol. 2010;17(2):253-7.

- Boucher FD, Yasukawa LL, Bronzan RN, Hensleigh PA, Arvin AM, Prober CG. A prospective evaluation of primary genital herpes simples virus type 2 infections acquires during pregnancy. Pediatr Infect Dis. 1990;9:499.
- Braun-Falco O, Plewig G, Wolff HH, Winkelmann RK. Dermatology. Berlim: Springer-Verlag; 1991. p. 664-8.
- Brown ZA, Selke S, Zeh J, Kopelman J, Maslow A, Ashley RL, et al. The acquisition of herpes simplex virus during pregnancy. N England J Med. 1997;337:509-15.
- Campbell I, Reis V, Aoki V, Cunha PR, Hans Filho G, Alves G, et al. Pênfigo foliáceo endêmico/fogo selvagem. An Bras Dermatol. 2001;76:13-33.
- Chisaki C, Pereira WA, Madeira CL. Dermatoviroses. In: Tratado de Dermatologia. 2. ed. São Paulo: Atheneu; 2014. p. 1167-85.
- Cone R, Swenson P, Hobson A, Remington M, Corey L. Herpes simplex virus detection from genital lesions: a comparative study using antigen detection (herpchek) and culture. J Clin Microbiol. 1993;31:1774-6.
- Cunha PR, Bystrian JC. Sensitivity of indirect immunofluorescence and immunoblotting for the detection of intercellular antibodies in endemic pemphigus foliaceous (fogo selvagem). Int J Dermatol. 1999;38:41-5.
- Cunha PR, Bystryn JC, Medeiros EP, Oliveira JR. Sensibility of indirect immunofluorescence and ELISA in detecting intercellular antibodies in endemic pemphigus foliaceous (fogo selvagem). Int J Dermatol. 2006;45:914-8.
- Cunha PR, de Oliveira JR, Salles MJ Jamora J, Bystryn JC. Pemphigus vulgaris with involvement of the cervix treated using thalidomide therapy. Int J Dermatol. 2004;43:682-4.
- Cunha PR. Estudo comparativo da sensibilidade dos testes de imunofluorescência indireta (IFI) em 4 diferentes substratos epiteliais (tese). São Paulo: Universidade de São Paulo; 1997.
- Gagnon A. Transplacental inoculation of fatal herpes simplex in the newborn. Obstet Gynecol. 1968;31:682.
- Garioch JJ, Lewis HM, Sargent SA, Leonard JN, Fry L. 25 years' experience of a gluten-free diet in the treatment of dermatitis herpetiformis. Br J Dermatol. 1994;131:541-5.
- Hale EK, Bystryan JC. Laryngead and nasal involvement in pemphigus vulgaris. J Am Acad Deramatol. 2001;44:609-11.
- Harman KF, Gratian MJ, Bhogla BS, Challacombe Back MM. The use of two substrates to improve the sensivity of indirect immunofluorescence in the diagnostics of pemphigus. Br J Dermatol. 2000;142:1135-9.
- Hervonen K, Salmi TT, Kurppa K, Kaukinen K, Collin P, Reunala T. Dermatitis herpetiformis in children: a long-term follow-up study. Br J Dermatol. 2014;171(5):1242-3.
- Hodak E, Kremer I, David M, Hazaz B, Rothem A, Feuerman P, et al. Conjunctival involvement in pemphigus vulgaris: a clinical, hispopathological and immunofluorescent study. Br J Dermatol. 1990;123:615-20.
- Ichara VK, Kajalakslmi T. Direct immunofluorescence in cutaneous vesicobulloses lesions. Ind J Pathol Microbiol. 2007;50:730-2.

- Kimberlim DW, Witley RJ. Varicella-zostervaccine for the prevention of herpes zoster. N Engl J Med. 2007;356:1338-43.
- Korman N. Pemphis. J Am Acad Dermatol. 1988;18:1219-38.
- Lever WF, Schaumburg-Lever G. Histopatology of the skin. Philadelphia: Lippincott; 1975.
- Levin MJ, Murray, Zerbe GO, White CJ, Hayward AR. Immune responses of elderly persons4 years after receivin a live attenuated varicela vacine. J Infect Dis. 1994;170: 552-8.
- Lombardi C, Borges PC, Chaul A. Environmental risk factors in endemic pemphigus foliaceus (fogo selvagem). J Invest Dermatol. 1992;98:847-50.
- Lupi O, Fialho M. Diagnóstico y tratamiento en infectología y parasitología. 2008;72:483-90.
- Lupi O. Herpes simples. An Bras Dermatol. 2000;75(3): 261-77.
- Lupi O, Cunha PR (orgs.). Rotinas de diagnóstico e tratamento da Sociedade Brasileira de Dermatologia. 2. ed. AC Farmacêutica; 2012. p. 336-44.
- Madkan V, Sra K, Brantley J, Carrasco D, Mendoza N, Tyring SK. Human Herpesvirus. In: Bologna JL, Jorizzo JL, Rapini RP (eds.). Dermatology. Second edition. 2008;1199-217.
- Mahoney MG, Wang Z, Rothemberge K, Koch PJ, Amagai M, Stanley JR. Explanations for the clinical and microscopic localization of lesions in pemphigus foliaceous and vulgaris. J Clin Invest. 1999;103:461-8.
- McCrary ML, Severson J, Tyring SK. Varicella zoster virus. J Am Acad Dermatology. 1999;41(1);1-16.
- Moraes ME, Fernandez-Vina M, Lazaro A, Diaz LA, Filho GH, Friedman H. An epitope in the thirtd hypervariable region of the DRB1 gene is involved in the susceptibilityto endemic pemphigus foliaceous (fogo selvagem) in three differente Brazilian populations. Tissue Antigens. 1977;49:35-40.
- Morgado-Carrasco D, Giavedoni P, Fustà-Novell X, Iranzo P. RF-Rituximab: revolutionizing the treatment of pemphigus. Actas Dermosifiliogr. 2018 Mar;109(2):177-8.
- Müller S, Stanley JR. Pemphigus: pemphigus vulgaris and pemphigus foliaceous. In: Wojnarowska F, Briggman RA (eds.). Management of blisteringdiseases. New York: Raven; 1990. p. 43-63.
- Nahmias AJ, Lee FK, Bechman-Nahmias S. Seroepidemiological and sorological patterns of herpes simplex vírus infections in the world. Scand J Infect Dis. 1990;69:19-36.
- Oxman MN, Levin ML, Johson GR, Schmader KE, Straus SE, Gelb LD, et al. A vacine to prevent herpes zoster and postherpetic neuralgia in older adults. N Ingl J Med. 2005;352:2271-84.
- Paschoini MC, Duarte G, Cunha PS, Fonseca BAL. Avaliação da soro prevalência dos vírus herpes simples tipos 1 e 2 em parturientes. Rev Bras Ginecol Obstet. 2001;23(1).
- Perkins D, Chong H, Irvine B, Domagalski J. Genital coinfection with herpes simplex viroses type 1 and 2: comparison of real-time PCR assay and traditional viral isolation methods. J Cell Mol Med. 2007;11(3):581-4.
- Rook A, et al. Herpes-zoster. In: Textbook of dermatology. 4. ed. Oxford: Blackwell; 1986. p. 680-85.

CAPÍTULO 49 • DERMATOSES VESICOBOLHOSAS

- Sampaio AS, Rivitti EA. Dermatologia. 3. ed. São Paulo: Artes Médicas; 2007. p. 301-30.
- Sampaio SAP, Rivitti EA (eds.). Dermatoses por vírus. In: Dermatologia. 3. ed. São Paulo: Artes Médicas; 2007. p. 551-80.
- Sinha AA, Brautbar C, Skazer F, Friedrmann A, Tzfoni E, Todd JA, et al. A newly characterized HLA DQ beta allele associated with pemphigus vulgaris. Science. 1988;239:1026-9.
- Stanley JR. Pemphigus. In: Fitzpatrick TB, Elsen AZ, Wolff K (eds.). Dermatology in general medicine. New York: McGraw-Hill; 1993. p. 606-15.
- Sterling JC. Herpesvirus. In: Burns T, Breathnach S, Cox N, Griffiths C (eds.). Rook's Textboock of dermatology. 7. ed. 2004. p. 25.15-25.37.
- Torres G, Schinstini M, Krusinski P, Tyring SK. Herpes simplex. eMedicine. 2007 Jun.
- Van Joost T, Cormane RH, Pondmann KW. Direct immunofluorescent study of the skin on occorrence of complement in pemphigus. Br J Dermatol. 1972;87:466-74.
- Whitley RJ, Weiss H, Gnann JW Jr. Acyclovir with and without prednisone for the treatment of herpes zoster. A randomized, placebo-controlled trial. The National Institute of Allergy and Infectious Diseases Collaborative Antiviral Study Group. Ann Intern Med. 1996;125:376-83.
- Whytley R, Gnann Jr JW. Herpes simplex viruses. 2. ed. Mucocutaneous manifestations of viral infections. Informa UK. 2010;4:65-99.
- Wood MJ, Johnson RW, McKendrick MW, Taylor J, Mandal BK, Crooks J. A randomized trialof aciclovir for 7 day or 21 days with or without prednisolone for the treatment of acute herpes zoster. N Engl J Med. 1994;330:896-900.
- Wuchenpfenning KW, Yu B, Bhol K, Monos DS, Argyris E, Karr RW, et al. Strutural basis for histocompatibility complex (MHC)-linked susceptibility to autoimmunity: charged residues of a single MCH binding pocket confer selective presentations of self-peptides in pemphigus vulgaris. Proc Natl Acad Sci USA. 1995;92:11935-9.

CAPÍTULO 50

Eritrodermias na Infância

Gabriela Roncada Haddad • Sílvio Alencar Marques

Introdução

Eritrodermia é um termo usado para definir uma condição inflamatória crônica da pele que afeta mais de 90% da superfície corporal.

É considerada uma síndrome multifatorial, caracterizada por eritema intenso e generalizado da pele, acompanhado ou seguido de descamação persistente.

Não representa uma entidade definida, mas representa grande variedade de doenças com diversos diagnósticos diferenciais. Mais comumente, resulta da generalização de dermatoses preexistentes, por exemplo, psoríase, dermatite atópica ou reação a medicamentos.

Mais de 50% dos pacientes têm história de lesões de pele mais localizadas, prévias ao início da eritrodermia, mas, em cerca de um quarto dos pacientes, não é encontrada nenhuma etiologia específica, casos chamados "eritrodermia idiopática". Em torno de 20% dos casos de eritrodermia, as causas são reações a medicamentos.

Podem ocorrer manifestações sistêmicas associadas, como edema periférico, taquicardia, falência cardíaca, perda de fluidos, eletrólitos, albumina e proteínas, além de distúrbios na termorrregulação (hipotermia). Ainda, a eritrodermia de longa duração pode vir acompanhada de caquexia, alopecia difusa, queratodermia palmoplantar, distrofia ungueal e ectrópio.

É rara na infância, sem apresentar predileção por sexo ou etnia, e pode ocorrer ao nascimento ou mais tardiamente, como evolução de diversas doenças cutâneas e sistêmicas, como manifestação de farmacodermias ou sem evidências de doença subjacente.

Pode comprometer o desenvolvimento da criança e causar complicações como desidratação, hipernatremia, hiperpirexia, infecções cutâneas e sistêmicas, e até mesmo óbito.

Etiopatogenia

Nas eritrodermias, observa-se uma extensa inflamação cutânea, com vasodilatação, aumento da permeabilidade vascular, eritema, edema e aumento na proliferação celular epidérmica, com aceleração do trânsito celular transepidérmico, resultando em descamação.

Ocorre um balanço nitrogenado negativo, com uma perda proteica considerável e elevação do metabolismo basal. Não se forma uma barreira efetiva no estrato córneo, provocando uma excessiva perda de água transepidérmica.

A vasodilatação e o aumento do fluxo sanguíneo elevam a temperatura cutânea, com perda do calor corporal e excessiva perda de água, com diminuição da resistência vascular periférica, podendo promover insuficiência cardíaca.

Manifestações cutâneas

A eritrodermia é definida clinicamente pela presença de eritema e descamação, crônica, envolvendo mais de 90% da superfície da pele, inclusive no couro cabeludo. Prurido generalizado é observado em mais de 90% dos pacientes.

Pode ocorrer alopecia em vários graus. Alterações ungueais podem estar presentes em cerca de 40% dos pacientes, como unhas brilhantes, descoloração, opacificação, hiperqueratose subungueal, hemorragias, espessamento, distrofia ou perda das unhas. E em cerca de 30% dos pacientes, palmas e plantas são acometidas.

O eritema inicia-se com um padrão em placas, tornando-se generalizado rapidamente em 12 a 48 h ou lenta e progressivamente. As membranas mucosas podem estar comprometidas.

Manifestações sistêmicas

Febre, calafrio, mal-estar, hiper ou hipotermia, taquicardia. A perda crônica excessiva de calor resulta em hipermetabolismo compensatório com subsequente desenvolvimento de caquexia. Anemia por deficiência de ferro ou anemia por doença crônica são também observadas, assim como linfadenopatia generalizada e hepatomegalia. Nos casos mais graves, podem ocorrer edema periférico, cardiomegalia e falência cardíaca, e desidratação. Complicações oculares, como ectrópio e conjuntivite purulenta também podem surgir.

Subtipos clínicos

■ Eritrodermias e imunodeficiência

Síndrome de Omenn

Forma autossômica recessiva de imunodeficiência combinada grave, com leucocitose, eosinofilia, aumento de células T, hipogamaglobulinemia e aumento de IgE. Inicia-se ao nascimento ou logo depois, com alopecia difusa, adenopatias generalizadas, hepatoesplenomegalia, diarreia, infecções recorrentes e atraso do desenvolvimento ponderal.

Síndrome de Leiner

Lesões semelhantes às da dermatite seborreica, cursando com dermatite esfoliativa generalizada, diarreia, perda de peso, retardo de crescimento e aumento da suscetibilidade a infecções.

■ Eritrodermias de etiologia genética

São descritas nas Figuras 50.1 e 50.2.

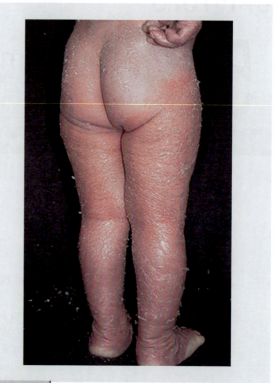

FIGURA 50.1 | Eritrodermia ictiosiforme congênita.
Fonte: Foto de Eliete Soares – Departamento de Dermatologia da Faculdade de Medicina de Botucatu (FMB/Unesp).

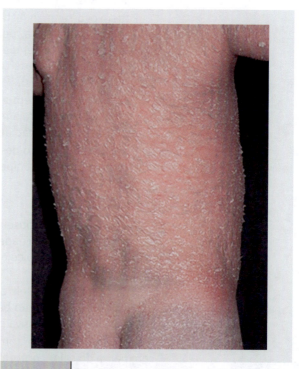

FIGURA 50.2 | Eritrodermia ictiosiforme congênita: detalhe do eritema e da descamação.
Fonte: Foto de Eliete Soares – Departamento de Dermatologia da Faculdade de Medicina de Botucatu (FMB/Unesp).

Eritrodermia ictiosiforme não bolhosa

Genodermatose autossômica recessiva rara que se apresenta em 90% dos casos ao nascimento como "bebê colódio" (membrana brilhante e tensa, uma verdadeira carapaça envolvendo a pele do neonato). Com o desprendimento da membrana, observam-se eritema intenso e descamação fina e branca generalizada, espessamento palmoplantar, hiperlinearidade, ectrópio e eclábio. O grau de intensidade é bastante variável, podendo ocorrer melhora parcial na puberdade. No geral, são filhos de pais consanguíneos. O tratamento deve se dar com cremes emolientes tópicos e com acitretina via sistêmica, em torno de 0,5 mg/kg de peso/dia com resultados variáveis e controle mais aceitável da enfermidade. O aconselhamento genético é obrigatório aos pais ou responsáveis.

Eritrodermia ictiosiforme bolhosa (hiperqueratose epidermolítica)

Genodermatose autossômica dominante rara que se apresenta ao nascimento com bolhas grandes, eritrodermia ou áreas extensas de eritema e erosões, com descamação profusa. Progressivamente ocorre hiperqueratose, com escamas grossas e escuras, que se tornam verrucosas. O acometimento cutâneo pode ser total ou localizado. Há colonização por bactérias, com odor fétido.

A acitretina via sistêmica, em torno de 0,5 mg/kg de peso/dia, constitui uma alternativa terapêutica com resultados parciais. O aconselhamento genético é obrigatório aos pais ou responsáveis.

Ictiose lamelar

Genodermatose autossômica recessiva rara, presente ao nascimento como "bebê colódio". Em 1 a 2 semanas, ocorre eritema na pele, com escamas grandes, escuras e poligonais que persistem pela vida inteira. Surgem ectrópio, eclábio e subdesenvolvimento da cartilagem nasal. A acitretina via sistêmica, em torno de 0,5 mg/kg/dia, representa uma alternativa terapêutica com resultados parciais. O aconselhamento genético é obrigatório aos pais ou responsáveis.

Síndrome de Netherton

Genodermatose autossômica recessiva rara que se manifesta como uma eritrodermia ictiosiforme em recém-nascidos, associada a *tricorrexis invaginata* ("cabelo em bambu"), aumento de IgE sérico e defeito imune capaz de resultar em infecção grave. Ocorrem manifestações de dermatite atópica, alergia alimentar e déficit de crescimento. A eritrodermia pode persistir ou ser substituída por ictiose linear circunflexa persistente. A acitretina via sistêmica, em torno de 0,5 mg/kg de peso/dia, constitui uma alternativa terapêutica com resultados parciais. O aconselhamento genético é obrigatório aos pais ou responsáveis.

■ Eritrodermias de etiologia inflamatória

Dermatite seborreica

Pode apresentar-se na infância de forma grave, com eritrodermia. Caracteriza-se por eritema e descamação generalizada, iniciando-se no couro cabeludo e nas dobras com posterior generalização. Diagnóstico diferencial com eritrodermia por psoríase. Pode ser tratada com cursos curtos de corticosteroides orais e/ou tópicos.

Psoríase

É a mais frequente causa de eritrodermia em adultos, mas rara na infância. No geral, há história precedente de lesões em placas, clássicas da psoríase. Pode ocorrer como manifestação inicial da doença, como sensibilização ao tratamento com corticosteroides tópicos, supressão brusca de corticosteroides sistêmicos, excessiva exposição solar, alteração emocional grave ou complicação infecciosa sistêmica. Pode ser também uma fase instável de transição até uma psoríase pustulosa generalizada, ou mesmo ocorrer como quadro de psoríase eritrodérmica congênita. O tratamento de escolha se dá com a acitretina via sistêmica, em torno de 0,5 mg/kg de peso/dia, com corticosteroides tópicos associados a emolientes, ou mesmo com imunobiológicos anti-TNF-alfa.

Dermatite atópica

Ocorre pela piora de quadro preexistente de dermatite atópica, em geral em virtude de infecção aguda associada, particularmente por *Estafilococos aureus*, ou reação irritativa generalizada por contato, suspensão brusca de corticosteroide sistêmico ou progressão descontrolada da doença. O prurido é comum, bem como liquenificação e atrofia da pele, aumento de níveis séricos de IgE e eosinofilia. Tem sido descrita associação entre eritrodermia atópica e gastrenterite eosinofílica.

Pitiríase rubra pilar

Corresponde à dermatose papulodescamativa de origem folicular, que pode evoluir para formas em grandes placas confluentes e eritrodermia. A coloração é um tanto distinta das eritrodermias de outras etiologias, pois aqui a cor é salmão ou laranja-avermelhada. Ocorrem lesões generalizadas, com *plugs* queratóticos perifoliculares, particularmente nos joelhos, nos cotovelos e no dorso das mãos; no tronco, há "ilhas" de pele normal e, nas palmas e plantas, podem ocorrer hiperceratose importante e de cor amarelada e, ainda, alopecia e alterações ungueais.

■ Eritrodermia de etiologia infecciosa

Sarna crostosa (sarna norueguesa)

Corresponde à infestação maciça da pele pelo *Sarcoptes scabiei*. Clinicamente, apresenta-se com a pele coberta por escamas grossas, de cor cinza, com particular predileção pelas dobras e interdígito das mãos, mas nem sempre consegue comprometer 90% da superfície corporal. O prurido tem intensidade variável. Pode surgir em casos de imunodeficiências, transtornos mentais ou doenças cutâneas prévias. O tratamento é feito com ivermectina oral na dose de 6 mcg/kg, repetido após 1 semana, em associação ao tratamento tópico com formulações queratolíticas com ácido salicílico a 5%.

■ Eritrodermia de etiologia diversa

Pênfigo foliáceo

Pode ser causa de eritrodermia em condições de enfermidade diagnosticada tardiamente ou de tratamento negligenciado, caso em que a eritrodermia pode ser do tipo escamocrostosa. Tal quadro foi relativamente frequente no passado, mas atualmente tem ocorrência rara.

Linfoma cutâneo

Extremamente raro de ocorrer na infância e mesmo incomum no adulto, embora a eritrodermia possa ocorrer como evolução da micose fungoide e constituir a manifestação-regra da síndrome de Sézary.

Histopatologia

A biópsia para o estudo anatomopatológico constitui o método adjuvante no diagnóstico da eritrodermia, com sensibilidade diagnóstica em torno de 50%. Isso ocorre, pois, da mesma forma que a lesão cutânea na eritrodermia é praticamente comum a diversas enfermidades, como as listadas anteriormente, o encontro histológico costuma ser idêntico ou muito semelhante e independente da enfermidade de base. Contudo, a biópsia deve ser realizada, pois pode confirmar ou afastar casos de pênfigo, linfoma, quadros ictiosiforme etc.

Tratamento

Deve ser dirigido à doença de base, sempre que possível. Cuidados com o balanço hidreletrolítico, proteico, *status* circulatório, temperatura corporal e suporte nutricional devem fazer parte da atenção ao paciente. Suporte hídrico e monitoramento de possíveis infecções são fundamentais, além da aplicação de cremes lubrificantes e emolientes, corticosteroides tópicos e anti-histamínicos. É preciso postergar o uso do corticosteroide sistêmico ao máximo, pois deve ser empregado apenas depois de investigação exaustiva e apenas naquelas enfermidades que realmente se beneficiarão com o seu emprego. Muitas vezes, o uso de antibióticos sistêmicos também é necessário, como ciclosporina, metotrexato e azatioprina.

Prognóstico

É variável, dependendo da doença de base. Infecções cutâneas, subcutâneas e respiratórias podem ocorrer, sendo a pneumonia uma causa importante de mortalidade. As alterações metabólicas decorrentes podem ser fatais.

Bibliografia

- Al-Dhalimi MA. Neonatal and infantile erythrodermas: a clinical and follow-up study of 42 cases. J Dermatol. 2007;34:302-7.
- Glover MT, Atherton DJ, Levinsky RJ. Syndrome of erythroderma, failure to thrive and diarrhea in infancy: a manifestation of immunodeficiency. Pediatrics.1988;8:166-72.
- Griffiths C, Barker J, Bleiker T, Chalmers R, Creamer D. Rook's textbook of dermatology. 9. ed. Oxford: Wiley-Blackwell; 2016.
- Guldbakke KK, Khachemoune A. Crusted scabies a clinical review. J Drugs Dermatol. 2006;5:221-7.
- Ingen-Housz-Oro S, Vignon-Pennamen MD, Blanchet-Bardon C. Bullous and non-bullous ichthyosiform erythroderma associated with generalized pustular psoriasis of Zumbusch type. Br J Dermatol. 2001;145:823-5.
- Pruszkowski A, Bodemer C, Fraitag S, Teillac-Hamel D, Amoric JC, Prost Y. Neonatal and infantile erythrodermas: a retrospective study of 51 patients. Arch Dermatol. 2000;136:875-80.
- Pupo RA, Tyring SK, Raimer SS, Wirt DP, Brooks EG, Goldblum RM. Omenn's syndrome and related combined immunodeficiency syndromes: diagnostic considerations in infants with persistent erythroderma and failure to thrive. J Am Acad Dermatol. 1991;25:442-5.

- Ross NA, Chung HJ, Li Q, Andrews JP, Keller MS, Uitto J. Epidemiologic, clinicopathologic, diagnostic, and management challenges of pityriasis rubra pilaris: A case series of 100 patients. JAMA Dermatol. 2016;152:670-75.
- Sander D, Schröder J, Schönbuchener I, Schreml J, Karrer S, Beneburg M, et al. Erythrodermia Congenitalis Ichthyosiformis Bullosa of Brocq. Case Rep Dermatol. 2016;8:19-21.
- Tomi NS, Kränke B, Aberer E. Staphylococcal toxins in patients with psoriasis, atopic dermatitis, and erythroderma, and in healthy control subjects. J Am Acad Dermatol. 2005;53:67-72.
- Walsh NM, Prokopetz R, Tron VA, Sawyer M, Murray S, Zip C. Histopathology in erythroderma: review of a series of cases by multiple observers. J Cutan Pathol. 1994;21:419-23.
- Yoneda K. Inherited ichthiosis: Syndromic forms. J Dermatol. 2016;43:252-63.
- Zollner TM, Wichelhaus TA, Hartung A, Von Mallinckrodt C, Wagner TO, Brade V, et al. Colonization with superantigen-producing *Staphylococcus aureus* is associated with increased severity of atopic dermatitis. Clin Exp Allerg. 2000;30:994-1000.

CAPÍTULO 51

Síndromes Eczematosas

Maria Regina Cavariani Silvares • Luciana Patrícia Fernandes Abbade • Gabriela Roncada Haddad

Introdução

A síndrome eczematosa é constituída por um conjunto de doenças que apresentam como característica comum as lesões eczematosas; porém, apresentam diferentes etiopatogenias. Os eczemas se manifestam com prurido, eritema, edema, vesiculação, exsudação, formação de crostas, evoluindo muitas vezes para escamas e liquenificação. O processo é inflamatório e dinâmico com lesões que se sucedem ou se associam de acordo com a fase de enfermidade.

Os eczemas podem ser classificados em agudo, subagudo ou crônico (Quadro 51.1).

QUADRO 51.1	Classificação clínica dos eczemas e respectivos tratamentos		
Estágio	Quadro clínico	Sintomas	Tratamento
Agudo	Máculas ou placas eritematosas, com vesículas e exsudação	Prurido intenso	Compressas secativas, corticosteroides tópicos, anti-histamínicos sistêmicos e antibióticos (quando infecção secundária)
Subagudo	Placas eritematoexulceradas, crostas e descamação	Prurido leve a moderado	Corticosteroides tópicos, hidratação cutânea, anti-histamínicos sistêmicos e antibióticos (quando infecção secundária)
Crônico	Placas descamativas, liquenificadas com escoriações e eventualmente fissuras	Prurido moderado a intenso	Corticosteroides tópicos (com oclusão para melhores resultados), imunomoduladores (como o tacrolimus a 0,03% e 0,1%) corticosteroide intralesional, hidratação cutânea, anti-histamínicos sistêmicos e antibióticos (quando infecção secundária)

Fonte: Elaborado pelos autores.

O diagnóstico das enfermidades da síndrome eczematosa baseia-se na anamnese, nos aspectos clínicos e morfológicos das lesões. Ao exame histopatológico, há espongiose (edema da epiderme) com graus variados de acantose e hiperceratose acompanhados de infiltrado inflamatório linfo-histiocitário na derme.

Na infância, as enfermidades que mais frequentemente cursam com clínica de eczema são a dermatite atópica, a dermatite de contato e o eczema numular.

Dermatite atópica (DA)

Trata-se da causa mais comum de eczema na infância, que acomete 2 a 20% da população geral em diferentes idades e etnias. É uma condição com curso crônico, com períodos de crise e acalmia que se inicia frequentemente na infância, usualmente antes dos 2 anos de idade. Primariamente, representa um defeito na barreira cutânea, com resultante inflamação secundária. Com frequência, está associada a história familiar ou pessoal de atopia, como asma e/ou rinite alérgica, conjuntivite, altos níveis de IgE sérica, e, eventualmente, urticária. O paciente atópico deve ser compreendido como indivíduo cujo limiar de reatividade a inúmeros estímulos (contatantes, ingestantes, inalantes e injetantes) é anômalo.

Caracteriza-se por quadro eczematoso isoladamente ou simultâneo ou, ainda, intercalando-se com crises de asma ou rinite.

■ Fisiopatogenia

A DA apresenta patogênese complexa e evolutiva. As pesquisas em DA deixaram de se concentrar apenas em anormalidades generalizadas do sistema imunológico, atividade T *helper* 1/T *helper* 2 (Th1/Th2) e passaram a enfatizar as anormalidades de barreira imune da pele. Estudos recentes na DA incluem a interleucina (IL)-4 e IL-13, que promovem o estímulo à produção de imunoglobulina E, o estudo do papel de células Th17 e Th22 e a produção de citoquinas. Ganham relevância os defeito de barreira, consequentes à mutação no gene da filagrina no lócus 1q21 junto ao complexo de diferenciação epidérmica que codifica proteínas como lorecrina, involucrina e proteínas S100, que, além de proteínas estruturais reduzidas, reduzem os lipídios (p. ex., ceramidas). Essas alterações contribuem para o aumento da perda de água transepidérmica, além do aumento da exposição a alérgenos. As análises genéticas continuaram a avançar, promovendo a descoberta de potenciais genes candidatos relacionados tanto com a barreira cutânea prejudicada quanto com as vias do sistema imunológico alteradas.

■ Manifestações clínicas

A DA compreende três períodos evolutivos, como descrito a seguir.

Eczema infantil

Compreende o período de 0 a 2 anos, iniciando-se geralmente a partir dos 3 meses de idade, cujo quadro dermatológico se caracteriza por prurido e eczema agudo ou subagudo nas regiões malares (Figura 51.1), mas que pode se estender por toda a face, couro cabeludo, dobras e até mesmo generalizar-se. Evolui por surtos de agudização e a complicação mais frequente consiste na infecção secundária por bactérias ou vírus.

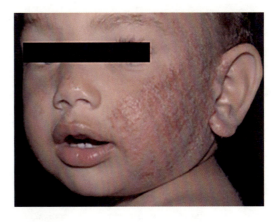

FIGURA 51.1 | Eczema atópico subagudo malar.
Fonte: Foto de Eliete Soares – Departamento de Dermatologia da Faculdade de Medicina de Botucatu (FMB/Unesp).

Eczema pré-puberal

Compreende o período de 2 a 12 anos, podendo instalar-se na puberdade ou ser evolução do eczema infantil. As lesões são principalmente as do tipo placas eritematosas e descamativas com liquenificação e escoriação de localização preferencial nas áreas flexoras dos membros (cubital e poplítea), na face, na região cervical, nos punhos, no dorso de pés e mãos (Figura 51.2). Acompanha-se de muito prurido e evolui também por surtos.

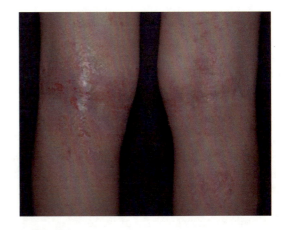

FIGURA 51.2 | Eczema atópico subagudo em região flexural.
Fonte: Foto de Eliete Soares – Departamento de Dermatologia da Faculdade de Medicina de Botucatu (FMB/Unesp).

CAPÍTULO 51 • SÍNDROMES ECZEMATOSAS

Eczema atópico do adulto

A partir dos 12 anos, caracteriza-se principalmente por prurido acompanhado de liquenificações e escoriações em áreas de flexão, como região cervical, antecubital, poplítea e face, particularmente a região periorbital.

As principais manifestações clínicas da DA estão descritas no Quadro 51.2.

QUADRO 51.2	Principais manifestações clínicas presentes na dermatite atópica

- Prurido
- Liquenificação flexural nos adultos
- Envolvimento facial e de áreas extensoras nas crianças
- Dermatite crônica ou com recaídas crônicas
- História pessoal ou familiar de atopia: asma, rinite alérgica, dermatite atópica
- Xerose cutânea
- Infecções cutâneas de recorrência: *Staphylococcus aureus*, herpes simples
- Dermatite inespecífica de mãos e pés
- Hiperlinearidade palmar
- Ceratose pilar
- Pitiríase alba
- Ictiose
- Dermatite no mamilo
- Dermografismo branco
- Catarata subcapsular anterior, ceratocone
- Níveis séricos elevados de IgE
- Reações imediatas positivas
- Sulco infraorbital (linhas de Dennie-Morgan)
- Eritema ou palidez facial
- Acentuação perifolicular
- Curso influenciado por fatores ambientais e/ou emocionais

Fonte: Elaborado pelos autores.

Outras manifestações dermatológicas menos típicas podem ocorrer, incluindo dermatite crônica das mãos (eritema, descamação e fissuração no dorso das mãos) e dermatose plantar juvenil ou polpite descamativa (eritema e descamação fina, com eventual fissuração das polpas digitais das mãos e pés). Ainda, são possíveis distrofias ungueais e prurigo-eczema (lesões papulopruriginosas, tipo prurigo, concomitantes às lesões eczematosas).

O quadro clínico da DA costuma se manifestar ou se exacerbar quando há ressecamento da pele, como aquele decorrente de excesso de banhos e sabonetes e da utilização de esponjas. Além disso, o estresse, a sudorese excessiva e a exposição a alérgenos ambientais precipitam as lesões.

Em todas as fases da DA, o prurido constitui o sintoma principal, e o ato de coçar contribui para o agravamento das lesões. O prurido com consequente escoriação pode resultar em colonização microbiana e infecção secundária. Bactérias como o *S. aureus* ou estreptococos do grupo A, fungos e vírus (eczema herpético causado pelo vírus herpes simples) são comuns.

■ Diagnóstico

Baseia-se em uma série de achados clínicos. Há vários critérios para auxiliar no diagnóstico de DA, sendo um dos mais utilizados descrito no Quadro 51.3.

QUADRO 51.3	Critérios diagnósticos da dermatite atópica

Obrigatoriamente:
Prurido cutâneo (reportado pela família, presença de escoriações) nos últimos 12 meses

Além de três ou mais dos seguintes:
1. História do envolvimento de pregas da pele (incluindo regiões malares em crianças menores de 10 anos)
2. História pessoal de doença atópica (ou história de doença atópica em parentes de primeiro grau em crianças menores de 4 anos)
3. História de pele seca
4. Início antes dos 2 anos de idade (não utilizado se criança com idade < 4 anos)
5. Dermatite flexural visível (ou dermatite de regiões malares, frontal e áreas laterais de membros em crianças com idade < 4 anos)

Fonte: Adaptado de Hanifin e Rajka, 1980.

■ Tratamento

Cuidados gerais

Promover orientações com relação aos banhos, que devem ser mornos, rápidos e com sabonetes neutros ou hidratantes. Nunca usar esponjas ou buchas. Logo após o banho, aplicar o hidratante, que funciona não só para a hidratação propriamente dita, mas também para restaurar a barreira cutânea lesada. Evitar roupas e cobertores de lã ou outros materiais sintéticos. Lavar de modo frequente edredons, tapetes e cortinas, para evitar o acúmulo de poeira. Pelos de animais também são alergênicos.

Atentar-se para possível piora das lesões com a ingestão de determinados alimentos e diagnósticos de intolerância alimentar ou alergias. Evitar alimentos com aditivos e corantes.

Tratamento tópico

Administrar corticosteroides de baixa potência para crianças muito pequenas e quando do surgimento de lesões na face e nas áreas de dobras (hidrocortisona 1%). Os cremes de média potência (mometasona 0,1%, desonida 0,05%, dexametasona 0,1%), potência alta (betametasona 0,1%) ou muito alta (clobetasol 0,05%) são utilizados nas lesões crônicas de adolescentes e adultos. Os imunomoduladores, como o tacrolimus a 0,03% e 0,1% e o pimecrolimus a 1%, apresentam bons resultados sem os efeitos colaterais dos corticosteroides.

Tratamento sistêmico

Podem ser utilizados anti-histamínicos sedantes e não sedantes. Se houver infecção bacteriana secundária, usar antibióticos sistêmicos. Corticosteroides sistêmicos devem ser evitados, mas podem ser usados em alguns casos por curtos períodos.

Nos casos graves, pode ser necessário o uso de medicações imunossupressoras, como ciclosporina, azatioprina e metotrexato. Atualmente, medicações imunobiológicas também vêm sendo usadas em casos mais graves em que não se atingiu o controle com as outras medicações.

Dermatite de contato

Dermatite ou eczema de contato é uma reação inflamatória da pele decorrente de agentes externos. Pode ocorrer por dois mecanismos: por irritação primária ou por estímulo alérgico com consequente sensibilização. As lesões podem se apresentar como eczema agudo, subagudo ou crônico.

■ Dermatite de contato por irritante primário

Trata-se de uma reação não alérgica da pele que pode ocorrer desde a primeira ou as primeiras exposições ao agente externo irritante. Independe de sensibilização prévia e depende da concentração da substância, e os testes de contato são negativos. Detergentes, sabões, cítricos, saliva, urina e fezes são causas comuns. Indivíduos com DA são mais suscetíveis a essa condição.

Apresenta-se com eritema, edema, vesiculação, exsudação e descamação no local de exposição à substância irritante. A representante maior de dermatite irritativa em crianças é a dermatite das fraldas.

Dermatite das fraldas

Enfermidade comum na infância, caracteriza-se por erupção inflamatória aguda da área das fraldas. Estima-se que entre 7 e 35% das crianças a apresentem em alguma época da vida e a maior prevalência se dá entre 9 e 12 meses de idade. Trata-se de uma erupção pruriginosa, e o bebê pode se mostrar irritado.

Diversos processos que danifiquem a função da epiderme podem iniciar ou agravar essa erupção eczematosa, não imunológica. Crianças com outras enfermidades, como DA, dermatite seborreica ou psoríase, podem ter maior suscetibilidade.

Nos fatores causais, há que considerar fricção, umidade, pH urinário, produto de degradação da urina e fezes, presença de microrganismos e irritantes químicos.

Manifestações clínicas

A manifestação mais comum consiste em eritema e edema em áreas que permaneçam em íntimo contato com as fraldas: região glútea, genitais, região púbica, e partes proximais das coxas (Figura 51.3).

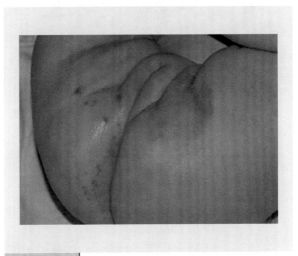

FIGURA 51.3 | Dermatite de fralda na região perineal.

Fonte: Foto de Eliete Soares – Departamento de Dermatologia da Faculdade de Medicina de Botucatu (FMB/Unesp).

Nas erupções mais graves, podem aparecer vesículas, erosões e até mesmo úlceras superficiais, processo denominado erupção papuloerosiva de Jacquet (Figura 51.4). Hipopigmentação pós-inflamatória pode ocorrer em lactentes de indivíduos com cor da pele mais pigmentada. Quadros associados à *Candida albicans* mostram um eritema intenso, confluente, com pequenas pústulas na periferia do eritema (lesões satélites). Em raras ocasiões, podem ocorrer nódulos de coloração purpúrica, denominados granuloma glúteo infantil. O comprometimento dos genitais é capaz de ocasionar disúria e retenção urinária aguda.

CAPÍTULO 51 • SÍNDROMES ECZEMATOSAS

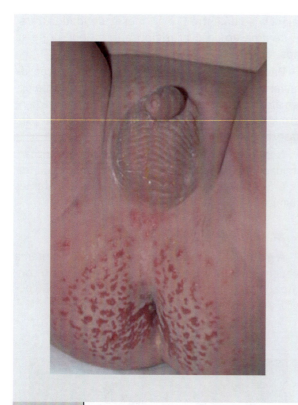

FIGURA 51.4 | Erupção papuloerosiva de Jacquet.

Fonte: Foto de Eliete Soares – Departamento de Dermatologia da Faculdade de Medicina de Botucatu (FMBUnesp).

Avaliação

1. História detalhada dos hábitos e cuidados com a criança, com as fraldas, na tentativa de descobrir os fatores predisponentes.
2. Realizar exame dermatológico completo, a fim de detectar evidências de outras enfermidades associadas.
3. Lesões exulceradas devem ser diferenciadas de sífilis congênita.

Tratamento

Visa a diminuir a irritação cutânea e a colonização local por fungos e bactérias.

- Preventivo: manter a área seca e livre de irritantes; evitar calças plásticas; utilizar cremes de barreira; limpar a área acometida, evitando excesso de sabão.
- Da erupção inflamatória: banho com antissépticos leves, seguido de cremes de corticosteroides não fluorados tópicos, associados ou não aos antibióticos ou antifúngicos; na presença de *Candida albicans,* usar antifúngicos como clotrimazol, miconazol, cetoconazol ou itraconazol (se houver necessidade, tratar eventual lesão

oral, tratar também o seio materno e os utensílios concomitantemente). Associar antibiótico e anti-histamínicos via oral, se necessário.

■ Dermatite de contato alérgica ou por sensibilização

Trata-se de uma reação de hipersensibilidade tardia, mediada por células e que independe da concentração da substância contactante. A exposição repetida ao alérgeno desencadeia quadro eczematoso na área que se tornou sensível a determinado agente sensibilizante. O quadro clínico é de dermatite eczematosa aguda e aparece de 5 a 14 dias após a exposição ao alérgeno; porém, a cada reexposição, a instalação do quadro clínico é mais rápida, grave e extensa.

Apresenta-se com prurido associado a eritema, edema, pápulas, vesículas e exsudação na fase aguda (Figura 51.5) e, se não tratada adequadamente, evolui para a fase subaguda ou crônica.

Os alérgenos são muito diversos, como exposição a algumas plantas, níquel (bijuterias e botões de tecidos), cosméticos, látex, couro ou borrachas de sapatos etc., substâncias que fazem parte de uma bateria-padrão de testes de contato denominada *patch test*. A distribuição, a morfologia das lesões, a história clínica e o teste de contato são importantes para a elucidação do diagnóstico e o tratamento. Os testes de contato são positivos.

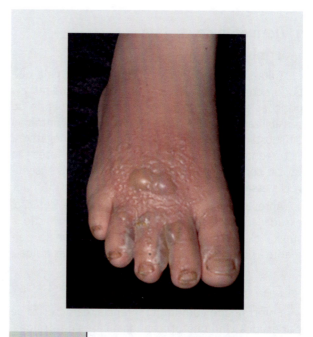

FIGURA 51.5 | Dermatite de contato aguda por sensibilização no dorso do pé.

Fonte: Foto de Eliete Soares – Departamento de Dermatologia da Faculdade de Medicina de Botucatu (FMB/Unesp).

Tratamento

Detecção e afastamento do alérgeno causal e tratamento do eczema de acordo com seu estágio, conforme o Quadro 51.1. Corticosteroides sistêmicos (1 mg/kg/dia) podem ser necessários nos casos mais graves e utilizados por 7 dias, em média.

Eczema numular

Tem causa desconhecida, podendo estar relacionado com pele seca, atopia, focos infecciosos a distância e infecção local. Caracteriza-se por lesões em placas eritematoeczematosas, papulovesiculosas, arredondadas em forma de moedas (numulares) com prurido, dimensões variáveis e localizadas principalmente nas extremidades extensoras dos membros superiores e inferiores (Figura 51.6).

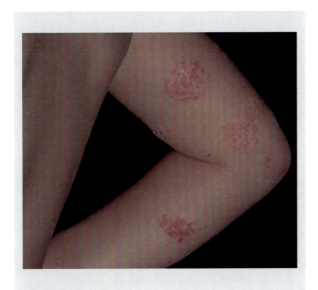

FIGURA 51.6 | Eczema numular em membro superior.
Fonte: Foto de Eliete Soares – Departamento de Dermatologia da Faculdade de Medicina de Botucatu (FMB/Unesp).

As lesões podem ser exudativas e crostosas ou liquenificadas, além de únicas ou múltiplas. O diagnóstico diferencial deve ser feito principalmente com *tinea corporis*, impetigo, granuloma anular e lesões de DA. O tratamento depende da fase do eczema (ver Quadro 51.1). Corticosteroides tópicos de média a forte potência (triancinolona, betametasona, clobetasol), anti-histamínicos sistêmicos para controle do prurido e antibioticoterapia sistêmica podem ser necessários. Evolui em surtos e pode ser persistente e rebelde ao tratamento. A hidratação cutânea também é importante.

Eczema disidrótico

A disidrose, também chamada de *pompholyx*, tem causa desconhecida. Já o eczema disidrótico é a forma de dermatite de contato ou farmacodermia. Clinicamente, ocorrem vesículas nas palmas das mãos, plantas dos pés e superfícies laterais dos dedos, semelhantes a grãos de sagu, acompanhadas de prurido (Figura 51.7). Pode evoluir para quadros crônicos com liquenificação e fissuração dolorosa e infecção local. Pode ser provocado ou exacerbado por estresse e hiperidrose. É frequente a associação com medicações (como antibióticos), atopia ou dermatite de contato, sendo o níquel, o cobalto, e o bicromato de potássio os principais responsáveis. Acomete mais frequentemente adolescentes e adultos, mas é rara em crianças menores. No tratamento, é fundamental a interrupção do prurido, com o uso de anti-histamínicos sistêmicos e corticosteroides tópicos de média ou alta potência.

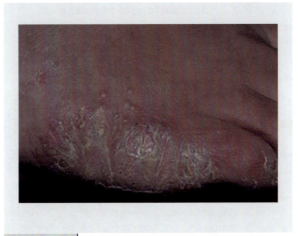

FIGURA 51.7 | Eczema desidrótico na região lateral do pé.
Fonte: Foto de Eliete Soares – Departamento de Dermatologia da Faculdade de Medicina de Botucatu (FMB/Unesp).

Pitiríase alba

Dermatose inflamatória benigna e autolimitada, com hipopigmentação, geralmente associada à pele seca e à atopia. Ocorre em todas as idades e etnias, mas é mais visível em crianças de pele mais escura. Tem causa desconhecida e pode ser considerada uma forma de DA.

Apresenta-se como máculas ou placas eritêmato-hipocrômicas ou apenas hipocrômicas, levemente descamativas (Figura 51.8). Podem apresentar hiperqueratose folicular, geralmente são assintomáticas ou com prurido discreto. O número de lesões é variável, com frequência na face, no tronco e nos braços. Os diagnósticos diferenciais se dão com vitiligo, pitiríase versicolor, hipopigmentação pós-inflamatória, *tinea*, hanseníase indeterminada e micose fungoide hipocromiante. O tratamento se baseia nas orientações de banho, hidratação da pele, exposição solar moderada e corticosteroides tópicos nos casos mais intensos e resistentes.

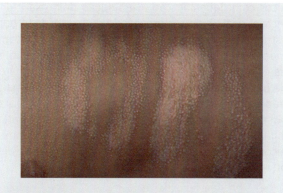

FIGURA 51.8 | Pitiríase alba na região anterior do tronco.

Fonte: Foto de Eliete Soares – Departamento de Dermatologia da Faculdade de Medicina de Botucatu (FMB/Unesp).

Líquen simples crônico (neurodermite circunscrita)

Pode ser considerado a fase crônica de qualquer das enfermidades da síndrome eczematosa ou ocorrer na fase crônica de outras enfermidades pruriginosas. Acomete mais frequentemente adolescentes e adultos e é raro em crianças menores. Apresenta-se como placas eritêmato-hipercrômicas, bem delimitadas e circunscritas, com acentuação dos sulcos da pele (liquenificação), únicas ou múltiplas, resultante do atrito e/ou do prurido compulsivo. Acomete preferencialmente as regiões pré-tibiais, cervical e anogenital, além dos braços. A etiopatogenia é desconhecida. Com frequência, as lesões resultam do ato de coçar contínuo em locais pruriginosos, na maioria das vezes em pacientes atópicos, mas também em não atópicos. No tratamento, é fundamental a interrupção do prurido, com o uso de anti-histamínicos sistêmicos e corticosteroides tópicos de média ou alta potência. A oclusão das medicações tópicas facilita sua penetração, o que é recomendado nos casos mais intensos.

Bibliografia

- Adam R. Skin care of the diaper area. Pediatr Dermatol. 2008;25:427-33.
- Brenninkmeijer EEA, Schram ME, Leeflang MMG, Bos JD, Spuls PI. Diagnostic criteria for atopic dermatitis: a systematic review. Br J Dermatol. 2008;158:754-65.
- Furue M, Chiba T, Tsuji G, Ulzii D, Kido-Nakahara M, Nakahara T, et al. Atopic dermatitis: immune deviation, barrier dysfunction, IgE autoreactivity and new therapies. Allergol Int. 2017;66:398-403.
- Ingram JR. Eczematous disorders. In: Griffiths C, Barker J, Bleiker T, Chalmers R, Creamer D (eds.). Rook's textbook of dermatology. 9. ed. Oxforford: Wiley-Blackwell; 2016. p. 39.1-39.35.
- Hanifin JM, Rajka G. Diagnostic features of atopic dermatitis. Acta Dermat Venereal. 1980;92:44-7.
- Militello G, Jacob SE, Crawford GH. Allergic contact dermatitis in children. Curr Opin Pediatr. 2006;18:385-90.
- Sullivan M, Silverberg N. Current and emerging concepts in atopic dermatitis pathogenesis. Clin Dermatology. 2017;35(4):349-53.
- Tollefson MM, Bruckner AL. Atopic dermatitis: Skin-directed management. Pediatrics. 2014;134:e1735-44.

CAPÍTULO 52

Síndromes Eritematodescamativas

Luciane Donida Bartoli Miot • Sílvio Alencar Marques

Psoríase na infância

Psoríase é uma doença inflamatória crônica e comum. É imunomediada, geneticamente determinada e envolve a pele, as unhas, o couro cabeludo, a língua e as articulações. Contudo, há poucos dados publicados a respeito da epidemiologia, das comorbidades e do tratamento em crianças. Afeta cerca de 0,5 a 2% das crianças na Europa, mesmo durante os primeiros meses de vida. Corresponde a cerca de 4% de todas as dermatoses em pacientes com menos de 16 anos, e um terço dos adultos acometidos refere início do quadro antes dos 16 anos de idade e cerca de 25% das crianças acometidas apresentam menos de 2 anos de idade.

A ligação entre psoríase e comorbidades metabólicas tem sido destacada, sobretudo em relação a sobrepeso e obesidade, embora as dislipidemias, a hipertensão, o diabetes melito e a artrite reumatoide devam ser consideradas. Portanto, monitoramento precoce e mudanças no estilo de vida são partes fundamentais na abordagem de uma criança com psoríase.

O quadro clínico na criança é muito semelhante ao do adulto; entretanto, há algumas peculiaridades. O *rash* na região de fraldas do neonato é relativamente específico, o comprometimento da face e a ocorrência de psoríase *gutata* são mais comuns, e, ainda, as placas são frequentemente menores e as escamas mais finas do que em adultos.

Embora benigna, o efeito da psoríase na interação social pode ser maior nas crianças, exigindo uma abordagem psicológica conjunta da família.

■ Prevalência e incidência

Na Europa, a taxa de prevalência fica entre 0,5 e 2% com um aumento linear do nascimento para a adolescência. A prevalência é mais baixa nos Estados Unidos, na Ásia e na África, girando em torno de 0,02 a 0,1%. Clima, exposição solar e composição étnica constituem fatores que, isoladamente ou em combinação, poderiam explicar essas diferenças.

A maioria dos estudos mostra que a prevalência de psoríase em crianças é mais alta em meninas do que em meninos. Além disso, as meninas apresentam uma taxa mais alta de envolvimento do couro cabeludo, enquanto os meninos têm maior acometimento ungueal.

Estudos demonstram maior acometimento de crianças com parentes de primeiro e segundo grau portadores da doença. O risco de uma criança desenvolver psoríase se um dos pais é afetado refere-se a cerca de 25% e de 60 a 70% se os dois são afetados.

CAPÍTULO 52 • SÍNDROMES ERITEMATODESCAMATIVAS

■ Comorbidades metabólicas e cardiovasculares

Recentemente, sobrepeso e obesidade têm sido associados à psoríase na infância e, também, na vida adulta. A ligação é independente do tipo clínico, mas está associada à gravidade da doença e ao risco de hospitalização.

Familiares com sobrepeso e obesidade propiciam maior risco dessas situações na criança com psoríase.

■ Aspectos clínicos

Psoríase em placas

Forma mais comum de manifestação, com cerca de 80% nos adultos e de 35 a 70% na infância, sua frequência aumenta com a idade.

A placa típica é monomórfica, eritematosa, bem delimitada e coberta por escamas lamelares prateadas. Em crianças menores, o aspecto pode ser atípico, com placas menores e em menor quantidade, mais rosadas e menos demarcadas, semelhantes às da dermatite atópica.

Algumas localizações são mais frequentes em crianças, como a face e a região anogenital.

Psoríase *gutata*

Forma especialmente comum em crianças e adolescentes, em geral se caracteriza por uma erupção aguda generalizada com pequenas placas numulares localizadas principalmente no tronco, no abdome e no dorso. Em algumas crianças, pode ter um curso progressivo ou aparecer de modo concomitante à psoríase crônica em placas.

Em geral, essa manifestação aguda da psoríase se resolve em 3 a 4 meses. Entretanto, 40 a 50% dos casos podem evoluir para forma crônica.

Com frequência, esse quadro agudo, como primeira manifestação de psoríase, é precedido por uma infecção estreptocócica de vias áreas superiores.

Psoríase anogenital e na região de fraldas

Psoríase na região de fraldas é o mais frequente tipo clínico nos lactentes. Disseminação da psoríase iniciando pela área anogenital é frequente e justifica a suspeita diagnóstica em criança com dermatite de fraldas refratária.

Psoríase palmoplantar

A frequência em crianças está em torno de 10 a 20%, sendo mais alta na idade entre 3 e 12 anos.

O tipo mais comum é o pustuloso e o menos, a acrodermatite contínua supurativa, também denominada "acrodermatite pustulosa contínua de Hallopeau", que tem sido, recentemente, associada a envolvimento ungueal e gravidade da doença e pode causar dor, dificultando o ato de escrever e interferindo no aprendizado da criança.

Psoríase no couro cabeludo

Mais frequente em meninas, parece ser o primeiro local de acometimento em muitas crianças. As bordas do couro cabeludo e a região occipital são os locais mais comumente envolvidos.

As formas leves se assemelham à dermatite seborreica, embora várias formas graves possam estar presentes, como pitiríase amiantácea, também denominada pseudotinea amiantácea, na qual os cabelos ficam envoltos e aderidos em uma massa amorfa de escamas.

Psoríase invertida

Frequente em lactentes (acima de 25% dos casos de psoríase na infância), aparece nas áreas flexurais, como retroauricular, axilas e inguinocrurais, e genitais e perianais. Nas áreas genitais e perianais, faz-se necessária a exclusão de infecção estreptocócica.

Psoríase pustulosa

São variantes clínicas a palmoplantar, a acrodermatite pustulosa contínua de Hallopeau e a psoríase pustulosa generalizada de von Zumbusch.

A forma generalizada é rara na infância e pode estar associada a febre e alterações no estado geral. Manifestação rara consiste na psoríase pustulosa generalizada da gestação, também denominada impetigo herpetiforme, que ocorre tipicamente no 3º trimestre e pode ter impacto no concepto; não raramente, é indicação de antecipação do parto.

■ Apresentações clínicas raras

Muitos tipos são relatados na infância, embora muito raros, como a forma linear, anular ou eritrodérmica. Alguns casos de psoríase congênita têm sido relatados, mas são excepcionais e o diagnóstico diferencial com eritrodermias da infância precisa ser considerado.

Psoríase ungueal

A prevalência do envolvimento ungueal em crianças varia de 20 a 40%. *Pittings* ungueais são as alterações mais comuns nos dedos das mãos, enquanto onicólise e paquioníquia são mais frequentes nos dedos

PARTE 3 • ESPECIALIDADES PEDIÁTRICAS

dos pés. Psoríase ungueal está mais associada ao sexo masculino e à gravidade da doença.

O envolvimento ungueal pode compreender o primeiro sinal e a única localização da doença, e, assim como nos adultos, estar associado ao comprometimento articular.

Psoríase oral

O envolvimento da língua pode afetar cerca de 5 a 10% das crianças, sendo mais frequente a glossite migratória.

Psoríase artropática

A psoríase artropática juvenil é uma condição rara na infância e afeta 0,7 a 10% das crianças com psoríase em estudos hospitalares. A frequência aumenta com a idade, sendo excepcional em lactentes.

Artrite psoriásica tem sido associada a comorbidades metabólicas ou cardiovasculares na infância.

■ Diagnóstico e diagnósticos diferenciais

O diagnóstico baseia-se principalmente nos achados clínicos, sendo incomum a necessidade de biópsia para confirmação.

O principal diagnóstico diferencial em crianças mais novas é a dermatite atópica.

Outros diferenciais incluem dermatite seborreica, incluindo as formas eritrodérmica de Leiner, líquen plano, dermatofitose, pitiríase rósea, farmacodermia, onicomicose etc.

■ Evolução

Alguns estudos demonstram que, quanto mais cedo a psoríase se inicia, maior a probabilidade de ter um curso mais grave. Entretanto, nenhuma relação foi estabelecida entre idade de início da psoríase e acometimento articular.

■ Tratamento

Orientação dos pacientes e dos pais

Educação consiste sempre no primeiro passo na abordagem da criança, pais ou responsáveis. É necessária adequada orientação quanto à fisiopatologia e à cronicidade da doença, expondo que, apesar disso, é controlável e não contagiosa. Além disso, deve-se apontar que, a princípio, não há restrição alimentar, de prática de esportes e de vacinas em geral. Contudo, hábitos de vida mais saudáveis são essenciais para a prevenção de futuras comorbidades associadas.

Tratamentos tópicos

Compõem a primeira linha de tratamento nos casos limitados à pele, que representam a maioria.

Emolientes e ceratolíticos (ureia e ácido salicílico)

São fundamentais e desempenham um importante papel como adjuvantes em qualquer modalidade de tratamento.

Agentes ceratolíticos são usados em lesões hiperceratóticas, e, nas crianças, os emolientes podem constituir o único tratamento na ausência de prurido.

Esteroides tópicos

São os mais rápidos e eficientes para o tratamento da psoríase, recomendados para lesões mais localizadas. A potência do corticosteroide deve ser considerada de acordo com a localização das lesões e a extensão de acometimento. O emprego de longo prazo pode acarretar surgimento de atrofia cutânea, estrias, telangiectasias, erupções acneiformes, taquifilaxia, dermatite periorificial, hipertricose e, menos comumente, supressão do eixo hipotalâmico-adrenal. Logo, devem ser usados com cautela e de modo intermitente, intercalando com cremes ou loções hidratantes ou rotacional com outras formulações de uso tópico. O uso sistêmico é formalmente contraindicado.

Coaltar

Derivado de alcatrão que apresenta efeito antiproliferativo, pode ser usado em cremes, pomadas ou xampus. É seguro e eficaz; porém, pode ser irritativo para a face e as flexuras. Eventualmente, há dificuldade de aderência ao tratamento em virtude do odor marcante, da coloração enegrecida e da possibilidade de fotossensibilização.

Análogos da vitamina D isolados ou em combinação com corticosteroides tópicos

É necessário tratamento de pelo menos 1 a 2 meses para que se consiga algum resultado.

O principal efeito colateral consiste em irritação, especialmente quando o calcipotriol é usado como monoterapia. A associação com betametasona é considerado o tratamento tópico de primeira linha de acordo com o Consenso Brasileiro de Psoríase; porém, o uso em crianças ainda carece de estudos adequados.

Inibidores tópicos da calcineurina (tacrolimus, pimecrolimus)

Não estão aprovados para psoríase; porém, são úteis em locais com risco de atrofia, como face e áreas

287

CAPÍTULO 52 • SÍNDROMES ERITEMATODESCAMATIVAS

intertriginosas (psoríase invertida). Os principais efeitos colaterais são prurido e irritação.

Tratamentos gerais e sistêmicos

Fototerapia

Fototerapia clássica inclui UVB de banda estreita (*narrow band*) e PUVA (psoralênicos e UVA). Poucos estudos demonstram eficácia no tratamento de placas e da forma *gutata* em crianças, e não há estudos apontando a segurança da PUVA em crianças abaixo de 8 anos, podendo ser empregado em adolescentes. É bem tolerado em crianças, exceto pelo risco de fototoxicidade. Um efeito sinérgico é demonstrado com uso concomitante de emolientes, corticosteroides tópicos e acitretina.

Efeitos colaterais agudos são pele seca, prurido, eritema, queimadura e reativação de infecção viral herpética, e efeitos adversos mais tardios são fotoenvelhecimento precoce e carcinogênese.

Metotrexato

Usado como primeira linha de tratamento sistêmico em crianças em poucos países, é eficaz em 1 a 3 meses geralmente para todos os tipos de psoríase, sobretudo para a artropática.

São efeitos colaterais possíveis hepatoxicidade, citopenias, toxicidade pulmonar, dor abdominal, náuseas, perda de apetite, alopecia, astenia e imunossupressão.

A dose recomendada é de 0,2 a 0,7 mg/kg/semana. Antes do tratamento, deve-se avaliar hemograma, enzimas hepáticas, albumina, creatinina e radiografia de tórax.

Realizar seguimento com exames após 15 a 20 dias de início do tratamento e, depois, a cada 2 meses. As vacinas de vírus vivos ou atenuados devem ser evitadas durante o tratamento com metotrexato.

Acitretina

Trata-se de um retinoide utilizado como tratamento de primeira linha para psoríase moderada a grave em crianças em muitos países. O risco de fechamento prematuro das epífises ósseas parece ser pequeno e pode ser minimizado com o uso da menor dose eficaz possível. Os resultados são lentos e consolidam-se em torno do 3º mês de tratamento. A dose é de 0,25 a 0,5 mg/kg/dia. Antes do início do tratamento, deve-se avaliar enzimas hepáticas e função renal, hemograma e lipidograma. No seguimento, os exames controles precisam ser realizados a cada 3 meses. De efeitos adversos, xerose cutânea e mucosa acontecem como regra. Podem ocorrer

mialgia e cefaleia. A acitretina é teratogênica e, portanto, utilizada em adolescentes apenas se associada a métodos contraceptivos eficazes.

Ciclosporina

Compreende uma medicação eficaz com resultados observados em menos de 30 dias. Porém, deve ser utilizada com cautela pelos efeitos adversos possíveis, como nefrotoxicidade, hipertensão, hipertrofia gengival, hipertricose, neoplasias cutâneas e linfomas, e imunossupressão. A dose utilizada é de 1,5 a 5 mg/kg/dia.

A duração do tratamento deve ser restrita somente a 1 a 2 anos em virtude da toxicidade cumulativa. Portanto, é considerada medicação de utilização excepcional, de resgate quando de falha terapêutica aos demais tratamentos.

Devem ser avaliados antes do início do tratamento medida pressórica seriada, creatinina, proteinúria, *clearance* de creatinina, lipidograma, hemograma, ureia, eletrólitos, função hepática, magnésio e ácido úrico. Realizar seguimento a cada 15 dias no 1º mês e, depois, a cada 2 meses com exames clínicos e laboratoriais.

A imunização com vírus vivo ou atenuado deve ser evitada durante o tratamento e entre 3 e 12 meses após o seu término, dependendo da dose empregada.

Terapias biológicas

Dois agentes anti-TNF, adalimumabe e etanercepte, além do ustequinumabe que tem como alvo a IL-17 e a IL-23, estão liberados para crianças com psoríase moderada a grave, que não responderam ou não podem receber outra terapias sistêmicas ou fototerapia. São medicamentos que podem ter complicações importantes, como infecções oportunistas, reativação de tuberculose latente e malignidades, particularmente linfomas.

O adalimumabe está liberado a partir dos 4 anos de idade, o etanercepte a partir dos 6 anos e o ustequinumabe a partir dos 12 anos.

A principal complicação compreende infecções leves. Ainda há poucos dados de longo prazo; porém, são uma opção atrativa para uso em crianças porque oferecem comodidade posológica e menor necessidade de monitoramento laboratorial frequente.

Todos os tratamentos são eficientes para artrite psoriásica, sendo a principal limitação o custo de tais medicamentos.

Há poucos dados relativos ao uso na psoríase da criança do infliximabe (anti-TNF) e nenhum quanto ao secuquinumabe (anti IL-17).

Psoríase *gutata* induzida por infecção estreptocócica

Antibióticos estão indicados quando a infecção bacteriana é identificada como agente desencadeante ou indutor de piora da psoríase da criança ou do adolescente. Também podem ser recomendados para amenizar reativações do quadro de psoríase, mesmo quando a infecção não for identificada.

Amigdalectomia deve ser considerada nas crianças com psoríase recorrente associada a episódios de infecção da orofaringe.

Pitiríase rósea

Introdução

A pitiríase rósea é uma dermatose relativamente comum no adolescente e em adultos jovens e, dado seu caráter de ocorrer em surtos, está provavelmente ligado a um agente infeccioso ainda a ser definido.

Etiologia/fisiopatologia

A ocorrência em grupos familiares ou ambientes de trabalho ou convivência, o fato de predominar em certas épocas do ano (na região sudeste do Brasil no outono e no verão) e a aparente imunidade após apresentar a dermatose, sugerem que o fator causal seja um agente infeccioso, provavelmente viral; porém, ainda não definido. Entre as possibilidades etiológicas, os vírus do herpes humano 6 e 7 (HHV-6 e HHV-7) são os mais detectados, embora a relação causal não tenha sido comprovada. Ambos os sexos são acometidos de igual maneira, e a faixa etária de maior acometimento se dá entre 10 e 30 anos.

Quadro clínico

Classicamente, aparece uma única lesão inicial, isolada, com maior frequência próxima à raiz dos membros superiores ou inferiores e não precedida de pródromo. Essa lesão inicial é denominada "medalhão-mãe", é anular ou oval, eritematosa, discretamente descamativa e com colarete descamativo na face interna da lesão e medindo em torno de 2 a 5 cm de diâmetro. Após um período, em geral de 5 a 15 dias, surgem diversas lesões, de menor diâmetro, também anulares ou alongadas, com tendência a acompanhar as linhas de força da pele, ocorrendo principalmente no tronco anterior e posterior. Tais lesões secundárias, também chamadas de "lesões filhas", são eritematosas, róseas, descamativas e, igualmente, tendem a apresentar um colarete descamativo na margem interna da lesão. O número de "lesões-filhas" é variável, podendo chegar a dezenas de lesões, cujo aparecimento se estabiliza, em geral, após 1 ou 2 semanas. Embora classicamente confinado ao tronco e à raiz dos membros, o quadro pode se generalizar, persistir por um tempo mais prolongado, acometendo a face e os membros, as regiões palmares e plantares e as mucosas oral e genital.

O prurido é discreto ou ausente, mas excepcionalmente pode ser intenso. O quadro geral, em princípio, não se altera, contudo podem ocorrer cefaleia, febre baixa, aumento de linfonodos de cadeias superficiais e dores musculares. Em crianças, o quadro inicial pode ser vesicular ou urticariforme, mas logo assume o padrão clássico.

Diagnóstico

O diagnóstico é clínico com base na história e na sequência de eventos e na identificação do "medalhão-mãe" e das subsequentes lesões "filhas" e na presença do colarete descamativo na face interna das lesões. O exame anatomopatológico não é patognomônico e apresenta epiderme com espongiose, hiperparaceratose e queratinócitos apoptóticos, e derme com infiltrado linfocitário mononuclear e perivascular com possível epidermotropismo.

O diagnóstico diferencial com o quadro completamente instalado deve ser realizado com sífilis secundária, erupção por fármacos, psoríase em gotas e a pitiríase liquenoide. Esses possíveis diagnósticos diferenciais apresentam características clínicas, laboratoriais ou histopatológicas que auxiliam na distinção de casos mais complexos. A lesão inicial, "medalhão-mãe", pode ser confundida com lesão de *tinea corporis*.

Tratamento e prognóstico

O prognóstico é bom e, em geral, ocorre resolução espontânea no período de 3 a 6 semanas. No período de atividade das lesões, em geral é suficiente tranquilizar o paciente e familiares quanto ao caráter benigno da enfermidade e prescrever sintomáticos, cremes emolientes ou cremes de corticosteroide de baixa/média potência e incentivar a exposição ao sol em horário e tempo adequados. Se o quadro adquirir exuberância e sintomatologia clínica, pode-se associar o uso de aciclovir na dose de 400 mg, 5 vezes/dia por 1 semana.

Prevenção

Não há prevenção que seja indicada como efetiva.

Dermatite seborreica

O melhor termo para definir essa entidade seria "dermatite que afeta a área seborreica", já que agrupa diversas condições em diferentes idades.

Etiopatogenia

No lactente, o principal fator desencadeante refere-se à atividade dos andrógenos maternos circulantes; na adolescência, os androgênios puberais estimulam a oleosidade cutânea, substrato para o crescimento da *Malassezia furfur*, fungo saprófita da pele.

Manifestações clínicas

No recém-nascido, já nas primeiras semanas, manifesta-se a crosta láctea, que se apresenta como crostas amareladas aderidas, untuosas, iniciando no vértex e podendo se estender por todo o couro cabeludo, sobrancelhas e área retroauricular.

Ainda nas primeiras 4 a 8 semanas de vida, pode-se observar placas eritematosas, pouco aderidas, com descamação gordurosa castanho-amarelada, que se estendem preferindo as áreas seborreicas, como couro cabeludo, área retroauricular, centrofacial, sobrancelhas, pálpebras, sulco nasogeniano, área das fraldas e flexuras.

O prurido não é característico, mas pode advir de infecção secundária ou de uma forma de transição para dermatite atópica (complexo atópico-seborreico).

O prognóstico da dermatite seborreica da infância é invariavelmente bom, com remissão completa em semanas, raramente ultrapassando os 6 meses, acompanhando o decréscimo da atividade dos hormônios androgênicos maternos.

A persistência de quadros eczematosos na infância deve sugerir outro diagnóstico diferencial, como psoríase, dermatite atópica, dermatite de fraldas, acrodermatite enteropática, histiocitose de células de Langerhans, imunodeficiência congênita ou adquirida (inclusive HIV).

Não há evidência de associação entre a dermatite seborreica da infância e a dermatite seborreica do adulto.

No adolescente, o início da oleosidade cutânea e do couro cabeludo permite a proliferação da *Malassezia furfur*, que pode resultar na "caspa" (*pitiriasis capitis*), considerada por muitos uma forma minor da dermatite seborreica.

Uma resposta inflamatória mais intensa desencadeia o surgimento de placas e pápulas eritematosas com descamação untuosa, pouco pruriginosas, que ocorrem nas áreas seborreicas e pilosas, como couro cabeludo, sobrancelhas, sulco nasolabial, conduto auditivo externo, área retroauricular, pré-esternal e genital.

No adolescente, há tendência à recorrência dos quadros, geralmente seguido de episódios de estresse físico (traumatismos, cirurgias, dietas, frio), psicológico (perdas, decepções, provas), infecções, doenças neurológicas ou uso de álcool. A dermatite seborreica extensa e de difícil resposta terapêutica pode ser associada à infecção pelo HIV.

Tratamento

Na infância, o tratamento deve ser dirigido às manifestações clínicas e inclui a orientação dos pais quanto à transitoriedade do quadro. Não se verificou interferência da dieta no tratamento.

Deve-se estimular a higiene diária e a lavagem do couro cabeludo com xampus apropriados para a idade, com possibilidade de empregar óleos de banho misturados à água.

As crostas aderidas ao couro cabeludo devem ser removidas cuidadosamente com compressa macia na hora da higiene, após serem amolecidas pelo uso de óleo mineral.

O emprego de cetoconazol 2% em creme e xampu nas áreas com eczema é uma medida eficiente que poupa o uso de corticosteroides tópicos.

Quando necessário, podem ser empregados topicamente corticosteroides não fluorados, como hidrocortisona 1%, desonida ou mometasona, até a remissão dos sintomas. Tacrolimus 0,1% pode representar uma opção ao uso crônico de corticosteroides.

Na adolescência, pode ser necessário o uso de xampus mais potentes além do cetoconazol 2%, como piritionato de zinco 1%, piroctona olamina 1 a 1,5% ou coaltar 4%, que também são eficientes no controle da caspa.

A higiene diária e o corte dos cabelos (para ventilação e maior irradiação ultravioleta) reduzem a população fúngica e têm efeito benéfico no controle das crises.

As lesões eczematizadas da face se beneficiam de creme de cetoconazol 2% puro ou em associação com ácido salicílico 1%. Formas mais intensas podem requerer adição de corticosteroides de média potência, não fluorados, em creme ou solução capilar.

Saliente-se a eficácia terapêutica do uso de tacrolimus 0,1% creme nas lesões faciais da dermatite seborreica, destacando-se a segurança do seu uso prolongado, se comparado com os corticosteroides.

As lesões do conduto auditivo são controladas com associação de corticosteroides e imidazólicos em pomada ou gotas otológicas.

Casos resistentes na adolescência podem exigir o uso de cetoconazol oral 100 mg/dia por 21 dias ou até mesmo isotretinoína oral 0,1 a 0,3 mg/kg/dia por 2 a 6 meses.

Bibliografia

- Blanes MB, Merino E, Portilla J, Sánchez-Pya J, Betloch I. Current prevalence and characteristics of dermatoses associated with human immunodeficiency virus infection. Act Dermosifiliogr. 2010;101:702-9.
- Bronckers IMGJ, Paller AS, van Geel MJ, van de Kerkhof PCM, Seyger MMB. Psoriasis in children and adolescents: diagnosis, management and comorbidities. Paediatr Drugs. 2015;17(5):373-84.
- Dogra S, Kaur I. Childhood psoriasis. Indian J Dermatol Venerol Leprol. 2010;76(4):357-365.
- Drago F, Ciccarese G, Rebora A, Broccolo F, Parodi A. Pityriasis rósea: A comprehensive classification. Dermatology. 2016;232:431-7.
- Gupta AK, Madzia SE, Batra R. Etiology and management of seborrheic dermatitis. Dermatology. 2004;208:89-93.
- Mahajan K, Relhan V, Relhan AK, Garq VK. Pityriasis rosea: an update on ethiopatogenesis and management of difficult aspects. Indian J Dermatol. 2016;61:375-84.
- Mahe E. Childhood psoriasis. Eur J Dermatol. 2016; 26(6):537-48.
- Napolitano M, Megna M, Balato A, Ayala F, Lembo S, Villani A, et al. Systemic treatment of pediatric psoriasis: A review. Dermatol Ther (Heidelb). 2016;6(2):125-42.
- Osler E, Wang AS, Tollefson MM, Cordoro KM, Daniels SR, Eichenfield A, et al. Pediatric Psoriasis comorbidity Screening Guidelines. JAMA Dermatol. 2017;153(7):698-704.
- Sampaio ALSB, Mameri ACA, Vargas TJS, Ramos e Silva M, et al. Dermatite Seborreica. An Bras Dermatol. 2011;86(6):1061-74.
- Schwartz RA, Janusz CA, Janniger CK. Seborrheic dermatitis: an overview. Am Fam Physician. 2006;74:125-30.
- Shin H, Kwon OS, Won CH, Kim BJ, Lee YW, Choe YB, et al. Clinical efficacies of topical treatment of seborrheic dermatitis of the scalp: a comparative study. J Dermatol. 2009;36:131-7.
- Sociedade Brasileira de Dermatologia. Psoríase na infância e adolescência. In: Consenso Brasileiro de Psoríase. 2. ed. Rio de Janeiro: Sociedade Brasileira de Dermatologia; 2012. p. 153-8.
- Urbina F, Das A, Sudy E. Clinical variants of pityriasis rosea. World J Clin Cases. 2017;5:203-11.
- Yu CSM, Stevens G, Liskanich R, Horowitz D. Isotretionoin as monotherapy for sebaceous hyperplasia. J Drugs Dermatol. 2010;9:699-701.

CAPÍTULO
53

Síndromes Purpúricas

Juliano Vilaverde Schmitt • Hélio Amante Miot

Conceitualmente, púrpuras são lesões maculosas da pele e das mucosas, de pequeno diâmetro e tonalidade arroxeada (purpúrica) que podem ser manifestação clínica de diversas entidades.

Do ponto de vista semiológico, cabe, inicialmente, a diferenciação entre púrpura e telangiectasia, que têm patogênese e significados clínicos diferentes. As púrpuras se referem ao extravasamento de hemácias dos vasos sanguíneos para o interstício, promovendo uma lesão que não desaparece à vitropressão (diascopia com lâmina de vidro). Já as telangiectasias, como se compõem de vasos sanguíneos superficialmente dilatados ou proliferados, desaparecem, em virtude de seu esvaziamento pela vitropressão. Este capítulo não abordará o diagnóstico das doenças telangiectásicas.

Lesões purpúricas minúsculas (< 2 mm) são chamadas petéquias, as maiores de 1 cm de diâmetro, equimoses, e aquelas de tamanho intermediário são chamadas púrpuras, propriamente ditas.

Além disso, a avaliação diagnóstica do paciente pediátrico com púrpura deve considerar uma anamnese e um exame físico cuidadosos em busca do diagnóstico etiológico, já que diversas etiologias têm repercussão sistêmica e potencial risco de morte.

Didaticamente, as púrpuras são classificadas (conforme a evolução) em congênitas e adquiridas, e, ainda (conforme a suficiência de plaquetas ao hemograma), em trombocitopênicas e não trombocitopênicas (Quadro 53.1).

A presença de púrpuras difusas associadas a epistaxe e fenômenos hemorrágicos (p. ex., acidente vascular cerebral ou hemorragias em órgãos sólidos) constitui um sinal de trombocitopenia grave e requer intervenção de urgência. Púrpuras trombocitopênicas idiopáticas são, geralmente, decorrentes de autoimunidade (p. ex., lúpus eritematoso) ou induzidas por infecções e vacinação.

Púrpuras em "luvas e botas" são manifestação encontradas em parvoviroses; contudo, púrpuras em extremidades, febre alta, alterações de consciência e hemodinâmica representam sinais de gravidade relacionados à sepse, como na meningococcemia (púrpura *fulminans*).

Púrpuras palpáveis são patognomônicas das vasculites de pequenos vasos, que costumam seguir de infecções do trato superior (púrpura de Henoch-Schönlein) ou uso de medicamentos (púrpura de hipersensibilidade). As púrpuras de Henoch-Schönlein são as vasculites mais comuns da infância, costumam ser restritas aos membros inferiores e cursar com artralgia e dor abdominal. Há risco de lesão renal e enterorragia.

PARTE 3 • ESPECIALIDADES PEDIÁTRICAS

QUADRO 53.1	Principais causas de lesões purpúricas	
	Congênitas	Adquiridas
Trombocitopênicas	• Pancitopenia constitucional • Trombocitopenia amegacariocítica • Trombocitopenia com agenesia do rádio (TAR)	• Púrpura trombocitopênica idiopática • HIV, vírus Epstein-Barr, rubéola, parvovírus B19, dengue • Leucemias • Síndrome mielodisplásica • Aplasia medular • Síndrome hemolítico-urêmica • Coagulação intravascular disseminada • Síndrome de Kasabach-Merrit • Hiperesplenismo • Hipotermia
Não trombocitopênicas	• Tromboastenia de Glanzman • Síndrome das plaquetas gigantes (Bernard-Soulier) • Síndrome de Ehlers-Danlos • Deficiência de vitamina K (enfermidade hemorrágica do recém-nascido)	• Insuficiência renal • Insuficiência hepática • Uso de anticoagulantes (AAS) • Deficiências de proteínas C e S • Vasculites de pequenos e médios vasos (Henoch-Schönlein, poliarterite nodosa, lúpus eritematoso, dermatomiosite, edema agudo hemorrágico da infância, vasculite de hipersensibilidade a fármacos) • Sepse • Infecção por Borrelia • Escarlatina • Púrpuras pigmentosas crônicas • Pitiríase rósea purpúrica • Traumatismo, pressão, sucção • Dermatite de contato purpúrica • Escorbuto • Síndrome de maus-tratos

Fonte: Elaborado pelos autores.

Do ponto de vista da extensão, as púrpuras podem ser localizadas ou difusas, o que remete a condições sistêmicas. São habituais petéquias faciais e do tronco superior após esforços, como crises de tosse ou vômitos. Petéquias no palato são habituais em infecções virais, como rubéola, vírus Epstein-Barr, coxsackie e citomegalovírus. Púrpura no tórax e acometimento da raiz dos membros podem ser encontrados na pitiríase rósea. Púrpuras em locais de manejo laboral podem resultar de dermatites de contato purpúricas.

Púrpuras difusas são encontradas em situações de inflamação na parede dos vasos, como ocorre no depósito de imunocomplexos das erupções farmacológicas e em infecções (p. ex., coxsackie, Echo, Epstein-Barr, citomegalovírus, sarampo, parvovírus B19, dengue, escarlatina).

Petéquias e púrpuras em local de traumatismo, sucção ou pressão podem ocorrer em casos de escorbuto, fragilidades capilares (Ehlers-Danlos), vasculites de pequenos vasos e infecções como a dengue, além de alertar a possibilidade de maus-tratos.

O manejo das síndromes purpúricas depende do diagnóstico etiológico preciso ou do processo fisiopatológico, enquanto se identificam as hipóteses específicas.

Bibliografia

■ Baselga E, Drolet BA, Esterly NB. Purpura in infants and children. J Am Acad Dermatol. 1997;37:673-705.

■ Elena G, Lavergne M. Síndrome purpúrico. Rev Ped Elizalde. 2014;5:102-6.

■ Sanz LP. Púrpuras. In: Llop FAA. Protocolos de dermatología. 2. ed. Madri: Asociación Española de Pediatria; 2007.

SEÇÃO 7

Endocrinologia

CAPÍTULO 54

Investigando a Criança com Retardo de Crescimento

Gil Kruppa Vieira

Introdução

O crescimento é um processo de mudanças do componente físico que o organismo do ser humano sofre desde a sua concepção até a maturidade; e, apesar de condicionado por fatores genéticos e influenciado por fatores ambientais e sociais, a criança cresce de uma maneira previsível.

É importante lembrar que alterações nesse padrão normal de crescimento podem constituir a primeira manifestação de um grande número de doenças em uma criança aparentemente saudável.

No dia a dia do pediatra, uma das perguntas mais comuns dos pais é: "meu filho está crescendo bem?", a qual, embora compreenda uma queixa comum, na maioria das vezes essa preocupação não procede.

Definição

Considera-se retardo de crescimento a criança que apresenta baixa estatura (BE) e/ou queda na velocidade de crescimento (VC). Os valores de VC normais estão descritos na Quadro 54.1 e mostrados na Figura 54.1.

QUADRO 54.1	Velocidade de crescimento normal
Idade	Velocidade de crescimento
1º ano	Total: 23 a 27 cm • 1º semestre: 15 cm • 2º semestre: 10 cm
2º ano	10 a 14 cm
4º ano	6 a 7 cm
Até a puberdade	4 a 6 cm/ano
Estirão puberal	• Meninas: 8 a 12 cm/ano • Meninos: 10 a 14 cm/ano

Fonte: Adaptado de Nwosu e Lee, 2008.

PARTE 3 • ESPECIALIDADES PEDIÁTRICAS

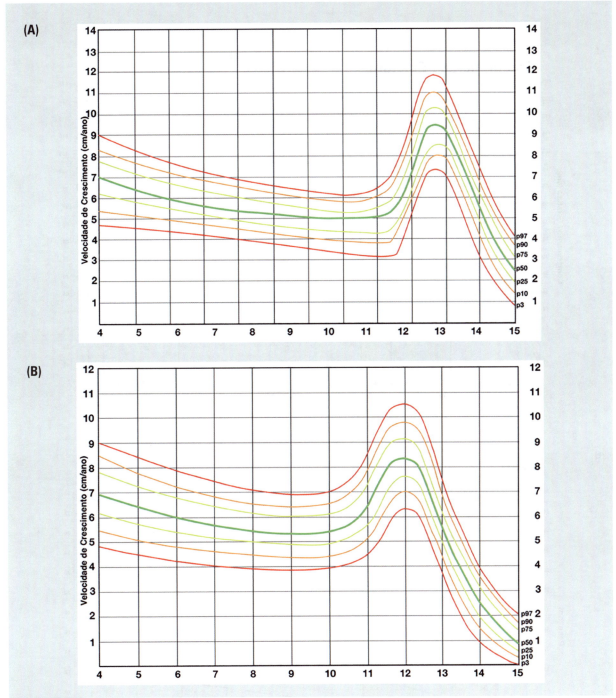

FIGURA 54.1 | (A) Velocidade de crescimento – meninos. (B) Velocidade de crescimento – meninas.
Fonte: Tanner et al., 1966.

A baixa estatura é definida como estatura menor que 2 desvios-padrão (DP) abaixo da média para idade e sexo (Figuras 54.2 a 54.5) ou 1 DP abaixo da estatura-alvo familiar. Uma queda na VC manifesta-se como uma curva de trajetória descendente ou "plana" e não paralela e ascendente às curvas de DP como no crescimento normal.

Assim, é importante que o pediatra verifique se a criança realmente apresenta BE, se ela se encontra abaixo do canal de crescimento familiar ou se sua VC está abaixo daquela considerada normal (conforme Quadro 54.1 e Figura 54.1) para sua idade, a fim de evitar exames desnecessários.

CAPÍTULO 54 • INVESTIGANDO AS CRIANÇAS COM RETARDO DE CRESCIMENTO

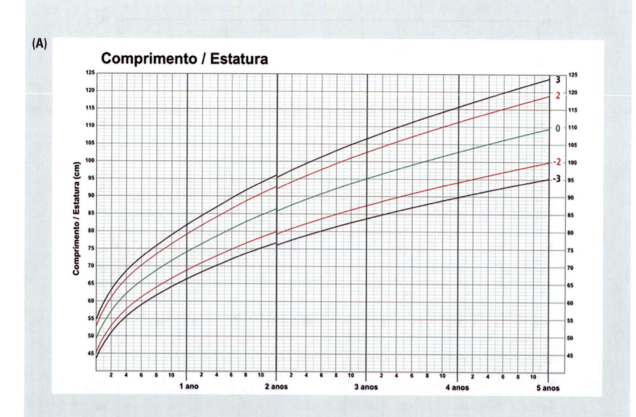

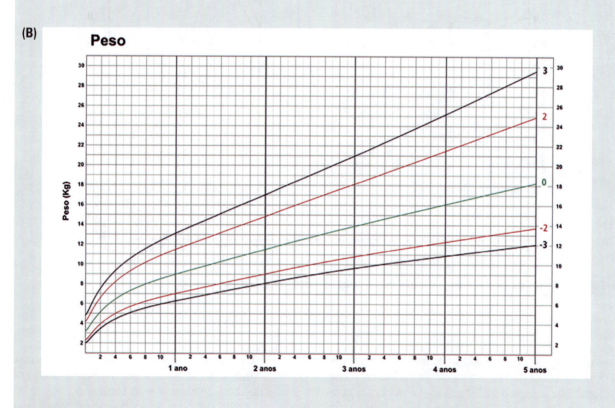

FIGURA 54.2 (A) Sexo feminino (0 a 5 anos) – comprimento. (B) Sexo feminino (0 a 5 anos) – peso.
Fonte: WHO, 2006 e 2007.

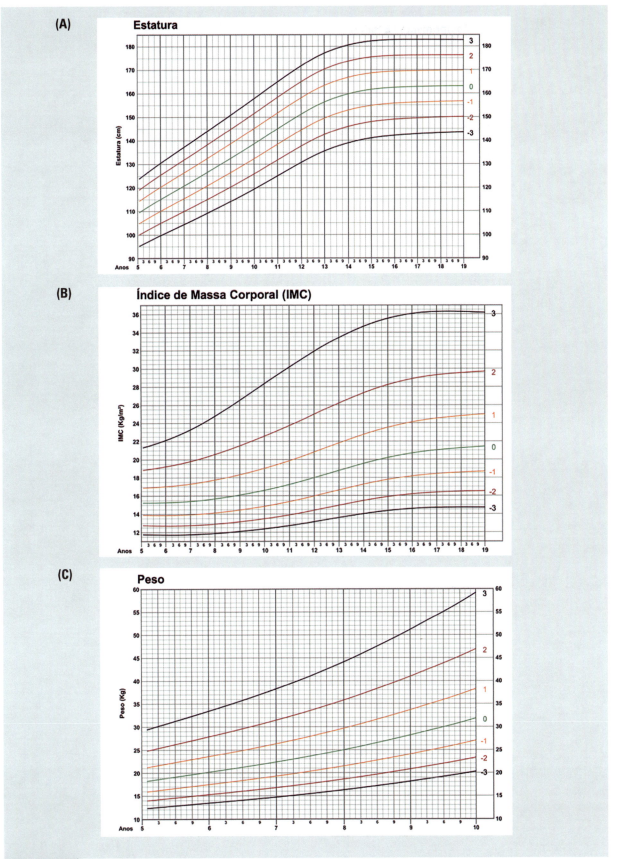

FIGURA 54.3 (A) Sexo feminino (5 a 19 anos) – estatura. (B) Sexo feminino (5 a 19 anos) – IMC. (C) Sexo feminino (5 a 10 anos) – peso.
Fonte: WHO, 2006 e 2007.

CAPÍTULO 54 • INVESTIGANDO AS CRIANÇAS COM RETARDO DE CRESCIMENTO

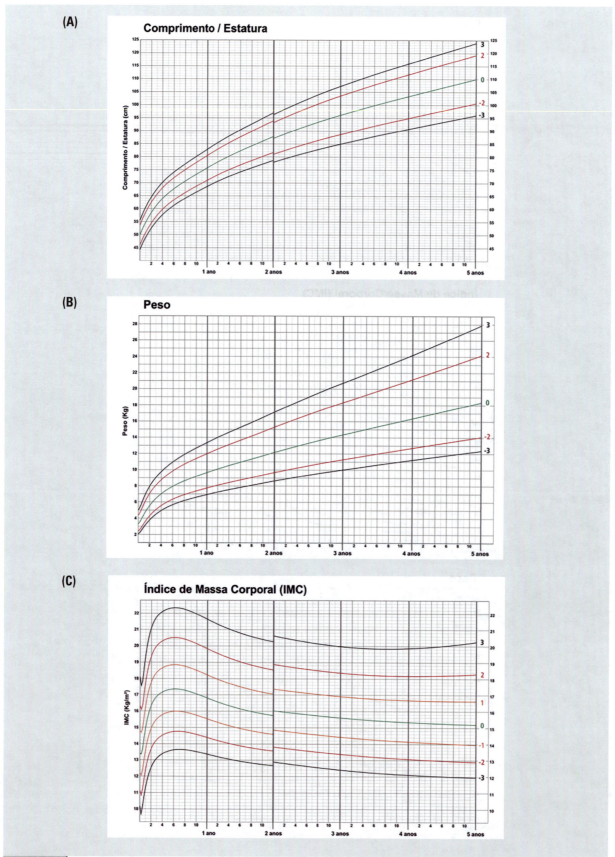

FIGURA 54.4 (A) Sexo masculino (0 a 5 anos) – comprimento. (B) Sexo masculino (0 a 5 anos) – peso. (C) Sexo masculino (0 a 5 anos) – IMC.
Fonte: WHO, 2006 e 2007.

PARTE 3 • ESPECIALIDADES PEDIÁTRICAS

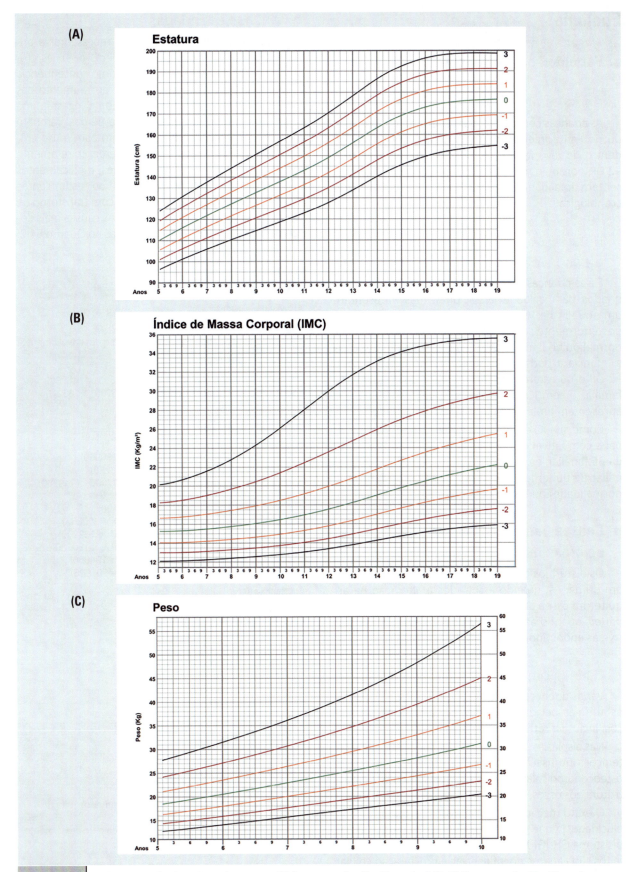

FIGURA 54.5 (A) Sexo masculino (5 a 19 anos) – estatura. (B) Sexo masculino (5 a 19 anos) – IMC. (C) Sexo masculino (5 a 10 anos) – peso.
Fonte: WHO, 2006 e 2007.

Etiologia

■ Variantes da normalidade

Baixa estatura familiar

As crianças com BE familiar apresentam VC normal ou no limite inferior da normalidade, encontram-se dentro do alvo familiar – que pode estar abaixo de –2 DP, pois pelo menos um dos pais é baixo – e apresentam uma idade óssea (IO) compatível com a idade cronológica.

Retardo constitucional do crescimento e desenvolvimento (RCCD)

Essas crianças nascem com tamanho e peso adequados para a idade gestacional, mas apresentam uma queda na VC nos primeiros anos de vida, que posteriormente se normaliza e se mantém dentro do normal ou no limite inferior da normalidade por toda a infância e podem apresentar estatura menor que –2 DP e/ou estarem abaixo do canal de crescimento familiar e com IO atrasada. Em geral, essas crianças apresentam um atraso no início da puberdade.

Como sua IO é atrasada, a previsão de estatura final é compatível com o alvo familiar. Diferentemente da BE familiar, os pais não são baixos e há história familiar de puberdade de início mais tardio (dentro da normalidade) ou atraso no crescimento.

■ Causas patológicas de retardo do crescimento

Os distúrbios de crescimento podem ser divididos em primários, quando associados à alteração na arquitetura óssea ou na placa de crescimento, e secundários, quando associados a doenças crônicas, inclusive as endocrinopatias ou outras causas.

Causas primárias

Várias doenças genéticas podem cursar com baixa estatura associada à presença de vários estigmas físicos, inclusive retardo mental (Quadro 54.2).

Nas displasias esqueléticas, a BE pode resultar de alterações intrínsecas na placa de crescimento, como nas osteocondrodisplasias, ou também defeitos na microestrutura dos ossos, como na osteogênese imperfeita.

O exato mecanismo que provoca BE não está bem elucidado, já que o defeito genético não parece afetar o sistema GH-IGF1; sugerindo, portanto, que esses defeitos são capazes de influenciar a proliferação celular normal ou afetar indiretamente a resposta ao IGF1 ou outros fatores de crescimento ainda não identificados.

Causas secundárias

O retardo no crescimento pode representar a primeira manifestação clínica de inúmeras doenças crônicas – congênitas ou adquiridas – como consequência de uma oferta calórica inadequada, por aumento nas necessidades energéticas, diminuição na ingestão, má absorção ou, até mesmo, excesso de perdas. Também pode ser consequência do tratamento com o uso crônico de medicamentos que interferem diretamente no crescimento, como glicocorticoides, medicamentos quimioterápicos, anticonvulsivantes ou estimulantes utilizados no tratamento de crianças com transtorno de déficit de atenção e hiperatividade. As causas mais comuns de baixa estatura estão descritas no Quadro 54.2.

QUADRO 54.2	Causas de baixa estatura

A) Variantes da normalidade

- Baixa estatura familiar
- Retardo constitucional do crescimento e desenvolvimento

B) Distúrbios primários

- Displasias esqueléticas (OMIM: #100800; #146000)
- Osteogênese imperfeita (OMIM: #166200; #166210; #259420; #166220)
- Síndrome de Down (OMIM: #190185)
- Síndrome de Noonan (OMIM: #163950)
- Síndrome de Turner
- Síndrome de Silver-Russell (OMIM: #180860)
- Síndrome de Prader-Willi (OMIM: #176270)
- Mutações no gene *SHOX* (OMIM: #127300; #249700; #300582)
- Síndrome de DiGeorge (OMIM: #188400)
- Síndrome de Kabuki (OMIM: #147920; #300867)
- Doença de von Recklinghausen (OMIM: #162200)
- Síndrome de Robinow (OMIM: #268310; #180700)
- Síndrome de Willians-Bueren (OMIM: #194050)
- Síndrome de deleção do 18q (OMIM: #601808)

C) Distúrbios secundários

- Desnutrição
- Síndrome de privação afetiva
- Cardiopatias congênitas ou adquiridas
- Doenças gastrintestinais
- Doenças pulmonares
- Doenças renais crônicas
- Doenças reumatológicas
- Imunodeficiências
- Medicamentos
- Neoplasias

D) Endocrinopatias

- Hipotireoidismo
- Puberdade precoce ou atrasada
- Raquitismos
- Diabetes melito mal controlado cronicamente
- Síndrome de Cushing
- Deficiência ou insensibilidade ao hormônio de crescimento

E) Outras causas

- Retardo de crescimento intrauterino
- Crianças nascidas pequenas para idade gestacional
- Baixa estatura idiopática

Fonte: Elaborado pelo autor.

PARTE 3 • ESPECIALIDADES PEDIÁTRICAS

A ingestão inadequada de calorias e proteínas ainda representa a causa mais comum de BE no mundo. O termo "marasmo" é usado para se referir à deficiência energética global, geralmente acompanhada de deficiência proteica, enquanto "kwarshiorkor" consiste na ingestão inadequada de proteínas, embora também possa estar evidente a deficiência energética. Frequentemente, as duas condições se sobrepõem.

Do ponto de vista hormonal, as crianças com kwashiorkor apresentam níveis basais ou, após estímulo, normais ou elevados de GH, enquanto as crianças com marasmo geralmente apresentam níveis de GH normais ou baixos. Em ambas as situações, os níveis de IGF1 estão diminuídos.

Embora não seja tão comum na faixa etária pediátrica, existem casos nos quais a desnutrição é voluntária, sob a forma de dietas muito restritivas, mais frequentes em meninas adolescentes que em meninos. Formas extremas, como bulimia e anorexia nervosa, podem cursar com retardo de crescimento quando ocorrem antes do fechamento epifisário, além de puberdade atrasada, amenorreia (primária ou secundária) e várias alterações metabólicas.

Nas doenças inflamatórias intestinais, como a doença de Crohn e a retocolite ulcerativa, o processo inflamatório crônico também contribui para o desenvolvimento da BE. Alguns estudos mostram que, na doença de Crohn, o retardo no crescimento pode manifestar-se antes dos sintomas gastrintestinais em até 50% dos pacientes.

A BE é um achado muito frequente no paciente portador de nefropatia crônica e está associada a vários fatores, como acidose metabólica, uremia, anemia, desnutrição secundária à restrição alimentar e distúrbios eletrolíticos (principalmente Ca^{+2} e fósforo), osteodistrofia renal e uso de glicocorticoides. Esses pacientes apresentam estatura final até 2 DP inferior em comparação com crianças e adolescentes não portadores de nefropatia crônicas.

Doenças inflamatórias crônicas, como lúpus eritematoso sistêmico e artrite idiopática juvenil, bem como doenças pulmonares graves, como a fibrose cística, geralmente cursam com comprometimento da estatura final, seja por consequência direta da doença, seja pelo tratamento com glicocorticoides e imunossupressores usados por tempo prolongado. A fibrose cística ainda tem alguns fatores agravantes, como a baixa ingestão alimentar, o aumento nas necessidades energéticas, a má-absorção e a hipoxemia crônica.

Os glicocorticoides são medicamentos usados como tratamento de várias doenças, cujo emprego prolongado pode causar retardo no crescimento sem as manifestações comuns de hipercortisolismo. Seu efeito no crescimento está relacionado com a manei-ra de administrar o corticosteroide (em dias alternados, o efeito sobre o crescimento é menor que na administração diária) e ao tipo utilizado, principalmente os de longa duração.

As endocrinopatias são responsáveis por menos de 10% dos casos de BE encaminhados ao Serviço de Endocrinologia do Hospital das Clínicas da Faculdade de Medicina de Botucatu (HCFMB/Unesp). As endocrinopatias mais associadas à BE são hipotireoidismo, síndrome de Cushing, raquitismo, puberdade precoce, deficiência de hormônio de crescimento (DHG) e síndrome de resistência ao hormônio de crescimento. A DGH constitui uma causa pouco frequente de retardo de crescimento, representando pouco mais de 5% dos casos encaminhados ao nosso ambulatório.

Outras causas

Pequeno para a idade gestacional (PIG)

O recém-nascido PIG é definido como comprimento ao nascimento menor que 2 DP, abaixo da média para determinada idade gestacional, como resultado de doenças maternas, insuficiência placentária ou mesmo doenças e malformações fetais.

Um sistema hormonal hipofisário íntegro é fundamental no crescimento pós-natal da criança e, apesar de o crescimento fetal independer da secreção de GH, a secreção e a ação do IGF1 são críticas para crescimento normal do feto.

Cerca de 85 a 90% das crianças nascidas PIG conseguem recuperar o peso e o comprimento nos primeiros 2 anos de vida (fenômeno conhecido como *catch-up*).

Contudo, 5 a 15% dessas crianças não conseguem recuperar essa perda, cursando, então, com BE.

Baixa estatura idiopática

Pode-se definir a BE idiopática como a criança com estatura abaixo do escore Z –2 DP, que ocorre na ausência de qualquer outro diagnóstico, sendo excluídas causas metabólicas, endócrinas ou outros diagnósticos. Os testes provocativos de secreção de GH são normais.

Avaliação clínica

■ História clínica

A anamnese de uma criança com retardo no crescimento deve ser completa, dirigindo-se as perguntas para o quadro de BE.

A idade de início representa uma informação muito relevante na investigação. Infelizmente, uma das respostas mais comuns sobre a percepção da BE é: "ele sempre foi pequeno" ou "ela é pequena desde

301

que nasceu". Como sugestão, podem ser feitas perguntas comparando o paciente com irmãos, primos ou colegas da escola sobre trocas de numeração de roupas e calçados etc.

Dados como ganho ou perda ponderal, história de cefaleia, alteração visual, atraso no desenvolvimento neuropsicomotor ou déficit de aprendizagem, infecções recorrentes, dor abdominal recorrente, diarreia, vômitos, flatulência, enterorragia ou melena, distensão abdominal, úlceras orais, constipação, intolerância ao frio e letargia são importantes na investigação de doenças crônicas cursando com retardo de crescimento.

Antecedentes pessoais sobre o período neonatal, como tipo de parto, peso e comprimento de nascimento, Apgar, internações e intercorrências no período neonatal e tempo de aleitamento materno exclusivo, bem como a ocorrência de internações, doenças prévias, acidentes, história de traumatismo craniano e uso de medicamentos, devem ser registrados no prontuário.

Antecedentes familiares, como consanguinidade, idade e estado de saúde dos pais e irmãos, ocorrência de doenças ou mortes na família, ambiente psicossocial (situação conjugal, situação social e financeira) e idade de início da puberdade nos pais também fazem parte da investigação das crianças com BE.

É muito importante aferir a estatura dos pais na consulta, para determinar a estatura-alvo (TH – *target height*). Para seu cálculo, pode-se utilizar a fórmula proposta por Tanner et al.[4]

$$\text{Estatura-alvo} = \frac{(\text{estatura da mãe} + \text{estatura do pai} \pm 13)}{2}$$

Para o cálculo da TH em meninas, subtrai-se 13 e, para meninos, soma-se 13. Como a maioria das crianças terá estatura final 8,5 cm maior ou menor que a estatura-alvo, na sua determinação, soma-se e subtrai-se 8,5 cm para encontrar o canal de crescimento familiar.

O escore Z da estatura-alvo aos 18 anos pode ser útil para delimitar se a criança está dentro do canal familiar.

A determinação da VC representa um componente essencial na avaliação da criança com BE e sofre variações de acordo com a idade e o estadiamento puberal das crianças (ver Quadro 54.1).

■ Exame físico

Dados antropométricos, como peso, estatura ou comprimento, e as proporções corporais devem ser obtidos cuidadosamente.

Crianças menores de 3 anos devem ser medidas em decúbito dorsal, utilizando-se uma régua de medida não flexível com a porção imóvel colocada na cabeça e a peça móvel perpendicular aos pés e às pernas totalmente estendidas. Crianças com mais 3 anos devem ser medidas utilizando-se antropômetro, de pé, com as pernas totalmente estendidas, corpo relaxado e a cabeça posicionada no "plano horizontal de Frankfurt" (plano imaginário que passa pela margem superior dos meatos acústicos externos e pela borda inferior da órbita esquerda).

As proporções corporais modificam-se durante o crescimento pós-natal, e alterações nas proporções corporais, como a relação segmento superior/segmento inferior (SS/SI) ou a envergadura, estão associadas a displasias esqueléticas, doenças osteometabólicas ou radioterapia em coluna vertebral.

Os valores normais da relação SS/SI estão descritos no Quadro 54.3. A envergadura compreende a distância entre as pontas do terceiro dedo das mãos direita e esquerda com a criança em pé colocada contra a superfície da parede, com os braços abertos, fazendo um ângulo de 90° em relação ao tronco. Em crianças impúberes, a envergadura é cerca de 2,5 cm menor que a estatura e, após a puberdade, a envergadura fica igual ou até mesmo 5 cm maior que o comprimento. Em indivíduos normais, cerca de 75% apresentam uma envergadura até 5 cm maior que o comprimento, até 25% têm envergadura até 10 cm maior que a estatura e menos de 1% envergadura maior que 10 cm.

QUADRO 54.3	Relação segmento superior/segmento inferior

- Nascimento: 1,7
- 3 anos: 1,3
- 5 anos: 1,1
- 10 anos: 1
- > 10 anos: < 1

Fonte: Adaptado de Gripp et al., 2013.

Além de exame físico geral detalhado, com atenção especial a sinais clínicos sugestivos da presença de doenças crônicas e o estadiamento puberal, o pediatra deve se atentar à presença de estigmas sindrômicos comuns de doenças cromossômicas ou genéticas que cursam com BE, como hipertelorismo ocular, baixa implantação de orelha, fronte proeminente, hipoplasia ou defeitos de linha média, encurtamentos de membros, entre outros.

Como e quando fazer investigação complementar?

■ Avaliação inicial

Ainda há uma grande controvérsia na extensão dos exames necessários na investigação da BE. Didaticamente, a investigação pode se dividir conforme a presença ou não de desproporção corporal e quanto à VC (Figura 54.6 e Quadro 54.4).

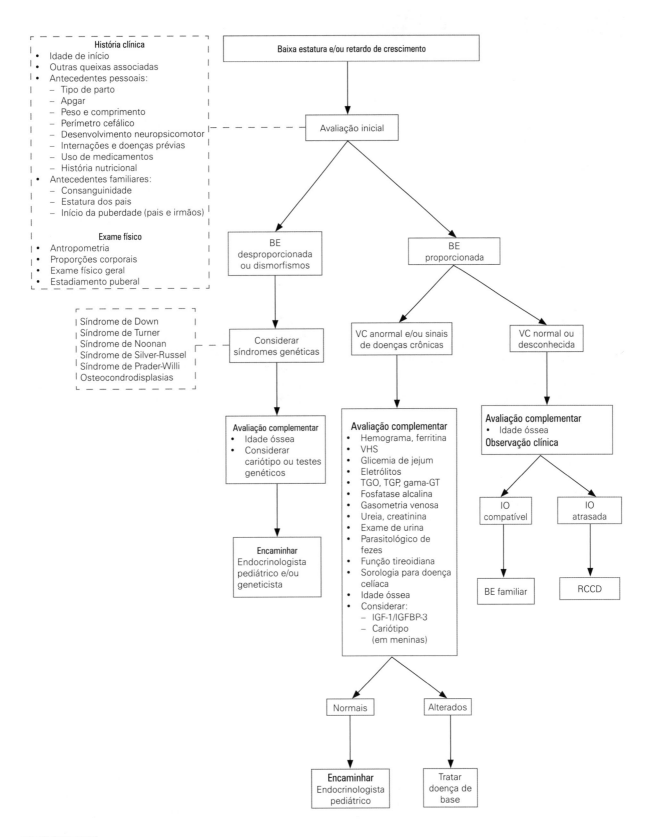

FIGURA 54.6 | Fluxograma de investigação das crianças com distúrbios do crescimento.
BE: baixa estatura; IO: idade óssea; RCCD: retardo constitucional de crescimento e desenvolvimento; VC: velocidade de crescimento.
Fonte: Elaborado pelo autor.

CAPÍTULO 54 • INVESTIGANDO AS CRIANÇAS COM RETARDO DE CRESCIMENTO

| QUADRO 54.4 | Investigação complementar do retardo de crescimento |

Baixa estatura desproporcionada

- Pesquisa radiológica de dismorfologias
  - Crânio anteroposterior e perfil
  - Colunas cervical, torácica e lombar anteroposterior e perfil
  - Tórax anteroposterior
  - Pelve anteroposterior
  - Ossos longos anteroposteriores
  - Mãos e pés anteroposteriores
  - Joelhos e tornozelos laterais

Baixa estatura proporcionada

- Velocidade de crescimento normal ou desconhecida sem sinais de doença crônicas
  - Idade óssea
- Velocidade de crescimento anormal ou história e/ou exame físico que sugiram doença crônica Avaliação inicial
  - Hemograma, ferritina
  - VHS ou proteína C-reativa
  - Glicemia de jejum
  - Eletrólitos (Na^+, K^+, Ca^{+2}, fósforo)
  - TGO/AST, TGP/ALT, gama-GT, fosfatase alcalina
  - Ureia, creatinina, gasometria venosa, exame de urina
  - Parasitológico de fezes
  - Imunoglobulinas: IgA, IgM, IgG, IgE
  - Sorologia para doença celíaca
  - Função tireoidiana
  - PTH, 25(OH) vitamina D e 1,25(OH)^2 vitamina D
  - Idade óssea
  - IGF-1 e IGFBP-3
  - Cariótipo

VHS: velocidade de hemossedimentação; AST: aspartato aminotransferase; ALT: alanina aminotransferase; IgA, IgM, IgG, IgE: imunoglobulinas A, M, G e E.

Fonte: Elaborado pelo autor.

Baixa estatura desproporcionada

Crianças portadoras de BE desproporcionada podem ser portadoras de síndromes genéticas ou cromossômicas. Nesse casos, solicita-se pesquisa radiológica de dismorfologias, para identificar sinais radiológicos sugestivos de osteocondrodisplasias ou deformidades ósseas, que podem estar presentes em algumas doenças genéticas ou cromossômicas. Investigação citogenética com cariótipo com banda G e pesquisa molecular são testes muito específicos e de custo muito elevado, e não devem ser solicitados rotineiramente.

Todos os pacientes que apresentem características dismórficas, alterações radiológicas ou que não sejam identificadas causas justificáveis para a BE devem ser encaminhados para avaliação de endocrinologista pediátrico e/ou geneticista.

Baixa estatura proporcionada

Crianças com velocidade de crescimento normal ou desconhecida e história e/ou exame físico que sugira retardo de crescimento secundário à doença crônica

No nosso serviço, mais de 85% dos pacientes encaminhados para avaliação de distúrbios do crescimento ou desenvolvimento puberal não trazem os dados antropométricos anteriores.

Em pacientes que apresentam VC normal sem sinais sugestivos de doença crônica, solicitam-se apenas uma radiografia de punho esquerdo para avaliação da IO e os dados antropométricos anteriores. Na impossibilidade da obter esses dados, acompanha-se a VC a cada 4 ou 6 meses.

A IO representa um marcador importante para avaliação e seguimento clínico e reflete o grau de maturação dos ossos de uma criança. Sua determinação é uma valiosa ferramenta para o acompanhamento das crianças com retardo de crescimento. Existem várias referências publicadas para avaliação da IO, como os métodos de Greulich-Pyle e de Tanner-Whitehouse. O primeiro é o mais difundido, por permitir uma avaliação mais fácil e rápida. Contudo, ele apresenta baixa precisão. O último, atualmente na terceira revisão (TW3), dispõe de boa precisão; porém, sua utilização demanda mais tempo.

Desaceleração do crescimento, estatura abaixo do canal familiar ou história e/ou exame físico que sugira retardo de crescimento secundário à doença crônica

Esses pacientes necessitam de investigação laboratorial para identificação etiológica da doença de base causadora do distúrbio do crescimento.

No nosso serviço, para esses pacientes, são solicitados: hemograma e ferritina; velocidade de hemossedimentação (VHS) ou proteína C-reativa; glicemia de jejum e eletrólitos (Na^+, K^+, Ca^{+2}, fósforo), transaminases, gama-GT e fosfatase alcalina; exames quimiocitológico de urina (urina tipo I/estudo de elementos anormais e sedimentares – EAS), gasometria venosa, ureia e creatinina, para avaliar a função tubular e glomerular; parasitológico de fezes e IgA total e autoanticorpos antitransglutaminase ou antigliadina ou antiendomísio, para investigação de doença celíaca. Em pacientes com história de infecções de repetição, as dosagens de outras imunoglobulinas, como IgG, IgM e IgE, podem ser úteis na investigação de imunodeficiências.

A avaliação hormonal inclui TSH, T4 livre para a avaliação da função tireoidiana; PTH, 25(OH) vitamina D e 1,25(OH)$_2$ vitamina D na investigação de quadros sugestivos de doença osteometabólicas, como raquitismos ou hipoparatireoidismo; IGF-1 e IGFBP-3, que podem estar diminuídos nos quadros de deficiência ou insensibilidade ao GH.

O cariótipo com banda G representa um exame que permite identificar anormalidades cromossômicas grosseiras, como as presentes nas síndromes de Turner ou Down, mas com um custo mais elevado e não está disponível em muitos laboratórios. Por essas razões, pode ser adiado ou solicitado posteriormente pelo endocrinologista pediátrico ou geneticista nos casos de sinais clínicos sugestivos de síndromes genéticas ou BE grave.

Alguns autores sugerem que, independentemente de a criança se encontrar dentro do alvo familiar, a investigação complementar deve ser realizada nas seguintes situações:

- BE grave (estatura com escore Z inferior a –3 DP).
- Estatura com escore Z entre –3 e –2 DP e desaceleração do crescimento (VC inferior ao percentil 25).

- Manifestações clínicas sugestivas de DGH ou IGH:
    - hipoglicemias;
    - microfalo ou micropênis;
    - criptorquidia bilateral;
    - defeitos de linha média.
- Presença de outras deficiências hormonais hipofisárias (congênitas ou adquiridas).
- Presença de um dos seguintes fatores de risco:
    - hipoplasia de nervo óptico;
    - neoplasia cerebral;
    - irradiação no crânio ou neuroeixo;
    - malformações hipofisárias documentadas ou achado incidental de alteração hipofisária em ressonância magnética (RM).

Seguimento

Pacientes com estatura dentro do canal familiar, VC normal para a idade e estadiamento puberal e IO compatível com a idade cronológica podem ser considerados com BE familiar (Figura 54.7). Os familiares devem ser orientados quanto ao potencial de crescimento da criança e o paciente não necessita realizar exames adicionais.

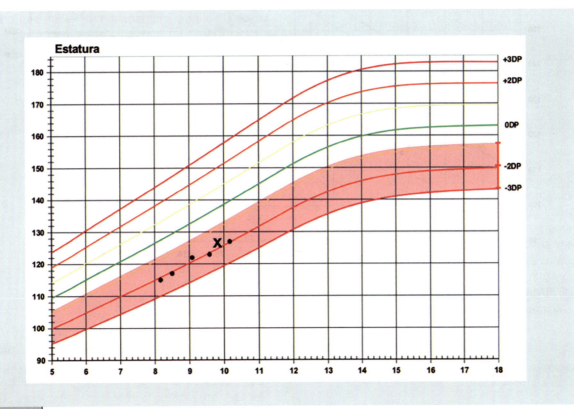

FIGURA 54.7 | Paciente com baixa estatura familiar.
Fonte: Elaborado pelo autor.

Do mesmo modo, pacientes com estatura dentro ou abaixo do canal familiar, VC normal para a idade e estadiamento puberal e IO pelo menos 1 ano atrasada em relação à idade cronológica podem ser consideradas com um quadro de retardo constitucional de crescimento e desenvolvimento (RCCD) (Figura 54.8). Uma ferramenta que pode auxiliar na avaliação do potencial de crescimento do paciente consiste na utilização de referências que possibilitam uma previsão da estatura final (PEF), como a publicada por Bayley e Pinneau ou ferramentas digitais como a *Adult Height Predictor*, da BoneXpert (disponível em <htttps://www.bonexpert.com/ahp/>). Como os pacientes com RCCD normalmente apresentam PEF dentro do canal familiar, os familiares e o paciente devem ser tranquilizados e informados sobre o potencial de crescimento da criança. Esses pacientes também não necessitam de investigação complementar adicional.

Contudo, crianças que apresentam BE grave ou estatura abaixo do canal de crescimento familiar, desaceleração do crescimento sustentada e PEF dentro ou abaixo do canal familiar, IO atrasada em relação à idade cronológica (Figura 54.9) e investigação laboratorial inicial normal devem ser encaminhados para acompanhamento com endocrinologista pediátrico e têm indicação de realização de dosagens de IGF-1 e IGFBP-3, de cariótipo (caso esses exames ainda não tenham sido realizados) e testes de estímulo de secreção de GH.

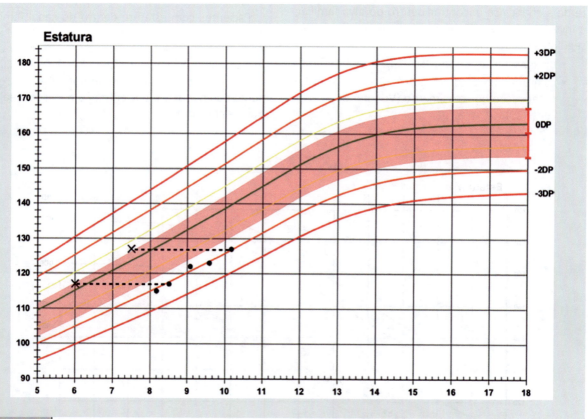

FIGURA 54.8 Paciente com retardo constitucional do crescimento e desenvolvimento.
Fonte: Elaborado pelo autor.

PARTE 3 • ESPECIALIDADES PEDIÁTRICAS

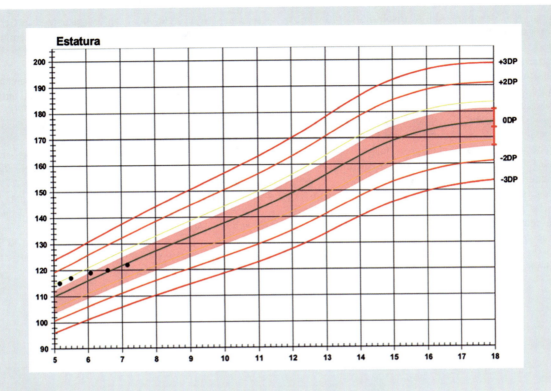

FIGURA 54.9 Paciente do sexo feminino apresentando estatura normal e dentro do canal familiar, mas com desaceleração do crescimento. Durante sua avaliação inicial, foi identificada doença celíaca.

Fonte: Elaborado pelo autor.

Bibliografia

- Al Nofal A, Schwenk WF. Growth failure in children. Nutr Clin Pract. 2013;28(6):651-8.
- Argente J. Challenges in the management of short stature. Horm Res Paediatr. 2016;85(1):2-10.
- Barstow C, Rerucha C. Evaluation of short and tall stature in children. Am Fam Physician. 2015;92(Jul 1):43-50.
- Bayley N, Pinneau SR. Tables for predicting adult height from skeletal age: revised for use with the Greulich-Pyle hand standards. J Pediatr. 1952;40(4):423-41.
- Boguszewski MC, Mericq V, Bergada I, Damiani D, Belgorosky A, Gunczler P, et al. Latin American Consensus: Children Born Small for Gestational Age. BMC Pediatr. 2011;11(1):66.
- Cohen P, Rogol AD, Deal CL, Saenger P, Reiter EO, Ross JL, et al. Consensus statement on the diagnosis and treatment of children with idiopathic short stature: A summary of the Growth Hormone Research Society, the Lawson Wilkins Pediatric Endocrine Society, and the European Society for Paediatric Endocrinology Workshop. J Clin Endocrinol Metab. 2008;93(11):4210-7.
- Graber E, Rapaport R. Growth and growth disorders in children and adolescents. Pediatr Ann. 2012;41(4):e65-72.
- Grimberg A, DiVall SA, Polychronakos C, Allen DB, Cohen LE, Quintos JB, et al. Guidelines for growth hormone and insulin-like growth factor-i treatment in children and adolescents: Growth hormone deficiency, idiopathic short stature, and primary insulin-like growth factor-I deficiency. Horm Res Paediatr. 2016;86(6):361-97.

- Gripp KW, Slavotinek AM, Allanson JE, Hall JG. Limbs. In: Handbook of physical measurements. 3. ed. New York: Oxford University Press; 2013. p. 197-262.
- Lazar L, Phillip M. Pubertal disorders and bone maturation. Endocrinol Metab Clin North Am. 2012; 41(4):805-25.
- Nwosu BU, Lee MM. Evaluation of short and tall stature in children. Am Fam Physician. 2008;78(5):597-604.
- Rabago J, Marra K, Allmendinger N, Shur N. The clinical geneticist and the evaluation of failure to thrive versus failure to feed. Am J Med Genet Part C Semin Med Genet. 2015;169(4):337-48.
- Rogol AD, Hayden GF. Etiologies and early diagnosis of short stature and growth failure in children and adolescents. J Pediatr. 2014;164(5 Suppl.):S1-14.
- Romero CJ, Mehta L, Rapaport R. Genetic techniques in the evaluation of short stature. Endocrinol Metab Clin North Am. 2016;45(2):345-58.

- Seaver LH, Irons M, American College of Medical Genetics (ACMG) Professional Practice and Guidelines Committee. ACMG practice guideline: genetic evaluation of short stature. Genet Med. 2009;11(6):465-70.
- Setian N, Kuperman H, Della Manna T, Damiani D, Dichtchekenian V. Análise crítica da previsão da altura final. Arq Bras Endocrinol Metabol. 2003;47:695-700.
- Tanner JM, Whitehouse RH, Takaishi M. Arch Dis Child. 1966;41:454-71;613-35.
- World Health Organization. The WHO Child Growth Standards. Disponível em: http://www.who.int/growthref/en/. Acesso em: 1 out. 2018.
- World Health Organization. Growth reference data for 5 to 19 years. Disponível em: http://www.who.int/childgrowth/en/. Acesso em: 1 out. 2018.
- Zeve D, Regelmann MO, Holzman IR, Rapaport R. Small at birth, but how small? The Definition of SGA Revisited. Horm Res Paediatr. 2016;86(5):357-60.

CAPÍTULO 55

Investigando a Criança com Distúrbios da Puberdade

Gil Kruppa Vieira

Introdução

A puberdade é um período de transição entre a infância e a idade adulta, caracterizando um processo de modificações físicas e comportamentais, definidas pelo desenvolvimento dos caracteres sexuais secundários até alcançar a capacidade reprodutiva. Durante a puberdade, ocorre também o estirão de crescimento, com duração de cerca de 3 anos, com rápido ganho de peso e comprimento.

A antecipação ou o atraso no início da puberdade constitui um motivo de grande preocupação e o principal no encaminhamento de cerca de 30% dos pacientes acompanhados no Ambulatório de Endocrinologia Pediátrica do Hospital das Clínicas da Faculdade de Medicina de Botucatu (HCFMB/Unesp).

Este capítulo tem como objetivo rever os conceitos de desenvolvimento puberal normal, as causas mais comuns de antecipação ou atraso e a possível abordagem inicial do pediatra.

Puberdade normal

Os exatos mecanismos desencadeadores da puberdade ainda não estão completamente elucidados, mas envolvem uma complexa interação entre fatores inibidores e ativadores que resultam em mudanças nos vários eixos hipotálamo-hipofisários.

O eixo hipotálamo-hipófise-gonadal (HHG) está ativo desde a 10ª semana gestacional até os 6 meses de vida, quando entra em uma fase de aquiescência. Nos meninos, há uma elevação tanto das gonadotrofinas quanto da testosterona a valores semelhantes aos da puberdade logo após o período neonatal, atingindo seu pico entre 1 e 3 meses de vida e progressiva redução até os 6 meses de vida. Nas meninas, as concentrações do hormônio folículo-estimulante (FSH) persistem elevadas até por volta dos 4 anos de idade.

A puberdade inicia-se quando os neurônios da área pré-óptica do hipotálamo começam a secretar hormônio liberador de gonadotrofina (GnRH) de maneira pulsátil, o que estimula a secreção de hormônio luteinizante (LH) e FSH pela adeno-hipófise. Enquanto o LH estimula a produção de andrógenos tanto pelas células de Leydig quanto pelas células da teca ovariana, o FSH é responsável por estimular a proliferação das células de Sertoli e, consequentemente, o aumento no volume testicular e espermatogênese no sexo masculino, estimular a conversão dos andrógenos ovarianos em estrogênios, pelas células foliculares do ovário, bem como a produção de óvulos, progesterona e inibina.

Em geral, o primeiro sinal de início da puberdade nas meninas consiste no aparecimento do broto mamário (telarca), precedendo o surgimento dos pelos pubianos (pubarca) entre 12 e 18 meses e a menarca em 24 a 36 meses. Nos meninos, considera-se marco inicial da puberdade o aumento no volume testicular > 4 cm³. Embora ocorra durante a puberdade, a pubarca não deve ser considerada marco inicial da puberdade.

CAPÍTULO 55 • INVESTIGANDO A CRIANÇA COM DISTÚRBIOS DA PUBERDADE

A definição clássica de "puberdade normal" é aquela que se dá entre os 8 e 13 anos de idade na menina e entre os 9 e 14 anos no menino. Entretanto, esse conceito tem sido questionado, pois se baseia na hipótese de que os eventos puberais apresentam uma distribuição normal, e de que tais valores de idade encontram-se 2 desvios-padrão acima e abaixo da média populacional. Além disso, estudos recentes sugerem que a idade de início da puberdade está diminuindo tanto em meninas quanto em meninos.

Para uma adequada caracterização do grau de maturação da puberdade, Tanner padronizou uma metodologia de estadiamento utilizada até hoje, fundamentada na avaliação das mamas e dos pelos pubianos no sexo feminino (Figura 55.1) e dos genitais e pelos pubianos no sexo masculino (Figura 55.2).

Durante a puberdade, também ocorre o estiramento de crescimento, em que há ganho de cerca de 20% da estatura final. Nas meninas, o estirão inicia-se entre M2 e M3 e atinge seu pico entre M3 e M4. Já nos meninos, surge mais tardiamente, entre G3 e G4, atingindo seu pico entre G4 e G5, justificando a diferença de estatura em 12 a 13 cm em relação às meninas.

Variações na normalidade

■ Telarca prematura

Trata-se de um processo benigno caracterizado pelo desenvolvimento mamário, uni ou bilateral, sem aceleração do crescimento ou avanço da idade óssea.

Em geral, ocorre antes dos 2 anos de idade e regride em alguns meses. Em crianças mais velhas, essa regressão não costuma ser observada. Como até 20% das crianças com telarca precoce podem progredir para puberdade precoce, devem ser avaliadas clinicamente a cada 4 meses e, se apresentarem aceleração do crescimento, progressão do desenvolvimento sexual ou avanço da idade óssea, ser encaminhadas ao endocrinologista pediátrico.

■ Pubarca precoce

Entre 6 e 8 anos de idade, há um aumento na produção dos andrógenos, especialmente de sulfato de de-hidroepiandrosterona (DHEA-S) e androstenediona, pelo córtex das suprarrenais, sem aparecimento de pelos nas regiões genital e axilar.

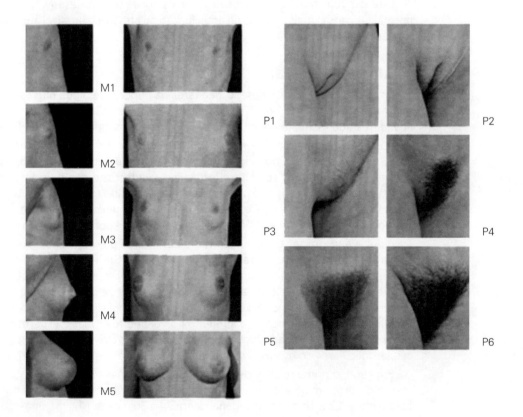

FIGURA 55.1 | Estadiamento puberal de meninas.
Fonte: Adaptada de Eugster, 2009.

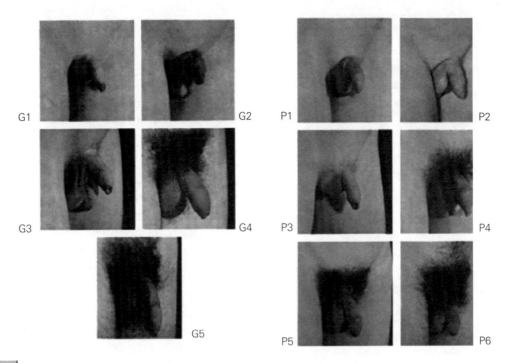

FIGURA 55.2 | Estadiamento puberal de meninos.
Fonte: Adaptada de Feuillan et al., 2007.

A pubarca precoce se caracteriza pelo aparecimento de pilificação tanto genital quanto axilar antes do início da puberdade. É mais comum no sexo feminino que no masculino (9:1), e as crianças são discretamente mais altas do que a média para a idade associada a um ligeiro avanço de idade óssea, mantendo uma velocidade de crescimento normal para a idade.

Na maioria das crianças com pubarca precoce, a causa não é identificada e cursa de maneira benigna. Contudo, algumas doenças que cursam com pubarca, como hiperplasia adrenal congênita (HAC) e tumores adrenocorticais, devem ser descartadas. Alguns autores identificaram a ocorrência de pubarca precoce com dislipidemia, obesidade e hiperandrogenismo ovariano.

▪ Retardo constitucional do crescimento e desenvolvimento (RCCD)

Trata-se do nome dado àquelas crianças saudáveis que apresentam um atraso no desenvolvimento puberal e que se desenvolvem espontaneamente após o limite de idade superior. Embora o RCCD seja a causa mais comum de atraso no desenvolvimento puberal tanto em meninos quanto em meninas, representa um diagnóstico de exclusão e outras etiologias associadas ao atraso puberal devem ser investigadas e descartadas.

Essas crianças frequentemente apresentam baixa estatura associada a uma velocidade de crescimento baixa, mas dentro dos limites de normalidade para crianças pré-púberes e idade óssea atrasada.

Puberdade precoce

Considera-se puberdade precoce quando há o desenvolvimento dos caracteres sexuais secundários – telarca ou aumento do volume testicular – antes dos 8 anos de idade nas meninas e 9 anos nos meninos.

Dependendo da idade de início, tal antecipação pode resultar em redução na estatura final por consequência de aceleração na maturação óssea e fechamento precoce das epífises ósseas.

Didaticamente, as etiologias de puberdade precoce podem ser classificadas em dependentes ou independentes de gonadotrofinas, conforme descrito no Quadro 55.1.

▪ Puberdade precoce dependente de gonadotrofinas (PPDG)

Também chamada de puberdade precoce central ou verdadeira, a PPDG é causada por maturação precoce do eixo HHG e ocorre com uma frequência de 1:5.000 a 1:10.000, mais comumente no sexo feminino do que no masculino.

CAPÍTULO 55 • INVESTIGANDO A CRIANÇA COM DISTÚRBIOS DA PUBERDADE

QUADRO 55.1 — Causas de distúrbios da puberdade

A. Variações da normalidade

1. Telarca precoce
2. Pubarca precoce
3. Atraso constitucional do crescimento e desenvolvimento

B. Puberdade precoce dependente de gonadotrofinas

1. Idiopática
2. Lesões de sistema nervoso central:
   – Hidrocefalia
   – Radioterapia
   – Infecções
   – Trauma
3. Neoplasias:
   – Hamartoma hipotalâmico
   – Gliomas
   – Ependimomas
   – Craniofaringiomas
   – Astrocitomas

C. Puberdade precoce dependente de gonadotrofinas

1. Neoplasias:
   – Tumores adrenocorticais virilizantes
   – Tumores testiculares – células de Leydig
   – Tumores ovarianos – células da granulosa
   – Tumores produtores de hCG – disgerminoma, coriocarcinoma, teratoma, hepatoma (ou hepatoblastoma?)
2. Hiperfunção hormonal:
   – Testotoxicose familiar – mutação ativadora do receptor do LH
   – Síndrome de McCune-Albright
3. Outras causas:
   – Exposição a estrógenos ou andrógenos
   – Hipotireoidismo grave crônico
   – Iatrogênico

D. Hipogonadismo hipogonadotrófico

1. Hipogonadismo hipogonadotrófico congênito isolado:
   – Síndrome de Kallmann
   – Hipogonadismo hipogonadotrófico isolado
2. Hipogonadismo hipogonadotrófico funcional
   – Amenorreia hipotalâmica
   – Hipogonadismo masculino funcional
3. Neoplasias
4. Malformações
5. Hipogonadismo hipogonadotrófico associado a outras disfunções hipofisárias
6. Hipogonadismo hipogonadotrófico associado a síndrome:
   – Síndrome de Prader-Willi
   – Síndrome de Laurence-Moon-Bardel-Biedl
   – Síndrome CHARGE

E. Hipogonadismo hipergonadotrófico

1. Síndrome de Turner
2. Síndrome de Klinefelter
3. Insuficiência gonadal bilateral
4. Anorquia
5. Insuficiência ovariana ou testicular primária
6. Radiação
7. Drogas
8. Trauma
9. Infecção

hCG: gonadotrofina coriônica humana.

Fonte: Adaptado de Berberoğlu, 2009 e Brito et al., 2016.

Na maioria dos casos, não se consegue identificar a etiologia da PPDG, sendo definida como idiopática; contudo, lesões orgânicas e fatores ambientais como poluentes, inseticidas e hormônicos também podem estar envolvidos na etiologia do desbloqueio precoce do eixo HHG. Alguns fatores de risco, como adrenarca precoce e retardo de crescimento intraútero, têm sido associados ao desenvolvimento de PPDG. Em até 90% dos casos em meninas e 60% dos casos em meninos, a PPDG é idiopática e benigna, embora possa ser causada por doenças orgânicas, que devem ser descartadas. Pacientes portadores de malformações de sistema nervoso central, neurofibromatose tipo 1 ou expostos a radioterapia apresentam um risco muito aumentado para desenvolvimento de PPDG.

Os hamartomas hipotalâmicos são lesões congênitas, não neoplásicas, formados por neurônios produtores de GnRH e que, consequentemente, podem estimular a secreção de gonadotrofinas. Em geral, apresentam-se clinicamente com convulsivas gelásticas resistentes a tratamento anticonvulsivante, alterações cognitivas e puberdade precoce iniciada entre 2 e 4 anos de idade.

■ Puberdade precoce independente de gonadotrofinas (PPIG)

É definida como as formas de puberdade precoce em que não há ativação do eixo HHG e pode ser classificada, de acordo com sua etiologia, em congênitas ou adquiridas (ver Quadro 55.1).

Das causas congênitas, a mais comum é a HAC, causada por defeito em uma das enzimas da esteroidogênese adrenal, principalmente a enzima 21-hidroxilase. Os meninos portadores das formas clássicas não perdedoras de sal manifestam-se com pubarca precoce e aumento peniano antes dos 4 anos de idade, enquanto as meninas já nascem com virilização importante da genitália externa.

A síndrome de McCune-Albright caracteriza-se pela tríade clássica: manchas café com leite de bordas irregulares, bem delimitadas e que, na maioria dos casos, seguem as linhas de Blaschko, sem atravessar a linha média; displasia fibrosa poliostótica e puberdade precoce de início entre 2 e 6 anos de idade; e história natural muito heterogênea. Não raramente, inicia-se como menarca precoce sem o aparecimento do broto mamário, de desenvolvimento posterior.

Puberdade atrasada

Define-se como a ausência de desenvolvimento sexual ou desenvolvimento incompleto dos caracteres sexuais secundárias após os 13 anos em meninas ou 14 anos em meninos, exigindo avaliação. Da mes-

PARTE 3 • ESPECIALIDADES PEDIÁTRICAS

ma maneira, meninas que não apresentam menarca após os 15 anos de idade ou 5 anos após o início da puberdade e os meninos que não completam o seu desenvolvimento puberal até 4 anos e meio após seu início devem ser avaliados.

A puberdade atrasada pode afetar a autoestima e o bem-estar social do paciente, principalmente por *bullying*, além da preocupação excessiva tanto do paciente quanto de seus familiares com a possibilidade de afetar sua estatura final.

Assim como a puberdade precoce, o atraso puberal pode representar uma variação do desenvolvimento normal, conhecido como RCCD, mas também estar associado à ausência de ativação do eixo HHG e a defeitos na síntese de esteroides sexuais pelos ovários ou testículos.

As causas de puberdade atrasada podem ser classificadas em três grandes grupos: hipogonadismo hipergonadotrófico, hipogonadismo hipogonadotrófico permanente e hipogonadismo hipogonadotrófico transitório ou funcional, em que o atraso da puberdade é causado pela maturação tardia do eixo hipotálamo-pituitária-gonadal (HPG) secundário a uma condição subjacente (ver Quadro 55.1).

Os hipogonadismos hipergonadotróficos se caracterizam por elevação nas gonadotrofinas secundária à deficiência na produção dos esteroides sexuais pelas gônadas e pela consequente falta de *feedback* negativo. Já os hipogonadismos hipogonadotróficos – permanentes ou transitórios – são causados por deficiência hipotalâmica ou hipofisária na produção ou ação de gonadotrofinas.

Avaliação

Toda criança com suspeita de algum distúrbio do desenvolvimento puberal deve ser investigada, com cuidadoso monitoramento do ritmo de progressão da puberdade e a identificação de tal distúrbio, a fim de evitar o estresse emocional causado tanto pelo distúrbio em si – *bullying*, autoestima, preocupação familiar – quanto pela necessidade de coleta de exames durante a investigação, além de minimizar os efeitos desse distúrbio na saúde.

Outro ponto importante que o pediatra deve lembrar reside no fato de que os distúrbios de puberdade são definidos a partir de um critério estatístico e nem toda criança que inicia sua puberdade mais precocemente ou mais tardiamente apresenta doenças.

■ História clínica

Uma história clínica detalhada é muito importante na avaliação dos distúrbios do desenvolvimento puberal. Dados como época de início dos primeiros sinais de puberdade e velocidade de progressão são informações muito valiosas, bem como velocidade de crescimento nos últimos 6 a 12 meses. Na ausência de dados de estatura pregressos, a criança deve ser avaliada prospectivamente por, pelo menos, 6 meses.

Informações como condições de nascimento, antecedentes pessoais de infecções, traumas, uso de medicamentos e doenças anteriores, história de cefaleia, alterações da acuidade visual, anosmia, galactorreia, presença de acne e oleosidade da pele, ereções e sangramento vaginal, bem como antecedentes familiares de idade de início da puberdade nos pais e em irmãos e presença de casos semelhantes na família, podem auxiliar no diagnóstico.

■ Exame físico

Além dos dados antropométricos, como peso, estatura e proporções corporais (envergadura), o pediatra deve examinar detalhadamente a criança, incluindo presença de estigmas sindrômicos, alterações cutâneas (p. ex., manchas café com leite, neurofibromas, hirsutismo, acne ou oleosidade da pele), presença de alterações neurológicas, alterações de campo visual, bócio, galactorreia e palpação abdominal.

O estadiamento puberal deve ser realizado de acordo com o método de Tanner e Marshall. Na avaliação das mamas, é importante deixar registrados o tamanho das glândulas mamárias, o diâmetro dos mamilos e da aréola mamária. O diâmetro dos mamilos aumenta mais nos estágios M4 e M5. A avaliação do genital masculino inclui a tanto o tamanho peniano quanto o volume testicular, que deve ser feito por meio do orquidômetro de Prader ou Takihara.

■ Laboratorial

Avaliação inicial

Deve incluir a verificação da idade óssea e a dosagem de FSH, LH e dos esteroides sexuais (testosterona ou estradiol), utilizando, preferencialmente, metodologias mais sensíveis, como os ensaios de imunoquimioluminescência (ICMA), de eletroquimioluminescência (ECLA) e imunofluorimétrico (IFMA).

A idade óssea representa uma ferramenta essencial na avaliação das crianças tanto com puberdade precoce quanto atrasada. Avanços na idade óssea podem ser encontrados em crianças com pubarca precoce e puberdade precoce. É importante lembrar que, nas primeiras, tal avanço na maturação óssea é discreto e não há aceleração na velocidade de crescimento. Crianças com telarca ou menarca precoce benigna geralmente cursam com idade óssea compatível com a idade cronológica, e aquelas com puberal atrasada, com atraso na idade óssea. O cálculo de previsão de estatura final é outra ferramenta valiosa para avaliar se há possibilidade de comprometimento

313

da estatura final e, muitas vezes, tranquilizar a família frente a uma variante da normalidade.

Crianças com puberdade precoce apresentam valores de LH maiores que 0,3 UI/L por ICMA ou maiores que 0,6 UI/L por IFMA confirmam o diagnóstico de PPDG tanto em meninos quanto em meninas, podendo demonstrar valores de esteroides sexuais normais ou elevados. Entretanto, até 30% das meninas podem apresentar sobreposição de valores de LH basal pré-puberal e puberal inicial, mesmo com os testes mais sensíveis, casos em que está indicada a realização de teste de estímulo com GnRH ou análogo de GnRH. Confirma-se PPDG um valor de LH superior a 6,9 UI/L em meninas e 9,6 UI/L em meninos no teste com GnRH e acima de 10 UI/L no teste com análogo de GnRH.

Crianças com atraso puberal e elevação persistente de gonadotrofinas com níveis pré-puberais de esteroides sexuais sugerem hipogonadismo hipergonadotrófico. Um grande desafio consiste em diferenciar laboratorialmente crianças com RCCD daquelas com hipogonadismo hipogonadotrófico, exigindo a realização de mais exames de segunda linha, como dosagem de inibina B, hormônio antimülleriano, testes de estímulo com GnRH ou agonistas de GnRH e testes de estimulação com gonadotrofina coriônica humana (hCG).

Outros exames úteis na avaliação inicial dos pacientes com distúrbios de desenvolvimento puberal estão descritos no Quadro 55.2.

QUADRO 55.2 — Avaliação laboratorial

Avaliação inicial

- Idade óssea
- Hemograma, proteína C-reativa ou VHS, análise bioquímica e eletrólitos, doença celíaca para investigar doenças crônicas, TSH e T4 livre para avaliação da função tireoidiana
- Ultrassonografia da pelve

Exames de avaliação complementar

- Alfafetoproteína – tumores hepáticos (hepatomas) e testiculares, assim como de disfunções hepáticas em geral
- DHEA-S para avaliação de adrenarca normal ou patológica e diagnóstico de carcinoma adrenal
- 17-OHP, para diagnóstico de HAC
- hCG basal para avaliação de tumores testiculares ou de células germinativas
- Dosagem de AMH e inibina B
- Cariótipo
- TC ou RM de crânio
- TC abdominal
- Testes de estímulo com GnRH ou GnRHa
- Teste de estímulo com hCG

VHS: velocidade de hemossedimentação; TSH: hormônio tireoestimulante; DHEA-S: sulfato de de-hidroepiandrosterona; 17-OHP: 17-hidroxiprogesterona; HAC: hiperplasia adrenal congênita; hCG: gonadotrofina coriônica humana; AMH: hormônio antimülleriano; TC: tomografia computadorizada; RM: ressonância magnética; GnRHa: agonista do hormônio liberador de gonadotrofinas.

Fonte: Elaborado pelo autor.

Ultrassonografia

A ultrassonografia pélvica compreende outro teste que pode deve ser realizado em meninas para avaliação da morfologia e das dimensões uterinas, bem como o tamanhos dos ovários.

Em meninas pré-púberes, o útero é visualizado posteriormente à bexiga, em geral na linha média, apresentando forma tubular ou cônica e o tamanho do corpo menor ou igual ao do colo (tamanho < 4 cm e volume < 1,8 mL). O endométrio não costuma ser visível ou pode apresentar no máximo 1 mm de espessura. Os ovários são pequenos, com tamanho máximo de 2 cm^3.

Nas meninas com PPDG, a exposição prolongada das gonadotrofinas causa modificações tanto na forma uterina, tornando-a piriforme, quanto nas proporções da espessura endometrial e do tamanho uterino e ovariano. Crianças com PPIG geralmente apresentam aumento assimétrico nos ovários e aumento nas dimensões uterinas.

A presença de cistos foliculares, alterações no diâmetro de folículos ou mesmo na espessura do endométrio pode compreender um achado em crianças pré-púberes.

Outros exames estão descritos no Quadro 55.2 e incluem avaliação bioquímica e hormonal, para descartar doenças associadas à puberdade precoce, cariótipo para detectar a presença de anormalidades cromossômicas, como a síndrome de Turner ou Klinefelter, realização de tomografia computadorizada ou ressonância magnética de sistema nervoso ou abdominal, para identificar malformações do sistema nervoso central, do trato geniturinário ou causas ovariana ou adrenal associadas à puberdade precoce.

Tratamento

O tratamento dos distúrbios de desenvolvimento puberal deve ser iniciado e conduzido sob orientação de um endocrinologista pediátrico ou pediatra com experiência em tais casos, e o paciente avaliado ambulatorialmente a cada 3 ou 4 meses para garantir o sucesso do tratamento com monitoramento cuidadoso dos efeitos adversos.

■ Puberdade precoce

O tratamento da puberdade precoce tem como objetivo impedir a evolução da puberdade até alcançar a idade normal para seu desenvolvimento, garantindo uma estatura final dentro do alvo familiar genético. Outros benefícios do bloqueio puberal consistem em reduzir o risco de abuso sexual, o início precoce da atividade sexual e prevenir a gravidez em uma idade muito precoce. O bloqueio puberal em crianças com

PARTE 3 • ESPECIALIDADES PEDIÁTRICAS

doenças neurológicas incapacitantes, retardo mental ou em distúrbios comportamentais não é consenso e, portanto, não está indicado.

Puberdade precoce dependente de gonadotrofinas

A opção de tratar as crianças com PPDG depende da presença de comprometimento da estatura final e menarca precoce, cujo início deve ser decidido em conjunto com a família. Nas crianças menores de 6 anos, com rápido avanço de idade óssea e previsão de estatura final 1 desvio-padrão abaixo do alvo familiar, o tratamento está indicado.

Os análogos de GnRH são usados para tratamento da PPDG desde o início da década de 1980 e seu efeito baseia-se na perda de sensibilidade e *down-regulation* dos receptores de GnRH e consequente diminuição na produção de gonadotrofinas. Nos primeiros 3 meses de tratamento, é possível observar pequeno avanço puberal, como aumento das mamas ou mesmo sangramento vaginal; porém, é considerado um tratamento seguro e com efeitos adversos mínimos.

No nosso serviço, utiliza-se acetato de leuprorrelina na dose de 3,75 mg, via intramuscular, a cada 28 dias. Se o paciente apresenta boa resposta ao tratamento, faz-se a transição para uma dose de 11,25 mg a cada 3 meses. Embora não exista superioridade do tratamento trimestral sobre o mensal, o primeiro facilita a adesão e minimiza o desconforto da aplicação do tratamento. Nos casos de controle laboratorial insatisfatório, a dose é aumentada para 7,5 mg, mensal ou quinzenalmente.

Puberdade precoce independente de gonadotrofinas

O tratamento da PPIG depende inteiramente de sua etiologia. Em virtude da raridade de casos de síndrome de McCune-Albright e testotoxicose, o número de casos estudados é pequeno. Os poucos estudos realizados mostram que os pacientes se beneficiam com o uso de inibidores de aromatase, em associação a medicações moduladoras ou bloqueadoras de receptores estrogênicos. Quando não há bloqueio puberal adequado, podem ser associados cetoconazol e espironolactona.

■ Puberdade atrasada

O bem-estar psicossocial e a ansiedade do paciente e familiares também estão presentes nas crianças com puberdade atrasada e devem ser levados em consideração como opção à instituição de tratamento medicamentoso. Outro ponto a se ter em mente é o prejuízo na aquisição de massa óssea causado pela falta de produção de esteroides sexuais.

Tanto nos pacientes com hipogonadismo hipogonadotrófico quanto naqueles com hipergonadotrófico, o tratamento é feito com a reposição de esteroides sexuais em doses baixas, aumentadas progressivamente até chegar a doses de reposição de adultos com hipogonadismo, em um período de até 3 anos.

A terapia com estrógenos deve ser iniciada a partir dos 12 anos e administrada tanto via transdérmica quanto oral (Quadro 55.3) – a primeira tem a vantagem de evitar os efeitos de primeira passagem hepática sobre a cascata de coagulação; entretanto, a adesão ao tratamento é menor. Os adesivos transdérmicos podem ser cortados conforme a dose em uso, trocados a cada 3 ou 4 dias. Os efeitos adversos mais comuns são risco de tromboembolismo arterial ou venoso, hipertensão arterial e outras doenças cardiovasculares, hepatotoxicidade e câncer de mama.

QUADRO 55.3	Estrogênios utilizados para indução da puberdade em meninas

1) Estrógenos transdérmicos

Iniciar com 12,5 mcg (¼ do adesivo de 25 mcg), a cada 5 a 7 dias, aumentando progressivamente a dose em 12,5 mcg a cada 6 meses até alcançar a dose de 50 mcg
Dose de reposição em adultos: 50 a 100 mcg/semana
Apresentação:
• Estradot® adesivos transdérmicos com 25, 50 ou 100 mcg

2) Estrógenos orais

Estrógenos conjugados: iniciar com 5 mcg/kg, via oral, dose única diária, aumentando a dose progressivamente a cada 6 meses para 10 mcg/kg, 15 mcg/kg e 20 mcg/kg
Dose de reposição em adultos: 1 a 2 mg/dia
Apresentação:
• Premarin® drágeas com 0,3 ou 0,625 mg
• Primogyna® blister com 1 ou 2 mg

Fonte: Elaborado pelo autor.

O tratamento com cipionato de testosterona (Deposteron® 200 mg/2 mL) deve ser iniciado a partir dos 14 anos de idade, com dose inicial de 50 mg aplicada mensalmente, via intramuscular, aumentada em 50 mg a cada 6 a 12 meses. Após alcançar dose mensal de 150 a 200 mg, reduzir o intervalo para quinzenal (dose de reposição em adultos: 1.000 mg, a cada 15 dias).

■ Retardo constitucional do crescimento e desenvolvimento

As opções para o manejo do RCCD incluem observação expectante ou uso de doses baixas de esteroides sexuais – testosterona, em meninos, e estrógenos, em meninas – com o objetivo de promover o crescimento e o desenvolvimento dos caracteres sexuais secundários sem avançar a idade óssea e, muitas vezes, melhorando o bem-estar psicossocial.

Bibliografia

- Abitbol L, Zborovski S, Palmert MR. Evaluation of delayed puberty: what diagnostic tests should be performed in the seemingly otherwise well adolescent? Arch Dis Child. 2016;101(8):767-71.
- Abreu AP, Kaiser UB. Pubertal development and regulation. Lancet Diabetes Endocrinol. 2016;4(3):254-64.
- Battaglia C, De Iaco P, Iughetti L, Mancini F, Persico N, Genazzani AD, et al. Female precocious puberty, obesity and polycystic-like ovaries. Ultrasound Obstet Gynecol. 2005;26(6):651-7.
- Berberoğlu M. Precocious puberty and normal variant puberty: definition, etiology, diagnosis and current management. J Clin Res Pediatr Endocrinol. 2009;1(4):164-74.
- Brito VN, Spinola-Castro AM, Kochi C, Kopacek C, Silva PCA da, Guerra-Júnior G. Central precocious puberty: revisiting the diagnosis and therapeutic management. Arch Endocrinol Metab. 2016;60(2):163-72.
- Carel J-C, Eugster EA, Rogol A, Ghizzoni L, Palmert MR. Consensus statement on the use of gonadotropin-releasing hormone analogs in children. Pediatrics. 2009;123(4):e752-e762.
- Chipkevitch E. Avaliação clínica da maturação sexual na adolescência. J Pediatr (Rio J). 2001;77(Supl. 2):S135-42.
- Chulani VL, Gordon LP. Adolescent growth and development. Prim Care Clin Off Pract. 2014;41(3):465-87.
- Dunkel L, Quinton R. Transition in endocrinology: Induction of puberty. Eur J Endocrinol. 2014;170(6):229-39.
- Eugster EA. Peripheral precocious puberty: causes and current management. Horm Res Paediatr. 2009;71(1):64-7.
- Feuillan P, Calis K, Hill S, Shawker T, Robey PG, Collins MT. Letrozole treatment of precocious puberty in girls with the McCune-Albright syndrome: a pilot study. J Clin Endocrinol Metab. 2007;92(6):2100-6.
- Gawlik A, Malecka-Tendera E. Treatment of Turner's syndrome during transition. Eur J Endocrinol. 2014; 170(2):R57-74.
- Güven A, Cinaz P, Bideci A. Is premature adrenarche a risk factor for atherogenesis? Pediatr Int. 2005;47(1):20-5.
- Harrington J, Palmert MR. Distinguishing constitutional delay of growth and puberty from isolated hypogonadotropic hypogonadism: Critical appraisal of available diagnostic tests. J Clin Endocrinol Metab. 2012;97(9):3056-67.
- Lewis K, Lee PA. Endocrinology of male puberty. Curr Opin Endocrinol Diabetes Obes. 2009;16(1):5-9.
- Mazgaj M. Sonography of abdominal organs in precocious puberty in girls. J Ultrason. 2013;13(55):418-24.
- Neville KA. Precocious pubarche is associated with SGA, prematurity, weight gain, and obesity. Arch Dis Child. 2005;90(3):258-61.
- Palmert MR, Dunkel L. Clinical practice. Delayed puberty. N Engl J Med. 2012;366(5):443-53.
- Schoelwer M, Eugster EA. Treatment of peripheral precocious puberty. In: Bourguignon JP, Parent AS (orgs.). Endocrine development: Puberty from bench to clinic. Liège: Karger International; 2016. p. 230-9.
- Witchel SF. Disorders of puberty: Take a good history! J Clin Endocrinol Metab. 2016;101(7):2643-6.
- Zacharin M. Pubertal induction in hypogonadism: Current approaches including use of gonadotrophins. Best Pract Res Clin Endocrinol Metab. 2015;29(3):367-83.

CAPÍTULO 56

Diabetes Melito

Israel Diamante Leiderman • Dânae Braga Diamante Leiderman • José Roberto Fioretto • Mário Roberto Hirschheimer

Introdução/definição

Diabetes é a segunda doença crônica mais comum da infância (asma é a primeira), e tem-se vivido uma epidemia mundial dessa condição, principalmente em países em desenvolvimento.

Diabetes melito (DM) não é uma única doença, mas um grupo heterogêneo de distúrbios metabólicos que apresenta em comum a hiperglicemia, resultante de defeitos na ação da insulina, na secreção de insulina ou em ambas.

A classificação proposta pela Organização Mundial da Saúde (OMS), pela American Diabetes Association (ADA) e pelas Diretrizes da Sociedade Brasileira de Diabetes (SBD) inclui: DM tipo 1 (DM1), DM tipo 2 (DM2), outros tipos específicos de diabetes e diabetes gestacional.

Diabetes melito tipo 1

Corresponde a 10% de todos os casos de DM e se caracteriza pela destruição das células beta resultando na deficiência de insulina. Em 90% das vezes, essa destruição é imunomediada, podendo-se encontrar os marcadores meses ou até mesmo anos antes do diagnóstico (fase pré-clínica); são eles: autoanticorpos anti-ilhota ou antígenos específicos da ilhota, abrangendo os anticorpos anti-insulina, antidescarboxilase do ácido glutâmico (GAD65), antitirosina-fosfatases (IA2 e IA2B) e anti-transportador de zinco (Znt). A fisiopatologia do DM1 envolve fatores genéticos: sistema HLA (DR3 e DR4 como fatores de risco e DR2 como fator protetor) e ambientais como infecções virais e/ou nutricionais (introdução precoce de leite de vaca ou deficiência de vitamina D etc.).

■ Quadro clínico

Apresentação

Desde o assintomático até o clássico, com poliúria, polidipsia, nictúria e perda de peso nas 2 a 6 semanas que precedem o diagnóstico e promovem a cetoacidose. No entanto, existem quadros clínicos atípicos que evoluem lentamente podendo durar meses, como enurese em uma criança que controlava o esfíncter previamente, o que pode ser confundido com infecção urinária ou por excesso de ingestão de água antes de dormir; vômitos que podem ser confundidos com gastrenterite ou forte dor abdominal que se confunde com apendicite; perda crônica de peso em uma criança que preserva o crescimento; candidíase vaginal em meninas pré-púberes e infecções de pele recorrentes, são exemplos desses quadros.

■ Diagnóstico

Algumas situações que podem atrasar ou confundir o diagnóstico consiste em:

- Crianças com menos de 3 anos que evoluem rapidamente para cetoacidose, confundindo com sepse ou pneumonia ou asma pela hiperventilação.
- Recém-nascidos que podem apresentar desidratação e irritabilidade sem causa aparente.
- Adolescentes com diabetes tipo 2 abrindo quadro com cetoacidose (ver adiante).

Fase de remissão transitória (fase de lua de mel)

É importante esclarecer as famílias sobre a transitoriedade dessa fase para evitar falsas esperanças de cura do diabetes. Nesse momento, a insulina não deve ser totalmente suspensa.

■ Diagnóstico laboratorial

- Glicemia: de jejum > 125 mg% ou > 200 mg% aleatoriamente.
- Hemoglobina glicada > 6,5%.
- Autoanticorpos pancreáticos para confirmação de DM1A (1B apresentam-se negativos).
- Peptídeo C que sugere DM2 se normal ou alto.
- Nota-se que o teste de tolerância a glicose é desnecessário para o DM1.

■ Monitoramento

- Glicemia capilar 4 a 6 vezes por dia: jejum, antes e 2 h após as refeições, antes de dormir e ocasionalmente de madrugada.
- Monitoramento intersticial com sistema *flash*: Libre® – Abbott (Figura 56.1); ou
- Monitoramento contínuo de glicose (MCG) geralmente associado à bomba de insulina com o sistema de alça fechada, em que o monitor manda o resultado de glicemias de 5 em 5 min para a bomba de infusão de insulina, que, por sua vez, se autodesliga antes que ocorra hipoglicemia e religa automaticamente quando a glicemia começa a subir (Figuras 56.2 e 56.3), trazido recentemente ao Brasil (maio de 2017).

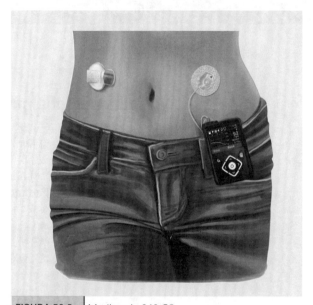

FIGURA 56.2 | Meditronic 640 G®.
Fonte: Adaptada de Meditronic-Brasil.

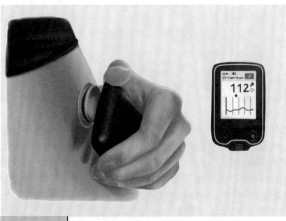

FIGURA 56.1 | FreeStyle® Libre.
Fonte: Adaptada de https://www.freestylelibre.com.br/index.html.

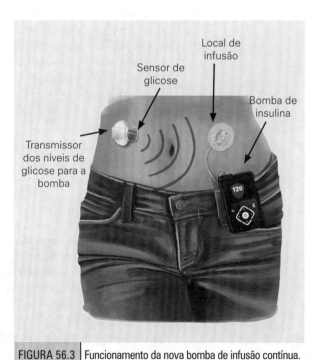

FIGURA 56.3 | Funcionamento da nova bomba de infusão contínua.
Fonte: Adaptada de Meditronic-Brasil.

■ Tratamento

O tratamento com insulina representa a única opção para o DM1, atualmente dando-se preferência ao esquema intensivo de insulina no sistema basal *bolus* (com insulina lenta ou ultralenta em horários predeterminados, em associação à rápida ou ultrarrápida nas refeições). Inicia-se com doses de 0,5 a 0,7 UI/kg/dia, sendo metade da dose distribuída entre lenta e metade entre as ultrarrápidas, divididas nas várias refeições. Na fase de lua de mel, as doses podem chegar a 0,1 a 0,3 UI/kg/dia e, nos adolescentes em fase crônica, até 1,5 UI/kg/dia. No Quadro 56.1, há um resumo quanto ao tempo de ação das insulinas.

QUADRO 56.1	Tempo de ação de insulinas		
	Inicio de ação	Pico de ação	Final de ação
Lentas (NPH)	2 h	4 a 6 h	8 a 12 h
Ultralentas	2 h	Não há	20 a 24 h
Rápidas	30 min	2 h	3 a 6 h
Ultrarrápidas	5 a 15 min	60 a 90 min	2 a 3 h

Fonte: Elaborado pelos autores.

Nas crianças com menos de 5 anos de idade, no nosso serviço dá-se preferência às insulinas ultralentas (glargina, detemir, tresiba) em vez das lentas (NPH), nas mesmas doses, por diminuírem o risco de hipoglicemias. Nos países desenvolvidos, essas crianças já partem direto para o uso de bombas de infusão contínua de insulina, considerado o ideal para essa faixa etária.

Exemplo prático

Criança de 10 kg que iniciou diabetes.
- Dose total diária: 7 UI.
- 3,5 UI de insulina ultralenta pela manhã. Existem canetas de aplicação de meia em meia unidades (Humapen HD® e Novopen Echo®).
- 3,5 UI de insulina ultrarrápida distribuída entre as refeições. Nesse caso, a distribuição dessas doses é calculada de acordo com a glicemia pré-prandial (para usar o fator de correção) e a contagem de carboidratos consumida na refeição*; no exemplo, seria cerca de 1 a 1,5 UI por refeição.
- Fica claro que necessidades individuais (consumo de alimentos, índice de massa corpórea, atividade física e idade/puberdade) e situações especiais (doenças e uso de medicamentos) al-

---

* Recomendamos baixar o aplicativo gratuito "GLIC" na Apple Store ou na Play Store.

teram as doses de insulina. Nunca se deve suspender a insulina em vigência de doenças.
- Objetivo do tratamento: glicemia de jejum ou pré-prandial: 90 a 145; pós-prandial: 90 a 180; ao dormir: 120 a 180. Hemoglobina glicada < 7,5%.

■ Complicações

- Agudas: cetoacidose diabética rara após insulinização e monitoramento correto; hipoglicemias especialmente deletérias em crianças menores de 5 anos.
- Crônicas: retinopatia, podendo provocar cegueira; nefropatia, resultando em perda renal ainda no final da adolescência (dependendo do controle e do tempo de doença); neuropatia com obstrução vascular, é a causa mais comum de amputação de membros inferiores; e infartos do miocárdio em adultos jovens.

É importante o *screening* periódico de outras doenças autoimunes associadas, como tireoidite (a mais comum), doença celíaca, hepatite autoimune, deficiência de vitamina B_{12} por gastrite autoimune e, mais raramente, suprarrenalite autoimune (Addison).

Diabetes tipo 2

Há 30 anos, correspondia a menos de 2% das crianças recém-diagnosticadas com diabetes, mas, hoje, já é maioria em alguns países, como no Japão. Uma das grandes preocupações do diagnóstico de DM2 no jovem reside no fato de que algumas comorbidades, como a nefropatia, apresentam-se tão comuns na criança quanto no adulto com DM2. Avaliação retrospectiva de dados de 48 pacientes encontrou hipertensão arterial em 52%, microalbuminúria em 35% e esteatose hepática em 33%. Nenhum caso de retinopatia foi diagnosticado. Esse desenvolvimento de complicações precoces terá implicações para o resto da vida, tanto para a criança quanto para o orçamento da saúde pública.

Fisiopatologicamente, caracteriza-se pela combinação de resistência à ação da insulina (RI) e à incapacidade da célula beta em manter adequada a secreção desse hormônio. Nos jovens com DM2, assim como nos adultos, existem comprometimentos tanto da sensibilidade insulínica quanto da função da célula beta, além de aumento da produção da glicose hepática.

■ Quadro clínico

- A idade de maior incidência do DM2 no jovem é próxima dos 13 anos, guardando relação com o estádio III da classificação de Tanner, e uma proporção de 2:1 para meninas em relação aos meninos. Ainda segundo consenso publicado

CAPÍTULO 56 • DIABETES MELITO

pela American Academy od Pediatrics (AAP) com a colaboração da ADA, Pediatric Endocrine Society, no intuito de guiar melhor o tratamento de pacientes entre 10 e 18 anos de idade com diagnóstico de DM2, deve-se considerar o diagnóstico de DM2 típico nesse grupo de pacientes quando apresentarem os seguintes critérios: sobrepeso ou obesidade (respectivamente, para sexo e idade com percentil do índice de massa corpórea ≥ 85 a 94 e > P95).

- Forte história familiar de DM2.
- Substancial capacidade residual de secreção de insulina ao diagnóstico (comprovada por concentração elevada ou normal de insulina e peptídeo C).
- Início insidioso da doença.
- Resistência insulínica (RI) [evidência clínica de síndrome dos ovários policísticos (SOP) e de acantose nigrante].
- Exclusão de existência de diabetes autoimune (autoanticorpos tipicamente associados ao DM1 negativos).
- Esses pacientes apresentam mais comumente hipertensão e dislipidemia do que pacientes portadores de DM1. No entanto, 25% pode abrir o quadro com cetoacidose e se distinguirá do DM1 somente com a evolução clínica.

■ Tratamento

Na fase inicial, a insulina deverá ser utilizada em todos os casos com quadro clínico muito sintomático, nos quais houve cetoacidose e glicemias superiores a 300 mg/dL. Após a confirmação do diagnóstico de DM2, a dose de insulina deve ser descontinuada progressivamente à medida que o paciente permaneça euglicêmico, até a retirada completa, quando, então, o paciente poderá manter-se com a dieta e exercícios associados à metformina (500 mg/dose em 2 a 3 tomadas), de primeira escolha. O envolvimento familiar na mudança do hábito alimentar e do estilo de vida com atividade física será crucial para evitar a evolução para a volta do uso de insulina por falência pancreática em 2 a 3 anos.

Outros tipos

Serão citados a seguir os dois principais.

■ *Maturity onset diabetes in the young* (MODY – diabetes monogênico)

Classicamente, trata-se de um grupo de doenças monogênicas que se caracterizam por herança autossômicas dominantes, por isso aparecendo em 2 a 3 gerações consecutivas, ocorrendo no adolescente e no adulto jovem (< 25 anos). Já foram sequenciados 13 tipos de mutações, sendo as mais comuns a mutação da glucokinase (MODY 2), cuja principal característica consiste na glicemia levemente alterada (sempre < 160 mg%) e que não necessita tratamento, e a mutação HNF1A (MODY 3), que evolui para a rápida progressão do decréscimo da secreção de insulina, mas que responde ao tratamento com sulfonilureias.

O diagnóstico diferencial com DM1 reside na ausência de autoanticorpos e na pobre resposta ao tratamento com insulina e com DM2, pela ausência de obesidade e sinais clínico-laboratoriais de resistência à insulina. Contudo, o diagnóstico definitivo se dá por meio do sequenciamento genético.

■ Diabetes neonatal

Definição

Define-se por hiperglicemia que necessita de tratamento com insulina antes dos 6 meses de idade. A causa genética é a etiologia mais comum. A incidência de casos-ano é significativa: aumento por ano DM1 > 8 anos – 3 a 5%/ano; DM1 < 5 anos – 10 a 12%/ano; neonatal – 8 a 12%/ano. Metade dos casos é transitória (mutação no gene *6q24*), mas pode recidivar em doenças e na puberdade e metade permanente (mutação KCNJ-11).

Características clínicas

Na maioria das vezes, são indistinguíveis e só a evolução clínica diferenciará entre transitório e permanente; o sequenciamento genético ajuda em 70% dos casos.

Quadro clínico

Apatia, irritabilidade, recusa de mamadas, fralda pesada, macroglossia hérnia umbilical, anticorpos negativos, hiperglicemia hipoinsulinêmica e peptídeo C baixo.

Tratamento

É preciso verificar se a hiperglicemia não desaparece com a suspensão da infusão de glicose; hidratar com soro fisiológico, mas não ultrapassar 10 mL/kg/h; corrigir distúrbios hidreletrolíticos e insulinizar (preferencialmente ultrarrápida na dose de 0,01 UI/kg/h sem *bolus*) somente após hidratação; depois de estabilizar, iniciar insulina de ação ultralenta (de preferência os análogos detemir ou glargina) na dose de 0,03 UI/kg/dia, contudo, se persistir com hipoglicemia em doses pequenas, tentar a glibenclamida na dose de 0,5 a 0,8 mg/kg por dia, VO, dividida em 3 tomadas (então, confirma alteração do receptor de insulina kir6.2).

320

PARTE 3 • ESPECIALIDADES PEDIÁTRICAS

Bibliografia

- Anık A, Çatlı G, Abacı A, Böber E. Maturity-onset diabetes of the young (MODY): an update. Journal Pediatric Endocrinology Metabolism. 2015;28.
- International Society for Pediatric and Adolescents Diabetes. ISPAD clinical practice consensus guidelines 2009. Pediatric Diabetes. 2009;(Suppl. 12).
- Oliveira JEP de, Foss-Freitas MC, Montenegro Junior RM, Vencio S (orgs.). Diretrizes 2017-2018 da Sociedade Brasileira de Diabetes. São Paulo: Clannad; 2017.

CAPÍTULO 57

Hipotireoidismo e Hipertireoidismo

Gil Kruppa Vieira

Hipotireoidismo congênito (HC)

Trata-se da doença endócrina congênita mais frequente, acometendo 1 em cada 2 mil a 3 mil nascidos vivos e uma das causas mais comuns de retardo mental passíveis de prevenção. O dano mental irreversível pode ser evitado introduzindo o tratamento antes das 3 semanas de vida. A instituição da investigação do HC nos programas de triagem neonatal, a detecção e o início do tratamento precoces conseguiram prevenir tais déficits, melhorando o desenvolvimento neurológico e otimizando os resultados do desenvolvimento.

O HC pode ser classificado em primário, quando é causado por incapacidade na produção dos hormônios tireoidianos, ou secundário, quando o hipotireoidismo ocorre por deficiência hipotalâmica ou hipofisária na produção de hormônio tireotrófico (TSH). Em cerca de 80 a 85% dos casos, o HC primário é provocado por agenesia, hipoplasia ou ectopia tireoidiana. Outras etiologias envolvem defeitos na produção hormonal (disormonogênese).

O hipotireoidismo central é bem mais raro, com uma prevalência de 1 para cada 100 mil nascidos vivos, geralmente associado a outras deficiências hipofisárias. Essas crianças com frequência apresentam hipoglicemias neonatais, micropênis, hepatite colestática, entre outras manifestações.

■ Diagnóstico

Manifestações clínicas

A maioria dos pacientes com HC é assintomática ou exibe algumas manifestações inespecíficas, como demora para queda do coto umbilical, icterícia neonatal prolongada, sonolência, letargia, sucção lenta e fraca, hipotonia e macroglossia. Fontanela posterior aberta, fontanela anterior ampla e ausência de uma ou ambas epífises de crescimento são visíveis na radiografia de joelho.

Triagem neonatal

Vários estudos demonstraram que o diagnóstico precoce de HC e a instituição do tratamento nas primeiras 3 semanas de vida conseguem proporcionar a normalização dos níveis de T4 livre e, consequentemente, garantir um desenvolvimento neurológico adequado, prevenindo as sequelas características da doença. Desde a década de 1980, a triagem neonatal de HC é realizada no estado de São Paulo, expandida posteriormente para todo o território nacional com a criação do Programa Nacional de Triagem Neonatal pela Portaria GM/MS n. 822, de 2001.

O teste mais sensível para detecção do HC primário refere-se à dosagem no TSH em amostra de sangue coletada em papel-filtro. As amostras devem ser coletadas entre o 3º e o 7º dia de vida, sendo o período ideal de investigação do HC entre o 5º e o 7º dia de vida.

Crianças nascidas prematuras, com idade gestacional inferior a 37 semanas, as gravemente doentes ou nascidas com baixo peso ou muito baixo peso estão incluídas em um grupo de maior ocorrência de falsos-negativos e, portanto, devem ser avaliadas preferencialmente até 2 semanas depois da primeira coleta.

Os exames de triagem neonatal são apenas uma triagem e um resultado alterado não implica em diagnóstico definitivo de qualquer uma das doenças, exigindo, assim, exames confirmatórios.

Laboratorial

As crianças detectadas como casos suspeitos – valores de TSH neonatal superiores a 20 mcUI/mL – devem coletar nova amostra de sangue com até 15 dias de vida para confirmação do diagnóstico.

Em nosso serviço, tem-se como rotina a determinação dos níveis de TSH, T4 livre, tireoglobulina (TG) e anticorpos antiperoxidase (TPOAb) e antitireoglobulina (antiTG).

Mães portadoras de doença tireoidiana autoimune podem transferir anticorpos via placentária e, consequentemente, alterar os exames de triagem neonatal. Em geral, esses anticorpos permanecem circulantes até 1 a 3 meses de vida.

A determinação de níveis baixos ou indetectáveis de TG sérica é sugestiva de agenesia tireoidiana ou um defeito completo de síntese de tiroglobulina. A detecção de valores de TSH acima de 10 mcUI/mL e T4 livre menores que 0,8 ng/dL confirma o diagnóstico do hipotireoidismo primário, situação em que as crianças deverão ser tratadas. Crianças com TSH confirmatório entre 6 e 10 mcUI/mL e T4 livre dentro da faixa de normalidade devem ser seguidas cuidadosamente com novas dosagens em 1 semana.

Exames de imagem

Os exames de imagem são úteis para determinar a etiologia e auxiliar na distinção do HC transitório do definitivo. Tais exames podem demonstrar agenesia ou hipoplasia da glândula tireoide, bem como uma localização ectópica.

Assim, recomenda-se a realização de exames de imagem em todas as crianças com suspeita de HC primário. É importante ressaltar que tais exames não devem retardar o início do tratamento.

O exame ultrassonográfico com transdutor linear de alta frequência (10 a 15 MHz) com uma resolução de 0,7 a 1 mm é indolor, não invasivo, de baixo custo e sem liberação de radiação ionizante, que consegue avaliar a posição, o tamanho e a textura ecogênica da tireoide.

Contudo, por se tratar de um exame observador-dependente, deve ser realizado por um radiologista com experiência em exames da faixa etária pediátrica. Por vezes, a agitação da criança e a presença de estruturas com textura ecogênica semelhante à da tireoide podem promover um diagnóstico de hipoplasia tireoidiana.

Para aumentar a sensibilidade, a combinação de ultrassonografia com cintilografia propicia uma maior precisão diagnóstica, conseguindo identificar tanto eutopia quanto ectopia tireoidiana de maneira mais confiável e permitindo uma melhor avaliação dos casos de hipoplasia tireoidiana.

A cintilografia com ^{99}Tc ou ^{123}I consegue identificar casos de agenenia ou hipoplasia tireoidiana, além de uma localização ectópica. Crianças com tireoide de localização e tamanho normal para a idade devem ser submetidas à avaliação posterior para descartar HC transitório.

■ Tratamento

O tratamento de escolha para o HC consiste na administração de levotiroxina (LT4), introduzida o mais precocemente possível para prevenir déficits neurocognitivos.

A dose utilizada para o tratamento varia conforme a idade e o peso do paciente; as crianças mais novas necessitam de doses maiores que as mais velhas e os adultos. Para o recém-nascido a termo, a dose inicial recomendada é de 10 a 15 mcg/kg/dia, administrada sob a forma de comprimido triturado e diluído em água ou leite materno.

Crianças com HC grave (níveis de T4 livre inferiores aos valores de normalidade) devem ser tratadas com doses mais altas, o que promove rápida normalização dos níveis de T4 livre e melhor evolução neurocognitiva. Já aquelas com HC leve ou moderado podem ser tratadas com doses menores.

Deve-se ter um cuidado especial com crianças com história de insuficiência cardíaca, portadoras de síndrome epiléptica ou introdução tardia do tratamento no caso de HC grave, sugerindo-se a introdução de uma dose menor de LT4 (50% da dose normalmente recomendada), aumentada de acordo com os níveis de T4 livre após 2 semanas. As doses preconizadas estão descritas no Quadro 57.1.

CAPÍTULO 57 • HIPOTIREOIDISMO E HIPERTIREOIDISMO

QUADRO 57.1	Tratamento do hipotireoidismo
Idade	**Dose (mcg/kg/dia)**
0 a 28 dias	10 a 15
1 a 6 meses	7 a 10
7 a 11 meses	6 a 8
1 a 5 anos	4 a 6
6 a 12 anos	3 a 5
13 a 20 anos	3 a 4
Adultos	1 a 2

Fonte: Brasil – Ministério da Saúde, 2010.

Muitos casos chegam ao nosso serviço com elevações moderadas de TSH (6 a 20 mcUI/L) e níveis de T4 livre normais. Como ainda não há consenso sobre iniciar o tratamento com LT4 nesses casos, é necessário informar à família sobre a possibilidade de se tratar apenas de uma elevação transitória de TSH. A decisão de iniciar o tratamento deve ser tomada em conjunto pelo médico e pela família. Uma vez que a época de desenvolvimento neurocognitivo crítica ocorre até os 3 anos de idade, a maioria dos autores recomenda o início do tratamento com monitoramento da função tireoidiana periódica, a fim de evitar o supertratamento, retestando após essa idade se a criança apresentar tireoide tópica com dimensões normais.

A biodisponibilidade da LT4 varia conforme a presença de alimentos e/ou de suplementos minerais; portanto, deve ser administrada da mesma maneira todos os dias, com pelo menos 4 h de jejum, evitando-se ingestão de soja, ferro e cálcio no momento de seu emprego.

Um estudo recente identificou que apresentações genéricas de LT4 não são bioequivalentes àquelas de referência originais, sugerindo usar as apresentações de referência nos primeiros anos de vida, nos casos de HC grave. Já em pacientes eutireoidianos ou adultos com hipotireoidismo adquirido, as marcas de referência podem ser substituídas pelas genéricas sem prejuízo ao tratamento.

■ Acompanhamento

Monitoramento do tratamento

Após a introdução do tratamento, a criança com HC deve ser reavaliada em 1 a 2 semanas e acompanhada cuidadosamente durante o 1º ano de vida. Em cada consulta ambulatorial, é preciso verificar a adesão ao tratamento, a presença de efeitos adversos e o desenvolvimento neuropsicomotor, além de dados antropométricos, como peso, comprimento e perímetro cefálico, registrados no prontuário. Embora raros, efeitos adversos podem ocorrer, geralmente associados a doses supra ou subfisiológicas de LT4.

Recomenda-se que em cada visita sejam avaliados os níveis séricos de TSH e T4 livre, mantendo os níveis de TSH na metade inferior dos valores de referência específicos para idade e os de T4 livre na metade superior dos valores de referência específicos para idade. Caso se torne necessário ajustar a dose de LT4, é importante verificar novamente a função tireoidiana 4 a 6 semanas após esse ajuste.

No nosso serviço, o paciente é avaliado mensalmente nos primeiros 6 meses de vida, a cada 45 a 60 dias entre 6 e 12 meses de vida e a cada 3 meses até os 3 anos de idade.

Investigação de outras malformações e desenvolvimento neurocognitivo

Outro cuidado que o pediatra deve ter com a criança com HC primário consiste em investigar a presença de outras malformações, especialmente as renais e cardíacas.

As alterações neurocognitivas identificadas nos pacientes com HC devem ser registradas e os pacientes encaminhados para acompanhamento multidisciplinar especializado para estimulação especializada do desenvolvimento motor e até mesmo um plano educacional personalizado.

Distinção entre hipotireoidismo congênito transitório e permanente

Cerca de 30% dos pacientes com HC primário, tireoide tópica e de dimensões normais diagnosticados cursam com disfunção tireoidiana transitória. Assim, recomenda-se a reavaliação de HC transitório em crianças que não conseguiram realizar exames de imagem ou com tireoide tópica e de dimensões normais, em recém-nascidos com anticorpos antitireoidianos positivos, crianças que necessitam de doses baixas de LT4 ou que não necessitaram de ajustes de doses durante o acompanhamento e nas crianças prematuras ou gravemente doentes na época do diagnóstico do HC.

Para evitar prejuízo no desenvolvimento neurocognitivo, essa reavaliação deve ser feita após os 3 anos de idade com a criança fora de tratamento. Quando de diagnóstico de HC transitório muito provável, pode-se considerar a retirada do tratamento a partir de 1 ano de idade.

No nosso serviço, tem-se como rotina a suspensão do tratamento com LT4 por 4 a 6 semanas e dosagem dos níveis TSH e T4 livre. Se houver elevação dos níveis de TSH (acima de 10 mUI/L), assume-se o diagnóstico de HC permanente com reintrodução do tratamento.

Hipotireoidismo adquirido (HA)

Em países desenvolvidos, a tireoidite de Hashimoto compreende a causa mais comum de HA em crianças e adolescentes, acometendo quatro vezes mais o sexo feminino que o masculino e, em cerca de metade dos casos, existe história familiar de HA. Nos países em desenvolvimento, a causa mais comum é deficiência de iodo. Pacientes portadores de cromossomopatias, com as síndromes de Down e Turner, pacientes submetidos a radioterapia cervical ou em uso de medicamentos, como amiodarona, anticonvulsivantes, lítio também podem apresentar HA.

■ Diagnóstico

Clínico

As manifestações clínicas mais frequentes são diminuição na velocidade do crescimento, atraso no desenvolvimento puberal, bócio, constipação, intolerância ao frio e irregularidades menstruais. Os casos mais graves e prolongados de hipotireoidismo podem cursar com puberdade precoce – síndrome de van Wyk-Grumbach – e agravar o déficit de crescimento, comprometendo a estatura final.

Laboratorial

A avaliação laboratorial de crianças com suspeita de hipotireoidismo adquirido é semelhante à das crianças com HC e deve incluir a determinação dos níveis de TSH, T4 livre e dos autoanticorpos (TPOAb e antiTG). A coleta de T4 total ou T3 total é desnecessária, pois seus valores são afetados pelos níveis de suas proteínas transportadoras.

O achado típico de crianças com HA primário consiste na elevação de TSH associado a valores baixos de T4 livre. Nos pacientes com tireoidite autoimune, o valor dos autoanticorpos está elevado. No HA central, são encontrados valores baixos tanto de TSH quanto de T4 livre e de TSH. Alguns pacientes com hipotireoidismo central podem apresentam valores de T4 livre muito baixos e valores TSH anormalmente nos limites inferiores aos valores de normalidade.

Pacientes com discretas elevações em TSH e T4 livre dentro da normalidade são denominados hipotireoidismo subclínico.

■ Tratamento

As doses de LT4 no tratamento do HA são as mesmas utilizadas no HC, descritas no Quadro 57.1.

Após a introdução do tratamento, os pacientes devem ser vistos após 4 a 6 semanas, com controles de TSH e T4 livre. Uma vez que esses valores estejam normalizados, o paciente deve ser reavaliado a cada 4 a 6 meses com atenção especial ao crescimento e à melhora dos sintomas e sinais de hipotireoidismo e com controles de TSH e T4 livre. Toda vez que a dose de tratamento com LT4 for modificada, um novo controle laboratorial deve ser realizado após 4 a 6 semanas.

Como nos pacientes com HC, recomenda-se manter valores de TSH na metade inferior dos valores de referência específicos para a idade e os de T4 livre na metade superior dos valores de referência específicos para a idade.

Hipertireoidismo

Define-se como um excesso na produção de hormônios tireoidianos.

Embora tireoidite aguda, nódulos tireoidianos hiperfuncionantes e intoxicações exógenas sejam etiologias reconhecidas de hipertireoidismo, será enfatizada aqui a doença de Graves, a causa mais comum de hipertireoidismo em crianças, com uma prevalência de 1:10.000 crianças.

Na doença de Graves, o paciente produz autoanticorpos que estimulam o receptor de TSH na tireoide (TRAb), que desencadeia a produção de hormônios tireoidianos em excesso.

■ Diagnóstico

O paciente e seus cuidadores devem ser questionados quanto ao tempo decorrido do início dos sintomas, à história familiar de tireoidopatia autoimune, ao uso de medicamentos e à exposição a iodo (uso de contrastes iodados). Bócio, taquicardia, palpitações, tremores, perda ponderal e intolerância ao calor são as manifestações clínicas mais comuns. Além disso, podem ocorrem rubor facial, queda do rendimento escolar, alterações comportamentais, pele úmida e morna, diarreia, aceleração do crescimento e puberdade e, embora menos frequente que no adulto, oftalmopatia.

É obrigatório o registro dos dados antropométricos e dos sinais vitais, como frequência cardíaca e pressão arterial.

A avaliação laboratorial inicial de toda criança com suspeita de doença de Graves inclui níveis séricos de TSH e T4 livre. Aumento nos níveis de T4 livre e supressão na produção de TSH são caracte-

CAPÍTULO 57 • HIPOTIREOIDISMO E HIPERTIREOIDISMO

rísticos da doença de Graves e, embora não seja obrigatória, a pesquisa dos autoanticorpos TRAb confirma a doença.

O exame ultrassonográfico auxilia na identificação do aumento nas dimensões tireoidianas destacando a presença de nódulos. A realização de cintilografia da tireoide está indicada nos casos de suspeita de adenoma folicular hiperfuncionante.

■ Tratamento

Raramente, a doença de Graves resolve-se de maneira autolimitada, e as manifestações clínicas e evolução são mais deletérias que as do hipotireoidismo. Assim, o tratamento com hipertireoidismo é obrigatório e envolve o uso de medicações antitireoidianas, radioiodoterapia e, mais raramente, cirurgia. Nenhum desses tratamentos reverte verdadeiramente os mecanismos patogênicos na doença de Graves. E cada uma dessas modalidades tem benefícios e riscos associados que devem ser considerados quando do tratamento de crianças.

Os medicamentos antitireoidianos representam o tratamento de primeira linha para crianças e adolescentes com doença de Graves, já que diminuem a produção dos hormônios tireoidianos, inibindo a oxidação e a organificação dos resíduos de tirosina na tiroglobulina pela peroxidase tireoidiana. Os medicamentos disponíveis no mercado são o propiltiouracil e o metimazol, cada um dos quais associado a eventos adversos que devem ser considerados quando prescritos.

Existem dois métodos de tratamento com medicamentos antitireoidianos: o de titulação, baseado no uso da dose mais baixa do medicamento antitireoidiano para manter o estado de eutireoidismo; e o de bloqueio e reposição, em que são usadas doses elevadas de medicamentos antitireoidianos associados ao emprego de LT4. Este último não é recomendado por apresentar maior prevalência de efeitos adversos.

O propiltiouracil (PTU) é usado como medicação antitireoidiana desde o final da década de 1940 e, por seus efeitos hepatotóxicos graves, causando insuficiência hepática em 1 a cada 2 mil crianças tratadas, deixou de sê-lo como tratamento de escolha em crianças, sendo sugerido apenas nas situações em que o paciente apresentou reações adversas graves ao metimazol e nem a radioiodoterapia nem a cirurgia estão indicadas e por curtos períodos. Nesses casos, os pacientes e seus responsáveis devem ser informados sobre o risco de insuficiência hepática e estar atentos aos sinais e sintomas de disfunção hepática.

O metimazol (MMZ) constitui o tratamento de escolha da doenças de Graves, sendo 10 a 20 vezes mais potente e com uma meia-vida mais longa que a do PTU. A dose típica é de 0,2 a 0,5 mg/kg/dia, podendo chegar a 1 mg/kg/dia (Quadro 57.2). Quando há hipertireoidismo grave, pode-se usar o dobro das doses indicadas. A normalização dos níveis de hormônios tireoidianos pode demorar alguns meses após o início do tratamento.

Betabloqueadores como propranolol, atenolol ou metoprolol estão limitados para controle dos sintomas beta-adrenérgicos e devem ser usados até a normalização dos níveis de T4 livre (Quadro 57.2). Deve-se ter um cuidado especial nos pacientes asmáticos pelo risco de exacerbação da asma, nos quais o metoprolol é preferido em relação aos betabloqueadores não seletivos, com os pacientes cuidadosamente monitorados.

QUADRO 57.2	Tratamento do medicamentoso do hipertireoidismo
Medicações antitireoidianas	
Metimazol – fármaco de escolha Dose típica: 0,2 a 0,5 mg/kg/dia, VO, dose máxima: 1 mg/kg/dia Pode ser administrado em dose única ou em múltiplas doses diárias	
Betabloqueadores	
Propranolol Dose típica: 2 mg/kg/dia, VO, dividido em 2 doses diárias Deve ser usado com cuidado em pacientes com asma	
Atenolol Dose típica: 0,5 a 1 mg/kg/dose, VO, dose máxima: 2 mg/kg/dia Pode ser administrado em dose única ou 2 vezes/dia	

VO: via oral.

Fonte: Elaborado pelo autor.

O paciente deve ser avaliado clinicamente após 15 dias do início do tratamento com as medicações antitireoidianas e betabloqueadores para verificar o controle das manifestações beta-adrenérgicas e o ajuste das doses (se necessário). Avaliação tireoidiana deve ser feita 30 dias após o início do tratamento e, depois, mensalmente até a normalização da função tireoidiana. Para rastreio dos efeitos adversos mais comuns do MMZ, sugere-se coleta de transaminases e hemograma antes de iniciar o tratamento e durante o seu uso.

Após a normalização nos níveis de T4 livre, as doses de MMZ devem ser ajustadas para a menor dose possível para evitar o aparecimento de reações adversas. Como o TSH pode demorar alguns

PARTE 3 • ESPECIALIDADES PEDIÁTRICAS

meses para se normalizar, não deve ser usado para orientar mudanças na dose da medicação durante os primeiros meses de tratamento.

Cerca de 17% das crianças tratadas com MMZ apresentam eventos adversos, que ocorrem mais comumente nos primeiros 6 meses do tratamento, podendo surgir até 18 meses do início do tratamento. Os efeitos adversos mais frequentes são urticária, artralgia, neutropenia, agranulocitose, elevação de transaminases, hepatite medicamentosa, síndrome de Stevens-Johnson e vasculite. A agranulocitose é uma complicação rara e reversível, podendo ocorrer nos primeiros 3 meses de tratamento.

Embora o tratamento medicamento prolongado seja seguro, alguns estudos identificaram o desenvolvimento de anticorpos anticitoplasmáticos de neutrófilos (ANCA) associado ao surgimento de vasculites. Portanto, deve-se pesquisar a presença de ANCA anualmente e, em caso de positividade, suspender o tratamento com as medicações antitireoidianas.

Considera-se remissão quando o paciente mantém níveis de TSH e T4 livre normais 1 ano após a interrupção do tratamento. A remissão em crianças é baixa, variando entre 20 e 30% dos casos em mais de 2 anos de tratamento medicamentoso.

A ablação tireoidiana por radioiodoterapia (RIT) representa uma alternativa de escolha de segunda linha para os pacientes que não conseguem entrar em remissão com o tratamento medicamentoso em até 2 anos ou naqueles que desenvolvem efeitos adversos ao tratamento com MMZ. A RIT frequentemente resulta em hipotireoidismo definitivo, e os pacientes necessitam de tratamento com LT4 ao longo da vida para restauração da função tireoidiana.

A RIT com iodo 131 (^{131}I) é segura e há estudos que descrevem seu uso em crianças maiores de 1 ano; entretanto, deve ser evitada em crianças com menos de 5 anos. Embora a RIT aumente o risco de neoplasias, não há relatos de disfunção reprodutiva ou aumento na ocorrência malformações nos filhos de pacientes tratadas com ^{131}I.

O tratamento com MMZ deve ser interrompido pelo menos 3 a 5 dias antes de administrar o ^{131}I, e o paciente orientado sobre o aparecimento de manifestações clínicas de hipertireoidismo, que podem surgir entre 7 e 10 dias após a RIT, causadas pela liberação de hormônios tireoidianos a partir da destruição das células foliculares. Embora alguns autores ainda sugiram a reintrodução do tratamento com MMZ após a administração de ^{131}I em adultos, raramente é necessária em crianças.

Em geral, a normalização da função tireoidiana ou o desenvolvimento de hipotireoidismo ocorrem em 6 a 12 semanas após a administração do ^{131}I. As manifestações de hipertireoidismo devem ser controladas com o uso dos betabloqueadores. O hipertireoidismo pode persistir em cerca de 5% dos pacientes que receberam RIT e precisam receber uma segunda dose de ^{131}I 6 meses após a primeira.

A tireoidectomia compreende um tratamento eficaz para a doença de Graves, mas está associada a um risco maior de complicações em crianças do que em adultos, estando indicada apenas quando a criança é muito jovem para RIT e apresentou efeitos adversos ao tratamento medicamentoso. Deve ser realizada por cirurgião com grande experiência.

Bibliografia

- Brasil. Ministério da Saúde. Protocolo Clínico e Diretrizes Terapêuticas. Hipotireoidismo congênito. Portaria SAS/MS n. 56, de 29 de janeiro de 2010. (Republicada em 26.04.2010.) Disponível em: http://portalarquivos.saude.gov.br/images/pdf/2014/abril/02/pcdt-hipotireoidismo--congenito-livro-2010.pdf. Acesso em: 27 set. 2019.
- Abraham P, Avenell A, Park CM, Watson WA, Bevan JS. A systematic review of drug therapy for Graves' hyperthyroidism. Eur J Endocrinol. 2005;153(4):489-98.
- American Academy of Pediatrics, Rose SR, Section on Endocrinology and Committee on Genetics ATA, Brown RS, Public Health Committee LWPES, Foley T, et al. Update of newborn screening and therapy for congenital hypothyroidism. Pediatrics. 2006;117(6):2290-303.
- Aydin A, Cemeroglu AP, Baklan B. Thyroxine-induced hypermotor seizure. Seizure. 2004;13(1):61-5.

- Bartalena L, Chiovato L, Vitti P. Management of hyperthyroidism due to Graves' disease: frequently asked questions and answers (if any). J Endocrinol Invest. 2016;39(10):1105-14.
- Carswell JM, Gordon JH, Popovsky E, Hale A, Brown RS. Generic and brand-name L-thyroxine are not bioequivalent for children with severe congenital hypothyroidism. J Clin Endocrinol Metab. 2013;98(2):610-7.
- Dong BJ. Bioequivalence of generic and brand-name levothyroxine products in the treatment of hypothyroidism. JAMA. 1997;277(15):1205.
- Dubbs SB, Spangler R. Hypothyroidism: Causes, killers, and life-saving treatments. Emerg Med Clin North Am. 2014;32(2):303-17.
- Hanley P, Lord K, Bauer AJ. Thyroid disorders in children and adolescents. JAMA Pediatr. 2016;170(10):1008.
- Kang M-J, Chung H-R, Oh Y-J, Shim Y-S, Yang S, Hwang I-T. Three-year follow-up of children with abnormal newborn

screening results for congenital hypothyroidism. Pediatrics and Neonatology. 2017;58(5):442-448.

- LaFranchi SH. Approach to the diagnosis and treatment of neonatal hypothyroidism. J Clin Endocrinol Metab. 2011;96(10):2959-67.
- Léger J, Carel J-C. Arguments for the prolonged use of antithyroid drugs in children with Graves' disease. Eur J Endocrinol. 2017;177(2):R59-67.
- Léger J, Olivieri A, Donaldson M, Torresani T, Krude H, van Vliet G, et al. European Society for Paediatric Endocrinology Consensus Guidelines on Screening, Diagnosis, and Management of Congenital Hypothyroidism. Horm Res Paediatr. 2014;81(2):80-103.
- Maciel LMZ, Kimura ET, Nogueira CR, Mazeto GMFS, Magalhães PKR, Nascimento ML, et al. Hipotireoidismo congênito: recomendações do Departamento de Tireoide da Sociedade Brasileira de Endocrinologia e Metabologia. Arq Bras Endocrinol Metabol. 2013;57(3):184-92.
- Maia AL, Scheffel RS, Meyer ELS, Mazeto GMFS, Carvalho GA De, Graf H, et al. The Consenso brasileiro para o diagnóstico e tratamento do hipertireoidismo: recomendações do Departamento de Tireoide da Sociedade Brasileira de Endocrinologia e Metabologia. Arq Bras Endocrinol Metabol. 2013;57(3):205-32.
- Raghavan S, DiMartino-Nardi J, Saenger P, Linder B. Pseudotumor cerebri in an infant after L-thyroxine therapy for transient neonatal hypothyroidism. J Pediatr. 1997;130(3):478-80.
- Rivkees SA. Pediatric Graves' disease: management in the post-propylthiouracil era. Int J Pediatr Endocrinol. 2014;2014(1):10.
- Ross DS, Burch HB, Cooper DS, Greenlee MC, Laurberg P, Maia AL, et al. 2016 American Thyroid Association Guidelines for Diagnosis and Management of Hyperthyroidism and Other Causes of Thyrotoxicosis. Thyroid. 2016;26(10):1343-421.
- Santos HMGP, Vargas PR, Carvalho TM, Grupo Técnico de Assessoria em Triagem (orgs.). Ministério da Saúde. Manual de normas técnicas e rotinas operacionais do Programa Nacional de Triagem Neonatal. Brasília: Ministério da Saúde; 2002.
- Zoeller RT, Rovet J. Timing of thyroid hormone action in the developing brain: Clinical observations and experimental findings. J Neuroendocrinol. 2004;16(10):809-18.

SEÇÃO 8
Gastrenterologia

CAPÍTULO 58
Dor Abdominal Crônica

**Nilton Carlos Machado • Gabriela Nascimento Hercos •
Mary de Assis Carvalho**

Introdução

A definição clássica de Apley de dor abdominal crônica tem sido utilizada nos últimos 50 anos em consultórios médicos e compreende os critérios de pelo menos três episódios de dor abdominal em um período mínimo de 3 meses, com intensidade o suficiente para interferir nas atividades da criança e que tenham ocorrido no último ano. A prevalência de dor abdominal crônica em crianças é estimada em 10 a 15% entre 4 e 14 anos de idade, sendo responsável por 2 a 4% de todas as consultas pediátricas.

A dor abdominal crônica pode ser classificada em funcional, quando não há evidências demonstráveis de condições anatômicas, inflamatória, infecciosa, metabólica ou neoplásica subjacente, e orgânica, quando tais evidências estão implicadas. A dor abdominal crônica tem origem funcional na maioria das crianças. Apesar de esse sintoma ser habitualmente de etiologia benigna, as famílias podem se apresentar excessivamente preocupadas, induzindo o médico a solicitar exageradamente exames laboratoriais e exacerbando a complexidade psicossocial do problema.

Fisiopatologia

Na fisiopatologia da dor abdominal funcional, estão envolvidas anormalidades na interação entre o sistema nervoso entérico, o chamado "cérebro intestinal", e o sistema nervoso central, havendo uma desregulação na comunicação bidirecional desses sistemas. Estudos da sensibilidade visceral à dor demonstraram que crianças com dor abdominal crônica apresentam não apenas um distúrbio de motilidade subjacente, mas também alterações da reatividade intestinal a estímulos diversos, como estímulos fisiológicos (refeições, distensão intestinal, alterações hormonais), nocivos (inflamatórios), ou psicológicos (ansiedade). Há evidências de que a dor abdominal crônica está associada à hiperalgesia visceral, com um reduzido limiar à dor em resposta a mudanças nas pressões intraluminares. Assim, maior ênfase tem sido dada à interação entre motilidade, fatores sensoriais e psicossociais na gênese dos distúrbios funcionais em crianças.

Segundo os Critérios de Roma IV, em que o diagnóstico se baseia em sintomas, os distúrbios gastrintestinais funcionais são dispepsia funcional, síndrome do intestino irritável, migrânea abdominal e dor abdominal funcional não especificada, cujos critérios são descritos a seguir.

Dispepsia funcional

Deve apresentar em pelo menos 4 dias por mês um ou mais dos seguintes sintomas:

- Plenitude pós-prandial.
- Saciedade precoce.
- Dor epigástrica ou queimação não associada à evacuação.
- Critérios preenchidos por pelo menos 2 meses antes do diagnóstico.

Após avaliação adequada, os sintomas não podem ser completamente explicados por outra condição médica.

A dispepsia funcional pode ser subdividida em síndrome da dor epigástrica e síndrome do desconforto pós-prandial.

Síndrome da dor epigástrica

Dor ou queimação epigástrica intensa o suficiente para interferir nas atividades normais da criança, não generalizada nem localizada em outra região abdominal ou torácica e não aliviada por defecação ou eliminação de flatos. Reforça esse subtipo: a dor comumente é induzida ou aliviada pela ingestão de uma refeição, mas pode ocorrer durante o jejum.

Síndrome do desconforto pós-prandial

Plenitude pós-prandial ou saciedade precoce que impede o término de uma refeição regular. Reforçam esse subtipo: distensão abdominal pós-prandial, náuseas ou eructação excessiva.

Síndrome do intestino irritável

Deve incluir todos os seguintes:

- Dor abdominal em pelo menos 4 dias ao mês, associado a um ou mais dos seguintes achados:
  - relacionada à evacuação;
  - com mudança na frequência das evacuações;
  - com mudança na forma (aparência) das fezes;
  - em crianças com subtipo constipação, a dor não resolve com a resolução da constipação (crianças em que a dor se resolve têm constipação, e não síndrome do intestino irritável);
  - critérios preenchidos por pelo menos 2 meses antes do diagnóstico.

Após avaliação adequada, os sintomas não podem ser completamente explicados por outra condição médica.

Subtipos da síndrome do intestino irritável

- Síndrome do intestino irritável – constipação.
- Síndrome do intestino irritável – diarreia.
- Síndrome do intestino irritável – misto.
- Síndrome do intestino irritável – indeterminado.

Migrânea abdominal

- Episódios paroxísticos de dor abdominal aguda intensa periumbilical, na linha média ou abdominal difusa, que dura 1 h ou mais (deve ser o sintoma mais grave e incômodo).
- Os episódios são separados por semanas a meses.
- A dor é incapacitante e interfere nas atividades normais.
- Os episódios são muito semelhantes para cada paciente.

A dor é associada a dois ou mais dos seguintes sintomas:

- Anorexia.
- Náuseas.
- Vômitos.
- Cefaleia.
- Fotofobia.
- Palidez.

Após avaliação médica apropriada, os sintomas não podem ser completamente explicados por nenhuma outra condição.

Dor abdominal funcional não especificada

Sintomas por pelo menos 2 meses:

- Dor abdominal em pelo menos 4 dias por mês, associada a todos os seguintes aspectos:
  - dor abdominal episódica ou contínua que não ocorre somente durante eventos fisiológicos (alimentação, menstruação);
  - não preenche critérios para síndrome do intestino irritável, dispepsia funcional ou migrânea abdominal.

Após avaliação médica apropriada, os sintomas não podem ser completamente explicados por nenhuma outra condição.

Avaliação clínica

Inicialmente, são importantes uma história clínica detalhada dos sinais e sintomas, exame físico minucioso e uma avaliação inicial do estilo de vida e de hábitos (alimentar, urinário, evacuatório, sono), ambientes onde ela vive (casa, escola, casa de parentes), avaliação inicial do temperamento e de como ela reage diante de eventos estressantes. A avaliação da intensidade da dor é fácil de aplicar e deve ser realizada em crianças acima de 4 anos de idade por meio da escala visual analógica ou da escala facial de dor. Sua utilização permite uma boa aproximação da criança com o pediatra e seu tratamento.

PARTE 3 • ESPECIALIDADES PEDIÁTRICAS

Em seguida, utilizar o máximo possível de informações e classificar as crianças em quatro subtipos de dor abdominal crônica:

1. Dispepsia.
2. Alteração do hábito intestinal (diarreia, constipação ou alternância diarreia/constipação).
3. Dor abdominal com caráter cíclico.
4. Crianças que não preenchem critérios para dispepsia, alteração do hábito intestinal e não têm dor cíclica.

Em associação a essa classificação, deve-se avaliar os sinais de alerta para dor abdominal de origem orgânica (Quadro 58.1) e iniciar a investigação laboratorial indicada para todas as crianças com dor abdominal crônica (Quadro 58.2). Na presença de sinais de alerta para doença orgânica subjacente, a investigação laboratorial deverá ser ampliada individualmente (hematológicos, bioquímicos, teste do hidrogênio no ar expirado etc.), com exames de imagem (ultrassonografia, estudo contrastado de esôfago/estômago/duodeno, trânsito intestinal ou enema opaco) e avaliação endoscópica (endoscopia digestiva alta e colonoscopia), considerando o esclarecimento da suspeita clínica.

QUADRO 58.1	Sinais de alerta para dor abdominal crônica de origem orgânica
Desaceleração do crescimento	
Vômitos significativos (biliosos)	
Diarreia crônica grave	
Dor abdominal persistente em hemiabdome direito	
Febre inexplicada	
Sangramento gastrintestinal	
História familiar de doença inflamatória intestinal crônica	
História familiar de úlcera ou gastrite	
Massa abdominal palpável	
Hepatomegalia	
Esplenomegalia	
Anormalidades perianais	

Fonte: Elaborado pelos autores.

QUADRO 58.2	Exames laboratoriais iniciais para crianças com dor abdominal crônica
Hemograma associado a velocidade de hemossedimentação ou proteína C-reativa	
Urina rotina	
Parasitológico de fezes (três amostras)	
Sorologia para Helicobacter pylori (IgG)	
Radiografia de abdome deitado	

Fonte: Elaborado pelos autores.

Os erros mais frequentes na investigação e na conduta em dor abdominal crônica são: investigação minuciosa e interminável para tentar encontrar uma doença orgânica (situação traumática para a criança e dispendiosa para os pais e/ou sistema de saúde) e negar o problema com orientação simplista (tratamentos repetidos para parasitose intestinal) ou dizendo que "não é nada".

■ Dor abdominal crônica do subtipo dispepsia

A síndrome dispéptica apresenta sintomas abdominais inespecíficos, contínuos ou intermitentes, geralmente associados à alimentação e está relacionada com distúrbios do aparelho digestório proximal. Os sintomas compreendem dor epigástrica pós-prandial, vômitos, saciedade precoce, estufamento abdominal, eructação e podem ocorrer em muitas doenças. A maioria das etiologias de dispepsia orgânica está localizada no esôfago (esofagite de refluxo, alérgica), no estômago [gastrite ou úlcera associada à infecção pelo *Helicobacter pylori*, gastrite medicamentosa (uso de anti-inflamatórios e anticonvulsivantes), doença inflamatória intestinal], no duodeno/vias biliares/pâncreas [parasitoses intestinais, alergia alimentar, doenças da via biliar (litíase biliar), pancreatite, intolerância alimentares (intolerância à lactose)]. Assim, se uma criança com dispepsia requer endoscopia digestiva alta, deve-se realizar biópsias gástricas para avaliar a presença de gastrite crônica pelo *Helicobacter pylori*. Se não houver confirmação de uma doença orgânica e sinais de alerta, deve-se suspeitar de dispepsia funcional. Os medicamentos de escolha para os sintomas dispépticos são os inibidores da bomba de prótons (omeprazol) e os pró-cinéticos (domperidona). Neutralizadores do ácido gástrico podem ser usados em casos leves (hidróxido de alumínio). No diagnóstico de dispepsia orgânica por gastrite crônica ou úlcera gástrica ou duodenal associada ao *Helicobacter pylori*, o tratamento tríplice por 10 dias está indicado: dois antibióticos (amoxacilina + levofloxacino) e um inibidor da bomba de próton (omeprazol).

■ Dor abdominal crônica do subtipo alteração do hábito intestinal

Na presença de diarreia, as doenças infecciosas e parasitárias devem ser afastadas inicialmente. A doença inflamatória intestinal pediátrica frequentemente apresenta sinais de alerta, como febre, sangue nas fezes e perda de peso. Síndrome do intestino irritável do subtipo diarreia não apresenta sinais de alerta (dor ou diarreia que acorda a criança à noite, sangue nas fezes, perda de peso, febre e anormalidade no exame físico), e a dor melhora com a evacuação e a elimina-

CAPÍTULO 58 • DOR ABDOMINAL CRÔNICA

ção de flatos para a maioria das crianças. Na presença de constipação, a dificuldade na diferenciação entre constipação funcional e síndrome do intestino irritável subtipo constipação foi recentemente esclarecida nos Critérios de Roma IV. A alternância diarreia/constipação em adolescentes na ausência de sinais de alerta representa uma informação importante para o diagnóstico do subtipo misto da síndrome do intestino irritável. O laxante de escolha para o tratamento da síndrome do intestino irritável subtipo constipação é o polietilenoglicol 3350. Laxantes fermentadores com a lactulose podem piorar os sintomas por aumentar o grau de fermentação intestinal. No tratamento dietético da síndrome do intestino irritável, indica-se uma dieta com oferta adequada de fibra alimentar. Entretanto, devem ser evitadas as fontes muito fermentáveis presentes nos "FODMAP" (*fermentable oligo-di-mono-sacchari-des and polyols*), contidos em alimentos comuns, como maçã, pera, feijão, couve-flor, brócolis etc.

■ Dor abdominal crônica do subtipo cíclica

A dor cíclica, em que os episódios de dor e os intervalos livres de sintomas são muito semelhantes, associada à ausência de sinais de alerta, é muito sugestiva de migrânea abdominal. Dor cíclica com sinais de alerta pode significar vício de rotação intestinal +/– volvo, litíase biliar e renal, intussuscepção, aderências pós-cirúrgicas, obstrução da junção ureteropélvica etc. Dor cíclica por exposição ocasional a um alérgeno alimentar ou a um medicamento específico deve sempre ser considerada. Para o tratamento da migrânea abdominal, devem ser utilizados medicamentos na crise de dor (ondansetrona é o medicamento de escolha) e medicamento preventivo das crises (cipro-heptadina tem boa resposta para a maioria das crianças).

■ Dor abdominal crônica do subtipo não dispepsia, não alteração do hábito intestinal e não cíclica

Nesse grupo, estão frequentemente as crianças com dor abdominal funcional não especificada. Existe uma grande possibilidade de eventos críticos importantes na vida das crianças, como discórdia do casal (divórcio), doença em familiares (especialmente avós), morte, mudança de endereço (cidade, escola, bairro). A psicoterapia é frequentemente indicada nesse subtipo de dor abdominal crônica.

Tratamento

O tratamento deve sempre ser individualizado para a etiologia da dor abdominal crônica, para a criança e para a família, sempre considerando os componentes psicossociais, ambientais e econômicos. Deve ser agen-

dado um sistema de consultas regulares para controlar os sintomas, uso de medicamentos para o tratamento específico da etiologia da dor abdominal crônica e como a criança está reagindo diante dos episódios de dor.

Orientações gerais para dor abdominal crônica

Levine e Rappaport providenciaram 12 "pérolas" para orientar a abordagem da dor abdominal crônica em crianças e adolescentes:

1. Assegure aos pais e à criança que não parece haver doenças importantes. Afaste-as e enfatize os diagnósticos exatos para os quais a família expressa maior preocupação.
2. Identifique os "sinais vermelhos" para os quais deverá haver vigilância e que poderão sugerir a necessidade de uma avaliação para doença orgânica.
3. Evite fazer diagnósticos emocionais ou psicogênicos estritamente por um processo de eliminação.
4. Não comunique aos pais e à criança que ela está fingindo ou que o problema é "apenas psicológico" – a menos que exista uma constrangedora evidência nesse sentido.
5. Acerte um sistema de consultas regulares de retorno para controlar os sintomas.
6. Faça com que os pais e a criança mantenham um diário dos episódios da dor, da dieta, dos hábitos intestinais e dos eventos estressantes, para serem revistos nas visitas de retorno.
7. Não se deixe pressionar a fazer qualquer diagnóstico na primeira ou na segunda consulta; conceda tempo a um desfecho ou um esclarecimento gradual da situação clínica.
8. Evite a tentação de fazer pseudodiagnósticos ou rótulos fáceis. Em geral, os pais estão mais dispostos a aceitar um monitoramento contínuo do que um rótulo lisonjeiro.
9. Não diagnostique pela resposta terapêutica. Potentes efeitos de placebo são geralmente a regra no tubo gastrintestinal.
10. Durante as visitas de retorno, dispense tempo a sós com a criança e também com os pais para descobrir sutis estresses e/ou respostas de má adaptação à dor.
11. Esteja disposto e capaz de procurar uma "segunda opinião" quando os pais e/ou a criança estiverem desiludidos. Deixe claro que, após a consulta com outro colega, você poderá continuar o acompanhamento.
12. Faça todo o esforço para normalizar a vida da criança estimulando-a para ir à escola, para participar das atividades regulares etc.

Bibliografia

- Apley J. The child with recurrent abdominal pain. Pediatr Clin North Am. 1967;14:63-72.
- Di Lorenzo C, Colletti RB, Lehmann HP, Boyle JT, Gerson WT, Hyams JS, et al.; American Academy of Pediatrics Subcommittee on Chronic Abdominal Pain; NASPGHAN Committee on Abdominal Pain. Chronic abdominal pain in children: a clinical report of the American Academy of Pediatrics and the North American Society for Pediatric Gastroenterology, Hepatology and Nutrition. J Pediatr Gastroenterol Nutr. 2005;40:245-61.
- Di Lorenzo C, Youssef NN, Sigurdsson L, Griffiths LS. Visceral hyperalgesia in children with functional abdominal pain. Journal of Pediatrics. 2001;139:838-43.
- Hyams JS, Di Lorenzo C, Saps M, Shulman RJ, Staiano A, van Tilburg M. Functional disorders: children and adolescents. Gastroenterology. 2016;150:1456-68.
- Levine MD, Rappaport LA. Recurrent abdominal pain in school children: The loneliness of the long-distance physician. Pediatric Clinics of North Am. 1984;31:969-91.
- Tabbers MM, DiLorenzo C, Berger MY, Faure C, Langendam MW, Nurko S, et al. Evaluation and treatment of functional constipation in infants and children: evidence-based recommendations from ESPGHAN and NASPGHAN. J Pediatr Gastroenterol Nutr. 2014;58:258-74.
- Technical Report. Chronic abdominal pain in children: A Technical Report of the American Academy of Pediatrics and the North American Society for Pediatric Gastroenterology, Hepatology and Nutrition. Journal of Pediatric Gastroenterology and Nutrition. 2005;40:249-61.

CAPÍTULO 59

Constipação Funcional

Nilton Carlos Machado • Juliana Tedesco Dias • Mary de Assis Carvalho

Introdução

A constipação funcional representa uma taxa de prevalência de 3 a 5% das consultas de pediatria geral e 25% das consultas de gastrenterologia pediátrica. Se não reconhecida e tratada, pode ser complicada pela incontinência e pela impactação fecal. Como essas complicações afetam o bem-estar emocional, com consequências na vida social e familiar das crianças, devem ser prevenidas por diagnóstico e tratamento precoces.

A constipação funcional é um distúrbio que consiste na eliminação com esforço de fezes de consistência aumentada ou mesmo ressecadas, frequentemente com redução no número de evacuações por semana. A incontinência fecal funcional associada à constipação ou ao "escape fecal" refere-se à passagem involuntária de fezes líquidas ou semilíquidas nas vestes em uma criança com fezes impactadas no reto. A impactação fecal corresponde a uma massa fecal endurecida palpável no abdome inferior. Na radiografia simples de abdome na posição deitada, observam-se reto dilatado e massa fecal impactada em reto e porções distais do cólon.

Assim, três aspectos são fundamentais na definição de constipação:

- Diminuição na frequência evacuatória.
- Mudança na característica das fezes.
- Ato evacuatório difícil.

Constipação funcional segundo os Critérios de Roma IV

A definição de constipação funcional baseia-se nos Critérios de Roma IV e divide-se em dois grupos etários, conforme mostrado a seguir.

■ Constipação funcional em menores de 4 anos de idade

Pelo menos 1 mês de sintomas em crianças de até 4 anos de idade, com dois ou mais dos seguintes achados:

- Duas ou menos evacuações por semana.
- História de retenção fecal excessiva.
- História de evacuações dolorosas ou endurecidas.
- História de fezes de grande diâmetro.
- Presença de grande massa fecal no reto.

Em crianças com treinamento esfincteriano anal, os seguintes critérios adicionais podem ser usados:

- Pelo menos um episódio por semana de incontinência fecal, após a aquisição do treinamento esfincteriano.
- História de fezes de grande diâmetro que podem obstruir o vaso sanitário.

Constipação funcional em maiores de 4 anos de idade

Pelo menos 1 mês de sintomas em uma criança com desenvolvimento compatível com pelo menos 4 anos de idade com dois ou mais dos seguintes achados:
- Duas ou menos evacuações no vaso sanitário por semana.
- Pelo menos um episódio de incontinência fecal por semana.
- História de postura de retenção fecal voluntária e excessiva.
- História de evacuações dolorosas ou endurecidas.
- Presença de grande massa fecal no reto.
- História de fezes de grande diâmetro que obstruem o vaso sanitário.

Ciclo de perpetuação da constipação

A Figura 59.1 apresenta o ciclo de perpetuação da constipação, com base na dor-retenção-dor, um processo que pode ter longa duração e o diagnóstico ocorrer somente durante a procura por dor abdominal aguda em uma unidade de emergência pediátrica.

Quadro clínico

O diagnóstico da constipação funcional baseia-se na história clínica e no exame físico (Quadro 59.1). As crianças podem apresentar dor e distensão abdominal, náuseas, vômitos, anorexia e irritabilidade que pioram quanto maior o espaçamento entre as evacuações e que melhoram com a eliminação de fezes de grande calibre. Ocasionalmente, pode não haver história típica de constipação, especialmente em crianças que já apresentam treinamento esfincteriano anal e com pais que não acompanham o hábito intestinal dos seus filhos. Como existe uma clara ligação entre constipação e hábito urinário, as crianças podem apresentar enurese noturna ou mesmo diurna e infecções urinárias recorrentes. Ao exame físico, apresentam bom estado geral, crescimento normal, massa abdominal palpável, sem anormalidades ao exame perineal e no exame neurológico dos membros inferiores.

O Quadro 59.2 apresenta os sinais de alerta que podem sugerir constipação orgânica e o Quadro 59.3, as principais causas de constipação orgânica. Rotineiramente, não é necessária investigação laboratorial para avaliar a constipação funcional. Entretanto, quando existe dúvida diagnóstica ou quando há necessidade de demonstração do grau de retenção fecal, deve-se realizar a radiografia simples de abdome na posição deitada. O escore de Leech permite uma boa relação clínica-radiológica do grau de retenção fecal, devendo ser utilizado. A radiografia de abdome também auxilia na explanação da natureza do problema para a criança e os familiares.

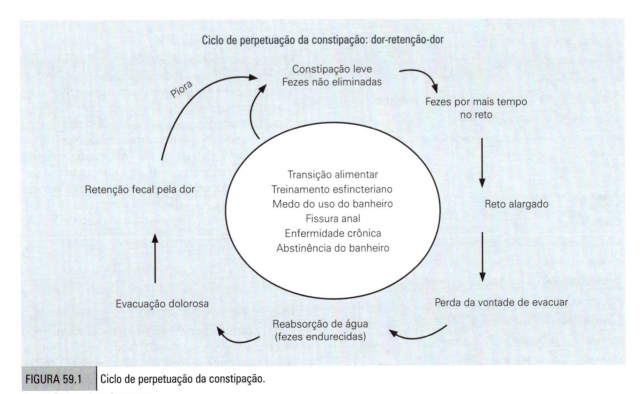

FIGURA 59.1 Ciclo de perpetuação da constipação.

Fonte: Elaborada pelos autores.

CAPÍTULO 59 • CONSTIPAÇÃO FUNCIONAL

QUADRO 59.1	Sintomas e sinais da constipação funcional
Evacuações infrequentes e dolorosas	
Evacuações endurecidas (escore de Bristol tipos 1 e 2)	
Incontinência fecal	
Sangue nas fezes	
Dor abdominal crônica e com agudização nos períodos de piora da constipação	
Postura de retenção fecal	
Distensão abdominal	
Massa fecal à palpação abdominal	
Fissura anal	
Massa fecal no reto	

Fonte: Elaborado pelos autores.

QUADRO 59.2	Sinais de alerta que podem sugerir constipação orgânica
Constipação em menores de 3 meses de idade (especialmente com inicio em < 1 mês)	
Retardo na eliminação do mecônio (> 48 h)	
Distensão abdominal intensa	
Diarreia intermitente com sangue	
Sangue nas fezes em ausência de fissura anal	
Febre e vômitos biliosos	
Má evolução ponderal	
Sinais e sintomas neurológicos	
Posição anormal do ânus	
Ausência do reflexo cremastérico	
Diminuição do tônus e dos reflexos dos membros inferiores	
Ampola retal vazia	
Eliminação explosiva de fezes ao exame do toque retal	
Anormalidades tireoidianas	
Falha na terapia convencional para tratamento da constipação	

Fonte: Elaborado pelos autores.

QUADRO 59.3	Causas orgânicas de constipação
Malformação anatômica colônica e retal	
Ânus imperfurado, ânus anteriorizado, estenose anal	
Defeitos de fechamento do tubo neural	
Hipotireoidismo	
Paralisia cerebral	
Doença de Hirschsprung	
Displasia neuronal intestinal	
Proctocolite induzida por alergia alimentar	

Fonte: Elaborado pelos autores.

Tratamento

São condições essenciais para planejar o tratamento:

- Entender as preocupações dos pais e/ou cuidadores sobre os procedimentos a serem realizados.
- Compreender a fisiologia colônica e o processo de desenvolvimento da constipação. Conhecer a história natural da doença.
- Entender que a programação terapêutica depende da idade da criança, do subtipo, da gravidade e da cronicidade da constipação.
- Evitar o máximo possível o tratamento via retal.

■ Desimpactação fecal

Em algumas situações, torna-se necessária a realização da desimpactação fecal, realizada no domicílio, na unidade de emergência pediátrica ou em uma unidade de internação pediátrica, com laxantes de uso oral, retal ou ambos. A escolha da rota a ser utilizada baseia-se na gravidade da constipação e na discussão com os pais e a criança.

Tratamento via oral

Deve ser realizado em 3 a 7 dias, ou até que haja pelo menos 3 dias de fezes amolecidas/pastosas. Podem ser utilizados picossulfato de sódio, bisacodil, óleo mineral e polietileno glicol (PEG) 3350. Deve-se preferir essa via pelo fato de ser menos invasiva e ocorrer desimpactação de todo o cólon.

Tratamento via retal

Os enemas devem ser evitados em crianças com menos de 2 anos de idade e naquelas com problemas neurológicos graves, já que são de alto risco para fazer retenção prolongada do enema, com maior absorção dos compostos da solução infundida e subsequente toxicidade, especialmente dos fosfatos e do magnésio. A via retal pode trazer um benefício mais imediato, especialmente nas crianças com dor abdominal aguda, embora seja mais invasiva e possa não promover um esvaziamento completo do cólon. Podem ser utilizados enemas com solução de fosfato de sódio hipertônico.

Níveis possíveis de desimpactação

Domiciliar

Utilizar picossulfato de sódio ou bisacodil somado a óleo mineral. Nos primeiros 2 ou 3 dias, oferecer somente óleo mineral (crianças maiores: 2 a 3 colheres de sopa/dia para que haja lubrificação da massa fecal). No 3º dia, iniciar o picossulfato de sódio (crian-

PARTE 3 • ESPECIALIDADES PEDIÁTRICAS

ças maiores: iniciar com 10 a 14 gotas) ou bisacodil (crianças maiores: 1 ou 2 comprimidos). A dose pode variar com a idade e a gravidade do quadro clínico. A partir do 3º dia, manter o tratamento até que haja boa resposta terapêutica, o que deve ocorrer em 5 a 7 dias. Programar retorno em 1 semana para avaliar se ocorreu a desimpactação.

Hospitalar

Enema com solução de fosfato de sódio hipertônico (Fleet® enema) (1 ou 2 unidades) somada a picossulfato de sódio (10 a 14 gotas) ou bisacodil (1 ou 2 comprimidos). O PEG 3350 também pode ser utilizado no lugar do picossulfato de sódio ou bisacodil. Se após 1 ou 2 dias ocorreu a desimpactação, manter o picossulfato de sódio ou bisacodil ou o PEG 3350 e associar óleo mineral. Se houve desimpactação e estabilização do quadro clínico, dar alta hospitalar e marcar retorno em 1 semana para observar estabilização da resposta terapêutica.

O tratamento ambulatorial da criança após a desimpactação fecal consiste na abordagem em três partes: terapia farmacológica, nutricional e treinamento das evacuações.

Terapia farmacológica

Os laxantes devem ser escolhidos em função da faixa etária, do subtipo e da gravidade da constipação, da experiência anterior do paciente com o uso de laxantes, da facilidade de administração, da segurança, da preferência da criança e do custo. Podem ser escolhidos leite de magnésia, lactulose, picossulfato de sódio, bisacodil e PEG 3350. Para lactentes, os laxantes osmóticos como lactulose e leite de magnésia representam uma boa opção para iniciar o tratamento. O óleo mineral, quando usado isoladamente, tem pouca resposta terapêutica; entretanto, trata-se de uma boa opção quando associado ao picossulfato de sódio ou ao PEG 3350 em quadro de constipação grave e nas crianças com história de retenção fecal. Não deve ser prescrito para menores de 2 anos, sob o risco de aspiração e pelo fato de causar grave pneumonia aspirativa lipoídica. As doses devem sempre prescritas de acordo com a idade e a gravidade, ajustadas de acordo com a resposta clínica, e os pais educados para a titulação da dose. O Quadro 59.4 apresenta os principais laxantes e suas respectivas doses utilizadas.

QUADRO 59.4	Doses habituais de laxantes utilizados em crianças	
Laxantes orais	**Dose**	**Efeitos colaterais**
Laxantes osmóticos		
Lactulose	1 a 3 mL/kg/dia (máximo 15 mL), 1 vez/dia	Cólica e flatulência
PEG 3350/eletrólitos	Desimpactação fecal: 1 a 1,5 g/kg/dia (máximo de 6 dias consecutivos) Manutenção: 0,2 a 0,8 g/kg/dia, 1 vez/dia	Cólica, náuseas e vômitos
Leite de magnésia (hidróxido de magnésio)	2 a 5 anos: 1 a 3 mL/kg/dia (máximo de 30 mL), 1 vez/dia	Risco de hipermagnesemia
Emolientes fecais		
Óleo mineral	> 2 anos: 1 a 3 mL/kg/dia, 1 vez/dia Desimpactação fecal: máximo de 60 mL/dia Manutenção: máximo de 30 mL/dia	Aspiração com pneumonia lipoídica
Laxantes estimulantes		
Bisacodil	3 a 10 anos: 5 a 10 mg/dia, 1 vez/dia > 10 anos: 5 a 15 mg/dia (até 15 mg na desimpactação), 1 vez/dia	Cólica, diarreia
Picossulfato de sódio	1 ano a 4 anos: 2 a 5 mg/dia, 1 vez/dia 4 a 18 anos: 2,5 a 7,5 mg/dia, 1 vez/dia	Cólica, diarreia
Laxantes/enemas retais		
Fosfato de sódio	> 2 anos: 5 mL/kg/dose (máximo de 135 mL/dose), 2 vezes/dia	Hiperfosfatemia, hipocalcemia
Glicerina	< 1 ano: ½ supositório infantil < 6 anos: 1 supositório infantil > 6 anos: 1 supositório adulto	Irritação da mucosa ou alergia local

Fonte: Tabbers et al., 2014.

CAPÍTULO 59 • CONSTIPAÇÃO FUNCIONAL

Terapia nutricional

É recomendada a ingestão normal de líquidos e de fibra alimentar (quantidade de fibra alimentar em gramas por dia = idade + 5). Pré-bióticos e probióticos não são recomendados rotineiramente, mas compreendem agentes promissores para o tratamento.

Terapia comportamental

A desmistificação, a explanação e a orientação para o treinamento esfincteriano anal são condutas obrigatórias para obter sucesso terapêutico. Orientar a criança e sua família a permanecerem calmas quando os escapes fecais acontecerem e evitar punição e comentários negativos. Orientar atividade física normalmente.

Os principais problemas no tratamento da constipação funcional estão relacionados ao médico e aos pais, e os erros mais cometidos são:

- Pediatras: não realizar a desimpactação fecal; remover a impactação, mas não iniciar o tratamento de manutenção com laxantes; usar dose baixa ou dividir a dose dos laxantes ao longo do dia e interromper precocemente o uso de laxantes.
- Pais/cuidadores: não dar os medicamentos; não insistir para que a criança use o banheiro regularmente; descontinuar o uso de laxantes; não retornar para avaliação da resposta terapêutica.

Bibliografia

- Benninga MA, Nurko S, Faure C, Hyman PE, St. James Roberts I, Schechter NL. Childhood functional gastrointestinal disorders: Neonate/Toddler. Gastroenterology. 2016;150:1443-55.
- Hyams JS, Di Lorenzo C, Saps M, Shulman RJ, Staiano A, van Tilburg M. Functional Disorders: Children and Adolescents. Gastroenterology. 2016;150:1456-68.
- Leech SC, McHugh K, Sullivan PB. Evaluation of a method of assessing faecal loading on plain abdominal radiographs in children. Pediatr Radiol. 1999;29:255-8.

- Martinez AP, Azevedo GR. The Bristol Stool Form Scale: its translation to Portuguese, cultural adaptation and validation. Rev Latino-Am Enfermagem. 2012;20:583-9.
- NICE clinical guideline 99. NICE guideline on constipation in children and young people. May 2010. Disponível em: https://www.nice.org.uk/guidance/cg99/resources/guidanceconstipation-in-children and-young-people-pdf.
- Tabbers MM, DiLorenzo C, Berger MY, Faure C, Langendam MW, Nurko S, et al. Evaluation and treatment of functional constipation in infants and children: evidence-based recommendations from ESPGHAN and NASPGHAN. J Pediatr Gastroenterol Nutr. 2014;58:258-74.

CAPÍTULO 60

Doença do Refluxo Gastresofágico

Mary de Assis Carvalho • Débora Avellaneda Penatti • Nilton Carlos Machado

Introdução

O refluxo gastresofágico (RGE) é comum em lactentes e crianças maiores e tem apresentação clínica muito variável, representando um desafio, mesmo para o clínico experiente. Em Pediatria, as diretrizes atuais representam a abordagem correta para selecionar adequadamente os pacientes com doença do refluxo gastresofágico (DRGE) para investigação e tratamento, as quais serão utilizadas neste capítulo.

Definição de termos

- Refluxo gastresofágico: passagem involuntária do conteúdo gástrico para o esôfago. Frequentemente, representa um fenômeno fisiológico.
- Doença do refluxo gastresofágico: ocorre quando o conteúdo gástrico reflui para o esôfago ou a orofaringe e causa sintomas e/ou complicações.
- Regurgitação funcional: passagem do conteúdo gástrico refluído para a orofaringe e sem esforço.
- Vômito: expulsão com esforço do conteúdo gástrico pela boca.
- Ruminação: regurgitação voluntária do conteúdo gástrico para a boca, sendo remastigado e deglutido ou parte eliminada da boca.

Fisiopatologia

Normalmente, o esfíncter esofágico inferior (EEI) mantém uma pressão de repouso de cerca de 12 a 25 mmHg e relaxa brevemente quando há uma onda peristáltica. Entretanto, ocorrem relaxamentos de duração mais prolongada, durante os quais a pressão no esôfago é a mesma que no estômago. Estes são chamados de relaxamentos transitórios do EEI (TLESR), compreendendo a causa fisiológica do RGE. A pressão do EEI em lactentes com RGE não é diferente do normal, mas eles têm TLESR em maior número e/ou de maior duração.

A passagem de conteúdo gástrico para o esôfago constitui um fenômeno normal que ocorre muitas vezes por dia, tanto em adultos quanto em crianças, mas, em lactentes, vários fatores contribuem para exacerbar esse fenômeno, incluindo uma dieta líquida, posição reclinada e imaturidade estrutural e funcional da junção gastresofágica.

Apresentação clínica da doença do refluxo gastresofágico

Em lactentes e crianças pequenas, nenhum sintoma ou grupo de sintomas pode diagnosticar com eficiência a DRGE ou prever a resposta ao tratamento. Em escolares e adolescentes, uma história e exame físico são com frequência suficientes para diagnosticar de maneira confiável e iniciar o tratamento.

CAPÍTULO 60 • DOENÇA DO REFLUXO GASTRESOFÁGICO

Observações importantes na avaliação clínica

- Idade da criança?
- Quais são os sintomas, quando começaram e qual a duração?
- Os sintomas estão relacionados à alimentação?
- O que piora/alivia os sintomas?
- Alguma irritabilidade? Em caso afirmativo, quando ocorre?
- Alguma posição da criança ajuda a reduzir os sintomas ou a dor?
- Que alimentos são normalmente consumidos durante o dia? E à noite?
- Algum vômito em jato? Qual é a cor do vômito? Existe sangue no vômito?
- A criança tem algum problema urinário?
- Existe sangue nas fezes?
- Existe excesso de eructação?
- Há tosse noturna, dificuldade para respirar ou tratamento para a asma?

Sintomas relacionados com a idade

Lactentes e crianças pequenas não conseguem verbalizar seus sintomas, sendo usada uma série de sintomas e sinais não verbais como substitutos. A irritabilidade, com o arqueamento em lactentes, é considerada um equivalente da dor retroesternal em queimação em escolares e adolescentes. O Quadro 60.1 apresenta as principais manifestações clínicas para diferentes faixas etárias.

Crianças com alto risco para doença do refluxo gastresofágico e suas complicações

Certas condições predispõem à DRGE de maior gravidade e cronicidade: comprometimento neuro-lógico, prematuridade, distúrbios respiratórios crônicos, obesidade, displasia broncopulmonar, fibrose cística, atresia esofágica operada ou outra doença congênita do esôfago, hérnia hiatal, perda de peso ou aumento inadequado de peso.

Sintomas e sinais de alerta que exigem maior investigação diagnóstica

- Vômitos biliosos.
- Hematêmese.
- Hematoquezia.
- Início do vômito após 6 meses de vida.
- Insuficiência do crescimento/desenvolvimento.
- Diarreia.
- Constipação.
- Febre.
- Hepatoesplenomegalia.
- Abaulamento de fontanela.
- Macro/microcefalia.
- Convulsões.
- Síndrome genética/metabólica.

Investigação

Em virtude da apresentação clínica muito variável e da frequente ocorrência de regurgitação em crianças saudáveis, discriminar o que é RGE "fisiológico" do que é DRGE pode constituir um desafio, particularmente em lactentes. De acordo com as diretrizes atuais, nenhum teste isoladamente é suficiente para promover o diagnóstico confiável de DRGE. No entanto, a distinção entre essas duas entidades representa o passo fundamental para o tratamento correto.

■ Teste diagnóstico com supressão de ácido

O teste do inibidor da bomba de prótons é uma valiosa ferramenta diagnóstica e terapêutica para DRGE.

QUADRO 60.1	Principais manifestações clínicas por faixa etária	
< 2 anos	2 a 5 anos	6 a 18 anos
• Regurgitação • Vômitos • Irritabilidade • Arqueamento • Choro excessivo • Recusa alimentar • Tosse • Apneia • Sibilância	• Dor epigástrica • Vômitos recorrentes • Dor retroesternal • Disfagia • Recusa alimentar • Sibilância • Pneumonia recorrente • Sinusite/otite média • Problemas de sono	• Dor retroesternal • Dor epigástrica • Dor torácica • Vômitos • Disfagia • Náusea crônica • Gosto amargo na boca • Tosse noturna • Halitose • Laringite • Problemas de sono

Fonte: Elaborado pelos autores.

PARTE 3 • ESPECIALIDADES PEDIÁTRICAS

Consiste em um período (geralmente 2 a 4 semanas) de supressão ácida com observação clínica. A redução em pelo menos 50% da gravidade dos sintomas após o tratamento é considerada altamente sugestiva de DRGE. O tratamento deve ser prolongado até completar 12 semanas. Essa abordagem pode ser usada em escolares e adolescentes com sintomas de DRGE e sem sinais de alarme.

■ Estudo de esôfago-estômago-duodeno com contraste

As diretrizes atuais não recomendam rotineiramente realizar um estudo contrastado de esôfago-estômago-duodeno na avaliação de crianças com suspeita de DRGE. E, embora não seja útil para o diagnóstico de DRGE, torna-se importante para o diagnóstico de anormalidades anatômicas do trato gastrintestinal superior, como estenose esofágica, hérnia hiatal, má-rotação intestinal, acalasia, fístula traqueoesofágica, estenose pilórica e membrana duodenal.

■ pHmetria esofágica de 24 h e impedanciometria intraluminal esofágica

Ambas são atualmente realizadas para avaliar a presença de DRGE. Em lactentes, os episódios de refluxo são mais propensos a ser de ácido fraco ou alcalino. O monitoramento combinado ajuda a discriminar os episódios ácidos (pH < 4), de ácido fraco (4 < pH < 7) e alcalinos (pH > 7). Assim, o monitoramento combinado da pHmetria e da impedância se mostra superior à utilização isolada da pHmetria. Tambem é útil para correlacionar os sintomas (p. ex., tosse, dor torácica) com episódios de refluxo ácido e identificar os pacientes com sibilância ou sintomas respiratórios em que o refluxo constitui um fator causador ou agravante.

■ Endoscopia e biópsia

A lesão esofágica induzida por refluxo é definida endoscopicamente como erosões da mucosa esofágica distal. Quando se realiza a endoscopia, são recomendadas biópsias esofágicas para diagnosticar esofagite ou esofagite eosinofílica. Não há boa correlação clínica-histológica, e a biópsia esofágica não pode determinar se a inflamação esofágica se dá em decorrência do refluxo. A ausência de alterações histológicas não exclui a doença de refluxo.

■ Cintilografia nuclear

A cintilografia gastresofágica mede o refluxo pós-prandial e o esvaziamento gástrico. No entan-

to, pela falta de técnica padronizada de exame e dos valores normais não bem definidos, não se recomenda seu uso no diagnóstico de pacientes com suspeita de DRGE. Pode ser utilizada em pacientes com sintomas respiratórios crônicos refratários, para diagnosticar a aspiração pulmonar do conteúdo gástrico refluido.

■ Outros testes

A manometria esofágica não representa um teste de diagnóstico para DRGE, mas pode identificar distúrbios motores (p. ex., acalasia), capazes de apresentar sintomas semelhantes aos da DRGE. A ultrassonografia esofágica e gástrica não é recomendada para a avaliação rotineira da DRGE.

Tratamento

A terapia da DRGE pediátrica baseia-se em uma combinação de medidas conservadoras (estilo de vida e modificações na dieta) e farmacológicas. A abordagem adequada depende do diagnóstico e da avaliação correta dos pacientes com DRGE. Do ponto de vista clínico, é útil distinguir entre lactentes/crianças pequenas e escolares/adolescentes, uma vez que a apresentação clínica, a escolha da terapia e a resposta ao tratamento diferem entre os dois grupos. Em crianças menores de 2 anos, as medidas conservadoras representam a estratégia terapêutica de primeira linha. A abordagem recomendada aos escolares/adolescentes se assemelha à dos adultos, abrangendo mudanças de estilo de vida e um teste de 4 semanas com inibidores da bomba de prótons (IBP).

■ Dieta e medidas gerais

O espessamento da fórmula é uma medida terapêutica fundamental em lactentes. Pode ser utilizada fórmula comercialmente espessada ou realizar o espessamento com fontes de amido na fórmula habitual da criança. Há evidências para efetuar teste de 2 a 4 semanas com uma fórmula de proteína extensamente hidrolisada em lactentes com sintomas de doença de refluxo e má evolução ao tratamento.

■ Posicionamento

Em lactentes, geralmente se recomenda a posição supina durante o sono. O posicionamento na posição prona pode ser benéfico em crianças com mais de 1 ano de idade com RGE ou DRGE, cujo risco de síndrome de morte súbita infantil é insignificante. Tanto em lactentes quanto em escolares/adolescentes, o decúbito lateral esquerdo e a elevação da cabeceira da cama podem ser indicados para diminuir os sintomas da DRGE.

CAPÍTULO 60 • DOENÇA DO REFLUXO GASTRESOFÁGICO

■ Recomendações para alterações dietéticas e de estilo de vida em escolares/adolescentes

- Perder peso, se houver sobrepeso ou obesidade.
- Evitar comer em excesso; comer refeições menores ao longo do dia.
- Evitar café, refrigerantes, chocolate, menta, alimentos picantes, produtos que contenham tomate, cítricos e alimentos fritos/gordurosos.
- Evitar comer 2 a 3 h antes da hora de dormir.
- Dormir com a cabeceira da cama elevada de 15 a 20 cm.
- Usar roupas soltas que não comprimam o abdome.
- Mastigar chicletes sem açúcar após as refeições, pois essa conduta diminui os episódios de refluxo.

■ Terapia farmacológica

O Quadro 60.2 apresenta as doses habituais dos medicamentos mais utilizados no tratamento da DRGE.

Terapêutica supressora da secreção ácida

Representa a pedra angular para o tratamento da DRGE. Tanto os antagonistas dos receptores de histamina 2 quanto os IBP mostram um bom perfil de segurança e tolerabilidade, sendo aprovados para uso clínico na população pediátrica. Os IBP são superiores aos antagonistas dos receptores de histamina 2 no alívio dos sintomas e na cura da esofagite. A maioria dos pacientes requer apenas uma dose diária de IBP, e seu uso rotineiro de 2 vezes/dia não é indicado. O IBP mais utilizado é o omeprazol.

Procinéticos

Os agentes procinéticos melhoram a motilidade no terço distal do esôfago, o tônus do EEI, o *clearance* ácido no esôfago, o esvaziamento gástrico e a motilidade nas primeiras porções do duodeno, efeitos que seriam positivos no tratamento da DRGE. O procinético mais utilizado é a domperidona.

Antiácidos

Os neutralizadores do ácido gástrico no esôfago/estômago aliviam a dor em queimação retroesternal e permitem a cicatrização da mucosa esofágica. Entretanto, a terapia prolongada e de alta dose com agentes contendo alumínio não é recomendada em crianças para o tratamento com DRGE, já que podem causar osteopenia, raquitismo, anemia microcítica e neurotoxicidade. O antiácido mais utilizado é o hidróxido de alumínio.

■ Tratamento cirúrgico

A falha na terapia farmacológica não representa indicação para a cirurgia; pelo contrário, a falta de resposta ao tratamento farmacológico deve alertar o clínico para uma reavaliação cuidadosa do paciente, questionando a DRGE como causa subjacente dos sintomas. Outras condições clínicas, como esofagite eosinofílica, síndrome dos vômitos cíclicos e gastroparesia, devem ser descartadas por testes diagnósticos antes de considerar outros tratamentos. A terapia cirúrgica deve ser reservada para casos crônicos e recidivantes e para casos de alto risco para complicações da DRGE em longo prazo.

QUADRO 60.2	Medicamentos utilizados na doença do refluxo gastresofágico		
Medicamento	**Dose habitual**	**Observações**	**Apresentações**
Domperidona	• Crianças: 1 mg/kg/dia (2 a 3 três doses/dia) • Adultos: 10 mg/dose (2 a 3 três doses/dia)	Usar antes das refeições	Suspensão oral: 1 mg/mL Comprimido: 10 mg
Ranitidina	• Crianças: 5 a 10 mg/kg/dia (2 a 3 três doses/dia) • Adultos: 150 mg/dose (2 vezes/dia)		Xarope: 15 mg/mL Gotas: 2 mg/gota Comprimido: 150 mg
Omeprazol	• Lactentes 1 a 11 meses: 3 a < 5 kg: 2,5 mg 5 a < 10 kg: 5 mg ≥ 10 kg: 10 mg • Crianças ≥ 1 ano: 1 a 3 mg/kg/dia (máximo de 80 mg/dia)	Em jejum, 30 min antes da primeira refeição da manhã	Cápsulas ou comprimidos revestidos 10, 20 e 40 mg

Fonte: Elaborado pelos autores.

Situações especiais na doença do refluxo gastresofágico

■ Criança com regurgitação recorrente sem complicações

Uma história e exame físico com ausência de sinais ou sintomas de alarme geralmente são suficientes para estabelecer o diagnóstico clínico de RGE (refluxo fisiológico). O estudo contrastado de esôfago-estômago-duodeno ou outros testes de diagnóstico não são necessários. Orientação e educação dos pais e fórmula láctea espessada (ou fórmula antirregurgitação) são satisfatórias.

■ Criança com regurgitação recorrente e baixo ganho ponderal

Se a ingestão calórica for adequada, a avaliação inicial deve incluir história detalhada da dieta da criança, hemograma completo, análise de urina, eletrólitos séricos, ureia e creatinina séricas, triagem para doença celíaca e estudo contrastado de esôfago-estômago-duodeno. Um teste de 2 a 4 semanas com fórmula extensamente hidrolisada ou de aminoácidos pode ser realizado.

■ Criança com choro inexplicado

O refluxo é uma causa incomum de irritabilidade ou choro excessivo inexplicado em lactentes saudáveis. O uso empírico de supressão de ácido por um curto período pode ser indicado.

■ Criança com apneia ou evento aparente que ameaça a vida (ALTE)

Na maioria dos casos de ALTE, o refluxo não representa a causa. Se essa relação é suspeita ou se os sintomas se repetem, a avaliação com pHmetria/impedanciometria em combinação com a gravação polissonográfica pode ajudar a estabelecer causa e efeito.

■ Criança com mais de 18 meses e regurgitação crônica ou vômitos

Enquanto a regurgitação fisiológica e o vômito episódico são frequentes em lactentes, são menos comuns em crianças com idade superior a 18 meses. Embora não se trate de sintomas exclusivos da DRGE, recomenda-se descartar diagnósticos alternativos com a pHmetria esofágica de 24 h, o estudo contrastado de esôfago-estômago-duodeno ou endoscopia digestiva alta.

■ Dor retroesternal em queimação em escolares/adolescentes

Mudanças de estilo de vida e um teste com IBP durante 4 semanas são recomendados. Se os sintomas melhorarem ou resolverem, continuar o tratamento até completar 12 semanas.

■ Esofagite de refluxo

O tratamento inicial consiste em mudanças de estilo de vida e terapia com IBP por 12 semanas. A eficácia da terapia pode ser monitorada pelo grau de alívio dos sintomas. Nem toda esofagite de refluxo é crônica ou recidivante; portanto, deve-se diminuir a dose e, em seguida, retirar a terapia.

■ Recusa alimentar, disfagia e odinofagia

No recém-nascido com recusa alimentar, não se recomenda a supressão ácida sem avaliação diagnóstica prévia. Na criança maior com disfagia ou odinofagia, indica-se o estudo contrastado de esôfago-estômago-duodeno, geralmente seguido por uma endoscopia digestiva alta.

■ Asma

Apesar de uma alta frequência de eventos de refluxo em pacientes asmáticos, apenas um grupo seleto com sintomas de asma noturna, ou com asma dependente de esteroides e difíceis de controlar, se beneficiará de uma terapia antirrefluxo em longo prazo.

■ Pneumonia recorrente

Pode ser uma complicação do refluxo, em virtude da aspiração de conteúdo gástrico. A criança deve ser amplamente investigada para confirmar a presença de DRGE.

■ Sintomas das vias aéreas superiores

Rouquidão crônica, tosse crônica, sinusite, otite média crônica e eritema/edema da laringe podem indicar DRGE do tipo supraesofágico.

Bibliografia

- Herregods TV, Bredenoord AJ, Smout AJ. Pathophysiology of gastroesophageal reflux disease: new understanding in a new era. Neurogastroenterol Motil. 2015;27:1202-13.
- Hirano I, Richter JE. ACG practice guidelines: esophageal reflux testing. Am J Gastroenterol. 2007;102:668-85.
- Lightdale JR, Gremse DA. Section on gastroenterology, hepatology, and nutrition gastroesophageal reflux: Management guidance for the pediatrician. Pediatrics. 2013;131:e1684-e1695.
- Nelson SP, Chen EH, Syniar GM, Christoffel KK. Prevalence of symptoms of gastroesophageal reflux during childhood: a pediatric practice-based survey. Pediatric Practice Research Group. Arch Pediatr Adolesc Med. 2000;154:150-4.
- Papachrisanthou MM, Davis RL. Clinical Practice Guidelines for the management of gastroesophageal reflux and gastroesophageal reflux disease: 1 year to 18 years of age. J Pediatr Health Care. 2016;30:289-94.
- Quitadamo P, Woodley FW, Skaggs B, Campione S, Mancusi V, Oliva S, et al. Gastroesophageal reflux in young children and adolescents: is there a relation between symptom severity and esophageal histological grade? J Pediatr Gastroenterol Nutr. 2015;60:318-21.
- Salvatore S, Hauser B, Vandemaele K, Novario R, Vandenplas Y. Gastroesophageal reflux disease in infants: how much is predictable with questionnaires, pH-metry, endoscopy and histology? J Pediatr Gastroenterol Nutr. 2005;40:210-5.
- Sherman P, Hassall E, Fagundes-Neto U, Gold BD, Kato S, Koletzko S, et al. A global, evidence-based consensus on the definition of gastroesophageal reflux disease in the pediatric population. Am J Gastroenterol. 2009;104:1278-95.
- Vandenplas Y, Rudolph CD, Di Lorenzo C, Hassall E, Liptak G, Mazur L, et al. Pediatric gastroesophageal reflux clinical practice guidelines: Joint recommendations of the North American Society of Pediatric Gastroenterology, Hepatology, and Nutrition and the European Society of Pediatric Gastroenterology, Hepatology, and Nutrition. J Pediatr Gastroenterol Nutr. 2009;49:498-547.

CAPÍTULO 61

Diarreia Aguda

Nilton Carlos Machado • Gabriela Nascimento Hercos • Mary de Assis Carvalho

A diarreia aguda ou enterocolite infecciosa aguda é uma síndrome que consiste na alteração do padrão evacuatório em comparação ao padrão normal do paciente. Caracteriza-se por diminuição da consistência das fezes, presença de maior conteúdo líquido e/ou aumento na frequência das evacuações.

Tipos de diarreia

- Diarreia aguda: tem origem predominantemente infecciosa e evolução potencialmente autolimitada e com duração ≤ 14 dias.
- Diarreia aguda prolongada: diarreia aguda que não se autolimitou e ainda não tem critérios para diarreia aguda persistente. Em geral, surge por atraso ou falha terapêutica inicial.
- Diarreia persistente: originária da diarreia aguda, perpetua-se por alterações no trato gastrintestinal. Tem duração > 14 dias.
- Diarreia crônica: a sua evolução não é potencialmente autolimitada e tem duração > 30 dias.

Fisiopatologia

A diarreia aguda é secundária a um distúrbio nos mecanismos que regulam o transporte de fluidos e eletrólitos. No processo diarreico, diferentes mecanismos podem atuar concomitantemente. O intestino delgado é responsável pela absorção da maior parte do líquido e dos eletrólitos que circulam no trato gastrintestinal (cerca de 80% do total). Por sua vez, a função primária do cólon consiste em absorver líquido (aproximadamente 18% do total) e eletrólitos, bem como armazenar o seu conteúdo até que as fezes sejam formadas. O desequilíbrio entre a secreção e a absorção provoca a diarreia.

Diagnóstico

A história clínica e o exame físico são muito importantes para determinar o mecanismo fisiopatológico subjacente e, especialmente, a desidratação associada a distúrbios eletrolíticos. O atendimento ideal deve ser realizado buscando avaliar imediatamente a evolução da doença – tempo e tipo de sintomas e evolução para desidratação. Esse atendimento pode ser realizado como uma consulta padrão, ou dependendo da inspeção inicial da criança no colo da mãe, pode ser realizada na maca de atendimento, onde se obtém a história da diarreia juntamente com o exame físico. Nessa situação, observa-se o grau de comprometimento da hidratação com o tempo decorrido de diarreia, suas características e outros sinais, como sinais de acidose metabólica e comprometimento do sistema nervoso central. Esse tipo de atendimento permite uma terapêutica mais rápida e eficaz.

Os principais dados a serem obtidos são:

- Início abrupto *versus* gradual e duração dos sintomas.
- Fezes: aquosas, sanguinolentas, mucoides, explosivas ou ácidas.
- Frequência das evacuações e quantidade relativa de fezes.
- Presença de sintomas disentéricos: febre, tenesmo, muco/pus e/ou sangue nas fezes.
- Sintomas de desidratação: sede, taquicardia, hipotonia, oligúria, letargia, turgor alterado.
- Sintomas associados: náuseas, vômitos, dor abdominal, mialgia, alteração do sensório. Avaliar frequência e intensidade.
- Sintomas sugestivos de distúrbios hidreletrolíticos e acidobásicos.
- Convulsões.
- Sinais de intussuscepção intestinal.
- Síndrome hemolítico-urêmica com insuficiência renal.
- Infecções a distância, sepse.

Clinicamente, é útil distinguir três síndromes produzidas pela infecção intestinal aguda, conforme mostrado a seguir.

■ Diarreia inflamatória

Resulta da infecção com processo enteroinvasivo, especialmente no cólon. A febre está frequentemente presente e o paciente pode se apresentar com toxemia. As principais características da diarreia inflamatória são:

- Fezes pouco volumosas, aquosas ou semipastosas.
- Frequência evacuatória alta.
- Geralmente dor abdominal, tenesmo, sangue e/ou muco nas fezes.
- Não cessa durante o jejum.
- pH fecal > 5,5.
- Pesquisa de leucócitos fecais frequentemente positiva.

Os principais agentes etiológicos são *Shigella* sp., *E. coli* enteroinvasora (Shigela-*like*), *Salmonella* sp., *Campylobacter jejuni*, *Yersinia* enterocolítica e *Entamoeba histolytica*.

Já os sinais e sintomas que ajudam a identificar a sua etiologia compreendem:

- *Shigella*: a bactéria prolifera no intestino delgado, causando inicialmente febre e diarreia aquosa. Pouco tempo depois, ocorre invasão colônica e aparecem fezes caracteristicamente mucoides e sanguinolentas. Tenesmo pode ser proeminente. Uma pequena porcentagem de crianças pode apresentar convulsão e bacteremia.

- *Campylobacter*: causa uma síndrome semelhante à disenteria provocada por *Shigella*.
- *Salmonella*: o diagnóstico é sugerido pela eliminação de fezes esverdeadas, particularmente pútridas, e sangue e/ou muco são menos frequentes. O vômito é mais proeminente do que em outras formas de enterocolite bacteriana. A diarreia pode ocorrer por semanas, especialmente em crianças desnutridas e/ou com comprometimento da resposta imune.
- *Escherichia coli* enteroinvasiva: quadro clínico semelhante ao da *Shigella*.
- *Yersinia*: produz um quadro clínico indistinguível da apendicite, com dor abdominal grave.

■ Diarreia osmótica

O efeito decorre da lesão da mucosa do intestino delgado, com a presença de carboidrato mal digerido/absorvido no lúmen intestinal exercendo efeito osmótico. Com trânsito rápido de fluido intestinal e da fermentação dos carboidratos no cólon, as evacuações são líquidas, ácidas e explosivas. Pode ocorrer precocemente dermatite em "área de fraldas" nos lactentes. A má-absorção de lactose representa o exemplo mais frequente de diarreia osmótica.

Suas principais características são:

- Fezes moderadamente volumosas, aquosas, de odor ácido.
- Geralmente cessa durante o jejum, especialmente no paciente internado recebendo fluidos intravenosos.
- Em geral sem pus, sangue ou gordura nas fezes.
- pH fecal < 5,5.

Os principais agentes etiológicos são norovírus, rotavírus, *E. coli* enteropatogênica clássica, *E. coli* enteroaderente e *E. coli* enteroagregativa.

Compreendem sinais e sintomas que ajudam a identificar a etiologia da diarreia osmótica:

- Vírus: o início do quadro é abrupto. A infecção acomete o intestino delgado proximal. O vômito é frequente, podendo ocorrer sintomas respiratórios leves.
- *Escherichia coli*: pode causar diarreia com os subtipos: *E. coli* enteropatogênica clássica; *E. coli* enteroagregativa; *E. coli* enteroaderente.

■ Diarreia secretora

Enterotoxinas pré-formadas (nos alimentos) ou formadas no intestino por agentes bacterianos alteram os mecanismos que regulam a secreção/absorção de líquidos e eletrólitos na mucosa do intestino delgado, estimulando uma secreção ativa de eletrólitos com consequente perda de água. Os sinais/sintomas de desidratação e acidose metabólica podem ser precoces e graves.

As principais características consistem em:

- Fezes muito volumosas, aquosas, claras do tipo "água de arroz".
- Geralmente persiste durante o jejum.
- Sem pus, sangue ou gordura nas fezes.
- pH fecal próximo a 7.

Os principais agentes etiológicos são *E. coli* enterotoxigênica, *Staphylococus aureus* e *Clostridium perfringens*.

São sinais e sintomas que ajudam a identificar a sua etiologia:

- *E. coli* enterotoxigênica: diarreia secretora com fezes aquosas e abundantes.
- *Staphylococcus aureus*: inicia-se abruptamente com vômitos em até 30 min após a ingestão do alimento contaminado com a toxina pré-formada, seguidos de diarreia.

Observações imediatas em uma criança com diarreia aguda

- Faixa etária (prematuridade), especialmente com menos de 6 meses de idade.
- Estado nutricional (< 8 kg).
- Vômitos persistentes.
- Diarreia de grande volume.
- Desidratação moderada/grave.
- Diarreia inflamatória (sangue visível).
- Febre alta ou outros sintomas sistêmicos.
- Viagem recente a áreas de grande risco.
- Surtos na comunidade.
- Ocorrência de outras pessoas doentes (casa, creche, escola).

Avaliação de complicações

- Distúrbios hidreletrolíticos e acidobásicos.
- Convulsões na infecção por *Shigella* sp. e distúrbios hidreletrolíticos.
- Intussuscepção intestinal.
- Síndrome hemolítico-urêmica com insuficiência renal após infecção por ***E. coli*** produtora de toxina *Shiga* – *E. coli* êntero-hemorrágica.
- Desnutrição energético-proteica prévia ou adquirida nessa infecção.
- Infecções a distância, sepse.

Avaliação laboratorial na diarreia aguda

- Pesquisa de leucócitos fecais: exame microscópico de esfregaço do muco fecal corado. A presença

de mais que 5 leucócitos fecais em pelo menos 5 campos de maior aumento sugere infecção bacteriana enteroinvasiva: *Shigella*, *Salmonella*, *Campylobacter* e *E. coli* enteroinvasiva.

- pH fecal < 5,5 e/ou pesquisa positiva de substâncias redutoras e/ou do Lugol nas fezes: indicam má-absorção de carboidratos.
- Cultura de fezes: deve ser realizada em crianças febris com diarreia com sangue ou diarreia inexplicada.
- Eletrólitos séricos, ureia e creatinina: auxiliam na avaliação da desidratação moderada a grave.
- Gasometria venosa ou arterial: pode avaliar a presença de acidose metabólica.
- Urinálise: auxilia na avaliação da desidratação, pois a diminuição progressiva da diurese e o aumento da densidade e osmolaridade são proporcionais à gravidade da desidratação, quando da função renal normal preservada.
- Cultura de urina: indicada se houver dados de história que apontem para uma infecção do trato urinário em menores de 6 meses de idade.
- Ultrassonografia abdominal: realizada na suspeita de intussuscepção.

Tratamento

■ Critérios de admissão

- Incapacidade de tolerar líquidos via oral (VO).
- Desidratação de 10% ou superior.
- Suspeita de enterite complicada por Salmonella.
- Criança com aparência toxemiada.
- Imunocomprometimento.
- Desnutrição.
- Convulsões e desidratação hipernatrêmica.

■ Hidratação

A criança desidratada deve ser examinada de imediato para o diagnóstico da gravidade da desidratação ou do estado de choque hipovolêmico. Após a estabilização inicial com a correção do volume intravascular, é importante corrigir o percentual de desidratação calculado inicialmente.

■ Uso racional de medicamentos

Antieméticos

A utilização da ondansetrona diminui a frequência e a intensidade dos vômitos, além da necessidade de hospitalização. Trata-se de um medicamento muito efetivo, cujos efeitos adversos ocorrem em < 1% das crianças.

CAPÍTULO 61 • DIARREIA AGUDA

Administrá-la via intravenosa (IV) na dose de 0,15 a 0,3 mg/kg/dose ou VO 2 a 8 mg/dose a cada 8 h.

O uso prático da ondansetrona consiste em:

- 8 a 15 kg: 2 mg.
- 15 a 30 kg: 4 mg.
- > 30 kg: 8 mg.

Antimicrobianos

Quando agentes bacterianos ou parasitários são isolados ou fortemente suspeitos, recomenda-se o tratamento com agentes antimicrobianos com o objetivo de limitar a duração da doença. Os agentes e as principais indicações terapêuticas consistem em:

- *Campylobacter*: azitromicina, eritromicina, ceftriaxona ou ciprofloxacino, por 5 dias.
- *Shigella*: azitromicina, ceftriaxona ou ciprofloxacino, por 5 dias.
- *E. coli* enteroinvasiva: azitromicina, ceftriaxona, ou ciprofloxacino, por 5 dias.
- *Yersinia*: sulfametoxazol-trimetoprima, por 5 dias.
- *Salmonella* não complicada: não usar antibióticos; *Salmonella* complicada (lactentes < 6 meses de idade, bacteremia, hospedeiro imunocomprometido, febre tifoide): ceftriaxona ou ciprofloxacino, por 10 dias.
- *Clostridium difficile* – enterocolite grave ou prolongada: metronidazol oral ou vancomicina oral, por 7 dias. Portador: nenhum tratamento.
- *E. coli* enterotoxigênica ou enteropatogênica: nenhum tratamento.
- *Giardia intestinalis*: metronidazol, por 5 dias.
- *Entamoeba hystolitica*: metronidazol, por 7 dias.
- *Cryptosporidium*: nitazoxanida, por 3 dias.

Dose diária dos antimicrobianos (inicialmente recomendados para uso por 5 dias)

- Azitromicina: 10 a 15 mg/kg (VO – 1 dose/dia).
- Ceftriaxona: 50 a 100 mg/kg (vias intravenosa ou intramuscular – 3 doses/dia).
- Ciprofloxacino: 20 a 30 mg/kg (VO – 2 doses/dia).

- Eritromicina: 50 mg/kg (VO – 3 doses/dia).
- Metronidazol: 30 a 40 mg/kg (VO – 2 doses/dia). Repetir após 4 semanas.
- Nitazoxamida: 7,5 mg/kg (VO – 2 doses/dia).
- Trimetoprima-sulfametoxazol: trimetoprima 8 mg/kg (VO – 2 doses/dia).
- Vancomicina: 40 mg/kg (VO – 4 doses/dia).

Suplementação com zinco

Melhora o transporte de água e eletrólitos e diminui a gravidade e a duração da diarreia em menores de 5 anos de idade (dose diária de 10 a 20 mg/dia até o controle da diarreia). Utilizar em crianças com desnutrição proteica energética ou que vivem em áreas com alimentação muito pobre em zinco.

Probióticos

Encurtam a duração da doença viral e da excreção viral e diminuem a duração da diarreia associada a antibióticos. Os mais indicados são aqueles que contêm *Saccharomyces boulardii* (2 doses de 250 mg/dia, por 5 dias).

Realimentação

A reintrodução precoce da alimentação após 4 a 6 h promove recuperação mais rápida da mucosa intestinal. Antes de programar a alimentação, alguns questionamentos devem ser feitos, como:

- Que tipo de dieta deve ser prescrita?
- Qual carboidrato deve ser retirado/reduzido?
- Quanto tempo excluir o carboidrato implicado?

As dietas mais adequadas são aquelas correspondentes à dieta habitual da criança. Alimentos bem cozidos e com fontes de amido (p. ex., arroz, batata, cenoura, banana) fornecem energia e não aumentam a osmolaridade no intestino delgado. Fórmulas sem lactose devem ser indicadas nas diarreias com padrão osmótico (avaliar o padrão da diarreia, pH fecal < 5,5 e substâncias redutoras nas fezes > ++). Fórmulas sem proteína do leite de vaca são raramente indicadas na diarreia aguda. Sucos de frutas, refrigerantes e bebidas hipertônicas não constituem soluções de reidratação e devem ser contraindicadas.

348

Bibliografia

- Colletti JE, Brown KM, Sharieff GQ, Barata IA, Ishimine P. The management of children with gastroenteritis and dehydration in the emergency department. J Emerg Med. 2010;38:686-98.
- Dickinson B, Surawicz CM. Infectious diarrhea: an overview. Curr Gastroenterol Rep. 2014;16:399.
- Farthing M, Salam MA, Lindberg G, Dite P, Khalif I, Salazar-Lindo E, et al. Acute diarrhea in adults and children: a global perspective. J Clin Gastroenterol. 2013;47:12-20.
- Guandalini S. Probiotics for prevention and treatment of diarrhea. J Clin Gastroenterol. 2011;45(Suppl):S149-53.
- Guarino A, Albano F, Ashkenazi S, Gendrel D, Hoekstra JH, Shamir R, Szajewska H; ESPGHAN/ESPID Evidence-Based Guidelines for the Management of Acute Gastroenteritis in Children in Europe Expert Working Group. European Society for Paediatric Gastroenterology, Hepatology, and Nutrition/European Society for Paediatric Infectious Diseases evidence-based guidelines for the management of acute gastroenteritis in children in Europe: executive summary. J Pediatr Gastroenterol Nutr. 2008;46:619-21.
- Guarino A, Ashkenazi S, Gendrel D, Lo Vecchio A, Shamir R, Szajewska H. European Society for Pediatric Gastroenterology, Hepatology, and Nutrition/European Society for Pediatric Infectious Diseases Evidence-Based Guidelines for the Management of Acute Gastroenteritis in Children in Europe: Update 2014. J Pediatr Gastroenterol Nutr. 2014;59:132-52.
- NICE. Review of Clinical Guideline (CG84). Diarrhoea and vomiting caused by gastroenteritis: diagnosis, assessment and management in children younger than 5 years. Disponível em: https://www.nice.org.uk/guidance/cg84. Acesso em: jan. 2017.
- World Health Organization. The treatment of diarrhoea. A manual for physicians and other senior health care workers. 4. ed. Geneva, Switzerland: World Health Organization; 2005. Disponível em: http://whqlibdoc.who.int/publications/2005/9241593180.pdf. Acesso em: jan. 2017.

CAPÍTULO 62

Alergia Alimentar

Nilton Carlos Machado • Juliana Tedesco Dias • Mary de Assis Carvalho

Introdução

Alergia alimentar é uma das doenças mais comuns entre os distúrbios alérgicos, como resultado do aumento dramático de sua prevalência nas últimas décadas. A prevalência de alergia alimentar é referida entre 6 e 8% em crianças até a idade de 3 anos. Qualquer alimento tem potencial para induzir uma reação alérgica e, de fato, mais de 150 alimentos diferentes já foram implicados. No entanto, a maioria das reações é induzida por um pequeno número de alimentos identificados como causas mais comuns de alergia no mundo inteiro: leite de vaca, soja, ovo, peixe, nozes, trigo e frutos do mar.

Definição de termos

- Reação adversa aos alimentos: termo geral usado para uma resposta clinicamente anormal a um alimento ou aditivo alimentar ingerido.
- Alérgenos alimentares: componentes dos alimentos que desencadeiam reações imunológicas adversas; na maioria das vezes, são glicoproteínas específicas capazes de interagir com as células imunes de maneira a iniciar o desenvolvimento de uma alergia alimentar.
- Alergia alimentar: reação adversa decorrente de uma resposta imune específica que ocorre com reprodutibilidade na exposição a determinado alimento e que pode ser mediada ou não por IgE ou não mediada por IgE. Diferencia-se de outras reações adversas a alimentos, como intolerância não imunológica (p. ex., intolerância à lactose) ou outras reações não imunes (p. ex., tóxicas, farmacológicas).
- Intolerância alimentar: reação adversa não imunológica aos alimentos ou componentes alimentares. Pode ser causada por deficiências enzimáticas e agentes farmacológicos.
- Aversão ao alimento: recusar ou evitar alimentos ou grupos de alimentos "seguros" e que não fazem parte da dieta de restrição alimentar indicada. Isso pode ocorrer entre pacientes com qualquer tipo de alergia alimentar ou como uma resposta comportamental.

Fisiopatologia e classificação

A ingestão de alimentos representa a maior carga antigênica que o sistema imunológico humano enfrenta. Na maioria dos indivíduos, a tolerância oral de proteínas alimentares representa a regra. No entanto, quando a tolerância oral falha, o sistema imunológico desenvolve respostas imunes anormais e características das reações alérgicas alimentares. Pode se classificar em reações mediadas ou não por IgE, e algumas, ainda, envolvem uma combinação de respostas IgE e não IgE mediadas. As reações alérgicas alimentares mediadas por IgE são geralmente de início abrupto (minutos a 2 h), cujos sintomas sejam causados provavelmente pela libertação dos mediadores pré-formados a partir de mastócitos teciduais e basófilos circulantes previamente sensibilizados para um antígeno alimentar específico.

As reações não IgE mediadas induzem principalmente sintomas gastrintestinais, que geralmente aparecem horas ou dias após a ingestão, às vezes apenas após a ingestão regular dos alimentos. Não são observadas reações de início abrupto. A alergia alimentar também está relacionada aos sistemas ou órgãos afetados, como pele, trato gastrintestinal, respiratório, sistema cardiovascular ou combinações destes.

Fatores que contribuem para a sensibilização

- Predisposição genética (coexistência com atopia na família).
- Imaturidade do sistema imune ou da barreira mucosa gastrintestinal no recém-nascido (período crítico para sensibilização).
- Dose do antígeno (altas doses aumentam a tolerância; baixas doses aumentam a sensibilização, por exemplo, via leite materno).
- Alteração na permeabilidade gastrintestinal permitindo passagem anormal de antígeno (p. ex., pós-infecção viral).

Avaliação clínica

A história e o exame físico são realizados antes da seleção de qualquer teste diagnóstico. O clínico deve considerar se as queixas estão associadas a alergia alimentar, intolerância ou efeitos tóxicos ou se não estão relacionadas com alimentos. O exame físico pode confirmar dermatite atópica, problemas de crescimento, urticária e outros sintomas de doença atópica. Atenção especial deve ser dada aos sintomas persistentes que envolvem diferentes sistemas de órgãos. É preciso também considerar a possibilidade de alergia alimentar em crianças cujos sintomas não respondem adequadamente ao tratamento: eczema atópico, refluxo gastresofágico e sintomas gastrintestinais crônicos, incluindo constipação.

Avaliar a apresentação de possíveis sintomas associados à alergia alimentar, incluindo questões sobre:

- Idade da criança quando os sintomas começaram.
- Velocidade de início dos sintomas após o contato com o alimento.
- Duração dos sintomas.
- Gravidade da reação.
- Frequência de ocorrência da reação.

- Localização da reação (na escola ou em casa).
- Reprodutibilidade de sintomas em exposição repetida.
- Alimentos que provocam a reação.
- Histórico de alimentação infantil, incluindo a idade do desmame.
- História de alimentação com fórmula láctea.
- Quando a criança está sendo amamentada, considerar os detalhes da dieta da mãe.
- Resposta à eliminação e reintrodução de alimentos.

Sintomas e gravidade da alergia alimentar

As alergias alimentares podem apresentar-se clinicamente de maneira isolada ou como uma série de sintomas e sinais associados.

■ Oral

Ocorre em minutos e se apresenta como prurido, com ou sem angioedema nos lábios, na língua, no palato, na orofaringe, nas orelhas e no nariz. Na maioria dos casos, trata-se de uma condição leve e autolimitada, que desaparece dentro de 30 a 60 min, embora, em alguns casos, o curso clínico seja mais grave, com edema e progressão para a faringe e para uma reação anafilática generalizada.

■ Sintomas e sinais gastrintestinais

Alergia alimentar pode causar náuseas, vômitos, retenção gástrica, hipermotilidade intestinal, dor abdominal por espasmos colônicos e diarreia. Os sintomas geralmente se desenvolvem dentro de minutos a 2 h após a ingestão do alimento.

■ Sintomas e sinais dermatológicos

Os sintomas dermatológicos são prurido, eritema, urticária e angioedema. A urticária pode seguir a ingestão do alimento por minutos e durar várias horas. Alguns pacientes relatam urticária de contato após o manuseio de alimentos. Outras manifestações cutâneas incluem rubor e demais formas de erupção cutânea. O angioedema representa uma forma variante de urticária, em que a camada mais profunda da pele é afetada. Outros tipos de reações tardias, como piora do eczema, podem ocorrer horas ou dias após a ingestão do alimento e geralmente não são mediadas por IgE.

■ Sintomas e sinais respiratórios

As reações alérgicas aos alimentos que afetam o trato respiratório variam de sintomas muito leves do trato respiratório superior à dificuldade respiratória muito

CAPÍTULO 62 • ALERGIA ALIMENTAR

grave, como um ataque de asma. Os sintomas nasais típicos são espirros, corrimento nasal e congestão nasal. Os pacientes com sintomas nasais frequentemente se queixam de sintomas oculares ao mesmo tempo.

■ Anafilaxia

Representa a reação alérgica mais grave e sempre constitui uma emergência médica. É causada por uma libertação súbita e maciça de mediadores de mastócitos e/ou basófilos e se caracteriza por uma associação de sinais/sintomas gastrintestinais (náuseas, vômitos, cólicas abdominais), pele (urticária, eritema, prurido, angioedema) e respiratórios (asma, rinite, dispneia por edema da glote), em alguns casos em associação a sintomas cardiovasculares (hipotensão, palpitações, colapso e arritmia).

Alergia alimentar e reações mediadas por IgE

Manifestações de reações de hipersensibilidade alimentar mediadas por IgE podem envolver qualquer sistema, caracterizando-se por reações de início rápido após a ingestão de alimentos, geralmente aparecendo nas primeiras 2 horas depois da exposição.

■ Reações gastrintestinais

Os sinais e sintomas de alergia gastrintestinal mediada por IgE induzida por alimentos são mais comumente vistos como hipersensibilidade gastrintestinal imediata e síndrome de alergia oral.

■ Hipersensibilidade gastrintestinal imediata

O início dos sintomas no aparelho digestório alto (náuseas, vômitos, dor) ocorre de minutos a 2 h após a ingestão do alimento, mas sintomas como a diarreia podem começar imediatamente ou 2 a 6 h depois da ingestão.

■ Síndrome da alergia oral

Os sintomas típicos são edema e prurido nos lábios, na língua e na garganta minutos após a ingestão. A síndrome está mais comumente associada à ingestão de frutas e vegetais frescos. Os sintomas geralmente se resolvem espontaneamente em poucos minutos após a interrupção da ingestão.

■ Reações dermatológicas

A ingestão de alérgenos alimentares pode provocar sintomas cutâneos imediatos ou exacerbar condições crônicas, como a dermatite atópica.

Urticária aguda e angioedema representam as manifestações cutâneas mais comuns de reações de hipersensibilidade alimentar, geralmente surgindo em minutos após a ingestão do alérgeno alimentar.

■ Reações respiratórias e oftalmológicas

Sintomas respiratórios como rinorreia, espirros, congestão nasal e prurido ocorrem durante reações alérgicas a alimentos. Os sintomas oftalmológicos geralmente ocorrem de modo simultâneo a manifestações respiratórias mediadas por IgE, podendo incluir eritema periocular, prurido, eritema conjuntival e lacrimejamento. Os sintomas respiratórios inferiores laringoespasmo, tosse e sibilância são manifestações graves mediadas por IgE e requerem intervenção médica imediata. Os sintomas das vias respiratórias inferiores por alergia alimentar são tipicamente acompanhados por envolvimento de outro sistema.

Alergia alimentar e reações não mediadas por IgE

Em geral, as alergias alimentares não mediadas por IgE apresentam sintomas subagudos ou crônicos isolados no trato gastrintestinal que surgem dentro de horas ou dias após a ingestão do alimento. Os pacientes apresentam uma constelação de características consistentes com um distúrbio clínico bem descrito.

■ Reações gastrintestinais

Proctocolite induzida por proteínas alimentares

Em geral, surge nos primeiros meses de vida, secundariamente à proteína do leite de vaca e/ou à proteína da soja. Os lactentes não parecem doentes e geralmente apresentam fezes com estrias de sangue. Outras características especiais são o crescimento normal e a ausência de vômitos. As lesões gastrintestinais são com frequência confinadas ao reto. A eliminação do alérgeno alimentar implicado resulta na resolução da hematoquezia dentro de 72 h. A proctocolite induzida por proteínas alimentares geralmente se resolve 6 a 12 meses após a retirada dos alérgenos alimentares.

Enterocolite induzida por proteínas alimentares

Os sintomas agudos são geralmente isolados ao trato gastrintestinal e consistem em vômitos profusos, repetitivos e, às vezes, diarreia. Com frequência, os sintomas são graves e podem causar desidratação,

PARTE 3 • ESPECIALIDADES PEDIÁTRICAS

hipotensão e choque, resultando frequentemente em um diagnóstico errôneo de sepse. A proteína do leite de vaca e/ou a proteína da soja em fórmulas infantis são mais comumente responsáveis pela indução de sintomas. O teste de IgE para proteínas alimentares é caracteristicamente negativo. Um desafio alimentar com a proteína responsável geralmente resulta em vômitos e, de modo ocasional, em diarreia em minutos a várias horas, eventualmente provocando choque. A eliminação do alérgeno ofensivo geralmente resulta na resolução dos sintomas dentro de 72 h. Esse distúrbio tende a se resolver aos 18 a 24 meses de idade.

Enteropatia induzida por proteínas alimentares

Caracteriza-se por diarreia, fezes sem sangue, vômitos, má-absorção e baixo ganho ponderal. Outras características clínicas incluem dor e distensão abdominal, bem como hipoproteinemia. Ocorre tipicamente no 1º ano de vida. O alimento causal mais comum é o leite de vaca, embora outros alimentos, como soja, ovo e grãos de cereais tenham sido relatados. Em geral, os sintomas se resolvem dentro de 72 h após a eliminação dos alimentos implicados e são tolerados após 12 a 24 meses da retirada da alimentação da criança.

■ Reações respiratórias

Hemossiderose pulmonar induzida por proteínas alimentares (síndrome de Heiner)

Síndrome rara em lactentes, caracterizada por pneumonia recorrente com infiltrados pulmonares, hemossiderose, perda de sangue gastrintestinal, anemia ferropriva e comprometimento do crescimento. Os sintomas estão associados à hipersensibilidade não mediada por IgE à proteína do leite de vaca com evidência de eosinofilia periférica e à presença de precipitinas de leite de vaca nos testes diagnósticos. A eliminação dietética rigorosa do leite resulta na reversão dos sintomas.

■ Reações adversas às proteínas alimentares associadas à doença eosinofílica

Os distúrbios gastrintestinais eosinofílicos alérgicos se caracterizam por sintomas de disfunção gastrintestinal associados à infiltração eosinofílica de pelo menos uma camada do trato gastrintestinal, ausência de vasculite e eosinofilia periférica em cerca de 50% dos casos. Esses distúrbios são definidos pelo local de envolvimento e incluem esofagite eosinofílica e gastrenterite eosinofílica. Os sintomas estão relacionados ao local anatômico envolvido. A patogênese desses distúrbios provavelmente envolve mecanismos imunológicos mediados por IgE e celulares.

Investigação

O diagnóstico exato de alergia alimentar depende da obtenção de uma história detalhada, exame físico e realização de testes diagnósticos adequados. A interpretação desses achados define a tomada de decisão para a realização de testes de provocação orais supervisionados.

■ Exames básicos indicados para avaliação inicial

- Hemograma e proteína C-reativa (anemia, eosinofilia).
- Imunoglobulinas: IgA (deficiência?), IgE (tipo de resposta).
- Urina rotina e urocultura (diagnóstico diferencial com infecção).
- Parasitológico fecal.
- Coprograma e coprocultura.

■ Exames especiais indicados para avaliação

- Sorologia para doença celíaca.
- Procedimentos endoscópicos (endoscopia digestiva alta; colonoscopia).

Assim, os testes diagnósticos, isoladamente ou em combinação, para a avaliação de alergia alimentar são:

- Dieta de eliminação seguida de uma possível reexposição planejada.
- Testes de puntura cutânea (*"prick* teste").
- Testes sorológicos para anticorpos IgE específicos (RAST).
- *Patch*-teste.

Testes de provocação oral:

- Aberto: tanto a família quanto o médico têm ciência de que o alimento-teste está sendo ingerido.
- Simples cego: somente o médico tem ciência de que o alimento-teste está sendo ingerido.
- Duplo cego placebo: controlado — nem a família nem o médico sabem se o alimento-teste está sendo ingerido ou se é somente placebo (padrão-ouro).

CAPÍTULO 62 • ALERGIA ALIMENTAR

Tratamento

■ Dieta de eliminação

Atualmente, a eliminação completa dos alimentos implicados é a única terapia comprovada para alergia alimentar. Para indicar uma dieta adequada, tornam-se essenciais um diagnóstico correto e a identificação do(s) alimento(s) implicados(s). Embora seja necessária uma eliminação rigorosa dos alimentos, o risco inerente de uma exposição acidental é frequente. Dietas de eliminação, com uma grande quantidade de alimentos envolvidos, pode promover distúrbios alimentares e desnutrição. É fundamental fornecer informações adequadas aos pacientes sobre o alérgeno, incluindo os tipos de alimentos em que pode ser encontrado e os vários termos usados para identificar o alérgeno em um rótulo de alimento.

■ Prescrição de fórmulas lácteas

Fórmulas lácteas

- Baseadas em proteína isolada da soja.
- Hidrolisados extensos (peptídeos < 3.000 dáltons).
- Dietas elementares (à base de aminoácidos).

■ Leitura de rótulos alimentares

A fim de evitar a exposição acidental a um alérgeno em um alimento processado, os pais devem verificar os rótulos e estar atentos aos diferentes nomes como esses alimentos podem estar descritos nas listas de ingredientes. Esse passo deve ser repetido a cada nova compra, porque os ingredientes podem mudar sem aviso prévio. Medicamentos podem conter alérgenos alimentares.

■ Problemas mais frequentes no tratamento

- Palatabilidade da fórmula alimentar.
- Aderência ao tratamento.
- Transgressão na dieta: inadvertida, intencional.
- Introdução da dieta complementar com risco de novos alérgenos.
- Crianças que permanecem em creches com pouca supervisão.
- Aceitação do diagnóstico por outros familiares.
- Problemas com as formas não IgE mediadas.
- Novas sensibilizações ao longo do tempo.
- Qualidade de vida da mãe/cuidador.
- Comprometimento do crescimento e carências nutricionais.

História natural da alergia alimentar

A história natural de alergia alimentar refere-se ao período da sensibilização e ao seu curso natural ao longo do tempo. A alergia alimentar geralmente começa nos primeiros 1 a 2 anos de vida. A alergia à proteína do leite de vaca tem início no 1º ano de vida e é uma das alergias alimentares mais prevalentes em crianças com menos de 4 anos de idade. A alergia ao ovo ocorre próximo a 1 ano de idade, refletindo a idade típica de introdução do ovo na dieta da criança. A maioria das crianças desenvolve tolerância às proteínas alimentares implicadas ao redor dos 2 anos de idade. Entretanto, para a alergia a alguns alimentos, como peixe, amendoim, nozes e frutos do mar, a alergia tende a ser permanente.

Bibliografia

- Boyce JA, Assa'ad A, Burks AW, Jones SM, Sampson HA, Wood RA, et al. Guidelines for the diagnosis and management of food allergy in the United States: report of the NIAID-sponsored expert panel. J Allergy Clin Immunol. 2010;126:S1-S58.
- Fiocchi A, Brozek J, Schunemann H, Bahna SL, von BA, Beyer K, et al. World Allergy Organization (WAO) diagnosis and rationale for action against Cow's milk allergy (DRACMA) guidelines. World Allergy Organ J. 2010;3:157-61.
- Muraro A, Werfel T, Hoffmann-Sommergruber K, Roberts G, Beyer K, Bindslev-Jensen C, et al.; EAACI Food Allergy and Anaphylaxis Guidelines Group. EAACI food allergy and anaphylaxis guidelines: diagnosis and management of food allergy. Allergy. 2014;69:1008-25.
- NICE National Institute for Health and Clinical Excellence pelo "National Health Service in England, Wales, and Northern Ireland" National Institute for Health and Clinical Excellence. Food allergy in children and young people. NICE Clinical Guideline 116. London: NICE; 2011. Disponível em: http://guidance.nice.org.uk/CG116. Acesso em: 9 maio 2017.
- Vandenplas Y, Koletzko S, Isolauri E, Brueton M, Dupont C, Hill D, et al. Guidelines for the diagnosis and management of cow's milk protein allergy in infants. Arch Dis Child. 2007;92:902-08.

CAPÍTULO

63

Colestase

Mary de Assis Carvalho • Débora Avellaneda Penatti • Nilton Carlos Machado

Introdução

A colestase é definida como uma condição patológica caracterizada por diminuição ou ausência do fluxo de bile para o intestino decorrente de defeitos funcionais na secreção biliar dos hepatócitos ou obstruções/lesões estruturais dos canais biliares intra-hepáticos ou extra-hepáticos.

Laboratorialmente, caracteriza-se pelo aumento dos componentes da bile no sangue, a bilirrubina conjugada (BC), os sais biliares e o colesterol. Em geral, utiliza-se a dosagem de bilirrubinas para o diagnóstico. Na colestase, fora do período neonatal, o diagnóstico é dado da seguinte maneira: quando o valor da bilirrubina total (BT) é < 5 mg/dL, a BC tem que ser > 1 mg/dL para considerarmos esse diagnóstico; e quando a (BT) é > 5 mg/dL, a BC tem que ser > 20% do valor da BT pra considerarmos como diagnóstico de colestase.

Fisiopatologia e etiologia

Na hiperbilirrubinemia por bilirrubina não conjugada (BNC), a própria BNC é o fator potencialmente tóxico, cerebral, especialmente no período neonatal. Na colestase (hiperbilirrubinemia por BC), a toxicidade hepática decorre especialmente do acúmulo concomitante de ácidos biliares e cobre no parênquima hepático, uma vez que a BC é atóxica. A retenção dos constituintes da bile e a redução da concentração dos sais biliares na luz intestinal desencadeiam uma série de eventos, como a icterícia, o prurido, a deficiência de vitaminas, a desnutrição e a progressão da hepatopatia, como demonstrado na Figura 63.1.

A etiologia das colestases pode ser dividida conforme o mecanismo fisiopatogênico e o local da lesão (hepatócito *versus* vias biliares intra-hepáticas *versus* vias biliares extra-hepáticas) e por faixa etária (recém-nascidos e lactentes jovens *versus* crianças maiores e adolescentes), conforme mostrado nos Quadros 63.1 e 63.2.

Quadro clínico

Caracteriza-se pela tríade icterícia, colúria e hipocolia/acolia fecal. A icterícia só é clinicamente visível em recém-nascidos (RN) quando > 5 mg/dL e em crianças maiores e adultos quando > 2,5 a 3 mg/dL. A tonalidade da icterícia em indivíduos de pele clara pode indicar a etiologia mais associada: coloração amarela na hiperbilirrubinemia indireta, coloração mais laranja na icterícia hepatocelular e matiz verde-escuro na obstrução biliar prolongada (oxidação cutânea da bilirrubina em biliverdina). A hipocolia fecal persistente e progressiva também é sugestiva de obstrução de vias biliares. Podem ocorrer outros sinais/sintomas, como prurido, xantomas e xantelasmas, além de hepatomegalia e esplenomegalia.

CAPÍTULO 63 • COLESTASE

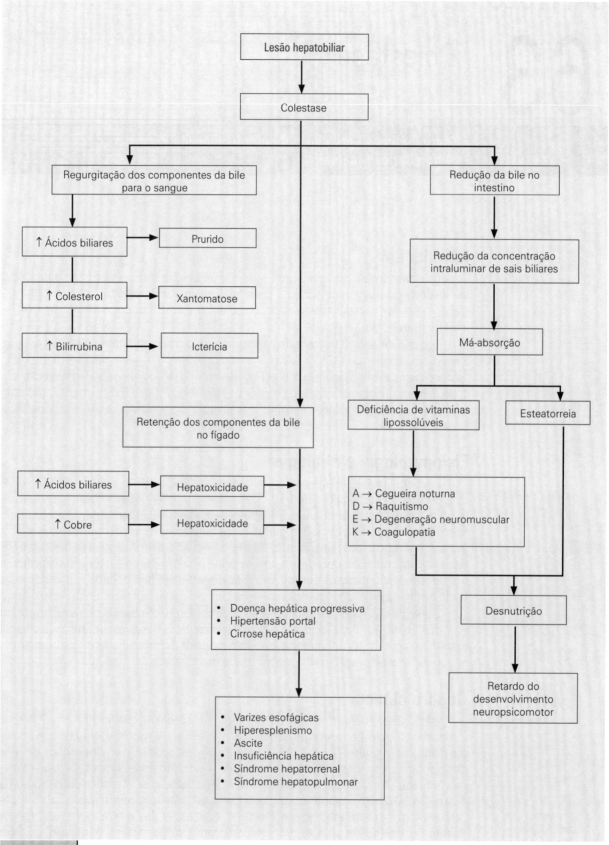

FIGURA 63.1 Fisiopatologia e complicações da colestase crônica.
Fonte: Adaptada de Carvalho et al., 2007.

PARTE 3 • ESPECIALIDADES PEDIÁTRICAS

QUADRO 63.1 Etiologia da colestase em recém-nascidos e lactentes

Obstrução/lesão das vias biliares extra-hepáticas

- Atresia biliar
- Cisto de colédoco
- Estenose do ducto biliar
- Perfuração espontânea do ducto biliar comum
- Barro biliar e colelitíase

Obstrução/lesão das vias biliares intra-hepáticas

- Hipoplasia ductal
  - Sindrômica (síndrome de Alagille)
  - Não sindrômica
- Malformação da placa ductal
  - Fibrose hepática congênita
  - Doença de Caroli

Lesão de hepatócitos

- Hepatite neonatal idiopática
  - Colestase neonatal transitória = colestase multifatorial (geralmente recém-nascidos prematuros)
- Doenças genéticas/metabólicas/endócrinas
  - Colestase intra-hepática familiar progressiva (PFIC)
  - Defeitos da síntese de sais biliares
  - Galactosemia
  - Intolerância hereditária à frutose
  - Tirosinemia
  - Deficiência de alfa-1-antitripsina
  - Fibrose cística
  - Lipidoses: doenças de Wolman, Niemann-Pick, Gaucher
  - Síndrome de Zellweger/Refsum
  - Hipotireoidismo
  - Pan-hipopituitarismo
- Doenças tóxicas
  - Nutrição parenteral total
  - Medicamentos
- Doenças infecciosas
  - Vírus: rubéola, CMV, HSV, HAV, HBV, HCV, HIV, parvovírus 19, varicela, paramixovírus, sepse entérica viral (ECHO, coxsackie e adenovírus)
  - Bactérias: sepse bacteriana, infecção urinária, sífilis, listeriose, tuberculose
  - Parasitas: toxoplasmose
- Doenças imunológicas
  - Hemocromatose neonatal (doença gestacional aloimune)
  - Lúpus eritematoso neonatal
  - Hepatite neonatal com anemia hemolítica autoimune
- Doenças cromossômicas
  - Síndrome de Down
- Miscelânea
  - Histiocitose
  - Choque
  - Asfixia neonatal

CMV: citomegalovírus; EBV: vírus Epstein-Barr; HAV: vírus da hepatite A; HBV: vírus da hepatite B; HCV: vírus da hepatite C; HEV: vírus da hepatite E; HIV: vírus da imunodeficiência humana; HSV: herpes-vírus simples.

Fonte: Adaptado de Hassan e Balistreri, 2016.

QUADRO 63.2 Etiologia da colestase em crianças e adolescentes

Obstrução/lesão das vias biliares extra-hepáticas

- Cisto de colédoco
- Barro biliar e coledocolitíase
- Colecistite
- Colangite esclerosante primária ou secundária
- Parasita (*Ascaris*)
- Tumores

Obstrução/lesão das vias biliares intra-hepáticas

- Hipoplasia ductal
  - Sindrômica (síndrome de Alagille)
  - Não sindrômica
- Malformação da placa ductal
  - Fibrose hepática congênita
  - Doença de Caroli
- Miscelânea
  - Colangite esclerosante primária
  - Colangite biliar primária

Lesão de hepatócitos

- Autoimune
  - Hepatite autoimune
- Doenças genéticas/metabólicas/endócrinas
  - Síndrome de Rotor
  - Síndrome de Dubin-Johnson
  - Deficiência de alfa-1-antitripsina
  - Fibrose cística
  - Doença de Wilson
  - Hemocromatose hereditária
  - Colestase intra-hepática familiar progressiva (PFIC)
  - Colestase intra-hepática benigna recorrente (BRIC)
  - Doenças mitocondriais
  - Hipotireoidismo
- Doenças infecciosas
  - Vírus: HAV, HBV, HCV, HEV, CMV, EBV, HSV, HIV, sepse entérica viral (ECHO, coxsackie e adenovírus)
  - Bactérias: sepse bacteriana, enterocolite
- Doenças tóxicas
  - Nutrição parenteral total
  - Medicamentos
- Doenças vasculares
  - Síndrome de Budd-Chiari
  - Síndrome da obstrução sinusoidal
  - Choque e insuficiência cardíaca
- Doenças cromossômicas
  - Síndrome de Down

CMV: citomegalovírus; EBV: vírus Epstein-Barr; HAV: vírus da hepatite A; HBV: vírus da hepatite B; HCV: vírus da hepatite C; HEV: vírus da hepatite E; HIV: vírus da imunodeficiência humana; HSV: herpes-vírus simples.

Fonte: Adaptado de Hassan e Balistreri, 2016.

■ Colestase em recém-nascidos e lactentes jovens

Na maioria dos casos, essas crianças apresentarão icterícia no 1º mês de vida; porém, com duas principais apresentações clínicas da colestase: na primeira, a queixa principal consiste na icterícia e a criança encontra-se em ótimo estado geral, sem outros sintomas (p. ex., atresia de vias biliares); na segunda, no entanto, exibe outros sinais e sintomas potencialmente sérios, tendo aspecto agudamente enfermo (p. ex., infecções e doenças metabólicas), quando, portanto, a avaliação e a intervenção precoces estão indicadas, com recomendação de internação em ambos os casos.

Há três entidades clínico-patológicas mais frequentes, conforme o local da lesão: na doença hepatocelular, destaca-se a hepatite neonatal idiopática; nos distúrbios dos ductos biliares intra-hepáticos, a hipoplasia ou a rarefação dos ductos biliares intra-hepáticos; e, nos ductos biliares extra-hepáticos, a atresia de vias biliares e o cisto de colédoco (ver Quadro 63.1). As causas extra-hepáticas compreendem um terço das etiologias nessa faixa etária.

A colestase intra-hepática por lesão hepatocelular pode ocorrer secundariamente a infecções congênitas, muitas vezes associadas a retardo do crescimento intrauterino, microcefalia e anormalidades oftalmológicas (catarata, coriorretinite, embriotóxon posterior), outras anomalias congênitas e hepatoesplenomegalia. O trato urinário é um sítio comum de infecção (ITU) e pode envolver bactérias Gram-negativas, como a *Escherichia coli*, sendo muitas vezes a causa de sepse bacteriana. Nessas infecções, em geral, o paciente está gravemente enfermo, mas a icterícia, em alguns casos, pode representar a única manifestação de infecção. Além das infecções, embora incomuns, várias anormalidades metabólicas podem resultar em hiperbilirrubinemia conjugada, como a deficiência de alfa-1-antitripsina, a fibrose cística e a galactosemia. A maioria desses transtornos metabólicos terá manifestações clínicas, além da icterícia, que resultarão no diagnóstico. Na galactosemia, o paciente geralmente está toxemiado, apresenta vômitos, hipoglicemia, catarata e, eventualmente, sepse por *Escherichia coli*. A hepatite neonatal idiopática é diagnosticada quando não há uma etiologia óbvia, depois de terem sido excluídas causas infecciosas, metabólicas e genéticas.

A colestase intra-hepática por doença ductal é principalmente causada pela hipoplasia/rarefação de ductos biliares intra-hepáticos sindrômica: a síndrome de Alagille, que se caracteriza por cinco alterações principais – colestase crônica associada à hipoplasia ductal, alterações faciais típicas, defeitos oculares, anormalidades cardiovasculares e anormalidades nos arcos vertebrais. O paciente geralmente tem baixo peso ao nascer e encontra-se em bom estado geral, sem acometimento neurológico.

A principal causa extra-hepática da hiperbilirrubinemia conjugada na infância é a atresia biliar, definida pela obstrução biliar completa em algum ponto entre o hilo hepático e o duodeno, com o paciente geralmente com bom peso ao nascer e em bom estado geral. Os pacientes se apresentam com icterícia, colúria e fezes hipocólicas/acólicas, persistentes e progressivas, e hepatomegalia de consistência firme. A história de fezes hipocólicas favorece a etiologia obstrutiva. Outra causa de obstrução biliar extra-hepática refere-se ao cisto do colédoco, uma dilatação sacular congênita da via biliar comum. Pode apresentar-se com icterícia e uma massa do quadrante superior direito ou com sintomas de colangite, incluindo febre e leucocitose.

■ Colestase em crianças maiores e adolescentes

Em crianças maiores, as doenças colestáticas são mais raras que em lactentes e incluem as hepatites virais, a hepatite tóxica, a hepatite autoimune, a colangite esclerosante primária (CEP) e secundária, além das colangites agudas (pós-cirurgia de Kasai, por cálculos biliares ou na doença de Caroli associada ou não à colelitíase). A hepatite viral ou a induzida por drogas/toxinas são as etiologias mais comuns.

A hepatite é mais comumente causada pelos vírus das hepatites A (HAV), B (HBV) ou C (HCV) – a primeira define-se por transmissão orofecal e as últimas por transmissão vertical, sexual ou sangue contaminado. O início agudo da icterícia, tipicamente associada a dor no quadrante superior direito, hepatomegalia, náuseas e mal-estar, com febre variável, sugere uma hepatite infecciosa.

Vários fármacos podem causar hiperbilirrubinemia em crianças maiores, incluindo antibióticos (eritromicina, tetraciclina), anticonvulsivantes (valproato, fenitoína), paracetamol, aspirina, álcool, clorpromazina, hormônios (estrogênios, androgênios), isoniazida e antineoplásicos. As crianças em nutrição parenteral total também estão sob risco, com icterícia que surge geralmente após a 2ª semana da introdução da parenteral. A suspensão dessas hepatotoxinas tende a resolver o problema.

Certas doenças, como Aids, fibrose cística, distúrbios hemolíticos, hemoglobinopatias e doença inflamatória intestinal, estão associadas a complicações hepáticas específicas.

PARTE 3 • ESPECIALIDADES PEDIÁTRICAS

Assim, na anamnese deve-se indagar, em conformidade com a faixa etária, sobre viagens, atividade sexual, tatuagens, uso de drogas e álcool e possível exposição a um surto de hepatite. História familiar de icterícia, anemia, doenças pulmonar, renal ou hepática, esplenectomia ou colecistectomia sugere uma doença hereditária. Um fígado de tamanho reduzido ao exame é consistente com uma doença hepática crônica (hepatite ou cirrose). Um fígado aumentado sugere hepatite aguda ou insuficiência cardíaca congestiva. A esplenomegalia ocorre em distúrbios hemolíticos, em algumas doenças metabólicas e em distúrbios oncológicos ou como expressão de complicação por hipertensão portal.

Doenças genéticas, como a deficiência de alfa-1-antitripsina ou a doença de Wilson podem se apresentar como doença hepática aguda (com sintomas como mal-estar, anorexia, náuseas, vômitos, icterícia) ou como doença hepática crônica. A doença de Wilson compreende um transtorno autossômico recessivo do metabolismo do cobre que se apresenta na faixa etária pré-adolescente ou adolescente. Achados neurológicos adicionais, como tremor, incoordenação motora fina, alterações comportamentais, alterações na marcha e movimentos involuntários, sugerem o diagnóstico e o exame ocular pode revelar anéis de Kayser-Fleischer na córnea, secundariamente ao depósito local de cobre.

A hepatite autoimune também pode ter apresentação aguda ou crônica. Ainda, são possíveis outros problemas autoimunes, como anemia hemolítica, trombocitopenia autoimune, artrite, tireoidite, vasculite, nefrite, diabetes melito ou doença inflamatória intestinal.

Diagnóstico

■ Avaliação da colestase em recém-nascidos e lactentes jovens

Uma investigação detalhada deve ser direcionada ao descarte de anormalidades anatômicas, infecciosas, doenças metabólicas e síndromes colestáticas familiares (Figura 63.2). Ao contrário da hiperbilirrubinemia por BNC dessa faixa etária, a hiperbilirrubinemia por BC é sempre patológica e requer um diagnóstico precoce e preciso para que se possa instituir a terapia apropriada (clínica ou cirúrgica). Toda colestase nessa faixa etária é considerada urgência pediátrica e exige encaminhamento imediato para internação em centro de referência que disponha de equipe experiente com gastro-hepatologista pediátrico e cirurgião, além de recursos propedêuticos adequados. Deve-se indicar internação em unidade de terapia intensiva (UTI) se houver sinais de sepse ou de insuficiência hepática aguda.

Assim, os exames a obter inicialmente são: hemograma, coagulograma, bioquímica mínima (perfil hepático, glicemia, função renal), urina tipo I e urocultura. Os achados laboratoriais de lesões hepatobiliares podem ser divididos em dois padrões: o padrão de lesão do ducto biliar ou obstrutivo, em que a gama-glutamil transpeptidase (GGT) e a fosfatase alcalina (FA) tendem a predominar em relação às aminotransferases (a AST ou aspartato aminotransferase e a ALT ou alanina aminotransferase), e o padrão de lesão hepatocelular em que ocorre o contrário. Entretanto, deve-se considerar que há sobreposições consideráveis entre tipos de lesões, especialmente na faixa etária pediátrica. Ainda assim, enzimas hepáticas normais indicam baixa probabilidade de lesão hepática ou doença das vias biliares. A GGT é normal nas colestases intra-hepáticas familiares progressivas (PFIC) I e II e alguns erros inatos da síntese de sais biliares. Uma elevação significativa na GGT (eventualmente associada a aumento de FA) sugere obstrução ou lesão das vias biliares intra ou extra-hepáticas. Na icterícia obstrutiva, há frequentemente um tempo e atividade de protrombina (TAP) prolongado associado à diminuição da absorção de vitaminas lipossolúveis, que se corrige com a administração de vitamina K. A elevação predominante das transaminases séricas é causada por doença hepatocelular intrínseca. Em doenças hepáticas graves, pode ocorrer diminuição da função sintética causando hipoalbuminemia e aumento do TAP, que não se corrige com a vitamina K. A presença adicional de hipoglicemia reflete dano hepatocelular significativo e indica doença mais grave, com falência hepática aguda e necessidade de investigação e intervenção emergencial.

Estão indicados estudos adicionais bioquímicos e sorológicos para o diagnóstico de entidades clínicas específicas, como sorologia para pesquisa das hepatites virais, dosagem de alfa-1-antitripsina, pesquisa para erros inatos (dosagem de GALT, perfil tandem de aminoácidos e acilcarnitinas, TSH, cortisol, dosagem urinária de ácidos orgânicos, dosagem de succinilacetona urinária, pesquisa de substâncias redutoras na urina, cloro no suor), ferro e ferritina sérica etc.

A ultrassonografia de abdome total com enfoque em fígado e vias biliares deve ser realizada sob jejum de 4 a 6 h, tendo ótima acurácia para o diagnóstico de cisto de colédoco. A hipoplasia ou ausência de vesícula biliar, especialmente se associada ao sinal do cordão triangular (cone fibroso no hilo hepático), pode sugerir atresia biliar. Deve-se observar alterações em outros órgãos, em especial os rins, em que podem estar presentes alterações malformativas ou tóxicas.

359

CAPÍTULO 63 • COLESTASE

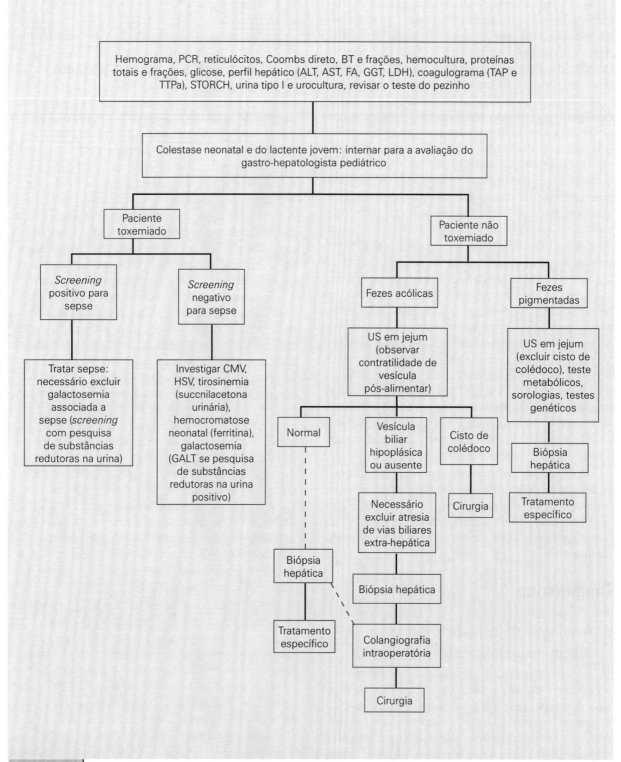

FIGURA 63.2 | Abordagem da colestase do recém-nascido e lactente jovem.

ALT: alanina aminotransferase; AST: aspartato aminotransferase; BT: bilirrubinas totais; STORCH: sorologia para sífilis, toxoplasmose, rubéola, citomegalovírus e herpes simples vírus; CMV: citomegalovírus, FA: fosfatase alcalina; GALT: enzima galactose uridil transferase; GGT: gama-glutamil transpeptidase; EBV: vírus Epstein-Barr; HSV: herpes-vírus simples; LDH: lactato desidrogenase; PCR: proteína C-reativa; TAP: tempo e atividade de protrombina; TTPA: tempo de tromboplastina parcial ativado; US: ultrassonografia.
Fonte: Adaptada de Bhatia et al., 2014.

Frequentemente, é necessário indicar a biópsia hepática, com avaliação por patologista pediátrico experiente. Se a biópsia hepática demonstrar proliferação dos ductos biliares, rolhas biliares e fibrose portal e periportal intensas, indica-se a colangiografia intraoperatória para a confirmação da atresia biliar. O protocolo investigatório para atresia biliar deve possibilitar o diagnóstico em no máximo 5 dias úteis, para rápida abordagem cirúrgica. Achados histopatológicos de doença hepatocelular grave e difusa, com distorção da arquitetura lobular, infiltração de células inflamatórias e necrose hepatocelular focal, ductos biliares com pouca alteração e com ou sem transformação celular gigante (achado inespecífico), sugerem hepatite neonatal idiopática, se tiverem sido excluídos outros diagnósticos.

■ Avaliação da colestase em crianças maiores e adolescentes

O diagnóstico de hepatite viral se dá pela positividade de sorologias. Na suspeita de hepatopatia aguda, deve-se solicitar anti-HAV IgM (hepatite A), HBsAg e anti-HBc IgM (hepatite B) e anti-HCV (hepatite C). E, na investigação de hepatopatia crônica, HBsAg e anti-HBc IgG total (hepatite B) e anti-HCV (hepatite C). Ocorre elevação dos níveis de AST e ALT, em geral pelo menos 2 a 3 vezes o limite superior do normal, embora o grau de hiperbilirrubinemia possa variar.

Na hepatite autoimune, a avaliação laboratorial revela níveis elevados de transaminases, hiperbilirrubinemia moderada, hipergamaglobulinemia e autoanticorpos [anticorpo antinúcleo (ANA), anticorpo antimúsculo liso (SMA) e anticorpos antimicrossomal fígado-rim tipo 1 (LKM1)]. Os anticorpos antimitocôndria (AMA) também podem estar elevados, embora geralmente estejam associados à colangite biliar primária. O diagnóstico da doença de Wilson é sugerido por baixo nível de ceruloplasmina sérica, excreção urinária elevada de cobre e aumento do nível de cobre hepático na biópsia hepática. O diagnóstico de confirmação dessas doenças inclui biópsia hepática e/ou diagnóstico genético, o que fica a critério do gastro-hepatologista pediátrico. O diagnóstico de deficiência de alfa-1-antitripsina é sugerido por sua baixa concentração sérica e confirmado pela fenotipagem anômala da alfa-1-antripsina. A abordagem diagnóstica para a criança mais velha com colestase está resumida na Figura 63.3.

Tratamento

Na hepatite por drogas, deve-se suspendê-las e considerar sua substituição. Não há terapia específica para hepatite neonatal idiopática ou para hepatite viral aguda, indicando-se conduta expectante; ambas costumam apresentar evolução benigna, com resolução espontânea. Para estas e outras doenças sem tratamento específico (p. ex., deficiência de alfa-1-antitripsina, síndrome de Alagille), indicam-se medidas de suporte direcionadas à prevenção e ao tratamento de complicações como a hipertensão portal e ao monitoramento da função hepática em longo prazo para indicação apropriada de transplante hepático. O suporte nutricional pode incluir dieta hipercalórica, hiperproteica (exceto se encefalopatia hepática), suplementação de triglicerídeos de cadeia média (TCM) e vitaminas lipossolúveis (ADEK). Pode-se, adicionalmente, indicar tratamento colerético, anti-inflamatório ou antipruriginoso, (ácido ursodesoxicólico – contraindicado em obstrução biliar completa –, colestiramina, rifampicina, naltrexona, ondansetrona, fenobarbital, dexclorfeniramina) para as hepatopatias crônicas.

Um tratamento específico pode não ser necessário, quando da evidência de um diagnóstico subjacente, como insuficiência cardíaca congestiva ou sepse. Entretanto, se o paciente apresentar coagulopatia, hipoglicemia ou encefalopatia, ou se houver retornado ao pronto-socorro com icterícia progressiva, deve-se suspeitar do diagnóstico de insuficiência hepática aguda, com avaliação apropriada.

As doenças passíveis de tratamento específico precisam ser rapidamente tratadas: dieta sem galactose para a galactosemia; dieta sem frutose para a intolerância hereditária à frutose; antibioticoterapia, se ITU; imunossupressão, se hepatite autoimune; quelantes de cobre para a doença de Wilson; e cirurgia, se atresia biliar, coledocolitíase ou cisto de colédoco. A portoenterostomia de Kasai, cirurgia indicada para a atresia biliar, deve ser realizada preferencialmente antes dos 60 dias de vida para obter uma melhor drenagem biliar; se o diagnóstico ocorrer após os 4 meses, o paciente provavelmente já apresenta cirrose biliar secundária, situação em que está indicado o transplante hepático.

CAPÍTULO 63 • COLESTASE

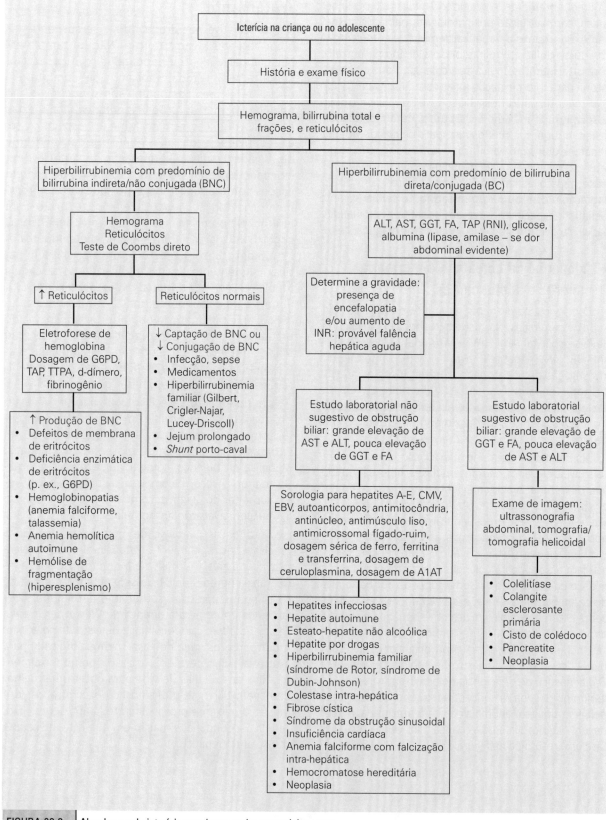

FIGURA 63.3 Abordagem da icterícia na criança maior e no adolescente.

A1AT: alfa-1-antitripsina; ALT: alanina aminotransferase; AST: aspartato aminotransferase; CMV: citomegalovírus; FA: fosfatase alcalina; G6PD: glicose 6-fosfato desidrogenase; GGT: gama-glutamil transpeptidase; EBV: vírus Epstein-Barr; TAP: tempo e atividade de protrombina; TTPA: tempo de tromboplastina parcial ativado.

Fonte: Adaptada de Pomeranz, 2016.

Bibliografia

- Bhatia V, Bavdekar A, Matthai J, Waikar Y, Sibal A. Management of neonatal cholestasis: consensus statement of the Pediatric Gastroenterology Chapter of Indian Academy of Pediatrics. Indian Pediatr. 2014;51: 203-10.
- Carvalho E, Ivantes CA, Bezerra JA. Extrahepatic biliary atresia: current concepts and future directions. J Pediatr (Rio J). 2007;83:105-20.
- Fawaz R, Baumann U, Ekong U, Fischler B, Hadzic N, Mack CL, et al. Guideline for the Evaluation of Cholestatic Jaundice in Infants: Joint Recommendations of the North American Society for Pediatric Gastroenterology, Hepatology, and Nutrition and the European Society for Pediatric Gastroenterology, Hepatology, and Nutrition. J Pediatr Gastroenterol Nutr. 2017;64:154-68.
- Hassan HHAK, Balistreri WF. Neonatal cholestasis. In: Robert M, Kliegman RM, Stanton BF, St Geme III JW, Schor NF, Eilinger WH, Behrman RE (eds.). Nelson textbook of pediatrics. 20. ed. Philadelphia: Elsevier; 2016. p. 1928-35.
- Lane E, Murray KF. Neonatal cholestasis. Pediatr Clin North Am. 2017;64:621-39.
- Pomeranz AJ. Jaundice. In: Pomeranz AJ, Sabnis S, Busey SL, Kliegman RM (eds.). Pediatric Decision-Making Strategies. 2. ed. Philadelphia: Saunders; 2016. p. 98-101.
- Simon Horslen. Phenotypes of liver diseases in infants, children, and adolescents. In: Murray KF, Horslen S (eds.). Diseases of the liver in children. New York: Springer; 2014. p. 107-31.

CAPÍTULO 64

Doença Inflamatória Intestinal Pediátrica

Mary de Assis Carvalho • Débora Avellaneda Penatti • Nilton Carlos Machado

Introdução

A doença inflamatória intestinal pediátrica (DIIP) compreende a doença de Crohn (DC), a retocolite ulcerativa (RCU) e a colite não especificada, doenças crônicas e caracterizadas por lesão progressiva no trato gastrintestinal (TGI). Até 25% dos pacientes são diagnosticados antes dos 20 anos de idade. E, especialmente em Pediatria, apresenta risco relacionado com crescimento, desenvolvimento puberal, saúde óssea e impacto psicológico na criança e na família.

A DC pode envolver qualquer porção do TGI, em geral com úlceras serpiginosas e aftosas, e distribuição com lesões salteadas. Sua característica patognomônica não são os granulomas epitelioides. Entretanto, a presença de granulomas não é essencial para o diagnóstico. Mais comumente, as crianças apresentam envolvimento ileocolônico e cerca de um terço também tem envolvimento do trato superior. A inflamação é com frequência transmural, que pode promover complicações da doença, incluindo fístulas e formação de abscesso intra-abdominal ou perianal. A doença perianal inclui *tags*, fissuras, fístulas e abscessos.

A RCU se caracteriza por inflamação contínua da mucosa do cólon a partir do reto, estendendo-se proximalmente e sem envolvimento do intestino delgado. A ileíte *backwash* (tipicamente inflamação inespecífica no íleo terminal em pacientes com RCU com pancolite). Não apresenta granulomas na histopatologia, e a inflamação é mais superficial e em grande parte limitada à mucosa.

Classificação segundo a faixa etária

- DIIP em idade pediátrica: < 17 anos.
- DIIP de início precoce: < 10 anos.
- DIIP de início muito precoce: < 6 anos.
- DIIP de início infantil: < 2 anos.
- DIIP de início neonatal: < 28 dias.

Embora a idade média do diagnóstico seja de 10 a 12 anos, um subgrupo crescente em incidência, correspondente a até 15% dos casos, com início muito precoce é diagnosticado em crianças que apresentam sintomas antes dos 6 anos. Esses casos têm um fenótipo distinto, em que predomina doença colônica, que não responde às terapias convencionais e que pode estar associada à imunodeficiência primária.

Patogênese

As DIIP são doenças complexas nas quais uma combinação de fatores – predisposição genética, alteração da resposta imune de mucosa, alterações na microbiota intestinal e fatores ambientais – provocaria uma perda da tolerância e consequente desequilíbrio entre substâncias pró e anti-inflamatórias e manutenção do processo inflamatório crônico.

Avaliação diagnóstica

A avaliação diagnóstica em um paciente suspeito de DIIP começa com uma história completa para caracterizar a evolução dos sinais e sintomas, bem como identificar "sinais de alerta", incluindo sangue nas fezes, despertares noturnos para evacuar, tenesmo, urgência evacuatória, febre, perda de peso, úlceras orais, edema, rubor, calor e dor articular. O exame físico deve avaliar o abdome para dor localizada, sinais peritoneais e massas palpáveis que poderiam estar relacionadas com formas estenosantes ou penetrantes. Os exames perianal e retal não devem ser negligenciados em razão da frequência de abscessos perianais e fístulas presentes no momento do diagnóstico. As principais características da DC e da RCU estão resumidas no Quadro 64.1 e suas diferenças clínicas no Quadro 64.2. A colite não especificada apresenta características tanto da DC quanto da RCU.

QUADRO 64.1	Principais características da doença de Crohn e da retocolite ulcerativa
Doença de Crohn	**Retocolite ulcerativa**
Qualquer parte dos intestinos	Somente cólon
Descontínua	Contínua
Poupa o reto	Não poupa o reto
Íleo comumente envolvido	Ileíte de *backwash*
Inflamação transmural	Inflamação da mucosa
Fístulas e abscessos	Abscessos muito raros
Granulomas	Sem granulomas
Estenoses comuns	Estenoses raras
Doença perianal	Sem doença perianal

Fonte: Elaborado pelos autores.

QUADRO 64.2	Principais diferenças clínicas entre a doença de Crohn e a retocolite ulcerativa
Sintomas/sinais	**Doença de Crohn**	**Retocolite ulcerativa**
Diarreia com sangue	++	++++
Tenesmo	++	++++
Dor abdominal	++++	++
Diarreia sem sangue	++++	++
Perda de peso	++++	++
Anemia	++++	++
Febre	++++	++
Déficit de crescimento	++++	++
Atraso na puberdade	++++	++
Úlceras orais	++	+
Artrite	+	+
Eritema nodoso	+	+

Fonte: Elaborado pelos autores.

■ Manifestações extraintestinais na doença de Crown e na retocolite ulcerativa

- Articulações: artrite, artralgia, espondilite anquilosante, sacroileíte.
- Pele: eritema nodoso, pioderma gangrenoso, vasculite cutânea.
- Olhos: uveíte, episclerite, vasculite retiniana.
- Oral: lesões aftoides, queilite, envolvimento da glândula salivar.
- Hepatobiliar: colangite esclerosante primária e hepatite autoimune.

■ Avaliação laboratorial inicial

- Hemograma completo e diferencial: anemia microcítica, leucocitose e trombocitose.
- Reação de fase aguda: elevação da proteína C-reativa e da velocidade de hemossedimentação (VHS).
- Bioquímica: hipoalbuminemia, elevação das enzimas hepáticas, diminuição do ferro sérico.
- Testes sorológicos especiais – pANCA e ASCA: pANCA (+) e ASCA (–) maior possibilidade de ser RCU; pANCA (–) e ASCA (+) maior possibilidade de ser DC.
- Exames fecais: pesquisa de ovos e cistos e de leucócitos fecais. Cultura para bactérias enteropatogênicas e pesquisa de *Clostridium*.

■ Avaliação por imagem do intestino delgado

- Trânsito intestinal e enema opaco.
- Ultrassonografia de abdome.
- Enterografia por tomografia computadorizada de abdome.
- Enterografia por ressonância magnética de abdome: método de imagem de escolha para o diagnóstico da DIIP.
- Cápsula endoscópica.

■ Avaliação por endoscopia

A esofagogastroduodenoscopia e a Ileocolonoscopia devem ser realizadas para avaliação apropriada e completa. Biópsias são essenciais para garantir o diagnóstico completo da DIIP. Na ileocolonoscopia normal, observam-se padrão vascular normal, liso e brilhante, tortuoso, pregas triangulares no cólon transverso e sem sangramento, e, na DC, que as lesões poupam o reto, com envolvimento do íleo e a doença descontínua segmentar, cólon com aspecto

CAPÍTULO 64 • DOENÇA INFLAMATÓRIA INTESTINAL PEDIÁTRICA

de pedra de calçamento, úlceras aftoides, úlceras longitudinais, serpiginosas, profundas, estenoses com dilatação pré-estenose e fissuras. Nas lesões perianais, podem ser observadas fístulas, abscessos, estenose retal, úlcera canal anal, plicomas grandes e inflamados, e, na RCU, reto sempre envolvido, não envolvimento do íleo, doença difusa e contínua, perda do padrão vascular, edema e enantema difuso, friabilidade, granularidade e exsudato.

Tratamento

Uma vez confirmado o diagnóstico, o objetivo do tratamento consiste na indução da remissão e na manutenção permanente da remissão. Além disso, o padrão-ouro da terapia consiste em alcançar a cura da mucosa endoscopicamente para mudar a história natural e evitar complicações associadas à progressão da doença, incluindo hospitalização, cirurgia e aumento do risco de câncer colorretal.

Os objetivos do tratamento são:
- Maximizar a resposta terapêutica.
- Minimizar a toxicidade dos medicamentos.
- Prevenir as complicações.
- Aumentar a aderência.
- Promover a nutrição e o crescimento.
- Favorecer o benefício sobre o risco.
- Melhorar a qualidade de vida.

■ Instrumentos para avaliar a atividade da doença inflamatória intestinal pediátrica e as complicações do tratamento

Índice de atividade da colite ulcerativa em Pediatria (PUCAI) na RCU:
- *Pediatric Crohn Disease Activity Index* (PCDAI) na doença de Crohn.
- VHS, proteína C-reativa e plaquetas.
- Marcadores fecais de inflamação (calprotectina).
- Endoscopia e histopatologia.
- Para avaliar as complicações do tratamento: hemograma, enzimas hepáticas, ureia e creatinina.

■ Recomendações antes de iniciar o tratamento

- Avaliar e programar a recuperação do estado nutricional.
- Atualizar imunização antes de iniciar imunossupressor: principalmente vacinas de vírus vivo atenuado.
- Rastrear tuberculose antes de prescrever imunobiológico.

- Prescrever anualmente vacina *influenza*.
- Monitorar infecções: reativação de tuberculose latente, hepatite B e herpes-zóster.

■ Tratamento medicamentoso

Aminossalicilatos

Reduzem localmente a inflamação no intestino por inibição do metabolismo do ácido araquidônico e representam a terapia de primeira linha para DC e RCU. Disponíveis em preparações orais e retais, são geralmente bem tolerados. Podem apresentar como efeitos colaterais dores de cabeça, queixas gastrintestinais e alergia ao medicamento. Os principais são mesalamina, olsalazina, balsalazida e sulfasalazina.

Corticosteroides

Suprimem a inflamação ativa e proporcionam alívio sintomático imediato. Estão indicados na indução da remissão e nas recaídas, mas não para a terapia de manutenção. Os principais são prednisona, prednisolona e budesonida.

Imunomoduladores

Suprimem a resposta imunológica que desencadeia as lesões intestinais e estão indicados na indução e manutenção da remissão. São considerados poupadores de corticosteroides. Os principais são azatioprina, 6-mercaptopurina e metotrexato.

Imunobiológicos

As citocinas pró-inflamatórias estão elevadas na DIIP, especialmente a TNF-alfa. Os imunobiológicos bloqueiam e neutralizam essas citocinas e são indicados nas formas moderadas e graves da DIIP. Os principais são infliximabe e adalimumabe.

Indicação de biológicos

- Na DC: doença refratária, indicadores precoces de mau prognóstico e prevenção de recorrência pós-operatória.
- Na RCU: doença refratária e pacientes graves hospitalizados.

Antibióticos

Diminuem a inflamação por alterarem ou eliminarem bactérias no trato gastrintestinal. Têm múltiplas indicações na DC, como na doença perianal e no abscesso, e para prevenir recorrência pós-operatória. Não há eficácia comprovada na RCU. Os principais são ciprofloxacina e metronidazol.

■ Terapia nutricional

O mecanismo de ação seria uma provável mudança na microbiota intestinal. É considerada uma terapia eficaz para a remissão da DC pediátrica leve, fornecendo 100% de calorias mediante fórmula única. Pode necessitar do uso de sonda nasogástrica.

■ Tratamento cirúrgico

Na DC, as indicações absolutas são a perfuração intestinal, a hemorragia maciça e a obstrução intestinal. E as indicações relativas compreendem doença refratária a tratamento, fístulas complexas, abcesso perianal e câncer. Na RCU, as indicações absolutas são perfuração intestinal, hemorragia maciça e cân-

cer, e as relativas são a doença refratária ao tratamento e corticodependência.

Prognóstico

Indicadores precoces de mau prognóstico na DC:
- Comportamento estenosante ou penetrante inicial.
- Ulcerações colônicas profundas.
- Doença extensa (pan-entérica).
- Doença perianal grave.
- Doença grave persistente, apesar de terapia de indução adequada.
- Marcado retardo do crescimento: escore $Z < -2,5$ para altura.
- Osteoporose grave.

Bibliografia

- Castellaneta SP, Afzal NA, Greenberg M, Deere H, Davies S, Murch SH, et al. Diagnostic role of upper gastrointestinal endoscopy in pediatric inflammatory bowel disease. J Pediatr Gastroenterol Nutr. 2004; 39:257-61.
- Conrad MA, Rosh JR. Pediatric inflammatory bowel disease. Pediatr Clin N Am. 2017;64:577-91.
- Keljo DJ, Markowitz J, Langton C, Lerer T, Bousvaros A, Carvalho R, et al. Course and treatment of perianal disease in children newly diagnosed with Crohn's disease. Inflamm Bowel Dis. 2009;15:383-7.
- Lemberg DA, Day AS. Crohn disease and ulcerative colitis in children: an update for 2014. J Paediatr Child Health 2015;51:266-70.

- Levine A, Koletzko S, Turner D, Escher JC, Cucchiara S, de Ridder L, et al. ESPGHAN revised Porto criteria for the diagnosis of inflammatory bowel disease in children and adolescents. J Pediatr Gastroenterol Nutr. 2014;58:795-806.
- North American Society for Pediatric Gastroenterology, Hepatology, and Nutrition; Colitis Foundation of America, Bousvaros A, Antonioli DA, Colletti RB, Dubinsky MC, Glickman JN, et al. Differentiating ulcerative colitis from Crohn disease in children and young adults: report of a working group of the North American Society for Pediatric Gastroenterology, Hepatology, and Nutrition and the Crohn's and Colitis Foundation of America. J Pediatr Gastroenterol Nutr. 2007;44:65-74.

SEÇÃO 9
Hematologia e Oncologia

CAPÍTULO 65
Abordagem da Síndrome Anêmica

Marise Pereira da Silva • Newton Key Hokama

Anemia é uma condição em que há redução da capacidade de transporte de oxigênio decorrente da diminuição dos eritrócitos. Segundo dados da Organização Mundial da Saúde (OMS), estima-se que a anemia afeta 1,6 bilhão de pessoas no mundo, com a maior prevalência em crianças na fase pré-escolar. São considerados anêmicos os indivíduos com valores de hemoglobina (Hb) abaixo de dois desvios-padrão em relação à média da população normal para idade e sexo, conforme o Quadro 65.1.

QUADRO 65.1	Valores da média e do limite inferior da normalidade para hemoglobina, hematócrito e volume corpuscular médio (VCM) de acordo com idade e sexo					
	Hemoglobina (g/dL)		Hematócrito (%)		VCM (fL)	
Idade (anos)	Média	Limite inferior	Média	Limite inferior	Média	Limite inferior
0,5 a 1,9	12,5	11,0	37	33	77	70
2 a 4	12,5	11,0	38	34	79	73
5 a 7	13,0	11,5	39	35	81	75
8 a 11	13,5	12,0	40	36	83	76
12 a 14 Feminino Masculino	13,5 14,0	12,0 12,5	41 43	36 37	85 84	78 77
15 a 17 Feminino Masculino	14,0 15,0	12,0 13,0	41 46	36 38	87 86	79 78
18 a 49 Feminino Masculino	14,0 16,0	12,0 14,0	42 47	37 40	90 90	80 80

Fonte: Elaborado pelos autores.

Em neonatos, os valores normais de hemoglobina variam de acordo com a idade gestacional e pós-natal. No recém-nascido de termo (RNT), a Hb varia entre 15 e 21 g/dL, com média de 18 g/dL e o hematócrito (Ht) em torno de 58%. Nos prematuros, é possível estimar os valores de Hb e Ht conforme a idade gestacional (Quadro 65.2).

PARTE 3 • ESPECIALIDADES PEDIÁTRICAS

QUADRO 65.2	Estimativa dos valores de Hb e Ht conforme a idade gestacional

Hemoglobina = 9,92 + (idade gestacional × 0,2087)
Hematócrito = 28,59 + (idade gestacional × 0,6359)

Após o nascimento, a mudança do ambiente intrauterino com saturação de oxigênio de 45% para 95% nos pulmões causa uma cessação abrupta na produção de eritropoietina e parada na eritropoiese. Além disso, os eritrócitos fetais no RN têm uma vida de 60 a 70 dias em comparação com a de 120 dias dos eritrócitos adultos. Esses dois fatos, somados ao efeito dilucional provocado pelo aumento do volume plasmático decorrente do rápido crescimento do RN, resultam na queda dos níveis de Hb e Ht, condição que se denomina anemia fisiológica do RN. O nadir dessa queda é alcançado por volta de 6 a 8 semanas de idade para o lactente de termo e mais cedo por volta de 5 semanas para o lactente prematuro.

A anemia representa a manifestação clínica de muitas situações patológicas, sendo, portanto, uma síndrome. Nesse sentido, é fundamental identificar a causa da anemia. A seguir, são apresentados os principais sistemas de classificação das anemias e suas principais etiologias.

Classificação das anemias

A classificação das anemias pode se basear em características fisiopatológicas e/ou morfológicas e se são adquiridas ou hereditárias.

■ Classificação fisiopatológica

Do ponto de vista fisiopatológico, a anemia pode ser classificada em duas categorias: (1) pela anormalidade na produção efetiva das células vermelhas; e (2) pelo aumento da destruição ou perda das células sanguíneas vermelhas. No Quadro 65.3, as principais anemias infantis são classificadas de acordo com o distúrbio fisiopatológico.

■ Classificação morfológica

Baseia-se no tamanho dos glóbulos vermelhos do sangue, conforme a medida do volume corpuscular médio (VCM). A anemia pode ser microcítica (VCM diminuído), normocítica (VCM normal) ou macrocítica (VCM aumentado). Os valores da média e do limite inferior da normalidade para VCM, de acordo com idade e sexo, estão relacionados no Quadro 65.1. Já no Quadro 65.4, observam-se as principais causas de anemia de acordo com o VCM encontrado.

QUADRO 65.3	Classificação fisiopatológica das anemias

1. Anormalidade na produção efetiva das células vermelhas

Falência medular
a. Anemia aplástica (congênita e adquirida)
b. Aplasia pura de células vermelhas
  – congênita: síndrome de Diamond-Blackfan
  – adquirida: eritroblastopenia transitória da infância
c. Substituição medular
  – malignidades
  – osteoporose
  – mielofibrose
  – doença renal crônica
  – deficiência de vitamina D
  – infecção
  – tuberculose
d. Síndrome da hipoplasia medular-insuficiência pancreática

2. Produção prejudicada de eritropoietina

a. Doença renal crônica
b. Hipotireoidismo, hipopituitarismo
c. Inflamação crônica
d. Má-nutrição proteica
e. Mutante de hemoglobina com diminuição de afinidade pelo oxigênio

3. Anormalidades de maturação citoplasmática

a. Deficiência de ferro
b. Síndromes talassêmicas
c. Anemias sideroblásticas
d. Envenenamento por chumbo

4. Anormalidades de maturação nuclear

a. Deficiência de vitamina B_{12}
b. Deficiência de ácido fólico
c. Anemia megaloblástica responsiva à tiamina

5. Anemias diseritropoiéticas primárias

6. Protoporfiria eritropoiética

7. Anemia sideroblástica refratária

Distúrbios de destruição aumentada de células vermelhas ou perda

1. Defeitos da hemoglobina
  a. Mutantes estruturais (HbSS, HbSC)
  b. Produção de globina diminuída (talassemias)
2. Defeitos da membrana das células vermelhas
3. Defeitos do metabolismo das células vermelhas
4. Anticorpo-mediado
5. Lesão mecânica para o eritrócito
  a. Síndrome hemolítico-urêmica
  b. Púrpura trombocitopênica trombótica
  c. Coagulação intravascular disseminada
6. Hemoglobinúria paroxística noturna
7. Perda de sangue aguda/crônica
8. Hipereslenismo

Fonte: Elaborado pelos autores.

369

CAPÍTULO 65 • ABORDAGEM DA SÍNDROME ANÊMICA

QUADRO 65.4	Principais causas de anemia de acordo com o volume corpuscular médio encontrado	
Microcíticas	Normocíticas	Macrocíticas
• Deficiência de ferro • Talassemias • Intoxicação por chumbo • Anemia sideroblástica	• Anemias hemolíticas congênitas: eritroenzimopatias, defeitos de membrana eritrocitária, doença falciforme, hemoglobinas anômalas • Anemias hemolíticas adquiridas: anemia hemolítica autoimune • Anemia de doença crônica • Inflamações agudas • Infiltrações medulares por neoplasia • Hiperesplenismo • Hemorragias agudas • Aplasia pura ou adquirida da série vermelha • Aplasia de medula óssea congênita ou adquirida	• Deficiências de ácido fólico e de vitamina B_{12} • Deficiência de tiamina • Anemia diseritropoiética congênita • Síndromes mielodisplásicas • Doenças hepáticas • Hipotireoidismo • Aplasia pura ou adquirida da série vermelha • Aplasia de medula óssea congênita ou adquirida • Medicamentos que interferem na eritropoiese: valproato, zidovudina, alguns imunossupressores etc. • Infiltrações medulares por neoplasia

Fonte: Elaborado pelos autores.

A investigação da causa da anemia fundamenta-se em aspectos epidemiológicos, clínicos e laboratoriais. A análise do conjunto de sinais e sintomas que a acompanham, somada a uma sistematização teórica, pode auxiliar nessa tarefa. A seguir, serão discutidos os vários instrumentos para a abordagem etiológica da anemia.

História e exame físico

História detalhada e exame físico cuidadoso são úteis na definição da causa da anemia. Além da história do paciente, a história materna é importante para avaliar bebês anêmicos do nascimento aos 6 meses de idade. Como muitas anemias são hereditárias, a história familiar completa torna-se essencial na avaliação de qualquer criança anêmica. Pontos importantes da história estão resumidos no Quadro 65.5.

De acordo com a idade do paciente, pode-se considerar várias causas de anemia. A anemia ferropriva, a mais comum nos primeiros anos de vida, é incomum na idade escolar, a menos que haja perda de sangue, má-absorção ou uma dieta muito pobre em ferro. Antes dos 6 meses de idade, a deficiência de ferro raramente constituirá a causa da anemia em bebê de termo e saudável. Os neonatos nascem com estoque de ferro adequados para suprir suas necessidades até o 6º mês de vida; porém, os prematuros, em virtude do menor estoque de ferro total, podem se tornar anêmicos por deficiência de ferro em idade mais jovem. No período neonatal, as causas mais prováveis da anemia são perda de sangue recente, isoimunização, infecção congênita ou a manifestação inicial de anemia hemolítica congênita. Hemoglobinopatias de cadeia beta, como doença falciforme ou betatalassemia, geralmente não são aparentes até os 3 aos 6 meses de idade, quando a síntese da cadeia de betaglobina aumenta, enquanto as hemoglobinopatias da cadeia alfa são evidentes durante a vida fetal e ao nascimento.

QUADRO 65.5	Características importantes na história da criança anêmica
1. História materna	
Gravidez/complicações ao nascimento, ingestão de drogas, perversão do apetite (PICA), anemia durante a gravidez	
2. História familiar	
Etnia, anemia, icterícia, esplenomegalia, litíase biliar, distúrbios de sangramentos (doença intestinal inflamatória, pólipo, câncer colorretal, telangiectasia hemorrágica hereditária, doença de Von Willebrand, distúrbio de plaquetas e hemofilia), câncer, transfusões	
3. História do paciente	
Hiperbilirrubinemia, episódios hemolíticos (cor da urina, icterícia da esclera ou icterícia em associação aos sintomas da anemia), prematuridade, história alimentar (tipo/quantidade de leite/PICA/aceitação alimentar), episódios pregressos de anemia, duração, etiologia, terapia para anemia, nível de atividade, gravidade e início dos sintomas, infecção aguda ou recente, perda de sangue (sangramento do trato gastrintestinal, incluindo alterações na cor das fezes, excessiva perda menstrual, epistaxe crônica e grave)	

Fonte: Elaborado pelos autores.

Achados de exame físico podem fornecer várias pistas para o diagnóstico etiológico, como:

- Taquicardia: sugere um processo agudo com má compensação que exige intervenção rápida. Frequência cardíaca normal frente a uma anemia grave sugere um processo mais crônico.
- Icterícia em esclera e cutânea: aponta para um processo hemolítico.
- Esplenomegalia: pode ser observada em anemia hemolítica hereditária, doença maligna, infecção aguda ou hiperesplenismo secundário à hipertensão portal.

PARTE 3 • ESPECIALIDADES PEDIÁTRICAS

- Petéquias: indicam possibilidade de trombocitopenia associada e anemia em um contexto de envolvimento da medula óssea, sugerindo insuficiência medular.
- Palidez: deve ser avaliada em locais nos quais os leitos capilares são visíveis (conjuntiva, palma das mãos e unhas), em que se torna preditiva de anemia grave.

Outros eventuais achados do exame físico podem ajudar na elucidação diagnóstica, como mostrado no Quadro 65.6.

Diagnóstico laboratorial das anemias

O hemograma completo permanece o exame utilizado na prática para avaliação laboratorial e classificação das anemias e consiste na detecção do nível de Hb, Ht, contagem de eritrócito, VCM, hemoglobina corpuscular média (HCM) e concentração da hemoglobina corpuscular média (CHCM).

Além da anemia, a presença de trombocitopenia e leucopenia/neutropenia, ou seja, pancitopenia, deve direcionar o diagnóstico para as doenças hematoló-

QUADRO 65.6	Achados físicos como pistas para a etiologia da anemia
Achado	Possível etiologia
Pele	
Hiperpigmentação	Anemia aplástica de Faconi
Petéquia, púrpura	Anemia hemolítica autoimune com trombocitopenia, síndrome hemolítica-urêmica, aplasia de medula óssea, infiltração de medula óssea
Icterícia	Anemia hemolítica, hepatite e anemia aplástica
Hemangioma cavernoso	Anemia hemolítica microangiopática
Úlceras nas extremidades	Hemoglobinopatias S e C, talassemias
Fácies	
Proeminência do malar e dos ossos maxilares	Anemias hemolíticas congênitas, talassemia *major*, deficiência grave de ferro
Olhos	
Microcórnea	Anemia aplástica de Fanconi
Tortuosidade dos vasos da retina e da conjuntiva	Hemoglobinopatias S e C
Microaneurismas de vasos da retina	Hemoglobinopatias S e C
Catarata	Deficiência de glicose-6-fosfato desidrogenase, galactosemia com anemia hemolítica no período neonatal
Hemorragia vítrea	Hemoglobinopatia S
Hemorragia retinal	Anemia grave crônica
Edema das pálpebras	Mononucleose, enteropatia exsudativa com deficiência de ferro, falência renal
Cegueira	Osteoporose
Boca	
Glossite	Deficiência de vitamina B_{12}, deficiência de ferro
Estomatite angular	Deficiência de ferro
Tórax	
Ausência unilateral do músculo peitoral	Síndrome de Poland (incidência aumentada de leucemia)
Mãos	
Polegares trifalângicos	Aplasia de células vermelhas
Hipoplasia de eminência tenar	Anemia aplástica de Fanconi
Unha em colher	Deficiência de ferro
Baço aumentado	Anemia hemolítica congênita, leucemia, linfoma, infecção aguda, hipertensão portal

Fonte: Elaborado pelos autores.

CAPÍTULO 65 • ABORDAGEM DA SÍNDROME ANÊMICA

gicas que cursam com insuficiência de medula óssea, como leucemias agudas e anemia de Fanconi.

A reação leucoeritroblástica (eritroblastos circulantes, desvio para a esquerda na linhagem de neutrófilos e hemácias em gota) é característica de doenças nas quais se substitui a medula óssea normal por tumor ou outras doenças. Leucocitose e plaquetose em crianças são mais frequentemente decorrentes de processos reativos. Embora a infecção represente a causa mais comum, são possíveis outras etiologias, incluindo anemia ferropriva, distúrbios autoimunes, como doenças vasculares de colágeno, doenças inflamatórias intestinais ou anemia hemolítica, deficiência de vitamina E e estados pós-operatórios.

Outros testes laboratoriais utilizados no diagnóstico de anemia abrangem níveis de ferritina, que refletem estoque de ferro e transferrina ou capacidade total de ligação ao ferro, que indica a capacidade do corpo no transporte de ferro para a produção de glóbulos vermelhos.

Avaliação da anemia pelos índices eritrocitários

O VCM compreende o mais útil dos parâmetros eritrocitários para fins diagnósticos, permitindo a classificação da anemia pelo tamanho dos glóbulos vermelhos como microcítico, normocítico ou macrocítico. Em crianças menores de 10 anos, o limite inferior para o VCM é de cerca de 70 fL + idade em anos. A CHCM é uma medida do estado de hidratação celular – um valor alto (> 35 g/dL) caracteriza a esferocitose, enquanto um valor baixo é mais comumente associado à deficiência de ferro. A largura da distribuição do volume de células vermelhas (RDW) reflete a variabilidade no tamanho da célula e pode ser usada como medida de anisocitose.

Anemia microcítica

Das causas de anemia microcítica indicadas no Quadro 65.3, a deficiência de ferro é a mais comum. A partir da suspeita de anemia ferropriva diante da idade, da história e do exame físico, um teste terapêutico com uso de ferro oral é apropriado. Investigação adicional é desnecessária, a menos que não haja resposta. É indicada uma dose de 4 a 6 mg/kg/dia de ferro elementar dividido em 2 a 3 vezes/dia. O sulfato ferroso constitui a preparação mais biodisponível, embora o gluconato ferroso possa ser mais palatável para algumas crianças. A contagem de reticulócitos deve aumentar em 5 a 10 dias e a hemoglobina sérica deve aumentar em 1 g/dL/semana depois disso. Falta de aderência, falta de absorção, diagnóstico incorreto ou perda contínua de sangue podem ser responsáveis

por uma reposta inadequada. Outras análises laboratoriais devem ser realizadas em crianças sem história suspeita de anemia ferropriva, que tenham anemia grave ou achados hematológicos atípicos, com menos de 6 meses de idade ou mais de 18 meses ou que não respondem à terapia com ferro. Várias pistas do hemograma inicial, do esfregaço de sangue periférico, da história e do exame físico podem ser usadas para elucidar o diagnóstico. A contagem de eritrócitos é elevada (geralmente para mais de 5 milhões/mcL) na criança com traço de talassemia e diminuída na criança com deficiência de ferro. Por sua vez, o RDW está aumentado na deficiência de ferro e normal na talassemia. As células microcíticas e hipocrômicas são vistas na talassemia e na deficiência de ferro. No entanto, para o mesmo nível de anemia, há frequentemente maior poiquilocitose (variação na forma), bem como células-alvo e pontilhado basófilo no paciente com traço de talassemia. Na anemia por deficiência de ferro, o esfregaço mostra importante anisocitose e a gravidade da anemia é proporcional ao declínio no VCM.

As alfatalassemias são mais prevalentes em populações de descendentes do Sudeste Asiático, e as betatalassemias em indivíduos do Sudeste Asiático, do Oriente Médio ou descendentes do Mediterrâneo. Início dos sintomas aos 3 a 6 meses de idade, história familiar positiva de anemia, aborto espontâneo, icterícia, cálculos biliares, anemia ou esplenomegalia aumentam ainda mais o índice de suspeita.

A evidência de infecção crônica ou doença inflamatória eleva a probabilidade de anemia da inflamação. A contagem de reticulócitos ficará menor em distúrbios da síntese de heme (p. ex., anemia ferropriva, envenenamento por chumbo e anemia de inflamação aguda ou crônica) e elevada em distúrbios hereditários da síntese de globina que resultam em hemoglobina instável (isto é, betatalassemia, doença de hemoglobina E). No entanto, em muitos dos distúrbios da síntese de betaglobina, a contagem de reticulócitos será menor que o esperado para o grau de anemia, refletindo a destruição de precursores eritroides na medula óssea antes do surgimento no sangue periférico. Com frequência, a ferritina sérica é o único teste necessário para elucidação das anemias microcíticas pelo fato de estar diminuída na deficiência de ferro (< 15 mg/dL), normal na talassemia, normal ou elevada na intoxicação por chumbo e elevada na anemia de inflamação crônica. A ferritina sérica pode estar elevada em infecção, inflamação ou malignidade. Nível de chumbo deve ser obtido para excluir a toxicidade do chumbo como causa da anemia. Eletroforese de hemoglobina precisa ser obtida se houver uma forte suspeita clínica de hemoglobinopatia e/ou uma contagem elevada de reticulócitos. O paciente não deve ser deficiente em ferro no momento de eletroforese, uma vez que a deficiência de ferro deprime a síntese de gamaglobina, obscurecendo um aumento da Hb A2. Betatalassemia *minor* resulta de mutações que afetam um único *locus* da betaglobina. As mutações geralmente reduzem a produção de mRNA de betaglobina e, portanto, a síntese de betaglobina, mas não produzem hemoglobinas estruturalmente anormais. Esses pacientes têm microcitose com numerosas células-alvo, hemoglobina no limite inferior da normalidade ou normal e níveis elevados de HbA2 e/ou HbF. As mutações que afetam os dois *loci* betaglobina promovem betatalassemia *major*. Essas crianças apresentam-se durante os primeiros meses de vida com uma anemia hemolítica grave, icterícia e esplenomegalia. A morfologia dos glóbulos vermelhos é marcadamente anormal. A eletroforese mostra HbA reduzida ou ausente com porcentagens elevadas de HbF e Hb A2. A betatalassemia *minor* (deleção/mutação de dois dos quatro genes da gamaglobina) geralmente causa microcitose com ou sem uma anemia leve. Clinicamente, os pacientes são assintomáticos. A eletroforese de Hb pode revelar Hb Barts (homotetrâmeros gama-4) no período neonatal.

O diagnóstico é importante para o aconselhamento genético e envolve história familiar, descarte da betatalassemia e subsequente confirmação das mutações dos *loci* alfaglobina por abordagens moleculares. Doença de hemoglobina H (exclusão de três genes de uma globina) causa microcitose com anemia hemolítica moderadamente grave. A eletroforese revela HbH (homotetrâmeros beta-4), grandes quantidades (cerca de 25%) de hemoglobina Barts no período neonatal e níveis abaixo do normal de Hb A2. A incubação de sangue periférico com azul cresyl brilhante revelará inclusões típicas de hemoglobina H. A exclusão de todos os quatro genes da alfaglobina é responsável pelo quadro de hidropsia fetal, com morte fetal ou perinatal.

Anemia macrocítica

As anemias macrocíticas são definidas por um VCM com mais de dois desvios-padrões acima da média normal para idade e sexo. O primeiro passo na avaliação da anemia macrocítica consiste em determinar se o VCM elevado resulta do aumento dos reticulócitos, caso em que a avaliação do esfregaço do sangue periférico revelará grandes reticulócitos policromáticos em um fundo de células normocromáticas normocíticas. O RDW será bem elevado. Um VCM elevado por reticulocitose rápida é visto em resposta à anemia causada pela perda aguda de glóbulos vermelhos, em virtude de hemorragia, hemólise, hiperesplenismo ou durante a recuperação da eritroblastopenia transitória da infância ou crise hemolítica no paciente com deficiência de glucose-6-fosfato desidrogenase (G6PD). As medidas auxiliares da destrui-

ção de eritrócitos, como bilirrubina no soro, DHL e/ou teste positivo de Coombs, são úteis para demonstrar hemólise. O exame físico é capaz de confirmar fontes de hemorragia ou evidências de hiperesplenismo. Um esfregaço com escassez de reticulócitos sugere anemia macrocítica por uma diminuição relativa na síntese do DNA durante a eritropoiese, o que pode resultar de deficiência ou metabolismo desordenado de folato e/ou vitamina B_{12} ou eritropoiese ou insuficiência medular ineficaz (p. ex., anemia de Fanconi, síndrome de Diamond-Blackfan, anemia aplástica grave ou mielodisplasia). Já mais comumente em associação à anemia normocítica, doença hepática e hipotireoidismo podem ocasionalmente causar macrocitose. Pistas do hemograma, esfregaço de sangue periférico, história e exame físico conseguem ajudar a diferenciar essas etiologias.

As alterações megaloblásticas no esfregaço, como macrócitos ovais, leucócitos polimorfonucleares (PMN) hipersegmentados e, às vezes, megaplaquetas, sugerem deficiência de folato ou vitamina B_{12} ou distúrbios do metabolismo do DNA (p. ex., erros inatos do metabolismo do folato). A ausência de PMN hipersegmentados e de macrócitos ao redor é mais consistente com mielodisplasia e insuficiência da medula óssea.

É útil uma história cuidadosa que destaca dieta, medicamentos atuais, histórico cirúrgico passado, história familiar e função gastrintestinal. As fontes alimentares comuns de folato são vegetais de folhas verdes. Assim, as deficiências alimentares podem, certamente, ocorrer em crianças. O leite materno e as fórmulas infantis fornecem folato adequado. No entanto, a deficiência de folato pode ser encontrada em lactentes e crianças que consomem, principalmente, leite de cabra *in natura*. Outras causas de deficiência de folato incluem má-absorção, aumento da utilização de folato como na anemia hemolítica crônica ou comprometimento genético ou adquirido do metabolismo do folato. Medicamentos que prejudicam o metabolismo do folato incluem antimetabólitos (p. ex., metotrexato e mercaptupurina) e anticonvulsivantes (fenitoína). A vitamina B_{12} é encontrada em alimentos derivados de animais, pois apenas são necessárias quantidades muito pequenas e as reservas hepáticas geralmente são adequadas para muitos anos, além do fato de a deficiência nutricional de vitamina B_{12} ser extremamente rara, exceto em veganos estritos. Mais comumente, a deficiência resulta da má-absorção do local de absorção no íleo terminal. Raramente, a anemia perniciosa (destruição autoimune de células parietais, fonte de fator intrínseco, cofator na absorção de vitamina B_{12}) e distúrbios hereditários do transporte ou metabolismo da vitamina B_{12} são os responsáveis. Finalmente, a idade do paciente pode ser útil. A deficiência nutricional é

CAPÍTULO 65 • ABORDAGEM DA SÍNDROME ANÊMICA

extremamente rara em crianças com menos de 1 ano alimentadas com fórmula comercial ou amamentadas por mães com dieta adequada e/ou tomando suplementos. A anemia de Diamond-Blackfan (ADB), apesar da rara, deve ser considerada nessa população, uma vez que 80% dos casos ocorrem durante os primeiros 6 meses de vida. Em geral, essas crianças são filhas de pais consanguíneos. Em adolescentes, uma causa de anemia macrocítica a ser considerada consiste na ingestão excessiva de álcool, pelo efeito tóxico direto na medula óssea. A ingestão pesada de álcool de apenas 1 semana de duração pode causar a vacuolização de precursores eritróides.

O exame físico também é revelador. Fácies típicas de ADB ou anemia de Fanconi aumentam a suspeita de mielodisplasia ou insuficiência da medula óssea. Glossite e evidência de atrofia mucosa (indigestão, anorexia, diarreia) sugerem deficiência nutricional. Doenças neurológicas secundárias à degeneração dorsal e lateral da coluna na medula espinal e parestesias resultantes, ataxia e fraqueza espástica das pernas maiores que os braços apontam para a deficiência de vitamina B_{12}. A integração dos achados sugeridos deve exigir novos testes. Uma baixa contagem de reticulócitos ajudará a confirmar o diagnóstico. Níveis de vitamina B_{12} e folato sérico devem ser obtidos quando de um quadro clínico compatível. Os níveis séricos de folato diminuem dentro de 1 a 2 semanas após o consumo inadequado de folato e antes da verdadeira deficiência. Os níveis de folato do glóbulo vermelho são definidos durante a formação da célula vermelha e persistem durante toda a vida da célula. Consequentemente, são necessários 2 a 3 meses de má-ingestão antes de valores baixos serem observados. A medição do ácido metilmalônico e da homocisteína pode servir como indicadora mais sensível da vitamina B_{12} e da deficiência de folato, respectivamente, em nível tecidual. Se a terapia empírica da anemia megaloblástica for tentada como teste diagnóstico, tanto a vitamina B_{12} quanto o folato devem ser administrados, uma vez que a administração de ácido fólico por si somente pode exacerbar os sintomas neurológicos da deficiência de vitamina B_{12}. Biópsia e aspiração da medula óssea são indicadas quando da suspeita de mielodisplasia ou insuficiência da medula óssea ou outros testes diagnósticos são negativos.

Anemia normocítica

O primeiro passo na avaliação da anemia normocítica consiste em avaliar o hemograma quanto à evidência de pancitopenia, pois sua presença sugere hematopoiese ineficaz que afeta todas as linhagens celulares. O esfregaço de sangue periférico mostrará, frequentemente, evidência de eritropoiese desordenada com glóbulos vermelhos que variam significati-

vamente em tamanho e forma, glóbulos vermelhos nucleados, células brancas imaturas e uma diminuição do número de plaquetas. Biópsia e aspirado da medula óssea são indicados para excluir anemia aplástica, leucemia ou infiltração por células malignas metastáticas, síndromes mielodisplásicas (as últimas geralmente apresentam anemia macrocítica), osteopetrose ou evidência de uma doença de armazenamento (p. ex., doença de Gaucher). A presença de medula hipercelular quando da ocorrência de pancitopenia indica função adequada da medula com sequestro periférico ou destruição de células sanguíneas normais. O hiperesplenismo representa a causa mais comum. Os esferócitos podem estar presentes no esfregaço periférico.

Se a pancitopenia estiver ausente, o próximo passo é avaliar a resposta da medula óssea para a anemia. Em crianças, uma contagem inadequada de reticulócitos é mais comumente associada à anemia da inflamação, aguda ou crônica, que pode também ser microcítica. A diminuição transitória da produção de eritrócitos é comum durante e após a doença viral aguda.

A anemia normocítica com elevado número de reticulócitos sugere o desaparecimento prematuro de glóbulos vermelhos por perda de sangue ou hemólise.

A hemólise é definida como uma taxa anormalmente aumentada de destruição de glóbulos vermelhos. Pode ser aguda ou crônica, congênita ou adquirida, e intrínseca ou extrínseca ao glóbulo vermelho. Com hemólise crônica, a anemia pode ou não estar presente dependendo da taxa de destruição de células vermelhas e do grau de compensação da medula óssea. Além disso, os sinais clínicos e os achados laboratoriais em hemólise dependem da taxa e do local de destruição de células vermelhas. Se as células vermelhas são destruídas extravascularmente no sistema reticuloendotelial, o sítio normal do catabolismo de células vermelhas, a Hb é degradada em ferro, metabólitos de bilirrubina e aminoácidos. Uma vez que a depuração hepática da bilirrubina pode aumentar substancialmente, uma bilirrubina sérica normal não exclui a hemólise. A bilirrubina não conjugada será aumentada no caso de hemólise mais grave, resultando em icterícia. Quando ocorre hemólise intravascularmente, a hemoglobina livre é liberada para o plasma, onde é ligada pela haptoglobina e, posteriormente, é limpa no fígado ou se perde na urina. Um aumento na hemoglobina plasmática, uma diminuição da haptoglobina no soro e a presença de hemoglobinúria sugerem hemólise intravascular. As anemias hemolíticas congênitas incluem distúrbios da membrana vermelha (p. ex., esferocitose hereditária, estomatocitose ou eliptocitose), hemoglobinopatias (p. ex., SS de hemoglobina) e deficiências de enzimas

PARTE 3 • ESPECIALIDADES PEDIÁTRICAS

de células vermelhas (p. ex., deficiência de G6PD, deficiência de piruvato quinase). Uma história familiar positiva para anemia, esplenomegalia, icterícia e/ou cálculos biliares suporta uma anemia hemolítica congênita. O fundo étnico também pode ser útil. A esferocitose hereditária pode ocorrer em qualquer etnia, mas é mais comum em brancos. Um CHCM elevado e esferócitos no esfregaço dão suporte a esse diagnóstico. Um CHCM > 35,4 g/dL, com um RDW > 14%, é quase sempre diagnóstico de esferocitose hereditária. O teste de fragilidade osmótica é confirmatório. Os membros da família também devem ser selecionados. A deficiência de G6PD é mais comum em pacientes de ascendência africana ou mediterrânea (os últimos tendendo à doença mais grave). Indivíduos com deficiência de G6PD frequentemente apresentam hemólise aguda após uma infecção ou após encontrar um estresse oxidante.

A doença falciforme é detectada pela triagem neonatal e o pediatra toma conhecimento do diagnóstico antes da ocorrência de anemia ou de outras manifestações. Em qualquer paciente com anemia hemolítica congênita, um episódio aplástico representa uma exceção à regra de que as anemias hemolíticas estão associadas à reticulocitose. Embora muitos vírus tenham sido implicados, o parvovírus B19 é a causa mais frequente. A supressão completa da eritropoiese pode durar 7 a 10 dias após a infecção. A intervenção rápida com transfusões de glóbulos vermelhos, conforme necessário, pode salvar vidas.

As anemias hemolíticas adquiridas podem ser imunomediadas ou secundárias a fatores que causam danos mecânicos aos glóbulos vermelhos, como toxinas, válvulas cardíacas mecânicas ou anormais e fios de fibrina na coagulação intravascular disseminada (CID) ou síndrome hemolítica-urêmica (SHU). A destruição mediada por imunidade é confirmada por um teste de Coombs direto e indireto positivo. Os esferócitos podem ser vistos no esfregaço. A anemia hemolítica, mediada por anticorpos, pode ocorrer como parte de um processo autoimune mais generalizado (como o lúpus) ou após a exposição a medicamentos. No entanto, em crianças constitui geralmente uma doença autolimitada após uma doença viral. Nos recém-nascidos, a hemólise imunomediada resulta de anticorpos maternos transferidos na placenta. Historicamente, isso foi mais comumente atribuído à sensibilização ao antígeno Rh nas mães Rh-negativas. O uso do soro anti-D em mulheres com potencial de sensibilização causou diminuição na incidência da doença. Atualmente, hemólise imunomediada na criança em geral reflete uma resposta materna a outros antígenos do grupo sanguíneo. Com frequência, o dano mecânico é intravascular e associado a fragmentos de glóbulos vermelhos no esfregaço. A história e/ou exame físico, muitas vezes, podem identificar a origem do dano.

Conclusão

O diagnóstico e o tratamento das anemias representam desafios constantes para o pediatra. Embora a anemia ferropriva, por sua prevalência, seja um diagnóstico corriqueiro, é fundamental se atentar para outras entidades patológicas. Nesse sentido, a avaliação do paciente no contexto familiar e social, com os dados clínicos, é fundamental para a abordagem racional e eficiente das anemias na infância e na adolescência.

Bibliografia

- Campanaro CM, Chopard MRT. Anemias: Investigação e diagnóstico diferencial. In: Loggetto SR, Braga JAP, Tone LG (eds.). Hematologia e hemoterapia pediátrica. Série Atualizações Pediátricas. São Paulo: Atheneu; 2013. p. 15-24; 25-39.
- Christensen RD, Henry E, Jopling J, Wiedmeier SE. The CBC: Reference Ranges for Neonates. Semin Perinatol. 2009;33(1):3-11.
- Dallman PR, Siimes MA. Percentile curves for hemoglobin and red cell volume in infancy and childhood. J Pediatr. 1979;94(1):26-31.
- De Benoist B, McLean E, Ines E (eds.). Worldwide prevalence of anaemia 1993-2005. Geneva: WHO; 2008.
- Esan AJ. Hematological differences in newborn and aging: A review study. Hematol Transfus Int J. 2016;3(3):00067.
- Fonseca PBB. Interpretação do hemograma. In: Loggetto SR, Braga JAP, Tone LG, eds. Hematologia e hemoterapia pediátrica. Série atualizações pediátricas. São Paulo: Atheneu; 2013. p. 15-24.
- Jopling J, Henry E, Wiedmeier SE, Christensen RD. Reference ranges for hematocrit and blood hemoglobin concentration during the neonatal period: data from a multihospital health care system. Pediatrics. 2009 Feb;123(2):e333-7.
- Olhs RK, Christensen RD. Diseases of the blood. In: Behrman RE, Kliegman R, Jenson HB (eds.). Nelson textbook of pediatrics. 17. ed. Philadelphia: Saunders; 2004. p. 1604-34.
- Oski FA, Brugnara C, Nathan DG. A diagnostic approach to the anemic patient. In: Nathan and Oski's hematology of infancy and childhood. 6. ed. Philadelphia: Saunders; 2003. p. 409-18.
- Oski FA. Differential diagnosis of anemia. In: Nathan and Oski's Hematology of Infancy and Childhood. 6. ed. Philadelphia: Saunders; 2009. p. 455-66.

CAPÍTULO 65 • ABORDAGEM DA SÍNDROME ANÊMICA

- Sandoval C, Mahoney DH, Lorin MI. Approach to the child with anemia. Literature review current through. Jun 2012. [This last updated: jul 6, 2011.]
- Wang M. Iron deficiency and other types of anemia in infants and children. American Family Physician. 2016;93(4):270-8.
- World Health Organization. The Global Prevalence of Anaemia in 2011. Geneva: WHO; 2015.
- Wright RO, Tsaih SW, Schwartz J, Wright RJ, Hu H. Association between iron deficiency and blood lead level in a longitudinal analysis of children followed in an urban primary care clinic. J Pediatr. 2003;142(1):9-14.

CAPÍTULO 66

Doença Falciforme

Marise Pereira da Silva • Newton Key Hokama

Doença falciforme (DF) é um problema global crescente de saúde pública, pois nascem, anualmente, cerca de 300 mil crianças com anemia falciforme e acredita-se que esse número poderá chegar a 400 mil até o ano de 2050. Além da anemia falciforme (AF), a doença falciforme (DF) compreende as associações do gene da hemoglobina hemoglobina (Hb) ao gene de outras hemoglobinopatias, como SC (HbSC) e HbS-betatalassemia (HbS-beta). A AF é definida como homozigose para o gene da HbS. A prevalência da doença é alta na África Subsaariana, na Bacia Mediterrânea, no Oriente Médio e na Índia, em razão do notável nível de proteção que as células falciformes fornecem contra a malária grave. No Brasil, a maior distribuição se dá em indivíduos negros e pardos. Estima-se a prevalência de 25 mil a 30 mil casos de DF no Brasil e a incidência de 3.500 casos a cada ano. A DF cursa com vários sinais e sintomas que podem ocorrer de diferentes formas e com vários graus de gravidade, tornando-se importante que clínicos e pediatras dominem o manejo da doença.

Fisiopatologia

A DF se caracteriza pela presença de eritrócitos anormais pela ação disfuncional da HbS, que surge da substituição do ácido glutâmico pela valina na posição 6 da cadeia da betaglobina. A HbS pode ser herdada de ambos os pais (homozigose) ou de um dos pais, juntamente com outras hemoglobinas variantes (dupla heterozigose). Quando desoxigenada, a HbS polimeriza, danificando os eritrócitos e causando a perda de cátions e água. Essas células danificadas ocasionam encurtamento da sobrevida eritrocitária, liberação da hemoglobina no plasma resultante da hemólise intravascular (diminuindo a produção e o aumento do consumo do óxido nítrico) e a vaso-oclusão microcirculatória, que, por sua vez, resultam em disfunção vascular-endotelial, deficiência funcional de óxido nítrico, inflamação, estresse oxidativo, lesão por reperfusão, hipercoagulabilidade, aumento da adesão dos neutrófilos ao endotélio e ativação de plaquetas, culminando em lesão isquêmica tecidual e insuficiência orgânica. Com exceção da associação HbS-talassemia beta zero, a dupla heterozigose é menos grave clinicamente comparada à homozigose da HbS; porém, em cada genótipo da DF, existe uma grande diversidade fenotípica em termos de frequência e diversidade das manifestações clínicas.

Outro fator modulador da doença consiste na proporção de hemoglobina fetal (HbF), que interrompe a polimerização de HbS desoxigenada, uma vez que é excluída do polímero HbS. Na DF, níveis de HbF em torno de 30% cursam com doença mais leve.

Diagnóstico

Desde 2001, quando da inclusão da isoeletrofocalização de hemoglobinas na relação de testes realizados no Programa Nacional de Triagem Neonatal (PNTN), o diagnóstico laboratorial da DF baseia-se na detecção da HbS. Em geral, o recém-nascido (RN) com DF é assintomático em virtude do efeito protetor da hemoglobina fetal, que, nessa fase da vida, representa cerca de 80% do total da hemoglobina. A representação do perfil hemoglobínico do RN normal é Hb FA (concentração da HbF superior à da HbA). Os fenótipos encontrados podem ser FAS (traço falciforme), FSC (HbSC), SS (HbSS), FS (AF e S/talassemia beta zero) e FSA (S/talassemia beta mais). Outros exames, como hemograma, reticulócitos, sangue dos pais ou até mesmo técnicas de biologia molecular, podem ser úteis na diferenciação diagnóstica. O encontro exclusivo de HbF no exame de triagem pode ocorrer em crianças normais cuja HbA ainda não se expressou pela prematuridade, mas também estar associada a crianças com betatalassemia *major* ou outra forma de talassemia. As transfusões sanguíneas interferem nos resultados da eletroforese de Hb, devendo-se solicitar uma nova coleta 3 meses após a última transfusão. A repetição da eletroforese, após os 6 meses de vida, confirma o perfil hemoglobínico, que, nesse momento, se aproxima do perfil do adulto. A eletroforese qualitativa e quantitativa de hemoglobina avalia tanto as hemoglobinas normais (A, A_2 e F) quanto as anormais (S, C, betatalassemia, alfatalassemia e outras). Além da clínica e do estudo familiar, nas interações com S/talassemia beta zero e S/talassemia beta mais, a quantificação das hemoglobinas A_2 e fetal é importante para o diagnóstico diferencial com a anemia falciforme. A Hb A_2 é o menor componente da HbA. Valores até 3,5% são considerados normais, e o hemograma completo mostra anemia normocítica e normocrômica com reticulocitose (entre 5 e 20%). A Hb varia entre 5 e 10 g/dL. Valores de volume corpuscular médio (VCM) são altos e concentração da hemoglobina corpuscular média geralmente é normal. Leucocitose e plaquetose são frequentes e refletem hiperplasia medular, na presença de hipofunção do baço. Na avaliação morfológica do sangue periférico, a ocorrência de hemácias em foice é evidente. Pode haver ainda hemácias em alvo, principalmente nas S/betatalassemia e hemoglobinopatia SC, eritroblastos (entre 5 e 20%), hemácias fragmentadas, policromasia, esferócitos e corpúsculos de Howell-Jolly.

Manifestações clínicas e tratamento das emergências na doença falciforme

Em geral, as manifestações clínicas da doença não aparecem antes dos 6 meses de idade, em virtude da persistência da HbF. As principais manifestações são crises dolorosas vaso-oclusivas, anemia hemolítica e danos a órgãos causados pela vasculopatia e pela isquemia tecidual.

■ Crises vaso-oclusivas

Resultam da obstrução da microvasculatura por glóbulos vermelhos falcizados, causando isquemia e dor. A dor é o quadro mais dramático da DF, podendo durar vários dias. Hipóxia, infecção, febre, acidose, desidratação, estresse físico e emocional e exposição ao frio podem desencadear as crises dolorosas. A manifestação inicial mais comum decorrente da vaso-oclusão consiste na dactilite, ou "síndrome mão-pé", que cursa com dor e edema de extremidades, com ou sem febre. O tratamento deve se basear na intensidade da dor informada pelo paciente. O tratamento farmacológico, proposto pela Organização Mundial da Saúde, consiste em uma escada de três degraus:

- 1º degrau: não opioides ± adjuvantes.
- 2º degrau: opioides fracos ± não opioides ± medicações adjuvantes.
- 3º degrau: opioides fortes ± não opioides ± medicações adjuvantes.

Tratamento domiciliar da dor

Como não existe uma maneira objetiva de mensurar a intensidade da dor, os pacientes podem empregar escalas de avaliação da dor que, mesmo subjetivamente, auxiliam os familiares e médicos no tratamento. Para dor leve ou moderada, o tratamento pode ser iniciado no primeiro degrau com medicações anti-inflamatórias não esteroides. Caso haja necessidade, a codeína pode ser associada. Deve-se orientar hidratação e exercícios respiratórios, importantes para diminuir o risco de complicações pulmonares. Após 24 h do início do tratamento apropriado, caso o paciente não melhore ou apresente piora dos sintomas, ele deve procurar atendimento hospitalar. Os principais analgésicos, anti-inflamatórios e antipiréticos de uso domiciliar são ácido acetilsalicílico, acetaminofeno, ibuprofeno e dipirona.

Tratamento hospitalar

A hidratação endovenosa é recomendada para ajuste hídrico e infusão de medicações; porém, não se deve hiperidratar o paciente pelo risco de sobrecarga cardíaca. A hipostenúria, com as manifestações clínicas de poliúria, noctúria, enurese e suscetibilidade à desidratação, presente na DF, requer monitoramento rigoroso do balanço hídrico e controle do sódio. Hemograma e reticulócitos são mandatórios, e outros exames laboratoriais e de imagem devem ser solicitados de acordo com a hipótese diagnóstica e o quadro do paciente. Febre e dor torácica apontam para síndrome torácica aguda. Solicitar hemocultura, radiografia do tórax e oximetria de pulso. Administrar O_2 se saturação < 92%. Para dor mais grave, os opioides representam a terapia de escolha, podendo ser associados aos não opioides para efeito de potencialização dos medicamentos. A meperidina não deve ser utilizada pelos graves efeitos colaterais e risco de desenvolver dependência. Caso não haja melhora da dor com a morfina, esta pode ser administrada em infusão contínua. Abordagens mais específicas da dor podem ser necessárias. Após o controle, recomenda-se reduzir as doses do analgésico gradativamente, obedecendo-se aos intervalos até a suspensão da medicação. Na alta, os medicamentos de uso rotineiro no tratamento da DF, como ácido fólico, penicilina oral ou injetável (obrigatoriamente até os 5 anos de idade), analgésicos, anti-inflamatórios (nas intercorrências) e, em alguns pacientes, o uso da hidroxiureia, devem ser novamente orientados.

Síndrome torácica aguda (STA)

Trata-se da segunda causa de hospitalização e maior de mortalidade precoce em pacientes com DF. Cerca de metade dos pacientes apresentará STA durante sua vida e muitos terão quadros recorrentes. Define-se como um infiltrado alveolar novo à radiografia, em associação a um ou mais dos seguintes sintomas: febre, tosse, taquidispneia, sibilância, dor torácica, cianose e hipoxemia. Sua fisiopatologia envolve infecção, embolia gordurosa, vaso-oclusão pulmonar e trombose pulmonar. A etiologia inclui vírus, bactérias (p. ex., *Haemophilus influenzae*, *Staphylococcus aureus*, *Klebsiella*, *Streptococcus pneumonia*) e microrganismos atípicos, principalmente *Chlamydia* e *Mycoplasma*. O tratamento inclui antibioticoterapia empírica com cefalosporina de terceira ou quarta geração ou betalactâmico, em associação a macrolídeo, hidratação e oxigenoterapia se saturação de O_2 < 92%. A transfusão sanguínea deve ser realizada, se paciente hipoxêmico, atentando-se para não elevar o hematócrito acima de 30% ou Hb acima de 10 g/dL. Se não houver correção da hipoxemia, pode-se realizar transfusão de troca, com o intuito de diminuir a concentração da HbS até valores < 30%, de acordo com o quadro clínico do paciente. O uso de broncodilatadores, terapia inalatória com óxido nítrico e fisioterapia respiratória podem melhorar o prognóstico desses pacientes.

Acidente vascular encefálico (AVE)

Complicação grave que pode ocorrer em qualquer faixa etária, cuja incidência diminuiu após o estudo STOP I, que mostrou a importância do Doppler transcraniano (DTC), como instrumento de triagem de pacientes com hiperfluxo das artérias cerebrais, na profilaxia primária de evento encefálico isquêmico. O DTC deve ser realizado em crianças de 2 a 16 anos. Se a velocidade do fluxo sanguíneo cerebral estiver acima de 200 cm/s, está indicado regime de transfusão crônica com o objetivo de manter a HbS < 30% e evitar

a ocorrência do primeiro episódio de AVE. Isso levou à diminuição de cerca de 90% do AVE na infância. Em crianças, o AVE é principalmente isquêmico, mas em adultos e adolescentes, predomina o AVE hemorrágico, de tratamento neurocirúrgico. As manifestações clínicas incluem hemiparesias, hemianestesia, déficits visuais, afasias, alterações de nervos cranianos, coma e convulsões. As recidivas aumentam os índices de mortalidade, e, embora possa haver recuperação completa, em alguns casos sequelas motoras e cognitivas podem permanecer. O tratamento baseia-se em transfusão crônica de concentrado de hemácias (10 mL/kg) para diminuição da HbS para valores < 30%. No caso do Ht > 30%, deve-se realizar a transfusão de troca para não elevar a Hb para valores acima de 10 g/dL. Tratamento com hidroxiureia acompanhado por flebotomia, em alguns casos, pode representar uma boa opção para prevenção do AVC, especialmente em pacientes que desenvolvem aloimunização e sobrecarga de ferro. Pacientes com anemia falciforme em regime de transfusão crônica apresentam melhora do curso clínico da doença, sobretudo redução expressiva do número de internações, crise vaso-oclusiva e STA. Entretanto, acaba ocorrendo sobrecarga de ferro após 10 a 20 unidades de concentrado de hemácias, acarretando maior risco de complicações, como doença cardíaca e morte precoce. Portanto, quelação de ferro deve fazer parte do tratamento dos indivíduos com DF em regime de transfusão de hemácias.

Sequestro esplênico

Representa uma complicação frequente na infância, ocupando o segundo lugar como causa de óbito no paciente com DF. Caracteriza-se pelo aumento do volume do baço, com queda de pelo menos 2 g/dL da Hb, com sintomas de anemia e hipovolemia. Pode ocorrer em adultos, principalmente em hemoglobinopatia SC, mas tem maior incidência entre 6 meses e 3 anos de idade. As manifestações clínicas compreendem astenia, palidez acentuada e aumento súbito do baço, podendo evoluir para "cor anêmico" e morte, se não diagnosticado e tratado prontamente. Laboratorialmente cursa com queda da hemoglobina e reticulocitose. O tratamento visa à restauração da volemia à custa de hidratação venosa e transfusão de concentrado de hemácias (10 mL/kg) com a finalidade de controle hemodinâmico. Não se deve transfundir um volume de sangue exagerado em razão do risco do aumento da viscosidade do sangue, pois o sequestro se resolve com a transfusão sanguínea. A recorrência do sequestro esplênico pode ser prevenida por meio de transfusões periódicas cronicamente ou de esplenectomia. A melhor conduta ainda é discutível. A esplenectomia em menores de 2 anos tem sido questionada pelo risco aumentado de infecções

CAPÍTULO 66 • DOENÇA FALCIFORME

por bactérias capsuladas. Porém, uma vez que esses pacientes já apresentam hipofunção esplênica desde os primeiros meses de vida e fazem uso de profilaxia antibiótica e vacinal contra infecções, esse risco alterou, devendo-se avaliar cada caso individualmente.

Crise aplástica

Consiste na aplasia da série vermelha por parada de maturação dos precursores eritroides, mais frequentemente causada pelo parvovírus B19. Caracteriza-se por fadiga, dispneia, anemia grave e sem aumento de baço, podendo evoluir para choque hipovolêmico. Geralmente, é precedida de febre, mal-estar e cefaleia, sugerindo um quadro viral cerca de 15 dias antes. Laboratorialmente apresenta queda abrupta da hemoglobina e importante diminuição dos reticulócitos (< 1%). Plaquetopenia também pode ocorrer. Na maioria das vezes, as crises são autolimitadas, com duração de 5 a 10 dias, de recorrência rara. O tratamento consiste em transfusão de concentrado de hemácias, devendo-se manter a Hb entre 6 e 8 g/dL. Caso não seja possível a transfusão, pode-se usar imunoglogulina endovenosa (1 g/kg) e eritropoietina para recuperar a eritropoiese.

Priapismo

Corresponde a uma ereção peniana involuntária, persistente e dolorosa que ocorre pela congestão dos corpos cavernosos e/ou esponjosos por hemácias falciformes. A forma típica de priapismo em pacientes portadores de DF é a de baixo fluxo, podendo ocorrer de modo agudo ou recorrente, também chamada gaguejante. O priapismo recorrente se caracteriza por episódios durante o sono, mas sem detumescência ao acordar. Em geral, dura menos de 3 h, não cursa com dor intensa e quase sempre cessa espontaneamente. Hidratação, estímulo da micção, alcalinização, controle da ansiedade e analgesia sistêmica devem constituir as condutas iniciais. Se não houver melhora após 12 h de analgesia adequada, deve-se realizar a transfusão de troca. A punção aspirativa do corpo cavernoso e, eventualmente, intervenção cirúrgica podem se tornar condutas necessárias. Deve ser adequadamente tratado para evitar evolução para disfunção erétil.

Necrose avascular

A necrose epifisária da cabeça femoral ou do úmero, também chamada "necrose avascular" ou, ainda, "osteonecrose", é causada pela vaso-oclusão da microcirculação que nutre as epífises, principalmente de ombros e quadris, podendo ser desencadeada por frio, esforço físico, febre e desidratação. Geralmente,

é insidiosa e associada à dor intensa. A cintilografia e a ressonância magnética apresentam maior sensibilidade diagnóstica. Além da analgesia, o tratamento consiste na minimização da sobrecarga de peso nessas articulações e, no caso de falha do tratamento conservador, recomenda-se a descompressão cirúrgica da cabeça femoral.

Infecções

A infecção é a maior causa de mortalidade na DF, particularmente em crianças. Em decorrência da disfunção do baço, essas crianças apresentam maior suscetibilidade às infecções, especialmente por bactérias encapsuladas. O diagnóstico é complexo, pois o quadro clínico pode se confundir com uma crise vaso-oclusiva. Pneumonia e otite média causadas pelo pneumococo são infecções frequentes. Há alta incidência de osteomielite com acometimento de fêmur, tíbia ou úmero, cujos agentes etiológicos, mais comumente, são *Salmonella*, *Staphylococcus* e bacilos Gram-negativos entéricos. Crianças menores de 3 anos apresentam risco grave de infecção, sendo a pneumonia, meningite e sepse as principais causas de óbito. Nessa faixa etária, o paciente com febre sempre necessita de internação. Em geral, todo paciente com febre e que apresente também sinais de toxemia, leucócitos > 30.000/mm^3 ou < 5.000/mm^3, queda da Hb 2 g/dL abaixo do valor basal, baixa saturação de oxigênio, históricos de internações por infecções graves e instabilidade hemodinâmica, deve ser internado. Além do hemograma com contagem de reticulócitos, hemocultura e urinocultura, outros exames podem ser necessários mediante a clínica do paciente, como líquido cefalorraquidiano, coprocultura e exames de imagem. Para os pacientes com indicação de hospitalização, a antibioticoterapia empírica deve ser iniciada visando à cobertura contra *Streptococcus pneumoniae* e Gram-negativos entéricos. Os pacientes não graves podem ser tratados ambulatorialmente, com orientações medicamentosas e retornos diários. De acordo com o último manual do Ministério da Saúde, orienta-se o início de cefuroxima 60 mg/kg/dia ou amoxicilina com clavulanato 50 mg/kg/dia, até o resultado das culturas. Na suspeita ou confirmação de meningite, recomenda-se monoterapia com ceftriaxona na dose de 100 mg/kg/dia. Se osteomielite confirmada, ou forte suspeita, cobertura para *Stafilococcus aureus* e *Salmonella* sp. com cefuroxima na dose de 150 mg/kg/dia. Caso não seja encontrada etiologia para febre, os antibióticos deverão ser mantidos por 72 h com as hemoculturas negativas. Depois, os pacientes poderão receber alta com antibiótico oral se afebris, sem toxemia e com nível de hemoglobina segura, com retorno em 1 semana

PARTE 3 • ESPECIALIDADES PEDIÁTRICAS

ou antes, se necessário. A profilaxia das infecções, preconizada para crianças portadoras de HbSS, HbS-talassemia beta zero e HbSC, deve ser iniciada por volta de 2 meses de vida até, pelo menos, 5 anos de idade. Para a profilaxia, têm sido utilizadas a penicilina V oral ou a penicilina G benzatina nas seguintes doses:

- Penicilina via oral (VO):
  - 125 mg, de 12/12 h até 3 anos ou peso 15 kg;
  - 250 mg, de 12/12 h dos 3 aos 6 anos de idade ou peso entre 15 e 25 kg;
  - 500 mg, 2 vezes/dia em crianças com peso > 25 kg.
- Penicilina G benzatina a cada 21 dias (50.000 UI/kg), via intramuscular (IM):
  - 300.000 UI para crianças com peso > 6 kg e < 10 kg;
  - 600.000 UI para crianças com peso > 10 kg e < 25 kg; e
  - 1.200.000 UI para crianças com peso > 25 kg.

Em caso de alergia à penicilina, eritromicina na dose de 20 mg/kg, VO, de 12/12 h representa uma opção.

Considerações finais

Nas últimas décadas, a expectativa de vida dos pacientes com DF melhorou significativamente, com importante diminuição da mortalidade infantil. Esses pacientes passaram a usufruir de uma melhor quali-dade de vida, o que se deve à implantação de programas para o diagnóstico precoce e à instituição de medidas profiláticas a partir do período neonatal, além de melhora nos cuidados de suporte, profilaxia com penicilina em crianças, cobertura vacinal contra *Streptococcus pneumoniae*, *Haemophilus influenzae* e *Neisseria meningitidis*, prevenção do acidente vascular encefálico com o uso do Doppler transcraniano e transfusões de sangue, esquema de transfusão crônica para evitar a progressão do infarto silencioso e uso de hidroxiureia para prevenir episódios de dor aguda, STA, AVE primário, entre outras indicações. Mesmo com evidência de segurança e efetividade da hidroxiureia tanto em adultos quanto em crianças, ela ainda tem sido subutilizada. A Food and Drug Administration (FDA), dos Estados Unidos, aprovou um medicamento em pó, a L-glutamina, para administração oral, indicado para reduzir as complicações agudas da DF em pacientes adultos e pediátricos com 5 anos ou mais. Outra medicação chamada crizanlizumabe, um anticorpo contra a molécula de adesão P-selectina, foi avaliada por sua eficácia e segurança em crises de dor nos pacientes com DF. O transplante de células-tronco hematopoiéticas é potencialmente curativo, embora seu uso seja limitado pelo alto custo, toxicidade e disponibilidade limitada de doadores adequados. Nesse sentido, avanços que beneficiem ainda mais os pacientes com DF são esperados em um futuro próximo.

Bibliografia

- Adams RJ, McKie VC, Hsu L, Files B, Vichinsky E, Pegelow C, et al. Prevention of a first stroke by transfusions in children with sickle cell anemia and abnormal results on transcranial Doppler ultrasonography. N Engl J Med. 1998 Jul 2;339(1):5-11.
- Adeyoju AB, Olujohungbe AB, Morris J, Yardumian A, Bareford D, Akenova A, et al. Priapism in sickle cell disease: incidence, risk factors and complications – an international multicentre study. BJU Int. 2002 Dec;90(9):898-902.
- Ataga KI, Kutlar A, Kanter J, Liles D, Cancado R, Friedrisch J, et al. Crizanlizumab for the prevention of pain crises in sickle cell disease. N Engl J Med. 2017 Feb;376(5):429-39.
- Braga JAP, Loggetto SR, Campanaro CM, Lyra IM, Viana MB, Anjos ACM, et al. Doença falciforme. In: Loggetto SR, Braga JAP, Tone LG (eds.). Hematologia e hemoterapia pediátrica. Série Atualizações Pediátricas. São Paulo: Atheneu; 2013. p. 139-62.
- Brasil. Ministério da Saúde. Secretaria de Atenção à Saúde. Departamento de Atenção Especializada. Manual de normas técnicas e rotinas operacionais do programa nacional de triagem neonatal/Brasil. 2. ed. Brasília: Ministério da Saúde; 2005.
- Brasil. Ministério da Saúde. Secretaria de Atenção à Saúde. Departamento de Atenção Hospitalar e de Urgência. Doença falciforme: Hidroxiureia: uso e acesso/Ministério da Saúde, Secretaria de Atenção à Saúde, Departamento de Atenção Hospitalar e de Urgência. Brasília: Ministério da Saúde; 2014.
- Brasil. Ministério da Saúde. Secretaria de Atenção à Saúde. Departamento de Atenção Especializada. Manual de eventos agudos em doença falciforme/Ministério da Saúde, Secretaria de Atenção à Saúde, Departamento de Atenção Especializada. Brasília: Ministério da Saúde; 2009.
- Ferraz MHC, Murao M. Diagnóstico laboratorial da doença falciforme em neonatos e após o sexto mês de vida. Rev Bras Hematol Hemoter. 2007;29(3):218-22.
- Gaston MH, Verter JI, Woods G, Pegelow C, Kelleher J, Presbury G, et al. Prophylaxis with oral penicillin in children with sickle cell anemia: a randomized trial. N Engl J Med. 1986 Jun 19;314(25):1593-9.
- Harmatz P, Butensky E, Quirolo K, Williams R, Ferrell L, Moyer T, et al. Severity of iron overload in patients with sickle cell disease receiving chronic red blood cell transfusion therapy. Blood. 2000;96(1):76-9.
- Johnson CS. The acute chest syndrome. Hematol Oncol Clin North Am. 2005 Oct;19(5):857-79.
- Kato GJ. Defective nitric oxide metabolism in sickle cell disease. Pediatr Blood Cancer. 2015 Mar;62(3):373-4.
- Lascari AD, Pearce JM. Use of gamma globulin and erytropoietin in a sickle cell aplastic crisis. Clin Pediatr. 1994 Feb;33(2):117-9.

- Lê PQ, Gulbis B, Dedeken L, Dupont S, Vanderfaeillie A, Heijmans C, et al. Survival among children and adults with sickle cell disease in Belgium: benefit from hydroxyurea treatment. Pediatr Blood Cancer. 2015 Nov;62(11):1956-61.
- Lobo C, Marra VN, Silva RMG. Crises dolorosas na doença falciforme. Rev Bras Hematol Hemoter. 2007;29(3):247-58.
- Miller ST, Wright E, Abboud M, Berman B, Files B, Scher CD, et al. STOP Investigators. Impact of chronic transfusion on incidence of pain and acute chest syndrome during the Stroke Prevention Trial (STOP) in sickle-cell anemia. J Pediatr. 2001;139(6):785-9.
- Morris CR, Kato GJ, Poljakovic M, Wand X, Blackwelder WC, Sachdev V, et al. Dysregulated arginine metabolism, hemolysis – associated pulmonary hypertension, and mortality in sickle cell disease. JAMA. 2005 Jul 6;294(1):81-90.
- National Institutes of Health – National Heart, Lung and Blood Institute – NIH Publication N. 2-2117. The Management of Sickle Cell Disease. 4. ed. Bethesda: NIH; 2002.
- Niihara Y, Koh HA, Tran L, Razon R, Macan H, Stark C, et al. A phase 3 study of l-glutamine therapy for sickle cell anemia and sickle ß0-thalassemia. Blood. 2014;124:86.
- Norris WE. Acute hepatic sequestration in sickle cell disease. J Natl Med Assoc. 2004 Sep;96(9):1235-9.
- Piel FB, Hay SI, Gupta S, Weatherall DJ, Williams TN. Global burden of sickle cell anaemia in children under five, 2010-2050: modelling based on demographics, excess mortality, and interventions. PLoS Med. 2013;10(7):e1001484.
- Piel FB, Steinberg MH, Rees DC. Sickle cell disease. N Engl J Med. 2017;376:1561-73.
- Rees DC, Olujohungbe AD, Parker NE, Stephens AD, Telfer P, Wright J. Guidelines for the management of the acute painful crisis in sickle cell disease. British Journal of Haematology. 2003 Mar 3;120:744-52.
- Rees DC, Williams TN, Gladwin MT. Sickle-cell disease. Lancet. 2010 Dec 11;376(9757):2018-31.
- Theodorou DJ, Malizos KN, Beris AE, Theodorou SJ, Soucacos PN. Multimodal imaging quantitation of the lesion size in osteonecrosis of the femoral head. Clin Orthop Relat Res. 2001 May;(386):54-63.
- Verduzco, LA, Nathan, DG. Sickle cell disease and Stroke. Blood. 2009 Dec 10;114(25):5117-25.
- Vichinsky EP, Neumayr LD, Earles AN, Williams R, Lennette ET, Dean D, et al. Causes and outcomes of the acute chest syndrome in sickle cell disease. N Engl J Med. 2000 Jun 22; 342(25):1855-65.
- Ware RE, Davis BR, Schultz WH, Brown RC, Aygun B, Sarnaik S, et al. Hydroxycarbamide versus chronic transfusion for maintenance of transcranial doppler flow velocities in children with sickle cell anaemia — TCD With Transfusions Changing to Hydroxyurea (TWiTCH): a multicentre, open-label, phase 3, noninferiority trial. Lancet. 2016 Feb 13;387(10019):661-70.

CAPÍTULO

67

Trombocitopenia Imune Primária

Marise Pereira da Silva

Introdução

Trombocitopenia imune primária (TIP), antes chamada de púrpura trombocitopênica imunológica (PTI) é uma doença imunológica adquirida caracterizada por trombocitopenia isolada, com contagem de plaquetas no sangue periférico < 100 × 10⁹/L, excluindo-se outras causas de plaquetopenia. A mudança da terminologia se deu pelo fato de a doença ser imunomediada e, em uma grande proporção dos casos, cursar com ausência ou mínimos sinais de sangramento. Pode acometer tanto adultos quanto crianças de ambos os sexos.

De acordo com o tempo de duração dos sintomas, pode ser classificada em recém-diagnosticada (< 3 meses), persistente (3 a 12 meses) e crônica (> 12 meses). A definição de remissão espontânea completa ou resposta completa ao tratamento refere-se a uma contagem de plaquetas ≥ 100 × 10⁹/L sem sangramento clinicamente significativo. A remissão espontânea parcial ou a resposta parcial ao tratamento é uma contagem de plaquetas entre 30 e 100 × 10⁹/L ou duas vezes a contagem plaquetária basal, sem sangramento clinicamente significativo. A TIP refratária está relaciona com falha de esplenectomia com manutenção de TIP grave. É chamada de grave quando necessita de intervenções ativas para tratar os sintomas de sangramento.

A incidência estimada em crianças é de 2,2 a 5,5 casos por 100 mil crianças por ano e, embora seja mais comum em crianças de 2 a 5 anos de idade, também ocorre em outras faixas etárias.

Etiologia

A plaquetopenia ocorre em decorrência de anticorpos antiplaquetas patogênicos, destruição de plaquetas mediada por célula T e função megacariocítica alterada. A TIP pode ocorrer de maneira isolada (primária) ou em associação a outros distúrbios (secundária). As causas secundárias incluem infecções crônicas, como *Helicobacter pylori*, vírus da imunodeficiência humana (HIV), citomegalovírus (CMV) e hepatite viral C, doenças autoimunes, como lúpus eritematoso sistêmico ou artrite reumatoide, drogas e outras causas.

Fisiopatologia

A patogênese da TIP não é completamente compreendida, pode estar relacionada tanto com a diminuição da produção de plaquetas quanto com o aumento de sua destruição. Essas alterações podem ser afetadas por múltiplos processos patogênicos e contribuem em diferentes níveis para a patogênese da TIP em cada paciente, tornando-se capaz de explicar a heterogeneidade da resposta a diferentes estratégias de tratamento.

CAPÍTULO 67 • TROMBOCITOPENIA IMUNE PRIMÁRIA

A rápida destruição de plaquetas constitui uma característica da TIP que pode ocorrer de três maneiras: (1) pela função patológica da célula T regulatória e inflamatória; (2) as células T auxiliares foliculares, localizadas primariamente no baço, desencadeiam a diferenciação das células B para células autorreativas, que produzem anticorpos antiplaquetários; e (3) anticorpos antiplaquetários se ligam às glicoproteínas, principalmente à glicoproteína IIb/IIIa, na superfície das plaquetas, e causam a destruição destas pelos macrófagos ou pelas células T citotóxicas. Mecanismos imunes que promovem a destruição de plaquetas podem ser desencadeados por muitos fatores, como drogas, vacinas (especialmente de sarampo, caxumba e rubéola) e infecções. Pode haver mecanismos comuns pelos quais esses fatores induzem à rápida destruição de plaquetas. Por exemplo, o referido fator (medicamento ou antígeno viral) pode ser reconhecido como semelhante a um antígeno de plaquetas, dando origem a autoanticorpos antiplaquetários reativos cruzados. Nesse caso, o tratamento ou a eliminação natural da infecção eventualmente contribui para um aumento na contagem de plaquetas pela diminuição dos títulos de anticorpos. Essas situações geralmente estão associadas a melhor prognóstico, como é o caso da maioria das crianças com TIP recém-diagnosticadas.

A produção de plaquetas pode não ser suficiente para substituir as plaquetas destruídas. Como os megacariócitos e as plaquetas compartilham antígenos de superfície comuns, a maioria dos anticorpos antiplaquetas pode se ligar também aos megacariócitos. Assim, a produção diminuída de plaquetas pode ser secundária aos fatores que resultam no aumento da destruição de plaquetas. Outras causas de produção diminuída de plaquetas incluem alteração da função e morfologia dos megacariócitos ou resposta anormal das células T no microambiente da medula óssea.

Na TIP recém-diagnosticada, ocorre aumento da formação das unidades formadoras de colônias megacariocíticas, enquanto, na TIP crônica, já foi observada diminuição dessas unidades. Além disso, os níveis de trombopoetina (TPO) endógena, hormônio que controla o desenvolvimento dos megacariócitos e a produção das plaquetas, encontram-se aumentados em casos de plaquetopenia, mas não na TIP.

Quadro clínico

O quadro clínico da TIP recém-diagnosticada geralmente é súbito, podendo ser antecedido por infecções virais e vacinações com vírus vivos atenuados até 15 dias antes do início do quadro. Os sintomas podem se manifestar como petéquias, equimoses, púrpura, epistaxes e sangramentos bucais. Apenas 3% das crianças com TIP recém-diagnosticada apresentam sintomas clinicamente significativos, como epistaxes com necessidade de tampão nasal, hemorragia mucosa no trato urinário ou nas cavidades gastrintestinais. Em casos mais graves, podem ocorrer até mesmo hemorragias intracranianas fatais, embora sejam raras (em torno de 0,1 a 0,5%). Observa-se criança saudável, sem linfadenomegalia e sem hepatomegalia. Ponta de baço pode ser palpável em crianças pequenas, mas importante esplenomegalia sugere outra causa. O hemograma mostra trombocitopenia isolada, sem outras citopenias. Com frequência, o número de plaquetas é < 10×10^9/L. Com frequência, a TIP em crianças é de curta duração, com a maioria se recuperando espontaneamente dentro de 6 meses. Trombocitopenia que se torna persistente ou crônica geralmente não cursa com outras manifestações e pode se resolver em até 2 anos. Se o exame físico incluir histórico de sangramento familiar, dor óssea ou febre associados a observações para qualquer alteração dismórfica, especialmente anormalidades esqueléticas, hepatoesplenomegalia ou linfadenomegalia, outros diagnósticos diferenciais devem ser considerados, como doença de von Willebrand, anemia de Fanconi, leucemia aguda, lúpus eritematoso sistêmico, vírus da imunodeficiência humana (HIV) etc.

Diagnóstico

O diagnóstico é de exclusão e compreende uma história focada que deve incluir informações sobre o tipo e a gravidade do sangramento, história de infecções respiratórias prévias, vacinas com vírus vivos atenuados, uso de medicações, presença de dor óssea ou histórias familiares de sangramentos. O hemograma completo mostrando trombocitopenia isolada com hemoglobina, índices eritrocitários e leucometria com diferencial normais diminui a possibilidade de outros diagnósticos diferenciais. Para o diagnóstico de TIP, a contagem de plaquetas deve ser < 100×10^9/L. Se o paciente é assintomático, a TIP deve ser confirmada com duas novas medidas e seguimento clínico de 2 a 6 meses. Não há evidências consistentes que justifiquem a necessidade de um exame de medula óssea para o diagnóstico de TIP. No entanto, o aspirado da medula óssea deve ser realizado sempre que houver alterações, como anemia ou neutropenia, quando da existência de sinais/sintomas diferentes do sangramento e antes da prescrição de corticosteroides. Pelo risco de associação da TIP com doenças infecciosas (hepatite C, HIV, CMV e *H. pylori*) e doenças imunológicas (síndrome antifosfolipídica), bem como o benefício da resposta ao tratamento em crianças, é necessário investigar essas doenças com testes específicos para estabelecer o tratamento correto.

PARTE 3 • ESPECIALIDADES PEDIÁTRICAS

Tratamento

A PTI na criança é autolimitada e, mesmo com baixas contagens de plaquetas, sangramento graves são raros, pois as plaquetas produzidas e liberadas pela medula óssea têm uma excelente função. Alguns autores indicam conduta expectante segura sem necessidade de intervenção terapêutica específica para crianças com contagem de plaquetas entre 10×10^9/L e 20×10^9/L. A criança precisa ser prontamente atendida caso ocorra alguma complicação, aspecto que deve ser bem orientado aos pais. Além disso, deve-se haver uma orientação para evitar o uso de medicações antiagregantes plaquetárias (anti-inflamatórios não hormonais, ácido acetilsalicílico e anti-histamínicos) ou anticoagulantes e esforço físico com risco de traumas. O anti-histamínico difenidramina pode ser utilizado. Entretanto, se a criança tiver sintomas de sangramento moderado a grave, especialmente sangramento mucoso e, ainda, a contagem de plaquetas for < 10 mil, a hospitalização é indicada.

As três principais opções farmacológicas para o tratamento da TIP recém-diagnosticada na criança são corticosteroide, imunoglobulina intravenosa (IgGIV) ou imunoglobulina anti-D (IgG anti-D).

■ Corticosteroides

Atuam reduzindo a produção de anticorpos antiplaquetas e diminuindo a depuração das plaquetas opsonizadas. Também aumentam a estabilidade vascular na TIP, reduzindo sangramentos. A prednisona é utilizada em diferentes doses e regimes, e não há vantagem de um regime sobre o outro. É comumente usada na dose de 1 a 2 mg/kg/dia por até 2 semanas. Entretanto, doses maiores de prednisona (4 mg/kg/dia) por 4 dias apenas ou metilprednisolona (30 mg/kg, máximo de 1 g) podem promover um aumento mais rápido na contagem de plaquetas.

■ Imunoglobulina intravenosa

Sua ação parece se dar pela ocupação de receptores Fc nas células fagocíticas mononucleares, permitindo um aumento da sobrevida de plaquetas opsonizadas. Atua em subgrupos de linfócitos T, na função das células B e na supressão da síntese de autoanticorpos, além de aumentar a contagem de plaquetas mais rapidamente em comparação ao corticosteroide, em dose-padrão, e à IgG anti-D, mas tem efeito semelhante ao do corticosteroide, quando usado na dose de 4 mg/kg/dia por 4 dias. Pode ser usada na dose usual de 1 g/kg/dia, e 75% dos pacientes podem apresentar efeitos colaterais, como cefaleia intensa, febre e vômitos. A meningite asséptica pode representar uma complicação da terapêutica com IgGIV.

■ Imunoglobulina anti-D

Antissoro policlonal contra o antígeno Rh (D) dos eritrócitos, atua sensibilizando os glóbulos vermelhos Rh-positivos e se ligando a receptores Fc de macrófagos, o que resulta no seu bloqueio e aumenta a sobrevida das plaquetas opsonizadas. Isso causa um rápido aumento da contagem de plaquetas comparável à resposta da imunoglobulina intravenosa. É indicada para pacientes Rh-positivos com teste de antiglobulina direto (Coombs direto) negativo, não esplenectomizados e que tenham nível normal de hemoglobina.

É administrada de maneira intravenosa em uma dose diária de 45 a 50 mcg/kg/dia. Pode causar efeitos colaterais, como febre, calafrios e cefaleia, embora menos frequentes do que IgGIV. Um dos piores efeitos colaterais consiste na hemólise grave, o que exige a interrupção do tratamento se houver queda da concentração da hemoglobina para menos de 10 g/dL.

Tratamento da trombocitopenia imune primária persistente, crônica e de não respondedores

Nesses pacientes e na presença de sintomas de sangramento, o uso de terapia de segunda linha é necessário, conforme visto a seguir.

■ Rituximabe

Anticorpo monoclonal quimérico (murino/humano), que se liga especificamente ao antígeno transmembrana CD20, expresso na superfície de células B prematuras e maduras promovendo a morte dessas células produtoras de anticorpo. Quando administrado na dose de 375 mg/m², 1 vez/semana via intravenosa, por 4 semanas, depleta as células beta circulantes para níveis indetectáveis por até 6 a 12 meses. A taxa de remissão é variável e foi relatada em um terço dos pacientes na maioria dos estudos. Pode ser usada como monoterapia ou em associação com IgGIV e esteroides. Efeitos colaterais graves são raros e incluem hipotensão durante a infusão, anafilaxia, doença do soro e trombocitose. Complicações infecciosas são particularmente raras. Em longo prazo, a segurança do rituximabe foi bem estabelecida, no entanto, recentemente, foram apresentados alguns relatórios de complicação em longo prazo de leucoencefalopatia progressiva.

■ Altas doses de dexametasona

A dexametasona tem sido utilizada em altas doses (0,6 mg/kg/dia por 4 dias) e repetida a cada 4 semanas durante 6 meses em pacientes que não respon-

385

deram a outras terapias. Pulsos de dexametasona em combinação com IgGIV têm representado outra opção em não respondedores.

■ Agonistas do receptor de trombopoietina (TPO)

Atuam estimulando a produção de plaquetas por um mecanismo semelhante ao da TPO endógena. Dois agentes (romiplostim e eltrombopag) foram aprovados para uso em pacientes adultos com TIP na Europa, nos Estados Unidos, no Japão e em outros países. Um aumento na contagem de plaquetas para mais de 50×10^9/L foi relatado com o uso de romiplostim. Os principais efeitos colaterais foram cefaleia e epistaxe. Usado em um pequeno estudo randomizado na dose de 2 mcg a 5 mcg/kg, 1 vez/semana, mostrou ser efetivo e seguro em crianças. O eltrombopag, disponível para uso oral, também mostrou resultados promissores, com manutenção da contagem de plaquetas acima de 50×10^9/L com o uso contínuo da medicação em pacientes pediátricos acima de 1 ano com trombocitopenia crônica refratários a outros tratamentos da TIP, como corticosteroides, imunoglobulinas ou esplenectomia eletiva.

■ Esplenectomia

Somente recomendada nos casos de crianças e adolescentes com TIP crônica com sangramento significativo e/ou sintomas persistentes e que não responderam a outras opções de tratamentos, incluindo IgGIV, corticosteroides, rituximabe e outra terapia imunossupressora. Recomenda-se atrasar a esplenectomia em crianças para até 12 meses após o diagnóstico, já que ainda pode ocorrer remissão espontânea.

■ Outras terapias imunossupressoras

Pacientes que não respondem às terapias apresentadas podem necessitar de outras opções terapêuticas, como administração de vincristina, vinblastina, ciclofosfamida, azatioprina, ciclosporina, micofenolato de mofetila, alfa-interferona e dapsona. A maioria desses agentes tem efeitos colaterais significativos.

Conclusões

É preciso lembrar que a PTI representa uma doença benigna e autolimitada e raramente se apresenta com quadros graves de sangramento. Sangramentos importantes são mais prováveis em crianças com contagem de plaquetas abaixo de 10×10^9/L. Apesar disso, avaliação clínica cuidadosa e diagnóstico tornam-se importantes para o manejo inicial e o acompanhamento das crianças com TIP, além da necessidade de exclusão de outras patologias que também podem apresentar plaquetopenia. A boa função das plaquetas que faz com que o paciente não apresente quadros graves de sangramento, mesmo com contagens tão baixas, o bom estado geral do paciente, o curso autolimitado da doença e a ausência de anemia e outras citopenias normalmente sinalizam um bom prognóstico. O tratamento conservador e expectante pode preservar o paciente de efeitos adversos associados às medicações, sem expô-lo a um aumento de risco de sangramento.

Bibliografia

- Aledort LM, Hayward CP, Chen MG, Nichol JL, Bussel J; Group ITPS. Prospective screening of 205 patients with ITP, including diagnosis, serological markers, and the relationship between platelet counts, endogenous thrombopoietin, and circulating antithrombopoietin antibodies. Am J Hematol. 2004;76:205-13.
- Burness CB, Keating GM, Garnock-Jones KP. Eltrombopag: A review in paediatric chronic immune thrombocytopenia. Drugs. 2016 May;76(8):869-78.
- Bussel JB, Buchanan GR, Nugent DJ, Gnarra DJ, Bomgaars LR, Blanchette VS, et al. A randomized double-blind study of romiplostim to determine its safety and efficacy in children with immune thrombocytopenia. Blood. 2011;118:28-36.
- Chandra J, Ravi R, Singh V, Narayan S, Sharma S, Dutta AK. Bleeding manifestations in severely thrombocytopenic children with immune thrombocytopenic purpura. Hematology. 2006 Apr;11(2):131-3.

- Khodadi E, Asnafi AA, Shahrabi S, Shahjahani M, Saki N. Bone marrow niche in immune thrombocytopenia: A focus on megakaryopoiesis. Ann Hematol. 2016;95:1765-76.
- Li Z, Nardi MA, Karpatkin S. Role of molecular mimicry to HIV-1 peptides in HIV-1-related immunologic thrombocytopenia. Blood. 2005;106:572-6.
- Loggetto, SR, Magalhães IMQS, Werneck FA. Trombocitopenia Imune Primária. In: Loggetto SR, Braga JAP, Tone LG (eds.). Hematologia e hemoterapia pediátrica. Série Atualizações Pediátricas. São Paulo: Atheneu; 2013. p. 203-13.
- Neunert C, Lim W, Crowther M, Cohen A, Solberg L Jr, Crowther MA. The American Society of Hematology 2011 evidence-based practice guideline for immune thrombocytopenia. Blood. 2011;117(16):4190-207.
- Neunert C, Lim W, Crowther M, Cohen A, Solberg L Jr, Crowther MA; American Society of Hematology. The American Society of Hematology 2011 evidence-based practice guideline for immune thrombocytopenia. Blood. 2011;117:4190-207.

- Osman ME. Childhood immune thrombocytopenia: clinical presentation and management. Sudan J Paediatr. 2012;12(1):27-39.
- Pisciotta AV, Stefanini M, Dameshek W. Studies on platelets. X. Morphologic characteristics of megakaryocytes by phase contrast microscopy in normals and in patients with idiopathic thrombocytopenic purpura. Blood. 1953;8:703-23.
- Provan D, Stasi R, Newland AC, Blanchette VS, Bolton-Maggs P, Bussel JB, et al. International consensus report on the investigation and management of primary immune thrombocytopenia. Blood. 2010;115(2):168-86.
- Raj AB. Immune thrombocytopenia: pathogenesis and treatment approaches. J Hematol Transfus. 2017 Jan; 5(1):1056.
- Rodeghiero F, Stasi R, Gernsheimer T, Michel M, Provan D, Arnold DM, et al. Standardization of terminology, definitions and outcome criteria in immunethrombocytopenic purpura of adults and children: Report from an international working group. Blood. 2009;113:2386-93.
- Scaradavou A, Woo B, Woloski BMR, Cunningham-Rundles S, Ettinger LJ, Aledort LM, Bussel JB. Intravenous anti-D treatment of immunethrombocytopenic purpura: Experience 272 patients. Blood. 1997;89:2689-700.
- Semple JW, Freedman J. Increased antiplatelet T helper lymphocyte reactivity in patients with autoimmune thrombocytopenia. Blood 1991;78:2619-2625.
- Stasi R. Immune thrombocytopenia: Pathophysiologic and clinical update. Semin Thromb Hemost. 2012;38:454-62.
- Takahashi T, Yujiri T, Shinohara K, Inoue Y, Sato Y, Fujii Y, et al. Molecular mimicry by Helicobacter pylori CagA protein may be involved in the pathogenesis of H. pylori-associated chronic idiopathic thrombocytopenic purpura. Br J Haematol. 2004;124:91-6.
- Terrel DR, Beebe LA, Vesely SK, Neas BR, Segal JB, George JN. The incidence of immune thrombocytopenic purpura in children and adults: A critical review of published reports. Am J Hematol. 2010;85(3):174-80.
- Wright JF, Blanchette VS, Wang H, Arya N, Petric M, Semple JW, et al. Characterization of platelet-reactive antibodies in children with varicella-associated acute immune thrombocytopenic purpura (ITP). Br J Haematol. 1996;95:145-52.
- Zhang W, Nardi MA, Borkowsky W, Li Z, Karpatkin S. Role of molecular mimicry of hepatitis C virus protein with platelet GPIIIa in hepatitis C-related immunologic thrombocytopenia. Blood. 2009;113:4086-93.

CAPÍTULO 68

Principais Sinais e Sintomas de Alerta para o Câncer Infantil

Débora Garcia Gasperini • Lied Pereira Mendes • Manuella Pacífico de Freitas Segredo • Cinara dos Anjos Marcondes

Introdução

O câncer na infância é uma patologia pouco frequente, com o percentual mediano de incidência próximo de 3%, segundo os Registros de Câncer de Base Populacional Brasileira; portanto, esperam-se, para o ano de 2017, cerca de 12.600 casos novos de câncer em crianças e adolescentes até os 19 anos.

Nos Estados Unidos, o câncer representa a segunda causa de morte entre crianças de 0 a 14 anos, apenas superada pelos acidentes. Assim como em países desenvolvidos, no Brasil o câncer já representa a primeira causa de morte (8% do total) por doença entre crianças e adolescentes de 1 a 19 anos.

A leucemia linfoide aguda é o tumor pediátrico mais comum, correspondendo a cerca de 25% de todos os diagnósticos, seguido da leucemia mieloide aguda, a leucemia mais frequente na infância, e os tumores de sistema nervoso central, que representam o tumor sólido mais comum, ocorrem em aproximadamente 22% dos diagnósticos de câncer e, junto com as leucemias, perfazem metade dos casos de câncer em criança em menores de 15 anos. A seguir, vêm o neuroblastoma (8%), o tumor de Wilms (6%) e o linfoma não Hodgkin (6%). Os outros tumores que representam individualmente de 2 a 4% dos diagnósticos de câncer nessa faixa etária são o linfoma de Hodgkin, o rabdomiossarcoma, outros sarcomas de partes moles, os tumores de células germinativas, o retinoblastoma e o osteossarcoma.

O diagnóstico de câncer em qualquer idade começa com a suspeita clínica, por meio da história e do exame físico; porém, algumas vezes é difícil pensar em câncer, talvez, inconscientemente, por sua alta associação com morte ou pela falta de abordagem do assunto nas faculdades de Medicina. Contudo, mesmo compreendendo uma doença rara, é sempre importante lembrá-la como diagnóstico diferencial, uma vez que pode apresentar sinais e sintomas comuns às demais doenças da infância.

Nos últimos anos, os índices de diagnóstico precoce e cura em crianças têm aumentado em comparação a décadas anteriores, graças a campanhas de diagnóstico precoce, avanços e melhorias das diversas modalidades terapêuticas e envolvimento direto de uma equipe multidisciplinar no tratamento.

A proposta deste capítulo é apenas lembrar da existência da neoplasia maligna na infância e adolescência, que deve ser sempre aventada como diagnóstico diferencial, a fim de aumentar ainda mais o diagnóstico precoce desses pacientes, bem como os índices de cura, por meio do tratamento adequado.

Sinais e sintomas

◼ Febre

A febre prolongada sem causa aparente e de foco indeterminado pode representar um sinal de câncer. Febre pode surgir como um sintoma primário ou secundário ao tumor, geralmente causada pelo processo de infecção secundária ao estado de imunossupressão.

◼ Dor de cabeça matutina e vômitos

A dor de cabeça pode ser a única queixa da criança com tumor de sistema nervoso central: a criança acorda frequentemente com dor de cabeça, no início leve e insidiosa, tornando-se mais acentuada, resultando na diminuição gradual das suas atividades normais.

Pode ser associada a vômitos, geralmente em jato, com alterações visuais, estrabismo, visão dupla e diminuição da acuidade, bem como alterações de deglutição, fala, marcha e até mesmo de ritmo respiratório, sendo a maioria dos sintomas secundários à hipertensão intracraniana.

◼ Linfonodomegalias

Os gânglios são as sentinelas de um quadro infeccioso ou de um agente invasor, normalmente aumentando de volume durante um quadro infeccioso, mas tendem a regredir e até mesmo desaparecer com a sua resolução.

Se o aumento do gânglio é contínuo e persistente, > 2,5 cm, com superfície irregular, indolor, de consistência firme e aderido aos tecidos profundos e órgãos vizinhos, que não regride após 2 a 3 semanas com antibioticoterapia, especialmente se associado a outros sintomas sistêmicos, como febre, sudorese ou emagrecimento, ele é suspeito de malignidade. Há algumas localizações, como fossas supraclaviculares, que apresentam indicação imediata de biópsia.

◼ Sudorese

Pode ocorrer em qualquer doença consumptiva, em decorrência da falta das vitaminas A e D. Geralmente, é noturna, profusa e necessita de troca de roupa, podendo ocorrer nos portadores de doença de Hodgkin, de neuroblastoma ou nos pacientes com doença disseminada.

◼ Equimoses, petéquias e hemorragia

O surgimento de equimoses, petéquias ou sangramento deve chamar a atenção, principalmente se associado à presença de massas e alterações hematológicas.

Ocorrem geralmente da infiltração da medula óssea, tanto primária, nos casos de leucemia, quanto secundária à invasão medular, nos casos de linfoma e neuroblastoma. Essa invasão medular promove uma substituição clonal anômala da medula óssea normal, que resulta na diminuição da produção das plaquetas e ocasiona distúrbios de coagulação, com o posterior aparecimento dos sintomas.

No neuroblastoma, em decorrência da infiltração medular, há uma equimose típica, que ocorre nas pálpebras, sempre sem traumatismo prévio.

◼ Protrusão ocular

Pode ser uni ou bilateral, decorrente de algum tumor maligno. Dentre eles, metástase de neuroblastoma, tumores primários dos músculos que envolvem os olhos, lesões ósseas histiocitárias e infiltração local por linfoma e leucemia.

◼ Leucocoria

Reflexo esbranquiçado no olho quando exposto a luz, ocorre no retinoblastoma, tumor maligno do olho mais frequente na infância, que surge em 70% dos casos nos primeiros 3 anos de vida.

Pode acometer um ou ambos os olhos. Quando a mancha branca é observada pela pupila, mais de 50% da retina já está comprometida. O diagnóstico precoce é de extrema importância para a conservação da visão, bem como para aumentar as possibilidades de cura.

◼ Dor de dente

Nos casos de linfoma de Burkitt, quando há comprometimento de mandíbula, a dor de dente compreende uma queixa frequente. As histiocitoses que ocasionam alterações ósseas, quando ocorrem na mandíbula, também podem causar dor de dente.

◼ Dores ósseas

São queixas frequentes em crianças. Quando essa dor ocorre sem causa aparente, difusa ou localizada, principalmente de caráter noturno, associada à massa e à limitação do movimento e que não melhora com o repouso, deve-se pensar em alguns tumores malignos, como leucemias, neuroblastoma e tumores malignos dos ossos (osteossarcoma e tumor de Ewing).

Nos tumores primários do osso, a dor se justifica pela presença da lesão óssea em si, que cresce e rompe o periósteo. Já nas leucemias a dor óssea aparece em até 50% dos casos ao diagnóstico, em razão da infiltração medular. Pode acometer articulações, algumas vezes sendo confundidas com doenças reumáticas. No neuroblastoma decorre da infiltração óssea pelas metástases.

Alterações no hemograma

As alterações podem ocorrer nas três séries do hemograma.

A anemia pode decorrer de infiltração medular ou sangramento tumoral. Em geral, não melhora com tratamento convencional e apresenta uma piora progressiva.

A plaquetopenia resulta principalmente da infiltração medular, mais comumente nas leucemias, sendo importante ressaltar que a contagem plaquetária normal não exclui o seu diagnóstico.

A contagem leucocitária pode estar normal, diminuída ou aumentada, tornando-se preciso observar todos os componentes da leucometria. A diminuição de neutrófilos com predomínio de linfócitos, independentemente do número de leucócitos total e da presença de blastos, é sinal sugestivo de leucose aguda.

Hipertensão arterial

Tumores renais podem apresentar hipertensão arterial, em decorrência da compressão da artéria renal que libera renina e desencadeia o mecanismo que eleva a pressão arterial.

Tumores da suprarrenal também podem elevar a pressão arterial, em consequência da produção de catecolaminas e cortisol.

Hematúria

Evento comum na infância, na maioria das vezes de causa benigna, é, porém, um achado frequente em tumores renais e de bexiga.

Corrimento com sangue

Os sarcomas de vagina e útero podem se apresentar com massa de aspecto de cacho de uva, que se projeta pelo introito vaginal e pode causar sangramentos.

Dor de ouvido crônica

Quando uma criança tem dor crônica no osso mastoide, pode ser uma otite ou um tumor do conduto auditivo. Muitas vezes, sai secreção sanguinolenta ou serossanguinolenta pelo conduto.

As histiocitoses, quando de rochedo temporal, podem ocasionar otalgia. Os sarcomas primários do ouvido também podem ter essa apresentação e até mesmo a presença de uma tumoração com aspecto de carne esponjosa.

Dor e aumento abdominal

Existem vários tumores que podem se apresentar com dor e aumento abdominal.

Em geral, a dor é ocasionada por aumento de vísceras, compressão, obstrução e hemorragia intratumoral, podendo ocasionar disúria, desconforto respiratório, constipação intestinal, sensação de plenitude gástrica, distensão e perfuração de alças, entre outros sintomas capazes de provocar situações de emergência, como abdome agudo.

Os tumores abdominais malignos são linfomas, tumores renais, tumores do fígado, tumores da suprarrenal, sarcomas que acometem órgãos abdominais, tumores germinativos de ovário e útero etc.

Desenvolvimento precoce dos caracteres sexuais secundários

Aparecimento de pelos pubianos, desenvolvimento mamário ou amadurecimento dos genitais em crianças muito pequenas podem ter como base um tumor maligno, que resulta na alteração da produção hormonal e na maturação sexual precoce. Isso pode ocorrer nos tumores hepáticos (hepatoblastomas), nos tumores de glândula suprarrenal e nos tumores do sistema nervoso central (hipofisários).

Bibliografia

- Brasil. Ministério da Saúde. Estimativa 2016, Incidência de Câncer no Brasil. Instituto Nacional de Câncer José Alencar Gomes da Silva; 2016.
- Lopes AC (ed.). Tratado de clínica médica. v. 2. Rio de Janeiro: Roca; 2006.
- Pizzo PA, Poplack DG. Principles and practice of pediatric oncology. 7. ed. Philadelphia: Lippincott/Wolters Kluwer Health; 2015.

CAPÍTULO 69

Principais Tumores na Infância e Adolescência

Manuella Pacífico de Freitas Segredo • Débora Garcia Gasperini • Cinara dos Anjos Marcondes • Lied Pereira Mendes

No Brasil, o câncer representa a primeira causa de morte (8%) em crianças e adolescentes de 1 a 19 anos. Estima-se que, em 2017, ocorrerão mais de 12 mil casos novos de câncer nessa população. A possibilidade de cura para esses pacientes chega a 80%, principalmente quando de um diagnóstico precoce e do tratamento em centros especializados.

Leucemias agudas

Neoplasia originada na medula óssea que corresponde a 30% dos cânceres infantis. A leucemia linfoide aguda (LLA) é quatro vezes mais comum que a leucemia mieloide aguda (LMA), exceto no período neonatal, no qual a LMA se torna mais frequente.

■ Leucemia linfoide aguda (LLA)

Corresponde a 75% dos casos de câncer na infância, com maior incidência entre 4 e 6 anos, predominando no sexo masculino.

Fatores de risco

Estão descritos no Quadro 69.1.

QUADRO 69.1	Fatores associados a risco aumentado de leucemia
Constitucionais	• Síndrome de Down • Síndrome de Li-Fraumeni • Neurofibromatose tipo I • Síndrome de Bloom • Síndrome de Schwachmann-Diamond • Ataxia-telangectasia • Anemia de Fanconi • Síndrome de Kostman • Monossomia familiar cromossomo 7 • Haplo – insuficiência do gene *AML-1* • Síndrome de Klinefelter • Síndrome de Noonan
Ambientais	• Exposição intrauterina à radiação • Consumo de álcool durante a gestação • Consumo de inibidores da enzima topoisomerase II • Exposição parental a solventes • Certos agentes quimioterápicos

Fonte: Elaborado pelos autores.

Manifestações clínicas

História clínica variável com possibilidade de duração de dias, semanas ou meses. Cerca de dois terços das crianças apresentam 4 semanas de sinais e sintomas ao diagnóstico. Os sinais mais frequentes decorrem da proliferação desordenada das células na medula óssea e da infiltração neoplásica de outros órgãos. Os principais sinais e sintomas consistem em palidez, fadiga, febre, equimoses, sangramentos, dor óssea, hepatoesplenomegalia, linfonodomegalias, infiltração do sistema nervoso central (SNC) com sinais neurológicos, alargamento de mediastino, infiltração testicular e de pele.

Diagnóstico

Dá-se por meio de exame citológico do sangue periférico, da medula óssea e do líquido cefalorraquidiano (LCR). O diagnóstico de LLA é estabelecido quando 25% ou mais das células nucleadas da medula óssea são linfoblastos. Realizam-se os seguintes exames:

- Citomorfologia e citoquímica: de acordo com a padronização do grupo FAB (Classificação Francesa-Americana-Britânica).
  - L1: 85%; L2: 14%; L3: 1%. Assemelham-se morfologicamente às leucemias linfoblásticas de células B maduras e ao Burkitt.
- Imunofenotipagem: conforme o Quadro 69.2.
- Citogenética convencional: como visto no Quadro 69.3.

Outros exames que podem ajudar compreendem: a radiografia de tórax pode mostrar massa mediastinal (mais comum LLA T); exames laboratoriais para avaliação das condições gerais do paciente e alterações causadas pela doença.

QUADRO 69.2	Classificação imunológica	
Subtipo	Antígenos de membrana	%
Pró-B	CD19+, CD22+, CD79a+, CD10+−, CD7−, CD3−	57 a 65
Pré-B	CD19+, CD22+, CD79a+, CD10+−, CD7-, CD3-	20 a 25
Pré-B transição	CD19+, CD22+, CD79a+, CD10+−, CD7−, CD3−	2 a 3
B	CD19+, CD22+, CD79a+, CD10+−, CD7−, CD3−	2 a 3
T	CD19+, CD22−, CD79a−, CD10+-, CD7+, CD3+	13 a 15

Fonte: Elaborado pelos autores.

QUADRO 69.3	Alterações citogenéticas	
Translocação	Genes	%
t(9,22)(q34;q11)	BCR/ABL	3 a 5
t(1,19)(q23;p13)	E2A/PBX1	5
t(4,11)(q21;q23)	MLL	5
t(12,21)(p13;q22)	TEL/AML1	25
t(8,24)(q24;q32)	MYC/IgH	2 a 5

Fonte: Elaborado pelos autores.

Prognóstico

De todos os pacientes, 98% entram em remissão medular, com uma sobrevida livre de doença (SLD) em 5 anos de até 90%. Alguns fatores influenciam diretamente o grupo de risco e, consequentemente, o prognóstico: idade, leucometria, imunofenotipagem, achados citogenéticos, *index* de DNA, velocidade da resposta ao tratamento, infiltração do SNC. No Quadro 69.4, há um resumo da estratificação de risco para recidiva.

QUADRO 69.4	Estratificação de risco para recidiva	
Fator de risco	Favorável	Desfavorável
Idade	1 a 10 anos	< 1 ano e > 10 anos
Leucometria	< 50.000	> 50.000
Imunofenotipagem	Linhagem B	Linhagem T
Sistema nervoso central	Negativo	Acidente de punção/ positivo
Doença testicular	Não	Sim
Genética	TEL/AML1, trissomia 4, trissomia 10, hiperdiploidia	BCR/ABL, rearranjos do MLL, hipodiploidia, amplificação do cromossomo 21
Doença residual mínima ao fim da indução	Negativa	Positiva

Fonte: Elaborado pelos autores.

■ Leucemia mieloide aguda (LMA)

Representa 15 a 20% das leucemias na infância, com incidência estável do nascimento até os 10 anos de idade, sofrendo um pequeno pico na adolescência. Na leucemia congênita, a LMA é mais frequente. Não tem associação com sexo ou etnia. Pacientes com síndrome de Down têm risco 20 vezes maior de desenvolver leucemias, principalmente mieloides.

Fatores de risco

São os mesmos descritos no Quadro 69.1.

Manifestações clínicas

Quadro clínico bastante heterogêneo. A coagulação intravascular disseminada (CIVD) pode ocorrer em qualquer subgrupo de LMA, sobretudo na promielocítica aguda (LMA-M3). As leucemias mielomonocíticas (LMA-M4) e as monocíticas agudas (LMA-M5) estão associadas a quadros de leucometria acima de 100.000/mm³, adenomegalias volumosas, hepatoesplenomegalias, infiltração gengival (hipertrofia), infiltração do SNC e infiltração da pele (leucemia *cutis*). Os cloromas (mieloblastomas) constituem coleções tumorais extramedulares de blastos mieloides e podem preceder a infiltração medular. Têm predileção pelos ossos da face (órbita) e crânio.

Diagnóstico

Conforme o Quadro 69.5.

QUADRO 69.5	Classificação medular segundo a FAB	
Sigla	%	Morfologia e histoquímica
M0	2	Blastos com mínima diferenciação. Sudan Black e mieloperoxidase negativos
M1	10 a 18	Blastos com alguma maturação e ocasionais bastões de Auer
M2	27 a 29	Mieloblastos com diferenciação (< 20% monoblastos), bastões de Auer mais proeminentes
M3	5 a 10	Promielócitos anormais, hipergranulares, com bastão de Auer e, às vezes, núcleo reniforme ou bilobulado
M4	16 a 25	Mieloblastos e monoblastos com diferenciação M4Eo: variante com mais de 5% de eosinófilos displásicos
M5	13 a 22	Monoblástica: sem diferenciação (M5a) ou com diferenciação (M5b)
M6	1 a 3	Eritroleucemia com deseritropoiese e fatores megaloblásticos
M7	4 a 8	Megacarioblástica

Fonte: Elaborado pelos autores.

Prognóstico

Há 40% de SLD em 5 anos. São fatores que influenciam no prognóstico a leucometria inicial, a ausência de neoplasia secundária, o subtipo e a presença de t(15,17) e t(8,21).

Linfomas

Os linfomas correspondem a 15% dos casos de câncer pediátrico no Brasil. Têm origem no sistema linfático e reticuloendotelial em decorrência de uma alteração linfoproliferativa e dividem-se em linfoma de Hodgkin, que acomete principalmente os adolescentes, e linfoma não Hodgkin, que costuma afetar crianças com idade entre 4 e 12 anos.

■ Linfoma de Hodgkin (LH)

Responsável por 30% de todos os linfomas na infância, tem distribuição de idade bimodal, com pico de incidência na 2ª e na 6ª década de vida. É mais frequente no sexo masculino 4:1 na faixa etária dos 3 aos 7 anos; 3:3 dos 7 aos 9 anos; e de 1,3:1 após os 9 anos.

Vários estudos sugerem associação com vírus Epstein-Barr (EBV), já que a incidência dessa relação é maior em crianças com menos de 10 anos. Outros fatores etiológicos incluem ataxia-telangiectasia e HIV.

Manifestação clínica

Linfadenomegalias em região cervical ou supraclavicular constituem a apresentação mais comum (60% dos casos), com linfonodos que costumam ser volumosos, endurecidos, pouco dolorosos e sem sinais flogísticos, podendo ser fixos e coalescentes, em uma ou em diversas cadeias.

O alargamento de mediastino pode estar presente em até dois terços dos casos, e, quando de compressão extensa, pode causar tosse, insuficiência respiratória, estase jugular e outros sintomas da síndrome de compressão da veia cava superior. Deve ser considerada uma emergência oncológica. Os sítios extralinfáticos mais frequentemente acometidos são fígado, pulmões, medula óssea e ossos. Também podem estar associados sintomas sistêmicos, que estão correlacionados ao prognóstico e se denominam, classicamente, sintomas B: febre, perda de peso (> 10% em 6 meses) e sudorese noturna. Outros sintomas, como prurido, fraqueza, fadiga, esplenomegalia, dor abdominal ou desconforto recorrente, dor óssea, dor neurogênica e dor nas costas, podem estar presentes.

Diagnóstico

O melhor exame para confirmação diagnóstica consiste na biópsia excisional de um linfonodo comprometido, mas outros podem auxiliar, como hemograma, velocidade de hemossedimentação (VHS), eletrólitos, radiografia de tórax, tomografia

CAPÍTULO 69 • PRINCIPAIS TUMORES NA INFÂNCIA E ADOLESCÊNCIA

computadorizada (TC) da área acometida e de tórax, abdome e pelve, além de biópsia de medula, cintilografia com gálio e óssea com tecnésio, e, mais recentemente, a tomografia de emissão de pósitrons (PET-TC).

Classificação em subtipos histológicos

O estudo imuno-histoquímico permitiu que os patologistas dividissem a doença em dois grandes grupos, como visto a seguir.

Linfoma de Hodgkin (LH) clássico

CD15 e CD30 positivos, apresentando quatro subtipos, todos com alterações genéticas idênticas, diferenciando-se somente quanto às suas características clínicas e a apresentação em associação com EBV.

- LH clássico rico em linfócitos (5 a 15%).
- LH clássico com esclerose nodular (40 a 60%).
- LH clássico com celularidade mista (15 a 20%).
- LH clássico com depleção linfocitária (< 5%).

Linfoma de Hodgkin nodular de predomínio linfocitário (< 5%)

CD20, CD45, CD79a e CD19, sendo os marcadores CD15 e CD30 específicos do tipo clássico.

Estadiamento

O sistema de estadiamento mais utilizado é o de Cotswold, uma modificação do sistema Ann Arbor.

- Estádio I: o linfoma está localizado em apenas uma área do linfonodo ou órgão linfoide, como o baço (I). O câncer é encontrado em apenas uma área de um único órgão fora do sistema linfático (IE).
- Estádio II: o linfoma está localizado em dois ou mais grupos de linfonodos do mesmo lado (acima ou abaixo) do diafragma, músculo que separa o tórax do abdome (II). O linfoma se estende a partir de um único grupo de linfonodos para um órgão próximo (IIE).
- Estádio III: o linfoma está localizado nas áreas dos nódulos linfáticos em ambos os lados (acima e abaixo) do diafragma. O câncer pode também ter se espalhado em uma área ou um órgão ao lado dos gânglios linfáticos (IIIE), para o baço (IIIS), ou ambos (IIISE).
- Estádio IV: o linfoma se espalhou para fora do sistema linfático para um órgão que não está localizado próximo ao linfonodo. O linfoma se espalhou para órgãos em duas partes do corpo. O linfoma se espalhou para a medula óssea, o fígado, o cérebro ou a pleura.

Prognóstico

O estadiamento e a presença de sintomas B (febre, sudorese noturna e perda de peso) ainda representam os dois principais determinantes para estratificar os pacientes com LH. Massa mediastinal volumosa também é um fator desfavorável.

■ Linfoma não Hodgkin (LNH)

Os LNH da infância compõem um conjunto de variedades patológicas que se distinguem acentuadamente entre si, quanto a histologia, mecanismos moleculares, quadro clínico, tipo de tratamento e prognóstico.

Classificação

Os vários tipos de linfomas devem se tratados de maneira distinta, respeitando-se sua ontogenia, se derivados de células T ou B, sendo classificados, assim, como LNH B-derivados e LNH T-derivados (Quadro 69.6).

QUADRO 69.6	Classificação patológica dos linfomas não Hodgkin	
Histologia	Imunofenotipagem	Quadro clínico
Burkitt	B-derivados (Igs+)	Massas abdominais, trato intestinal (anel de Waldeyer)
Difusos de grandes células	Células de centros germinativos	Massas abdominais, trato intestinal (anel de Waldeyer)
Anaplásicos de grandes células	Células NK (CD30+) ou células T	Pele, linfonodos, ossos
Linfoblástico	T-derivados	Massa mediastinal, linfonodos

Fonte: Elaborado pelos autores.

Epidemiologia

Os LNH correspondem a 5 a 10% dos tumores pediátricos malignos, atingindo mais fortemente a idade de escolares entre 8 e 10 anos, e menos comumente adolescentes, com maior prevalência em meninos. Os linfomas de Burkitt aparecem mais entre os 5 e os 15 anos, enquanto os difusos de grandes células B são mais frequentes na adolescência. Os linfoblásticos não atingem nenhum grupo específico. A imunodeficiência torna os seus portadores mais suscetíveis a desenvolver LNH (síndrome de Wiskott-Aldrich, de ataxia-telangiectasia, de Chediak-Higashi, de Bloom etc.). Também tem associação com infecção por EBV.

394

Manifestação clínica

Entre os LNH T-derivados, a manifestação clínica mais comum se dá por meio de tumores de mediastino anterior, que podem ou não se apresentar ao diagnóstico com infiltração da medula óssea. As crianças podem apresentar anemia, perda de peso, febre prolongada, equimoses e petéquias, adenomegalias, hepatoesplenomegalia, dores ósseas e comprometimento neurológico, com alteração de pares cranianos e parestesias. Nos casos em que não houve infiltração medular, o quadro pode se apresentar com massa mediastinal, capaz de provocar aumento ou deformação torácica, tosse, sibilância, taquipneia, abaulamento de região cervical e de fossas supraclaviculares, estase das jugulares, eventos que podem representar uma emergência oncológica – a síndrome de compressão de veia cava superior.

Já entre os LNH B-derivados, como no Burkitt, a localização quase sempre é extranodal, como transição ileocecal, mesentério ou cavidade peritoneal, podendo também acometer cabeça e pescoço. Os difusos de grandes células também costumam ter localização abdominal, embora também acometam linfonodos periféricos e o anel de Waldeyer.

Os anaplásicos de grandes células têm duas formas de apresentação: a cutânea, (muito rara em crianças); e a sistêmica, mais predominante, com apresentações clínicas bem variadas, mas sempre com história de febre, queda progressiva do estado geral e perda de peso, envolvendo as cadeias linfáticas periféricas ou mediastinais. Os ossos são frequentemente acometidos.

Diagnóstico

É feito por meio de biópsia para a realização de exame morfológico, imuno-histoquímico, citogenético e molecular, além de aspirado de medula óssea em decorrência da alta probabilidade de infiltração medular. Outros exames são necessários para avaliar a extensão da doença e realizar o seu estadiamento: hemograma, DHL, VHS, eletrólitos, função renal, ácido úrico, sorologias, LCR, radiografia de tórax, TC cervical, tórax, abdome e pelve. Também deve ser realizada cintilografia com gálio, com possibilidade de fazer PET-TC.

Estadiamento

O sistema de estadiamento utilizado é o do St. Jude Children's Research Hospital, modificado por Murphy.

- Estádio I: acometimento de uma única região extranodal com exclusão do mediastino e do abdome.
- Estádio II: uma única região extranodal com acometimento de linfonodo regional. Duas ou mais áreas nodais no mesmo lado do diafragma. Dois sítios extranodais com ou sem acometimento de linfonodo regional do mesmo lado do diafragma. Tumor primário gastrintestinal, geralmente ileocecal, com acometimento de linfonodos mesentéricos.
- Estádio III: duas regiões extranodais em lados opostos do diafragma. Duas ou mais regiões nodais acima e abaixo do diafragma. Todos os tumores primários intratorácicos (mediastino, pleura e timo). Acometimento intra-abdominal extenso (irressecável – NR). Acometimento epidural.
- Estádio IV: qualquer dos aspectos anteriores, com acometimento do SNC ou da medula óssea.

Prognóstico

O prognóstico é bom, principalmente para os B-derivados (85% de cura).

Retinoblastoma

Tumor maligno derivado da membrana neuroectodérmica da retina embrionária, trata-se da neoplasia intraocular mais comum da infância. Tem um modelo genético reconhecido e uma hereditariedade dominante, com formas distintas de apresentação entre os casos hereditários e esporádicos, além de maior incidência em algumas síndromes genéticas. Afeta predominantemente crianças menores de 4 anos, pode ocorrer em um olho ou em ambos, sem predominância quanto ao sexo e à etnia. O desenvolvimento da célula maligna se dá após duas mutações distintas no mesmo gene (*RB1*, presente no cromossomo 13). Nos casos hereditários, a primeira mutação é adquirida de um dos pais e a segunda, um evento aleatório.

Para que haja previsão de risco de o segundo filho ter retinoblastoma, primeiro procura-se a mutação no paciente afetado e, posteriormente, avalia-se se os pais são portadores de mutação.

■ Apresentação clínica

Sinais e sintomas dependem da localização e do tamanho do tumor. A leucocoria é o achado mais comum, seguido de estrabismo causado pela presença do tumor na fóvea. Outros sintomas consistem em hiperemia ocular, celulite orbitária, hemorragia vítrea, heterocromia, diminuição da acuidade visual, glaucoma e proptose ocular.

A via de disseminação mais comum é o nervo óptico. SNC, gânglios linfáticos, ossos e medula óssea também podem ser acometidos secundariamente. Ainda, é possível ocorrer o retinoblastoma trilateral, definido como um tumor neuroectodérmico primitivo intracraniano em pacientes com retinoblastoma intraocular (surge em 6% dos portadores de retinoblastoma bilateral).

■ Diagnóstico

Na maior parte das vezes, o diagnóstico é realizado pelos parentes. O paciente deve ser submetido a um exame oftalmológico minucioso com oftalmoscopia sob sedação, além de exames de imagem, como ultrassonografia e ressonância magnética (RM) de órbita, para avaliar os limites e a extensão da doença. Se doença extraocular confirmada, são necessários mielograma, LCR, RM de crânio e cintilografia óssea para estadiamento. Não é preciso realizar biópsia ocular, e geralmente a análise histopatológica é feita apenas nos olhos com indicação de enucleação.

■ Estadiamento

É feito conforme os critérios de Murphee, sendo classificados cinco grupos (A, B, C, D, E) de gravidade crescente, levando em consideração o tamanho do tumor, sua localização e outras alterações encontradas no exame oftalmológico.

■ Tratamento

O retinoblastoma intraocular pode ser curado com cirurgia (enucleação) e/ou radioterapia. Em casos de tumores pequenos, considerar criopreservação, braquiterapia, termoterapia ou xenônio. A quimioterapia intra-arterial com melfalano ou etoposide vem se mostrando segura e efetiva, permitindo uma diminuição na taxa de enucleação. Os tumores extraoculares exigem tratamentos mais agressivos, com quimioterapia em altas doses e até mesmo transplante autólogo de medula óssea. A quimioterapia e a radioterapia em tumores também podem ser empregadas nos casos de recaída.

■ Prognóstico

Há altas taxas de cura em tumores pequenos e restritos ao globo ocular (90%). Já nos casos de tumores extraoculares, as curvas de sobrevida global em 5 anos chegam somente a 50%. Existe risco alto de segunda neoplasia (principalmente osteossarcoma) na 2ª ou 3ª década de vida. O retinoblastoma trilateral tem um prognóstico reservado, mesmo com tratamento agressivo e transplante autólogo de medula óssea.

Sarcomas

Todos os tumores malignos derivados das células mesenquimais denominam-se sarcomas, essas células estão comprometidas com o desenvolvimento dos músculos e dos tecidos adiposo, conjuntivo, fibroso e ósseo.

■ Rabdomiossarcoma

Tumor de partes moles mais comum na infância, é originário da musculatura estriada. Representa 60% de todos os sarcomas de partes moles e tem distribuição anatômica heterogênea. Dois terços dos casos ocorrem em crianças com menos de 6 anos, com o sexo masculino mais acometido e duas vezes mais em caucasianos que em afrodescendentes.

A etiologia baseia-se tanto em alteração de vias regulatórias do ciclo celular (Rb, p53 e outras) quanto em alterações de cariótipo, que podem resultar em mutações simples ou complexas, com translocações e aneuploidia. Assim, a presença da t(2;13) e, menos frequentemente, da t(1;13) é exclusiva do rabdomiossarcoma. Na imuno-histoquímica, a reação positiva à miogenina (MYOG) e à desmina (MYOD1) no mesmo material traduz sensibilidade de quase 100% ao diagnóstico de rabdomiossarcoma.

Pode estar associado a algumas síndromes genéticas, como neurofibromatoses, a síndrome de Li-Fraumeni e a síndrome de Beckwith-Wiedemann.

Apresentação clínica

Depende da localização do tumor primário e dos sintomas provocados por seu crescimento local, bem como das áreas de metástases. Os pulmões representam a principal área de disseminação hematogênica, seguidos por medula óssea, linfonodos e ossos.

Cabeça e pescoço

- 75% em sítios parameníngeos (antros da face, orelha média, base do crânio, fossa nasofaríngea e mastoide).
- Não parameníngeos – ocorrem geralmente em face, órbita, cavidade oral, orofaringe, laringe e região cervical.
- Sintomas variam de acordo com a área acometida (obstrução nasal, auricular ou sinusais, proptose, exoftalmia e massas cervicais).
- Extensão para meninges pode promover paralisia de pares cranianos, enquanto a erosão craniana resulta em cefaleia e vômitos.

Trato urogenital

- Bexiga e próstata são as áreas mais acometidas.
- Manifestações clínicas (bexiga): hematúria, obstrução urinária, saída de tecido mucossanguinolento. O último ocorre principalmente nos botrioides, muito comumente em lactentes jovens do sexo feminino.
- Lesões uterinas ou do colo são próprias de meninas maiores, causando massas pélvicas com ou sem metrorragia.
- Manifestações clínicas (próstata): massas pélvicas, prejuízo da função miccional ou constipação intestinal. São comuns metástases pulmonares e de medula óssea.
- A suspeita de sarcoma paratesticular se dá pela presença de aumento escrotal, podendo haver disseminação para linfonodos retroperitoneais.

Extremidades

Aumento de volume do membro acometido, geralmente com grandes volumes, em associação à dor intensa e a outros sinais flogísticos, o que pode atrasar o diagnóstico em virtude da confusão com causas benignas.

Outras regiões

- Tronco: tumores superficiais, que se assemelham aos de extremidades.
- Doenças intratorácica, retroperitoneais ou pélvicas: geralmente massas profundas, com um diagnóstico tardio, irressecáveis e de prognóstico mais reservado.
- Trato biliar: raro, associado a icterícia obstrutiva e hepatomegalia, em geral com um bom prognóstico.
- Raros casos de formas primárias em SNC, aracnoide, ovários, traqueia ou mamas.

Diagnóstico

É realizado por biópsia da massa, assim como por TC ou RM da região afetada, tórax, abdome, biópsia óssea e aspirado de medula bilateral, cintilografia óssea e, nos casos de tumor parameníngeo, coleta de LCR e RM de crânio.

Estadiamento

Define-se pela extensão da doença e por grupos de risco – baixo risco, risco intermediário e alto risco –, estabelecidos a partir das seguintes considerações:

1. Tipo histológico: alveolares (pior prognóstico) e embrionários (melhor prognóstico).

2. Estadiamento cirúrgico: doença localizada, total ou parcialmente ressecada, com ou sem comprometimento de linfonodos e presença ou ausência de metástases.

3. Localização e tamanho do tumor: local favorável (órbita, cabeça e pescoço não parameníngeo, paratesticular, vagina, útero, trato biliar) ou local desfavorável (parameníngeo, bexiga, próstata, extremidades, tronco e períneo). Tamanho < 5 cm ou > 5 cm.

Tratamento

O tratamento é feito da combinação de várias modalidades terapêuticas (poliquimioterapia, radioterapia e/ou cirurgia).

Prognóstico

Crianças com tumores favoráveis têm cerca de 80% de chance de cura, enquanto aquelas com doença avançada apresentam pior prognóstico.

■ Osteossarcoma

Neoplasia derivada de tecido mesenquimal primitivo que se caracteriza pela produção de tecido osteoide ou tecido ósseo imaturo. Tumor ósseo maligno mais comum da infância (60%), tem crescimento rápido e progressivo, representando 8% das neoplasias da criança e do adolescente. O pico de incidência na adolescência, principalmente durante o estirão de crescimento, com predomínio no sexo masculino, ainda tem etiologia desconhecida. Acomete principalmente metáfises, sendo o fêmur distal o local mais atingido, seguido pela tíbia proximal, pelo úmero proximal e pelo fêmur proximal.

Apresentação clínica

Dor na área envolvida, aumento do volume com piora progressiva, edema, limitação dos movimentos, derrame articular. Os principais sítios de metástases são pulmonar e óssea.

Diagnóstico

Radiografia simples deve ser realizada e mostra destruição do padrão trabecular normal, com intensa formação óssea, aspecto chamado de "raios de sol". A confirmação diagnóstica se faz por meio de biópsia do membro acometido. TC e RM do local acometido são importantes para determinar a extensão da lesão. TC de tórax e cintilografia óssea devem ser realizadas para o rastreamento de metástases.

Tratamento

Envolve quimioterapia neoadjuvante, cirurgia e quimioterapia adjuvante. Se o paciente tem metástases, sua ressecção é necessária para o sucesso terapêutico e o aumento de sobrevida. A radioterapia é pouco eficaz nesse tipo de tumor, reservando-se sua utilização a apenas alguns casos nos quais o tumor é irressecável.

Prognóstico

Depende muito da presença de metástase ou não. Em uma doença metastática, a sobrevida é inferior a 20%; já nos pacientes sem metástases, a SLD é de 60% em 5 anos. Outro fator prognóstico consiste na avaliação de necrose obtida no tumor ressecado, após a quimioterapia adjuvante, já que tumores com mais de 90% de necrose têm menor probabilidade de recidiva.

Sarcoma de Ewing

Representante dos tumores da família Ewing (TFE), trata-se de um grupo que apresenta morfologia similar (células pequenas, redondas e azuis), que expressam os mesmos marcadores imuno-histoquímicos (CD99), as mesmas alterações citogenéticas (alteração no lócus *EWS* do cromossomo 22 – t(11;22) ou t(21;22) menos frequentemente), que podem ser confirmadas por meio de biologia molecular (RT-PCR). Essa família inclui:

- Sarcoma de Ewing clássico de osso (60%).
- Sarcoma de Ewing de partes moles.
- Tumor de Askin (tumor na região toracopulmonar).
- Tumor neuroectodérmico primitivo (PNET).

O sarcoma de Ewing é o segundo tumor ósseo mais frequente em adolescentes e adultos jovens, com uma predominância discreta no sexo masculino e em brancos.

■ Apresentação clínica

Dor localizada, persistente, com aumento de volume local, limitação dos movimentos sobretudo quando o tumor é próximo da articulação ou por compressão de raiz nervosa. Os principais locais acometidos são pelve (26%), fêmur (20%), tíbia/fíbula (18%) e tórax (16%). É comum haver sintomas sistêmicos, como febre e perda de peso. A disseminação se dá por via hematogênica e, ao diagnóstico, ocorre em até 25% dos pacientes, sendo os principais sítios o pulmão, a coluna vertebral e a medula óssea.

■ Diagnóstico

A radiografia simples apresenta acometimento diafisário de ossos longos, com padrão osteoclástico e descolamento de periósteo em paralelo, aspecto cha-

mado de "casca de cebola". A confirmação diagnóstica se faz por meio de biópsia do membro acometido. TC e/ou RM do local acometido são importantes para determinar a extensão da lesão. TC de tórax, cintilografia óssea, mielograma e biópsia óssea bilateral devem ser realizadas para o rastreamento de metástases.

■ Tratamento

Poliquimioterapia neoadjuvante, cirurgia e/ou radioterapia para controle local, seguida de quimioterapia adjuvante. No caso de doença metastática, a radioterapia também pode ser utilizada para controle de doença em pulmão e osso.

■ Prognóstico

Tumores localizados têm uma SLD em torno de 60% em 5 anos. Outro fator de bom prognóstico consiste na localização, quando em extremidade, apresentam melhores respostas. Já tumores maiores que 8 cm, em pelve e esqueleto axial, ou pacientes com doença metastática, o prognóstico é pior com SLD de 15 a 30%.

Neuroblastoma

Tumor sólido mais comum em crianças após tumor do SNC, correspondendo a 8 a 10% dos tumores em crianças. Pouco mais comum em meninos com média de idade de 19 meses (89% < 5 anos).

■ Patologia

Células tumorais pequenas, redondas e azuis proveniente da crista neural das quais derivam as células do sistema simpático-suprarrenal.

■ Apresentação clínica

Local primária varia com a idade: abdome (65%, mais comum > 1 ano), torácico e cervical (mais comum em lactentes). Os sintomas são aumento abdominal, dores ósseas, febre, emagrecimento e hematoma periorbitário. Metástases em osso, medula óssea, linfonodos, SNC, pele e fígado.

■ Diagnóstico

Biópsia do tumor com análise imuno-histoquímica, biópsia da medula óssea, radiografia do esqueleto, cintilografia óssea e com metaiodobenzilguanidina, metabólitos de catecolaminas na urina.

■ Tratamento

Tumores localizados e totalmente ressecados não exigem tratamento adicional. Em casos de tumores avançados, exigem quimioterapia, radiotera-

PARTE 3 • ESPECIALIDADES PEDIÁTRICAS

pia, terapia radioisotópica e transplante autólogo de medula óssea.

■ Prognóstico

Pacientes em estágios iniciais têm alta chance de cura. Já pacientes com tumores metastáticos apresentam SLD em 5 anos de 20%.

Nefroblastoma (tumor de Wilms)

Neoplasia renal de origem embrionária, representa 6% dos tumores em crianças, com média de idade de 2 a 4 anos. Pode haver associação com aniridia, hemi-hipertrofia, malformações do trato geniturinário, neurofibromatose, síndrome de Beckwith-Wiedemann, Drash e Perlman. De 10 a 20% são bilaterais.

■ Apresentação clínica

Massa abdominal notada pelos pais, dor abdominal, hematúria e febre. Em 20% dos casos, há hipertensão arterial. Importante observar se existem aniridia, dismorfismos faciais, hemi-hipertrofia e alterações geniturinárias. Metástases em pulmão, linfonodos e fígado.

■ Diagnóstico

Hemograma, ureia, creatinina, eletrólitos, urina 1, ultrassonografia abdominal com Doppler (para avaliar acometimento de vasos). TC de abdome e tórax.

■ Estadiamento

- Estádio I: tumor restrito ao rim e completamente ressecável, não há penetração de cápsula nem envolvimento de vasos.
- Estádio II: tumor viável se estendendo além da cápsula renal ou pseudocápsula tumoral para a gordura perirrenal com margens livres, tumor viável invadindo tecido conjuntivo do seio renal, ou vasos sanguíneos e linfáticos do seio renal ou tecido perirrenal; porém, completamente ressecado, tumor viável infiltrado pelve renal ou parede do ureter, tumor viável infiltrando órgãos adjacentes ou a veia cava; porém, completamente ressecados.
- Estádio III: excisão incompleta, margens comprometidas, qualquer comprometimento linfonodal abdominal, ruptura tumoral, antes ou intraoperatória, tumor penetra superfície peritoneal, presença de implantes tumorais no peritônio presença de trombos tumorais nas margens de vasos ou ureter, tumor previamente biopsiado antes da quimioterapia.

- Estádio IV: presença de metástases hematogênicas ou linfonodais extra-abdominais.
- Estádio V: tumor bilateral.

■ Tratamento

Cirurgia, quimioterapia e radioterapia.

■ Prognóstico

Tumores localizados têm sobrevida de 90%. O prognóstico é desfavorável para os pacientes com tumores com histologia desfavorável e metástase ao diagnóstico.

Tumores de células germinativas

Originários de células germinativas primitivas que sofreram diferenciação neoplásica ou de células embrionárias pluripotentes. Podem ocorrer em sítios gonadais e extragonadais. Representam 3% dos tumores malignos na infância. Distribuição anatômica em sacrococcígeo (42%), ovário (29%), testículo (9%), mediastino (7%) e SNC (6%). No Quadro 69.7, há uma classificação dos tumores de células germinativas.

QUADRO 69.7	Classificação dos tumores de células germinativas

I – Tumores de células germinativas

- Disgerminomas
- Carcinoma embrionário
- Teratoma imaturo
- Tumor germinativo embrionário: coriocarcinoma, tumor seio endodérmico, gonadoblastoma

II – Tumor mesenquimal/estroma

- Tumor de células da granulosa
- Tumor de célula Teca
- Tumor das células de Sertoli-Leydig
- Tumor de célula de Hilus
- Fibrossarcoma
- Neurofibrossarcoma
- Rabdomiossarcoma
- Linfoma

III – Epitelial

- Cistoadenocarcinoma seroso, mucinoso ou endometrioide
- Tumor de Brenner

Fonte: Elaborado pelos autores.

■ Apresentação clínica

Depende da localização do tumor.

- Testiculares: massa escrotal indolor.
- Ovarianos: podem evoluir de modo assintomático até atingir grandes volumes, com aumento abdominal e dor.
- Sacrococcígeos: abaulamento local, obstrução intestinal ou do trato geniturinário.

CAPÍTULO 69 • PRINCIPAIS TUMORES NA INFÂNCIA E ADOLESCÊNCIA

■ Diagnóstico

Ultrassonografia abdominal, TC tórax e abdome, e RM de coluna. Marcadores biológicos como alfafetoproteína, gonadotrofina coriônica e DHL. Biópsia do tumor.

■ Tratamento

Cirúrgico sempre que possível e quimioterapia nos casos avançados.

■ Prognóstico

Cerca de 60 a 80% de SLD em 5 anos.

Tumores de sistema nervoso central (SNC)

São os tumores sólidos mais comuns na infância e representam um desafio para o oncologista pediátrico por sua alta morbimortalidade. O tratamento é determinado pelo tipo histológico, pelo comportamento biológico, pela localização anatômica e pela idade do paciente.

■ Sinais e sintomas

Os sintomas são dependentes da localização da lesão. Podem surgir com alterações de pares cranianos, alterações de marcha e equilíbrio, alterações no comportamento, sinais de hipertensão intracraniana (cefaleia, vômitos, alterações na pressão arterial e frequência cardíaca), torcicolo, crises convulsivas, ptose, alterações neuroendócrinas, entre outros sinais e sintomas menos comuns. Podem estar associados a síndromes genéticas, como síndrome de Gorlin, síndrome Li-Frameni, neurofibromatose, esclerose tuberosa e síndrome Von-Hippel-Lindau. Também tem relação com radioterapia prévia, outros tipos de tumor e imunodeficiência (p. ex., ataxia-teleangectasia, HIV).

■ Diagnóstico

Por imagens (TC e RM), análise tumoral (biópsia ou ressecção tumoral, LCR), marcadores tumorais séricos (alfafeto e BHCG), avaliação de metástases (cintilografia óssea, biópsia de medula óssea).

■ Classificação

1. Infratentoriais (50 a 60%): astrocitomas, ependimomas e meduloblastomas, tumores de tronco difuso.
2. Supratentoriais (30 a 50%): astrocitomas, ependimomas, PNET (tumor neuroectodérmico primitivo), carcinoma e papilomas do plexo coroide, tumor teratoide rabdoide, tumores de células germinativas, metástases.
3. Tumores de linha média (10 a 15%): craniofaringioma, tumores de pineal.

■ Tratamento

- Cirurgia: curativa em apenas 20% dos casos. Necessária para diagnóstico histológico.
- Radioterapia: depende da idade e da histologia. Volume e dosagem dependem da histologia.
- Quimioterapia: depende da histologia e do estadiamento.
- Transplante de medula óssea: empregado em alguns casos para otimizar a resposta à quimioterapia, aumentando a sobrevida em tumores mais agressivos.

Principais tumores que envolvem o sistema nervoso central

■ Gliomas

Os tumores de origem glial correspondem a 40 a 60% de todos os tumores primários do SNC na infância, dos quais cerca de 30% têm histologia maligna e 70% histologia benigna. Não há predomínio pelo sexo.

Gliomas de baixo grau

O astrocitoma pilocítico compreende o glioma de baixo grau mais comum na infância. São lesões indolentes, de crescimento lento. A principal alteração molecular encontrada nos gliomas de baixo grau consiste na perda do cromossomo 22q. Geralmente se apresenta como tumor bem circunscrito, podendo conter um componente cístico. Fatores prognósticos compreendem histologia, idade (quanto mais novo, melhor o prognóstico), localização e extensão da ressecção. O tratamento é basicamente cirúrgico. A quimioterapia tem papel restrito.

Gliomas de alto grau de malignidade

As variantes mais comuns são astrocitomas anaplásico e o glioblastoma multiforme. Constituem 10% das neoplasias de SNC. Podem ocorrer em qualquer localização. Lesões crescem de forma infiltrativa e expansiva. Os fatores prognósticos são grau histológico (quanto mais indiferenciado, pior o prognóstico), idade do paciente (quanto mais novo, melhor o prognóstico) e karnovsky. O quadro clínico depende da localização do tumor. O tratamento consiste em cirurgia, quimioterapia e radioterapia.

Gliomas de tronco encefálico

Tumor que cresce intrinsecamente ao tronco. Corresponde a tumores infiltrativos difusos em 80 a 90% dos casos, motivo pelo qual a abordagem cirúrgica é pouco recomendada. Mais comum em crianças entre 3 e 8 anos. Os sintomas mais frequentes incluem síndrome dos nervos cranianos, piramidal, síndrome cerebelar, alterações de comportamento e ataxia. A radioterapia convencional representa a modalidade terapêutica que melhora discretamente a sobrevida.

■ Meduloblastoma

Corresponde a 20% dos tumores de SNC, com idade média entre 5 e 7 anos. O tumor se caracteriza por células redondas, pequenas e azuis. A classificação histológica realizada pela Organização Mundial da Saúde o subdivide em: desmoplásico/nodular; extensiva modularidade, anaplásico e grandes células. A classificação molecular atual compreende quatro subtipos: WNT, SHH (via Sonichedgehog), grupo 3 (Myc) e grupo 4. A etiologia é desconhecida, mas existe associação com algumas doenças autossômicas recessivas – ataxia-telangiectasia, síndromes de Turcot e de Gorlim. Os sinais e sintomas iniciais podem ser inespecíficos, retardando o diagnóstico. Pode ocorrer disseminação por LCR e cerca de 9% pode evoluir com metástases sistêmicas (ossos, fígado e medula óssea).

A característica da imagem é de um tumor cerebelar (preferencialmente de verme cerebelar), bem definido, heterogêneo e captando bem o contraste.

Para o estadiamento, deve-se realizar coleta de LCR, RM de encéfalo e neuroeixo, mielograma e cintilografia óssea. Os pacientes com meduloblastoma podem ser estratificados em:

- Risco-padrão: maiores de 3 anos, com tumor residual menor de 1,5 cm, ausência de metástases sistêmicas e LCR com citologia oncótica negativa.
- Alto risco: menores de 3 anos, com tumores residuais maiores de 1,5 cm de diâmetro, metástases sistêmicas e/ou histologia anaplásica/ grandes células.

O tratamento consiste em cirurgia, quimioterapia e radioterapia.

■ Ependimoma

Representa o terceiro tumor de SNC mais comum na infância, em que 30% dos casos ocorrem em menores de 3 anos. Cerca de dois terços são infratentoriais, localizados ao redor do quarto ventrículo. Quando ocorrem no canal espinal, são denominados ependimomas mixopapilares, acometendo crianças mais velhas.

São compostos predominantemente por células ependimárias, com três achados histológicos característicos: roseta ependimária, pseudorrosetas perivasculares e blefaroblastos. Os ependimomas são classificados em papilar, células claras e tanicítico, e ependimoma anaplásico.

No exame de imagem, os tumores podem aparecer de diversas formas, em virtude de heterogeneidade. O tratamento é cirúrgico e radioterápico.

Bibliografia

- Instituto Nacional de Câncer (Inca) José Alencar Gomes da Silva. Disponível em: www2.inca.gov.br/wps/wcm/connect/tiposdecancer/site/home/infantil.
- Cure4kids – St. Jude Chindren's Research Hospital [internet]. Disponível em: www.cure4kids.org.
- National Cancer Institute. Disponível em: www.cancer.gov.
- Blaney SM, Kogan DH, Poussaint TY, Santi M, Gilbertson R, Parsons DW, et al. Gliomas, ependymomas, and other non embry on all tumors of central nervous system. In: Pizzo PA, Poplack DG (eds.). Principles and practice of pediatric oncology. 6. ed. Philadelphia: Lippincott Williams & Wilkins; 2011. p. 717-71.

CAPÍTULO 70

Neutropenia Febril no Paciente Oncológico

Lied Pereira Mendes • Débora Garcia Gasperini • Manuella Pacífico de Freitas Segredo • Cinara dos Anjos Marcondes

Introdução

O paciente oncológico pode apresentar febre durante períodos de neutropenia, condição chamada "neutropenia febril". De 10 a 50% dos pacientes com tumores sólidos apresentam febre durante a neutropenia induzida por tratamento quimioterápico, quadro que, nos pacientes com doença hematológica maligna, pode surgir em 80% dos casos.

Apenas em 30% dos episódios de neutropenia febril, pode-se identificar clinicamente a infecção, sendo os sítios mais comuns o trato gastrintestinal, os pulmões e a pele. Bacteremia pode ocorrer em 10 a 25% dos pacientes, mais comumente nos episódios de neutropenia febril grave prolongada.

Fisiopatologia

O grau e o tempo da neutropenia estão relacionados com o quimioterápico e com a dose utilizada. A neutropenia pode ser classificada como grave, quando a contagem de neutrófilos ≤ 500 células/mm^3, e profunda, quando a contagem de neutrófilos é < 100 células/mm^3.

O paciente neutropênico febril é aquele que apresenta um episódio de temperatura axilar > 37,8°C ou persistência da temperatura axilar > 37,5°C por mais de 1 h, durante o período de neutropenia.

Na maior parte das vezes, a febre é causada por um processo infeccioso, mas também pode resultar da atividade da doença de base ou ser induzida pelo uso de medicamentos ou hemoderivados.

O diagnóstico e o tratamento precoce e adequado podem determinar a sobrevida do paciente. É importante a identificação do foco e do agente, quando possível, para direcionar o uso do antimicrobiano mais adequado.

Quadro clínico

Pode auxiliar na definição do foco e no direcionamento do tratamento. Os locais mais frequentes de infecção são o periodonto (periodontite), a pele (incluindo infecção nos locais de punção venosa e de medula óssea), os pulmões (pneumonia), os intestinos (tiflite), a corrente sanguínea e o trato urinário.

Quadros virais também podem ser motivo de febre, mas costumam apresentar poucos sinais clínicos.

Infecções fúngicas podem estar presentes, manifestando-se como infecções pulmonares ou de seios da face (aspergilose), mucosas e pele (monilíase oral, esofágica e de pele). Pacientes portadores de dispositivos intravenosos podem apresentar fungemia.

PARTE 3 • ESPECIALIDADES PEDIÁTRICAS

De acordo com o tempo e a gravidade da neutropenia, além das condições clínicas apresentadas, costuma-se dividir os pacientes quanto ao risco de doença bacteriana invasiva, possibilitando, assim, direcionar o tratamento.

■ Alto risco

Neutropenia esperada por mais de 7 dias e contagem de neutrófilos ≤ 100 células/mm^3 ou neutropenia esperada por mais de 7 dias e condições médicas concomitantes, como pneumonia, hipotensão, dor abdominal, alterações neurológicas etc.

■ Baixo risco

Neutropenia esperada menor que 7 dias, sem outras condições clínicas ou comorbidades.

Diagnóstico

Diante do quadro de neutropenia febril, deve-se iniciar a seguinte abordagem:

1. Histórico: doença de base, tempo e dose da última quimioterapia, profilaxia antimicrobiana ou fúngica, infecções e colonizações prévias.
2. Exame físico: minucioso, procurando sinais e sintomas que auxiliem a identificar o foco ou a doença infecciosa, atentando-se para lesões cutâneas, boca e orofaringe, mucosas e períneo.
3. Exames laboratoriais e de imagem:
   - hemograma, transaminases, eletrólitos, ureia e creatinina;
   - provas inflamatórias (proteína C-reativa, velocidade de hemossedimentação, procalcitonina);
   - culturas: duas culturas de sangue periférico (pacientes sem acesso central; de longa permanência); uma cultura de sangue central e uma cultura de sangue periférico; cultura de urina;
   - radiografia de tórax.
4. Direcionado:
   - diarreia: coletar pesquisa de *Clostridium*, *Salmonella*, *Shiguella*, *Campylobacter*, *Cryptosporidium*, *Isospora*, rotavírus e citomegalovírus;
   - infeções de pele: citológico, Gram e cultura;
   - quadros respiratórios: pesquisa de vírus, lavado broncoalveolar.

Tratamento

O tratamento da infecção pode ser direcionado quando se conhece o agente e o local da infecção, mas, na maior parte dos casos, inicia-se o tratamento empírico.

No nosso serviço optamos por tratamento intra-hospitalar de todos os nossos pacientes, pelo menos nos primeiros dias do tratamento.

■ Tratamento inicial

1. Cefepime: 50 mg/kg/dose, de 8/8 h (em pacientes alérgicos, a opção consiste na associação ciprofloxacina + clindamicina). Trata-se do principal esquema inicial.
2. Cefepime + vancomicina: associa-se vancomicina já de início quando há suspeita de infeção cutânea ou pneumonia. A dose inicial é de 40 mg/kg/dia, ajustada conforme a vancocinemia.
3. Fluconazol: associa-se fluconazol em dose profilática (6 mg/kg/dia) para todos os pacientes no episódio da neutropenia. Nos casos de candidemia sistêmica prévia, usa-se fluconazol profilático continuamente. Inicialmente, no episódio de neutropenia febril, mantém-se a dose profilática. Caso o paciente tenha sinais de infecção fúngica ao diagnóstico, pode-se usar a dose de fluconazol terapêutica (12 mg/kg/dia).

Troca de esquema inicial

- Baseada em culturas:
  - beta-lactamase de espectro estendido (ESBL): carbapenêmico;
  - VRE: linezolida ou daptomicina;
  - *Staphylococcus aureus* resistente à meticilina (MRSA): vancomicina, linezolida ou daptomicina;
  - *Klebsiella pneumoniae* produtora de carbapenemase (KPC): polimixina ou tigeciclina.
- Empiricamente, conforme descrito a seguir:
  - Vancomicina: quando há persistência de febre após 3 dias de tratamento inicial com cefepime;
  - Meropenem: trocar cefepime por meropenem caso haja suspeita de falha terapêutica por resistência antimicrobiana, ampliando, assim, o espectro para germes Gram-negativos;
  - Metronidazol: indicado nos casos de infecção gastrintestinal, para cobertura efetiva de *Clostridium*;
  - Antifúngico: alterar dose de fluconazol para 12 mg/kg/dia em pacientes mantendo febre sem foco após 3 dias do esquema de antibioticoterapia. Pacientes que já fazem uso de fluconazol podem ter seu esquema antifúngico trocado para equinocandinas (micafungina, caspofungina). Nos casos de as-

CAPÍTULO 70 • NEUTROPENIA FEBRIL NO PACIENTE ONCOLÓGICO

pergilose, preconiza-se o uso de voriconazol (fazer tomografia computadorizada de tórax ou dos seios da face, além de dosagem de galactomanana). Dependendo do fungo isolado nas culturas, pode-se optar por outros antifúngicos, como anfotericina B nos casos de *Candida parapsilosis*.

- Infecção de corrente sanguínea relacionada a cateter:
  - presença de duas culturas (central e periférica) com diferença do tempo de crescimento de mais de 2 h (maior tempo na cultura periférica);
  - indicação de retirar cateter: cultura positiva para *Staphylococcus aureus*, *Pseudomonas aeroginosas*, fungo, micobactéria ou cateter tuneilizado ou persistência de positividade de cultura após 3 dias de tratamento adequado;
  - tratar por 14 dias;
  - infecções complicadas: endocardite, celulite, trombo séptico – retirar dispositivo e manter tratamento por 4 a 6 semanas.

- Infecções virais:
  - aciclovir para pacientes com doença ativa por herpes e ganciclovir para citomegalovírus; oseltamivir para pacientes com suspeita de infecção por vírus Influenza.
- Granulokine (filgrastima): indicado nas neutropenias com exceção dos pacientes com doença medular em que o uso do granulokine fica a critério médico dependendo da gravidade da situação.

Tempo de tratamento

- Infecções sem identificação de foco ou agente: manter antibiótico até que se mantenha afebril por 48 h e haja sinais de recuperação medular (neutrófilos acima de 500 células/mm^3).
- Infecções de corrente sanguínea: manter antibiótico por pelo menos 10 a 14 dias. Nos casos em que se mantém positividade de culturas após 72 h de retirada de cateter, considerar infecção complicada e manter antibioticoterapia por 4 a 6 semanas.

Bibliografia

- Almeida FJ, Arnoni MV, Farias CGA. Uso de antimicrobianos em pacientes oncológicos com neutropenia febril. In: La Torre FPF, Carvalho Filho NP de C, Almeida FJ. Emergências oncológicas em Pediatria. Barueri: Manole; 2016. p. 9-26.
- Freifeld AG, Bow EJ, Sepkowitz KA, Boeckh, Ito JI, Mullen CA, et al. Clinical practice guideline for the use of antimicrobial agents in neutropenic Patients with Cancer: 2010 update by the Infectious Diseases Society of America. Clin Infect Dis. 2011;52(4):e56-93.

- Mendes AVA, Sapolnik R, Mendonça N. Novas diretrizes na abordagem clínica da neutropenia febril e da sepse em oncologia pediátrica. J Pediatr (Rio J). 2007;83(2):S54-S63. Disponível em: http://www.scielo.br/scielo.php?script=sci_arttext&pid=S0021-75572007000300007&lng=en&nrm=iso. Acesso em: 13 abr. 2017.
- Pappas PG, Kauffman CA, Andes AR, Clancy CJ, Marr KA, et al. Clinical practice guideline for the management of candidiasis: 2016 update by the infections diseases society of America. Clin Infect Dis. 2016;62(4):e1-50.

CAPÍTULO 71

Emergências Oncológicas

Lied Pereira Mendes • Manuella Pacífico de Freitas Segredo • Debora Garcia Gasperini • Cinara dos Anjos Marcondes

Emergências cardiotorácicas

■ Síndrome da veia cava superior e síndrome mediastinal superior

Definição
- Síndrome da veia cava superior (SVCS): sinais e sintomas causados por compressão, obstrução ou trombose da veia cava superior.
- Síndrome do mediastino superior (SMS): além dos sintomas da SVCS, há compressão traqueal.

Etiologia
As principais causas compreendem doenças malignas (leucemias, linfomas, neuroblastomas, tumores de células germinativas e sarcomas) ou eventos trombóticos ou infecciosos.

Sinais e sintomas
Dispneia, disfagia, tosse, rouquidão, dor torácica, ortopneia, ansiedade, confusão mental, cefaleia, letargia, alterações visuais e síncope. Esses sintomas podem ser agravados em posição supina. Edema, pletora e cianose de face, pescoço e extremidades superiores, ingurgitamento venoso em região cervicotorácica, edema conjuntival, respiração ruidosa, sibilos e estridor. Outros sinais, como pulso paradoxal, hipertensão e papiledema, podem ser observados. Sinais de derrame pleural e pericárdico podem coexistir.

Exames complementares
Radiografia de tórax com massa mediastinal em região anterossuperior, com ou sem desvio de traqueia e derrame pleural ou pericárdico. A tomografia computadorizada (TC) de tórax delineia melhor as alterações anatômicas, auxiliando no diagnóstico etiológico. Venografia ou ressonância magnética (RM) também podem ser úteis.

Diagnóstico
Nas massas torácicas, a biópsia deve ser minimamente invasiva, pois o paciente tolera mal a sedação ou a anestesia geral. Utilizar anestesia local para obter aspirado de medula óssea, pleurocentese ou pericardiocentese, além de biópsias percutâneas guiadas por ultrassonografia ou tomografia. Hemograma também pode ajudar no diagnóstico etiológico. Deve-se evitar puncionar veias em membros superiores pelo risco de sangramento por pressão intravascular elevada. Quando não há evidência de massa mediastinal, investigar a possibilidade de trombose venosa associada a cateter venoso central.

Conduta

Em pacientes instáveis, o tratamento é empírico com radioterapia ou quimioterapia. Recomenda-se o uso de corticosteroide para amenizar o edema pós--radioterapia e como parte do tratamento da própria neoplasia. Quimioterápicos como ciclofosfamida, antracíclicos e vincristina constituem outras opções. No caso de tumores pouco responsivos, a ressecção cirúrgica pode ser inevitável. Em casos de trombose venosa associada a cateter, está indicado tratamento com anticoagulantes.

■ Derrame pleural e pericárdico

Etiologia

Corresponde ao exsudato ou ao transudato. O exsudato tem proteína elevada (> 2,5 g/dL) e alta contagem celular, resultantes de infiltração tumoral ou infecção. O transudato é causado por resposta simpática de tumores torácicos ou abdominais, hipervolemia, hipoproteinemia ou insuficiência cardíaca.

Sinais e sintomas

Dispneia, ortopneia, tosse e dor torácica, mas o paciente pode ser assintomático. Ainda, é possível haver acúmulo de grandes volumes, causando tamponamento cardíaco.

Conduta

Toracocentese e pericardiocentese podem aliviar os sintomas e ajudar no diagnóstico. O tratamento depende da etiologia.

■ Tamponamento cardíaco

Etiologia

Derrame pericárdico, infiltração leucêmica, inflamação ou infecção, fibrose pós-radioterapia e tumores intracardíacos. Pericardite e miocardite compreendem as causas mais comuns em crianças com câncer.

Sinais e sintomas

Tosse, dor torácica, dispneia, soluços, dor abdominal, taquicardia, cianose e pulso paradoxal. A tríade de Beck é rara, mas pode estar presente: hipotensão, distensão de veias cervicais e precórdio silencioso.

Conduta

Ausculta cardíaca, radiografia de tórax, eletrocardiograma (ECG) e ecocardiograma (ECO) são funda-

mentais para o diagnóstico. O tratamento depende do diagnóstico etiológico.

■ Hemoptise maciça

Etiologia

Aspergilose pulmonar, neoplasias acometendo o pulmão e outras infecções fúngicas ou bacterianas.

Exames complementares

Radiografia de tórax, TC de tórax, hemograma, coagulograma e biópsia lesional.

Tratamento

Consiste em evitar asfixia e encontrar o foco de sangramento e estancá-lo por meio de broncoscopia. Quando há foco pulmonar previamente definido, deve-se colocar o paciente virado para o lado do pulmão acometido, a fim de evitar que o sangue acometa o pulmão sadio. O tratamento específico depende da etiologia.

■ Pneumotórax e pneumomediastino

Definição

O pneumotórax consiste na entrada de ar no espaço pleural. Já o pneumomediastino refere-se à entrada de ar no mediastino, normalmente em associação a enfisema subcutâneo.

Etiologia

Representam situações raras e ocorrem em associação a infecções, vômitos pós-quimioterapia, metástase ou recidiva neoplásica, fibrose pulmonar pós--radioterapia ou bleomicina, histiocitose pulmonar, entre outras causas menos comuns.

Sinais e sintomas

Tosse, dispneia progressiva, dor torácica, taquicardia, taquipneia, desvio da traqueia, hipertimpanismo torácico e enfisema subcutâneo.

Exames complementares

Radiografia de tórax com colabamento pulmonar, desvio de traqueia e mediastino, ar no contorno cardíaco e no subcutâneo.

Tratamento

Oxigenoterapia pode ser o suficiente no tratamento de lesões pequenas; porém, em le-

PARTE 3 • ESPECIALIDADES PEDIÁTRICAS

sões grandes, o ar deve ser drenado. O tratamento da doença primária precisa ser realizado concomitantemente.

■ Lesão pulmonar aguda associada à transfusão (TRALI)

Definição
Caracteriza-se por dispneia de início abrupto, em decorrência de edema pulmonar de origem não cardiogênica.

Etiologia
Mecanismos envolvidos podem estar relacionados com transferência passiva de anticorpos no plasma contra antígenos de histocompatibilidade ou antígenos granulócito-específicos do receptor, ou ativação de complemento, entre outras causas.

Sinais e sintomas
Febre, hipotensão, hipoxemia, dispneia e hipertensão pulmonar, que podem surgir durante ou 6 h após a infusão de hemoderivados e são transitórios, duram entre 48 e 96 h. Apesar disso, a mortalidade é elevada.

Conduta
Radiografia de tórax com infiltrado pulmonar bilateral pode ser útil para o diagnóstico. O tratamento consiste em medidas de suporte ventilatório.

Emergências abdominais
No Quadro 71.1, há um resumo dos diagnósticos diferenciais de dor abdominal em crianças com neoplasia.

■ Hemorragias

Varizes esofágicas
Resultantes de fibrose, colangite e cirrose, principalmente em pacientes com histiocitose de células de Langerhans, tumores abdominais que comprimem a veia porta, hipertensão portal e hepatite crônica viral. O sangramento das varizes causa hematêmese e melena. As alterações plaquetárias e de coagulação devem ser corrigidas. Nos sangramentos refratários, pode-se realizar lavagem, vasopressina intravenosa, endoscopia com ligadura, escleroterapia e balão compressivo. Pacientes com febre devem receber antibiótico de largo espectro.

Hemorragia digestiva alta
Secundária a hemoptise, mucosite grave ou hemorragia gastrintestinal alta. Crianças com câncer estão mais suscetíveis a lesões grastrintestinais em função do uso de corticosteroides, radioterapia, hipertensão intracraniana, vômitos pós-quimioterapia e ulcerações causadas por quimioterápicos. O tratamento é feito com emprego de ranitidina, omeprazol, antiácidos, lavagem e correção de trombocitopenia e distúrbio de coagulação. Nos casos refratários, a endoscopia para hemostasia por eletrocoagulação está indicada; já a escleroterapia está contraindicada.

Hemorragia digestiva baixa
Infecções por *Clostridium difficile*, *Criptosporidium*, fungos e tiflite podem causar sangramentos nas fezes. Intussuscepção, cirurgias e abscessos são capazes de provocar sangramentos intermitentes. Com frequência, é multifatorial e raramente causa perda sanguínea importante. O tratamento depende da causa primária.

QUADRO 71.1	Diagnósticos diferenciais de dor abdominal em crianças com neoplasia				
Constipação intestinal	Distensão		Compressão nervosa	Inflamação	Dor referida
Vincristina	Ascite		Tumor retroperitoneal	Apendicite	Pneumonia
Opioides	Tumor primário (linfoma, sarcoma, tumor de Wilms, neuroblastoma, tumor de células germinativas		—	Colecistite	Derrame pleural
Amitriptilina	Hepatoesplenomegalia		—	Tiflite	Tumor pleural ou pulmonar
				Ulcerações	Tumor retroperitoneal

Fonte: Elaborado pelos autores.

CAPÍTULO 71 • EMERGÊNCIAS ONCOLÓGICAS

■ Obstrução intestinal

Etiologia
Pode ocorrer em linfomas de Burkitt de íleo, bem como em pacientes que se submeteram à cirurgia abdominal previamente (aderências) e terminais com tumores abdominais.

Conduta
Radiografia e ultrassonografia de abdome auxiliam no diagnóstico. O tratamento depende da etiologia.

■ Perfuração intestinal

Etiologia
Secundária a obstrução intestinal, com úlceras não responsivas ao tratamento medicamentoso e infecções como tiflite e erosões tumorais. No linfoma de Burkitt abdominal, podem ocorrer perfurações durante o tratamento quimioterápico, com a dissolução tumoral na parede intestinal.

Conduta
Radiografia de abdome com ar no peritônio. O tratamento é cirúrgico.

■ Tiflites

Definição
Enterocolite necrosante de íleo terminal ou *cecum*, com quadro clínico similar ao da apendicite. Caracteriza-se por febre, neutropenia grave, dor abdominal e espessamento do ceco e do íleo adjacente em exames de imagem.

Etiologia
Os patógenos mais comuns são *Pseudomonas*, *Escherichia coli* e outros Gram-negativos, *Staphylococcus aureus*, *Streptococcus* alfa-hemolítico, *Clostridium*, *Candida* e *Aspergillus*.

Sinais e sintomas
Dor, náuseas, vômitos, diarreia e enterorragia. Ao exame físico, há febre, dor abdominal, distensão abdominal, diminuição dos ruídos hidroaéreos e sinais de peritonite.

Conduta
Radiografia e TC abdome com espessamento de parede e pneumatose intestinal. Ultrassonografia de abdome pode ser útil. O tratamento consiste em antibioticoterapia de largo espectro, jejum, nutrição parenteral e, em casos extremos, cirurgia.

■ Abscesso perianal

Etiologia
É causado por *Staphylococcus*, *Escherichia coli*, *Pseudomonas*, *Streptococcus* e anaeróbios fecais.

Sinais e sintomas
Dor anal e tenesmo podem indicar abscesso anal ou fissuras. Ocorrem em pacientes neutropênicos, e os sinais locais inflamatórios podem não ser evidentes.

Tratamento
Banhos de assento aliviam a dor. Toque retal e procedimentos locais mais invasivos devem ser evitados. Recomenda-se tratamento com antibioticoterapia de amplo espectro.

■ Doença veno-oclusiva (DVO)

Definição
A DVO é um rápido e maciço aumento hepático, com dor em quadrante superior de abdome, icterícia, ganho de peso e ascite. Frequente complicação do transplante de medula óssea (TMO), pode ocorrer, porém, com o uso de vincristina, actinomicina D e ciclofosfamida.

Tratamento
Suporte clínico. Há melhora da sobrevida com o uso de trombolíticos (heparina e plasminogênio ativado), antitrombolíticos (antitrombina III), defibrotide e fibrinolíticos.

■ Hepatomegalia maciça no neuroblastoma

Definição
Complicação do estádio IV-S de neuroblastoma que acomete lactentes com menos de 1 ano de idade, podendo ser fatal.

PARTE 3 • ESPECIALIDADES PEDIÁTRICAS

Tratamento

Suporte clínico e observação, pois se resolve espontaneamente. No caso de insuficiência respiratória, pode-se optar por quimioterapia e radioterapia. A cirurgia pode ser indicada para colocação de tela abdominal e alívio da compressão.

Emergências geniturinárias

No Quadro 71.2, há um resumo das causas de insuficiência renal no paciente oncológico.

■ Cistite hemorrágica

Etiologia

Está associada ao uso de altas doses de ciclofosfamida/ifosfamida, transplante de medula óssea e infecções virais por adenovírus, poliomavírus e citomegalovírus.

Sinais e sintomas

Hematúria intensa e micção dolorosa, podendo causar obstrução urinária.

Tratamento

A prevenção consiste em hidratação endovenosa rigorosa e uso da mesna, medicamento que inativa a acroleína (metabólito da ciclofosfamida/ifosfamida

tóxico para a bexiga). No quadro já instalado, manter hidratação com aumento de fluxo urinário, manter a mesna e fazer a correção de trombocitopenias ou coagulopatias. Para diminuir as contrações vesicais, podem ser utilizados cloridrato de oxibutinina, baclofeno e opioides. A eletrocoagulação da bexiga e o uso de substâncias como formol e prostaglandinas E2 representam terapias alternativas.

Emergências neurológicas

■ Hipertensão intracraniana

Etiologia

Tumores, pseudotumores, leucemias, infecções, abscessos e acidente vascular encefálico (AVE).

Sinais e sintomas

Irritabilidade, alterações comportamentais, letargia, vômitos, regressão do desenvolvimento motor, cefaleia e convulsões. Também há aumento do perímetro cefálico, ingurgitamento de veias do couro cabeludo, estrabismo, nistagmo, paralisias de pares cranianos, ataxia e hemiparesia. O papiledema representa um achado tardio, assim como Babinski positivo, respiração de Cheyne-Stokes e postura de descerebração. A herniação pode ocorrer em vários pontos do SNC, resultando em óbito.

QUADRO 71.2	Causas de insuficiência renal no paciente oncológico	
Causas pré-renais	**Causas renais**	**Causas pós-renais**

• Hipoperfusão/choque:
  – Séptico
  – Cardiogênico
  – Hemorrágico
	• Choque:
	  – Séptico
	  – Cardiogênico
	  – Hemorrágico
		• Obstrução por massas tumorais
		• Síndrome compartimental abdominal

• Pós-TMO alogênico:
  – SHU
  – SLT
	• Medicamentos nefrotóxicos:
	  – Antibióticos
	  – Antifúngicos e antivirais
	  – Quimioterápicos (metotrexato, cisplatina)
	  – Contrastes radiológicos
	  – Outros	

• Vômitos pós-quimioterapia
• Diarreia infecciosa
• Baixa ingesta hídrica
	• Pós-TMO alogênico:
	  – DVO
	  – SHU
	  – SLT
	  – CIVD
	  – Microangiopatia trombótica	

CIVD: coagulação intravascular disseminada; DVO: doença veno-oclusiva; SHU: síndrome hemolítico-urêmica; SLT: síndrome de lise tumoral; TMO: transplante de medula óssea.

Fonte: Modificado de Benoit e Hoste, 2010.

Conduta

TC e RM de encéfalo podem oferecer o diagnóstico. A intervenção cirúrgica está indicada para alívio da pressão intracraniana e remoção do tumor (quando possível). Outras terapias adjuvantes podem ser necessárias, como administração de corticosteroide, manitol, suporte ventilatório, sedação etc.

■ Compressão medular

Etiologia

Secundária a tumores do SNC ou extrínseco a ele. A metástase é rara em crianças. A compressão da medula espinal, do cone medular ou da cauda equina pode causar disfunções neurológicas permanentes se não houver intervenção imediata. Ocorre em 3 a 5% dos pacientes pediátricos com câncer.

Sinais e sintomas

Dores nas costas, dificuldades na deambulação, alterações sensoriais, perestesias, plegias, incontinência fecal e urinária.

Conduta

RM de coluna oferece o diagnóstico. O tratamento depende da causa primária, consistindo em descompressão cirúrgica, radioterapia, quimioterapia e corticoterapia (dexametasona). A capacidade de recuperação das funções neurológicas perdidas em crianças é muito maior, possibilitando a melhor reabilitação após o tratamento.

Eventos adversos agudos dos quimioterápicos

■ Extravasamento de quimioterápicos

Etiologia

Infiltração de substâncias do vaso sanguíneo para os tecidos vizinhos.

Sinais e sintomas

Edema, urticária, dor, lesões bolhosas e necrose tecidual. Os tipos de substância extravasada são vesicantes (lesões teciduais podendo acarretar necrose), irritantes (causam reação menos intensa) e sem toxicidade dermatológica.

Condutas

Deixar o acesso venoso inicialmente no lugar. Parar a infusão, aspirar e usar antídoto, se disponível.

Repouso, elevação do membro por 48 h e analgesia. No Quadro 71.3, são apresentados antídotos para extravasamento de quimioterápicos.

QUADRO 71.3	Antídotos para extravasamento de quimioterápicos	
Medicação	**Antídoto**	**Modo de usar**
Antracíclicos	DMSO	Aplicar no local o mais rápido possível a cada 8 h por 7 dias
	Dexrazoxano	1 g/m² D1 e D2 IV em 5 h e 500 mg/m² D3
	Gelo local	—
Mitomicina C	DMSO	Aplicar no local o mais rápido possível a cada 8 h por 7 dias
Mostarda nitrogenada	Tiossulfato de sódio	Diluir 4 mL de tiossulfato de sódio em 6 mL de água destilada e administrar 2 mL da solução
Alcaloides da vinca	Hialuronidase	150 a 1.500 UI SC
	Calor local	—

DMSO: dimetilsulfóxido; IV: via intravenosa; SC: via subcutânea.
Fonte: Elaborado pelos autores.

■ Síndrome do ácido transretinoico (ATRA)

Etiologia

O ATRA é utilizado nas leucemias promielocíticas agudas; porém, 15 a 26% dos pacientes desenvolvem a síndrome do ATRA, 2 dias a semanas do seu início. A mortalidade é de 1 a 13%.

Sinais e sintomas

Febre, dispneia, infiltrado pulmonar difuso, retenção hídrica com ganho de peso, derrame pleural e pericárdico, hipotensão e falência renal.

Conduta

Controle de coagulograma, fibrinogênio e plaquetas. Indica-se o uso de dexametasona até a reversão do processo.

■ Miocardiopatia por antraciclinas

Etiologia

Antracíclicos, como doxorrubicina, daunorrubicina, epirrubicina, idarrubicina e mitoxantrona, são quimioterápicos cardiotóxicos de ação dose-dependente. Ocorre lesão dos miócitos por liberação de radicais livres, perdas de miofibrilas, degeneração mitocondrial e até mesmo fibrose. Podem ter apresentação aguda, subaguda e crônica.

PARTE 3 • ESPECIALIDADES PEDIÁTRICAS

Sinais e sintomas

Arritmia transitória (taquicardia), sinais de pericardite, miocardite e falência ventricular esquerda.

Conduta

Exames como ECG, radiografia de tórax, ECO, marcadores de lesão tecidual e biópsia endomiocárdica são importantes para o diagnóstico. O tratamento depende dos sintomas, podendo-se utilizar desde diuréticos, carvedilol, inibidores da enzima conversora de angiotensina (IECA) até milrinone e dobutamina.

Emergências hematológicas

■ Hiperleucocitose

Definição

Contagem de leucócitos periféricos superior a 100.000/mm³. Pode causar morte por hemorragia do SNC ou trombose, leucostase pulmonar e distúrbios metabólicos que acompanham a síndrome de lise tumoral (SLT).

Sinais e sintomas

Cefaleia, convulsão, alteração do nível de consciência, escurecimento da visão, papiledema, dilatação de vasos da retina, dispneia, cianose, hipóxia e priapismo.

Conduta

Deve-se solicitar hemograma, eletrólitos (fósforo, potássio, cálcio), ácido úrico e função renal. O tratamento baseia-se em diminuir a massa celular com o início da quimioterapia. Prevenir os distúrbios relacionados com a SLT, como hidratação intravenosa, uso de rasburicase ou alopurinol (ver "síndrome de lise tumoral" adiante) e reposição de plaquetas (se < 20.000/mm³). A hemoglobina não deve ficar abaixo de 10 g/dL. Leucoaférese é mais efetiva e rápida para citorredução e está indicada para pacientes com complicações causadas pela leucoestase.

Emergências metabólicas

■ Hipercalcemia

Definição

Cálcio sérico > 12 mg/dL.

Causas

Defeito na excreção renal e/ou aumento da reabsorção óssea (citocinas, produção de paratormônio-*like*, produção de calcitriol).

Sinais e sintomas

Náuseas, constipação intestinal, poliúria, fraqueza muscular, insuficiência renal, bradiarritmias e coma.

Conduta

Solicitar ECG, que pode apresentar intervalo PR prolongado e ondas T amplas. O tratamento consiste em hidratação, uso de diurético e monitoramento de fósforo (hipofosfatemia é comum e pode piorar o quadro).

■ Síndrome de lise tumoral (SLT)

Definição

Conjunto de anormalidades resultantes da morte de células tumorais com liberação de seus metabólitos na circulação sanguínea. A tríade clássica se caracteriza por hiperuricemia, hiperfosfatemia e hiperpotassemia. A hipocalcemia é secundária à formação de fosfato de cálcio. Pode provocar insuficiência renal aguda, cuja principal causa é a nefropatia por ácido úrico por hiperuricemia. Na Figura 71.1, há um algoritmo explicativo da SLT.

Etiologia

Ocorre em pacientes com tumores de alto índice de proliferação, principalmente linfomas e leucemias. Pode ocorrer antes de qualquer terapia citotóxica, mas geralmente se manifesta de 6 a 72 h após o início da quimioterapia.

Condições predisponentes

Uremia ou hiperuricemia preexistente, urina ácida, oligúria, anúria, desidratação, insuficiência renal, tumor volumoso (> 10 cm) ou de crescimento rápido, DHL elevada (maior que duas vezes o limite superior), contagem de leucócitos (> 25.000/mm³) e alguns medicamentos (cisplatina, citarabina, metotrexato, etoposídeo e pacitaxel).

Sinais e sintomas

Dor abdominal, vômitos, diarreia, dor lombar, desidratação, anorexia, cãibra, espasmos, convulsão, alteração do nível de consciência, irritabilidade, fadiga e alteração do volume urinário.

411

CAPÍTULO 71 • EMERGÊNCIAS ONCOLÓGICAS

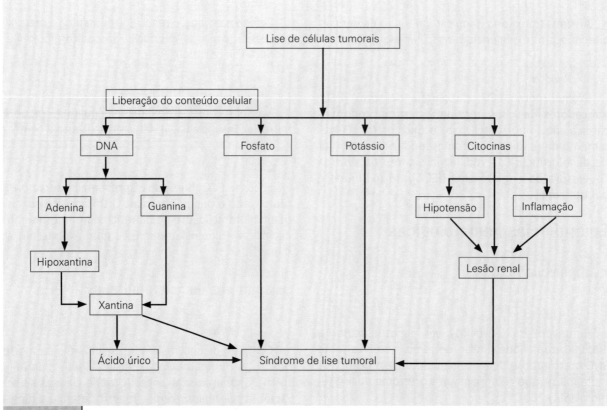

FIGURA 71.1 Algoritmo da síndrome de lise tumoral.
Fonte: Modificada de Howard SC et al., 2011.

Diagnóstico

No Quadro 71.4, mostra-se a definição laboratorial e clínica da SLT. E, no Quadro 71.5, são exibidos os principais tumores e o risco para SLT.

Monitoramento e exames laboratoriais

Na Figura 71.2, há um resumo do manejo inicial da SLT.

QUADRO 71.4 Definição laboratorial e clínica da síndrome de lise tumoral

Anormalidades metabólicas	Critério de classificação laboratorial	Critério de classificação clínico
Hiperuricemia	Ácido úrico > 8 mg/dL ou 25% basal	
Hiperfosfatemia	Fósforo > 6,5 mg/dL (2,1 mmol/L) ou 25% basal	
Hipercalemia	Potássio > 6 mg/dL ou 25% basal	Arritmia cardíaca comprovada por hipercalemia (morte súbita)
Hipocalcemia	Cálcio corrigido* < 7,0 mg/dL (1,75 mmol/L) ou cálcio ionizável < 1,12 (0,3 mmol/L)	Arritmia cardíaca, morte súbita, convulsões, irritabilidade neuromuscular, hipotensão ou falência cardíaca
Lesão renal aguda	Não aplicável	Aumento de creatinina sérica em 0,3 mg/dL ou presença de oligúria com diurese < 0,5 mL/kg/h em 6 h

*Fórmula do cálcio corrigido em mg/dL= Ca sérico mg/dL + 0,8 × (4-albumina g/dL).
Fonte: Modificada de Howard et al., 2011.

PARTE 3 • ESPECIALIDADES PEDIÁTRICAS

QUADRO 71.5 Principais tumores e risco para síndrome de lise tumoral

Estratificação de risco de lise tumoral

Tipos de câncer	Alto	Intermediário	Baixo
Linfoma não Hodgkin (LNH)	Linfoma de Burkitt, LLA B	Difuso de grandes células B	LNH indolente
Leucemia linfoide aguda (LLA)	Leucócitos ≥ 100.000	Leucócitos 50.000 a 100.000	Leucócitos ≤ 50.000
Leucemia mieloide aguda (LMA)	Leucócitos ≥ 50.000, monoblástica	Leucócitos 10.000 a 50.000	Leucócitos ≤ 10.000
Outras doenças hematológicas malignas e tumores sólidos		Proliferação rápida com rápida resposta ao tratamento	Restante dos pacientes

Fonte: Modificada de Howard et al., 2011.

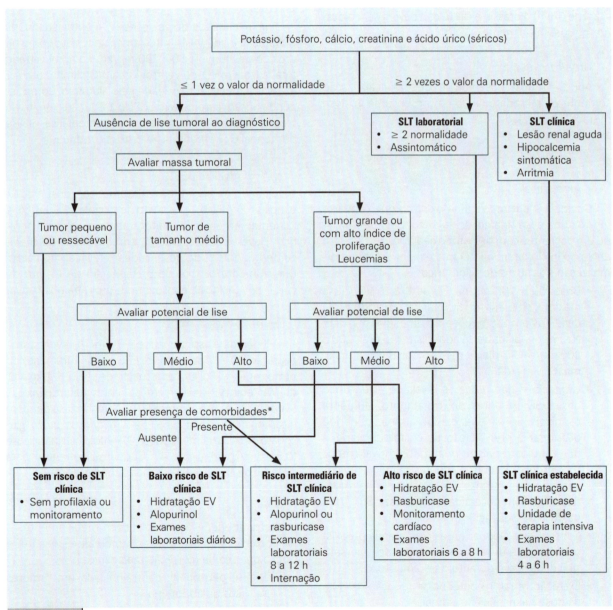

FIGURA 71.2 Manejo inicial da síndrome de lise tumoral.
* Comorbidades: insuficiência renal, desidratação e hipotensão.
EV: endovenosa; SLT: síndrome de lise tumoral.
Fonte: Modificada de Howard et al., 2011.

CAPÍTULO 71 • EMERGÊNCIAS ONCOLÓGICAS

Tratamento

Hidratação

Indicada em pacientes com risco intermediário e alto, com exceção daqueles com insuficiência renal ou oligúria. Uso de 2 a 3 L/m^2 SC/dia, se > 10 kg; ou 200 mL/kg/dia se ≤ 10 kg [¼ de soro fisiológico (SF) 0,9%: ¾ de soro glicosado (SG) 5%]. Iniciar 48 h antes da quimioterapia. Manter débito urinário de 80 a 100 mL/m^2 SC/h se > 10 kg; ou 4 a 6 mL/kg/h se ≤ 10 kg. Adaptar volume para função cardíaca e débito urinário. Se não houver evidência de uropatia obstrutiva e/ou hipovolemia, diuréticos podem ser usados para manter o débito urinário adequado (furosemida 1mg/kg, de 6/6 h ou manitol 0,5 g/kg, de 6/6 h). Potássio e cálcio não devem ser colocados no soro inicialmente.

Alcalinização

Após estudos, observou-se que a alcalinização somente é realizada quando da presença de acidose metabólica instalada.

Medicamentos

• Alopurinol

Bloqueia a enzima xantina-oxidase, que converte hipoxantina e xantina em ácido úrico. Deve ser iniciado em pacientes com risco intermediário, de 12 a 24 h antes do início da quimioterapia e mantido até a normalização dos níveis do ácido úrico.

- Dose: 50 a 100 mg/m^2 SC, de 8/8 h, VO (dose máxima: 300 mg/m^2 SC/dia; ou 10 mg/kg/dia divididos em 8/8 h (dose máxima: 800 mg/dia). Na impossibilidade de administração oral, 200 a 400 mg/m^2 SC/dia, IV de 1 a 3 doses (dose máxima: 600 mg/dia).
- Limitações: não reduz os níveis de ácido úrico desenvolvido antes do tratamento, aumenta os níveis de xantina e hipoxantina, podendo ocasionar a precipitação de cristais de xantina nos túbulos renais (uropatia obstrutiva), reduz o *clearance* de outros agentes quimioterápicos baseados em purinas (6-mercaptopurina e azatioprina), com necessidade de reduzir 50 a 70% da dose desses medicamentos.
- Contraindicação: pacientes com alergia preexistente ou que desenvolvem reação de hipersensibilidade grave durante o tratamento.
- Excreção renal: recomenda-se redução de 50% da dose na insuficiência renal.

• Rasburicase (urato oxidase recombinante)

Medicamento de escolha para pacientes com risco intermediário e alto. Transforma o ácido úrico em alantoína, que tem alta solubilidade urinária. Diminui o ácido úrico em 4 h.

- Limitação: alto custo.
- Dose: 0,15 a 0,2 mg/kg, IV, 1 vez/dia em 30 min, por até 5 dias. Estudos recentes têm demonstrado eficácia com dose única de rasburicase.
- Contraindicação: pacientes com deficiência de G6PD.

Hiperuricemia

Baixo risco: observação e monitoramento. Risco intermediário e alto: hidratação e rasburicase.

Hiperfosfatemia

Eliminar fosfato de soluções IV, manter adequada hidratação e administrar quelantes de fosfato como hidróxido de alumínio 50 a 150 mg/kg/dia administrado a cada 6 a 8 h, VO, ou ventroglútea (VG); limitar uso a 1 a 2 dias para evitar toxicidade pelo alumínio. Como segunda opção: carbonato de cálcio 1 a 4 g, VO, 6/6 h. Na hiperfosfatemia grave, sugerem-se hemodiálise, diálise peritoneal ou hemofiltração venosa contínua.

Hipocalcemia

Quando de pacientes assintomáticos, observação, e, nos sintomáticos, gluconato de cálcio a 10% 1 mL/kg, IV, lentamente com monitoramento eletrocardiográfico. Deve-se ter cuidado na administração do medicamento, pois pode desencadear elevação do cálcio, que aumenta o risco de precipitação de fosfato de cálcio nos tecidos e consequente uropatia obstrutiva.

Hiperpotassemia

Moderada e assintomática ≥ 6 mmol/L: evitar administração VO e IV de potássio. ECG e monitoramento do ritmo cardíaco. Poliestirenossulfato de sódio: 1 g/kg, VO, ou via retal (VR) (evitar em pacientes neutropênicos). Sintomático e/ou > 7 mmol/L. Recomendam-se também bicarbonato de sódio 8,4% (1 a 2 mEq/kg, IV *push*), gluconato de cálcio (1 mL/kg/dose, IV lento), insulina/glicose (0,5 a 1 g/kg de glicose e 1 UI de insulina regular para cada 4 g de glicose e furosemida 1 mg/kg/dose).

Diálise

Refratariedade às intervenções medicamentosas na correção dos distúrbios. Hemodiálise constitui a opção de escolha (correção mais rápida).

- Diálise peritoneal: contraindicada em tumores pélvicos ou abdominais.
- Indicações: hipervolemia (derrame pericárdico, pleural), potássio > 6 mEq/L, ácido úrico > 10 mg/dL, creatinina > 10 vezes o normal, uremia, fosfato > 10 mg/dL, hipocalcemia sintomática e hipertensão não controlada.

Bibliografia

- Bedrna J, Polcák J. Akutar Harnleiterverschluss nach Bertrahlung chronischer Leukamien mit Rontgenstrahlen. Medizinische Klinik. 1929;25:1700-1.
- Behl D, Hendrickson AW, Moynihan TJ. Oncologic emergencies. Crit Care Clin. 2010 Jan;26(1):181-205.
- Benoit DD, Hoste EA. Acute kidney injury in critically ill pacients with cancer. Crit Care Clin. 2010 Jan;26(1): 151-79.
- Cairo MS, Bishop M. Tumour lysis syndrome: new therapeutic strategies and classification. British Journal Haematology. 2004;127:3-11.
- Cairo MS, Coiffier B, Reiter A, Younes A. Recommendations for the evaluation of risk and prophylaxis of tumour lysis syndrome (TLS) in adults and children with malignant diseases: an expert TLS panel consensus. British Journal of Haematology. 2010;149:578-86.
- Feng X, Dong K, Pharm D, Pence S, Inciardi J, Bhutada NS. Efficacy and cost of single-dose rasburicase in prevention and treatment of adult tumour lysis syndrome: a meta-analysis. J Clin Pharm Ther. Epub 2013 Apr 13.
- Galardy P, Hochberg J, Perkins SL, Harrison L, Goldman S, Cairo MS. Rasburicase in the prevention of laboratory/clinical tumour lysis syndrome in children with advanced mature B-NHL: A Children's. Oncology Group Report. Br J Haematol. 2013 Nov;163(3).
- Galardy PJ, Hochberg J, Perkins SI, Harrison L, Goldman S, Cairo MS. Rasburicase in the prevention of laboratory/clinical tumour lysis sydrome in children with advanced mature B-NHL: a Children's Oncology Group Report. British Journal Haematology. 2013;163:365-72.
- Holdsworth M, Nguyen P. Role of i.v. allopurinol and rasburicase in tumor lysis syndrome. Am J Health Syst Pharm. 2003;60:2213-24.
- Howard SC, Jones DP, Pui C-H. The tumor lysis syndrome. N Engl J Med. 2011;364(19):1844-54.
- Jones GL, Will A, Jackson GH, Webb NJ, Rule S. Guidelines for the management of tumour lysis syndrome in adults and children with haematological malignancies on behalf of the British Committee for Standards in Haematology. British Journal of Haematology. 2015;169(5):661-71.
- Lewis MA, Hendrickson AW, Moynihan TJ. Oncologic emergencies: Pathophysiology, presentation, diagnosis, and treatment. CA Cancer J Clin. 2011;61:287-314.
- Mc Curdy M, Shanholtz C. Oncologic emergencies. Crit Care Med. 2012;40:2212-22.
- Pastores SM, Voigt LP. Acute respiratory failure in the patient with cancer: diagnostic and management strategies. Crit Care Clin. 2010 Jan;26(1):21-40.
- Perry WF, Jeffrey SB. Tumor lysis syndrome: New challenges and recent advances. Adv Chronic Kidney Dis. 2014;21(1):18-26.
- Pi J, Kang Y, Smith M, Earl M, Norigian Z, McBride A. A review in the treatment of oncologic emergencies. J Oncol Pharm Practice. 2016;22(4):625-638.
- Pui CH, Mahamoud H, Wiley J, Woods GM, Leverger G, Camitta B, et al. Recombinant urate oxidase for the prophylaxis or treatment of hyperuricemia in patients with leucemia or lymphoma. J Clin Oncol. 2001;19:697-704.
- Santos MVC, Paiva MG, Macedo CRDP, Petrilli AS, Azeka E, Jatene IB, et al. I Diretriz Brasileira de Cardio-Oncologia Pediátrica. Sociedade Brasileira de Cardiologia. 2013;100(5 Supl.1).
- Tallo FS, Vendrame LS, Lopes RD, Lopes AC. Síndrome da lise tumoral: uma revisão para o clínico. Rev Bras Clin Med. 2013 abr-jun;11(2):150.
- Will A, Tholouli E. The clinical management of tumor lysis syndrome in haematological malignancies. Br J Haematol. 2011;154:3-13.

SEÇÃO 10 | Medicina Intensiva

CAPÍTULO 72 | Insuficiência Respiratória Aguda e Assistência Respiratória

Mário Ferreira Carpi

Definição

A insuficiência respiratória aguda (IRA) refere-se à incapacidade do sistema respiratório em atender às demandas metabólicas do organismo quanto à captação de oxigênio, promovendo a hipoxemia. Pode ser acompanhada ou não de retenção de dióxido de carbono. Clinicamente, caracteriza-se por aumento do trabalho e da frequência respiratória, mas pode ocorrer também por esforço inadequado (apneia ou hipoventilação). A IRA representa uma das mais frequentes causas de atendimento na emergência pediátrica e a principal causa de internação em unidades de terapia intensiva (UTI) pediátricas.

Etiologia e fisiopatologia

A IRA pode ocorrer pelo acometimento de qualquer parte do sistema respiratório, desde o centro respiratório no sistema nervoso central (SNC), as vias aéreas extrapleurais e intrapleurais até a caixa torácica (musculatura intercostal, diafragma e costelas). O Quadro 72.1 mostra as principais causas de IRA em crianças segundo a topografia de acometimento.

Os lactentes têm maior risco de desenvolver IRA em função de uma série de características anatômicas e fisiológicas, como o menor calibre das vias aéreas, o menor número e tamanho dos alvéolos, a maior tensão superficial, menos vias de ventilação colateral e a maior complacência da caixa torácica, o que diminui a eficiência ventilatória.

Entre os mecanismos fisiopatológicos da IRA, os principais são os distúrbios da relação ventilação/perfusão (*shunt* intrapulmonar e aumento do espaço morto alveolar), além dos distúrbios difusionais (comprometimento intersticial).

Shunt intrapulmonar corresponde às áreas dos pulmões com alvéolos mal ventilados (efeito *shunt*) ou não ventilados (*shunt* verdadeiro); porém, perfundidos. Pode ser classificado em leve (*shunt* de 5 a 15%), moderado (*shunt* de 15 a 25%) ou grave (*shunt* > 25%). Causa hipoxemia mesmo quando leve, mas somente resulta em hipercapnia quando for grave. Trata-se do mecanismo que predomina em doenças restritivas, como a pneumonia e a síndrome do desconforto respiratório agudo (SDRA).

PARTE 3 • ESPECIALIDADES PEDIÁTRICAS

QUADRO 72.1 Causas comuns de IRA na criança segundo o local de acometimento

Topografia do acometimento	Etiologia
Sistema nervoso central	• Intoxicações exógenas • Neoplasias • Traumatismo cranioencefálico
Via aérea extrapleural	• Epiglotite • Laringite • Abscesso retrofaríngeo • Aspiração de corpo estranho
Via aérea intrapleural	• Pneumonia • Bronquiolite • Asma • Aspiração • Contusão pulmonar
Caixa torácica	• Doenças neuromusculares • Desnutrição grave • Múltiplas fraturas de costelas

Fonte: Elaborado pelo autor.

Espaço morto alveolar corresponde às áreas pulmonares com alvéolos ventilados; porém, não perfundidos. O exemplo clássico é o tromboembolismo pulmonar, embora seja uma condição pouco frequente em Pediatria. Por sua vez, as doenças obstrutivas das vias aéreas intrapleurais, como a asma e a bronquiolite, muito comuns em Pediatria, cursam com hiperinsuflação pulmonar, comprimindo os pequenos capilares pulmonares e promovendo o aumento do espaço morto. O aumento do espaço morto causa hipoxemia, em geral menos intensa que o *shunt* intrapulmonar, mas provoca hipercapnia precocemente.

Classificação fisiopatológica

- Falência respiratória hipoxêmica aguda: predominam o *shunt* intrapulmonar e os distúrbios difusionais. Ocorre nas doenças restritivas, como pneumonia, SDRA, atelectasia e edema pulmonar. Pode evoluir em quatro fases (Figura 72.1).
- Fase I: hipoxemia leve com normocapnia.
- Fase II: hipoxemia leve com hiperventilação (hipocapnia); momento ideal para iniciar a terapêutica.
- Fase III: agravamento da hipoxemia e elevação progressiva da pressão arterial de CO_2 ($PaCO_2$).
- Fase IV: hipoxemia grave com hipercapnia e acidose mista.
- Falência respiratória hipercapneica aguda: predomina o aumento do espaço morto, como nas doenças obstrutivas (asma grave, bronquiolite aguda), nos casos de hipoventilação central, doenças neuromusculares e obstrução de vias aéreas superiores.

Quadro clínico

A história clínica é importante para definir a etiologia. A maioria dos casos de IRA em Pediatria ocorre em lactentes com infecção de vias aéreas. Assim, uma história aguda de febre, tosse e que evolui com dificuldade respiratória deve considerar o diagnóstico de IRA e exigirá atenção quanto à frequência e ao esforço respiratório da criança.

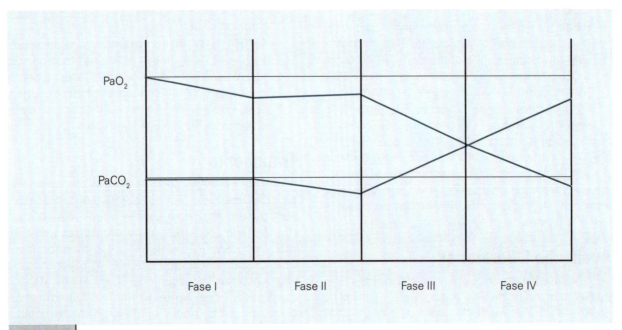

FIGURA 72.1 Fases evolutivas da insuficiência respiratória hipoxêmica aguda.

Fonte: Arquivo pessoal do autor.

Os sinais clínicos mais comuns são taquipneia e tiragem subcostal e/ou de fúrcula, os quais, embora característicos de crianças com IRA, não são específicos; a avaliação inicial dos pacientes com suspeita de IRA deve ser dinâmica e simultânea às medidas de intervenção terapêutica e diagnóstica.

A seguir, encontram-se listados os sinais frequentemente observados em crianças com IRA:

- Taquipneia: mecanismo compensatório para manutenção do volume-minuto, uma vez que o volume corrente esteja prejudicado em doenças obstrutivas ou restritivas de vias aéreas inferiores.
- Bradipneia e hipoventilação: sinal tardio que, em geral, ocorre quando já há fadiga da musculatura respiratória ou em casos de intoxicação exógena e depressão do SNC.
- Batimentos de asas de nariz: para diminuição da resistência em vias aéreas superiores; aparece em IRA instalada.
- Tiragem subcostal: representação clínica da diminuição da complacência pulmonar. Resulta da contração vigorosa do diafragma a fim de gerar pressão pleural negativa suficiente para entrada de ar nos pulmões.
- Gemência: fechamento prematuro da glote durante a expiração para melhorar a capacidade residual funcional. Trata-se de um mecanismo compensatório visto em lactentes pequenos com doença restritiva grave (pneumonia extensa, SDRA, recém-nascido com doença de membrana hialina).
- Cianose: sinal tardio de IRA que indica intervenção imediata.
- Estridor: ruído caracteristicamente inspiratório que representa obstrução periglótica, encontrado em laringite, epiglotite, aspiração de corpo estranho etc. Quando também presente na expiração, indica maior gravidade da obstrução.

A IRA instalada pode causar manifestações cardiovasculares, sendo a mais comum a taquicardia. A hipoxemia grave causa vasoconstrição e aumento da pressão na artéria pulmonar, aumentando o trabalho do ventrículo direito, com possibilidade de resultar em *cor pulmonale* agudo. Além disso, sinais neurológicos como agitação motora (hipóxia grave) ou sonolência (hipóxia e hipercapnia) podem surgir.

Avaliação laboratorial

A gasometria arterial é utilizada para avaliar a adequação das trocas gasosas. Além da análise do pH e do valor da $PaCO_2$, é importante avaliar a intensidade da hipoxemia em relação à FiO_2 ofertada. Para tanto, pode-se usar a relação PaO_2/FiO_2.

- Relação PaO_2/FiO_2 < 300 e > 200: hipoxemia leve.
- Relação PaO_2/FiO_2 < 200 e > 100: hipoxemia moderada.
- Relação PaO_2/FiO_2 < 100: hipoxemia grave.

Outra maneira de avaliar o *shunt* intrapulmonar se dá por meio da diferença alvéolo-arterial de oxigênio [D (A – a) O_2], que pode ser calculada e interpretada da seguinte maneira:

$$A = FiO_2 \times (PB - PH_2O) - (PaCO_2/R)$$

A = pressão alveolar de O_2.
FiO_2 = fração inspirada de O_2.
PB = pressão barométrica = 760 mmHg.
PH_2O = pressão de vapor de água = 47 mmHg.
$PaCO_2$ = pressão arterial de CO_2 (obtida da gasometria arterial).
R = quociente respiratório, definido como a razão entre a produção de CO_2 e o consumo de O_2 = 0,8.
a = pressão arterial de O_2 (PaO_2 obtida da gasometria arterial).

O valor normal da [D (A – a) O_2] em ar ambiente, ou seja, sob FiO_2 de 0,21 varia entre 5 e 15 mmHg.

■ Exemplo de indivíduo saudável respirando em ar ambiente ao nível do mar

$$FiO_2 \times (PB - PH_2O) - (PaCO_2/R)$$
$$= 0,21 \times (760 - 47) - (40/0,8)$$
$$= 100\ mmHg$$

- Se PaO_2 = 90 mmHg, então a [D (A – a) O_2], nessa condição ideal, é 10 mmHg.
- Para cada acréscimo em 10% na FiO_2, a [D (A – a) O_2] aumenta de 5 a 7 mmHg, chegando a 60 mmHg com O_2 a 100%.
- Se [D (A – a) O_2] for normal em um paciente hipoxêmico, então a hipoxemia resulta da hipoventilação (depressão do *drive* respiratório, doença neuromuscular). Contudo, se a diferença estiver aumentada, a hipoxemia decorre de *shunt* intrapulmonar e/ou desequilíbrio oferta/consumo de O_2.

Tratamento

Diante do diagnóstico de IRA, as medidas terapêuticas imediatas têm por objetivo restaurar a oxigenação e a ventilação. Oxigênio suplementar deve ser ofertado prontamente no pronto-socorro e na maior concentração possível até o monitoramento e a estabilização do paciente. A oxigenoterapia visa a manter PaO_2 acima de 60 mmHg e SaO_2 acima de 90% (idealmente acima de 95%). Em situações específicas (pneumopatia crônica, cardiopatia congênita cianogênica), pode-se tolerar níveis mais baixos de oxigenação arterial. Evidentemente, a

PARTE 3 • ESPECIALIDADES PEDIÁTRICAS

identificação e o tratamento específico da causa básica são fundamentais.

Medidas gerais

Havendo desconforto respiratório significativo e/ou taquipneia importante, o paciente deve ser mantido em jejum até a estabilização. Passagem de sonda nasogástrica aberta costuma ser bem tolerada por lactentes e ajuda a descompressão gástrica. O estômago cheio de ar em função da taquidispneia pode limitar a expansão pulmonar e agravar o quadro, caso no qual se deve providenciar a hidratação parenteral. Após estabilização do paciente, a alimentação enteral por sonda pode ser instituída a fim de minimizar o estresse metabólico e manter o trofismo da mucosa intestinal.

É importante avaliar adequadamente o estado de hidratação e corrigir hipovolemia se for o caso. Embora haja risco de hipovolemia em pacientes com IRA em função da perda insensível aumentada pela taquipneia e pelo esforço respiratório em associação a anorexia ou incapacidade de se alimentar relativas à doença, a administração excessiva de volume agrava o quadro. Assim, a administração rápida de líquidos via intravenosa deve ser feita de maneira criteriosa e com cautela.

O posicionamento da cabeça, particularmente em lactentes, é importante para manter a via aérea pérvia. Um pequeno coxim pode ser colocado sob os ombros mantendo a cabeça em ligeira extensão. Deve-se tomar cuidado para não hiperestender o pescoço de lactentes, pois, assim como a flexão, a hiperextensão pode obstruir a laringe cartilaginosa de crianças pequenas.

Fisioterapia respiratória pode ser útil, sobretudo em crianças com atelectasias e excesso de produção de secreções respiratórias. No entanto, sua utilização deve ser cautelosa em crianças com hiperinsuflação pulmonar.

Oxigenoterapia

Oxigênio suplementar pode ser ofertado inicialmente por meio de cateter nasal ou máscaras faciais. Os dispositivos de liberação de O_2 podem ser classificados quanto ao fluxo liberado como:

- Baixo fluxo: até 5 L/min; pode ser insuficiente para atender ao volume corrente do paciente; há mistura com ar ambiente (p. ex., cateter nasal de O_2).
- Alto fluxo: fluxo atende a toda necessidade inspiratória do paciente; fornece FiO_2 mais elevada (p. ex., máscara não reinalante com reservatório, máscara de Venturi).

Os dispositivos mais utilizados para oxigenoterapia em Pediatria são:

- Máscara não reinalante com reservatório de O_2: modo mais adequado de iniciar oxigenoterapia na emergência. Fornece FiO_2 de 90 a 100%, com fluxo de 10 a 15 L/min (o suficiente para manter o reservatório de O_2 sempre repleto). Dispõe de válvulas exalatórias que permitem a saída do gás na expiração, mas impedem a entrada de ar ambiente na inspiração.
- Máscara de Venturi: dispositivo de alto fluxo e FiO_2 controlada, variando de 24 a 50%, dependendo da velocidade do jato e da válvula de entrada de O_2 (cada intermediário corresponde a um fluxo e FiO_2 determinados). Útil para pacientes mais estáveis que necessitam de FiO_2 mais baixa.
- Halo fechado de O_2: dispositivo de alto fluxo (10 a 15 L/min) e FiO_2 controlada. Pode ser útil para uso em recém-nascidos ou em lactentes pequenos. A FiO_2 do halo pode ser calculada pela seguinte fórmula:

$$FiO_2 \text{ do halo} = litros/ar \times 21 + litros/O_2 \times 100/total \text{ de litros}$$

- Cateter nasal de O_2: dispositivo de baixo fluxo e baixa FiO_2 (30 a 40%). Como há mistura não controlada com ar ambiente, a FiO_2 é variável e imprecisa. Crianças toleram no máximo 3 L/min. Fluxos maiores de O_2 frio no cateter nasal comum causam ressecamento da mucosa e agitação no paciente.
- Cânula nasal de alto fluxo (CNAF): por meio de um cateter nasal, fornece alto fluxo de O_2 aquecido e umidificado ao longo de toda a tubulação e a via aérea do paciente. Exige base de aquecimento e umidificação, tubulação e cânulas nasais específicas. Tem tamanho e fluxo variado de acordo com a faixa etária: recém-nascidos (até 8 L/min), lactentes (até 20 L/min), pré-escolares e escolares (até 25 L/min) e adolescentes e adultos (até 60 L/min). É bastante utilizada em bronquiolite viral aguda, embora possa sê-lo em outras causas de IRA.

Suporte ventilatório

A avaliação criteriosa da evolução clínica do paciente e da resposta ao tratamento inicial determina a indicação quanto à necessidade de suporte ventilatório mecânico, que não deve ser adiada pela espera dos resultados de exames.

Ventilação não invasiva (VNI)

Modalidade de suporte ventilatório realizada sem intermediação de próteses traqueais. A conexão com o aparelho de ventilação mecânica se dá por meio de uma interface, que pode ser um prongue nasal (usado em lactentes) ou máscaras nasais ou oronasais. A

419

CAPÍTULO 72 • INSUFICIÊNCIA RESPIRATÓRIA AGUDA E ASSISTÊNCIA RESPIRATÓRIA

escolha da interface deve levar em conta o mínimo vazamento possível associado ao maior conforto possível ao paciente. Não se deve usar pressão excessiva de fixação da interface no rosto do paciente, pois não aumenta a pressão na via aérea inferior e causa dor, lesão da pele local e agitação.

Os modos ventilatórios convencionais aplicados na ventilação mecânica invasiva podem ser utilizados para a VNI. Por meio da aplicação de pressão positiva inspiratória (IPAP) e expiratória (EPAP), a VNI melhora a capacidade residual funcional, reduz o trabalho respiratório, melhora a oxigenação e o volume-minuto. Pode-se iniciar com IPAP de 6 a 8 cmH_2O e EPAP de 4 a 6 cmH_2O. A VNI não deve ser usada para aplicação de altas pressões na via aérea; portanto, seu emprego deve ser precoce, nas fases iniciais da IRA em pacientes com desconforto significativo. O uso tardio, quando o paciente já se encontra em exaustão, não surtirá bons resultados, podendo apenas atrasar uma necessária intubação endotraqueal.

Durante a VNI, o paciente pode precisar de doses baixas de sedativo/analgésico.

Em geral, é aplicada a pacientes com IRA hipoxêmica fase II, em doenças obstrutivas, como asma e bronquiolite viral aguda, pacientes oncológicos e portadores de doença neuromuscular. É contraindicada em pacientes que não apresentam *drive* respiratório adequado, portadores de trauma ou queimadura facial, pacientes submetidos recentemente a cirurgia facial, gástrica ou esofágica e pacientes que não toleram a VNI (não cooperativos).

Ventilação mecânica convencional (VMC)

Apesar da existência de critérios gasométricos absolutos para instituição de VMC em IRA, na maior parte dos casos, a indicação de intubar o paciente e instituir VMC baseia-se em critérios clínicos. A gasometria arterial deverá ser utilizada para o ajuste dos parâmetros ventilatórios da VMC.

Indicações absolutas:

- Apneia recidivante.
- Parada cardiorrespiratória.
- Hipercapnia aguda acompanhada de acidose respiratória (pH < 7,10).
- Cianose em $FiO_2 \geq 0,6$ ou $PaO_2 < 60$ mmHg em $FiO_2 \geq 0,6$.

Deve-se escolher a variável de controle (pressão ou volume) e o modo ventilatório (assistido-controlado – AC ou ventilação mandatória intermitente sincronizada – SIMV), com os quais se está mais familiarizado.

Regra geral para ajustes iniciais do aparelho de ventilação mecânica na emergência:

- Pressão inspiratória de pico (Pip) ≤ 35 cmH_2O com pressão de platô (Ppl) ≤ 30 cmH_2O.
- Volume corrente (VC) = 6 a 8 mL/kg; 8 a 10 mL/kg quando não há SDRA.
- Pressão expiratória final positiva (PEEP) = 4 a 6 cmH_2O.
- FiO_2 = inicialmente 100% → objetivo < 0,6 nas primeiras 24 h de VMC.
- Frequência respiratória (FR) = ⅔ da basal.
- Sensibilidade (a fluxo ou a pressão): 0,5 a 2,0 L/min ou cmH_2O para garantir maior interação paciente-ventilador, sem autociclagem do aparelho.
- Ti = adequar pela constante de tempo considerando a idade do paciente: lactentes de 0,5 a 0,6 s; pré-escolares de 0,7 a 0,8 s; escolares de 0,9 a 1,0 s; adolescentes de 1,0 a 1,2 s.
- Relação inspiração:expiração (relação I:E) = 1:2.
- Fluxo = 3 a 4 × VC × FR total (3 a 4 × volume-minuto).
- Se usar modo SIMV, adicionar pressão de suporte (PS) de 5 a 10 cmH_2O, de acordo com o tamanho da cânula traqueal ou a doença de base. Usar PS maior quanto menor o diâmetro da cânula traqueal. Assim, 10 cmH_2O para lactentes e 5 cmH_2O para escolares/adolescentes.
- Preferir modos ventilatórios que permitam interação paciente/ventilador.
- Atentar para auto-PEEP, particularmente nas doenças obstrutivas, observando monitoramento da mecânica ventilatória e/ou curva fluxo × tempo.
- Em doenças restritivas: manter a pressão de distensão (Pip – PEEP) entre 8 e 15 cmH_2O.

Para manutenção do paciente em VMC, será necessária sedação/analgesia contínua. No serviço do Pronto-Socorro e UTI-Pediátrica do Hospital das Clínicas da Faculdade de Medicina de Botucatu, utiliza-se a associação de fentanil (0,02 a 0,05 mcg/kg/min) e midazolam (5 a 10 mcg/kg/min) quando não há instabilidade hemodinâmica. Caso contrário, emprega-se a associação de midazolam e cetamina (0,5 a 2 mg/kg/h).

Bibliografia

- Fernandes JC, Hirschheimer MR, Nóbrega RF. Insuficiência respiratória aguda. In: Carvalho WB, Hirschheimer MR, Matsumoto T (eds.). Terapia intensiva pediátrica. 3. ed. São Paulo: Atheneu; 2006. p. 383-423.
- Fioretto JR. Insuficiência respiratória aguda. In: Fioretto JR, Bonatto RC, Carpi MF, Ricchetti SMQ, Moraes MA (eds.). UTI pediátrica. Rio de Janeiro: Guanabara Koogan; 2013. p. 231-4.
- Lago PM, Garcia PCR, Piva JP. Conduta na criança com falência respiratória. In: Carvalho WB, Proença Filho JO (eds.). Emergências em Pediatria e Neonatologia. São Paulo: Atheneu; 2006. p. 299-321.
- Pires RB, Fioretto JR. Ventilação mecânica convencional. In: Fioretto JR, Bonatto RC, Carpi MF, Ricchetti SMQ, Moraes MA (eds.). UTI pediátrica. Rio de Janeiro: Guanabara Koogan; 2013. p. 88-113.
- Pires RB. Ventilação mecânica não invasiva com pressão positiva. In: Fioretto JR, Bonatto RC, Carpi MF, Ricchetti SMQ, Moraes MA (eds.). UTI pediátrica. Rio de Janeiro: Guanabara Koogan; 2013. p. 116-22.
- The Pediatric Acute Lung Injury Consensus Conference Group. Pediatric Acute Respiratory Distress Syndrome: Consensus Recommendations From the Pediatric Acute Lung Injury Consensus Conference. Pediatr Crit Care Med. 2015 Jun;16(5):428-39.
- Viegas CAA. Gasometria arterial. J Pneumol. 2002;28 (Supl. 3):S233-S238.

CAPÍTULO 73

Asma Aguda Grave

Mário Ferreira Carpi • José Roberto Fioretto

Definição

■ Asma aguda grave ou estado de mal asmático

Insuficiência respiratória aguda secundária à crise asmática grave que não responde à terapêutica habitual apropriada com doses repetidas de broncodilatadores inalatórios.

■ Asma crítica

Asma aguda grave que necessita de admissão à unidade de terapia intensiva (UTI) pela piora clínica ou ausência de melhora, havendo necessidade de intensificação do tratamento e monitoramento contínuo.

■ Asma quase fatal

Asma crítica com insuficiência respiratória progressiva, fadiga e alteração da consciência, com necessidade de intubação endotraqueal e ventilação mecânica.

Fisiopatologia e apresentação clínica

Na asma, ocorrem obstrução das vias aéreas intrapleurais por broncoespasmo, inflamação e edema da mucosa. Há aumento da resistência ao fluxo aéreo e consequente hiperinsuflação pulmonar. No caso da asma aguda grave, o componente inflamatório é muito exuberante, o que provoca falha na resposta aos broncodilatadores nas doses habitualmente utilizadas no tratamento inicial.

Clinicamente, caracteriza-se por aumento do trabalho respiratório, com tiragem subcostal, roncos e sibilos expiratórios e tempo expiratório prolongado. A hipóxia e a hipercapnia resultantes da piora progressiva, com o aumento da pressão intratorácica, resultante da retenção de ar, podem resultar na diminuição do débito cardíaco e na depressão do sistema nervoso central.

Classificação da gravidade

A classificação da gravidade em crianças é clínica e deve ser feita da maneira mais objetiva possível. Para tanto, pode-se utilizar escores de gravidade, como o escore de Wood-Downes (Quadro 73.1), útil tanto para a classificação inicial quanto para avaliar a resposta à terapêutica empregada. Nesse caso, deve ser recalculado a cada 30 a 60 min após o início do tratamento.

PARTE 3 • ESPECIALIDADES PEDIÁTRICAS

QUADRO 73.1	Escore clínico adaptado de Wood-Downes		
Variáveis	0	1	2
PaO_2 (mmHg)	70 a 100 em ar ($SaO_2 \geq$ 95% em ar)	< 70 em ar ($SaO_2 <$ 95% em ar)	< 70 com FiO_2 40% ($SaO_2 <$ 95% em FiO_2 40%)
Cianose	Ausente	+ em ar	+ em FiO_2 40%
Murmúrio vesicular	Normal	Assimétrico	Diminuído ou ausente
Uso de musculatura acessória	Ausente	Moderado	Máximo
Sibilos expiratórios	Ausentes	Moderados	Máximos
Consciência	Normal	Deprimido/agitado	Coma

PaO_2: pressão arterial de oxigênio; FiO_2: fração inspirada de oxigênio.
Escore $\geq$ 5: insuficiência respiratória aguda em instalação.
Escore $\geq$ 7: insuficiência respiratória aguda instalada.
Fonte: Wood et al., 1972.

Indicações de internação em unidade de terapia intensiva pediátrica

- Incapacidade de falar.
- Pulso paradoxal (diferença entre a pressão arterial sistólica medida na inspiração e na expiração) > 15 mmHg.
- Pulso alternante (diferença na amplitude de pulso avaliado na inspiração e na expiração).
- Nível de consciência alterado.
- Murmúrio vesicular ausente.
- Acidose ou hipóxia grave: PaO_2 < 60 mmHg.
- $PaCO_2$ normal ou com aumento progressivo (> 5 mmHg/h).
- Sinais de fadiga respiratória.
- Escore de Wood-Downes $\geq$ 5.

Exames complementares e monitoramento

A princípio, o único exame complementar necessário será a radiografia de tórax [anteroposterior (AP) + perfil (P)], para avaliação de complicações, particularmente pneumotórax e pneumomediastino. Em casos mais graves, será necessária a coleta de gasometria arterial, eletrólitos (há risco de hipocalemia pelo uso de beta-2 em doses altas) e glicemia. A coleta de hemograma para avaliação de leucocitose deve ser considerada com reservas, uma vez que o estresse respiratório e o uso de corticoide no tratamento da asma aguda grave podem induzir leucocitose, muitas vezes erroneamente interpretada como sinal de infecção.

Quanto ao monitoramento, recomendam-se eletrocardiograma (ECG) e saturometria contínua até a estabilização do paciente, além da medida da pressão arterial. Caso seja necessário o uso de beta-2 intravenoso (IV) contínuo, pode-se considerar monitoramento da pressão arterial invasiva.

Tratamento

O tratamento da asma aguda grave deve seguir uma sequência protocolada e aditiva de medicações. Quando de um diagnóstico precoce e um tratamento farmacológico instalado adequado, raramente serão necessárias intubação orotraqueal e ventilação mecânica invasiva, reservadas apenas para os casos muito graves ou asma quase fatal.

Como essa condição clínica afeta predominantemente pré-escolares, escolares e adolescentes e a sensação de "fome de ar" é muito angustiante, torna-se importante tranquilizar o paciente dizendo a ele que será tratado e melhorará com a medicação. O paciente mais tranquilo pode respirar um pouco mais devagar, tornando o fluxo aéreo menos turbilhonado.

■ Oxigenoterapia

Inicialmente, deve-se ofertar oxigênio umidificado na maior concentração possível, mesmo quando da saturação de O_2 normal, até a estabilização do paciente. A máscara de O_2 não reinalante com reservatório fornece FiO_2 de 90 a 100%. Uma vez estabilizado e monitorado, pode-se fazer a regressão da FiO_2 usando a máscara de Venturi ou cateter nasal de O_2, procurando usar a menor FiO_2 que mantenha a SaO_2 > 92% (idealmente, SaO_2 > 95%).

■ Inalação contínua com beta-2-adrenérgico de ação curta

Pode-se utilizar salbutamol ou fenoterol. O salbutamol é o escolhido para asma por ser mais seletivo

423

CAPÍTULO 73 • ASMA AGUDA GRAVE

para receptores beta-2, apresentando menos efeitos cardiovasculares e neurológicos, como taquicardia, tremores e ansiedade.

É administrado na dose de 0,5 mg/kg/h (2 gotas/kg/h), sendo a dose mínima de 10 mg/h (40 gotas) e máxima de 20 mg/h (80 gotas). Deve ser diluído em 10 mL de solução fisiológica e nebulizado com fluxo de O_2 de 5 L/min (a inalação deve durar de 50 a 60 min).

A inalação contínua pode ser repetida por 3 a 4 h desde que o paciente esteja apresentando melhora do quadro respiratório e a frequência cardíaca permaneça < 200 bpm.

■ Corticoterapia

É de fundamental importância para o tratamento da asma aguda grave, devendo ser empregada preferencialmente dentro da 1ª hora do diagnóstico e via intravenosa. Seu uso precoce pode modificar a evolução.

- Metilprednisolona: medicação de escolha por sua ação rápida, potente efeito glicocorticoide e menor efeito mineralocorticoide em relação à hidrocortisona. Dose de ataque: 2 a 4 mg/kg (máximo de 125 mg) e manutenção de 1 a 2 mg/kg/dose de 6/6 h nas primeiras 24 h; depois, de 1 a 2 mg/kg/dose a cada 8 ou 12 h.
- Hidrocortisona: utilizada em caso de indisponibilidade da metilprednisolona. Dose de ataque: 5 a 10 mg/kg (máximo de 500 mg) e manutenção de 2,5 a 5 mg/kg/dose de 6/6 h nas primeiras 24 h; depois, de 2,5 a 5 mg/kg/dose a cada 8 ou 12 h.

■ Beta-2 intravenoso contínuo

Usado em casos refratários à nebulização contínua com beta-2 adrenérgico de ação curta e/ou outros broncodilatadores, como o sulfato de magnésio.

- Salbutamol (ação mais seletiva em receptores beta-2, consequentemente causa menos taquicardia) – dose: ataque de 10 mcg/kg em 10 min, seguido de infusão contínua de 0,2 mcg/kg/min com aumentos a cada 20 a 30 min de 0,1 a 0,2 mcg/kg/min até dose máxima de 4 mcg/kg/min.
- Terbutalina – dose: ataque de 10 mcg/kg em 10 min seguido de infusão contínua de 0,2 mcg/kg/min com aumentos a cada 20 a 30 min de 0,1 a 0,2 mcg/kg/min até dose máxima de 10 mcg/kg/min.

Espera-se um aumento inicial de 20% na frequência cardíaca (FC). A infusão deve ser reduzida ou suspensa caso FC seja > 200 bpm. O beta-2 IV contínuo deve ser mantido por, no mínimo, 3 a 4 h na menor dose possível, que reverta o broncoespasmo. Uma vez revertido, a dose deve ser reduzida lentamente até 1 mcg/kg/min, quando se associa beta-2 inalatório em dose habitual (1 gota a cada 3 kg de peso) a cada 2 ou 3 h.

A terbutalina pode ser usada via subcutânea (SC) na dose de 0,01 mg/kg/dose, repetida a cada 30 min até 3 doses (máximo de 0,4 mg/dose) na ausência de acesso venoso, sendo superior à epinefrina SC.

■ Sulfato de magnésio

Tem ação broncodilatadora por bloqueio dos canais de cálcio, diminui a liberação de acetilcolina na junção neuromuscular inibindo a degranulação de mastócitos e apresenta efeito sedativo e ansiolítico. Está indicado em casos refratários ao beta-2 inalatório contínuo + corticosteroide.

A dose é de 25 a 75 mg/kg (máximo de 2 g), IV, em 20 minutos, podendo ser repetida a cada 4 a 6 h. Alternativamente, pode ser feita infusão contínua, IV, 10 a 20 mg/kg/h.

Os efeitos adversos consistem em sedação, calor e rubor facial, bradicardia e hipotensão, se infusão rápida. Em casos de intoxicação, há perda de reflexos tendinosos profundos, fraqueza muscular, depressão respiratória e arritmias cardíacas.

■ Brometo de ipratrópio

Derivado da atropina, tem efeito broncodilatador sinérgico aos beta-2 inalatórios, sendo, porém, menos potente e de ação mais lenta do que os segundos. Inibe receptores muscarínicos e reduz tônus vagal brônquico. Está indicado em crises graves, sempre associado aos beta-2 inalatórios.

A dose é de 0,125 a 0,5 mg (10 a 40 gotas) 3 vezes a cada 20 min. Habitualmente, utilizam-se 10 gotas em < 2 anos e 20 gotas em > 2 anos. Com manutenção a cada 4 a 6 h.

■ Assistência ventilatória mecânica

Está indicada na insuficiência respiratória hipercapneica associada a fadiga muscular, hipoxemia grave e alteração do nível de consciência. Tem por objetivos aliviar o esforço respiratório, corrigir a hipoxemia, compensar a acidose e dar tempo para a ação da terapia farmacológica.

- Ventilação não invasiva (VNI): deve ser a primeira tentativa de suporte ventilatório mecânico; porém, precisa ser indicada precocemente nos casos com grande desconforto respiratório, refratários ao uso de beta-2 inalatório contínuo + corticosteroide. Não pode ser empregada em pacientes com alteração do nível de consciência

PARTE 3 • ESPECIALIDADES PEDIÁTRICAS

e exige o uso de interfaces adequadas (máscaras nasais ou oronasais) adaptadas ao aparelho de ventilação mecânica.

- Pode-se utilizar modo ventilação mandatória intermitente sincronizada (SIMV) com controle de pressão + pressão de suporte. Iniciar com pressão controlada de 6 a 8 cmH_2O, PEEP de 2 a 4 cmH_2O e pressão de suporte de 5 a 10 cmH_2O. Doses baixas de cetamina IV contínua (0,5 a 1 mg/kg/h) podem ser usadas durante a VNI por se tratar de uma medicação sedativa e analgésica com ação broncodilatadora. Pode ser necessária a associação de atropina para reduzir o aumento das secreções respiratórias induzido pela cetamina.
- Ventilação mecânica invasiva (VM): deve ser indicada com cautela. Pode agravar o broncoespasmo e eleva o risco de barotrauma e de deterioração cardiocirculatória, pois aumenta a pressão intratorácica em um paciente em que esse aspecto já está elevado pela hiperinsuflação pulmonar. São indicações absolutas de VM em asma aguda grave: parada cardiorrespiratória, hipóxia grave e rápida deterioração da consciência.

Modos e parâmetros ventilatórios

- Modo: assistido com controle de volume ou pressão; o modo volume garantido pressão controlada (PRVC) também representa uma opção interessante, pois garante o volume corrente (VC) ao mesmo tempo que a pressão é adaptada às mudanças da complacência e resistência do sistema respiratório.
- VC: 6 a 8 mL/kg.
- Pressão inspiratória de pico (Pip): 30 a 35 cmH_2O para pré-escolares; 35 a 40 cmH_2O para escolares e adolescentes, desde que a pressão de platô seja < 30 cmH_2O.
- Pressão expiratória final positiva (PEEP): 4 a 5 cmH_2O.
- Frequência respiratória (FR) baixa para permitir tempo inspiratório no limite superior para a idade e o tempo expiratório prolongado a fim de evitar PEEP inadvertida (auto-PEEP): 12 a 16 para crianças < 5 anos; 10 a 12 para crianças > 5 anos.
- Tempo inspiratório (Ti): 0,75 a 1,5.
- Relação inspiratória/expiratória (I:E): 1:4 a 1:5.
- Hipercapnia permissiva: permitir $PaCO_2$ até 2 vezes o valor normal, desde que pH > 7,1.
- FiO_2: mínima necessária para manter SaO_2 > 92%.

É necessário o uso de Pip relativamente alta para vencer a resistência aumentada da via aérea do paciente asmático e garantir VC adequado. A utilização de VC insuficiente promove a manutenção do esforço respiratório do paciente e taquipneia, aumentando a retenção de ar (hiperinsuflação dinâmica) e gerando auto-PEEP, o que agrava a hipercapnia e a hipóxia. Pode ser necessário o uso de bloqueador neuromuscular contínuo (atracúrio cisatracúrio) para manter a FR baixa, ao mesmo tempo que se garantem VC e tempo expiratório adequados. Os bloqueadores neuromusculares devem ser descontinuados assim que possível para evitar miopatia, particularmente em pacientes asmáticos graves em uso concomitante de corticosteroides.

Durante a VM, é necessário manter esses pacientes bem sedados e com analgesia. A associação de cetamina e midazolam é a mais apropriada para pacientes asmáticos. Deve-se evitar o uso de opioides, sobretudo da morfina, pelo potencial de liberação de histamina.

■ Anestésicos inalatórios

Halotano e isoflurano são potentes broncodilatadores utilizados em asma quase fatal refratária a todas as outras terapias farmacológicas. Seu uso é limitado por dificuldades técnicas e de segurança. O halotano pode causar depressão miocárdica, arritmias e hipotensão arterial. E o isoflurano tem efeito broncodilatador comparável ao do halotano com a vantagem de não ser cardiodepressor nem arritmogênico.

Bibliografia

- Carvalho CRR (ed.). Diretrizes da Sociedade Brasileira de Pneumologia e Tisiologia para o Manejo da Asma – 2012. J Bras Pneumol. 2012;38(Supl. 1):S1-S46.
- Carvalho WB, Fioretto JR. Asma aguda grave. In: Fioretto JR, Bonatto RC, Carpi MF, Ricchetti SMQ, Moraes MA (eds.). UTI pediátrica. Rio de Janeiro: Guanabara Koogan; 2013. p. 239-48.

- Shein SL, Speicher RH, Proença Filho JO, Gaston B, Rotta AT. Tratamento atual de crianças com asma crítica e quase fatal. Rev Bras Ter Intensiva. 2016;28(2):167-78.
- Wood DW, Downes JJ, Lecks HI. A clinical scoring system for the diagnosis of respiratory failure. Am J Dis Child. 1972;123:227-32.

CAPÍTULO
74

Distúrbios Hidreletrolíticos

Marina Bortoni • Marcos Aurélio de Moraes

Distúrbios do potássio

A regulação corporal do potássio (K) se dá principalmente pela excreção renal, embora também haja regulação no trato gastrintestinal e na pele. Trata-se de um íon predominante do espaço intracelular (EIC), onde sua concentração varia de 140 a 150 mEq/L; já no espaço extracelular (EEC), varia de 3,5 a 5,0 mEq/L. O potássio é o principal determinante do potencial transmembrana, e suas variações influem no funcionamento da musculatura esquelética e lisa e do sistema nervoso.

Em paciente graves, tais distúrbios, em geral, são multifatoriais; porém, insuficiência renal, síndrome de lise tumoral e uso de algumas medicações constituem fatores de risco.

A necessidade diária básica de potássio é de 2 a 3 mEq/kg, sua maior absorção ocorre no intestino delgado e sua maior excreção (cerca de 85%) nos rins (túbulos distal e coletor).

■ Hipercalemia

Definida como potássio sérico > 5 mEq/L, é classificada em: leve (K entre 5 e 6 mEq/L), moderada (K entre 6 e 8 mEq/L) e grave (K > 8 mEq/L). Pode-se dividir as suas causas em três grupos:

1. Aumento da oferta:
   - oferta endógena: jejum, asfixia perinatal, queimaduras, rabdomiólise, grandes cirurgias, hemólise maciça, hemorragia digestiva, lise tumoral e necrose tecidual;
   - oferta exógena: transfusões de hemoderivados, oferta de potássio via oral ou endovenosa, medicamentos que contenham sais de potássio (p. ex., penicilina G potássica, amoxicilina com clavulanato).
2. Diminuição da excreção renal: insuficiência renal, hiperaldosteronismo, acidose tubular renal (tipo IV), medicações [betabloqueadores, heparina, inibidores da enzima de conversão da angiotensina (iECA), bloqueadores de receptores de angiotensina II, espironolactona, ciclosporina].
3. Deslocamento do K do EIC para o EEC: acidose, hiperosmolaridade, déficit de insulina, atividade física extenuante, medicações (succinilcolina, digitálico, betabloqueadores, agonistas alfa-adrenérgicos).

É preciso se lembrar da pseudo-hipercalemia, decorrente da hemólise da coleta inadequada ou do processo de preparo do sangue para análise. Além disso, estados de leucocitose (> 70.000/cm^3) e trombocitose (> 1.000.000/cm^3) extremas podem provocar pseudo-hipercalemia.

Clinicamente, a hipercalemia pode se apresentar com manifestações cardíacas e neuromusculares. Como ocorre despolarização da membrana celular, a condução ventricular torna-se mais lenta, promovendo onda T apiculada, aumento do intervalo PR,

PARTE 3 • ESPECIALIDADES PEDIÁTRICAS

alargamento do complexo QRS, diminuição da amplitude da onda P, depressão do segmento ST, fibrilação ventricular ou assistolia. Não existe correlação entre níveis sérios de potássio e o aparecimento das alterações eletrocardiográficas. Dentre as manifestação neuromusculares, destacam-se parestesias, diminuição ou ausência dos reflexos tendiosos profundos, paralisia flácida ascendente (geralmente sem acometimento do diafragma). Raramente há comprometimento sensorial ou de pares cranianos.

O tratamento da hipercalemia visa inicialmente a melhorar ou prevenir os efeitos elétricos no miocárdio. Assim, a infusão endovenosa de cálcio (gluconato de cálcio 10%) antagoniza tais efeitos sem reduzir os níveis séricos de potássio, devendo ser usada nos casos moderados e graves, ou quando houver alterações eletrocardiográficas. Seu efeito dura de 30 a 60 min. Deve-se infundir 0,5 a 1 mL/kg, com velocidade de até 0,5 mL/kg/min (em adultos: 10 a 20 mL em 2 a 5 min), com monitoramento eletrocardiográfico contínuo.

Para todos os casos, é preciso identificar a causa-base da hipercalemia e corrigi-la, bem como suspender a oferta (enteral ou parenteral) de K. Nos casos leves, pode-se usar furosemida (1 mg/kg/dose).

Para casos moderados ou graves, após utilizar gluconato de cálcio, as opções terapêuticas consistem em:

1. Remoção do K corporal:
   - eliminação renal: furosemida 1 mg/kg/dose, quando há débito urinário satisfatório. Seu início de ação se dá em 20 min;
   - eliminação via gastrintestinal: resinas trocadoras (poliestirenossulfonato de cálcio). A maior parte da troca ocorre no cólon. Sua administração pode causar constipação, necrose e perfuração intestinais, e seu efeito variar, de acordo com o estado clínico do paciente. Via oral: 1 a 2 g/kg a cada 4 ou 6 h, com diluição em glicose a 10%, na proporção de 3 mL para cada grama de resina. Via retal: mesma dose, mas com diluição em glicose a 20%, na proporção de 5 mL para cada grama de resina, com 1 a 2 h de retenção;
   - terapias de substituição renal: indicadas precocemente quando não há diurese satisfatória.
2. Redistribuição do K:
   - bicarbonato de sódio: nos paciente com acidose metabólica, seu uso é bem indicado. Dose: 1 a 2 mEq/kg em 5 min. Tem início de ação em 30 min, com duração de até 2 h;
   - solução polarizada: 0,5 a 1 g/kg de glicose com insulina na dose de 1 UI para cada 4 g de glicose. Infundir a solução em 15 a 30 min.

Seu efeito dura até 6 h. Em adultos: 10 UI de insulina regular com 50 mL de glicose a 50%;
- uso de beta-2-agonistas: salbutamol 4 mcg/kg em 5 mL de água destilada, via endovenosa, por 20 min. Pode-se utilizar a via inalatória.

■ Hipocalemia

Representa uma condição em que o K sérico é < 3,5 mEq/L. É leve quando K entre 2,5 e 3,5 mEq/L e grave quando K < 2,5 mEq/L.

Suas causas estão relacionadas com a diminuição da ingesta ou da oferta (iatrogenia ou anorexia), ao aumento das perdas renais (diuréticos, antibióticos como anfotericina B, hiperaldosteronismo, síndrome de Cushing, uso excessivo de corticosteroides, cetoacidose diabética, tubulopatias), ao aumento das perdas gastrintestinais (vômitos, diarreia, fístulas, síndromes de má-absorção, fibrose cística, uso excessivo de laxantes) e à redistribuição para o EIC (alcalose, uso de insulina e beta-2-agonistas, hipotermia).

As manifestações clínicas incluem fraqueza muscular, parestesias e paralisias musculares, íleo adinâmico, hipotensão postural, poliúria. Ainda, as alterações eletrocardiográficas consistem em depressão ST, achatamento ou inversão da onda T, surgimento da onda U, bloqueio atrioventricular, fibrilação ventricular.

Os casos leves podem ser tratados com reposição enteral de xarope de KCl a 6% ou comprimido com 600 mg, na dose de 4 a 5 mEq/kg/dia. Nos casos graves, deve-se corrigir de forma parenteral. Para acessos periféricos, a concentração de K não pode ultrapassar 40 a 60 mEq/L; já em acessos centrais, usar no máximo 100 mEq/L. Sempre atentar-se para a velocidade máxima de infusão endovenosa: 0,5 mEq/kg/h (em adultos: de 10 a 20 mEq/h). Após a correção, realizar nova dosagem sérica em 4 a 6 h.

Distúrbios do cálcio e do magnésio

■ Hipocalcemia

Situação que se dá quando o cálcio (Ca) sérico < 7 mEq/L ou o cálcio ionizado (Cai) < 1,7 mEq/L.

As principais causas em pacientes pediátricos graves consistem em sepse e choque séptico, hipoalbuminemia, queimaduras, grandes cirurgias, excesso de transfusão de hemoderivados, síndromes de má-absorção, iatrogenia (uso de furosemida, fenobarbital, aminoglicosídeos).

A hipocalcemia acarreta aumento da excitabilidade neuromuscular, provocando tremores, clônus, fasciculações, convulsões e até mesmo sinais de Chevostek e Trousseau. As manifestações cardíacas são diversas,

427

CAPÍTULO 74 • DISTÚRBIOS HIDRELETROLÍTICOS

como bloqueios, bradicardia, hipotensão, insuficiência cardíaca, assim como onda T invertida e aumento do intervalo QT corrigido (QTc).

O tratamento dos casos assintomáticos inclui reposição endovenosa de gluconato de cálcio a 10%, na dose de 4 a 8 mL/kg/dia, sendo o máximo de 60 mL/dia, por até 4 dias. Não há necessidade de dose de ataque. Nos pacientes sintomáticos, administra-se dose de ataque de gluconato de cálcio a 10% de 1 mL/kg/dose (ou Ca elementar na forma de outra preparação, na dose de 10 a 20 mg/kg) de forma lenta (0,5 mL/kg/min). Em adultos, são 100 a 300 mg de Ca elementar em 5 a 10 min. Durante a infusão, o paciente deve estar monitorado e com acesso venoso garantido, pois o extravasamento do gluconato pode causar necrose tecidual. A infusão rápida pode provocar disritmia, bloqueio atrioventricular e parada cardiorrespiratória. O uso de vitamina D ou calcitriol é preconizado para as hipocalcemias crônicas, e a reposição de Ca se faz via oral, na dose de 500 a 1.000 mg/m²/dia de Ca elementar (1 g de carbonato de cálcio = 400 mg Ca elementar; 10 mL de gluconato de cálcio = 90 mg de Ca elementar).

■ Hipercalcemia

Situação que se dá quando o Ca > 10,5 mEq/L ou Cai > 5,8 mEq/L, embora seja rara em Pediatria.

Suas causas mais comuns são hiperparatireoidismo, imobilização prolongada, rabdomiólise, uso prolongado de diuréticos tiazídicos, intoxicação por vitamina A ou D e neoplasias.

Seu quadro clínico, em geral, é inespecífico, composto por anorexia, mal-estar, fadiga, parestesias, poliúria, nefrocalcinose, hematúria, insuficiência renal, hipertensão, bradicardias e bloqueios, diminuição do intervalo QT, dor abdominal e constipação, fraturas, artralgia, distúrbios de comportamento, ataxia e coma.

O tratamento envolve a identificação da causa-base, hidratação endovenosa [soro fisiológico 10 mL/kg/h ou 1 L/1,73 m² SC/h, com reavaliações a cada 4 h], furosemida (1 a 2 mg/kg/dose com intervalos de até 2 h) e reposição de magnésio e fósforo, quando necessário.

Se não houver melhora após as medidas preconizadas, pode-se considerar o uso de corticosteroide: hidrocortisona 5 mg/kg/dia por até 3 dias ou prednisona 1 a 2 mg/kg/dia. Métodos dialíticos devem ser considerados em casos refratários.

■ Hipomagnesemia

O magnésio (Mg) participa de vários processos enzimáticos envolvidos no armazenamento e no uso de energia celular, principalmente os mecanismos dependentes de ATP (adenosina-trifosfato). Sua homeostase está diretamente relacionada com homeostase do Ca, sendo comum a ocorrência dos dois distúrbios concomitantemente.

Define-se hipomagnesemia quando o Mg sérico é < 1,4 mEq/L; em geral, é sintomática quando < 1 mEq/L.

As causas consistem em desnutrição ou suporte nutricional inadequado, síndrome de má absorção, pancreatite, diarreia crônica, tireotoxicose, cetoacidose diabética, uso de diuréticos de alça, sepse, múltiplas transfusões sanguíneas e hipervitaminose D.

Os sinais e sintomas podem ser inespecíficos, como taquicardia ventricular, fibrilação atrial, aumento dos intervalos PR e QT, alargamento do QRS e achatamento da onda T, hipertensão, convulsões, hiper-reflexia e coma.

O tratamento é feito com a reposição parenteral de sulfato de magnésio a 10% – 0,2 mEq/kg a cada 6 h (1 mL = 0,8 mEq); em adultos, 50 mEq de Mg em 8 a 24 h. Sempre realizar controle sérico após correção.

■ Hipermagnesemia

Ocorre quando Mg > 2,5 mEq/L. Em geral, é sintomática quando concentração > 4 mEq/L.

É causada por insuficiência renal, insuficiência adrenal, hipotireoidismo, hiperparatireoidismo e iatrogenia (excesso de administração de Mg).

As manifestações clínicas consistem em hiporreflexia, insuficiência respiratória, hipotonia muscular, hipotensão, aumento de PR e QRS e parada cardiorrespiratória.

O tratamento corresponde à administração de gluconato de cálcio a 10% 1 mL/kg/dose, se houver hiporreflexia, arritmias ou instabilidade hemodinâmica. Furosemida e diálise devem ser consideradas se persistirem os sintomas.

Distúrbios do sódio

■ Hipernatremia

Consiste na elevação da concentração plasmática do sódio (Na) > 150 mEq/L e osmolaridade > 325 mOm/L. A hipernatremia moderada ou grave tem morbidade significativa decorrente da doença subjacente, dos efeitos no sistema nervoso central (SNC) e da correção rápida da natremia. Existem três mecanismos básicos de hipernatremia:

1. Administração excessiva de Na: fórmula preparada inadequadamente, excesso de bicarbonato de sódio, ingestão de cloreto de sódio, administração endovenosa de salina hipertônica e hiperaldosteronismo. Geralmente,

essas causas provocam hipernatremias hipervolêmicas.

2. Déficit de água livre: diabete insípido nefrogênico, diabete insípido central, aumento das perdas insensíveis e ingesta inadequada, quadros que promovem a hipernatremia hipovolêmica.

3. Déficit de água e Na: perdas intestinais, cutâneas e renais que promovem hipernatremia hipovolêmica.

Nas hipernatremias hipovolêmicas, as crianças apresentam sinais e sintomas típicos de desidratação e tendem a apresentar preservação do volume intravascular por conta do desvio de água do EIC para o EEC (desidratação intracelular). Formam-se osmóis idiogênicos no SNC, que constituem uma adaptação do EIC ao aumento da osmolaridade do EEC. Os pacientes podem apresentar irritabilidade, fraqueza muscular, letargia, muita sede, náuseas, febre, hiperreflexia, convulsões, tremores, tetania e trombose. Pode ocorrer hemorragia no SNC por desidratação intracelular que resulta em lacerações dos vasos à medida que o cérebro se afasta do crânio.

■ Diabetes insípido (DI)

Síndrome caracterizada por dificuldade dos rins em concentrar a urina por deficiência total ou parcial do hormônio antidiurético (ADH) – DI central – ou diminuição da resposta renal ao ADH – DI nefrogênico. O DI central está associado a alterações do SNC (traumatismo cranioencefálico, tumores, hemorragias no SNC, pós-operatório, medicamentos etc.). Os critérios diagnósticos compreendem osmolaridade urinária < 300 mOsm/L, osmolaridade plasmática > 300 mOsm/L, poliúria de 4 a 5 mL/kg/h em duas medidas. O tratamento consiste na administração de desmopressina (DDAVP), via nasal (10 mcg), intramuscular (IM) ou SC. Reavaliar a necessidade de novas doses a cada 6 h.

No DI, o volume urinário é alto e a urina inadequadamente diluída. Nos casos de hipernatremia por perdas extrarrenais e baixa ingesta, o volume urinário é baixo e a urina é concentrada. A dosagem de ADH e administração de desmopressina ajuda na diferenciação entre DI central (ADH baixo) e nefrogênico (ADH normal).

Tratamento

1. Tratar a causa básica.
2. Restaurar a volemia com cristaloide (preferencialmente Ringer lactato), alíquotas de 20 mL/kg.
3. Reposição de água livre – cálculo do déficit de água (DA):

   $$DA = \text{peso corporal} \times 0,6 \times (1 - 145/\text{Na atual}).$$

O resultado é dado em litros, administrado sob a forma de soro glicosado (SG) 5% ou água destilada, acrescentando-se ao soro de manutenção dos pacientes normovolêmicos, distribuído em 48 a 72 h. O ritmo de queda do Na deve ser de, no máximo, 0,5 mEq/L/h ou 12 mEq/L/24 h, pois a correção rápida da natremia pode ocasionar edema cerebral. Esta é a principal causa de morbimortalidade durante o tratamento da hipernatremia. Se houver hipervolemia, pode-se administrar diuréticos ou realizar diálise.

Nos casos de edema cerebral, administrar manitol na dose de 0,25 a 0,5 g/kg/dose de 2/2 h até a melhora dos sintomas.

■ Hiponatremia

Define-se como concentração sérica de sódio abaixo de 135 mEq/L. A hiponatremia grave se caracteriza como concentração sérica de sódio abaixo de 120 mEq/L.

Hiponatremia hipovolêmica

Ocorre por perda de Na e água livre com predomínio da perda de Na. As perdas podem ser extrarrenais (Na urinário < 20 mEq/L) ou renais (Na urinário > 20 mEq/L).

Síndrome cerebral perdedora de sal

Caracteriza-se por perda de sódio e cloro associada à lesão cerebral (traumatismo cranioencefálico, tumores, hemorragias no SNC, pós-operatório) na ausência de estímulo fisiológico para natriurese. Nessa síndrome, encontram-se hipovolemia, Na urinário > 20 mEq/L, aumento do débito urinário, osmolaridade urinária < 100 a 150 mEq/L.

Hiponatremia euvolêmica ou hipervolêmica

Na urinário < 20 mEq/L (insuficiência cardíaca, insuficiência renal aguda, oferta de soro hipotônico) e Na urinário > 20 mEq/L (síndrome da secreção inapropriada de ADH, insuficiência renal aguda, intoxicação hídrica).

Síndrome da secreção inapropriada do hormônio antidiurético (SIADH)

A criança não é capaz de excretar água por secreção aumentada de ADH, promovendo expansão do volume extravascular. Está associada a lesões no SNC (traumatismo cranioencefálico, tumores, hemorragias no SNC, pós-operatório, medicamentos etc.), distúrbios respiratórios ou secreção autônoma de ADH. São encontradas as seguintes evidências: aumento do peso corporal, sódio urinário > 30 mEq/L e densidade

CAPÍTULO 74 • DISTÚRBIOS HIDRELETROLÍTICOS

urinária < 1.020. Deve-se descartar insuficiência renal, suprarrenal, cardíaca e tireoidiana.

O tratamento consiste em restrição hídrica (40 a 50% das necessidades basais) e uso de diuréticos de alça (durosemida). Correção com NaCl 3% se hiponatremia sintomática. Em geral, se a instalação for lenta ou até que os níveis de Na alcancem 125 mEq/L, o quadro é assintomático. Os sintomas compreendem hipervolemia, edema cerebral, diminuição do metabolismo energético, diarreia, vômitos, debilidade muscular, letargia, paresias, convulsões e coma.

Tratamento da hiponatremia

1. Tratar a causa básica.
2. Corrigir a volemia.
3. Corrigir a hiponatremia se Na < 120 mEq/L ou se houver sintomas utilizando a fórmula:

$$Na \text{ em mEq} = (Na \text{ desejado} - Na \text{ encontrado}) \times 0,6 \times peso (kg)$$

O Na desejado é de 130 mEq/L para casos agudos e 120 mEq/L para os crônicos. Administração na forma de NaCl 3% (contém 0,5 mEq de Na/mL). Metade do volume deve ser administrada em 30 min e a outra metade em 24 h. Reavaliar a cada hora e recalcular o déficit sem permitir que o Na plasmático aumente em velocidade > 12 mEq/L/dia pelo risco de desmielinização osmótica da ponte. Infusão de 4 a 5 mL/kg/h dessa solução por até 2 h pode ser utilizada se o paciente for sintomático grave.

Observação: 100 mL de NaCl 3% = 85 mL de água destilada ou SG 5% + 15 mL de NaCl 20%.

Bibliografia

- Ariyan CH, Sosa JA. Assessment and management os patients with abnormal calcium. Criticisms Care Med. 2004 Apr;32(4 Suppl.):S146-54.
- Arora SK. Hypernatremic disorders in the intensive care unit. Journal of Intensive Care. 2013;28(1):37-42.
- Bossolan RM, Ernesto LC, Hirschheimer MR. Distúrbios hidreletrolíticos do cálcio, do fósforo e do magnésio. In: Carvalho WB, Hirschheimer MR, Matsumoto T. Terapia intensiva pediátrica. 3. ed. Rio de Janeiro: Atheneu; 2006.
- Bresolin NL, Andrade OV. Distúrbios hidroeletrolíticos. In: Toporovski J, Mello VR, Martini Filho D, Benini V, Andrade OV. Nefrologia pediátrica. 2. ed. Rio de Janeiro: Guanabara Koogan; 2006. p. 659-68.
- Buffington MA. Abreo K. Hyponatremia: A review. J Intens Care Med. 2016;31(4):223-36.
- Fioretto JR. Alterações do equilíbrio hidreletrolítico na UTI pediátrica. Desidratação associada a distúrbios eletrolíticos. In: Auler Jr JOC, Proença Filho JO, Antoniazzi P, Terzi RGG (eds.). Equilíbro hidreletrolítico e reposição polêmica em UTI. Clínicas Brasileiras de Medicina Intensiva. v. 16. Rio de Janeiro: Atheneu; 2005. p. 317-47.
- Greenberg A. Hyperkalemia: treatment options. Semin Nephrol. 1998 Jan;18(1):46-57.
- Hirschheimer MR, Akashi D. hidreletrolíticos do sódio e do potássio. In: Carvalho WB, Hirschheimer MR, Matsumoto T. Terapia intensiva pediátrica. 3. ed. Rio de Janeiro: Atheneu; 2006.
- Matsumoto T, Carpi MF, Campagnolla AT. Desequilíbrios hidroeletrolíticos e acidobásicos. In: Fioretto JR (ed.). UTI pediátrica. Rio de Janeiro: Guanabara Koogan; 2013. p. 160-73.
- Moreira FL. Distúrbios hidreletrolíticos e acidobásicos em UTI pediátrica. In: Fioretto JR (ed). Manual de terapia intensiva pediátrica. Rio de Janeiro: Revinter; 2003. p. 55-84.
- Mount DB. Fluid and eletrolyte disturbances. In: Loscalzo J (ed.). Harrison's principles of internal medicine. 19. ed. New York: McGraw-Hill; 2015. p. 295-312.
- Muhsin SA, Mount DB. Diagnosis and treatment of hypernatremia. Best Practice & Research Clinical Endocrinology & Metabolism. 2016;30:189-203.
- Quigley R, Alexander SR. Acute renal failure. In: Levin DL, Morris FC. Essentials of pediatric intensive care. 2. ed. New York: Churchill Livingstone; 1997. p. 509-23.
- Weisberg LS. Management of severe hyperkalemia. Crit Care Med. 2008 Dec;36(12):3246-51.
- Zieg J. Evaluation and management of hyponatremia in children. Acta Paediatrica. 2014 oct;103(10):1027-34.

CAPÍTULO 75

Distúrbios Acidobásicos

Cinara dos Anjos Marcondes

Introdução

Distúrbios acidobásicos são condições relativamente frequentes em crianças gravemente enfermas, tornando-se importante o seu reconhecimento, identificação das causas e seu correto tratamento.

O pH constitui uma medida da concentração hidrogeniônica [H+] e da manutenção do pH dentro de uma faixa compatível com a vida dependente basicamente do sistema respiratório, que regula a retenção e a eliminação do dióxido de carbono (CO_2) e do sistema-tampão plasmático, sendo o bicarbonato (HCO_3^-) o principal componente. Segundo a teoria de Stewart, existem, além do bicarbonato, outros íons importantes para a manutenção da eletroneutralidade e o ajuste do pH do plasma, sendo os principais a albumina e os fosfatos, embora não sejam aprofundados neste capítulo.

De modo geral, o controle do pH por esses dois sistemas é expresso pela fórmula de Henderson-Hasselbalch:

$$pH = pKa + \log_{10}[HCO_3^-]/PCO_2$$

Acidose metabólica

Surge quando de uma concentração sérica de $HCO_3^- < 22$ mEq/L, resultando em uma queda do pH abaixo de 7,35 (acidemia). Basicamente, as causas são o aumento da produção ou ingestão de ácidos, diminuição da excreção renal de ácidos ou perda de bases.

■ Etiologia

O cálculo indireto da diferença de ânions e cátions séricos pode ajudar a encontrar e etiologia da acidose. Ânion *gap* (AG) (12 ± 2) = $Na^+ - (Cl^- + HCO_3^-)$

1. Acidose metabólica com AG normal: AG dentro da faixa de normalidade indica que há perda de HCO_3^-, sem aumento dos ânions não dosados (albumina, fosfatos, outros ácidos), condições em que o Cl^- está aumentado. As principais causas são perda renal de bicarbonato pelo trato gastrintestinal (diarreia, derivação pancreática externa, ureterossigmoidostomia, síndrome do intestino curto), perdas renais (acidose tubular renal) ou, ainda, ingestão de compostos contendo cloro.

2. Acidose metabólica com AG aumentado: AG aumentado indica que há um aumento dos ácidos não dosados, condições em que o Cl^- está normal. Surge por produção ou ingestão de ácidos ou diminuição de excreção dos ácidos pelo rim. Entre as principais causas, estão acidose láctica (excesso de ácido láctico), cetoacidose (acetoacetato), erros inatos de metabolismo, ingestão de salicilatos ou metanol.

CAPÍTULO 75 • DISTÚRBIOS ACIDOBÁSICOS

Quando há acidemia, a resposta imediata consiste na hiperventilação, com eliminação de CO_2 pelos pulmões. Normalmente, há queda de 1,2 mmHg na PCO_2 para cada 1 mEq/L de queda no $[HCO_3^-]$. O seguinte cálculo ajuda a definir se o distúrbio primário está compensado:

$$PaCO_2 = [(1,5 \times HCO_3^-) + 8] + 2$$

■ Tratamento

O tratamento da acidose metabólica consiste na correção do distúrbio de base. Porém, em alguns casos, faz-se necessária a correção da acidemia rapidamente, pela gravidade e pelo risco de vida, principalmente nos casos em que o distúrbio de base envolve a perda de bicarbonato.

O uso de bicarbonato tem efeitos colaterais indesejáveis, sobretudo o aumento da concentração de CO_2, com consequente acidose intracelular nos casos em que o paciente não está com ventilação garantida. Outras consequências são hipernatremia, hipocalemia e sobrecarga de volume. É importante registrar que, em algumas patologias, a acidemia pode proteger o paciente, pois o pH baixo desvia a curva de dissociação da hemoglobina para a direita, facilitando a liberação do oxigênio para os tecidos.

Entre as principais indicações de bicarbonato, estão as acidemias com AG normal (hiperclorêmicas), que cursam com perda de bicarbonato, como as diarreias ou doenças nas quais há perda renal de bicarbonato. Nesses casos, emprega-se infusão de bicarbonato de sódio segundo o cálculo:

Déficit de bicarbonato =
$(HCO_3^-$ desejado – HCO_3^- encontrado) × peso (kg) × 0,3

Considerando HCO_3^- desejado = 15 mEq/L, diluir a solução em 1:3 (água destilada) e infundir em 1 h.

Outras situações compreendem:

- Cetoacidose diabética: na maior parte dos casos, a acidemia se resolve após reposição volêmica, insulinoterapia e correção dos distúrbios eletrolíticos. Porém, em casos de maior gravidade (pH < 6,9 ou HCO_3^- < 5 mEq/L), está indicado o uso de bicarbonato.

- Acidose láctica: também nesse caso, o distúrbio de base costuma ser corrigido com bicarbonato nos casos graves, devendo-se priorizar o distúrbio de base (sepse, hipoxemia, intoxicações). O bicarbonato está indicado quando pH < 10 ou HCO_3^- < 10 mEq/L.

- Parada cardiorrespiratória (PCR): não tem indicação formal, devendo-se ser cauteloso, pois, na PCR, a acidose é resultado do aumento do CO_2 e do ácido láctico, de modo que o uso de bicarbona-

to pode piorar a acidose intracelular. Parece que, em casos de PCR superior a 15 min, há aumento da sobrevida com o uso de bicarbonato. Nos casos de PCR por hipercalcemia, existe indicação formal para o uso. Na PCR, a dose de bicarbonato é de 1 mEq/L (bicarbonato de sódio a 8,4% – 1 mEq/mL), diluído em 1:1 em água destilada, via intraoral (IO) ou endovenosa (EV), em bólus.

Alcalose metabólica

A alcalose metabólica primária se caracteriza pelo aumento da concentração plasmática do bicarbonato acima de 26 mEq/L, resultando em um pH superior a 7,45 (alcalemia). Em condições normais, ocorre uma hipoventilação compensatória com consequente aumento da PCO_2 (aumento de 0,7 mmHg de PCO_2 para cada elevação de 1 mEq/L de HCO_3^-).

■ Etiologia

- Perda de hidrogênio: perda gastrintestinal (remoção de secreção gástrica, vômitos ou sucção nasogástrica, terapia antiácida, diarreia com perda de cloro); perda renal (diuréticos de alça ou tiazídicos, excesso de mineralocorticoide como no hiperaldosteronismo primário e na síndrome de Cushing, hipercalcemia, hipercapnia crônica); fluxo de H^+ para o interior das células (hipocalemia, com troca do H^+ plasmático pelo K^+ intracelular).

- Retenção de bicarbonato: administração de bicarbonato de sódio, transfusão maciça de sangue e síndrome leite-álcali.

- Alcalose de contração: diuréticos de alça ou tiazídicos, perdas gástricas em pacientes com acloridria e perdas pelo suor nos pacientes com fibrose cística.

■ Tratamento

O cloro urinário ajuda a definir os grupos para tratamento. Nas condições de cloro urinário baixo (< 10 mEq/L), existe normalmente depleção de volume e os distúrbios são responsivos à oferta de NaCl 0,9% (cloretos responsivos). Nos casos em que o cloro urinário é normal, a causa normalmente está associada a aumento da atividade mineralocorticoide, excesso de oferta de álcalis e hipocalemia (cloretos resistentes).

- Grupo cloreto responsivo: oferta de soro fisiológico 20 mL/kg.

- Grupo cloreto resistente: correção da causa do excesso de mineralocorticoides e dos distúrbios hidreletrolíticos.

432

Acidose respiratória

Quando ocorre um aumento na concentração de $PCO_2 > 45$ mmHg, com consequente diminuição do pH (acidemia). Condições clínicas que promovam a diminuição da ventilação alveolar causam retenção de CO_2. Em condições normais, existe uma compensação renal com produção de bicarbonato, que acaba por regularizar o pH.

■ Etiologia

1. Inibição do centro respiratório, como uso de opioides, anestésicos e sedativos; oxigênio em pacientes com hipercapnia, parada cardíaca, apneia obstrutiva do sono, lesões do SNC (raro) e alcalose metabólica.
2. Alterações na musculatura respiratória e na parede torácica, como crise miastênica, paralisia periódica, síndrome de Guillain-Barré, hipocalemia ou hipofosfatemia graves, poliomielite, esclerose lateral amiotrófica.
3. Obstrução de vias aéreas superiores causada por aspiração de corpo estranho ou vômitos; apneia obstrutiva do sono, laringoespasmo.
4. Distúrbios das trocas gasosas, como exacerbação de alguma doença pulmonar de base, síndrome do desconforto respiratório agudo (SDRA), edema agudo pulmonar cardiogênico, asma grave, pneumonia, pneumotórax e hemotórax, doença pulmonar obstrutiva crônica (DPOC).
5. Ventilação pulmonar mecânica, quando a taxa de ventilação alveolar efetiva está reduzida.

■ Tratamento

Normalmente, o corpo responde ao aumento do PCO_2 com produção renal de bicarbonato. A produção de bicarbonato é maior quanto maior o tempo de hipercapnia.

- Acidose respiratória aguda: para cada aumento de 10 mmHg na PCO_2, aumenta 1 mEq/L no HCO_3^-.
- Acidose respiratória crônica: para cada aumento de 10 mmHg na PCO_2, aumenta 3,5 mEq/L no HCO_3^-.

O tratamento consiste na correção do distúrbio de base; em alguns casos, está indicado o uso de suporte ventilatório.

Alcalose respiratória

Ocorre uma diminuição do PCO_2 (hipocapnia), com consequente diminuição do pH (alcalemia). É mais comumente causada por distúrbios do SNC ou intoxicações exógenas.

■ Etiologia

1. Estimulação direta do centro respiratório: hiperventilação voluntária ou psicogênica, insuficiência hepática, intoxicação por salicilatos, distúrbios neurológicos (p. ex., acidente vascular encefálico, tumores pontinos).
2. Doenças pulmonares e hipoxemia: pneumonia, fibrose intersticial, embolia e edema; insuficiência cardíaca congestiva, altas altitudes.
3. Ventilação mecânica: volumes correntes altos, frequência respiratória alta.

■ Tratamento

Existe também uma compensação renal do distúrbio, com redução de 2 mEq/L no HCO_3^- para cada redução de 10 mmHg na PCO_2 nos casos de alcalose respiratória aguda e redução de 4 mEq/L no HCO_3^- para cada redução de 10 mmHg na PCO_2 nos casos de alcalose respiratória crônica.

O tratamento consiste na correção do distúrbio de base, no ajuste dos parâmetros ventilatórios no caso de uso de ventilação mecânica, além de sedação e analgesia.

Distúrbios mistos

Com frequência, o paciente apresenta distúrbios mistos, ou seja, não compensados ou paralelos.

Para ajudar na identificação desses distúrbios, podem ser usados cálculos a partir dos valores de PCO_2, HCO_3^- e íons mensuráveis.

■ Diagnóstico gasométrico a partir do pH, PCO_2 e bicarbonato

O primeiro passo consiste em determinar o distúrbio primário, que, na maior parte das vezes, corresponde ao distúrbio associado ao pH. Dessa maneira:

- Alcalemia com bicarbonato alto, alcalose metabólica; se PCO_2 baixo, alcalose respiratória.
- Acidemia com bicarbonato baixo, acidose metabólica; se PCO_2 alto, acidose respiratória.

Porém, sabe-se que o organismo tem a capacidade de regular esses distúrbios primários, com produção ou perda de bicarbonato e eliminação ou retenção de CO_2. A partir de então, deve-se aplicar os cálculos para verificar se o distúrbio está compensado.

CAPÍTULO 75 • DISTÚRBIOS ACIDOBÁSICOS

Exemplo: Acidose metabólica: $PaCO_2 = [(1,5 \times HCO_3^-) + 8] + 2$. Caso o PCO_2 seja maior que o esperado, há um distúrbio misto, com acidose metabólica e respiratória.

■ Diagnóstico gasométrico a partir da diferença de íons mensuráveis (AG) e bicarbonato

O AG também ajuda a definir a presença de distúrbios mistos.

$$AG\ (12 \pm 2) = Na - (Cl^- + HCO_3^-)$$

1. Se AG > 20, está-se diante de um caso de acidose metabólica, ainda que não haja acidemia (pH normal) ou bicarbonato baixo (< 22). Diferença de AG = AG encontrado menos AG esperado (= 12).

2. Quando a diferença de AG somada ao bicarbonato encontrado for > 30 mEq/L, há um caso de alcalose metabólica, ainda que haja acidemia.

3. Quando diferença de AG somada ao bicarbonato for < 23 mEq/L, há presença de acidose metabólica hiperclorêmica.

Bibliografia

■ Andrade OVB, Ilhara FO, Troster EJ. Acidose metabólica na infância: por quê, quando e como trata-la? J Pediatri. 2007 May; 83 (2 Suppl.):S11-21.

■ Corey HE. Stewart and beyond: new models of acid-base balance. Kidney Int. 2003 Sep;64(3):777-87.

■ Fioretto JR. Alterações do equilíbrio hidreletrolítico na UTI pediátrica. Desidratação associada a distúrbios eletrolíticos. In: Auler Jr JOC, Proença Filho JO, Antoniazzi P, Terzi RGG (eds.). Equilíbro hidreletrolítico e reposição polêmica em UTI. Clínicas Brasileiras de Medicina Intensiva. v. 16. Rio de Janeiro: Atheneu; 2005. p. 317-47.

■ Matsumoto T, Carpi MF, Campagnolla AT. Distúrbios hidroeletrolíticos e acidobásicos. In: Fioretto JR (ed.). UTI pediátrica. Rio de Janeiro: Guanabara Koogan; 2013. p. 160-4.

■ Moreira FL. Distúrbios hidroeletrolíticos e acidobásicos em UTI pediátrica. In: Fioretto JR (ed.). Manual de terapia intensiva pediátrica. Rio de Janeiro: Revinter; 2003. p. 55-84.

■ Stewart PA. Modern quantitative acid-base chemistry. Can J Physiol Pharmacol. 1983;61:1444-61.

■ Vukmir RB, Katz L. Sodium bicarbonate improves outcome in prolonged prehospital cardiac arrest. Am J Emerg Med. 2006;24:156-61.

■ Wolfsdorf J, Glaser N, Sperling MA; American Diabetes Association. Diabetic ketoacidosis in infants, children, and adolescents: a consensus statement from the American Diabetes Association. Diabetes Care. 2006;29:1150-9.

CAPÍTULO 76

Estado de Mal Epiléptico

José Roberto Fioretto

Definição

Mal epiléptico (ME) define-se como convulsão por mais de 30 min ou crises rápidas e recorrentes, sem recuperação do nível de consciência entre elas. O ME refratário é aquele que persiste por mais de 60 min ou que mantém atividade epiletiforme no eletroencefalograma (EEG), a despeito do tratamento convencional (dois ou mais fármacos de primeira linha: benzodiazepínicos e fenítoina/fenobarbital).[1,2] Atualmente, no atendimento aos pacientes, considera-se a chamada definição operacional, ou seja, o tempo para iniciar o tratamento protocolado não deve ser retardado, sendo indicado nas crises agudas com duração superior a 5 min.

Etiologia

■ Idiopático

Não se identifica fator etiológico em 10% dos casos. Ocorre principalmente em crianças de 4 a 14 anos.

■ Secundário

Está associado à doença de base ou a alterações relacionadas com ME.

As causas devem ser identificadas para sucesso na condução do caso:

- 20 a 50% relacionados com febre.
- 10 a 25% em infecções de sistema nervoso central (SNC).
- 10 a 30% associados a distúrbios hidreletrolíticos e metabólicos.
- 1 a 3% em tumores de SNC.
- 1 a 3% em malformações cerebrais.
- 1 a 10% relacionados com hipóxia.
- 1 a 3% relacionados com sequelas neonatais.
- 3 a 5% em intoxicações.[1,2]

Tratamento

Inclui três prioridades:[3-9]

- Controle das convulsões o mais rapidamente possível.
- Manutenção das funções vitais.
- Tratamento das complicações.

■ Estabilização

- Posicionar o paciente em decúbito elevado a 30° com a cabeça centrada.
- Realizar manobras para remoção da língua do assoalho da boca.
- Aspirar secreções da cavidade oral.
- Fazer a descompressão gástrica.
- Promover a oxigenoterapia apropriada (máscara 100% ou cateter).

■ Acesso venoso

Deve ser obtido pelo profissional mais experiente; se não for possível, utilizar outras vias para administração dos anticonvulsivantes (intranasal, intramuscular, retal, sublingual ou intraóssea).

■ Monitoramento

- Frequência cardíaca.
- Frequência respiratória.
- Pulsos.
- Oximetria de pulso.
- Perfusão periférica.

■ Avaliação diagnóstica

Durante a estabilização, é preciso obter dados da história clínica que ajudem na identificação da causa do ME, assim como hemoglicoteste (HGT) e exames laboratoriais (eletrólitos, glicemia, função renal e hepática, triagem toxicológica urinária e sérica, hemograma completo). Deve-se avaliar a necessidade de punção lombar, tomografia computadorizada de crânio e EEG.

A Figura 76.1 resume o tratamento dos casos de estado de ME.[10]

■ Eletroencefalograma

Define o tipo elétrico da convulsão, orientando o melhor tipo de anticonvulsivante de manutenção. É indicado para monitoramento do uso de medicações de infusão contínua, suspeita de ME não convulsivo, demora na estabilização, apesar do tratamento, e persistência de rebaixamento do nível de consciência.[11]

■ Anticonvulsivantes

Benzodiazepínicos

Agem nos receptores gaba e promovem o controle em 80% dos casos.

Diazepam

- Ação: 3 min via intravenosa (IV) ou 5 min via retal (VR) e duração de 20 a 30 min.
- Risco de depressão respiratória e laringoespasmo.
- Dose: 0,3 a 0,5 mg/kg, IV ou 0,5 mg/kg VR; pode repetir com intervalo de 5 min. Dose máxima: 20 mg/dose.
- Velocidade de infusão: 5 mg/min.
- Apresentação: 10 mg/2 mL.

Midazolam

- Ação: 1 a 2 min (IV) e duração curta (1 a 5 min), com maior recorrência das convulsões.
- Causa menos depressão respiratória.
- Dose: 0,2 a 0,3 mg/kg IV/via intraoral (IO); 0,3 mg/kg via sublingual (SL); 0,3 a 0,5 mg/kg via intramuscular (IM) ou 0,5 mg/kg via intranasal (IN). Dose máxima: 5 a 10 mg/dose.
- No ME refratário, usar em infusão contínua: 10 a 20 mcg/kg/min, com aumentos rápidos e progressivos das doses.
- O uso IN é tão efetivo quanto o diazepam IV (88 *versus* 92% de resposta) e mais efetivo que pela VR; porém, sua ação ocorre em 8 min. O uso IM tem boa resposta (90 a 93%), com ação em 5 a 10 min. O emprego SL parece mais eficaz que diazepam VR, com resposta rápida e menor taxa de recorrência.
- Apresentação: 15 mg/3 mL, 5 mg/5 mL ou 50 mg/10 mL.[12-14]

Fenitoína

- Ação: 10 a 30 min, com duração de 12 h.
- Não causa depressão respiratória ou alteração de nível de consciência
- Escolha em pacientes com traumatismo craniano grave.
- Efeitos adversos: hipotensão, prolongamento QT, arritmias, flebite (atribuídos ao diluente).
- Dose: 25 a 30 mg/kg, IV. Dose máxima: 1.000 mg.
- Velocidade de infusão: 1 mg/kg/min (até 50 mg/min). Deve-se ter bastante cuidado com a velocidade de infusão.
- Apresentação: 50 mg/mL.[15]

Fenobarbital

- Ação: 10 a 20 min (se IM em 4 h), com duração de 1 a 3 dias.
- Efeitos adversos: depressão sensorial, respiratória e cardíaca, hipotensão.

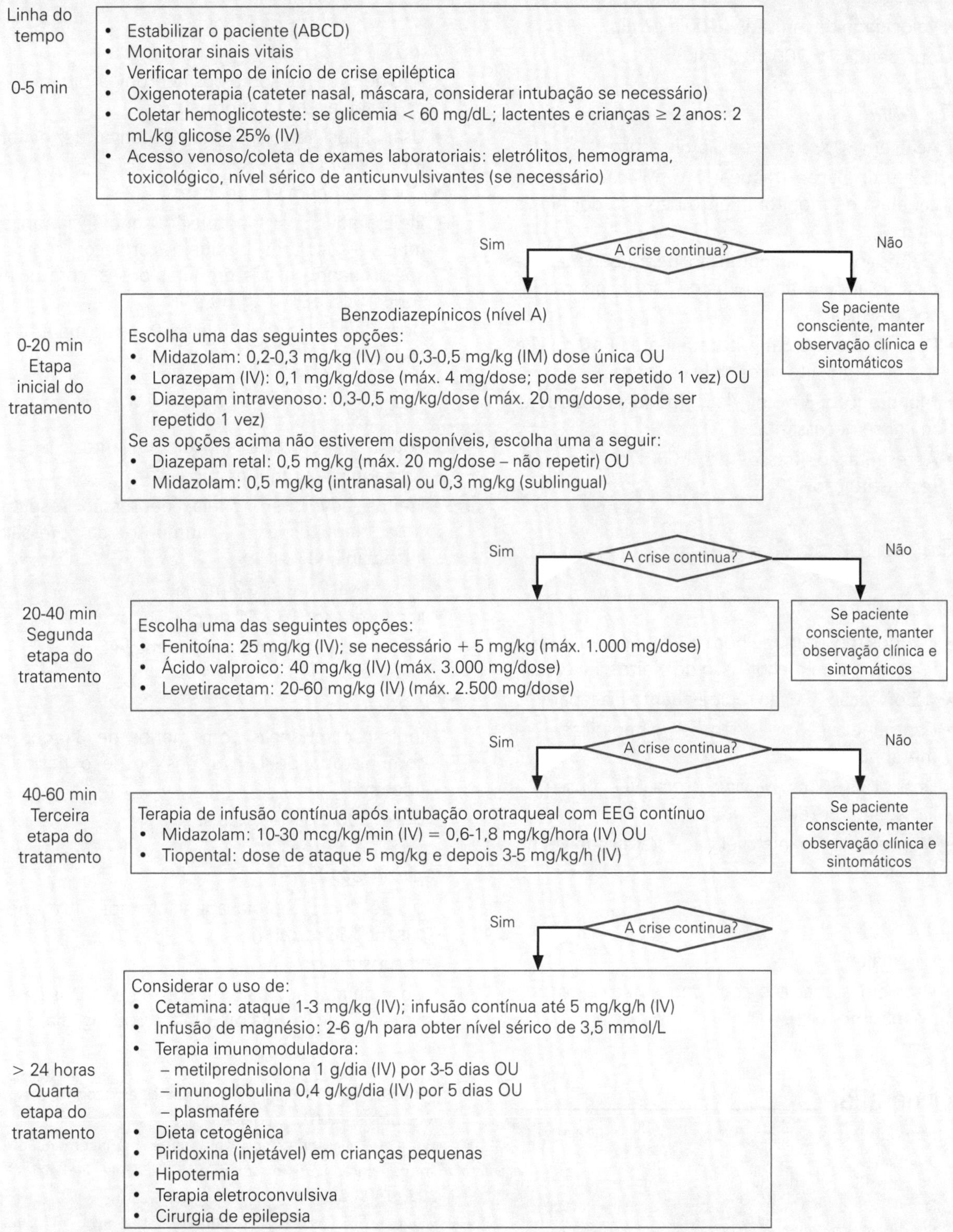

PARTE 3 • ESPECIALIDADES PEDIÁTRICAS

Linha do tempo

0-5 min
- Estabilizar o paciente (ABCD)
- Monitorar sinais vitais
- Verificar tempo de início de crise epiléptica
- Oxigenoterapia (cateter nasal, máscara, considerar intubação se necessário)
- Coletar hemoglicoteste: se glicemia < 60 mg/dL; lactentes e crianças ≥ 2 anos: 2 mL/kg glicose 25% (IV)
- Acesso venoso/coleta de exames laboratoriais: eletrólitos, hemograma, toxicológico, nível sérico de anticunvulsivantes (se necessário)

Sim ◄── A crise continua? ──► Não

Não → Se paciente consciente, manter observação clínica e sintomáticos

0-20 min Etapa inicial do tratamento

Benzodiazepínicos (nível A)
Escolha uma das seguintes opções:
- Midazolam: 0,2-0,3 mg/kg (IV) ou 0,3-0,5 mg/kg (IM) dose única OU
- Lorazepam (IV): 0,1 mg/kg/dose (máx. 4 mg/dose; pode ser repetido 1 vez) OU
- Diazepam intravenoso: 0,3-0,5 mg/kg/dose (máx. 20 mg/dose, pode ser repetido 1 vez)
Se as opções acima não estiverem disponíveis, escolha uma a seguir:
- Diazepam retal: 0,5 mg/kg (máx. 20 mg/dose – não repetir) OU
- Midazolam: 0,5 mg/kg (intranasal) ou 0,3 mg/kg (sublingual)

Sim ◄── A crise continua? ──► Não

Não → Se paciente consciente, manter observação clínica e sintomáticos

20-40 min Segunda etapa do tratamento

Escolha uma das seguintes opções:
- Fenitoína: 25 mg/kg (IV); se necessário + 5 mg/kg (máx. 1.000 mg/dose)
- Ácido valproico: 40 mg/kg (IV) (máx. 3.000 mg/dose)
- Levetiracetam: 20-60 mg/kg (IV) (máx. 2.500 mg/dose)

Sim ◄── A crise continua? ──► Não

Não → Se paciente consciente, manter observação clínica e sintomáticos

40-60 min Terceira etapa do tratamento

Terapia de infusão contínua após intubação orotraqueal com EEG contínuo
- Midazolam: 10-30 mcg/kg/min (IV) = 0,6-1,8 mg/kg/hora (IV) OU
- Tiopental: dose de ataque 5 mg/kg e depois 3-5 mg/kg/h (IV)

Sim ◄── A crise continua? ──► Não

Não → Se paciente consciente, manter observação clínica e sintomáticos

Sim ◄── A crise continua?

> 24 horas Quarta etapa do tratamento

Considerar o uso de:
- Cetamina: ataque 1-3 mg/kg (IV); infusão contínua até 5 mg/kg/h (IV)
- Infusão de magnésio: 2-6 g/h para obter nível sérico de 3,5 mmol/L
- Terapia imunomoduladora:
  – metilprednisolona 1 g/dia (IV) por 3-5 dias OU
  – imunoglobulina 0,4 g/kg/dia (IV) por 5 dias OU
  – plasmafére
- Dieta cetogênica
- Piridoxina (injetável) em crianças pequenas
- Hipotermia
- Terapia eletroconvulsiva
- Cirurgia de epilepsia

FIGURA 76.1 | Fluxograma de atendimento do mal epiléptico.

EEG: eletroencefalograma; IV: via intravenosa; IM: intramuscular.

Manter fármacos por 24 a 48 h. Pode haver recaída durante o desmame ou a retirada das medicações.

Fonte: Adaptada de Fioretto e Silva, 2013.[10]

CAPÍTULO 76 • ESTADO DE MAL EPILÉPTICO

- Indicação: recém-nascidos e na convulsão febril.
- Dose: 20 a 40 mg/kg. Dose máxima: 1.000 mg.
- Velocidade de infusão: < 100 mg/min.
- Apresentação: 200 mg/2 mL.[15]

Tiopental

- Ação em 30 s, com duração ultracurta.
- Exige intubação traqueal e ventilação mecânica, além de monitoramento rigoroso dos sinais vitais.
- Efeitos adversos: hipotensão, depressão miocárdica, lesão hepática, perda de padrão neurológico de avaliação.
- Dose de ataque: 5 mg/kg (aumentar 1 a 2 mg/kg a cada 5 min, até o controle das crises).
- Manutenção: 3 a 5 mg/kg/h (pode-se usar dose maior se necessário).
- Apresentação: frascos de 1.000 mg (pó para reconstituição).[15]

Outras terapias

Ácido valproico

- Estudos mostram melhor resposta que o uso da fenitoína, com menor risco de efeitos adversos.
- Ação: a ação IV é tão rápida quanto diazepam IV.
- Contraindicação: doenças hepáticas e metabólicas.
- Dose: 15 a 30 mg/kg, via gástrica (VG). Dose máxima: 500 mg/dia.
- A apresentação injetável não está disponível no Brasil.[15]

Isoflurano

- Uso inalatório.
- Usar em associação com outros fármacos por, no máximo, 24 h.

- Efeitos adversos: hipotensão, aumento da pressão intracraniana.[16]

Lidocaína

- Age no canal de sódio dos neurônios, bloqueando despolarização anormal.
- Usar após fenitoína, na tentativa de evitar intubação.
- Opção também em neonatos.
- Efeitos adversos: hipotensão, sonolência, arritmias ventriculares, bloqueios cardíacos, convulsões (quando usada em altas doses, com nível sérico > 15 a 20 mcg/mL).
- Dose de ataque: 1 a 2 mg/kg. Dose de manutenção: 2 a 4 mg/kg/h.[17]

Cetamina

- Potencial medicação anticonvulsivante.
- Antagonista glutaminérgico.
- Efeitos adversos: apneia, depressão respiratória, laringospasmo, aumento da pressão intracraniana.
- Dose de ataque: 1 a 2 mg/kg.
- Manutenção: 10 a 50 mcg/kg/h.
- Apresentação: 10 mg/mL, 50 mg/mL.[15]

Piridoxina

- Indicação: crianças com menos de 3 anos e com história de convulsões desde o período neonatal.
- Dose: 100 a 300 mg/dose IV.[15]

Topiramato

- Usado como terapia adjuvante aos intravenosos, no ME refratário.
- Resposta em 24 h.
- Dose de ataque: 2 a 5 mg/kg/dia, VG. Dose máxima: 25 mg/kg/dia ou 300 a 1.600 mg/dia.[15]

Bibliografia

1. Feen ES. Status epilepticus. South Med J. 2008;101(4): 400-6.
2. Bonatto RC, Fioretto JR. Estado de mal epiléptico. In: Fioretto JR (ed.). Manual de terapia intensiva pediátrica. Rio de Janeiro: Revinter; 2003. p. 303-12.
3. Tobias JD. Management of status epilepticus in infants and children prior to pediatric ICU admission: deviations from the current guidelines. South Med J. 2008;101(3);268-72.
4. Costello DJ, Cole AJ. Treatment of acute seizures and status epilepticus. J Intensive Care Med. 2007;22(6):319-47.

5. Penãs JJG. Status epilepticus: evidence and controversy. Neurologist. 2007;13:62-73.
6. Walker DM. Update on the acute management of status epilepticus in children. Curr Opin Pediatrics. 2006;18(3);239-44.
7. Manno EM. New management strategies in the treatment of status epilepticus. Mayo Clin Proc. 2003;78(4);508-18.
8. De Negri M, Baglietto MG. Treatment of status epilepticus in children. Paediatric Drugs. 2001; 3(6):411-20.
9. Shorvon S. The management of status epilepticus. Brit Med. 2001;70(Suppl 2):22-7.

PARTE 3 • ESPECIALIDADES PEDIÁTRICAS

10. Fioretto JR, Silva TM. Estado de Mal Epiléptico. In: UTI pediátrica. Fioretto JR et al. (eds.). Rio de Janeiro: Guanabara Koogan; 2013. p. 299-304.

11. Hyllienmark L, Amark P. Continuous EEG monitoring in a paediatric intensive care unit. Eur J Paediatr Neurol. 2007;11(2):70-5.

12. Yamamoto H, Aihara M, Niijima S, Yamanouchi H. Treatments with midazolam and lidocaine for status epilepticus in neonates. Brain Dev. 2007;29(9):559-64.

13. Tasker RC. Midazolam for refractory status epilepticus in children: higher dosing and more rapid and effective control. Intensive Care Med. 2006;32(12):1935-6.

14. Morrison G, Gibbons E, Whitehouse WP. High-dose midazolam therapy for refractory status epilepticus in children. Intensive Care Med. 2006;32(12):2070-6.

15. Lewena S, Young S. When benzodiazepines fail: how effective is second line therapy for status epilepticus in children? Emerg Med Australas. 2006;18(1):45-50.

16. Tobias JD. Therapeutic applications and uses of inhalational anesthesia in the pediatric intensive care unit. Pediatr Crit Care Med. 2008;9(2):169-79.

17. Yildiz B, Citak A, Uçsel R, Karaböcüoğlu M, Aydinli N, Uzel N. Lidocaine treatment in pediatric convulsive status epilepticus. Pediatr Int. 2008;50(1):35-9.

CAPÍTULO 77

Traumatismo Cranioencefálico Grave: Abordagem Inicial

Joelma Gonçalves Martin • José Roberto Fioretto • Mário Ferreira Carpi

Introdução

O traumatismo cranioencefálico (TCE) representa mais de 35% das hospitalizações de indivíduos com menos de 20 anos e responde pela maioria das lesões provocadas por causas externas. As quedas, os acidentes de trânsito e as agressões (homicídios) são as causas mais comuns de TCE.

Anatomia e fisiologia

O cérebro é uma estrutura semissólida envolta por estruturas mais rígidas, sem mecanismos de sustentação, e contida em uma estrutura óssea de superfície irregular que pode se tornar o ponto de "golpe e contragolpe", quando o encéfalo é submetido a forças de aceleração-desaceleração. O compartimento intracraniano é constituído pelos seguintes elementos:

- Cérebro: ocupa 80% do espaço intracraniano.
- Líquido cefalorraquidiano (LCR): ocupa 10% do volume intracraniano.
- Sangue: ocupa 10% do volume intracraniano.

Fisiopatologia

Após uma agressão encefálica, podem surgir lesões decorrentes do trauma em si, chamadas lesões primárias. A hipóxia e a hipotensão são consideradas agressores secundários que aumentam a gravidade da lesão primária. A partir da lesão primária, o cérebro pode sofrer o que se denomina lesão cerebral secundária, descrita como uma cascata de reações fisiológicas e bioquímicas resultantes da lesão inicial e que pode ou não ser complicada pelas agressões secundárias. A partir de então, pode haver perda da autorregulação cerebral, iniciando ou amplificando o edema cerebral difuso observado mais frequentemente na faixa etária pediátrica.

Como exemplos de lesões primárias após o TCE, destacam-se os descritos a seguir.

■ Lesões no couro cabeludo

Contusões, lacerações e hematomas.

■ Fraturas da calota craniana

- Lineares: se no trajeto de grandes vasos, há maior risco de complicações. Conduta: observação por 24 a 48 h.
- Afundamento: quando a superfície superior de um fragmento está sob a superfície inferior da calota e/ou houver comprometimento da dura-máter com perda do LCR, se houver déficit neurológico focal ou o local for esteticamente importante, a conduta pode ser cirúrgica.

- Fraturas da base do crânio: os sinais patognomô-nicos consistem em equimose retroauricular ou de mastoide, hemotímpano, equimose periorbital e perda do LCR nasal ou pelo conduto auditivo.

■ Concussão

Perda transitória da consciência pós-trauma.

■ Contusão

Lesões necro-hemorrágicas de parênquima, com ocorrência de deterioração neurológica gradual.

■ Hematoma extradural

Coleção de sangue entre a calota craniana e a dura--máter. Mais comum na região temporal, secundariamente à lesão da artéria meníngea média. Pode ter origem arterial ou venosa (ruptura de seio venoso), cuja formação é limitada pelas linhas de sutura. Tem baixa incidência na infância pela maior aderência da dura-máter na calota craniana. O quadro clínico clássico inclui "intervalo lúcido" seguido de sinais localizatórios e hipertensão intracraniana (HIC), que vão se sucedendo na velocidade de formação do hematoma. O tratamento é cirúrgico.

■ Hematoma subdural

É agudo quando ocorre até 3 dias após o trauma. Forma-se por ruptura das veias que saem do córtex para os seios durais e está associado a traumas mais graves e danos ao parênquima cerebral. Evolui com deterioração neurológica grave e progressiva desde o início. O tratamento é cirúrgico.

■ Hematoma intraparenquimatoso

Origina-se da ruptura focal de tecido cerebral e vasos. Tem prognóstico ruim por lesão do parênquima. Clinicamente evolui com coma desde o início.

■ Hemorragia intraventricular

Geralmente é de pequena monta, podendo causar obstrução da drenagem liquórica e hidrocefalia.

■ Hemorragia subaracnóidea

Por laceração dos vasos subaracnóideos, proporcionalmente à gravidade do trauma. Provoca irritação meníngea com sintomas de cefaleia, rigidez de nuca, náuseas, vômitos e febre.

■ Lesão axonal difusa

Ruptura de pequenas vias axonais, secundária a mecanismos de aceleração-desaceleração. Não provoca edema cerebral, mas cursa com grave comprometimento neurológico.

Avaliação

Anamnese e exame físico minuciosos são essenciais para determinar a intensidade da lesão intracraniana, identificar os pacientes sob risco de lesões secundárias e diagnosticar lesões de outros sistemas orgânicos capazes de contribuir para a morbidade e a mortalidade.

Na avaliação da criança com TCE, a Escala de Coma de Glasgow representa um instrumento importante e que influencia as decisões terapêuticas e o prognóstico. O TCE pode ser classificado com base na pontuação obtida a partir da análise da Escala de Coma de Glasgow. Assim, tem-se que: TCE leve – Glasgow entre 13 e 15; TCE moderado – Glasgow de 9 a 12; TCE grave – Glasgow ≤ 8 ou uma redução ≥ 2 pontos em um curto período. Independentemente do valor da Escala de Glasgow, o TCE é considerado grave quando o paciente apresenta pupilas assimétricas, fratura de crânio aberta com saída de LCR ou exposição de tecido cerebral, quando houver rápida deterioração neurológica, fratura de crânio com afundamento, cefaleia progressiva ou de forte intensidade e desenvolvimento de déficit motor em um dos lados do corpo.

Avaliação e manejo

Crianças com TCE grave devem ser prontamente avaliadas para que se reconheça e se estabilize as condições emergenciais, minimizando o dano secundário para melhorar o prognóstico. Para tal, divide-se didaticamente aqui a avaliação em primária e secundária.

A atenção a vias aéreas, respiração e circulação representa o conjunto de medidas terapêuticas iniciais mais importantes no TCE grave. Além disso, todo o procedimento deve ser realizado com proteção da coluna cervical. Se a criança está lúcida e com pressão arterial (PA) normal, faz-se suplementação simples do oxigênio. A hipóxia deve ser corrigida rapidamente. Em toda criança com Glasgow ≤ 8, a via aérea precisa ser controlada para evitar hipoxemia, hipercapnia e aspiração. Além dessa indicação, a intubação orotraqueal (IOT) no TCE deve ser realizada quando houver desconforto respiratório associado ou instabilidade hemodinâmica, obstrução de vias aéreas superiores, perda dos reflexos protetores de via aérea, doença pulmonar preexistente, fadiga muscular, instabilidade da parede torácica para transportar o paciente e quando houver ausência de abertura ocular e de verbalização.

Mesmo com perda importante da consciência, é preciso programar o procedimento para minimizar riscos e diminuir o aumento da pressão intracraniana. A sequência rápida de intubação (SRI) deve ser programada e as medicações escolhidas para a situação clínica. A lidocaína compreende um adjuvante importante, sendo considerados bons sedativos o midazolam, a cetamina (se não houver HIC), etomidato e tiopental. Hipotensão deve ser identificada e corrigida o mais rapidamente possível com ressuscitação fluídica apropriada.

Após controle definitivo de via aérea e ventilação, a circulação deve ser prontamente avaliada e, se houver sinais de hipovolemia e hipotensão, torna-se necessária reposição volêmica – inicialmente com soluções isotônicas, mas, em caso de hemorragia, há necessidade de sangue. Assim, o acesso venoso deve ser garantido. Consideram-se os seguintes valores de PA sistólica (PAS) para definição de hipotensão:

- Recém-nascido: PAS < 60 mmHg.
- 1 mês e < 1 ano: PA < 70 mmHg.
- 1 ano e < 10 anos: PAS < 70 + 2 vezes a idade (anos).
- 10 anos: < 90 mmHg.

Após a estabilização inicial, deve-se fazer exame neurológico completo com avaliação da Escala de Coma de Glasgow, que não inclui exame pupilar, avaliando o desempenho neurológico em áreas maiores – habilidade verbal, abertura ocular e habilidade motora. Assim, a complementação do exame neurológico inicial com outros dados, como avaliação pupilar de seu tamanho e responsividade à luz, além da análise da força e simetria dos movimentos, ajuda a oferecer um diagnóstico mais preciso sobre a extensão da lesão neurológica.

O diagnóstico da HIC deve ser realizado imediatamente, pois se trata de uma complicação neurológica devastadora. Os sinais evidentes consistem em cefaleia progressiva, despertar noturno, diminuição do nível de consciência, alterações visuais, vômitos incoercíveis, letargia, papiledema, hemorragia retiniana e sinais localizatórios. Outra situação de risco refere-se à síndrome de herniação, cujos sintomas principais são cefaleia com alteração do nível de consciência, alterações pupilares, bradicardia e tríade de Cushing com hipertensão arterial, bradicardia e bradipneia. Tal diagnóstico indica conduta imediata com IOT e hiperventilação.

Após avaliação primária com consequente estabilização inicial, realizar a avaliação secundária, que consiste em exame mais detalhado da cabeça aos pés à procura, por exemplo, de outras lesões graves ou menores e mesmo de sinais patognomônicos de fratura de base de crânio, como hemotímpano, otorreia e rinorreia do LCR e os sinais de Battle ou Racoon.

Diagnóstico diferencial

Deve ser feito com abuso, tumor ou outras causas de HIC.

Abordagem laboratorial e de imagem

Inicialmente, a abordagem laboratorial deve ser feita com hemograma, eletrólitos, prova cruzada, gasometria, urina e coagulograma.

A tomografia constitui o principal exame de imagem indicado, feita no início sem contraste e útil para observar integridade de partes moles e osso, fontanela, diagnosticar hemorragias, infarto e efeito de massa, avaliar ventrículos e cisternas e identificar edema cerebral. Deve ser indicada em pacientes anisocóricos, Glasgow < 12, que apresentarem convulsões, cefaleia progressiva, perda da consciência > 5 min, com sinais de fratura e vômitos incoercíveis ou se houver dificuldade em exame.

A ressonância pode ser indicada em algumas situações, compreendendo um exame mais sensível que a tomografia, avaliando com precisão a anatomia e as estruturas vasculares, identificando alterações hemorrágicas ou isquêmicas de menor monta, e podendo definir melhor a extensão da lesão.

A ultrassonografia também pode ser empregada, principalmente em pacientes com fontanela ainda aberta.

Tratamento

O tratamento emergencial consiste em assegurar via aérea, ventilação e circulação, além do manejo da hipertensão intracraniana, hospitalizando pacientes com perda da consciência superior a 5 min, que se apresente em coma ou com convulsões, que tenha sinais focais, vômitos incoercíveis, cefaleia progressiva ou pacientes em que haja sinais de violência ou intoxicação exógena. Toda abordagem deve ser feita com proteção da coluna cervical até que se afaste lesão, quando, então, o paciente deverá ser colocado em observação com cabeceira elevada a 30°.

Como tratamento complementar, associar analgesia, antitetânica e anticonvulsivantes, caso o paciente apresente crises, e avaliação neurocirúrgica.

O manejo imediato da criança com TCE grave ou moderado, cujo quadro neurológico está se deteriorando ou que apresente outras lesões graves, deve seguir estas ações essenciais:

1. Lesões focais que necessitam de avaliação neurocirúrgica: devem ser prontamente identificadas.
2. Crianças com Glasgow < 8 ou com Glasgow entre 9 e 12 com risco de deterioração devem ser intubadas.
3. Crianças com sinais de herniação devem ser tratadas da seguinte maneira:
   - manutenção de via aérea, ventilação e circulação;
   - terapia hiperosmolar;
   - hiperventilação (para manter $PaCO_2$ entre 30 e 35 mmHg);
   - avaliação neurocirúrgica imediata;
   - encaminhar para centro especializado.

Bibliografia

- Bullock R, Chesnut RM, Clifton G, Ullman JS, Hawryluk GW, Bell MJ, et al. Guidelines for the management of severe traumatic brain injury. J Neurotrauma. 2000;17:451-553.
- Fioretto JR, Arruda LM. Traumatismo crânio-encefálico (TCE). In: Condutas em Pediatria. Departamento de Pediatria – Faculdade de Medicina de Botucatu-UNESP (org.). 2. ed. Rio de Janeiro: EPUB; 1999. p. 968-73.
- Guidelines for the acute medical management of severe traumatic brain injury in infants, children and adolescents. Pediatr Crit Care Med. 2003;4(3).
- Levy DI, Rekate HL, Cherny WB, Manwaring K, Moss SD, Baldwin HZ. Controlled lumbar drainage in pediatric head injury. J Neurosurg. 1995;83:452-60.
- Mazzola CA, Adelson PD. Critical care management of head trauma in children. Critical Care Medicine. 2002;30:393-401.
- The Brain Trauma Foundation, The American Association of Neurological Surgeons and The Joint Section on Neurotrauma and Critical Care. Initial management. J Neurotrauma. 2000;17:463-9.
- Wellons JC, Tubbs RS. The management of pediatric traumatic brain injury. Seminars in Neurosurgery. 2003;14:111-8.

SEÇÃO 11
Nefrologia

CAPÍTULO 78
Infecção do Trato Urinário

Marcia Camegaçava Riyuzo • Henrique Mochida Takase • Soraya Mayumi Sasaoka Zamoner

Introdução

A infecção bacteriana do trato urinário (ITU) acomete cerca de 4% das crianças até os 12 anos. E, na infância, é mais comum no sexo feminino na proporção de 4 até 20:1, com exceção do 1º ano de vida, quando ocorre predomínio no sexo masculino.

Define-se como o conjunto de alterações patológicas decorrentes das multiplicações de bactérias no trato urinário.

Etiologia

Seu agente etiológico prevalente é a *Escherichia coli* (*E. coli*), responsável por 80 a 90% dos casos. Outras bactérias comumente encontradas são *Enterobacter*, *Klebsiella* (em neonatos), *Proteus* (em 30% dos meninos) e *Staphylococcus saprophyticus* (em 30% dos adolescentes de ambos os sexos). Em pacientes com malformação ou disfunção do trato urinário, os agentes são *Enterococcus*, *Pseudomonas*, *Staphylococcus aureus* ou *epidermidis*, *Haemophilus influenzae* e *Streptococcus* grupo B.

Fisiopatologia

A principal via de contaminação do trato urinário é a via ascendente, embora em neonatos a via hematogênica contribua para o desenvolvimento da ITU.

O distúrbio da flora periuretral normal (bactéria anaeróbicas e aeróbicas) facilita a colonização por cepas Gram-negativas, principalmente a *E. coli*, e a ascensão ao trato urinário superior contra o fluxo urinário. A *E. coli* apresenta fímbrias que aderem aos receptores uroepiteliais e facilitam a invasão da bactéria no trato urinário superior. As bactérias alcançam a bexiga e se multiplicam se não forem eliminadas pelos mecanismos de defesa (eliminação da bactéria pelo esvaziamento vesical e morte das bactérias pelas células epiteliais). As *E. coli* P-fimbriadas se aderem aos receptores glicolipídicos e ativam os receptores Toll-*like* (TLR4), que liberam fatores de transcrição, como IRF3, que, por sua vez, estimula a liberação de citocinas e o recrutamento de neutrófilos para matar a bactéria. As células uroepiteliais secretam a interleucina-6 (IL6), que atua como pirogênio, ativa a produção de proteína C pelo fígado e estimula a produção de imunoglobulina A (IgA) pela mucosa. As células infectadas secretam IL-8, aumentando a migração e a ativação dos neutrófilos. A resul-

PARTE 3 • ESPECIALIDADES PEDIÁTRICAS

tante da inflamação é a morte da bactéria com resolução do processo e restauração do tecido renal normal ou a formação de cicatrizes renais pela quimiotaxia e pela agregação de polimorfonucleares com liberação de substâncias redutoras de oxigênio que ocasionam invasão intersticial e morte das células tubulares e fibrose tubulointersticial.

Fatores de risco

Os lactentes são mais suscetíveis a desenvolver a pielonefrite aguda. Crianças com tipo sanguíneo P1, mutações no promoter TLR4 ou com polimorfismo simples no nucleotídeo no promoter IRF3 apresentam ITU recorrente. ITU em meninas após os 6 meses de vida é explicada pela uretra curta, que facilita o acesso da bactéria à bexiga.

A presença de prepúcio íntegro ou fimose elevam o risco de ITU entre 3,7 e 11 vezes no 1º ano de vida.

O refluxo vesicoureteral (RVU) facilita a ascensão das bactérias da bexiga para os rins. Em pacientes com RVU e malformações obstrutivas (válvula de uretra posterior, estenose da junção ureteropiélica), o distúrbio do fluxo urinário propiciando estase constitui um dos fatores de instalação da infecção urinária. A presença de RVU igual ou maior ao grau III está associada à ITU recorrente. Nos pacientes com primo ITU causada por *Klebsiella* sp. ou *Enterococcus* sp., a frequência do RVU foi o dobro. Se não ocorrer RVU, a invasão do trato urinário superior se dá pela capacidade de adesão ao uroepitélio pelas cepas de *E. coli* fimbriadas.

Os distúrbios funcionais vesicais e a presença de urina residual representam fatores de ITU recorrente.

Há associação entre ITU recorrente e constipação intestinal crônica, observando-se que o tratamento da constipação intestinal resultou em desaparecimento das recorrências da ITU.

Ainda, existe associação entre ITU recorrente e hipercalciúria idiopática. A aderência de cristais do oxalato de cálcio ao uroepitélio pode interferir no contato entre a célula epitelial e a bactéria, consequentemente influenciando os mecanismos de defesa. O tratamento e a normalização da hipercalciúria reduziram a ITU recorrente. A hipercalciúria idiopática constitui uma alteração metabólica caracterizada pela elevada excreção urinária de cálcio (cálcio urinário ≥ 4 mg/kg/dia) em vigência de normocalcemia. As manifestações clínicas compreendem hematúria macroscópica ou microscópica, dor abdominal, disúria, urgência urinária, incontinência urinária, dor suprapúbica, enurese e ITU recorrente. Trata-se de fator de risco para litíase renal e desmineralização óssea. O tratamento é efetuado por modificações na dieta: a) priorizar alimentos ricos em potássio – o potássio em maior quantidade no túbulo renal promove diminuição da calciúria –;

b) diminuir ingestão de sódio; c) aumentar ingestão hídrica. Os medicamentos utilizados são hidroclorotiazida (0,5 mg/kg/dia), podendo-se associá-lo ao citrato quando não ocorrer normalização da calciúria, além de citrato de potássio (50 mg por kg/dia, divididos em 2 a 3 tomadas).

Quadro clínico

Nos primeiros 3 anos, o sintoma mais importante é a presença de febre, com exame clínico normal. Nesse caso, torna-se fundamental o exame de cultura de urina com técnicas adequadas de antissepsia e urina I. A maioria dos casos de ITU nessa fase da vida se constitui em pielonefrite, portanto, na presença de febre de origem indeterminada, é imperioso realizar a cultura de urina. Além da febre, os lactentes podem apresentar inapetência, baixo ganho de peso, irritabilidade e vômitos.

Depois dessa faixa etária, os sintomas de disúria, polaciúria e dor suprapúbica acompanhados ou não de febre chamam a atenção para o diagnóstico de infecção urinária.

Diagnóstico

Exige coleta adequada da urina. A American Academy of Pediatrics (AAP) recomenda, para crianças febris, menores de 2 meses, coleta por punção suprapúbica. A sondagem vesical constitui um método confiável, não havendo risco de causar infecção urinária quando feita por meio de assepsia adequada.

A interpretação do resultado da cultura de urina consiste em: 1) coleta de urina por punção suprapúbica, estabelece-se resultado positivo da cultura com qualquer número de colônias UFC/mL de urina; 2) por sondagem vesical, 10 mil colônias UFC/mL de urina; e; 3) por saco coletor ou jato intermediário, estabelece-se resultado positivo com valores acima de 100 mil colônias UFC/mL de urina. A AAP estabeleceu que, para urina coletada por sondagem vesical ou punção suprapúbica em crianças de 2 a 24 meses de idade, o resultado seja 50 mil UFC/mL de urina.

A avaliação ampliada da amostra urinária poderá ser útil (fitas-teste para nitrito e leucócito esterase e microscopia urinária para quantificação de leucocitúria e bacteriúria). A sensibilidade foi de 88% para leucócito esterase ou nitrito e especificidade de 96% para a concomitância de positividade de ambos.

Tratamento

Seus objetivos consistem em eliminar a infecção e prevenir a urosepse, além de aliviar os sintomas agudos (febre, disúria) e prevenir a recorrência e complicações em longo prazo (Quadro 78.1).

445

CAPÍTULO 78 • INFECÇÃO DO TRATO URINÁRIO

QUADRO 78.1	Medicamentos para o tratamento empírico da infecção do trato urinário		
Medicação	Dose (mg/kg/dia)	Intervalo	Via de administração
Cefalexina	50	6/6 h	Oral
Cefuroxima	30	12/12 h	Oral
Cefuroxima	100	12/12 h	Intravenosa/intramuscular
Ceftriaxona	50 a 100 (máximo de 2 g/dia)	12/12 h ou 24 h	Intravenosa/intramuscular
Cefotaxima	150	8/8 h	Intravenosa
Cefixima	10 (máximo de 400 mg/dia)	12/12 h ou 24 h	Oral
Cefepima	100 (máximo de 1 g/dia)	12/12 h	Intravenosa
Amicacina	15 (máximo de 1,5 g/dia)	8/8 h ou 12/12 h	Intravenosa/intramuscular
Gentamicina	7,5	8/8 h	Intravenosa/intramuscular
Amoxicilina + ácido clavulânico	50	8/8 h	Oral/intravenosa
Nitrofurantoína	5 a 6	6/6 h	Oral
Ácido nalidíxico	15 a 20	6/6 h	Oral
Sulfametoxazol-trimetoprima	(TMP)	8 (TMP)	12/12 h

Fonte: Elaborado pelo autor.

■ Tratamento empírico

Inclui antibiótico contra a *E. coli*. A administração de antibióticos via oral ou parenteral mostrou-se eficaz no tratamento da ITU de crianças de 2 meses a 2 anos de idade sem comprometimento do estado geral e sem vômitos. Para crianças maiores e não toxemiadas, poderão ser utilizados como tratamento um dos seguintes medicamentos: nitrofurantoína (1ª escolha), ácido nalidíxico (2ª escolha) e sulfametoxazol-trimetoprima (3ª escolha). Em pacientes alérgicos ou na impossibilidade do uso daqueles medicamentos, pode-se administrar gentamicina ou amicacina. Cefalosporinas de primeira geração e nitrofurantoína são apropriadas para o tratamento empírico da ITU na criança.

As indicações usuais para a hospitalização e início de antibiótico intravenoso são: menores de 2 meses, urosepse clínica (toxemiado), paciente imunocomprometido, presença de vômitos ou incapacidade de tolerar medicação oral, falta de adequado seguimento do paciente (sem meios para contatar o paciente ou que mora distante do hospital) e falta de resposta à terapêutica via oral em seguimento ambulatorial. Quando de casos de internação, a duração da terapêutica intravenosa pode ser reduzida até 4 dias e seguida por terapêutica oral completando o período total de tratamento de 10 a 14 dias. A resposta clínica de melhora é observada em 24 a 48 h após o início do antibiótico.

■ Outras medidas importantes

Consistem em ingestão adequada de água, tratamento eficaz da constipação intestinal, dos distúrbios miccionais, vulvovaginite, balanopostite, oxiuríase, orientações quanto à realização de micções em períodos regulares, orientações quanto aos cuidados de higiene e à família para realização periódica de exames de urina e cultura frente a febre sem sinais ou sintomas do trato urinário.

A profilaxia pode ser indicada: a) após a primeira infecção enquanto se aguarda a investigação por imagem; b) nos períodos pré e pós-operatórios de patologia urinária; c) em pacientes com distúrbio do padrão miccional, até que se assegure a correção dessas anormalidades; d) em pacientes com RVU; d) crianças com trato urinário normal, com episódios recorrentes de ITU, geralmente portadoras de constipação intestinal crônica e/ou de disfunção miccional; e) recém-nascidos com diagnóstico intraútero hidronefrose antenatal até que se conclua a investigação. Medicações para quimioprofilaxia compreendem: nitrofurantoína 1 a 2 mg/kg/dia 1 dose à noite; ácido nalidíxico 15 a 20 mg/kg/dia 12/12 h; sulfametoxazol-trimetoprima (TMP) 1 a 2 (TMP) mg/kg/dia 12/12 h ou 1 dose à noite; cefalexina 12,5 mg/kg/dia 12/12 h.

Investigação por imagem

A investigação por imagem do trato urinário após a primeira ITU representa um tema controverso.

PARTE 3 • ESPECIALIDADES PEDIÁTRICAS

Recentes protocolos sugerem a realização de ultras-sonografia renal e de vias urinárias (USR), enquanto a uretrocistografia miccional (UCM) e a cintilografia renal estática com D.M.S.A.[Tc99] seriam selecionadas para crianças de risco.

1. USR: presença de dilatações nos sistemas coletores (hidronefrose) e eventual litíase, bexiga de tamanho reduzido, paredes espessadas e visualização do ureter. Pode ser solicitada após 72 h do início do tratamento da ITU.

2. UCM: alterações da uretra (válvula de uretra posterior – VUP), bexiga (irregularidade, espessamento da parede, presença de divertículo) e diagnóstico e classificação do grau de RVU. O RVU congênito decorre do comprimento curto do ureter na parede vesical. À medida que a criança cresce, o ureter intramural também cresce com resolução do RVU. Classifica-se em graus I a V, de acordo com a crescente dilatação do sistema coletor urinário. Habitualmente, os graus I a IV são tratados clinicamente, e o grau V é avaliado em conjunto com o cirurgião. Quando indicado, deve ser realizada a partir de 4 semanas do tratamento da fase aguda com antibiótico, sob tratamento profilático e com cultura de urina negativa. Indicações para UCM: crianças em qualquer idade que apresentem alterações na USR ou com a combinação de febre maior ou igual a 39°C e patógeno diferente de *E. coli* ou com crescimento reduzido ou hipertensão, crianças pequenas com ITU febril (RVU pode estar presente em até 60% dos casos), crianças com ITU recorrente 2 a 3 ITU em 6 meses ou mais de 4 ITU em 1 ano).

3. D.M.S.A.[Tc99] (ácido dimercaptossuccínico): presença de pielonefrite aguda ou cicatrizes renais (quando realizada após 5 a 6 meses do episódio agudo). A indicação inclui crianças menores de 3 anos com ITU atípica (apresentação grave, baixo fluxo urinário, massa vesi-

cal ou abdominal, creatinina sérica elevada, sepse, infecção com bactéria diferente de *E. coli*, não resposta ao antibiótico em 48 h) e para crianças de qualquer idade com ITU recorrente.

4. Cistografia direta ou cistocintilografia direta com pertecnetato[Tc99]: presença ou ausência de RVU, indicada como exame de evolução do RVU com irradiação menor.

5. Cintilografia renal dinâmica/renograma dinâmico com D.T.P.A.[Tc99] (ácido dietilenotriamino pentacético) com diurético: perfusão, função renal diferencial e drenagem do sistema coletor. O emprego de diurético é indicado na presença de sistema coletor dilatado. Está recomendada quando da suspeita de obstrução (hidronefrose).

6. Urografia excretora: deve ser realizada em casos selecionados, como quando da necessidade de elucidar imagens ultrassonográficas renais.

Prognóstico

A maioria das crianças com ITU tem prognóstico bom em longo prazo. Crianças com anomalias congênitas ou hereditárias (rins hipoplásicos/displásicos, VUP) ou com RVU dilatados podem apresentar complicações. As cicatrizes renais ocorrem em 5 a 18% das crianças com ITU. Os fatores de risco são: lactentes (20 a 64% das crianças menores de 5 anos com ITU febril), ITU recorrente, portadores de uropatias obstrutivas (VUP); bactéria incomum (diferente de *E. coli*); presença de RVU, tratamento tardio da ITU. Das crianças com ITU e cicatrizes renais, 6 a 13% desenvolvem hipertensão arterial e de 5 a 21% podem evoluir para doença renal crônica. Meninas com infecção urinária recorrente têm risco aumentado de novas ITU durante a gestação. Os cuidados primários no seguimento de crianças que tiveram ITU incluem monitoramento regular do peso, estatura e pressão sanguínea, realização de urina I e cultura periodicamente.

Bibliografia

- AAP Subcommittee on urinary tract infection and steering committee on quality improvement and management. Urinary tract infection: clinical practice guideline for the diagnosis and management of the initial UTI in febrile infants and children 2 to 24 months. Pediatrics. 2011;128:595-771.
- Ammenti A, Cataldi L, Chimenz R, Fanos V, La Mama A, Marra G, et al. Febrile urinary tract infections in young children: recommendations for the diagnosis, treatment and follow up. Acta Paediatr. 2012;101:451-7.

- Carpenter MA, Hoberman A, Mattoo TK, Mathews R, Keren R, Chesney RW, et al. The RIVUR trial: profile and baseline clinical associations of children with vesicoureteral reflux. Pediatrics. 2013;132:e34-e45.
- Edlin RS, Shapiro DJ, Hersh AL, Copp HL. Antibiotic resistance patterns of outpatient pediatric urinary tract infections. Pediatr Urology. 2013;190:222-7.
- Hoberman A, Greenfield SP, Mattoo TK, Keren R, Mathews R, Pohl HG, et al.; RIVUR Trial Investigatiors. Antimicrobial prophylaxis for children with vesicoureteral reflux. N Engl J Med. 2014;370:2367-76.

CAPÍTULO 78 • INFECÇÃO DO TRATO URINÁRIO

- Hodson EM, Craig JC. Urinary tract infection in children. In Avner ED, Harmon WE, Niaudet P, Yoshikawa N, Emma F, Goldstein S (eds.). Pediatric Nephrology. 7. ed. Heidelberg New York Dordrecht. London: Springer; 2016. p. 1695-714.
- Keren R, Shaikh N, Pohl H, Gravens-Mueller L, Ivanova A, Zaoutis L, et al. Risk factors of recurrent urinary tract infections and renal scarring. Pediatrics. 2015;136:e13-e21.
- Morello W, La Scola C, Alberici I, Montini G. Acute pyelonephritis in children. Pediatr Nephrol. 2016;31:1253-65.
- National Institute for Health and Care Excellence (NICE). Urinary tract infection in children: diagnosis, treatment and long-term management. August 2007. NICE clinical guideline 54.
- Roberts KB, AAP Subcommittee on urinary tract infection. Antimicrobial profilalaxis for children with vesicoureteral reflux. N Engl J Med. 2014;371:1071-2.

- Shaikh N, Craig JC, Rovers MM, Dalt LD, Gardikis S, Hoberman A, et al. Identification of children and adolescents at risk for renal scarring after a first urinary tract infection: a meta analysis with individual patient data. JAMA Pediatr. 2014;168:893-900.
- Shaikh N, Hoberman A. Urinary tract infections in children: epidemiology and risks factors. In: Edwards SM, Mattoo TK (eds.). UpToDate; 2017. Disponível em: http://www.uptodate.com/home/index.html.
- Shaikh N, Hoberman A. Urinary tract infections in infants older than one month and young children: acute management, imaging and prognosis. In: Edwards SM, Mattoo TK (eds.). UpToDate; 2017. Disponível em: http://www.uptodate.com/home/index.html.
- Vachvanichsanong P, Malagon M, Moore ES. Urinary tract infection in children associated with idiopathic hypercalciuria. Scand J Urol Nephrol. 2001;35:112-6.

CAPÍTULO 79

Distúrbios Miccionais

Marcia Camegaçava Riyuzo • Henrique Mochida Takase • Soraya Mayumi Sasaoka Zamoner

Introdução

Disfunção da bexiga ou disfunção miccional descreve anormalidades no enchimento ou esvaziamento da bexiga, compreendendo uma condição comum em crianças, com prevalência de 2 a 25%. Algumas crianças apresentam a disfunção vesical associada à disfunção intestinal, anteriormente definida como síndrome da eliminação disfuncional, que envolve anormalidades de esvaziamento da bexiga e do intestino.

As causas de disfunção da bexiga são alterações neurológicas (anomalias congênitas como mielomeningocele, trauma do sistema nervoso central como lesão de corda espinal), anatômicas (ureter ectópico, válvula de uretra posterior) e funcionais (disfunção vesical idiopática sem causa anatômica ou neurológica).

Neste capítulo, será descrita a disfunção da bexiga sem anormalidades anatômicas ou neurológias. A disfunção idiopática da bexiga resulta da demora na maturação do aprendizado na continência urinária, do prolongamento da condição de bexiga infantil ou do inadequado treinamento esfincteriano vesical.

A disfunção da bexiga, segundo a International Children Continence Society (ICCS), é definida como perda involuntária de urina que ocorre durante o dia e/ou à noite, em crianças maiores de 5 anos de idade, sem causas neurológicas ou estruturais, como patologias obstrutivas do trato urinário.

Segundo a ICCS, os termos associados à disfunção urinária são definidos como (aplicável para crianças de 5 anos de idade ou maiores):

- Frequência urinária aumentada: oito micções ou mais durante horas corridas.
- Frequência urinária diminuída: três ou menos micções.
- Polaciúria: micções curtas frequentes em crianças que adquiriram o controle vesical sem evidência de poliúria ou infecção do trato urinário.
- Incontinência: perda não controlada de urina, contínua ou intermitente.
- Urgência: rápida e inesperada necessidade de urinar.
- Noctúria: necessidade de acordar à noite para esvaziar a bexiga.
- Hesitação: dificuldade para iniciar a micção.
- Esforço: aplicação de pressão abdominal (manobra de Valsalva) para iniciar e manter a micção.
- Jato urinário fino: observa-se ejeção de urina com força fraca.
- Jato intermitente: eliminação da urina de forma não contínua.
- Disúria: ardor ou desconforto durante a micção.
- Manobras de contenção da micção: pressionar a vulva com calcâneo (manobra de Vincent), apertar o pênis, contrair coxas e períneo.

CAPÍTULO 79 • DISTÚRBIOS MICCIONAIS

O controle da micção resulta da inter-relação entre os sistemas nervosos autonômico e somático. A coordenação do sistema nervoso central e periférico permite o enchimento vesical e o armazenamento da urina sob pressão baixa (detrusor se mantém relaxado) e alta resistência à eliminação (esfíncter uretral externo contraído), além da micção com baixa resistência à eliminação (detrusor contraído) e manutenção da contração do detrusor (esfíncter uretral externo relaxado). Trata-se de um processo progressivo: durante a infância, o esvaziamento vesical é involuntário; no 2º ano de vida, a criança apresenta a noção de plenitude vesical e da micção iminente, mas ainda não é capaz de controlar a micção; aos 3 anos, apresenta a continência consciente social (desenvolve a habilidade de suprimir voluntariamente as contrações do detrusor, controle esfincteriano diurno pela contração voluntária do assoalho pélvico); e, finalmente, aprende a coordenar as funções do detrusor e do esfíncter externo (a continência urinária durante o dia ocorre na maioria aos 4 anos de idade e a continência à noite é alcançada dos 5 aos 7 anos de idade). A capacidade vesical aumenta com a idade e a frequência urinária diminui com a idade: os recém-nascidos urinam em média 20 vezes ao dia, a partir dos 6 meses 10 a 15 vezes ao dia, durante o 2º ano de vida 8 a 10 vezes ao dia e aos 4 anos de idade 4 a 5 vezes ao dia.

A ICCS classifica a incontinência urinária na criança em duas categorias principais: distúrbios da incontinência urinária diurna e enurese ou incontinência noturna.

Distúrbios da incontinência urinária diurna

A prevalência da incontinência diurna diminui em relação ao aumento da idade – 10% de crianças com 5 a 6 anos de idade, 5% de 6 a 12 anos e 4% de 12 a 18 anos.

■ Fisiopatologia

A continência urinária pela criança depende: 1) da percepção da bexiga cheia e da inibição das contrações vesicais; 2) da realização de micção voluntária com relaxamento do assoalho pélvico e contração vesical; 3) da contração do esfíncter uretral externo para interrupção voluntária da micção. A contração dos músculos do assoalho pélvico utilizada como mecanismo voluntário para regular o ciclo do trato urinário inferior pode manter a disfunção e resultar em hiperatividade do assoalho pélvico. A hiperatividade do assoalho pélvico dificulta o relaxamento necessário para a micção, causando incoordenação vesicoesfincteriana, o

que mantém a instabilidade do detrusor, resultando em resíduo pós-miccional.

■ Apresentação clínica e classificação segundo a ICCS

Bexiga hiperativa

Corresponde à ocorrência de contrações anormais do detrusor durante a fase de enchimento, sendo detectada pelo estudo urodinâmico. Predomina a urgência, mas são observadas incontinência e frequência urinária aumentada. A criança utiliza manobras de contenção [pressionar a vulva com calcâneo (manobra de Vincent), apertar o pênis, contrair coxas e períneo]. Os pacientes podem apresentar enurese noturna, constipação, incontinência fecal, história de infecção do trato urinário e controle vesical tardio.

Adiamento da micção

A criança adia a micção em determinadas situações, como na escola. A frequência miccional é baixa e com sensação de urgência pelo grande volume da bexiga. Os pacientes ficam de 8 a 12 horas sem realizar a micção. Observa-se em crianças com comorbidade comportamental ou psicogênica. As crianças também usam manobras para conter a micção.

Bexiga hipoativa

Baixa frequência urinária e necessidade de aumentar a pressão intra-abdominal (manobra de Valsalva) para iniciar, manter ou completar a micção. São comuns o resíduo miccional de volume grande e o fluxo urinário interrompido. Essa alteração é observada em 7% de crianças com disfunção vesical e há predominância no sexo feminino em uma relação feminino:masculino de 5:1.

Micção disfuncional

Incapacidade para relaxar o esfíncter uretral externo e a musculatura do assoalho pélvico durante a micção. A criança apresenta contrações do detrusor durante a micção contra o esfíncter uretral externo fechado.

Outros termos: incontinência durante o riso e refluxo de urina para vagina

As condições associadas com disfunção vesical são ITU (ocorre em 49% de crianças com instabilidade vesical, uretrocistografia miccional pode demonstrar

PARTE 3 • ESPECIALIDADES PEDIÁTRICAS

uma uretra em pião em 68% dos casos), refluxo vesicoureteral (30 a 47% dos casos) e constipação.

■ Diagnóstico

História clínica

Incontinência, urgência, frequência e padrão de perda urinária, perda contínua ou intermitente, manobras de contenção, micção (jato, duração, esvaziamento incompleto), volume urinário, ingestão hídrica, presença de infecção do trato urinário (ITU) e/ou constipação, dinâmica psicossocial da família. Utilizar o diário das eliminações (ingestão hídrica, frequência e volume urinário em 24 h, frequência das evacuações).

Exame físico

Pressão arterial, alterações de marcha, palpação abdominal e da região lombossacral, assimetria de pregas glúteas, pernas e pés.

Exames laboratoriais

Urina I (alterações na densidade urinária, glicosúria), cultura de urina, creatinina e ureia séricas.

Estudos de imagem

Ultrassonografia renal e ultrassonografia dinâmica da micção.

Outros exames específicos

Urofluxometria e estudo urodinâmico (em casos selecionados). O estudo urodinâmico revela: bexiga hiperativa (presença de contrações do detrusor durante a fase de enchimento); bexiga hipoativa (bexiga com capacidade aumentada, mas compatível com modelo de fluxo urinário interrompido); e micção disfuncional (presença de contração anormal do esfíncter ou da musculatura do assoalho pélvico durante a micção). O fluxo urinário é interrompido produzindo modelo tipo *staccato* e tempo de micção prolongado.

Tratamento

Seu objetivo consiste em restabelecer o padrão normal da micção.

Tratar ITU ou constipação, se houver, orientar adequada ingestão hídrica e evitar na dieta bebidas que contenham cafeína, irritantes da mucosa vesical.

1. Medidas comportamentais: mudanças nos hábitos do paciente e da família.

   – esclarecer à família que a criança não tem culpa pela incontinência urinária e que as atitudes negativas prejudicarão o sucesso do tratamento;
   – realizar micção com hora marcada em intervalos de 2 a 3 h;
   – corrigir a postura ao vaso sanitário para obter relaxamento adequado do assoalho pélvico;
   – realizar o diário das eliminações.
2. Medicamento. Usado quando há falha das medidas comportamentais. Administração de anticolinérgico para diminuir a hiperatividade vesical – oxibutinina 0,3 a 0,5 mg/kg/dia, em duas tomadas; efeitos colaterais: boca seca, hipertermia, rubor facial, cefaleia e constipação.
3. Outras medidas: *biofeedback* (fisioterapia do assoalho pélvico).

■ Prognóstico

Bom na maioria das crianças, evoluindo com controle da incontinência urinária.

■ Prevenção

O treinamento adequado do controle vesical representa a prevenção para o desenvolvimento dos distúrbios do trato urinário inferior.

Enurese noturna monossintomática

Corresponde à perda urinária à noite durante o sono em crianças acima de 5 anos de idade na ausência de defeitos adquiridos ou congênitos do trato urinário ou do sistema nervoso, sem outro sintoma de disfunção do trato inferior. Causa grande impacto psicossocial e repercussão na autoestima da criança. É duas vezes mais frequente em meninos.

■ Etiologia

Primária em 80% casos. A enurese secundária é descrita em evento estressante (divórcio dos pais, nascimento de irmão), definida como desenvolvimento da enurese após período de controle de pelo menos 6 meses.

■ Fisiopatologia

Seus principais mecanismos consistem em poliúria noturna (aumento da ingestão hídrica antes de dormir, resposta reduzida ao hormônio antidiurético e diminuição da secreção do hormônio antidiurético), hiperatividade do detrusor (defeito no ritmo circadiano da inibição do detrusor) e distúrbio do sono (sono

CAPÍTULO 79 • DISTÚRBIOS MICCIONAIS

profundo, dificuldade para despertar). Outros fatores correspondem a retardo na maturação, genética, secreção anormal de hormônio antidiurético (diminuído) e capacidade vesical diminuída (funcional).

■ Diagnóstico

História clínica

Ausência de outros sintomas do trato urinário inferior; frequência e número de episódios à noite; hábito de ingestão hídrica; antecedente familiar de enurese, determinar fatores associados (atividade escolar, relação com os pais), queixas de oxiuríase e realizar diário miccional.

Exame físico

Crescimento, pressão arterial, hipertrofia adenotonsilar, palpação abdominal e detectar anormalidades na coluna lombar e sacral.

Exames laboratoriais

Urina I (atenção com a densidade, glicosúria), cultura de urina, creatinina e ureia séricas.

Exame de imagem

Ultrassonografia renal e vias urinárias é útil em determinar o volume residual e a espessura vesical.

■ Tratamento

1. Medidas comportamentais: mudanças dos hábitos do paciente e da família.

- esclarecer à família que a criança não tem culpa pela incontinência urinária e que atitudes punitivas, repreensivas e negativas prejudicarão o sucesso do tratamento.
- retirar as fraldas;
- organizar o dia da criança: reduzir ingestão hídrica e de sódio a partir das 16 h; jantar em horário adequado, no máximo às 20 h, e evitar a ingestão líquida às refeições; dormir cedo, no máximo às 21 h, e evitar a ingestão líquida antes de dormir. Orientar a mãe ou o responsável para acordar a criança 2 a 3 h após a criança dormir para que ela tenha micção;
- orientar a fazer o calendário sol-chuva: terapia motivacional.

2. Outras terapêuticas:
- uso do alarme: condicionamento;
- medicações: acetato de desmopressina (DDAVP) – via intranasal 10 a 40 mcg e via oral 200 a 400 mcg, 1 h antes de se deitar e se lembrar de restrição hídrica até 30 mL/kg 2 h antes até 12 h após a administração. Efeitos colaterais: cefaleia, congestão nasal, rinite, epistaxe, dores abdominais. Anticolinérgico: oxibutinina.

■ Prognóstico

Por volta dos 10 anos de idade, 85% das crianças apresentam continência urinária noturna. A taxa de resolução espontânea é de cerca de 15% ao ano.

Bibliografia

- Austin PF, Bauer SB, Bower W, Chase J, Franco I, Hoebeke P, et al. The standardization of terminology of lower urinary tract function in children and adolescents: report from Standardization Committee of the International Children's Continence Society. J Urol. 2014;191:1863-65.
- National Institute for Health and Care Excellence (NICE). Nocturnal enuresis. October 2010. NICE clinical guideline 111. Disponível em: www.nice.org.uk/CG111.

- Nepple KG, Cooper CS. Etiology and clinical features of bladder dysfunction in children. In: Baskin LS (ed.). UpToDate; 2017. Disponível em: http://www.uptodate.com/home/index.html.
- Tu ND, Baskin LS, Arnhym AM (2016). Nocturnal enuresis in children: etiology and evaluation. In: Drutz JE, Bridgemohan C (eds.). UpToDate; 2016. Disponível em: http://www.uptodate.com/home/index.html.
- Vasconcelos MMA, Lima EM, Vaz GB, Silva THS. Disfunção do trato urinário inferior: um diagnóstico comum na prática pediátrica. J Bras Nefrol. 2013;35:57-64.

CAPÍTULO 80

Síndrome Nefrítica

Marcia Camegaçava Riyuzo • Henrique Mochida Takase • Soraya Mayumi Sasaoka Zamoner

Introdução

A síndrome nefrítica se caracteriza pelo aparecimento súbito de edema, oligúria, hematúria e hipertensão arterial. Alguns pacientes podem apresentar proteinúria e sinais de congestão circulatória, além da síndrome incompleta e de eventual redução da filtração glomerular. As doenças que se manifestam clinicamente sob a forma de síndrome nefrítica são glomerulonefrite difusa aguda pós-estreptocócica, exacerbação aguda de glomerulonefrite crônica, nefrite do lúpus eritematoso sistêmico; poliarterite nodosa, púrpura de Henoch-Schönlein ou púrpura anafilactoide, síndrome de Goodpasture, síndrome hemolítica-urêmica, glomerulonefrite da endocardite bacteriana e nefrite por irradiação. A apresentação mais frequente em Pediatria é a glomerulonefrite difusa aguda pós-estreptocócica (GNPE), descrita neste capítulo.

Glomerulonefrite difusa aguda pós-estreptocócica (GNPE)

Sua ocorrência é estimada em 470 mil casos novos, 97% em países em desenvolvimento. Ocorre na faixa etária escolar e na adolescência e acomete com maior frequência o sexo masculino na proporção de 2:1.

■ Etiologia

É causada pelo estreptococo beta-hemolítico do grupo A que causa amigdalite ou piodermite.

■ Fisiopatologia

A GNPE é uma doença do complexo imune glomerular com ativação do complemento e inflamação. Os mecanismos de lesão glomerular podem ser: a) deposição de imunocomplexos circulantes com componentes antigênicos do estreptococo; b) formação de imunocomplexos *in situ*, resultante da deposição de antígenos estreptocócicos com a membrana basal glomerular e subsequente ligação com anticorpo; c) formação de imunocomplexos *in situ* por reação cruzada com componentes da membrana basal glomerular; ou d) alteração de um antígeno renal normal que provoca reatividade autoimune. Há ativação do sistema complemento com infiltração de células inflamatórias, o que diminui a permeabilidade da membrana basal e da superfície de filtração glomerular, reduzindo a taxa de filtração glomerular. A função tubular está preservada e, em face do filtrado glomerular diminuído, há diminuição do filtrado no túbulo distal, com consequente aumento de reabsorção de fluido e de soluto no túbulo distal e coletor, resultando clinicamente em oligúria. A filtração glomerular diminuída particularmente diante de ingestão oral usual mantida promove retenção de fluido e soluto. Hipertensão e edema resultam da expansão do volume vascular. Se a filtração glomeru-

CAPÍTULO 80 • SÍNDROME NEFRÍTICA

lar é gravemente reduzida, torna-se proeminente o aparecimento de azotemia com acidemia, hipercalemia e hiperfosfatemia.

A inflamação ocorre em todos os glomérulos, caracterizando glomerulonefrite proliferativa endocapilar com depósitos finamente granulares de IgG, C3 e C1q ao longo das alças capilares e dentro do mesângio observados na microscopia de imunofluorescência.

■ Diagnóstico clínico

- História clínica: infecção estreptocócica precedendo a glomerulonefrite. O intervalo entre o processo infeccioso e a glomerulonefrite varia entre 7 e 14 dias na faringoamigdalite e até 6 semanas na piodermite. Quadro agudo de edema (85% dos casos) periorbital e pré-tibial. Cefaleia, sonolência podem ser seguidos por convulsão e coma. Oligúria é comum e há, eventualmente, anúria. Hematúria macroscópica em 50 a 90% dos casos. Sintomas inespecíficos como anorexia, mal-estar e letargia são incomuns.
- Exame físico: hipertensão arterial, edema de graus variados, sinais de hipervolemia com desconforto respiratório (taquipneia, taquicardia, ortopneia) até insuficiência cardíaca congestiva.
- Exames laboratoriais: urina I com hematúria, leucocitúria, cilindros hemáticos e proteinúria em graus variados. Exames séricos: elevação dos níveis de creatinina e ureia, hiponatremia, redução da fração C3 do complemento (90% dos casos), elevação de ASLO nas faringites e de títulos de anti-DNAse B nas piodermites.
- Outras avaliações: nos casos de hipertensão importante, realizar fundo de olho, eletrocardiograma e radiografia de tórax. Outros exames consistem em cultura de secreção de orofaringe ou de lesão cutânea.

■ Tratamento

A indicação de hospitalização depende da gravidade das manifestações clínicas e da capacidade da família e do médico de proporcionar os cuidados adequados em casa. Indicações formais de internações são: redução acentuada da função renal com *clearance* de creatinina < 60 mL/min/1,73 m^2 de superfície corporal (SC) ou ureia sanguínea > 50 mg/dL; oligúria acentuada; sinais evidentes de insuficiência cardíaca congestiva (taquicardia, taquipneia, ingurgitamento das jugulares, hepatomegalia, ausculta pulmonar revelando estertores em bases); sinais evidentes de encefalopatia hipertensiva (cefaleia constante, vômitos, sonolência ou agitação psicomotora, perturbações visuais como diplopia, convulsões e coma).

O repouso está indicado nos casos de hipertensão moderada ou grave, quando ocorrem sinais de insuficiência cardíaca ou congestão pulmonar, deve ser considerado relativo nos casos de hipertensão leve e com menor sintomatologia. Não se justifica repouso prolongado, pois não influenciará a evolução da doença, devendo ser suspenso mesmo antes da normalização do sedimento urinário.

Restrição hídrica é realizada na fase inicial, na vigência de hipervolemia e oligúria. A ingestão deve corresponder às necessidades mínimas basais (20 mL/kcal/dia ou 400 mL/m^2 SC/dia, acrescidas do volume urinário do paciente. Para avaliação do balanço hídrico, são efetuados o peso diário e o volume urinário de 24 h.

Na fase oligúrica, com edema e hipertensão arterial, convém realizar a restrição de sódio na dieta (400 mg/dia ou um terço à metade da ingestão usual do paciente). Recomenda-se dieta geral assódica quando não houver elevações dos níveis séricos de ureia. Superada a fase aguda, dieta hipossódica (1 g/dia) é gradativamente introduzida, com prescrição de dieta habitual após a normalização da pressão arterial.

Realiza-se restrição proteica na dieta quando a ureia sérica estiver acima de 100 mg/dL.

O diurético furosemida (1 a 5 mg/kg/dia via oral ou intravenoso) está indicado nos casos de edema acentuado, hipertensão grave, oligúria importante e sinais de insuficiência cardíaca. É administrado concomitantemente às orientações de restrição de sódio e líquidos.

O uso de hipotensores é indicado nos casos de persistência de hipertensão, apesar das medidas de suporte e da emergência hipertensiva (ver tópico tratamento de hipertensão arterial).

Recomenda-se a administração de penicilina benzatina dose única (600.000 UI para menores de 6 anos e 1.200.000 UI para maiores de 6 anos) ou eritromicina por 7 dias (40 mg/kg/dia em 4 tomadas) para combater a infecção estreptocócica, embora não mude o curso da GNPE no paciente.

Na presença de crises convulsivas, pode ser administrado derivado benzodiazepínico intravenoso.

Avaliar distúrbios metabólicos como hipercalemia nos casos associados à insuficiência renal (para o tratamento, ver tópico em insuficiência renal aguda).

■ Prognóstico

Em geral, a melhora espontânea da doença se inicia em 1 semana. Presença de diurese é seguida pelo desaparecimento do edema e pelo controle da pressão arterial, o que possibilita a suspensão da medicação anti-hipertensiva. Hematúria macroscópica desaparece rapidamente dentro de 1 semana e

PARTE 3 • ESPECIALIDADES PEDIÁTRICAS

hematúria microscópica pode persistir por meses ou anos. Proteinúria retorna aos níveis de normalidade em 3 a 6 meses, e o C3 inicialmente diminuído retorna aos níveis de normalidade em 6 a 8 semanas. O prognóstico da doença na criança é excelente quando o caso é adequadamente diagnosticado e tratado.

Não há necessidade da realização sistemática da biópsia renal. Os parâmetros para indicação de bióp-

sia renal são hematúria macroscópica com duração maior de 3 semanas, ureia plasmática persistentemente elevada por mais de 3 semanas, hipertensão arterial que se prolonga por mais de 3 semanas, complemento sérico (C3) persistentemente baixo por mais de 3 meses, oligoanúria com duração maior que 48 e 72 h, e associação com síndrome nefrótica com duração maior que 4 semanas.

Bibliografia

- Becquet O, Pasche J, Gatti H, Chenel C, Abély M, MorvilleP, Pietrement C. Acute post-streptococcal glomerulonephritis in children of French Polynesia: a 3-year retrospective study. Pediatr Nephrol. 2010;25:275-80.
- Carapetis JR, Steer AC, MulhollandEK, Weber M. The global burden of group A streptococcal diseases. Lancet Infect Dis. 2005;5:685-94.
- Eison TM, Ault BH, Jones DP, Chesney RW, Wyatt RJ. Poststreptococcal acute glomerulonephritis in children: clinical features and pathogenesis. Pediatr Nephrol. 2011;26:165-80.

- Pais PJ, Kump T, Greenbaum LA. Delay in diagnosis in poststreptococcal glomerulonephritis. J Pediatr. 2008; 153:560-4.
- Rodrigues-Iturbe B, Batsford S. Pathogenesis of poststreptococcal glomerulonephritis a century after Clemens von Pirquet. Kidney Int. 2007;71:1094- 104.
- Rodrigues-Iturbe B, Najafian B, Silva A, Alpers CE. Acute postinfectious glomerulonephritis in children. In: Avner ED, Harmon WE, Niaudet P, Yoshikawa N, Emma F, Goldstein S (eds.). Pediatric nephrology. 7. ed. Verlag Berlin Heidelberg; 2016. p. 959-81.

CAPÍTULO
81
Síndrome Nefrótica

Marcia Camegaçava Riyuzo • Henrique Mochida Takase • Soraya Mayumi Sasaoka Zamoner

Introdução

A síndrome nefrótica é uma doença glomerular caracterizada por edema, proteinúria maciça e hipoalbuminemia. A incidência da síndrome nefrótica idiopática (SNI) varia de acordo com idade, etnia e área geográfica. Há predominância da SNI no gênero masculino, com relação de até 3,8:1; na adolescência, ambos os sexos são afetados. A doença acomete, predominantemente, crianças menores de 6 anos de idade, em geral entre 2 e 7 anos. O quadro anatomopatológico na SNI é o de lesão histológica mínima (LHM), padrão histológico que diminui à medida que aumenta a faixa etária. Outro padrão encontrado é o de glomeruloesclerose segmentar e focal (GESF), que vem aumentando nos últimos anos.

Etiologia

A principal causa da síndrome nefrótica é a SNI (90% dos casos). As causas secundárias são:

- Infecciosas: glomerulonefrite aguda pós-estreptocócica, lepra, sífilis, citomegalovírus, toxoplasmose, malária, esquistossomose, hepatite B, síndrome da imunodeficiência adquirida.
- Alérgicas: doença do soro, picadas de insetos, alergia alimentar.
- Tóxicas: sais de ouro, mercúrio, bismuto, contraste.
- Neoplásicas: doença de Hodgkin, leucemias, carcinomas.
- Hereditária: síndrome de Alport.
- Metabólicas: diabetes melito, amiloidose.
- Colagenoses: lúpus eritematoso sistêmico, poliarterite nodosa.
- Miscelânea: púrpura de Henoch-Schönlein, drepanocitose, trombose de veia renal, insuficiência cardíaca congestiva.

No 1º ano de vida, a síndrome nefrótica, congênita ou infantil, pode ser idiopática ou decorrente de infecções perinatais, como sífilis, toxoplasmose, citomegalovirose e mutações genéticas (esclerose mesangial difusa e a congênita tipo finlandês).

Fisiopatologia

As alterações na membrana basal glomerular e as anomalias imunológicas decorrentes da produção de fatores de permeabilidade circulantes ocasionam a proteinúria. O distúrbio eletroquímico da membrana basal glomerular (MBG) com perdas das cargas negativas é responsável pela proteinúria observada na LHM (ausência de alterações histológicas na microscopia óptica). Os fatores de permeabilidade circulantes são produzidos por linfócitos T e constituem as citocinas IL-2, IL-13 ou IL-14, citocina *like*-cardiotrofina 1 (CLC-1, diminuiu a expressão de nefrina em cultura de podócitos), hemopexina (proteína secretada pelo fígado durante inflamação, causa desarranjo dependente de nefrina, no citoesqueleto do podócito e interrupção da permesseletividade da barreira de filtração glomerular), e receptor de uroquinase solúvel (suPAR, implicado na proteinúria da GESF). Com a proteinúria, especialmente albuminúria, a pressão oncótica é reduzida, havendo ativação do sistema renina-angiotensina, aldosterona com retenção de sódio e água agravando o edema. Algumas crianças são gravemente hipovolêmicas, desenvolvem redução da filtração glomerular, reversível com uso de furosemida e albumina. Concomitantemente à albuminúria, há síntese hepática aumentada do colesterol, triglicérides e lipoproteínas, diminuição do catabolismo das lipoproteínas por atividade diminuída da lipase lipoproteíca e diminuição da atividade do receptor de LDL e perda urinária de HDL, ocasionando a hiperlipidemia.

Há perdas urinárias de outras proteínas:

- Imunoglobulinas: síntese prejudicada; perda urinária do fator B (cofator do C3b da via alternada do complemento com papel importante na opsonização de bactérias) e função deficiente de linfócitos T ocasionam propensão ao desenvolvimento de infecções por *Streptococcus pneumoniae*, *Escherichia coli*, *Streptococcus B*, *Haemophilus influenzae* e outros microrganismos Gram-negativos.
- Antitrombina: diminuição da atividade fibrinolítica associada a aumento de contagem de plaquetas, aumento de agregação plaquetária, aumento de proteínas coagulantes fibrinogênio, fatores V e VIII, hipovolemia, imobilização e/ou infecção resultam em trombose.
- Proteínas transportadoras de hormônios: proteína transportadora de IgF1 e IgF2 ou da vitamina D podem afetar o crescimento. Proteína transportadora de hormônios tireoidianos que ocasiona hipotireoidismo.

Quadro clínico

O edema, principal sintoma, tem aparecimento súbito e é detectável quando a retenção hídrica excede 3 a 5% do peso. Inicialmente, o edema periorbital dependente da gravidade, estando localizado nos membros inferiores na posição ereta e na parte dorsal do corpo, quando em posição reclinada. Observam-se marcas de roupa no edema ou à pressão digital. Podem ocorrer anasarca com edema escrotal, peniano e dos grandes lábios, além de ascite e derrames pleural ou pericárdico. A distensão abdominal é comum, mas dispneia é rara. Dor abdominal e mal-estar podem estar relacionados com hipovolemia. Em geral, a pressão arterial é normal, e hematúria macroscópica pode ocorrer em poucos casos.

Diagnóstico clínico e laboratorial

■ Diagnóstico clínico

O edema palpebral é insidioso e se generaliza em 1 ou 2 semanas, associando-se a ganho de peso, ascite, efusões pleurais e oligúria. O diagnóstico presuntivo de LHM baseia-se nos seguintes achados clínicos: idade menor de 6 anos; ausência de hipertensão arterial; ausência de hematúria; nível normal de complemento sérico; e função renal normal. A biópsia renal geralmente não é indicada antes do início da corticoterapia. As indicações são resistência aos corticosteroides, síndrome nefrótica no 1º ano de vida, complemento sérico baixo, hematúria macroscópica ou hipertensão arterial e insuficiência renal persistente. Pode ser indicada nos pacientes que recidivam por tempo prolongado (12 a 18 meses), pois há a possibilidade de se tratar de outras glomerulopatias que não a LHM.

■ Aspectos laboratoriais

Urina

Urina I revela proteinúria maciça. Na análise pelo *dipstick*, o resultado é expresso em cruzes, em que +3 ou +4 representa proteinúria nefrótica. Na urina coletada em 24 h, a proteinúria nefrótica é definida como > 50 mg/kg/dia ou 40 mg/m²/h. Em crianças pequenas, pela dificuldade na coleta de urina de 24 h, pode-se utilizar a relação proteína/creatinina em uma amostra isolada de urina. Os valores da relação proteína/creatinina (g/g) são em cada faixa etária:

- < 6 meses = 0,70.
- 6 a 12 meses = 0,55.
- 1 a 2 anos = 0,40.
- 2 a 3 anos = 0,30.
- 3 a 5 anos = 0,20.
- 5 a 17 anos = 0,15.

Exames sanguíneos

As proteínas séricas estão abaixo de 50 g/L em 80% dos pacientes, além de hipoalbuminemia < 2,5 g/dL. Colesterol sérico pode estar elevado, principalmente as frações VLDL (*very low density lipoproteins*) e LDL (*low density lipoproteins*). Pacientes com intensa hipoalbuminemia têm elevação dos triglicerídeos e VLDL. Em geral, a dosagem do complemento hemolítico é normal, e os valores de hormônios tireoidianos e calcitriol estão reduzidos na fase de descompensação da síndrome nefrótica. Ureia sérica pode estar elevada por hipovolemia. Exames sorológicos (toxoplasmose, citomegalovirose, HIV, sífilis, hepatites B e C) são reali-

CAPÍTULO 81 • SÍNDROME NEFRÓTICA

zados para afastar causas infecciosas ou doença sistêmica da síndrome nefrótica.

Tratamento

Envolve a informação adequada sobre a doença e os efeitos do tratamento aos familiares e ao paciente.

■ Medidas gerais e tratamento sintomático

O repouso no leito não é obrigatório. Deambulação regular, tratamento da hipovolemia e tratamento precoce das infecções previnem a trombose. As crianças com antecedentes de trombose podem ser medicadas profilaticamente com ácido acetilsalicílico. Deve-se afastar a criança das atividades escolares nos períodos de descompensação e evitar aglomerações pelo risco de contato com doenças transmissíveis e eventual descompensação da SNI. O tratamento das infecções deve ser instituído rapidamente. Os principais antibióticos a serem prescritos empiricamente precisam combater as bactérias encapsuladas. Recomenda-se a vacina contra pneumococo e varicela. Se houver exposição a varicela e a criança recebe corticosteroide ou imunossupressores até 72 h do contágio, prescrever uma dose de imunoglobulina antivaricela-zóster. Após 72 h até 96 h, deve-se prescrever aciclovir durante 7 dias. Evitar vacinações com componentes de vírus vivo atenuado quando o paciente está em tratamento com doses altas de corticosteroides e/ou com imunossupressores. Vacinas de vírus vivos são recomendadas apenas nos períodos de remissão ou com emprego de baixas doses de corticosteroides.

A dieta é assódica ou hipossódica nos períodos de edema. A oferta proteica deve ser a adequada para a idade. Restrição de líquidos é recomendada para hiponatremia moderada (Na sérico < 125 mEq/L). Recomenda-se redução da ingestão de gorduras saturadas.

Os diuréticos são prescritos nos edemaciados: furosemida (2 a 5 mg/kg/dia) em duas tomadas; associa-se a espironolactona (1 a 5 mg/kg/dia) como poupador de potássio ou cloreto de potássio (2 a 4 mEq/kg/dia). Pacientes com anasarca e/ou hipoalbuminemia < 1,5 g/dL: albumina a 20% na dose de 0,5 a 1 g/kg com furosemida (2 a 4 mg/kg) via endovenosa lenta em 4 h, monitorando pressão arterial, frequência respiratória, frequência cardíaca, diurese presente e sinais de hipervolemia aguda.

As crianças com hiperlipidemia persistente (casos de GESF) e hipercolesterolemia podem se beneficiar pelo uso de estatinas.

Crianças com alterações do metabolismo ósseo ou as que ingerem pouco cálcio podem apresentar conteúdo mineral ósseo baixo, devendo-se prescrever suplemento de cálcio e baixas doses de vitamina D.

A hipertensão arterial deve ser controlada preferencialmente por betabloqueadores ou inibidores do canal de cálcio durante o episódio agudo e, nos casos de hipertensão persistente, inibidores da enzima de conversão da angiotensina (IECA).

A estrongiloidíase deve ser tratada antes da administração de corticosteroides.

■ Medicações específicas

Corticosteroides

Tratamento inicial ou primeiro surto

Prednisona na dose de 60 mg/m²/dia (2 mg/kg/dia, máximo de 80 mg/dia) por 4 a 6 semanas em dose única. Depois, regredir a dose em dias alternados por 3 a 6 meses, posteriormente suspendendo o corticosteroide. Em 14 dias, 80% dos casos apresentam proteinúria negativa. Se o paciente não apresentar remissão no tratamento inicial com dose única pela manhã, deve-se fracionar a dose diária em 2 ou 3 tomadas; investigar foco infeccioso. Na prática, administra-se antibioticoterapia por 7 dias, mesmo nas afecções respiratórias de pequena gravidade para pacientes da faixa etária de 2 a 3 anos. Se não houver resposta nas primeiras 4 semanas, administrar metilprednisolona por 3 dias para confirmar a resistência ao corticosteroide. Os efeitos colaterais do corticosteroide são fácies cushingoide, hipertensão arterial, osteoporose, alteração no crescimento, psicose, glicosúria, úlcera péptica, necrose avascular do osso, pancreatite, opacidade lenticular posterior, miopatia e suscetibilidade a infecções.

De acordo com a resposta ao corticosteroide, o paciente é classificado em sensível ao corticosteroide (remissão da proteinúria após 4 semanas de tratamento), recidivante (reaparecimento da proteinúria), recidivante frequente (duas ou mais recidivas em 6 meses do tratamento inicial ou quatro ou mais em 1 ano), dependente do corticosteroide (duas recidivas consecutivas durante o tratamento ou após 14 dias da suspensão do corticosteroide) e resistente ao corticosteroide (não remissão da proteinúria após 4 a 6 semanas do tratamento inicial).

Sensibilidade ao corticosteroide é observada em 95% dos casos após 10 a 15 dias de tratamento inicial, dos quais 80 a 90% apresentam uma ou mais recaídas; em 50% ocorrem recidivas frequentes.

458

Tratamento das recidivas

Prednisona na dose de 60 mg/m²/dia (2 mg/kg de peso/dia, máximo de 80 mg/dia) por 2 semanas e, após a remissão da proteinúria, reduzir a dose em dias alternados. Em recidivantes frequentes ou dependentes de corticosteroide, mantêm-se doses baixas de corticosteroide; em pré-escolares, dose de 1 mg/kg/48 h; e, em escolares, dose de 0,5 mg/kg/48 h por 6 a 12 meses.

Tratamento com corticosteroide intravenoso – pulsos de metilprednisolona

A metilprednisolona (30 mg/kg, máximo de 1 g, em infusão intravenosa com 100 mL de soro glicosado 5% durante 1 h) é utilizada nos casos de resistência ao corticosteroide oral, sendo administrada em pulsos: inicialmente 6 pulsos em dias alternados ou em 3 dias consecutivos, seguidos por 4 dias sem infusão e por mais 3 dias; posteriormente, a cada semana por 8 semanas, a cada 2 semanas por 8 semanas e mensalmente por 8 meses. É associada a ciclofosfamida oral e prednisona oral.

Agentes citotóxicos ou imunossupressores

Ciclofosfamida

Agente citotóxico que produz apoptose de leucócitos, é indicado nos dependentes de corticosteroide e/ou com recidivas frequentes; dose: 2 mg/kg/dia (dose cumulativa 168 mg/kg/dia) uma dose por dia por 12 semanas. Os efeitos colaterais consistem em depressão de medula óssea, alopecia, cistite hemorrágica e azoospermia. Orientar ingestão hídrica e avaliar leucograma; se glóbulos brancos < 4.000 células/mm³, suspende-se a dose da ciclofosfamida e, em 1 semana, avalia-se o leucograma – se houver normalização do número de glóbulos brancos, reiniciar a medicação.

Ciclosporina A (CSA) ou tacrolimus (Tac)

Agente imunossupressor que inibe a calcineurina, a CSA interfere na produção de IL2 via Th1; é indicada nos dependentes de corticosteroide e/ou com efeitos colaterais do corticosteroide ou resistente ao corticosteroide; dose de CSA: 4 a 6 mg/kg/dia ou Tac: 0,1 mg/kg/dia em duas doses por dia. Efeitos colaterais de ambos: disfunção renal e hipertensão arterial. Tacrolimus quando há efeito colateral da CSA (hipertrofia gengival, hipertricose). Requer dosagem mensal da creatinina sérica e níveis séricos de CSA (50 a 150 ng/mL) e Tac (4 a 8 ng/mL).

Micofenolato mofetil

Inibe a síntese de purinas com redução de linfócitos T e B, indicado nos dependentes de corticosteroide e/ou com efeitos colaterais do corticosteroide ou resistente ao corticosteroide, na dose de 1.200 mg/m² ou 30 mg/kg/dia em duas doses. Os efeitos colaterais consistem em leucopenia, plaquetopenia, dor abdominal e diarreia.

Levamisol

Imunomodelador administrado na dose de 2,5 mg/kg/dias alternados (máximo de 150 mg/dia) por 6 a 30 meses; indicada para recidivante frequente ou dependente ao corticosteroide. Os efeitos colaterais compreendem leucopenia, agranulocitose, vômitos, *rash* cutâneo, sinais neurológicos (insônia, convulsões, hiperatividade).

Inibidores da enzima de conversão e do bloqueador de receptor da angiotensina II

Diminuem a pressão hidrostática transcapilar glomerular, com redução da hipertensão e proteinúria.

Prognóstico

O prognóstico em longo prazo é determinado mais pela resposta à terapia com corticosteroide do que pela histologia renal. Pacientes sensíveis ao corticosteroide apresentam excelente prognóstico e raramente desenvolvem doença renal crônica (3% sensível *versus* 50% resistente ao corticosteroide). Fatores de pior prognóstico consistem em proteinúria assintomática à apresentação da SNI, falência renal inicial e alta proporção de glomérulos com esclerose segmentar. Na SNI congênita ou infantil, dois terços dos casos que ocorrem no 1º ano de vida e 85% daqueles durante os primeiros 3 meses de vida apresentam etiologia de mutação genética, não respondem à terapia com corticosteroide e apresentam pior prognóstico. Óbito é descrito em 2 a 7% dos casos, e os fatores determinantes são hipovolemia, trombose ou sepse.

Bibliografia

- Jalanko H, Holmberg C. Congenital nephrotic syndrome. In: Avner ED, Harmon WE, Niaudet P, Yoshikawa N, Emma F, Goldstein SL (eds.). Pediatric nephrology. 7. ed. Springer: Verlag Berlin Heidelberg; 2016. p. 753-76; 839-82.
- Lombel RM, Gipson DS, Hodson EM; Kidney Disease: Improving Global Outcomes. Treatment of steroid--sensitive nephrotic syndrome: new guidelines from KDIGO. Pediatr Nephrol. 2013;28:415-26.
- Nephrotic syndrome in children: prediction of histopathology from clinical and laboratory characteristics at time of diagnosis. A report of the International Study of Kidney Disease in Children. Kidney Int. 1978;13:159-65.
- Niaudet P. Etiology, clinical manifestations, and diagnosis of nephrotic syndrome in children. In: Matoo TK (ed.). UpToDate; 2015. Disponível em: http://www.uptodate.com/home/index.html.
- Niaudet P. Treatment of idiopathic nephrotic syndrome in children. In: Matoo TK (ed.). UpToDate; 2016. Disponível em: http://www.uptodate.com/home/index.html.
- Sureshkumar P, Hodson EM, Willis NS, Barzi F, Craig JC. Predictors of remission and relapse in idiopathic nephrotic syndrome: a prospective cohort study. Pediatr Nephrol. 2014;29:1039-46.
- van der Watt G, Omar F, Brink A, McCulloch M. Laboratory investigation of the child with suspected renal disease. In: Avner ED, Harmon WE, Niaudet P, Yoshikawa N, Emma F, Goldstein SL (eds.). Pediatric nephrology. 7. ed. Springer: Verlag Berlin Heidelberg; 2016. p. 613-36.

CAPÍTULO 82

Hipertensão Arterial Sistêmica

Soraya Mayumi Sasaoka Zamoner • Henrique Mochida Takase • Marcia Camegaçava Riyuzo

Introdução

A incidência da hipertensão arterial sistêmica (HAS) em crianças e adolescentes varia de 1 a 5%, notando-se aumento da prevalência possivelmente em associação à epidemia da obesidade. Crianças com HAS apresentam lesão de órgão-alvo, e o diagnóstico e o tratamento da HAS reduzem os riscos cardiovasculares em longo prazo.

Etiologia

Ocorre HAS primária na maioria das crianças maiores e nos adolescentes. Crianças menores têm maior chance de HAS secundária (prevalência de 28% casos). As causas de HAS de acordo com idade são:

- Neonatos: trombose na artéria ou na veia renal, anomalias congênitas do trato urinário, coarctação da aorta e displasia broncopulmonar.
- Infância até 6 anos de idade: doença renal, estenose da artéria renal, coarctação da aorta, medicamentos e causas endocrinológicas.
- Entre 6 e 10 anos: doença renal, estenose da artéria renal, causas endocrinológicas e HAS primária.
- Adolescência: HAS primária, HAS do avental branco, doença renal, abuso de substâncias (anfetaminas, cocaínas, corticosteroides, contraceptivos orais), gravidez.

Os fatores dietéticos na HAS consistem em ingestão excessiva de sódio, baixa ingestão de potássio e cálcio; ainda, há fatores genéticos.

Fisiopatologia

A pressão arterial (PA) depende do débito cardíaco (DC) e da resistência periférica (RP), sendo regida pela fórmula:

$$PA = DC \times RP$$

DC resulta do volume sistólico vezes a frequência cardíaca e a RP é o tônus das artérias de pequeno calibre e arteríolas. A gênese da HAS é multifatorial, envolvendo regulação pelo sistema nervoso simpático (vasoconstritor) e sistemas hormonais vasoconstritores e vasodilatadores, além da atuação do coração, dos rins, dos vasos e do sistema endocrinológico. Na hipertensão, a RP se encontra elevada; raramente o DC se eleva.

■ Mecanismos

- Retenção de sódio e volume extracelular aumentado.
- Ativação do sistema nervoso [sistema nervoso central, sistema nervoso simpático (tônus arteriolar), sistema nervoso parassimpático (nervo vago/ coração), sistema barorreceptor (ajuste pressórico imediato).

CAPÍTULO 82 • HIPERTENSÃO ARTERIAL SISTÊMICA

- Sistemas hormonais vasoconstritores aumentados [sistema renina-angiotensina-aldosterona, catecolaminas, prostaglandinas vasoconstritoras (PGF_2 TxA_2), vasopressina (ADH), endotelinas].
- Sistemas hormonais vasodilatadores reduzidos [calicreína-cininas, prostaglandina vasodilatadoras (PGI PGE_2), peptídeos natriuréticos (ANP, BNP, CNP), óxido nítrico (EDRF)].

Diagnóstico

■ História clínica

A sintomatologia inicial pode ser inaparente, mas se desenvolver durante a HAS, como cefaleia, distúrbios visuais e déficit escolar.

■ Exame físico

- Peso: retardo de crescimento (doença renal crônica).
- Estatura: baixa (doença renal crônica).
- Índice de massa corporal (IMC) (peso em kg/altura em m^2): obesidade (HAS primária), obesidade truncal (síndrome de Cushing).
- Medida da PA (aparelho e técnica adequados).

A PA deve ser aferida em todas as crianças acima de 3 anos de idade em todas as consultas médicas ou antes de 3 anos de idade nos casos de prematuridade, baixo peso ao nascer, intercorrências neonatais, cardiopatia congênita, infecção do trato urinário recorrente, hematúria, proteinúria, doença renal conhecida ou anomalias urológicas, história familiar de doença renal congênita, transplante de órgão sólido, malignidade ou transplante de medula, uso de medicamentos que elevem a pressão, doenças sistêmicas associadas à HAS (neurofibromatose, esclerose tuberosa) e evidência de hipertensão intracraniana.

Se a PA estiver elevada (> p95) nos membros superiores (MMSS), deve-se avaliar a pressão em um dos membros inferiores (MMII) (posição deitada, manguito na panturrilha cobrindo ao menos ⅔ da distância entre o joelho e o tornozelo). A pressão nos MMII geralmente é 10 a 20 mmHg maior que nos MMSS.

Se a PA nos MMSS for maior que nos MMII, lembrar-se de coartação da aorta.

- Taquicardia: hipertireoidismo, feocromocitoma, neuroblastoma, HAS primária.
- Hipertrofia adenotonsilar: síndrome da apneia obstrutiva do sono.

- Pele: manchas café com leite (neurofibromatose); palidez, rubor (feocromocitoma).
- Abdome: massa (tumor de Wilms, neuroblastoma, feocromocitoma); sopro (estenose da artéria renal).
- Genitália ambígua, virilização: hiperplasia adrenal.
- Edema articular: lúpus eritematoso sistêmico.
- Fraqueza muscular: hiperaldosteronismo.

Definição

A HAS em crianças e adolescentes baseia-se na distribuição normal da PA em crianças saudáveis. Os valores de PA fundamentam-se em idade, estatura e gênero, sendo fornecidos os percentis 50, 90, 95 e 99 de PA.

A classificação da PA de acordo com idade, gênero e percentil de altura (gráficos CDC) para crianças de 1 a 17 anos está descrita nos Quadros 82.1 e 82.2.

- Pré-HAS: PA sistólica (PAS) ou PA diastólica (PAD) ≥ p90 e < p95 ou PA ≥ 120 × 80 mmHg em adolescentes.
- HAS: PAS ou PAD ≥ p95 em três ou mais ocasiões.
- HAS estágio 1: PAS ou PAD ≥ p95 até p99 + 5 mmHg.
- HAS estágio 2: PAS ou PAD ≥ p99 + 5 mmHg.

Os dados normativos da PA de acordo com idade e gênero para crianças de 0 a 12 meses estão disponíveis no relatório da Segunda Força Tarefa sobre Hipertensão (1987).

■ Métodos de monitoramento da pressão arterial

- Monitoramento ambulatorial da pressão arterial (MAPA): dispositivo portátil que realiza a aferição de PA por certo período (geralmente 24 h), muito útil na avalição da PA em crianças e adolescentes.
- Monitoramento da PA no domicílio: também usado em crianças; idealmente realizar três aferições/dia.

■ Hipertensão arterial primária (essencial)

Distúrbio multifatorial em crianças e adolescentes em até 90% dos casos. Em geral, apresenta-se como HAS leve ou estágio 1 associada a história familiar positiva de HAS e doença cardiovascular. Sua prevalência aumenta progressivamente com o aumento do IMC, sendo detectada em cerca de 30% das crianças com sobrepeso e com síndrome metabólica.

PARTE 3 • ESPECIALIDADES PEDIÁTRICAS

QUADRO 82.1	Valores de pressão arterial para meninos de acordo com idade e percentil de estatura

Idade (anos)	PA percentil	PA sistólica (mmHg) +/– Percentil de altura +/–							PA diastólica (mmHg) +/– Percentil de altura +/–						
		5	10	25	50	75	90	95	5	10	25	50	75	90	95
1	50	80	81	83	85	87	88	89	34	35	36	37	38	39	39
	90	94	95	97	99	100	102	103	49	50	51	52	53	53	54
	95	98	99	101	103	104	106	106	54	54	55	56	57	58	58
	99	105	106	108	110	112	113	114	61	62	63	64	65	66	66
2	50	84	85	87	88	90	92	92	39	40	41	42	43	44	44
	90	97	99	100	102	104	105	106	54	55	56	57	58	58	59
	95	101	102	104	106	108	109	110	59	59	60	61	62	63	63
	99	109	110	111	113	115	117	117	66	67	68	69	70	71	71
3	50	86	87	89	91	93	94	95	44	44	45	46	47	48	48
	90	100	101	103	105	107	108	109	59	59	60	61	62	63	63
	95	104	105	107	109	110	112	113	63	63	64	65	66	67	67
	99	111	112	114	116	118	119	120	71	71	72	73	74	75	75
4	50	88	89	91	93	95	96	97	47	48	49	50	51	51	52
	90	102	103	105	107	109	110	111	62	63	64	65	66	66	67
	95	106	107	109	111	112	114	115	66	67	68	69	70	71	71
	99	113	114	116	118	120	121	122	74	75	76	77	78	78	79
5	50	90	91	93	95	96	98	98	50	51	52	53	54	55	55
	90	104	105	106	108	110	111	112	65	66	67	68	69	69	70
	95	108	109	110	112	114	115	116	69	70	71	72	73	74	74
	99	115	116	118	120	121	123	123	77	78	79	80	81	81	82
6	50	91	92	94	96	98	99	100	53	53	54	55	56	57	57
	90	105	106	108	110	111	113	113	68	68	69	70	71	72	72
	95	109	110	112	114	115	117	117	72	72	73	74	75	76	76
	99	116	117	119	121	123	124	125	80	80	81	82	83	84	84
7	50	92	94	95	97	99	100	101	55	55	56	57	58	59	59
	90	106	107	109	111	113	114	115	70	70	71	72	73	74	74
	95	110	111	113	115	117	118	119	74	74	75	76	77	78	78
	99	117	118	120	122	124	125	126	82	82	83	84	85	86	86
8	50	94	95	97	99	100	102	102	56	57	58	59	60	60	61
	90	107	109	110	112	114	115	116	71	72	72	73	74	75	76
	95	111	112	114	116	118	119	120	75	76	77	78	79	79	80
	99	119	120	122	123	125	127	127	83	84	85	86	87	87	88
9	50	95	96	98	100	102	103	104	57	58	59	60	61	61	62
	90	109	110	112	114	115	117	118	72	73	74	75	76	76	77
	95	113	114	116	118	119	121	121	76	77	78	79	80	81	81
	99	120	121	123	125	127	128	129	84	85	86	87	88	88	89

(Continua)

CAPÍTULO 82 • HIPERTENSÃO ARTERIAL SISTÊMICA

QUADRO 82.1 Valores de pressão arterial para meninos de acordo com idade e percentil de estatura (*Continuação*)

Idade (anos)	PA percentil	PA sistólica (mmHg) +/− Percentil de altura +/−							PA diastólica (mmHg) +/− Percentil de altura +/−						
		5	10	25	50	75	90	95	5	10	25	50	75	90	95
10	50	97	98	100	102	103	105	106	58	59	60	61	61	62	63
	90	111	112	114	115	117	119	119	73	73	74	75	76	77	78
	95	115	116	117	119	121	122	123	77	78	79	80	81	81	82
	99	122	123	125	127	128	130	130	85	86	86	88	88	89	90
11	50	99	100	102	104	105	107	107	59	59	60	61	62	63	63
	90	113	114	115	117	119	120	121	74	74	75	76	77	78	78
	95	117	118	119	121	123	124	125	78	78	79	80	81	82	82
	99	124	125	127	129	130	132	132	86	86	87	88	89	90	90
12	50	101	102	104	106	108	109	110	59	60	61	62	63	63	64
	90	115	116	118	120	121	123	123	74	75	75	76	77	78	79
	95	119	120	122	123	125	127	127	78	79	80	81	82	82	83
	99	126	127	129	131	133	134	135	86	87	88	89	90	90	91
13	50	104	105	106	108	110	111	112	60	60	61	62	63	64	64
	90	117	118	120	122	124	125	126	75	75	76	77	78	79	79
	95	121	122	124	126	128	129	130	79	79	80	81	82	83	83
	99	128	130	131	133	135	136	137	87	87	88	89	90	91	91
14	50	106	107	109	111	113	114	115	60	61	62	63	64	65	65
	90	120	121	123	125	126	128	128	75	76	77	78	79	79	80
	95	124	125	127	128	130	132	132	80	80	81	82	83	84	84
	99	131	132	134	136	138	139	140	87	88	89	90	91	92	92
15	50	109	110	112	113	115	117	117	61	62	63	64	65	66	66
	90	122	124	125	127	129	130	131	76	77	78	79	80	80	81
	95	126	127	129	131	133	134	135	81	81	82	83	84	85	85
	99	134	135	136	138	140	142	142	88	89	90	91	92	93	93
16	50	111	112	114	116	118	119	120	63	63	64	65	66	67	67
	90	125	126	128	130	131	133	134	78	78	79	80	81	82	82
	95	129	130	132	134	135	137	137	82	83	83	84	85	86	87
	99	136	137	139	141	143	144	145	90	90	91	92	93	94	94
17	50	114	115	116	118	120	121	122	65	66	66	67	68	69	70
	90	127	128	130	132	134	135	136	80	80	81	82	83	84	84
	95	131	132	134	136	138	139	140	84	85	86	87	87	88	89
	99	139	140	141	143	145	146	147	92	93	93	94	95	96	97

Nota: Adolescentes com pressão arterial ≥ 120/80 mmHg devem ser considerados pré-hipertensos, mesmo se o valor do percentil 90 for superior a esta marca. Essa situação pode ocorrer para pressão sistólica em maiores de 12 anos e para pressão diastólica em maiores de 16 anos.

Fonte: Adaptado de SPSP, 2007-2009.

PARTE 3 • ESPECIALIDADES PEDIÁTRICAS

QUADRO 82.2 — Valores de pressão arterial para meninas de acordo com idade e percentil de estatura

Idade (anos)	PA percentil	PA sistólica (mmHg) +/– Percentil de altura +/–							PA diastólica (mmHg) +/– Percentil de altura +/–						
		5	10	25	50	75	90	95	5	10	25	50	75	90	95
1	50	83	84	85	86	88	89	90	38	39	39	40	41	41	42
	90	97	97	98	100	101	102	103	52	53	53	54	55	55	56
	95	100	101	102	104	105	106	107	56	57	57	58	59	59	60
	99	108	108	109	111	112	113	114	64	64	65	65	66	67	67
2	50	85	85	87	88	89	91	91	43	44	44	45	46	46	47
	90	98	99	100	101	103	104	105	57	58	58	59	60	61	61
	95	102	103	104	105	107	108	109	61	62	62	63	64	65	65
	99	109	110	111	112	114	115	116	69	69	70	70	71	72	72
3	50	86	87	88	89	91	92	93	47	48	48	49	50	50	51
	90	100	100	102	103	104	106	106	61	62	62	63	64	64	65
	95	104	104	105	107	108	109	110	65	66	66	67	68	68	69
	99	111	111	113	114	115	116	117	73	73	74	74	75	76	76
4	50	88	88	90	91	92	94	94	50	50	51	52	52	53	54
	90	101	102	103	104	106	107	108	64	64	65	66	67	67	68
	95	105	106	107	108	110	111	112	68	68	69	70	71	71	72
	99	112	113	114	115	117	118	119	76	76	76	77	78	79	79
5	50	89	90	91	93	94	95	96	52	53	53	54	55	55	56
	90	103	103	105	106	107	109	109	66	67	67	68	69	69	70
	95	107	107	108	110	111	112	113	70	71	71	72	73	73	74
	99	114	114	116	117	118	120	120	78	78	79	79	80	81	81
6	50	91	92	93	94	96	97	98	54	54	55	56	56	57	58
	90	104	105	106	108	109	110	111	68	68	69	70	70	71	72
	95	108	109	110	111	113	114	115	72	72	73	74	74	75	76
	99	115	116	117	119	120	121	122	80	80	80	81	82	83	83
7	50	93	93	95	96	97	99	99	55	56	56	57	58	58	59
	90	106	107	108	109	111	112	113	69	70	70	71	72	72	73
	95	110	111	112	113	115	116	116	73	74	74	75	76	76	77
	99	117	118	119	120	122	123	124	81	81	82	82	83	84	84
8	50	95	95	96	98	99	100	101	57	57	57	58	59	60	60
	90	108	109	110	111	113	114	114	71	71	71	72	73	74	74
	95	112	112	114	115	116	118	118	75	75	75	76	77	78	78
	99	119	120	121	122	123	125	125	82	82	83	83	84	85	86
9	50	96	97	98	100	101	102	103	58	58	58	59	60	61	61
	90	110	110	112	113	114	116	116	72	72	72	73	74	75	75
	95	114	114	115	117	118	119	120	76	76	76	77	78	79	79
	99	121	121	123	124	125	127	127	83	83	84	84	85	86	87
10	50	98	99	100	102	103	104	105	59	59	59	60	61	62	62
	90	112	112	114	115	116	118	118	73	73	73	74	75	76	76
	95	116	116	117	119	120	121	122	77	77	77	78	79	80	80
	99	123	123	125	126	127	129	129	84	84	85	86	86	87	88

(Continua)

CAPÍTULO 82 • HIPERTENSÃO ARTERIAL SISTÊMICA

QUADRO 82.2 Valores de pressão arterial para meninas de acordo com idade e percentil de estatura (*Continuação*)

Idade (anos)	PA percentil	PA sistólica (mmHg) +/– Percentil de altura +/–							PA diastólica (mmHg) +/– Percentil de altura +/–						
		5	10	25	50	75	90	95	5	10	25	50	75	90	95
11	50	100	101	102	103	105	106	107	60	60	60	61	62	63	63
	90	114	114	116	117	118	119	120	74	74	74	75	76	77	77
	95	118	118	119	121	122	123	124	78	78	78	79	80	81	81
	99	125	125	126	128	129	130	131	85	85	86	87	87	88	89
12	50	102	103	104	105	107	108	109	61	61	61	62	63	64	64
	90	116	116	117	119	120	121	122	75	75	75	76	77	78	78
	95	119	120	121	123	124	125	126	79	79	79	80	81	82	82
	99	127	127	128	130	131	132	133	86	86	87	88	88	89	90
13	50	104	105	106	107	109	110	110	62	62	62	63	64	65	65
	90	117	118	119	121	122	123	124	76	76	76	77	78	79	79
	95	121	122	123	124	126	127	128	80	80	80	81	82	83	83
	99	128	129	130	132	133	134	135	87	87	88	89	89	90	91
14	50	106	106	107	109	110	111	112	63	63	63	64	65	66	66
	90	119	120	121	122	124	125	125	77	77	77	78	79	80	80
	95	123	123	125	126	127	129	129	81	81	81	82	83	84	84
	99	130	131	132	133	135	136	136	88	88	89	90	90	91	92
15	50	107	108	109	110	111	113	113	64	64	64	65	66	67	67
	90	120	121	122	123	125	126	127	78	78	78	79	80	81	81
	95	124	125	126	127	129	130	131	82	82	82	83	84	85	85
	99	131	132	133	134	136	137	138	89	89	90	91	91	92	93
16	50	108	108	110	111	112	114	114	64	64	65	66	66	67	68
	90	121	122	123	124	126	127	128	78	78	79	80	81	81	82
	95	125	126	127	128	130	131	132	82	82	83	84	85	85	86
	99	132	133	134	135	137	138	139	90	90	90	91	92	93	93
17	50	108	109	110	111	113	114	115	64	65	65	66	67	67	68
	90	122	122	123	125	126	127	128	78	79	79	80	81	81	82
	95	125	126	127	129	130	131	132	82	83	83	84	85	85	86
	99	133	133	134	136	137	138	139	90	90	91	91	92	93	93

Nota: Adolescentes com pressão arterial ≥ 120/80 mmHg devem ser considerados pré-hipertensos, mesmo se o valor do percentil 90 for superior a esta marca. Essa situação pode ocorrer para pressão sistólica em maiores de 12 anos e para pressão diastólica em maiores de 16 anos.
Fonte: Adaptado de SPSP, 2007-2009.

■ Hipertensão arterial secundária

Maior frequência em crianças do que em adultos; a possibilidade de HAS secundária deve ser levantada em toda criança com HAS; porém, a extensão da investigação de causa secundária deve ser individualizada. Em crianças muito pequenas, em HAS estágio 2 e crianças e adolescentes com sinais clínicos de doença sistêmica devem ser avaliados com mais cuidado quando comparados com crianças com HAS estágio 1.

■ Investigação da etiologia da hipertensão arterial de acordo com a anamnese

- Em todos: eletrólitos séricos, creatinina, ureia, hemograma, urina I, ultrassonografia renal. Avaliar lesão de órgão-alvo (fundo de olho e ecocardiograma).
- Pacientes com sobrepeso e PA entre p90 e 94; todos com PA ≥ p95; antecedente familiar de

PARTE 3 • ESPECIALIDADES PEDIÁTRICAS

doença cardiovascular ou HAS; doença renal crônica: perfil lipídico e glicêmico.

- Pacientes com roncos: polissonografia.
- Crianças pequenas com HAS estágios 1 ou 2 e antecedente familiar de HA grave: renina plasmática; esteroides séricos e urinários; catecolaminas séricas e urinárias; imagem para renovascular (Doppler renal, angiorressonância, arteriografia).

Tratamento

■ Medidas não farmacológicas

Mudança de estilo de vida (MEV) em todos paciente HAS: a) diminuição de peso em indivíduos com sobrepeso e/ou obesidade; b) aumento de ingestão de vegetais, frutas e dieta com pouca gordura; c) redução de sódio (1,2 g/dia para crianças de 4 a 8 anos e 1,5 g/dia em crianças maiores); d) aumento da atividade física (alvo de 30 a 60 min/dia) e diminuição da atividade sedentária (televisão, videogame, tablets e celulares: limitar uso de telas a 2 h diárias); em pacientes com HAS estágio 2, deve-se limitar a participação em esportes competitivos até o controle da PA.

■ Tratamento farmacológico

Está indicado em casos de HAS sintomática; HAS secundária; lesão de órgão-alvo; diabetes melito (tipos 1 e 2); HAS persistente apesar de medidas não farmacológicas. Deve ser iniciada com uma única medicação na menor dose e com aumento progressivo.

Os medicamentos aceitos para a população pediátrica são:

- Inibidores da enzima conversora de angiotensina:
  - captopril: criança – 0,3 a 0,5 mg/kg/dose, 8/8 h (máximo de 6 mg/kg/dia); neonato – 0,03 a 0,15 mg/kg/dia, 8 a 24 h (máximo de 2 mg/kg/dia);
  - enalapril: 0,08 mg/kg/dia, 12 a 24 h (máximo de 0,6 mg/kg/dia ou 40 mg/dia).
- Betabloqueadores:
  - atenolol: 0,1 a 1 mg/kg/dia, 12/12 h (máximo de 2 mg/kg/dia ou 100 mg/dia);
  - propranolol: 1 a 2 mg/kg/dia, 12/12 h (máximo de 4 mg/kg/dia ou 640 mg/dia).
- Bloqueadores de canais de cálcio:
  - anlodipino: 0,1 mg/kg/dose, 24 h; 6 a 17 anos: 2,5 a 5 mg/dia (máximo de 0,5 mg/kg/dia);

- nifedipina: 0,25 a 0,5 mg/kg/dia, 12 a 24 h (máximo de 3 mg/kg/dia ou 120 mg/dia).
- Diuréticos:
  - hidroclorotiazida: 1 mg/kg/dia, 24 h (máximo de 3 mg/kg/dia ou 50 mg/dia);
  - furosemida: 0,5 a 2 mg/kg/dia, 12 a 24 h (máximo de 6 mg/kg/dia);
  - espironolactona: 1 mg/kg/dia, 12 a 24 h (máximo de 3,3 mg/kg/dia ou 100 mg/dia).

O alvo do manejo deve ser manter a PA < p95 ou < p90 se houver comorbidades ou lesão de órgão-alvo. Hipertensão grave ou sintomática deve ser tratada via endovenosa.

Emergência hipertensiva

Caracteriza-se pela descompensação rápida de funções vitais, causada por grande elevação de PA em presença de lesão evidente e recente de órgão-alvo, podendo cursar muitas vezes com encefalopatia hipertensiva (convulsões). O tratamento deve ser realizado com anti-hipertensivos endovenosos: nitroprussiato de sódio (vasodilatador) 0,5 a 10 mcg/kg/min; esmolol (betabloqueador) 100 a 500 mcg/kg/min; nicardipina (bloqueador de canal de cálcio) 1 a 3 mcg/kg/min. O alvo de queda de pressão é de 25% nas primeiras 8 h e gradualmente normalizar a pressão em 26 a 48 h da admissão.

Urgência hipertensiva

Define-se pela elevação rápida da PA, em pacientes sob risco de evolução para lesão progressiva de órgão-alvo, mas sem evidência de acometimento recente, podendo apresentar-se como cefaleia grave e vômitos. O tratamento pode ser feito, conforme os sintomas da criança, tanto via oral – minoxidil (vasodilatador) 0,1 a 0,2 mg/kg/dose; clonidina (alfa-agonista) 0,05 a 0,1 mg/dose podendo ser repetida, máximo de 0,8 mg/dia – quanto endovenosa – medicamentos descritos anteriormente. O alvo da normalização da PA deve ser em 24 a 48 h.

■ Manejo e seguimento

- Pré-HAS: MEV – reavaliação em 6 meses.
- HAS estágio 1: MEV + medicação se indicado – reavaliação em 1 a 2 semanas.
- HAS estágio 2: MEV + medicação – reavaliação em 1 semana; se houver sintomas, encaminhar imediatamente para centro especializado.

CAPÍTULO 82 • HIPERTENSÃO ARTERIAL SISTÊMICA

Bibliografia

- Croix JM, Feig DI. Childhood hypertension is not a silent disease. Pediatr Nephrol. 2006; 21:527-32.
- Ferguson AM, Flynn JT. Rational use of antihypertensive medications in children. Pediatr Nephrol. 2014;29:979-88.
- Flynn J. The changing face of pediatric hypertension in the era of childhood obesity epidemic. Pediatric Nephrol. 2013;28:1059-66.
- Koch VH. Terapia medicamentosa. In: Andrade MC, Carvalhaes JTA (eds.). Nefrologia para pediatras. São Paulo: Atheneu; 2010. p. 357-64.
- National Heart, Lung and Blood Institute, Bethesta, Maryland. Report of the Second Task Force on blood pressure control in children. Pediatrics. 1987;79:1-25.
- National High Blood Pressure Education Program Working Group on High Blood Pressure in Children and Adolescents. The Fourth Report on the diagnosis, evaluation, and treatment of high blood pressure in children and adolescents. Pediatrics. 2004;114:555-76.
- Sociedade de Pediatria de São Paulo. Recomendações – Atualização de condutas em Pediatria. Departamentos Científicos da SPSP, gestão 2007-2009. n. 34.

CAPÍTULO 83

Lesão Renal Aguda

Henrique Mochida Takase • Soraya Mayumi Sasaoka Zamoner • Marcia Camegaçava Riyuzo

Introdução

A lesão renal aguda (LRA) consiste na redução súbita da função renal com alterações nos balanços hídrico, eletrolítico e acidobásico e na eliminação de produtos nitrogenados. A incidência é desconhecida, mas tem aumentado em crianças hospitalizadas; apresenta sérias consequências e ocasiona custo financeiro alto para a sociedade. A taxa de filtração glomerular (TGF) mL/min/1,73 m^2 é estimada pelo *clearance* endógeno da creatinina e varia de acordo com a faixa etária (Quadro 83.1).

QUADRO 83.1	Taxa de filtração glomerular (mL/minuto/1,73 m^2 de superfície corporal) por faixa etária	
Faixa etária	Valor médio	Variação
2 a 4 dias	39	17 a 60
4 a 28 dias	47	26 a 68
1 a 3 meses	58	30 a 86
3 a 6 meses	77	29 a 114
6 a 12 meses	103	49 a 157
12 a 19 meses	127	62 a 191
2 a 12 anos	127	89 a 165

Fonte: KDIGO, 2012.

A definição da LRA não é uniforme, e os parâmetros variam desde elevação da creatinina sérica até a necessidade de diálise. A partir de 2012, há uma proposta para normatização da definição da LRA combinando vários aspectos – *Risk/Injury/Failure/Loss/End-stage* (RIFLE) e Acute Kidney Injury Network (AKIN). Uma das classificações da LRA é a do Kidney Disease: Improving Global Outcomes (KDIGO), que classifica os estágios de 1 a 3 e utiliza o valor da creatinina séria e/ou do volume urinário (Quadro 83.2).

QUADRO 83.2	Classificação da lesão renal aguda (LRA) segundo o critério KDIGO	
KDIGO	Critério creatinina sérica	Critério fluxo urinário
1	Aumento de 0,3 mg/dL em < 48 h ou de 1,5 a 1,9 vez da creatinina de base	< 0,5 mL/kg/h por 6 h
2	Aumento de 2 a 2,9 vezes da creatinina de base	< 0,5 mL/kg/h por 12 h
3	Aumento de 3 vezes da creatinina de base ou creatinina sérica > 4 mg/dL ou iniciação de terapia de substituição renal	< 0,5 mL/kg/h por 24 h ou anúria por 12 h

Fonte: KDIGO, 2012.

Etiologia

- Processos pré-renais: diarreia aguda, hemorragia, queimadura, insuficiência cardíaca, choque hipovolêmico ou séptico. No recém-nascido: sepse, asfixia perinatal, cardiopatias congênitas, síndrome do desconforto respiratório e uso de pressão positiva nas vias aéreas e de medicamentos como tolazolina e indometacina.
- Processos renais: síndrome hemolítico-urêmica, glomerulonefrite com crescentes, trombose de veia renal, necrose tubular aguda por isquemia ou agentes nefrotóxicos, síndrome nefrótica congênita.
- Processos pós-renais: nefropatias obstrutivas congênitas ou adquiridas (válvula de uretra posterior, estenose da junção pelve ureteral, calculose).

Fisiopatologia

Na LRA experimental e clínica, os processos predominantes são a vasoconstrição renal e a lesão da célula tubular. A hemodinâmica renal está alterada com predomínio dos fenômenos de vasoconstrição pela produção de substâncias vasoconstritoras (prostaglandinas, adenosina, endotelina e ativação do sistema renina-angiotensina) e inibição da produção de substâncias vasodilatadoras (óxido nítrico e prostaglandinas vasodilatadoras), que ocasionam a queda da TGF e oligúria. A lesão de célula tubular é consequente à alteração de fosforilação oxidativa. O segmento reto do túbulo proximal depende do processo de fosforilação oxidativa que fornece energia para exercer a função de transporte iônico. A isquemia acarreta lesão na borda em escova, edema, internalização da membrana luminal com consequente lesão letal da célula. Há desequilíbrio do citoesqueleto, e a bomba Na^+-K^+-ATPase, que se localiza na membrana basolateral, irá para a membrana apical aumentando a excreção de água e sódio. O epitélio tubular é desnudado da membrana basal causando obstrução intratubular com aumento da pressão intratubular e queda da TFG, o que resulta em oligúria. Há perda da integridade da membrana tubular, facilitando a passagem do fluido intratubular para o interstício renal, resultando em oligúria.

■ Lesão renal aguda pré-renal (oligúria funcional)

Há redução da perfusão renal, o fluxo sanguíneo renal declina, ocorrem vasoconstrição renal e sistêmica, diminuição da TFG e a reabsorção de sódio e de água está mantida. Ocorrem oligúria com urina concentrada (osmolaridade urinária elevada), elevação da creatinina e ureia séricas, processos revertidos após a correção da etiologia.

■ Lesão renal aguda renal (intrínseca, orgânica, nefropatia vasomotora)

A função renal não se restabelece após a reposição da volemia no paciente em choque hipovolêmico ou séptico. A diminuição da TFG decorre de vasoconstrição (desequilíbrio entre substâncias vasoconstritoras e dilatadoras) e da lesão da célula tubular. Lesão renal por isquemia ou toxina aumenta a resistência vascular, diminuindo o coeficiente de ultrafiltração. Ocorrem congestão medular e diminuição do fluxo sanguíneo ao córtex renal, resultando em menor liberação de oxigênio com menor produção de ATP e lesão da célula tubular. Há aumento do cálcio intracelular e mitocondrial e diminuição da reabsorção de sódio com a redução da filtração glomerular.

■ Lesão renal aguda pós-renal (obstrutiva)

Inicialmente, a obstrução promove uma vasodilatação arteriolar, o que aumenta a TFG; porém, em seguida, são produzidas substâncias vasoconstrictoras com consequente redução da TFG. Trata-se de uma causa potencialmente reversível; após a desobstrução a TFG, mantém-se diminuída em 10 a 25% do normal.

Os fatores que atuam na recuperação celular são nucleotídeos de adenina, tiroxina, fator natriurético atrial, bloqueadores de canal de cálcio, proteínas *Heat-Shock* (HSP) e fatores de crescimento celular.

Quadro clínico

A manifestação clínica depende da etiologia da LRA. O dado clínico marcante é a oligúria ou anúria. Considera-se oligúria a ocorrência de débito urinário < 1 mL/kg/h em lactentes e < 0,5 mL/kg/h em crianças maiores ou < 500 mL/24 h/1,73 m^2. A fase oligúrica dura 3 a 20 dias. E, na fase poliúrica, observam-se aumento progressivo da diurese e normalização progressiva da função renal. A LRA não oligúrica está associada a medicações nefrotóxicas. Pacientes com LRA não oligúrica mostram índices urinários mais próximos dos normais, ureia sérica mais baixa e menos complicações em virtude de um melhor equilíbrio hidreletrolítico associado à excreção mantida de soluto e água. A elevação dos níveis de ureia está associada a hipercatabolismo, infecções e baixa oferta calórica.

Pode-se observar edema, hipervolemia ou hipovolemia, hematúria, taquipneia (acidose metabólica), náuseas ou vômitos, anorexia, hemorragia digestiva, letargia, confusão, agitação, coma e convulsão.

Diagnóstico

■ História clínica

Obter informações que ajudem a diferenciar a causa da LRA. A oligúria constitui o sinal marcante da LRA; após o nascimento, a ausência de diurese pode ocorrer em 7% nas primeiras 24 h e em 1% nas 48 h.

■ Exame físico

Identificar a gravidade da uremia e a causa do problema. Hipertensão (hipervolemia), hipotensão (hipovolemia, choque), taquipneia-hiperventilação (acidose metabólica), edema (glomerulonefrites), palidez, pulsos periféricos, alteração de consciência (uremia) e alteração ausculta pulmonar (edema pulmonar).

■ Exames laboratoriais

Índices urinários

São comumente utilizados como auxílio no diagnóstico diferencial entre LRA funcional ou renal, mas somente devem ser valorizados se o paciente não recebeu diuréticos ou contrastes radiológicos.

- LRA pré-renal: sódio urinário é baixo (< 10 mEq/L), relação entre ureia urinária e a ureia plasmática é > 20; fração de excreção de sódio (FeNa) é < 1 e o índice de falência renal (IFR) é < 1%.
- LRA renal: sódio elevado (> 60 mEq/L); a FeNa é > 2 e o IFR é > 1%.

Dosagens séricas

Em geral, a identificação da LRA está relacionada com valores séricos elevados de creatinina e ureia.

- Ureia e creatinina: no recém-nascido, a creatinina reflete os níveis maternos ao nascimento, atingindo os níveis próprios após as 2 primeiras semanas, exigindo a medida seriada da creatinina sérica. A não diminuição nas 2 primeiras semanas, ou o aumento de 0,2 mg/dL em qualquer tempo, indica alteração da função renal. A elevação de creatinina sérica de 0,5 mg/dL/dia é indicativa de lesão grave. O aumento de 20 mg/dL/dia do BUN (nitrogênio urêmico sanguíneo) ou equivalente a 40 mg/dL/dia de ureia sérica é indicativo de retenção nitrogenada significativa.
- Eletrólitos: sódio (hiponatremia ou hipernatremia, sendo a maioria com valores de sódio sérico dentro da normalidade), potássio (hiperpotassemia é frequente), cálcio (hipocalcemia é mais frequente), fósforo (hiperfosfatemia), magnésio (hipomagnesemia).
- Gasometria (pH, bicarbonato): acidose metabólica (pH < 7,20 ou bicarbonato < 10 mEq/L).
- Hemoglobina, série branca e plaquetária, morfologia glóbulos vermelhos, hemocultura: na LRA, observa-se anemia normocítica e normocrômica. Na síndrome hemolítico-urêmica, são verificadas anemia, plaquetopenia, elevação dos reticulócitos e formas irregulares de glóbulos vermelhos (esquizócitos).

Exame de urina

No sedimento urinário da LRA funcional, encontram-se cilindros hialinos e poucas células, enquanto na LRA intrínseca há cilindros granulosos e células epiteliais degeneradas. A hematúria pode estar presente em 60% dos recém-nascidos com LRA, e a proteinúria pode ser normal nas primeiras 48 h.

Exame de imagem

A ultrassonografia renal permite avaliação do tamanho renal (pode diferenciar LRA de doença renal crônica), parênquima e córtex renal, dilatações da pelve renal ou dos ureteres, tamanho e espessura vesical, e alteração no fluxo arterial. É indicada na suspeita de obstrução ou malformações renais.

Biópsia renal

Em casos selecionados, deve ser indicada nos casos prolongados de LRA (> 3 a 4 semanas), doença ateroembólica e, nas crianças com glomerulonefrite aguda, na suspeita de crescentes epiteliais.

Tratamento

Consiste na detecção do processo etiológico (estado de hipovolemia, obstrução do trato urinário) para evitar a instalação da LRA intrínseca; e, quando já instalada, é necessária a abordagem terapêutica, primariamente de suporte e que objetiva manter o paciente até que seus rins voltem a funcionar.

■ Conservador

Balanço hídrico

Nas crianças oligúricas e com sobrecarga de volume, realizar restrição hídrica calculada, como 300 a 400 mL/m^2/dia (em média 20 a 30 mL/kcal/dia), acrescentando-se as perdas (diarreia, diurese, vômitos) a cada 6 ou 12 h; considerar os fatores que diminuem as perdas insensíveis (ventilação mecânica) ou que aumentam essas perdas (febre, calor radiante). No paciente com sinais de hipervolemia e sem resposta às medidas clínicas, indicar diálise.

CAPÍTULO 83 • LESÃO RENAL AGUDA

Nas crianças com LRA e depleção de volume, atentar-se ao estado anúrico/oligúrico e administrar solução isotônica ou ringer lactato 20 mL/kg em 30 a 60 min. Na persistência da oligúria, monitorar a pressão venosa central e reavaliar o estado da volemia.

O balanço hídrico é necessário para restaurar e manter o volume intravascular normal. Para isso, são necessárias as avaliações quanto a ingesta e perdas, peso corpóreo diário, quantificação da diurese, controles de pressão arterial, temperatura e outros sinais vitais.

Dieta

Adequada nutrição contribui para reduzir o catabolismo tecidual, tendo como consequência a redução da produção de metabólitos nitrogenados e de ácidos e prevenindo a hiperpotassemia. A forma e a constituição da dieta na LRA na criança dependem: a) da gravidade da LRA (oligúria intensa, tendência à retenção nitrogenada crescente); e b) da condição clínica do paciente (catabolismo, presença de diarreia com má-absorção, estado de consciência alterado, sob ventilação mecânica). Em casos de elevação da ureia, pode-se restringir a oferta proteica e ofertar quantidade calórica adequada (média de 150 a 200 kcal/kg/dia). Ingestão proteica de 2 a 3 g/kg/dia nas crianças gravemente doentes com LRA. Nos distúrbios eletrolíticos, hiperpotassemia – restrição de potássio; hiperfosfatemia – restrição de fósforo.

Distúrbios eletrolíticos

Tratar hiponatremia, hipocalcemia, hiperpotassemia e hiperfosfatemia.

Distúrbios acidobásicos

Tratar acidose metabólica.

Hipertensão

Na maioria das vezes associada à hipervolemia, precisa ser tratada.

Dose de medicações

Ajustar as doses de acordo com TFG durante a LRA.

■ Tratamento dialítico

A terapia de reposição renal tem se mostrado segura em todas as idades. As indicações do tratamento dialítico são realizadas na dependência de fatores como idade e peso da criança, estado catabólico do paciente e casos de intoxicações.

A diálise deve ser indicada levando-se em consideração o estado geral do paciente, os sintomas e os sinais clínicos e os dados bioquímicos laboratoriais. Em geral, está recomendada em casos de hipercalemia, hiperfosfatemia grave (especialmente se associada à hipocalcemia), acidose metabólica grave sem resposta às medidas conservadoras, sintomas de sobrecarga de volume ou de uremia.

As modalidades de diálise consistem em peritoneal, hemodiálise e hemofiltração. A escolha da modalidade depende da clínica do paciente e da experiência da equipe assistencial. A escolha da modalidade de diálise é realizada pelo médico nefrologista pediátrico (prescrição da diálise), e o procedimento é instalado pela equipe de enfermagem. Aos demais assistentes, são dadas orientações quanto às contraindicações e às complicações do procedimento.

Diálise peritoneal

- Contraindicações (não são absolutas): cirurgia abdominal recente, peritonite localizada, aderências múltiplas intra-abdominais, íleo paralítico, coagulopatias importantes, queimadura extensa da parede abdominal, colostomia, defeitos diafragmáticos congênitos ou adquiridos, traumatismo abdominal e choque.
- Complicações: mecânicas (dor, sangramento, obstrução, edema de parede abdominal, extravasamento líquido), metabólicas (hiperglicemia, hipocalcemia, perda proteica, hipernatremia, alcalose metabólica) e infecciosa-peritonite (presença de líquido de drenagem turvo, celularidade do líquido $\geq$ 100 células brancas por mm³, comprovada por cultura).

Outras modalidades de diálise

Necessitam de máquinas específicas e pessoal médico treinado e monitoramento contínuo durante o procedimento por pessoal capacitado.

Hemodiálise

Paciente necessita de acesso vascular (*shunt* arteriovenoso, cateteres venosos percutâneos ou fístulas arteriovenosas; no recém-nascido, tem-se utilizado a artéria/veia umbilical), que deve apresentar bom fluxo, baixa resistência e boa durabilidade. Uma das indicações se dá em pacientes com hipercatabolismo (pós-cirurgia cardíaca, traumatismos graves).

As complicações consistem em reações anafiláticas em decorrência do primeiro uso do capilar (início nos primeiros 20 min, com dispneia, angioedema, cólica abdominal, lacrimejamento, urticária, dor torácica, febre e calafrios), hipotensão ou hipertensão arterial, embolia gasosa, hemólise, coagulação do sistema extracorpóreo, ruptura do dialisador, síndrome do desequilíbrio da diálise e dores musculares.

Hemofiltração arteriovenosa

As complicações são infecções, embolia gasosa, isquemia do local irrigado pela artéria cateterizada e hemorragia intracerebral.

Prognóstico

Habitualmente, a LRA é um processo agudo reversível com duração variável de 1 dia a 6 semanas, conforme sua etiologia. O prognóstico da insuficiência renal aguda depende da doença de base. A LRA não oligúrica tem melhor prognóstico pelo menor desequilíbrio hidroeletrolítico. Crianças com LRA associada à falência múltipla orgânica apresentam maior taxa de mortalidade.

Bibliografia

- Basile DP, Sreedhram R, Why SKV. Acute renal injury – Pathogenesis of acute renal kidney injury. In: Avner ED, Harmon WE, Niaudet P, Yoshikawa N, Emma F, Goldstein SL. Pediatric Nephrology. 7. ed. New York/London: Springer; 2016. p. 2101- 38.
- Bresolin NL, Andrade OVB. Insuficiência renal aguda – Aspectos clínicos e laboratoriais. In: Toporovski J, Mello VR, Martini D Filho, Benini V, Andrade OVB editores. Nefrologia pediátrica. 2. ed. Rio de Janeiro: Guanabara Koogan; 2006. p. 225-37.
- Gostein SL, Zappitelli M. Acute renal injury – Evaluation and management of acute renal kidney injury. In: Avner

ED, Harmon WE, Niaudet P, Yoshikawa N, Emma F, Goldstein SL. Pediatric Nephrology. 7. ed. New York/London: Springer; 2016. p. 2139-60.
- KDIGO 2012. Clinical Practice Guideline for Acute Kidney Injury. Kidney Int. 2012;2(Suppl. 1):1-132.
- KDOQI. Clinical Practice Guideline for Hemodialysis. Update; 2006.
- Santos OFP, Passos RH, Boin MA, Schor N. Insuficiência renal aguda-Fisiopatologia. In: Toporovski J, Mello VR, Martini D Filho, Benini V, Andrade OVB editores. Nefrologia pediátrica. 2. ed. Rio de Janeiro: Guanabara Koogan; 2006. p. 220-4.

CAPÍTULO
84

Doença Renal Crônica

Henrique Mochida Takase • Soraya Mayumi Sasaoka Zamoner • Marcia Camegaçava Riyuzo

Conceito

A doença renal crônica (DRC) resulta de uma grande variedade de nefropatias, as quais, por sua evolução desfavorável e progressiva, determinam redução global da função renal. A DRC é classificada de acordo com os estágios de gravidade da doença, avaliados pela taxa de filtração glomerular (TFG) e proteinúria/microalbuminúria e pelo diagnóstico clínico.

Convenciona-se chamar de DRC quando há uma alteração anatômica, os CAKUT (*congenital anomalies of the kidney and the urinary tract*) – anomalias congênitas do rim e do trato urinário ou funcional do rim –, diminuição do *clearance* com uma TFG < 60 mL/min/1,73 m^2 ou presença de proteinúria.

Etiologia

As causas mais comuns de DRC em crianças são as anomalias congênitas do rim e do trato urinário (CAKUT), seguidas das glomerulopatias e da bexiga neurogênica. Diferentemente da população adulta, na qual 70% das DRC são secundárias a diabetes ou hipertensão, trata-se de uma etiologia mais rara na Pediatria.

Classificação

A DRC foi dividida em diferentes estágios, variando de 1 a 5 (Quadro 84.1). No estágio 1, existe a doença renal, mas a TFG encontra-se normal. Já nos estágios 2 a 4, o paciente apresenta uma perda contínua na TFG e, no estágio 5, trata-se de uma condição em que a perda funcional é considerada uma doença renal em estágio final.

QUADRO 84.1	Classificação da doença renal crônica (DRC)	
Estágio da DRC	TFG (mL/min/1,73 m^2)	Descrição
1	> 90	Normal ou elevado
2	60 a 89	Reduzido leve
3a	45 a 59	Reduzido moderado
3b	30 a 44	Reduzido moderado para grave
4	15 a 29	Reduzido grave
5	< 15	Falência renal

Fonte: Adaptado de KDIGO, 2012.

Fisiopatologia

A semelhança histológica da DRC, independentemente da agressão inicial, sugere uma via final comum. As alterações e adaptações nos néfrons remanescentes após

PARTE 3 • ESPECIALIDADES PEDIÁTRICAS

dano inicial terminam em hialinização com posterior perda de néfrons, perpetuando um ciclo vicioso até a insuficiência renal terminal.

Possíveis mecanismos da progressiva lesão renal incluem fatores hemodinâmicos, o estresse do estiramento, a liberação de fatores de crescimento celular e fatores metabólicos.

■ Adaptação da perda da massa renal

O tecido renal residual sofre alterações fisiológicas e morfológicas que incluem hipertensão capilar intraglomerular, hiperfiltração glomerular e hipertrofia glomerular. Inicialmente, o efeito dessas adaptações consiste em restaurar a função renal ao normal, mas, em longo prazo, é deletéria a função renal, com perda de néfrons.

■ Alterações eletrolíticas

Sódio

Mais de 99% do sódio filtrado é reabsorvido. Se a ingestão de sódio permanece até o momento em que a função renal declina, uma fração maior de carga filtrada é excretada, e cada néfron reabsorve menos e excreta mais. Apesar de os pacientes com DRC manterem sua habilidade de alterar o balanço de sódio com as alterações da ingestão de sódio, eles perdem facilmente essa condição. As crianças com uropatia obstrutiva e discreta redução da filtração glomerular não retêm sódio e tendem à contração do volume extracelular. Ainda, são perdedoras de sal, fator que contribui para o seu crescimento deficiente.

Potássio

Da ingestão diária de potássio, 90% é excretada na urina. A homeostase do potássio geralmente é mantida até TFG < 10% do normal.

Íon hidrogênio

Acidose metabólica é comum em pacientes com DRC, surgindo quando a filtração é inferior a 50 mL/min/1,73 m² de superfície corporal. Pode se manifestar, porém, com níveis mais altos de TFG, especialmente em condições clínicas em que predomina disfunção tubular sobre a lesão glomerular, como nas tubulopatias e na nefrite intersticial. Com a queda da TFG, diminui a produção de amônia; posteriormente, a excreção de ácido é medida pela acidez titulável. Ocorre uma queda na função de excretar ácidos. A produção de radicais ácidos na criança é de 2 a 3 mEq/kg/dia. O tecido ósseo representa o principal sistema para o tamponamento dos ácidos retidos, com liberação de sais alcalinos e consequente desmineralização óssea.

Cálcio

A absorção de cálcio da dieta e sua excreção urinária estão diminuídas na DRC. A absorção intestinal é baixa em razão de níveis circulantes mais baixos de 1,25 di-hidroxivitamina D_3. O rim é responsável pela produção de 1,25 $(OH)_2D_3$, o mais ativo metabólito da vitamina D. A redução da massa renal resulta na diminuição da produção do calcitriol, que compromete a absorção intestinal de cálcio e promove a hipocalcemia, que estimula a produção de paratormônio (PTH).

Fósforo

O nível sérico do fósforo se eleva quando a TFG se reduz a 25% do normal. Há leve aumento do fósforo sérico, uma redução compensatória no cálcio sérico e aumento da secreção de PTH. O alto nível de PTH causa elevação da excreção fracional de fósforo, e o nível sérico de fósforo retorna ao normal.

■ Distúrbio hídrico e água

A capacidade de concentração urinária pode estar limitada por alterações no tecido medular renal secundariamente à hidronefrose e à displasia e por uma diurese induzida pela ureia. Quando a TFG diminui, a urina torna-se isotônica ou discretamente hipotônica. Crianças com nefropatia de uropatia obstrutiva poliúrica são incapazes de concentrar a urina, devendo receber água *ad libitum*.

Toxinas metabólicas e ureia

Níveis de ureia sérica de 100 mg% associam-se a letargia, mal-estar e fraqueza. Numerosos outros compostos se elevam no plasma como guanidinas, metilaminas, fenóis e poliaminas.

■ Metabolismo das proteínas

Está frequentemente afetado na DRC. Quando a ingestão calórica está limitada, com depleção de sódio e acidose presentes, o *turnover* proteico é anormal. Em crianças, pode ocorrer estresse metabólico quando de uma doença intercorrente com excessiva resposta catabólica. A concentração sérica de aminoácidos essenciais tende a diminuir na DRC.

■ Anemia

A produção da glicoproteína eritropoietina está diminuída no rim lesado. A eritropoietina é produzida pelas células intersticiais do córtex interno e da medula renal. Outros fatores que contribuem para a anemia são deficiência de ferro, diminuição do tempo de sobrevida das hemácias, eventual perda intestinal e perda relacionada com a diálise. Acredita-se que muitos

475

CAPÍTULO 84 • DOENÇA RENAL CRÔNICA

dos sintomas da DRC decorrem mais da anemia do que do acúmulo de toxinas urêmicas. Atividade física, apetite, teste de QI e frequência à escola melhoram após a correção da anemia, principalmente quando da utilização de eritropoietina.

■ Crescimento e desenvolvimento

Ocorre desnutrição na DRC, com diminuição da massa magra, diminuição de peso, altura e perímetro cefálico, depleção protéica evidenciada pela diminuição das proteínas musculares, dos aminoácidos essenciais e não essenciais. As causas da desnutrição são variadas, incluindo anorexia frequente (um dos indicadores do avanço da uremia), ingestão calórica inadequada e retardo de crescimento (em um terço das crianças em tratamento conservador para DRC e que estão abaixo do percentil 3 para altura). Considerando-se que 50% do potencial linear de crescimento seja atingido no 1º ano de vida, as consequências são mais graves nas nefropatias hereditárias e congênitas. Os níveis de hormônio de crescimento estão altos na DRC. Contudo, a concentração plasmática dos fatores promotores de crescimento (somatomedina C ou fator de crescimento insulina-*like*) está abaixo do normal. Na uremia, ocorre resistência para ação do hormônio do crescimento no nível celular. A osteodistrofia renal é responsável em parte pelo comprometimento do crescimento, com início precoce na DRC. Ainda, há redução de *clearance* em torno de 30%.

Metabolismo de lipídeos

Podem ocorrer hipertrigliceridemia e hipercolesterolemia. Há alteração do metabolismo lipídico por diminuição da atividade da enzima lipase lipoproteica, pela ação de inibidores existentes no estado de uremia.

Diagnóstico clínico e laboratorial

O estado clínico e as repercussões no paciente variam conforme a intensidade da DRC e a velocidade da queda de TFG.

As manifestações clínicas principais consistem em:
- Retardo do crescimento: o crescimento está acometido desde o período inicial da DRC. É de causa multifatorial e inclui anemia, distúrbios hormonais, toxinas urêmicas, osteodistrofia renal, acidose metabólica, disfunção tubular renal, hipertensão arterial e, ainda, fatores psicossociais.
- Anemia (normocrônica e normocítica): geralmente ocorre com *clearance* de creatinina ≤ 45 mL/min/1,73 m^2 de superfície corpórea.
- Acidose metabólica: com *clearance* < 50 mL/min/1,73 m^2 de superfície corpórea.

- Osteodistrofia renal: a mineralização normal depende do produto cálcio *versus* fósforo sérico adequado. Ocorrem redução da concentração sérica de vitamina D e elevação do PTH; esse hiperparatireoidismo representa um quadro constante no paciente com DRC, que decorre de vários fatores, como retenção fósforo, hipocalcemia e produção de calcitriol. Na criança urêmica, há reabsorção óssea. Os sinais e sintomas da osteodistrofia renal são dor óssea, fraqueza muscular, retardo do crescimento e deformidades esqueléticas.

Bioquimicamente, caracteriza-se por concentração sérica elevada ou normal de fósforo, hipocalcemia, elevação de fosfatase alcalina e elevação do PTH. As alterações bioquímicas podem ser detectadas na fase inicial da DRC, enquanto as clínicas e radiológicas são evidentes nos estágios avançados da DRC.

■ Avaliação da função renal

A ureia e a creatinina estão elevadas, mas é fundamental a determinação do *clearance* de creatinina na fase inicial e no seguimento do paciente. Os valores do *clearance* de creatinina nas diferentes idades (ver Capítulo 83). O Quadro 84.2 apresenta exames para investigação da DRC; porém, cada caso necessita de alguns deles, a depender dos resultados iniciais dos exames realizados e de informações da anamnese. O controle bioquímico de rotina deve ser realizado a cada 2 a 3 meses para o paciente clinicamente estável.

Tratamento

■ Geral

No tratamento conservador da DRC, a dieta é fundamental e inicia-se ao diagnóstico. Deve ser programada de modo a manter o estado nutricional da criança e melhorar os níveis de ureia plasmática. É importante que a criança retorne 1 vez por mês trazendo recordatório alimentar de alguns dias para análise do que ela vem aceitando e a quantidade de calorias e proteínas. Repetir os controles bioquímicos e refazer uma boa avaliação nutricional em cada retorno fazem parte do acompanhamento da criança. À medida que a TFG diminui, há necessidade de um controle maior da ingesta proteica, segundo critério da Recommended Dietary Allowances (RDA).

Oferta proteica

No paciente em DRC, não se recomenda restrição proteica, mas controle da ingestão proteica de modo que os valores prescritos não sejam inferiores aos recomendados pelo RDA (Quadro 84.3).

476

PARTE 3 • ESPECIALIDADES PEDIÁTRICAS

QUADRO 84.2	Exames laboratoriais e de imagem na avaliação da doença renal crônica		
Sangue	Urina	Imagens	Outros
• Hemograma • *Clearance* de creatinina (ClCr) • Ureia e creatinina • Ionograma • Cálcio • Fósforo • Fosfatase alcalina • pH e gases (sangue venoso) • Proteínas totais e albumina • Lipidograma • Ácido úrico • Fator antinuclear (FAN) • Complemento	• Rotina • Urocultura • pH • Proteinúria	• Ultrassonografia do trato urinário • Uretrocistografia miccional • Renograma estático (DMSA) • Renograma dinâmico (DTPA) • Cistografia radioisotópica direta • Radiografia do tórax	• Eletrocardiograma • Ecocardiograma • Exame oftalmológico • Biópsia renal • Biópsia óssea

Fonte: Elaborado pelos autores.

QUADRO 84.3	Recomendação de ingestão proteica em pacientes com doença renal crônica (DRC)		
Idade	RDI (g/kg/dia)	DRC estágio 3 (g/kg/dia) – 100 a 140% da RDI	DRC estágios 4 e 5 (g/kg/dia) – 100 a 120% da RDI
0 a 6 meses	1,5	1,5 a 2,1	1,5 a 1,8
7 a 12 meses	1,2	1,2 a 1,7	1,2 a 1,5
1 a 3 anos	1,05	1,05 a 1,5	1,05 a 1,25
4 a 13 anos	0,95	0,95 a 1,35	0,95 a 1,15
14 a 18 anos	0,85	0,85 a 1,2	0,85 a 1,95

Fonte: Adaptado de KDOQI, 2008.

- Lactentes: leite materno; na ausência do leite materno, Nan H.A.® e outros (Alfarré®, Pregestimil®).
- Crianças maiores: proteínas de origem animal (carnes, ovos). Sempre que possível, recomenda-se introduzir suplementação com misturas de aminoácidos essenciais mais histidina e/ou cetoácidos ou hidrolisado proteico. Deve existir proporção 2:1 entre proteínas de alto valor biológico e baixo valor biológico (animal/outros).

Oferta calórica

Deve ser prescrita de acordo com a idade para estatura, e não em função da idade cronológica, já que a maioria das crianças com DRC apresenta prejuízo estatural (Quadro 84.4). Recomenda-se, no mínimo, 100% do RDA, sendo 50 a 70% das calorias provenientes de hidratos de carbono e 30%, no máximo, de lipídios (óleo de milho, girassol, soja).

Suporte nutricional

Deve ser considerado para crianças nos primeiros anos de vida cujo ganho de peso, estatura e perímetro cefálico estão anormais e que apresentam inges-

tão alimentar deficiente, abaixo do recomendado. Para esses pacientes, recomenda-se alimentação por sonda nasogástrica por um período, com supervisão multidisciplinar (profissional de área de suporte nutricional, nutricionista, nefrologista pediátrico).

Água e sódio

Muitas nefropatias, especialmente aquelas que acometem a medula renal (uropatias, nefrite intersticial, doença medular cística), são perdedoras de sal. Não há necessidade de restrição hídrica e salina até redução do *clearance* para 8 a 10% do normal (Clcr = 10 a 12 mL/min/1,73 m^2). Nas glomerulopatias, na presença de edema e/ou hipertensão, a ingestão de sódio deve ser 1 a 2 mEq/kg/dia, que corresponde a uma dieta sem adição de sal no preparo dos alimentos.

Potássio

Deve ser restrito na vigência de hiperpotassemia. Suas principais fontes são carnes, vegetais verdes, chocolate, frutas e sucos.

Cálcio, fósforo e vitamina D

Com função 50% do normal e controle da ingestão proteica, já se diminui a ingestão de fósforo.

477

CAPÍTULO 84 • DOENÇA RENAL CRÔNICA

QUADRO 84.4	Estimativa das necessidades energéticas (ENE)
Idade	ENE (kcal/dia)
0 a 3 meses	[89 × Peso (kg) − 100] + 175
4 a 6 meses	[89 × Peso(kg) − 100] + 56
7 a 12 meses	[89 × Peso (kg) − 100] + 22
13 a 35 meses	[89 × Peso (kg) − 100] + 20
3 a 8 anos	Mas: 88,5 − 61,9 × id + PA × [26,7 × peso (kg) + 903 × est] + 20
	Fem: 135,3 − 30,8 × id + PA × [10 × peso (kg) + 934 × est] + 20
9 a 18 anos	Mas: 88,5 − 61,9 × id + PA × [26,7 × peso (kg) + 903 × est] + 25
	Fem: 135,3 − 30,8 × id + PA × [10 × peso (kg) + 934 × es] + 25

Mas: masculino; Fem: feminino; id: idade em anos; est: estatura em metros; PA: coeficientes de atividade física = sedentário (PAL 1,0 a 1,39); baixo ativo (PAL 1,4 a 1,59); ativo (PAL 1,6 a 1,89); e muito ativo (PAL 1,9 a 2,5).

Fonte: Adaptado de KDOQI, 2008.

Quando tal medida não é suficiente para normalização do fósforo, prescrevem-se quelantes de fósforo: carbonato de cálcio (3 a 6 g/dia, mantido por tempo prolongado) e/ou hidróxido de alumínio (5 mL, 3 vezes/dia, até no máximo de 7 dias pelo risco de intoxicação pelo alumínio). O carbonato de cálcio também é útil como fonte de cálcio, cuja absorção está diminuída pela deficiência de vitamina D. A dieta deve conter 400 a 600 mg/dia de fósforo (peso < 20 kg) e 600 a 1.000 mg/dia (peso > 20 kg). Vitamina D: calcitriol (Rocaltrol®, 1 vidro com 30 comprimidos; 1 comprimido = 0,25 mcg).

Hipertensão arterial

Dieta hipossódica, diuréticos e hipotensores (ver Capítulo 82).

Anemia

Eritropoetina pode ser administrada via intravenosa, subcutânea ou intraperitoneal. A via intravenosa é geralmente restrita a pacientes sob hemodiálise. Injeções subcutâneas de eritropoetina podem ser dadas várias vezes por semana. Esse método de administração resulta em meia vida prolongada e diminuição semanal total. Dosagens semanais iniciais variam entre 30 e 300 UI/kg/semana, enquanto dosagens de manutenção variam entre 60 e 600 UI/kg/semana. A maioria das crianças responde a doses entre 100 e 200 UI/kg/semana. Deve-se avaliar a concentração sérica de ferritina; a saturação de ferro (capacidade de ligação ferro sérico/ferro total) acima de 20% é reco-

mendada para pacientes recebendo eritropoetina. É frequentemente necessária a prescrição de ferro oral em associação à eritropoetina para prevenir ou tratar deficiência de ferro. Caso necessário, corrigir anemia com transfusão de concentrado de hemácias lavadas, se Hb < 6 g%.

Acidose metabólica

Tratar com bicarbonato de sódio 4 a 8 g/dia, além de realizar controle com gasometria.

■ Tratamento com hormônio de crescimento (GH) recombinante

A resistência ao GH observada na uremia e durante o tratamento com corticosteroides pode ser superada por doses suprafisiológicas de GH exógena, o que justificaria o uso do GH no tratamento de crianças com DRC. Em crianças pré-púberes com DRC estágio 5, o uso de rhGH induz um aumento na altura final e na velocidade de crescimento durante o 1º ano de tratamento e um efeito menor, mas significativo no 2º ano de tratamento. O tratamento hormonal para a recuperação do crescimento impacta positivamente na qualidade de vida das crianças com DRC, o que mostra a importância da intervenção precoce e consequente promoção do crescimento para o bem-estar psicossocial durante e após o período de crescimento.

■ Tratamento dialítico e transplante

Realizado em centro especializado.

478

Bibliografia

- KDOQI Clinical Practice Guideline for Nutrition in Children with CKD. Update; 2008.
- KDIGO. Clinical practice guideline for the diagnosis, evaluation, prevention and treatment of Chronic kidney disease – Mineral and bone disorder. Kidney Int. 2009;76(Supl. 113):S1-S130.
- KDIGO. Clinical practice guideline for anemia in chronic kidney disease. Kidney Int. 2012;2:279-335.
- KDIGO 2012. Clinical practice guideline for the evaluation and management of chronic kidney disease. Kidney Int. 2013;3:1-150.
- Schnaper HW. Chronic kidney disease – Pathophysiology of progressive renal disease. In: Avner ED, Harmo WE, Niaudet P, Yoshikawa N, Emma F, Goldstein SL (eds.). Pediatric nephrology. 7. ed. New York/London: Springer; 2016. p. 2171-206.
- Van De Voorde RG, Wong CS, Warady BA. Chronic kidney disease – Management of chronic kidney diseasein children. In: Avner ED, Harmo WE, Niaudet P, Yoshikawa N, Emma F, Goldstein SL (eds.). Pediatric nephrology. 7. ed. New York/London: Springer; 2016. p. 2207-66.

SEÇÃO 12
Neuropsiquiatria

CAPÍTULO 85
Cefaleias na Infância e na Adolescência

Niura Aparecida de Moura Ribeiro Padula • Mirelle Tristão de Souza • Andrea Siqueira Campos Monti • Lara Cristina Antunes dos Santos

Introdução

A cefaleia constitui um dos sintomas médicos mais frequentes, sendo uma queixa muito comum em crianças, atingindo cerca de 25% dos atendimentos diários. Sua prevalência aumenta gradualmente da idade escolar para a adolescência, incidindo em pelo menos 40% das crianças até 7 anos e 75% até 15 anos.

Pacientes com cefaleia representam 4,5% dos atendimentos em unidades de emergência, compreendendo o quarto motivo mais frequente de consulta nas unidades de urgência, conforme dados da Academia Brasileira de Neurologia e do Departamento Científico de Cefaleia da Sociedade Brasileira de Cefaleia.

O diagnóstico das cefaleias é fundamentalmente clínico, podendo-se solicitar exames complementares a critério médico.

Classificação

Podem ser classificadas em cefaleias primárias e secundárias. As primárias são doenças cujo sintoma principal; porém, não único, são episódios recorrentes de dor de cabeça (p. ex., migrânea, cefaleia do tipo tensional). Já as cefaleias secundárias representam o sintoma de uma doença subjacente, neurológica ou sistêmica (p. ex., meningite, dengue, tumor cerebral).

O diagnóstico diferencial entre cefaleia primária e secundária é essencial. A causa da cefaleia secundária habitualmente deve ser investigada por meio de exames complementares.

■ Principais cefaleias primárias

Migrânea (enxaqueca)

Caracteriza-se por crises recorrentes, nas quais ocorre reação neurovascular anormal em um organismo geneticamente suscetível e que se exterioriza clinicamente como dor e sintomas associados. Fenômenos corticais causariam ativação trigeminal com liberação de substâncias vasoativas das terminações perivasculares e extensão da resposta inflamatória pelas fibras do trigêmeo, que o córtex entende como dor.

PARTE 3 • ESPECIALIDADES PEDIÁTRICAS

Para o diagnóstico são necessários cinco episódios de cefaleia com, no mínimo, duas das seguintes características: localização unilateral, pulsátil, intensidade moderada ou grave (que limita ou impede atividades cotidianas), agravada por subir degraus ou por atividade física rotineira similar. Episódios de cefaleia com duração de 4 a 72 h.

Vale ressaltar que, em crianças e adolescentes (menores de 18 anos), os episódios podem durar 2 a 72 h (em crianças, não há confirmação de episódios não tratados com duração inferior a 2 h, estando associados a náuseas e/ou vômitos, foto e fonofobia.

Tratamento da crise migranosa na urgência

Em todos os casos, deve-se tentar manter o paciente em repouso sob penumbra em ambiente tranquilo e silencioso.

Nos casos em que a dor tem duração inferior a 72 h:

- Administrar antiemético parenteral, se houver vômitos ou uso prévio de medicações: dimenidrato via intravenosa (IV) diluído em 100 mL de soro fisiológico a 0,9% ou dimenidrato via intramuscular (IM).
- Analgésicos: dipirona IV diluída em água destilada ou cetoprofeno; reavaliar o paciente em 1 h – se não houver melhora, pode-se usar sumatriptano subcutâneo (SC) em maiores de 12 anos.

Nos casos em que o paciente chega à urgência com dor há mais de 72 h (estado migranoso):

- Jejum e acesso venoso para reposição de fluidos, se necessário. Infundir soro fisiológico: tratamento da crise como citado anteriormente em associação a dexametasona IV lenta.
- Se não melhorar com dexametasona, pode-se prescrever clorpromazina IM; mantendo infusão de soro fisiológico a 0,9%.

Atentar-se para hipotensão arterial e sinais/sintomas extrapiramidais (como rigidez muscular e inquietude) causados pela medicação. Não repetir a dose se ocorrer hipotensão ou sinal/sintoma extrapiramidal.

Os derivados ergotamínicos são contraindicados na infância, dado o risco potencial de efeitos colaterais graves.

Tratamento profilático da migrânea na infância

Antes do início do tratamento farmacológico, deve-se tentar as recomendações ao paciente a fim de que ele entenda a fisiopatologia da migrânea e suas implicações, além da predisposição genética do quadro. O paciente deve saber reconhecer os fatores desencadeantes e agravantes em cada caso e ser esti-

mulado a utilizar um diário da cefaleia, no qual serão descritas as características da dor, o horário preferencial de acometimento, a qualidade do sono, a dieta e os fatores emocionais.

As indicações para iniciar tratamento profilático consistem em:

- Crises frequentes (mais de uma por semana).
- Uso excessivo de medicamentos (em razão de crises frequentes, incapacitantes ou de longa duração).
- As medicações utilizadas na terapia abortiva não são efetivas, são contraindicadas ou causam efeitos adversos intoleráveis.
- Preferência do paciente.
- Presença de condições incomuns de migrânea (potencialmente graves), incluindo migrânea hemiplégica, basilar, com aura prolongada ou infarto migranoso.

Há poucos estudos sobre a profilaxia da migrânea na infância e adolescência, com evidências de nível 1 (estudos randomizados, duplo-cegos e controlados por placebo) para a flunarizina e o topiramato.

Os medicamentos mais frequentemente utilizados na prática clínica pediátrica para o tratamento profilático são betabloqueadores, antidepressivos, bloqueadores dos canais de cálcio, antagonistas serotoninérgicos, antiepilépticos, miscelânea (dopaminérgicos, antiagregantes plaquetários, cofatores do metabolismo da serotonina, toxina botulínica).

Cefaleia do tipo tensional episódica

Os mecanismos exatos da cefaleia tensional não são conhecidos. Sua crise é de fraca ou moderada intensidade, com sensação de aperto ou pressão, sendo, na maioria das vezes, bilateral. Pode ser frontal, occipital ou holocraniana.

A dor, que pode melhorar com atividades físicas, surge, em geral, no final da tarde relacionada com estresse físico (cansaço, exagero de atividade física, especialmente no calor e sob o sol), muscular (posicionamento do pescoço no sono) ou emocional. Por vezes, há hiperestesia e hipertonia da musculatura pericraniana, possivelmente percebidas com a palpação cuidadosa.

Para alguns autores, a cefaleia tipo tensional episódica é a mais frequente da infância. Para outros, no entanto, é menos frequentemente observada que a migrânea. Os novos critérios constam na Classificação Internacional das Cefaleias (ICHD-3 beta).

Tratamento

Corresponde à prescrição de analgésicos (paracetamol ou dipirona até 6/6 h) e/ou anti-inflamató-

481

CAPÍTULO 85 • CEFALEIAS NA INFÂNCIA E NA ADOLESCÊNCIA

rios não esteroidais (AINE) (ibuprofeno – acima de 6 meses, até 6/6 h; diclofenaco até 8/8 h; cetoprofeno até 6/6 h; naproxeno sódico – para maiores de 2 anos até 6/6 h).

■ Cefaleias secundárias

Cefaleia crônica progressiva

Quando a cefaleia tem início recente (há menos de 6 meses), com piora progressiva da intensidade e frequência dos ataques, a hipótese de hipertensão intracraniana (HIC) deve ser considerada. Alguns critérios sugestivos de HIC incluem predominância de vômitos sobre a cefaleia, especialmente com despertar noturno, presença de alteração do comportamento, apetite e/ou sono, macrocefalia, déficit visual, queda do desempenho escolar, alteração do exame neurológico, crises epilépticas, cefaleia em salvas (risco de malformação vascular cerebral), cefaleia desencadeada por esforço físico ou manobra de Valsalva e sinais neurológicos focais.

Bibliografia

- Al-Twaijri WA, Shevell MI. Pediatric migraine equivalents: occurrence and clinical features in practice. Pediatr Neurol. 2002;26(5):365-8.
- Arruda MA, Bordini CA, Ciciarelli MC, Speciali JG. Decreasing the minimal duration of the attack to 1 hour: is this sufficient to increase the sensitivity of the ICHD-II diagnostic criteria for migraine in childhood? J Headache Pain. 2004,5:131-6.
- Arruda MA, Guidetti V (eds.). Cefaleias na infância e adolescência. Ribeirão Preto: Glia; 2007.
- Arruda MA, Guidetti V, Galli F, Albuquerque RC, Bigal ME. Frequent headaches in the preadolescent pediatric population: A population-based study. Neurology. 2010 Mar 16;74(11):903-8.
- Bigal ME, Bordini CA, Speciali JG. Etiology and distribution of headaches in two Brazilian primary care units. Headache. 2000;40(3):241-7.
- Bigal ME, Lipton RB. Migraine at all ages. Curr Pain Headache Rep. 2006;10(3):207-213.
- Bigal ME, Rapoport AM, Sheftell FD, Tepper SJ, Lipton RB. Chronic migraine is an earlier stage of transformed migraine in adults. Neurology. 2005;65(10):1556-61.
- Bille B. Migraine and tension-type headache in children and adolescents. Cephalalgia. 1996;16(2):78.
- Bordini CA, Roesler C, Carvalho Dde S, Macedo DD, Piovesan É, Melhado EM, et al. Recommendations for the treatment of migraine attacks – a Brazilian consensus. Arq Neuropsiquiatr. 2016 Mar;74(3):262-71.
- Bordini CA, Roesler C, Carvalho DS, Macedo DDP, Piovesan E, et al. Recommendations for the treatment of migraine attacks – a Brazilian consensus. Arq Neuropsiquiatr. 2016;74(3):262-71.
- Brasil. Ministério da Saúde. Portaria n. 1.559 de 1 de agosto de 2008. Institui a Política Nacional de regulação. Brasília: Diário Oficial da União; 2008.
- Clasificação Internacional das cefaleias (ICHD-3 beta) – Tradução portuguesa 2014. Disponível em: http://www.ihs-headache.org/binary_data/2086_ichd-3-beta-versao--pt-portuguese.pdf. Acesso em: 13 jul. 2015.
- Torelli P, Campana V, Cervellin G, Manzoni GC. Management of primary headaches in adult Emergency Departments: a literature review. The Parma ED experience and a therapy flow chart proposal. Neurol Sci. 2010;31:545-53.
- Friedman BW, Lipton RB. Headache emergencies: diagnosis and management. Neurol Clin. 2012;30:43-59.
- Gallai V, Sarchelli P, Carboni F, Benedetti P, Mastropolo C, Puca F. Applicability of the 1988 IHS criteria to headache patients under the age of 18 years attending 21 Italian clinics. Headache. 1995;35:146-53.
- Guidetti V, Galli F, Cerutti R, Fortugno S. "From 0 to 18": what happens to the child and his headache? Funct Neurol. 2000;15(Suppl. 3):122-9.
- Guidetti V, Russell G, Sillanpaa M, Winner P. Headache and migraine in childhood and adolescence. Informa Healthcare; 2001.
- Headache Classification Committee of the International Headache Society (IHS). Cephalalgia. 2018;38(1):1-211.
- Lima MM, Padula NA, Santos LC, Oliveira LD, Agapejev S, Padovani C. Critical analysis of the international classification of headache disorders diagnostic criteria (ICHD I-1988) and (ICHD II-2004), for migraine in children and adolescents. Cephalalgia. 2005;25(11):1042-7.
- Lima MMF, Bazan R, Martin LC, Martins AS, Luvizutto GJ, Betting LEG et al. Análise crítica dos critérios diagnósticos (ICHD-3 beta) de enxaqueca em crianças e adolescentes. Arq Neuro-Psiquiatr. 2015;73(12).
- Lipton RB, Bigal ME. From episodic to chronic migraine. In: Borsook D, May A, Goadsby PJ, Hargreaves R (eds.). The migraine brain: imaging structure and function. New York: Oxford University Press; 2012.
- MacDonald JT. Childhood migraine. Differential diagnosis and treatment. Postgrad Med. 1986;80(5):301-304,306.
- Marmura MJ, Silberstein SD, Schwedt TJ. The acute treatment of migraine in adults: The American Headache Society Evidence Assesment of Migraine Pharmacotherapies. Headache. 2015;55:3-20.
- May A, Schulte LH. Chronic migraine: risk factors, mechanisms and treatment. Nature Reviews Neurology. 2016;12:455-64.
- Metsähonkala L, Sillanpää, M. Migraine in children: an evaluation of the IHS criteria. Cephalalgia. 1994;14:285-90.
- Queiroz LP, Silva Junior AA. The prevalence and impact of headache in Brazil. Headache. 2015;55(S1):32-8.
- Rasmussen BK. Epidemiology of headache. Cephalalgia. 1995;(15):45-68.
- Reiman EM, Chen K, Alexander GE, Caselli RJ, Bandy D, Osborne D, et al. Functional brain abnormalities in young

adults at genetic risk for late-onset Alzheimer's dementia. Proc Natl Acad Sci USA. 2004;101(1):284-9.

- Robbins MS, Starling AJ, Pringsheim TM, Becker WJ, Schwedt TJ. Treatment of cluster headache: The American Headache Society Evidence-Based Guidelines. Headache. 2016;56:1093-106.
- Santos JS, Kemp R, Sankarankutty AK, Salgado Júnior W, Souza FF, Teixeira AC, et al. Clinical and regulatory protocol for treatment of jaundice in adults and elderly: a support for health care network and regulatory system. Acta Cir Bras. 2008;23(Supl. 1):133-342.
- Society. HCSotIH. The International Classification of Headache Disorders. 2nd Edition. Cephalalgia. 2004;24(Suppl. 1):1-149.
- Speciali JG. Cefaleias. In: Lopes AC (ed.). Tratado de clínica médica. 2. ed. São Paulo: Roca; 2009. p. 2233-48.
- Speciali JG. Entendendo a enxaqueca. Ribeirão Preto: Funpec; 2003.
- Stewart WF, Wood C, Reed ML, Roy J, Lipton RB. Cumulative lifetime migraine incidence in women and men. Cephalalgia. 2008;28(11):1170-8.
- Swadron SP. Pitfalls in the management of headache in the emergency department. Emerg Med Clin North Am. 2010;28:127-47.
- Winner P, Martinez W, Mate L, Bello L. Classification of pediatric migraine: proposed revisions to IHS criteria. Headache. 1995;35:407-10.
- Wöber-Bingöl C, Wöber C, Wagner-Ennsgrabber C, Karwautz A, Vesely C, Zebenholzer K, et al. IHS criteria for migraine and tension-type headache in children and adolescents. Headache. 1996;36:231-8.

CAPÍTULO 86

Distúrbios do Sono e da Linguagem

Cátia Regina Branco da Fonseca • Caio César Benetti Filho • Francisca Teresa Veneziano Faleiros

O sono e a linguagem são dois aspectos importantes do neurodesenvolvimento infantil, cabendo ao pediatra se inteirar desses processos na sua normalidade para conseguir detectar possíveis distúrbios.

A seguir, serão abordados alguns dos distúrbios do sono e da linguagem mais frequentes no atendimento pediátrico.

Distúrbios do sono

Os padrões do sono infantil, que são diferentes em decorrência da imaturidade do sistema nervoso central dessa população, e o tempo total de sono, bastante variável conforme a idade (Quadro 86.1), devem ser conhecidos pelos pediatras a fim de compreender e diagnosticar os seus distúrbios.

QUADRO 86.1	Horas de sono segundo a idade da criança
Idade	Número aproximado de horas de sono
Recém-nascido	16 a 20 h por dia
3 semanas	16 a 18 h por dia
6 semanas	15 a 16 h por dia
4 meses	9 a 12 h mais duas sonecas (2 a 3 h cada uma)
6 meses	11 h mais duas sonecas (2 a 3 h cada uma)
9 meses	11 a 12 h mais duas sonecas (1 a 2 h cada uma)
1 ano	10 a 11 h mais duas sonecas (1 a 2 h cada uma)
18 meses	13 h mais uma ou duas sonecas (1 a 2 h cada uma)
2 anos	11 a 12 h mais uma soneca (2 h)
3 anos	10 a 11 h mais uma soneca (2 h)

Fonte: Xavier et al., 2011.

O objetivo deste capítulo consiste em revisar os distúrbios do sono mais prevalentes na infância e identificar que, na maioria dos casos, uma boa anamnese é suficiente para o diagnóstico e para assegurar aos pais a benignidade do problema e o melhor tratamento (se indicado).

Segundo a American Sleep Disorders Association, os distúrbios do sono na infância dividem-se em três categorias, como mostrado no Quadro 86.2.

PARTE 3 • ESPECIALIDADES PEDIÁTRICAS

QUADRO 86.2	Distúrbios do sono na infância

1. Dissonias

- Distúrbios intrínsecos do sono
  - Narcolepsia
  - Síndrome da apneia do sono
  - Insônia psicológica
- Distúrbios extrínsecos do sono
  - Distúrbios do sono por uso de álcool ou sedativos
  - Distúrbios do sono relacionados com o meio ambiente
- Distúrbios do sono relacionados com o ritmo circadiano
  - Alterações do sono relacionadas com o ritmo de trabalho

2. Parassonias

- Distúrbios do despertar parcial
  - Sonambulismo
  - Terror noturno
  - Enurese noturna
- Distúrbios da transição sono/vigília
  - Sonilóquio
  - Câimbras noturnas
  - Distúrbios dos movimentos rítmicos
- Distúrbios associados ao sono REM
  - Pesadelos
  - Paralisia do sono
  - Distúrbio comportamental do sono REM
- Outras parassonias
  - Bruxismo
  - Mioclonia neonatal benigna do sono

3. Distúrbios do sono associados a distúrbios médicos e/ou psíquicos

- Asma
- Alterações de humor
- Epilepsia
- Transtorno do déficit de atenção e hiperatividade (TDAH)

Fonte: ASDA, 1997.

A prevenção, o diagnóstico e o tratamento das perturbações do sono devem ser abordados de modo abrangente, pois muitas vezes estão associados a comportamentos inadequados, que podem estar na sua origem, precipitação e/ou manutenção, embora eventualmente revertidas, quando da identificação precoce dos sintomas. A prevenção torna-se importante, uma vez que os estudos mostram que os problemas de sono podem predispor a outras alterações do comportamento e da aprendizagem, além da insônia na idade adulta.

Os distúrbios do sono infantil mais frequentes serão abordados a seguir.

■ Síndrome das pernas inquietas

Também chamada de doença de Willis-Ekbom (DWE), trata-se de um distúrbio neurológico do sono que corresponde a uma alteração em que a pessoa sente uma necessidade involuntária de movimentar as pernas, normalmente à noite ao deitar-se, com maior frequência quando a pessoa passa a ficar muito tempo – até muitas horas – movimentando as pernas

para aliviar essa necessidade, havendo, com isso, prejuízo do sono. Esta síndrome é tanto comum quanto subdiagnosticada, porque os próprios pacientes acreditam que compreende uma condição inerente a eles e sem solução (e assim não se queixam aos seus médicos) ou porque é pouco conhecida entre os profissionais de saúde, passando frequentemente despercebida pelos pediatras; sua prevalência está em torno de 2 a 3% entre crianças. Sua gravidade é bastante variável e os quadros graves, que comprometem a qualidade de vida dos pacientes, oscilam entre ⅓ e ¼ dos números descritos. Pesquisas recentes mostram que, na DWE, existe uma alteração no funcionamento dos neurônios que usam a dopamina como neurotransmissor.

Tratamento

Levodopa em doses baixas, em razão dos inúmeros efeitos colaterais; gabapentina (mais segura que levodopa); e ácido valproico de liberação lenta, mais testado em crianças com bons resultados.

■ Enurese noturna

Representa o distúrbio do sono mais prevalente e persistente da infância. Seu diagnóstico baseia-se nos seguintes critérios: idade cronológica > 5 anos e mental > 4 anos; dois ou mais eventos de incontinência em 1 mês entre 5 e 6 anos, ou um ou mais eventos após 6 anos; ausência de doenças associadas à incontinência, como diabetes, infecção urinária e crises convulsivas generalizadas. De etiologia não claramente definida, acredita-se, porém, que ocorre por uma associação de fatores envolvendo falha na liberação de vasopressina durante o sono, instabilidade vesical e inabilidade para despertar secundária à sensação de bexiga cheia.

Tratamento

Baseia-se em medicamentos (uso de imipramina ou desmopressina à noite), com alta taxa de recorrência após sua suspensão, e no desenvolvimento da habilidade da continência, que apresenta, em longo prazo, resultados superiores aos do tratamento medicamentoso. É fundamental que haja um reforço de motivação e uma participação direta da criança nesse treinamento.

■ Sonilóquio

É a fala durante o sono, frequente entre 3 e 10 anos de idade. É considerado o distúrbio do sono mais comum na infância, embora benigno e cuja ocorrência diminui na idade adulta. Os sintomas são geralmente leves e não necessitam de tratamento.

Terror noturno

Ocorre em 2 a 3% de crianças e pode continuar na fase adulta. Caracteriza-se por sintomas motores e autonômicos intensos (taquicardia, taquipneia, dilatação pupilar e diaforese), incluindo gritos. É associado a sonhos, desorientação e amnésia após cada episódio. Os terrores noturnos, ligados ao sono não REM, ao contrário do pesadelo ao REM, fazem com que o indivíduo seja resistente ao consolo, além de apresentarem término súbito e geralmente ocorrer no início da noite.

Tratamento

A terapia medicamentosa geralmente não é necessária, mas, se for exigida, podem-se usar benzodiazepínicos (clonazepam), antidepressivos tricíclicos e inibidores da recaptação da serotonina.

Pesadelos

São mais prevalentes em crianças, principalmente entre 6 e 10 anos de idade, e diminuem com a idade, causam sensação de medo, terror e/ou ansiedade, fazem com que o sonhador desperte completamente e a sua lembrança é geralmente conservada.

Tratamento

Retirada do fator desencadeante capaz de promover grande agitação noturna. A higiene do sono é a conduta mais indicada.

Sonambulismo

Distúrbio do sono que inicia por volta dos 4 a 5 anos e pode persistir na adolescência. Raramente inicia nos adultos. Os pacientes raramente têm memória de suas ações.

Tratamento

O medicamentoso geralmente não é necessário, mas, se exigido, pode-se usar benzodiazepínicos (clonazepam), antidepressivos tricíclicos e inibidores da recaptação da serotonina.

Bruxismo

Distúrbio motor que geralmente inicia entre 10 e 20 anos, podendo persistir durante toda a vida. Ocasionalmente, casos familiares podem ser descritos. O bruxismo noturno é notado frequentemente durante os estágios 1 e 2 e no sono REM. Podem estar associados a distonia oromandibular e coreia de Huntington – esta investigação é importante. Está associado à disfunção temporomandibular e ao desgaste dentário.

Tratamento

Consiste no uso de protetores bucais, injeções de toxina botulínica e pramipexol.

Paralisia do sono

Distúrbio associado ao sono REM que geralmente ocorre na transição sono/vigília. Trata-se de rápidos episódios nos quais a criança não consegue se mover ou falar. Quadro benigno, apesar do desconforto. É preciso se atentar à frequência de episódios – se forem muitos, podem fazer parte de outro distúrbio, a narcolepsia.

Distúrbios da linguagem

Segundo Cypel, a linguagem tem como componentes fundamentais a compreensão e a expressão, que dependem de uma adequada sensação auditiva, para a qual é essencial uma função coclear normal. Após a sensação do som, sua percepção se dá pelas estruturas parietotemporais, que permitirão a sua elaboração simbólica, cuja resposta se dará pela fala, por meio dos chamados órgãos fonoarticulatórios.

O desenvolvimento da linguagem se inicia nos primeiros dias de vida, evolui de maneira lenta e gradual no decorrer dos anos e é influenciado por fatores pessoais (desenvolvimento neuropsicomotor e cognitivo) e/ou ambientais (socialização, afetividade e estimulação). Os distúrbios da linguagem são problemas relacionados com habilidades de fala, leitura, escrita e escuta, que propiciará os diferentes padrões de comunicação. Estudos relatam uma taxa de prevalência entre 5 e 15% na população pediátrica.

Fatores de risco

Problemas de natureza orgânica, como disfunções neurofisiológicas, déficits sensoriais, como surdez, distúrbios orofaciais e neurológicos, alterações de ordem cognitiva e problemas emocionais importantes. Com relação ao ambiente, há problemas na dinâmica familiar e estimulação inadequada, tanto pela sua falta quanto pela expectativa familiar além das possibilidades da criança.

Diagnóstico

Para o correto diagnóstico, é importante conhecer a sequência e o ritmo do desenvolvimento normal, respeitando-se as variações individuais, bem como diferenciar um distúrbio simples do desenvolvimento da linguagem, o mais comum na infância, de uma perda parcial ou total de uma linguagem já adquirida.

Tratamento

Objetiva a intervenção precoce e adequada, incluindo medidas relativas à criança, mas também

PARTE 3 • ESPECIALIDADES PEDIÁTRICAS

apoio e orientação corretos aos familiares. Na maior parte das vezes, a proposta terapêutica é multidisciplinar em seu diagnóstico e tratamento, com avaliações e intervenções fonoaudiológicas e/ou psicológicas específicas, precoces e adequadas, visando a minimizar os efeitos negativos na socialização, no aprendizado da leitura e escrita e, especialmente, quanto aos prejuízos psicoemocionais advindos dessa situação.

As formas mais frequentes de alterações da fala observáveis em atendimento pediátrico estão mostradas a seguir.

■ Dislalias

Corresponde a trocas ou omissões de fonemas, acréscimos de sons na fala, sem causa neurológica aparente, sendo a mais frequente a "linguagem infantil", que, até a idade dos 4 anos, é considerada fisiológica. Em geral, está presente em situações de estresse familiar e/ou pessoal, sobretudo nas crianças emocionalmente imaturas ou como manifestação de estresse pós-traumático.

■ Mutismo eletivo

Pode ocorrer em criança com linguagem previamente já desenvolvida, após trauma emocional importante, e merece tratamento psicológico.

■ Gagueira

Trata-se de uma alteração com falhas na fluência da fala, como hesitações, repetições de sílabas ou palavras, dificuldade na articulação de alguns fonemas ou prolongamentos de alguns sons. Pode estar acompanhada de movimentos associados da cabeça, olhos e mímica facial e piorar em situações de estresse. Manifesta-se quando a criança começa a aprender a falar e tende a se perpetuar e piorar com o decorrer dos anos. Sua etiologia é controversa, tendo como causas mais aceitas a neurose decorrente de conflitos emocionais importantes, alterações neurológicas funcionais e um comportamento aprendido no ambiente familiar. A maioria é considerada de etiologia mista – predisposição orgânica neurológica somada a circunstâncias psicológicas que mantêm o quadro. A "gagueira fisiológica" pode ocorrer dos 2 aos 5 anos, período em que a criança desenvolve suas habilidades linguísticas; se persistir além dessa idade ou se for muito pronunciada, com associação a tiques, tensão excessiva perioral ou estresse emocional, deverá ser investigada.

■ Considerações importantes

- Crianças com desenvolvimento adequado adquirem linguagem no decorrer do 2º ano de vida.
- No atraso simples da linguagem, há a aquisição e evolução da linguagem segundo os padrões normais; porém, em um ritmo mais lento, possivelmente associado a fatores socioculturais e interacionais.
- Quando houver suspeita de algum problema na aquisição da linguagem, não se deve deixar o paciente sem observação e intervenção oportuna, sempre encaminhando a criança para uma avaliação mais específica com equipe multiprofissional.

Bibliografia

- American Sleep Disorders Association (ASDA). The international classification of sleep disorders, revised: diagnostic and coding manual. Rochester: Allen Press; 1997.
- Becker CG et al. Distúrbios da audição, da fala e da linguagem. In: Leão E, Corrêa EJ, Mota JAC, Vianna MB, Vasconcellos MC de (eds.). Pediatria ambulatorial. 5. ed. Belo Horizonte: Coopmed; 2013. p. 291-8.
- Blum-Harasty JA, Rosenthal JBM. The prevalence of communication disorders in children: a summary and critical review. Aust J Human Comm. Disorders. 1992;20:63-80.
- Bum NJ, Carrey WB. Sleep problems among infants and young children. Pediatrics. 1996;17:87-93.
- Cypel S. Neurodesenvolvimento. In: Pessoa JHL. Puericultura: conquista da saúde da criança e do adolescente. São Paulo: Atheneu; 2013. p. 275-96.

- Grupo Brasileiro de Estudos das Síndrome das Pernas Inquietas. GBE-SPI – 2007. Arq Neuropsiquiatria. 2007;(3A);721-72.
- Jahen SM, et al. Distúrbios reativos da conduta. In: Departamento de Pediatria/Faculdade de Medicina de Botucatu-UNESP. 2006;3:29-44.
- Klein JM, Gonçalves A. Problemas de sono-vigília em crianças: um estudo da prevalência. Psico-USF. 2008;13(1):51-8.
- Neves GSML, Giorelli AS, Florido P, Gomes MM. Transtornos do sono: visão geral. Rev Bras Neurol. 2013;49(2):57-71.
- Nunes ML. Distúrbios do sono. J Pediatr [Internet]. 2002 [cited 2017 Sep 13]; 78(Suppl. 1):S63-S72.
- Xavier CC, Lelis SSR, Barbosa AVS. Distúrbios do sono. In: Fonseca LF, Pianetti G, Xavier CC. Compêndio de neurologia infantil. Rio de Janeiro: Medbook; 2011. p. 341-8.
- Whitney CW, Enright PL, Newman AB, Bonekat W, Foley D, Quan SF. Correlates of daytime sleepiness in 4578 elderly persons: The cardiovascular health study. Sleep. 1998;21(1):27-36.

CAPÍTULO 87

Distúrbios de Comportamento

Lara Cristina Antunes dos Santos • Niura Aparecida de Moura Ribeiro Padula • Maria Cristina Pereira Lima

Transtorno do déficit de atenção/hiperatividade (TDAH)

■ Introdução

O TDAH é um distúrbio do neurodesenvolvimento definido por níveis prejudiciais de desatenção, desorganização e/ou hiperatividade-impulsividade. Esses sintomas afetam o funcionamento cognitivo, acadêmico, comportamental, emocional e social dos portadores, por sua presença e persistência em intensidades inconsistentes com a idade ou o nível de desenvolvimento. Manifesta-se precocemente na infância e sua prevalência equivale a 5%, sendo de 2,5% nos adultos. Por desatenção, compreende-se a incapacidade de permanecer em tarefas ou alta distratibilidade. Hiperatividade implica inquietação, atividade excessiva, incapacidade de permanecer sentado e necessidade de se movimentar. Impulsividade pode ser entendida como o "agir sem pensar", incapacidade de esperar e de seguir regras.

Na infância, o TDAH comumente ocorre em comorbidade com outros transtornos, como dislexia, transtorno de oposição desafiante e transtorno da conduta, da ansiedade e do humor. Em adição, a dupla excepcionalidade com a superdotação/altas habilidades é igualmente reconhecida.

■ Etiologia e fatores de risco

Apesar de sua patogenia não ser conhecida, prevalece, como hipótese causal, o desequilíbrio genético no metabolismo das catecolaminas no córtex cerebral, atribuído à transmissão anormal da dopamina nos lobos frontais e circuitos frontoestriatais. Essa hipótese está embasada em estudos animais, genéticos, de neuroimagem funcional e estrutural e, principalmente, na resposta às medicações com atividade noradrenérgica, como o metilfenidato.

As considerações sobre fatores ambientais que podem contribuir têm importância controversa e exigem a distinção entre sintomas comportamentais e a síndrome clínica, uma vez que desatenção, hiperatividade e impulsividade ocorrem em algum grau e momento em todos os indivíduos. Além disso, os sintomas podem ser secundários a outras patologias crônicas, como depressão, síndrome da apneia obstrutiva do sono, epilepsia e disfunções da tireoide. Enquanto não forem excluídas as patologias que possam ser confundidas com o TDAH, a confirmação diagnóstica do transtorno neurogenético deverá ser adiada.

Influências da dieta na atenção, na hiperatividade e no comportamento também são controversas. As investigações incluem aditivos alimentares, açúcar refinado, alergia ou intolerância alimentar e deficiência de ácidos graxos essenciais, de zinco e ferro. Embora esses fatores não causem nível significativo de impacto clínico e não ocorram na maioria dos casos de TDAH, algumas crianças podem apresentar alterações do comportamento relacionadas com eles. O desenvolvimento do TDAH foi também associado a exposição fetal ao tabaco, prematuridade e baixo peso ao nascimento.

■ Quadro clínico e diagnóstico

O diagnóstico do TDAH é clínico e requer que os sintomas de desatenção e/ou de hiperatividade/impulsividade surjam de maneira persistente e causem prejuízos e complicações funcionais.

Para preencher critérios diagnósticos, segundo o Manual Diagnóstico e Estatístico de Transtornos Mentais (DSM-V), os sintomas devem estar presentes em mais de um ambiente antes dos 12 anos de idade, persistir por mais de 6 meses, causar prejuízos funcionais em atividades acadêmicas, sociais ou ocupacionais, ser defasados em relação ao nível de desenvolvimento e não devem ser causados por outros transtornos mentais. São necessários pelo menos 6 dos 9 critérios de desatenção e 6 dos 11 critérios de hiperatividade/impulsividade para as crianças e 5 de cada para os adolescentes.

Escalas de comportamento, como o Inventário de Comportamentos para Crianças e Adolescentes (CBCL) e o Swanson, Nolan e Pelham Questionnaire (SNAP-IV), podem ser utilizadas. Muitas vezes, são necessárias avaliações especializadas, como psicológicas, da motricidade, fonoaudiológicas e/ou pedagógicas, com o objetivo de detalhar aspectos emocionais, motores, de aquisição de linguagem, cognitivos e realizar o diagnóstico diferencial e de possíveis comorbidades.

■ Tratamento, prognóstico e prevenção

Por se tratar de uma condição neurogenética, o TDAH é crônico e o objetivo do tratamento consiste em reorganizar e favorecer um comportamento funcional, para que os prejuízos causados sejam minimizados ou superados e ocorra uma melhora acadêmica, emocional e social. Não existe um protocolo que atenda a todos os casos, mas há um consenso sobre a necessidade da abordagem inter/transdisciplinar, com envolvimento da família, da escola e de terapeutas, para um melhor prognóstico. Após o estabelecimento de todas as estratégias psicoeducacionais e familiares, caso necessário, pode-se considerar o tratamento farmacológico, principalmente na presença de comorbidades. A medicação de escolha é o metilfenidato, cujo efeito predominante ocorre sobre o sistema reticular ativador ascendente e o córtex cerebral. A medicação, isoladamente, não promove efeito na retomada do aprendizado ou da autoestima da criança, exigindo, para o prognóstico mais favorável possível, que toda a rede de suporte terapêutico seja adequada. Dessa maneira, há a prevenção dos prejuízos que podem ser originados ou agravados por conta do quadro.

Transtorno do espectro autista (TEA)

■ Introdução

Os TEA compreendem um grupo de transtornos neurogenéticos com síndrome comportamental heterogênea, caracterizada por déficits persistentes na comunicação e na interação social e no repertório restrito e repetitivo de interesses e atividades. Apresenta etiologia multifatorial e prevalência de 1 para 68 crianças. Engloba autismo infantil precoce, autismo infantil, autismo de Kanner, autismo de alto funcionamento, autismo atípico, transtorno global do desenvolvimento sem outra especificação, transtorno desintegrativo da infância e transtorno de Asperger.

■ Etiologia, fisiopatologia e fatores de risco

Apesar da alta hereditariedade e da correlação com fatores genéticos, o risco de TEA é determinado 50% por fatores ambientais, principalmente intrauterinos (p. ex., diabetes, uso de ácido valproico e antidepressivos), sugerindo interações entre os fatores de riscos tóxicos, ambientais e epigenéticos. Entre os casos de TEA, 10% correspondem a síndromes genéticas, como a síndrome do X frágil. Foram encontradas alterações heterogêneas em exames de neuroimagem, eletroencefalograma, sistema imunológico, sistema redox e neurotransmissores.

■ Quadro clínico e diagnóstico

De acordo com o DSM-V, o diagnóstico é clínico e requer prejuízo persistente na comunicação social recíproca e na interação social, além de padrões restritos e repetitivos de comportamento, interesses ou atividades. Os sintomas devem estar presentes desde o início da infância e associados a prejuízo funcional. As intervenções podem alterar as características, que variam com a gravidade, o nível de desenvolvimento e a idade cronológica do autista. O diagnóstico e o tratamento precoces exigem o conhecimento dos marcadores de risco, para que haja chance de reversão dos sintomas.

■ Tratamento, prognóstico e prevenção

O tratamento é multidisciplinar e as intervenções devem ser estabelecidas o mais precocemente possível, de acordo com as necessidades de cada caso, sendo as técnicas de modificações comportamentais as mais eficazes. Medicamentos podem ter papel adjuvante, sobretudo usando a risperidona. O prognóstico está relacionado com o nível cognitivo e de linguagem do autista, além da precocidade e da qualidade dos atendimentos. A prevenção deve incluir assistência

CAPÍTULO 87 • DISTÚRBIOS DE COMPORTAMENTO

pré-natal, acompanhamento familiar e assistência precoce, além da divulgação sobre o TEA para a população e as equipes de saúde e educação.

Depressão e ansiedade

■ Introdução, quadro clínico e fatores de risco

Os transtornos depressivos (TD) apresentam características comuns de humor depressivo, vazio ou irritável, acompanhado de alterações somáticas e cognitivas que afetam significativamente a capacidade de funcionamento do indivíduo. Podem se diferenciar quanto a duração, momento ou etiologia. Nas crianças com até 12 anos, segundo o DSM-V, incluem o transtorno disruptivo da desregulação do humor, caracterizado por irritabilidade persistente e episódios frequentes de descontrole comportamental extremo, uma vez que as crianças com esse padrão de sintomas desenvolvem transtornos depressivos unipolares ou transtornos de ansiedade na adolescência e na idade adulta. A prevalência é estimada em 10% para as crianças e 20% para os adolescentes. Os fatores de risco envolvem causas genéticas, de temperamento e experiências adversas.

Os transtornos de ansiedade (TA) compartilham características persistentes e excessivas de medo e antecipação de ameaça futura que provocam comportamento perturbado. O medo está mais associado a períodos de alta excitabilidade autonômica, enquanto a ansiedade a tensão muscular, vigilância e comportamentos de esquiva ou cautela. Esses transtornos tendem a ser comórbidos e os critérios de diagnóstico podem admitir duração mais curta em crianças, como no caso do mutismo seletivo e do transtorno de ansiedade de separação. Este último é o mais prevalente (4%) em crianças com idade inferior a 12 anos. Além desses, há fobias específicas, transtorno de ansiedade social, transtorno de pânico, agorafobia, transtorno de ansiedade generalizada, transtorno de ansiedade induzido por substância e transtorno de ansiedade por outra condição médica. São considerados fatores de risco genéticos e ambientais, como uma perda importante e a superproteção parental para o transtorno de ansiedade

de separação. Alergia alimentar foi relacionada com ansiedade em crianças, mas não com depressão.

■ Diagnóstico e prognóstico

Os transtornos são diagnosticados quando os sintomas não são secundários a efeitos fisiológicos de uma substância ou medicação em uso ou de outra condição médica e não são mais bem explicados por outro transtorno mental. O diagnóstico de todos esses quadros é clínico e baseia-se no preenchimento de critérios, que incluem a investigação de comorbidades, diagnósticos diferenciais e fatores de risco. Escalas específicas caracterizam a gravidade de cada transtorno de ansiedade e monitoram as alterações da intensidade ao longo do tempo. Foram desenvolvidas para ter o mesmo formato em todos os transtornos de ansiedade, com classificações dos sintomas comportamentais, cognitivos e físicos importantes para cada um. Para os transtornos depressivos em crianças e adolescentes, quanto maior apoio emocional e logístico perante quaisquer adversidades a família receber, menor a probabilidade da criança ou do adolescente de desenvolver o quadro ou de sua persistência.

■ Tratamento e prevenção

Incluem medidas de suporte psicoterápico, assistência social, estratégias psicoeducacionais, reforço dos fatores protetores e medicamentoso. A prevenção deve também contar com a investigação cuidadosa dos fatores de risco, como a apneia do sono, que foi relacionada com a depressão em meninos com mais de 12 anos de idade, além de outras comorbidades.

O tratamento farmacológico conta com antidepressivos, sempre associados a psicoterapia, orientações para o envolvimento e estabelecimento de estratégias na família e na escola. As medicações mais utilizadas são os inibidores da recaptação da serotonina, enquanto os benzodiazepínicos e a imipramina foram menos eficazes no tratamento farmacológico dos TA. A extensão e/ou a progressão dos sintomas podem ser relacionadas com suicídio para ambos os transtornos, o que torna ainda mais necessário e urgente seu conhecimento pelos pediatras e a divulgação de informações para a população em geral.

PARTE 3 • ESPECIALIDADES PEDIÁTRICAS

Bibliografia

- Associação Americana de Psiquiatria. Manual diagnóstico e estatístico de transtornos mentais – DSM-V. 5. ed. Porto Alegre: Artmed; 2014.
- Assumpção Jr FB. Percepção e autismo. In: Valle LEL, Capovilla FC (eds.). Temas multidisciplinares de neuropsicologia e aprendizagem. 3. ed. Ribeirão Preto: Novo Conceito; 2011.
- Avanci JQ, Assis SG, Pesce RP. Depressão em crianças. Rio de Janeiro: FIOCRUZ/ENSP/CLAVES/CNPq; 2008. Disponível em: http://www5.ensp.fiocruz.br/biblioteca/dados/txt_720672695.pdf. Acesso em: out. 2017.
- Becker MM, Riesgo RS. Aspectos neurobiológicos do transtorno do espectro autista. In: Rotta NT, Ohlweiler L, Riesgo RS (orgs.). Transtornos da aprendizagem – Abordagem neurobiológica e multidisciplinar. 2. ed. São Paulo: Artmed; 2016. p. 357-67.
- Chang CH, Chen SJ, Liu C.Y. Pediatric sleep apnea and depressive disorders risk: A population-based 15-year retrospective cohort study. 2017;12(7).
- Crujo M, Marques C. As perturbações emocionais – ansiedade e depressão na criança e no adolescente. Revista Port Clin Geral. 2009;25:576-82.
- Gadia C, Rotta NT. Aspectos clínicos do transtorno do espectro autista. In: Rotta NT, Ohlweiler L, Riesgo RS (orgs.). Transtornos da aprendizagem – Abordagem neurobiológica e multidisciplinar. 2. ed. São Paulo: Artmed; 2016. p. 368-77.
- Goodwin RD, Rodgin S, Goldman R, Rodriguez J, deVos G, Serebrisky D, Feldman JM. Food allergy and anxiety and depression among ethnic minority children and their caregivers. J Pediatr. 2017;187:258-64.
- Maia CRM, Rohde LA. Psicofármacos para o tratamento de transtorno de ansiedade em crianças e adolescentes: uma revisão sistemática. Rev Bras Psi. 2007;29(1):72-9.
- Nigg JT, Lewis K, Edinger T, Falk M. Meta-analysis of attention-deficit/ hyperactivity disorder or attention-deficit/hyperactivity disorder symptoms, restriction diet and synthetic food color additives. J Am Acad Adolesc Psych. 2012;51-86.
- Pinheiro FH, Padula NA, Santos LCA. Aspectos neurológicos dos transtornos da atenção e a medicalização. In: Andrade OVC, Okuda PMM, Capellini SA (orgs.). Tópicos em transtornos de aprendizagem – Parte IV. Marília: Fundepe; 2015. p. 107-16.
- Rotta NT. Transtorno de déficit de atenção/hiperatividade: aspectos clínicos. In: Rotta NT, Ohlweiler L, Riesgo RS (orgs.). Transtornos da aprendizagem- abordagem neurobiológica e multidisciplinar. 2. ed. São Paulo: Artmed; 2016. p. 274-86.
- Santos LCA, Padula NAM. Problemas de comportamento e aprendizagem em escolares com superdotação acadêmica. Tópicos em transtornos de aprendizagem. São José dos Campos: Pulso Editorial; 2011. p. 154-66.
- Secretaria dos direitos das pessoas com deficiências. Secretaria da Saúde, Governo do Estado de São Paulo. Protocolo do Estado de São Paulo de Diagnóstico, Tratamento e Encaminhamento de Pacientes com Transtorno do Espectro Autista (TEA). Disponível em: http://www.saude.sp.gov.br/resources/ses/perfil/profissional-da-saude/homepage//protocolo_tea_sp_2014.pdf. Acesso em: out. 2017.
- Subcommittee on Attention Deficit Hyperactivity Disorder. ADHD: Clinical Practice Guideline for the Diagnosis, Evaluation, and Treatment of Attention-Deficit/Hyperactivity Disorder in Children and Adolescents Subcommittee on Attention-Deficit/Hyperactivity Disorder, Steering Committee on Quality Improvement and Management. Pediatrics. 2011;128;1007.
- Sucksdorff M, Lindblad F, Hjern A. Preterm birth and attention-deficit/hyperactivity disorder in schoolchildren. Pediatrics. 2011;127:858.
- Zhu JL, Olsen J, Liew Z, Li J, Niclasen J, Obel C. Parent smoking during pregnancy and ADHD in children: the Danish national birth cohort. Pediatrics. 2014;134:e382.

SEÇÃO 13
Pneumologia

CAPÍTULO 88
Bronquiolite

Giesela Fleischer Ferrari • Francyelly Wisnievski Yamamoto • Renato Gonçalves Felix • Luciana Oliveira Silvano Tostes

Introdução

Bronquiolite viral aguda (BVA) é a infecção do trato respiratório inferior mais comum em crianças menores de 2 anos e representa a causa mais frequente de hospitalizações em lactentes menores de 1 ano.

Nos Estados Unidos, é responsável por cerca de 57 mil a 172 mil hospitalizações a cada ano, e resultou em um custo em torno de U$ 1,7 bilhão em 2009.

Etiologia

Vários vírus que infectam o sistema respiratório podem causar sintomas e sinais semelhantes entre si, mas a etiologia mais frequente na BVA é o vírus sincicial respiratório (VSR). Nos Estados Unidos, 50 a 80% das hospitalizações por BVA resultam do VSR. Estudos realizados no Brasil evidenciaram que 31,9 a 64% das internações por BVA ocorreram pelo VSR. E a maioria das crianças é infectada por esse vírus nos dois primeiros anos de vida.

Infecção por VSR não garante imunidade permanente, havendo comumente reinfecções no decorrer da vida.

Outros vírus podem causar bronquiolite, como rinovírus, metapneumovírus, influenza, adenovírus, coronavírus, bocavírus e parainfluenza. Podem existir coinfecções virais, cuja frequência varia de 6 a 30% de acordo com dados de literatura.

Fatores de risco

Bronquiolite de maior gravidade é definida como aquela em que o lactente permanece mais tempo hospitalizado, tem hipóxia mais grave e possível risco de falha terapêutica.

Existem alguns fatores de risco para doença mais grave, como prematuridade, doença pulmonar crônica da prematuridade, cardiopatia congênita, imunodeficiência, baixa concentração de anticorpos maternos, baixa idade, redução do aleitamento materno, tabagismo passivo e sexo masculino. Contudo, apesar do conhecimento desses fatores de risco, a maioria dos lactentes internados não apresenta nenhum deles.

Quanto à atribuição do tipo de vírus para evolução mais grave, ainda há controvérsias, assim como em relação às coinfecções virais.

Fisiopatologia

A infecção é adquirida pela aspiração de secreções da mucosa nasal ou conjuntival, contaminadas por VSR, para o trato respiratório inferior ou por inalação de gotículas grandes contendo vírus (> 5 mcm de diâmetro) de paciente infectado. O vírus na mucosa nasal se replica, resultando, após 4 a 6 dias de incubação, em sintomas de via aérea superior. No trato respiratório inferior, 2 a 3 dias após infecção inicial do trato respiratório superior, o vírus infecta as células epiteliais ciliadas dos bronquíolos e os pneumócitos no alvéolo, promovendo necrose epitelial e destruição ciliar. A destruição celular desencadeia uma resposta inflamatória com proliferação de polimorfonucleares e linfócitos, havendo edema na submucosa com aumento de secreção de muco. Formam-se tampões de muco com obstrução dos bronquíolos com retenção de ar (aprisionamento aéreo) e colapso lobar de diferentes graus. Esse processo dá origem aos sinais e sintomas da BVA.

Quadro clínico

A apresentação clássica da BVA se inicia com sintomas de infecção do trato respiratório superior, como coriza com ou sem febre e, após 2 a 3 dias, acometimento do trato respiratório inferior. Os sintomas da via aérea inferior são tosse persistente, taquipneia, retrações torácicas e de fúrcula, podendo chegar a gemido e batimento de asa do nariz e dificuldade na alimentação. Na ausculta, há estertores crepitantes ou subcrepitantes e sibilos, sintomas que podem variar de intensidade de minuto a minuto e durante o sono/vigília. A duração média do quadro clínico é de 2 semanas, podendo se arrastar por mais tempo (3 semanas).

Existem vários fatores de risco para evolução mais grave da bronquiolite. Há evidências de que a doença pulmonar crônica do prematuro, malformação cardíaca grave, imunodeficiência e doença neuromuscular devem ser consideradas de alto risco. Lactentes menores de 2 a 3 meses e aqueles com prematuridade (< 32 semanas) também têm alto risco de progressão grave das doenças com presença de apneia.

Os diagnósticos diferenciais de BVA, na ausência de quadro respiratório superior, incluem doença cardíaca e malformação de vias aéreas, como anel vascular ou aspiração de corpo estranho. Coqueluche deve ser considerada quando existe tosse paroxística. A BVA pode evoluir com infecções bacterianas, como otite média e pneumonia, que devem ser suspeitadas quando houver um novo episódio de febre e piora do quadro clínico durante o curso da doença.

Diagnóstico

O diagnóstico de BVA baseia-se na história clínica e no exame físico. Nas crianças com apresentação clínica clássica de bronquiolite, não se recomenda realizar exame de imagem (radiografia de tórax) e exames laboratoriais (hemograma e eletrólitos), pois não há evidências de benefícios e somente aumenta os custos.

Em lactentes que necessitam de internação por desconforto respiratório e hipóxia, pode-se realizar testes rápidos para identificação do agente viral, como imunofluorescência ou reação em cadeia de polimerase, com o intuito de evitar uso abusivo de antibióticos, além de permitir orientação adequada para o controle de infecção hospitalar de acordo com o vírus identificado. A imunofluorescência da secreção nasal pode identificar o agente etiológico em torno de 60 a 80% dos casos. O pico de replicação do VRS é de 3 dias e parece que a carga viral segue por mais 7 dias.

O uso de oximetria de pulso é importante na avaliação de hipóxia e na indicação ou não de internação e oxigenoterapia.

Em crianças internadas com desconforto respiratório grave ou sinal de alguma complicação, o exame radiológico de tórax deve ser realizado e pode mostrar hiperinsuflação, espessamento peribrônquico ou atelectasias inerentes ao quadro de BVA e que não devem ser confundidos com pneumonia ou evidenciar uma complicação como pneumotórax. A infecção bacteriana secundária é incomum em lactentes com bronquiolite por VSR.

Tratamento

A maioria das crianças pode ser tratada em domicílio. Deve-se orientar a hidratação adequada, esclarecer a evolução da doença e sinais de piora e orientar o controle de infecção, realizando higiene adequada das mãos antes e após o contato com a criança. A lavagem nasal também é importante pela congestão nasal, que dificulta a alimentação dos lactentes. A família deve ser aconselhada a impedir a exposição da criança ao tabaco.

As crianças menores de 2 meses e aquelas com fatores de risco, como prematuridade, displasia broncopulmonar, doença cardíaca e imunodeficiência ou com dificuldade respiratória, devem ser hospitalizadas. Qualquer criança com sinais de desconforto respiratório, hipóxia e dificuldade de ingerir alimentos e se manter hidratada precisará ser internada.

■ Tratamento de suporte

- Na internação, observar hidratação e, quando necessário, recomenda-se hidratar a criança via nasogástrica ou via endovenosa.
- Em razão da congestão nasal, deve-se realizar higiene nasal por meio de lavagem nasal com soro fisiológico ou aspiração cuidadosa.

- Fisioterapia respiratória não é recomendada para lactentes e crianças com bronquiolite.
- Oxigenoterapia: a oximetria de pulso não deve ser realizada de maneira contínua, pois a sua acurácia é baixa e a dessaturação transitória constitui um fenômeno normal em crianças saudáveis. Além disso, os alarmes disparam frequentemente, interrompem o sono das crianças e deixam a família preocupada e ansiosa desnecessariamente. A American Academy of Pediatrics recomenda o uso de oxigênio suplementar quando da saturação de O_2 abaixo de 90%, embora outros autores recomendem uso de O_2 abaixo de 92%. A administração do oxigênio pode ser realizada por meio de pronga nasal nas crianças que não necessitam de suporte ventilatório adicional. Quando necessário, a cânula nasal de alto fluxo constitui um método não invasivo e melhora a oxigenação, havendo evidências de que esta terapia reduz trabalho respiratório e diminui a necessidade de intubação; porém, o pneumotórax é uma complicação descrita.

■ Tratamento medicamentoso

- Broncodilatadores: numerosos estudos foram realizados para avaliar o papel dos broncodilatadores no tratamento da bronquiolite e revisões sistemáticas não encontraram benefícios consistentes para essas medicações. Assim, broncodilatadores beta-agonistas inalatórios e epinefrina inalatória não são recomendados (evidência B).
- Corticosteroides: não são recomendados corticosteroides sistêmicos para crianças com bronquiolite (evidência A).
- Salina hipertônica: a indicação do uso da salina hipertônica inalatória seria aumentar o *clearance* mucociliar, diminuir o edema de via aérea e reidratar a superfície aérea líquida das crianças com bronquiolite. Até o momento, não há evidências claras sobre o real benefício dessa medicação e não deve ser recomendada, apesar de sua aparente segurança (evidência B). Há necessidade de mais estudos clínicos para recomendar seu uso nos pacientes não internados e do setor de emergência.
- A ribavirina constitui um agente antiviral com atividade demonstrada contra o VSR; entretanto, não é recomendado o seu uso por não apresentar evidências de sua eficácia, além de ser um medicamento de alto custo, ter efeitos colaterais importantes e apresentar dificuldades técnicas para sua utilização.

- Não devem ser administrados antibióticos na bronquiolite a não ser que se comprove infecção bacteriana concomitante.

Prevenção

- Uma das mais importantes medidas de prevenção da doença consiste na realização da lavagem das mãos antes e depois do contato com os pacientes e seus pertences e, também, após a remoção de luvas.
- O álcool em gel deve ser usado, habitualmente, para a descontaminação das mãos depois do cuidado com crianças (brincar, alimentar e trocar fraldas). Quando não estiver disponível, os cuidadores devem lavar as mãos com água e sabão.
- Os cuidadores não devem expor o bebê ou a criança ao tabagismo, porque isso aumenta o risco de doenças respiratórias, inclusive a bronquiolite.
- Deve ser incentivada a amamentação exclusiva nos primeiros 6 meses de vida para diminuir a morbidade das infecções respiratórias, além da educação de familiares sobre diagnóstico, tratamento e prevenção da doença.
- A indicação de imunoprofilaxia mensal com palivizumabe deve ser restrita a bebês nascidos antes de 29 semanas de gestação, com exceção de lactentes que se qualifiquem com base em cardiopatia congênita ou doença pulmonar crônica da prematuridade, e a administração de palivizumabe previne a infecção grave pelo VSR.
- Palivizumabe é um anticorpo monoclonal humano. A medicação deve ser aplicada no início da estação do VSR, na dose de 15 mg/kg intramuscular, a cada 30 dias, em um máximo de 5 doses.

Considerações finais

O diagnóstico da BVA é clínico e o tratamento fundamental até o momento consiste na hidratação e na oxigenoterapia.

Vários estudos mostram que 17 a 60% das crianças com bronquiolite prévia podem desenvolver sibilâncias recorrentes nos anos posteriores ao quadro de infecção e internação hospitalar. Permanece a questão se a infecção em idade precoce predispõe à asma em virtude de dano ou alteração de função pulmonar ou se as crianças com bronquiolite grave podem ter fatores de risco individual que predispõem ao quadro grave de bronquiolite e sibilâncias recorrentes.

Novas tecnologias para desenvolvimento de vacinas e terapias antivirais são necessárias para que, no futuro, haja prevenção da infecção pelo VSR e tratamento das crianças com BVA.

Bibliografia

- Baron J, El-Chaar G. Hypertonic saline for the treatment of bronchiolitis in infants and young children: a critical review of the literature. J Pediatr Pharmacol Ther. 2016;21(1):7-26.
- Florin TA, Plint AC, Zorc JJ. Viral bronchiolitis. Lancet. 2017;389:211-24.
- Lanari M, Prinelli F, Adorni F, di Santo S, Vandini S, Silvestri M, et al. Risk factors for bronchiolitis hospitalization during the first year of life in amulticenter Italianbirth cohort. Ital J Pediatr. 2015;41:40.
- Meissner HC. Viral bronchiolitis in children. N Engl J Med. 2016;374:62-72.
- Miller EK, Gebretsadik T, Carroll KN, Dupont WD, Mohamed YA, Morin LL, et al. Viral etiologies of infant bronchiolites, croup and upperrespiratory illness during 4 consecutive years. Pediatr Infect Dis J. 2013;32(9)950-55.
- Raiston SL, Lieberthal AS, Meissner HC, Alverson BK, Baley JE, Gadomski AM, et al. Clinical practice guideline: the diagnosis, management, and prevention of bronchiolites. Pediatrics. 2014;134:e1474-502.
- Ricard S, Marcos MA, Sarda M, Anton A, Muñoz-Almagro C, Pumarola T, et al. Clinical risk factors are more relevant than respiratory viroses in predicting bronchilolitis severity. Pediatr Pulmonol. 2013; 48:456-63.
- Salomão Junior JB, Gardinassi LG, Simas PV, Bittar CO, Souza FP, Rahal P, et al. Human respiratory sincytial vírus in children hopitalized for acute lower respiratory infection. J Pediatr (Rio J). 2011;87:219-24.
- Sigurs N, Aljassim F, Kjellman B, Robinson PD, Sigurbergsson F, Bjarnason R, et al. Asthma and allergy patterns over 18 years after severe RSV bronchiolites in the first year of life. Thorax. 2010;65:1045-52.
- Stein RT, Sherrill D, Morgan WJ, Holberg CJ, Halonen M, Taussig LM, et al. Respiratory syncytial vírus in early life and risk of wheeze and allergy by age 13 years. Lancet. 1999;354:541-45.

CAPÍTULO 89

Pneumonia Adquirida na Comunidade

Mário Ferreira Carpi

Definição

Pneumonia é a inflamação do parênquima pulmonar (alvéolos e espaço intersticial), na maioria das vezes de etiologia infecciosa. A pneumonia adquirida na comunidade (PAC) é a principal causa de internação em Pediatria e a segunda causa de óbito em crianças menores de 5 anos de idade no Brasil.

Etiologia e fisiopatologia

São muitos os fatores de risco para a ocorrência de pneumonias em crianças, como a baixa idade, o abandono precoce do aleitamento materno e o baixo peso ao nascer, além de comorbidades, como a desnutrição, imunodeficiências e doenças crônicas. Condições associadas à lesão da mucosa das vias aéreas superiores, como a exposição passiva ao cigarro e o resfriado comum, também podem favorecer o desenvolvimento de pneumonia, uma vez que diminuem a eficácia da defesa mecânica desempenhada pelo epitélio cilíndrico mucociliado.

Os agentes infecciosos atingem as vias aéreas inferiores, em geral, por meio de dois mecanismos: progressão direta pelo epitélio respiratório célula a célula (p. ex., maioria das pneumonias virais e pneumonias atípicas) ou microaspiração de partículas das vias aéreas superiores (pneumonias bacterianas clássicas). Enquanto a primeira promove inflamação predominantemente intersticial, a microaspiração causa inflamação predominantemente alveolar.

Quanto à etiologia da PAC, é difícil firmar um diagnóstico de certeza, pois o curso clínico pode ser muito semelhante para os diversos agentes. Não há dados clínicos, radiológicos ou laboratoriais patognomônicos de uma ou outra etiologia. Dessa maneira, deve-se levar em consideração a faixa etária da criança, sua história clínica (incluindo dados epidemiológicos, como a presença de contato próximo com pessoas resfriadas), o estado geral da criança, a extensão do comprometimento pulmonar e a existência de comorbidades para decidir quanto ao tratamento empírico com base na provável etiologia.

Dentre os vírus, o vírus sincicial respiratório (VSR) é o responsável por 50 a 80% das infecções respiratórias das vias aéreas inferiores em menores 2 anos de idade, embora outros vírus, como influenza, parainfluenza, metapneumovírus, coronavírus, adenovírus e rinovírus, também possam causar pneumonia.

Os agentes bacterianos são responsáveis pela maior gravidade e mortalidade por pneumonia na infância. Estudos utilizando técnica de aspirado pulmonar realizados em países em desenvolvimento, incluindo o Brasil, encontraram etiologia bacteriana em 50 a 60% das crianças com pneumonia. Dentre as bactérias, excetuando o período neonatal, o *Streptococcus pneumoniae* (pneumococo) responde pela maioria dos casos, particularmente em crianças menores de 5 anos de idade. Em maiores de 10 anos, aumenta muito a incidência do *Mycoplasma pneumoniae*.

O Quadro 89.1 mostra os agentes mais comuns por faixa etária na criança.

QUADRO 89.1	Agentes mais comuns da pneumonia adquirida na comunidade por faixa etária em crianças
Faixa etária	Agente etiológico
Recém-nascidos	• Estreptococo do grupo B • Gram-negativos entéricos (*E. coli, Klebsiella* sp.) • *Listeria monocytogenes*
1 a 3 meses	• Vírus (VSR) • *Chlamydia trachomatis* • *Streptococcus pneumoniae* • *Staphylococcus aureus*
1 mês a 5 anos	• Vírus • *Streptococcus pneumoniae* • *Haemophilus influenzae* • *Staphylococcus aureus* • *Mycoplasma pneumoniae*
> 5 anos	• *Mycoplasma pneumoniae* • *Chlamydia pneumoniae* • *Streptococcus pneumoniae*

VSR: vírus sincicial respiratório.

Fonte: elaborado pelo autor.

História e sinais clínicos

Frequentemente, a infecção de vias aéreas superiores precede a PAC em crianças. Febre pode estar ausente em lactentes pequenos, mas é reportada na maioria dos casos. A tosse de início agudo é comum.

Ao exame físico, o aumento da frequência respiratória (taquipneia) representa o dado clínico mais sensível (sensibilidade de 77%) para o diagnóstico de pneumonia em crianças, particularmente em menores de 5 anos. Deve ser pesquisada com a criança tanto mais tranquila quanto possível, de preferência no colo da mãe ou do responsável, contada durante 1 min e antes de ser manipulada.

Crianças com infecção respiratória aguda, na ausência de sibilância e com taquipneia, devem receber o diagnóstico de pneumonia até uma prova em contrário. Os pontos de corte utilizados para considerar taquipneia em crianças são:
- < 2 meses: frequência respiratória (FR) ≥ 60 movimentos respiratórios por minuto (mrpm).
- 2 a 11 meses: FR ≥ 50 mrpm.
- 1 a 4 anos: FR ≥ 40 mrpm.

A ausculta torácica pode revelar a existência de crepitações, sopro tubário, redução ou abolição do murmúrio vesicular. Pode haver sibilância, principalmente em crianças com infecção viral ou por *Mycoplasma pneumoniae* ou *Chlamydia pneumoniae*.

Em lactentes, por se tratar de um tórax muito ressonante e a respiração superficial, pode não haver alteração perceptível na ausculta respiratória.

Deve-se atentar para sinais que indicam maior gravidade do comprometimento respiratório, como a presença de tiragem subcostal, tiragem de fúrcula e intercostal, gemência, batimentos de asa nasal e cianose.

Ocorrência de toxemia, sonolência e agitação, vômitos persistentes e convulsão são indicadores de pneumonia muito grave.

História clínica mais insidiosa, com duração superior a 1 semana, e a presença de tosse paroxística e dissociação clínico-radiológica (imagem radiológica exuberante com a criança clinicamente bem) são dados sugestivos de pneumonia atípica. Em lactentes de 1º trimestre de vida, é causada pela *Chlamydia trachomatis*. Em geral, esses lactentes nasceram de parto normal e foram colonizados pela *C. trachomatis* na passagem pelo canal de parto. Cerca de 50% dos casos apresentam história de conjuntivite no período neonatal. Quando presente, a febre é baixa. No caso de escolares e adolescentes, os agentes principais da pneumonia atípica são o *Mycoplasma pneumoniae* e a *Chlamydia pneumoniae*. Febre baixa, tosse seca e manifestações gerais, como cefaleia, dor de garganta e dor no corpo, surgem no início do quadro. Há piora progressiva da tosse, tornando-se paroxística.

Exames complementares

A rigor, o diagnóstico de pneumonia na criança é clínico e não há necessidade de exames para iniciar o tratamento. Porém, deve-se solicitar a radiografia de tórax em posição posteroanterior (PA) e perfil. A radiografia auxilia na confirmação diagnóstica, mas serve principalmente para avaliar a extensão do comprometimento pulmonar e a presença de complicações.

O padrão radiológico pode ser alveolar (pneumonia lobar e broncopneumonia) ou intersticial, sem possibilitar definir a etiologia (Figuras 89.1 a 89.3).

Ultrassonografia de tórax pode ser solicitada quando da suspeita de derrame pleural, a fim de quantificar e marcar localmente para punção torácica. Tomografia de tórax pode ser útil quando se suspeitam de complicações mais graves, como abscesso pulmonar.

Outros exames inespecíficos e microbiológicos podem ser solicitados em casos de pneumonia comunitária grave, como hemograma e proteína C-reativa, hemocultura (positividade baixa – 5 a 10%) com antibiograma e pesquisa de antígenos virais em secreção nasofaríngea quando da suspeita de etiologia viral.

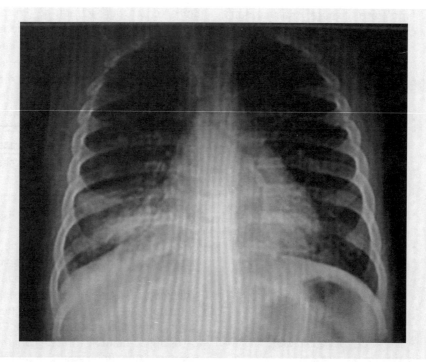

FIGURA 89.1 | Broncopneumonia – condensação alveolar que não se restringe aos limites de um lobo ou segmento pulmonar. Presença de broncogramas aéreos bilateralmente.
Fonte: Arquivo pessoal do autor.

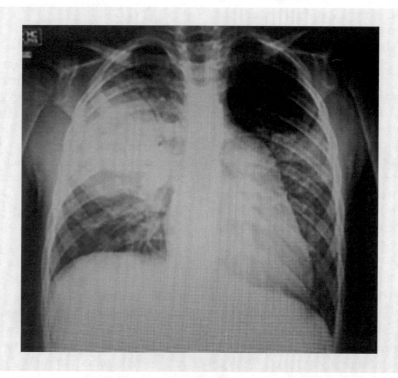

FIGURA 89.2 | Pneumonia lobar com discreta linha de derrame pleural à direita. Observam-se broncogramas aéreos na área condensada e abaulamento do tronco da artéria pulmonar.
Fonte: Arquivo pessoal do autor.

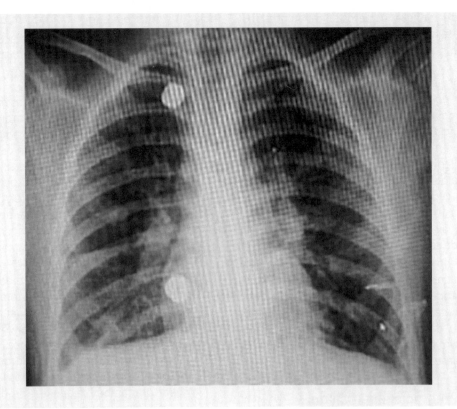

FIGURA 89.3 | Pneumonia com padrão intersticial em adolescente. Nota-se hiperinsuflação pulmonar.

Fonte: Arquivo pessoal do autor.

Critérios de internação hospitalar

São considerados fatores prognósticos de PAC em crianças e, portanto, critérios de internação hospitalar:
- Idade: crianças < 2 meses com PAC devem sempre ser internadas. A imaturidade imunológica associada à baixa eficiência e reserva respiratória fazem essas crianças mais suscetíveis à evolução rápida para sepse e insuficiência respiratória.
- Comprometimento do estado geral: presença de toxemia, vômitos persistentes, incapacidade de mamar, palidez, agitação alternada com sonolência e convulsão.
- Comprometimento respiratório: presença de tiragem subcostal, tiragem de fúrcula e intercostal, batimentos de asa de nariz, gemência ou cianose.
- Comorbidade grave associada: imunodeficiência, desnutrição grave, cardiopatia congênita com repercussão hemodinâmica etc.
- Pneumonia muito extensa na radiografia de tórax.
- Complicações: presença de derrame pleural, pneumatocele ou abscesso na radiografia de tórax.
- Condições sociais: incapacidade dos responsáveis de cuidar da criança.

Tratamento

Embora a pneumonia seja uma doença potencialmente grave, a maioria dos casos pode ser tratada ambulatorialmente. Seja no caso do tratamento ambulatorial, seja com a criança internada, é importante se atentar e orientar quanto à manutenção do estado de hidratação e do estado nutricional. Nos casos em que a criança não é internada, torna-se importante orientar os pais ou cuidadores quanto aos sinais de alerta que devem fazer com que retornem para avaliação médica imediatamente: dificuldade respiratória (frequência respiratória muito alta e/ou esforço para respirar), incapacidade de se alimentar, vômitos persistentes e presença de cianose.

A decisão de iniciar antibioticoterapia empírica depende do conjunto das avaliações clínica, epidemiológica, radiológica e, se for o caso, laboratorial. Como descrito anteriormente, definir a etiologia nem sempre é fácil e é possível que muitas crianças acabem por receber antibióticos mesmo apresentando pneumonia viral.

Ao se decidir quanto à antibioticoterapia empírica inicial, deve-se levar em consideração os agentes bacterianos mais prováveis, bem como a gravidade do quadro clínico.

CAPÍTULO 89 • PNEUMONIA ADQUIRIDA NA COMUNIDADE

É importante conhecer os perfis de resistência dos principais agentes aos antimicrobianos disponíveis. No caso do pneumococo, o mecanismo de resistência à penicilina e a derivados decorre da alteração na conformação da proteína ligadora de penicilina (PBP). De acordo com a concentração inibitória mínima (CIM) necessária, as cepas atualmente podem ser classificadas em resistência plena (CIM ≥ 8 mcg/mL), resistência parcial (CIM = 4 mcg/mL) ou sensíveis (CIM ≤ 2 mcg/mL). No Brasil, considerando infecção fora do sistema nervoso central (SNC) e os valores atuais de CIM, somente 1% das cepas de pneumococo apresentam resistência parcial, não havendo por enquanto cepas de resistência plena. Assim, a pneumonia pneumocócica pode ser tratada com penicilina em doses habituais.

No caso do *Haemophilus influenzae* e do *Staphylococcus aureus*, o mecanismo de resistência consiste na produção de betalactamases que destroem o anel betalactâmico das penicilinas. Cerca de 40% das cepas de *Haemophilus influenzae* e 100% das cepas de *Staphylococcus aureus* são produtoras de betalactamases.

■ Antibioticoterapia empírica no tratamento ambulatorial

Crianças entre 2 meses e 5 anos de idade com pneumonia sem sinais de gravidade que indique internação hospitalar devem ser tratadas em casa com amoxicilina via oral (VO) ou penicilina procaína via intramuscular (IM), considerando que o pneumococo constitui o agente etiológico mais provavelmente envolvido. Essas crianças devem ser reavaliadas em 48 h para analisar a resposta ao tratamento. Caso não ocorra melhora após 48 h de antibioticoterapia, mas a criança não apresentar sinais de gravidade ou indicação de internação, pode-se manter o tratamento ambulatorial trocando o antibiótico para amoxicilina + clavulanato VO. Em crianças alérgicas à penicilina e seus derivados ou na suspeita de pneumonia atípica, a droga de escolha são os macrolídeos (azitromicina, claritromicina ou eritromicina).

Em crianças maiores de 5 anos de idade, aumenta muito a frequência da pneumonia por *Mycoplasma pneumoniae*. Assim, deve-se optar por macrolídeos quando de um quadro insidioso ou tosse paroxística. Contudo, em pacientes com suspeita clínica de pneumonia bacteriana clássica, a amoxicilina deve ser a primeira escolha.

■ Antibioticoterapia empírica no tratamento hospitalar

Se houver critério para internação hospitalar, realizar a antibioticoterapia inicialmente por via intrave-

nosa (IV). A escolha do antibiótico depende da faixa etária e da gravidade da pneumonia:

- < 2 meses de idade: a cobertura antibioticoterápica deve incluir agentes do período neonatal (Quadro 89.1), além do *Streptococcus pneumoniae* e, eventualmente, *Staphylococcus aureus*. É clássica a associação de ampicilina com aminoglicosídeo (gentamicina, amicacina ou tobramicina). Pode-se substituir o aminoglicosídeo por cefalosporina de 3ª geração (ceftriaxona ou cefotaxima) associada à ampicilina, quando houver suspeita de comprometimento concomitante do SNC. A oxacilina deve ser associada se houver suspeita de infecção pelo *Staphylococcus aureus* (evolução muito grave e muito rápida e presença de complicações, como derrame pleural e pneumatoceles).

- 2 meses a 5 anos de idade: a medicação de escolha é a penicilina cristalina ou a ampicilina, levando-se em conta que o pneumococo compreende o principal agente envolvido. Porém, em casos muito graves (criança em sepse ou insuficiência respiratória aguda que exija assistência ventilatória), deve-se desde o início dar cobertura também a agentes produtores de betalactamases, como o *Haemophilus influenzae* e o *Staphylococcus aureus*. Assim, pode-se utilizar a associação de amoxicilina + clavulanato ou a associação de ceftriaxona + oxacilina. Em nosso serviço, na enfermaria de Pediatria e na Unidade de Terapia Intensiva Pediátrica do Hospital das Clínicas de Botucatu, para o tratamento desses casos muito graves, tem-se preferido o uso de amoxicilina + clavulanato, a fim de poupar o uso de cefalosporinas, que são fortes indutoras de resistência bacteriana. Além disso, com a melhora da criança após os primeiros dias de tratamento, é possível fazer a transição da amoxicilina + clavulanato IV para VO, o que pode encurtar o tempo de internação hospitalar.

- 5 anos: penicilina cristalina ou ampicilina como medicamentos de escolha para os quadros agudos; amoxicilina + clavulanato para os casos de PAC considerados muito graves; macrolídeos (azitromicina, claritromicina ou eritromicina) na suspeita de pneumonia atípica.

Com o início da antibioticoterapia, espera-se que haja melhora das condições clínicas da criança em 48 h. A ausência de melhora ou piora nesse período é considerada falha terapêutica. Nesses casos, antes de se trocar o antibiótico, deve-se excluir a presença de complicações, como o derrame pleural, mas caso ocorram, devem ser tratadas especificamente.

A menos que haja complicações, em geral o tempo de tratamento da PAC varia de 7 a 10 dias. No caso específico da azitromicina, o tempo de tratamento é de 5 dias. Apesar da posologia simples e do curto tempo de tratamento, o que facilita a aderência a este medicamento, a azitromicina deve ser reservada para os casos suspeitos de pneumonia atípica e para as crianças alérgicas à penicilina. Seu uso indiscriminado pode induzir resistência a esse antimicrobiano.

Derrame pleural

Caso a criança permaneça com febre ou clinicamente instável após 48 a 72 h de tratamento adequado da pneumonia, pesquisar a presença de complicações, das quais a mais frequente é o derrame pleural.

O derrame pleural parapneumônico consiste no acúmulo de líquido inflamatório entre as pleuras visceral e parietal. No Brasil, ocorre em cerca de 20 a 40% das pneumonias que exigem internação hospitalar. Do ponto de vista terapêutico, o derrame pleural pode ser considerado "não complicado" (evolui sem necessidade de drenagem, sendo reabsorvido com o tratamento da pneumonia com antibiótico adequado) ou "complicado" (necessita de drenagem cirúrgica). Os principais agentes etiológicos são os mesmos encontrados em pneumonias não complicadas: *Streptococcus pneumoniae* (64%), *Haemophilus influenzae* (7%) e *Staphylococcus aureus* (15%). Embora o *Staphylococcus aureus* tenha um maior potencial de causar derrame pleural, como a pneumonia pneumocócica é muito mais frequente, o *Streptococcus pneumoniae* é o responsável pela maioria dos casos.

A Figura 89.4 mostra a imagem de derrame pleural extenso em hemitórax esquerdo.

Clinicamente, o murmúrio vesicular pode estar diminuído ou abolido, e a percussão reflete som maciço. Porém, essas alterações clínicas podem não ser fáceis de perceber em crianças pequenas. Assim, diante da ausência de melhora da pneumonia após 48 a 72 h do início do antibiótico, deve-se realizar nova radiografia de tórax. Em casos duvidosos, a ultrassonografia pode ser útil para a confirmação do derrame e para marcar o melhor local para punção torácica. Se houver presença de derrame pleural com pelo menos 10 mm de espessura, este deve ser puncionado (toracocentese) a fim de se avaliar a necessidade de drenagem cirúrgica. Compreende um erro comum a troca do antibiótico nesses casos antes de pesquisar e resolver a complicação.

Uma vez feita a toracocentese, o líquido pleural deve ser enviado ao laboratório para exame bacterioscópico (coloração pelo Gram), cultura e avaliação bioquímica (pH, glicose e DHL).

São características do líquido pleural que indicam a drenagem cirúrgica imediata:

- Aspecto purulento.
- Bacterioscopia ou cultura positiva.
- pH < 7,2.
- Glicose < 40 mg/dL.
- DHL > 1.000 UI/L.

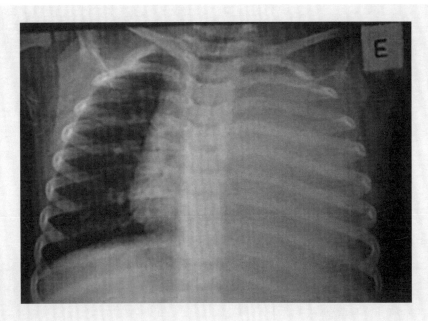

FIGURA 89.4 | Pneumonia com extenso derrame pleural em hemitórax esquerdo. Nota-se desvio contralateral da traqueia.

Fonte: Arquivo pessoal do autor.

CAPÍTULO 89 • PNEUMONIA ADQUIRIDA NA COMUNIDADE

A drenagem fechada associada ao uso concomitante de antibiótico parenteral com cobertura para *S. pneumoniae* representa o tratamento-padrão para crianças com empiema, realizado nos estágios iniciais para evitar complicações ainda maiores, como evolução para abscesso pulmonar ou sepse.

Os pacientes com empiema submetidos a drenagem tubular simples, que não melhoram do quadro infeccioso devem ter a eficácia da drenagem avaliada antes da troca desnecessária do antibiótico. São causas de drenagem ineficaz a obstrução ou o posicionamento inadequado do dreno e o empiema loculado, casos em que a ultrassonografia ou a tomografia computadorizada de tórax podem auxiliar a avaliação cirúrgica.

Nos empiemas multisseptados, está indicada pleuroscopia para ruptura das loculações e posicionamento adequado do dreno tubular, procedimento capaz de reduzir o tempo de internação hospitalar.

Evidentemente, o tempo de antibioticoterapia nas pneumonias complicadas com empiema será prolongado até a resolução da complicação.

Bibliografia

- Rossi F, Franco MRG, Rodrigues HMP, Andreazzi D. Streptococcus pneumoniae: sensibilidade a penicilina e moxifloxacina. J Bras Pneumol. 2012;38(1):66-71.
- Sociedade Brasileira de Pneumologia e Tisiologia e Sociedade Brasileira de Pediatria. Diretrizes brasileiras em pneumonia adquirida na comunidade em pediatria – 2007. J Bras Pneumol. 2007;33(Supl. 1):S31-S50.
- Souza ELS, Ribeiro JD, Ferreira S, March MFBP. Pneumonias Comunitárias. In: Campos Júnior D, Burns DAR, Lopez FA (eds.). Tratado de Pediatria – Sociedade Brasileira de Pediatria. 3. ed. Barueri: Manole; 2014. p. 2549-58.
- Torres LAG, Amantéa SL, Camargos PAM, Kiertsmann B. Derrames pleurais parapneumônicos. In: Campos Júnior D, Burns DAR, Lopez FA (eds.). Tratado de Pediatria – Sociedade Brasileira de Pediatria. 3. ed. Barueri: Manole; 2014. p. 2559-66.
- Wolkers PCB, Mantese OC, de Paula A, Almeida VVP, Aguiar PAD, Alvares JR, et al. New susceptibility breakpoints in antimicrobial resistance rates of invasive pneumococcal strains. J Pediatr. 2009;85(5):421-5.

CAPÍTULO 90

Asma Brônquica

Renato Gonçalves Felix • Giesela Fleischer Ferrari • Luciana Oliveira Silvano Tostes • Flávia Querubim Oliveira

Introdução

A asma é uma doença inflamatória crônica caracterizada por hiper-responsividade brônquica e por limitação variável ao fluxo aéreo, reversível espontaneamente ou com tratamento, manifestando-se clinicamente por episódios recorrentes de dispneia, sibilância, tosse e constrição torácica, sobretudo à noite e pela manhã ao despertar. É resultado de uma interação entre exposição ambiental a alérgenos e irritantes, predisposição genética e fatores específicos que propiciam o desencadeamento e a manutenção dos sintomas.

O número de asmáticos no mundo é de cerca de 300 milhões de indivíduos, estimando-se que, no Brasil, existam em torno de 20 milhões de asmáticos, se considerada uma prevalência global de 10%.

Dentre as doenças respiratórias crônicas, a asma é a principal causa de internações no Sistema Único de Saúde (SUS).

Patogenia

A asma é marcada por um complexo processo no que tange à sua patogenia, havendo uma importante interação entre fatores ligados ao indivíduo e fatores ambientais.

Os fatores individuais mais relevantes a citar são a predisposição genética, a imunidade inata, a obesidade e o sexo. E os principais fatores ambientais que participam nessa interação para o surgimento da doença são alérgenos domiciliares, alérgenos externos, infecções respiratórias virais, tabagismo, poluição, mudanças climáticas e exposição ocupacional.

Fisiopatologia

O processo fisiopatológico que resulta no estreitamento das vias aéreas nos asmáticos é composto pelos seguintes fatores: inflamação das vias aéreas, broncoespasmo, edema, hiper-responsividade brônquica e remodelamento das vias aéreas inferiores.

Tal inflamação se desenvolve de modo contínuo, apesar de os sintomas e as crises serem episódicos, em razão da permanente interação de células inflamatórias, mediadores e células estruturais das vias aéreas (mesmo nos indivíduos assintomáticos).

Apesar de não existir até o momento nenhuma classificação mundialmente adotada sobre fenótipos da asma brônquica, esta pode se expressar via sistema imune inato, com destaque para a participação de neutrófilos, ou via sistema imune adquirido, com predominância de eosinófilos.

A asma neutrofílica (asma não alérgica) é induzida por infecções, poluentes e por elementos da dieta e tem a interleucina 8 (IL-8) em destaque na cascata inflamatória. Já a asma eosinofílica (asma alérgica) desencadeia-se por alérgenos e tem a IL-5 como condutora da via inflamatória.

CAPÍTULO 90 • ASMA BRÔNQUICA

Entretanto, sabe-se que várias são as células envolvidas nesse processo inflamatório, além das já citadas: mastócitos, células dendríticas, macrófagos, células epiteliais e da musculatura lisa, bem como importantes mediadores, como leucotrienos, histamina, prostaglandinas, citocinas Th1 (IL-12 e interferon-gama) e citocinas Th2 (IL-4, IL-5, IL-10,IL13 e fator de necrose tumoral).

Tais fatos indicam que a asma apresenta variados fenótipos com mecanismos patogênicos diferenciados, o que exige distintos tratamentos e ações terapêuticas individualizadas.

Quadro clínico

Os sintomas clássicos da asma brônquica são tosse (particularmente a noite ou pela manhã ao despertar), dispneia, sibilância e constrição torácica.

O exame físico do paciente é bastante variável, podendo-se encontrar variado grau de dispneia, aumento do diâmetro torácico, frêmito toracovocal diminuído, hipersonoridade à percussão torácica e sibilos respiratórios à ausculta. Um aspecto importante consiste na variabilidade da intensidade e na presença desses sinais e sintomas, além do fato de sua reversão poder ocorrer espontaneamente ou com tratamento.

Diagnóstico

Baseia-se na identificação de sintomas de obstrução ao fluxo aéreo e na descrição de sua reversibilidade, além da exclusão de diagnósticos diferenciais.

Portanto, a confirmação do diagnóstico é fruto da associação entre a história clínica e o exame físico, bem como da realização da espirometria e do pico de fluxo expiratório, quando possível.

Além dos sintomas clássicos (tosse, dispneia, sibilância e constrição torácica), a história clínica deve levar em consideração os fatores desencadeantes do quadro, os tratamentos já realizados, a utilização de corticosteroides sistêmicos nas crises e as hospitalizações.

O exame físico, que mensura sinais de obstrução das vias aéreas, como sibilos expiratórios, tiragem e hiperexpansão pulmonar, pode ser assintomático no período intercrise, o que não exclui o diagnóstico de asma.

A espirometria serve para mensurar a intensidade de limitação ao fluxo aéreo, sua variabilidade e reversibilidade, tornando-se útil para o diagnóstico, a avaliação de gravidade e a avaliação da resposta terapêutica em maiores de 5 anos. O pico de fluxo expiratório avalia a variabilidade da obstrução e auxilia no monitoramento clínico, além de detectar de modo precoce as crises em pacientes com poucos sintomas de obstrução.

Todavia, esses dois exames nem sempre são realizados, pois dependem da compreensão de comandos e da geração de fluxo adequado por parte da criança.

Os principais diagnósticos diferenciais de asma em crianças com menos de 5 anos são rinossinusite, doença pulmonar crônica da prematuridade, malformações congênitas, fibrose cística, bronquiectasias, bronquiolite obliterante pós-infecciosa, discinesia ciliar, refluxo gastresofágico, aspiração de corpo estranho, distúrbios de deglutição, tuberculose, cardiopatias e imunodeficiências.

Classificação

A classificação da asma, após o adequado diagnóstico, é realizada de acordo com os níveis de controle, sendo ponderados parâmetros que mensuram as alterações clínicas, a avaliação de riscos futuros e as características ligadas ao aumento do risco de eventos adversos no futuro.

Tal classificação divide os pacientes em: asma controlada, parcialmente controlada e não controlada (Quadro 90.1).

Tratamento

■ Tratamento não medicamentoso

Pode propiciar melhorias no controle da asma em razão da diminuição da exposição a fatores desencadeantes: cessação do tabagismo ativo ou passivo, redução de peso (em obesos), profilaxia ambiental contra ácaros, interrupção de convívio com animais domésticos (quando existir comprovação de que são desencadeantes), limpeza de mofo e filtros de ar. Além disso, deve-se buscar a aderência ao tratamento, usar fármacos com técnica correta, elaborar um plano de ação individual por escrito e manter o cartão vacinal atualizado (recomenda-se a imunização contra influenza anualmente) e tratar outras comorbidades (rinite alérgica, obesidade, refluxo gastresofágico etc.).

■ Tratamento medicamentoso

Com o objetivo de alcançar e manter o controle clínico da doença, a prescrição medicamentosa deve ser planejada de acordo com o nível de controle do paciente, o qual deve ser alocado em uma das cinco etapas descritas no Quadro 90.2, conforme adotado pela Global Iniciative for Asthma (GINA), e detalhadas a seguir.

- Etapa 1: devem ser alocados pacientes que apresentem sintomas ocasionais e necessitam de beta-2-agonista de curta duração para alívio de crises, mantendo-se, após tal episódio e no período intercrise, assintomáticos.
- Etapa 2: os pacientes acomodados nessa etapa necessitam de medicação de alívio e de monoterapia para o controle dos sintomas. Os corticosteroides inalatórios em baixa dose consti-

PARTE 3 • ESPECIALIDADES PEDIÁTRICAS

QUADRO 90.1 Nível de controle da asma para crianças maiores de 5 anos

Avaliação do controle clínico atual (preferencialmente nas últimas 4 semanas)			
Parâmetros	Asma controlada	Asma parcialmente controlada	Asma não controlada
	Todos os parâmetros a seguir	1 ou 2 dos parâmetros abaixo	≥ 3 parâmetros da asma parcialmente controlada
Sintomas diurnos	Nenhum ou ≤ 2 por semana	Três ou mais por semana	
Limitação de atividades	Nenhuma	Qualquer	
Sintomas/despertares noturnos	Nenhum	Qualquer	
Necessidade de medicação de alívio	Nenhuma ou ≤ 2 por semana	Três ou mais por semana	
Função pulmonar (PFE ou VEF1)	Normal	< 80% predito ou do melhor prévio (se conhecido)	
Avaliação dos riscos futuros (exacerbações, instabilidade, declínio acelerado da função pulmonar e efeitos adversos)			
Características associadas ao aumento dos riscos de eventos adversos no futuro: mau controle clínico, exacerbações frequentes no último ano, admissão prévia em unidade de terapia intensiva, baixo VEF1, exposição à fumaça do tabaco e necessidade de usar medicação em altas dosagens			

PFE: pico do fluxo expiratório; VEF1: razão entre volume expiratório forçado em 1 segundo.
Fonte: GINA, 2017.

QUADRO 90.2 Etapas do tratamento de manutenção da asma para crianças maiores de 5 anos

Educação em asma				
Controle ambiental (nos casos de asma atópica)				
Etapa 1	Etapa 2	Etapa 3	Etapa 4	Etapa 5
Beta-2-agonista de curta duração (por demanda)				
Opções de medicamentos controladores para as etapas 2 a 5	Selecione uma das opções abaixo: • Dose baixa de CI • Antileucotrieno	Selecionar uma das opções abaixo: • Dose baixa de CI + LABA • Dose média ou alta de CI • Dose baixa de CI + teofilina de liberação lenta	Selecionar uma das opções abaixo: • Dose moderada ou alta de CI + LABA • Dose moderada ou alta de CI + LABA + antileucotrieno • Dose moderada ou alta de CI + LABA + teofilina de liberação lenta	Adicionar 1 ou mais em relação à etapa 4: • Corticosteroide oral em dose baixa • Tratamento com anti-IgE

CI: corticosteroide inalatório; LABA: beta-2-agonista de ação prolongada.
Fonte: GINA, 2017.

tuem a primeira opção, tendo como alternativa a utilização de antileucotrienos.

• Etapa 3: além do beta-2-agonista de curta duração, os pacientes dessa etapa utilizam como primeira escolha a associação entre o corticosteroide inalatório em doses baixas e o beta-2-agonista de ação prolongada. O corticosteroide inalatório em doses médias ou altas representa a prescrição de segunda escolha.

• Etapa 4: os pacientes acomodados nessa etapa têm como terapêutica de primeira escolha a associação entre o corticosteroide inalatório em do-

ses moderadas ou altas com um beta-2-agonista de ação prolongada. Já em uma segunda escolha, pode-se manter a medicação citada e promover o acréscimo do antileucotrieno à prescrição.

• Etapa 5: reservada ao paciente em etapa 4 que não obteve controle. Deve-se manter a terapêutica da última etapa e acrescentar o corticosteroide oral, na menor dose possível, para controle dos sintomas. O paciente, entretanto, deve estar ciente dos possíveis efeitos colaterais da terapêutica. Uma opção alternativa consiste no tratamento com anti-IgE para pacientes atópicos.

CAPÍTULO 90 • ASMA BRÔNQUICA

Medicações mais utilizadas

Os fármacos mundialmente utilizados como tratamento de alívio e de controle são:

- Corticosteroide inalatório: é considerado a principal opção terapêutica frente ao processo inflamatório crônico do asmático. Há diferentes fármacos no mercado com diversos potenciais (Quadro 90.3).
- Corticosteroide sistêmico: agem na fase inflamatória da asma que não sofre influência da terapêutica broncodilatadora, além de potencializar a ação das medicações beta-adrenérgicas por estimular a transcrição e a expressão de receptores na membrana em células do músculo liso. Utilizado no tratamento de crises em pronto--socorro (Figura 90.1), os fármacos orais mais usados são a prednisona ou a prednisolona (1 a 2 mg/kg/dose) e os intravenosos ou intramusculares, a metilprednisolona (2 mg/kg/dose) e a hidrocortisona (10 mg/kg/dose). Na terapêutica de controle, podem ser usadas via oral na etapa 5, com a ressalva de que o paciente conheça os potenciais efeitos colaterais.
- Beta-2-agonistas de ação curta: fármacos de escolha para a reversão de broncoespasmo em crises de asma em crianças. São administrados por nebulização ou aerossol, promovendo a broncodilatação 1 a 5 min após a administração e sua ação se estende de 2 a 6 h. As medicações mais utilizadas são o fenoterol e o salbutamol (Figura 90.1).
- Beta-2-agonista de ação prolongada: em Pediatria, nunca deve ser prescrito em monoterapia e para crianças menores de 4 anos, em razão das complicações cardiovasculares descritas. Deve, portanto, ser prescrito em associação a corticosteroides inalatórios. São exemplos utilizados dessa medicação em criança o formoterol e o salmeterol.

- Bambuterol e terbutalina: são beta-2-agonistas de ação prolongada orais que, apesar de reduzirem os sintomas de asma à noite, não são prescritos rotineiramente por seus efeitos colaterais cardiovasculares.
- Antileucotrieno: a medicação utilizada em Pediatria é o montelucaste. Além da indicação em algumas etapas de tratamento da asma, é recomendado em quadros de sibilância recorrente após bronquiolite viral aguda em lactentes e em asma induzida por exercícios.
- Anti-IgE: a medicação utilizada é o omalizumabe, um anticorpo monoclonal recombinante humano específico que tem por funções a inibição da ligação do IgE ao seu receptor e a redução da hiper-responsividade das vias aéreas, o que acarreta a inibição da obstrução brônquica induzida pelo alérgeno.
- Teofilina: pode ser usada em monoterapia ou em associação ao corticosteroide inalatório em crianças maiores de 5 anos. Em crianças abaixo dessa faixa etária, não existem estudos que comprovem benefício clínico. Entre os efeitos colaterais mais comuns, há cefaleia, taquicardia, arritmia, náuseas, vômitos, diarreia, dor abdominal e anorexia.

Considerações finais

Crianças não controladas em etapa 3 devem ser referenciadas para o especialista em doenças respiratórias.

A suspensão ou a retirada da dieta materna de possíveis alérgenos alimentares durante a gravidez e lactação não é recomendada como uma estratégia para prevenir a asma infantil, tendo em vista não ter evitado posterior desenvolvimento de asma em crianças.

QUADRO 90.3	Lista de equipotência dos corticosteroides inalatórios em crianças, segundo a faixa etária			
Doses dos corticosteroides inalados (em mcg) disponíveis no Brasil				
Corticosteroide inalado	Crianças < 5 anos	Crianças de 6 a 11 anos		
	Dose diária (sugerida)	Dose baixa	Dose média	Dose alta
Dipropionato de beclometasona (HFA)	100	100 a 200	> 200 a 400	> 400
Budesonida (DPI)	n.d	100 a 200	> 200 a 400	> 400
Budesonida (nebules)	500	250 a 500	> 500 a 1.000	> 1.000
Ciclesonida (HFA)	80 a 160 (> 4 anos)*	80	> 80 a 160	> 160
Furoato de fluticasona (DPI)	n.d	n.d	n.d	n.d
Propionato de fluticasona (HFA)	100	100 a 200	> 200 a 500	> 500
Furoato de mometasona (HFA)	n.d	110	> 220 a 440	> 440

Segundo bula do fabricante.

Fonte: Elaborado pelo autor.

PARTE 3 • ESPECIALIDADES PEDIÁTRICAS

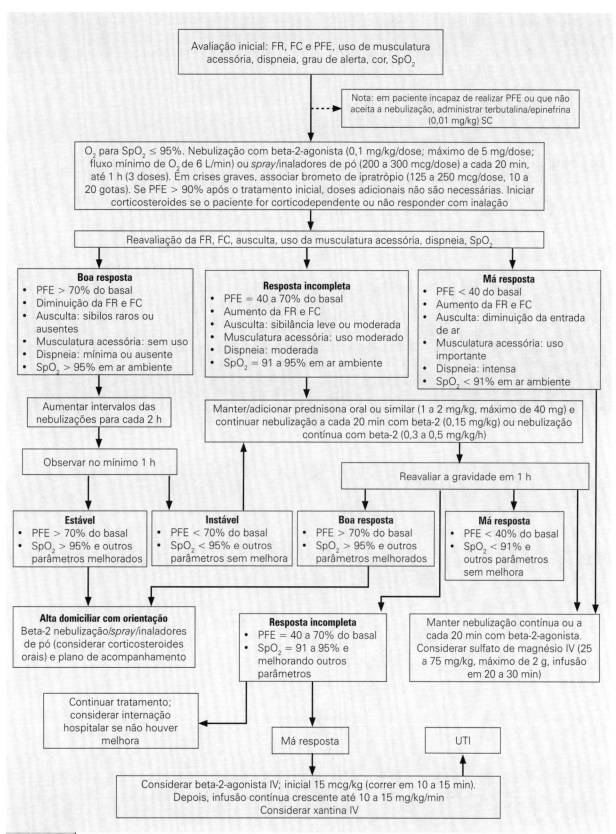

FIGURA 90.1 Fluxograma para tratamento da crise de asma em crianças em pronto-socorro, proposto pela Diretriz da Sociedade Brasileira de Pneumologia e Tisiologia para o Manejo da Asma.

FR: frequência respiratória; FC: frequência cardíaca; PFE: pico do fluxo expiratório; IV: via intravenosa; UTI: unidade de terapia intensiva.

Fonte: Sociedade Brasileira de Pneumologia e Tisiologia, 2012.

O sulfato de magnésio constitui um antagonista fisiológico do cálcio, que inibe a captação deste e relaxa a musculatura lisa brônquica. É, em geral, administrado via intravenosa e sob condições controladas e parece ser seguro; ainda, pacientes com asma crítica e quase fatal claramente respondem a esse tratamento, que pode reduzir a necessidade de ventilação mecânica.

A má adesão ao tratamento representa a principal causa de não controle da asma, e a técnica inadequada no uso dos dispositivos inalatórios configura séria dificuldade no manejo da doença.

Bibliografia

- Aleman F, Lim HF, Nair P. Eosinophilic endotype of asthma. Immunol Allergy Clin N Am. 2016;36:559-68.
- Brasil. Ministério da Saúde. Secretaria de Atenção à Saúde. Protocolo Clínico e Diretrizes Terapêuticas: Asma. 2014. Portaria SAS/MS n. 1.317 de 25/11/2013.
- Brasil. Ministério da Saúde. Secretaria de Vigilância em Saúde. Perfil da morbimortalidade por doenças respiratórias crônicas no Brasil, 2003 a 2013. Boletim epidemiológico-SVS-MS. 2016;47(19):1-9.
- British Thoracic Society and Scottish Intercollegiate Guidelines Network. British guideline on the management of asthma; 2016 [revised september 2016].
- Costa E, Melo JML, Aun MV, Bianchi Jr PFG, Boechat JL, Wandalsen GF, et al. Guia para o manejo da asma grave. Braz J Allergy Immunol. 2015;3(5):205-25.
- Eber E, Midulla F. ERS Handbook of paediatric respiratory medicine. European Respiratory Society. 2013.
- Global Initiative for Asthma – GINA. Global Strategy for Asthma Management and Prevention, 2017. 159p. Disponível em: http://ginasthma.org/2017-gina-report-global-strategy-for-asthma-management-and-prevention. Acesso em: 15 jul. 2017.
- Panettieri Jr RA. Neutrophilic and pauci-immune endotypes in severe asthma. Immunol Allergy Clin N Am. 2016;36:569-79.
- Shein SL, Speicher RH, Proença Filho JO, Gaston B, Rotta AT. Contemporary treatment of children with critical and near-fatal asthma. Rev Bras Ter Intensiva. 2016;28(2):167-78.
- Sociedade Brasileira de Pneumologia e Tisiologia. Diretrizes da Sociedade Brasileira de Pneumologia e Tisiologia para o Manejo da Asma – 2012. J Bras Pneumol. 2012;38(1):S1-S46.
- Takejima P, Agondi RC, Rodrigues H, Aun MV, Kalil J, Giavina-Bianchi P. Allergic and nonallergic asthma have distinct phenotypic and genotypic features. Int Arch Allergy Immunol. 2017;172(3):150-60.

CAPÍTULO

91

Tuberculose

Irmi Sgarbi Ogata

Introdução

O fim da epidemia global de tuberculose constitui um dos alvos das Metas de Desenvolvimento Sustentável da Organização das Nações Unidas (ONU) para 2030. De acordo com o *Global Tuberculosis Report* 2016 da Organização Mundial da Saúde (OMS), estimou-se que em 2015 houve 10,4 milhões de casos novos de tuberculose no mundo, dos quais 5,9 milhões (56%) em homens, 3,5 milhões (34%) em mulheres e 1 milhão (10%) em crianças. Em 2018, estimaram-se 480 mil casos novos de tuberculose multidroga resistente.

No Brasil, a tuberculose representa um sério problema da saúde pública, com profundas raízes sociais. A cada ano, são notificados cerca de 70 mil casos novos, havendo 4,5 mil mortes em decorrência da doença. Entre os 30 países classificados pela OMS segundo características epidemiológicas como prioritárias para o controle da tuberculose para o período de 2016 a 2020, o Brasil ocupa a 20ª posição na classificação da carga de doença e a 19ª quanto à coinfecção tuberculose/HIV.

A OMS estima que a carga mundial de tuberculose em crianças em 2014 foi de pelo menos 1 milhão de casos (10 a 11% da carga mundial de tuberculose) e que ao menos 136 mil crianças morreram por tuberculose naquele ano (81 mil crianças sem HIV e 55 mil com HIV). Provavelmente, a carga de tuberculose em crianças é mais alta. A sobreposição clínica dos sintomas da tuberculose com outras doenças comuns da infância faz com que muitos casos de tuberculose não sejam diagnosticados, inclusive as formas mais graves, frequentemente fatais, que se apresentam como pneumonia grave, desnutrição ou meningite. A falta de ferramentas diagnósticas precisas para crianças pequenas e subnotificação de casos de tuberculose em crianças nos Programas Nacionais de Controle da Tuberculose também compreende um fator que dificulta o conhecimento da real magnitude da epidemia da tuberculose infantil.

Etiologia

A tuberculose é uma doença infecciosa, transmissível, causada pelo *Mycobacterium tuberculosis*, microrganismo com forma bacilar, de tamanho de 1 a 4 micra, aeróbio estrito, com multiplicação muito lenta (14 a 24 h), fator que frequentemente resulta em quadro clínico pouco específico e de lenta instalação. É muito resistente ao frio, sensível ao calor, à luz solar e à luz ultravioleta, de maneira que os doentes são orientados a permanecer em locais ventilados e ensolarados. Sob condições adversas, o paciente entra em estado latente ou dormente, no qual pode permanecer por vários dias até muito anos.

Fator de risco

Na Figura 91.1, é mostrado um esquema da cadeia de adoecimento da tuberculose.

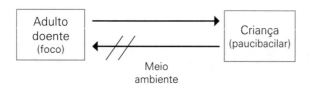

FIGURA 91.1 Cadeia de adoecimento da tuberculose.
Fonte: Elaborado pelo autor.

O adulto doente bacilífero (foco) transmite a doença para seus contatos, no caso as crianças suscetíveis. Crianças são paucibacilares na maioria das vezes, dificilmente se constituindo foco de infecção. O meio ambiente atua favorecendo ou não a permanência do bacilo em suspensão e o consequente risco de infecção. Na cadeia de adoecimento, são tópicos importantes a considerar:

1. Foco:
   - baciloscopia de escarro: os doentes mais infectantes são aqueles com baciloscopia de escarro positiva e os portadores de tuberculose cavitária;
   - vigor e intensidade da tosse: escarro aquoso e tosse frequente eliminam maior quantidade de partículas infectantes;
   - tipo de exposição: proximidade e tempo de exposição à doença (contato extra ou intradomiciliar, mesmo quarto, mesma cama, período de sintomas do foco até o diagnóstico).
2. Criança:
   - presença de vacina BCG: proteção principalmente para doença disseminada (tuberculose miliar e meníngea);
   - idade: os grupos mais vulneráveis para adoecimento são crianças menores de 3 anos, imunossuprimidos e adolescentes;
   - infecção recente: a maioria dos adoecimentos por tuberculose ocorre 6 a 12 meses após a infecção primária. Marais e colaboradores (2004), analisando a literatura de tuberculose na infância na era pré-quimioterapia, avaliaram o risco de progressão para doença após primoinfecção tuberculosa em crianças imunocompetentes, de acordo com a idade (Quadro 91.1). Ressalta-se que essa análise foi realizada em população não vacinada com BCG.
3. Meio ambiente: condições de ventilação, umidade, sol e presença de janelas.

QUADRO 91.1 Risco específico por faixa etária para o desenvolvimento da doença após a infecção primária

Idade da infecção primária	Crianças imunocompetentes (doença dominante indicada entre parênteses)	Risco de doença após infecção primária (%)
< 1 ano	Sem doença	50
	Doença pulmonar (foco de Gohn, linfonodo ou brônquica)	30 a 40
	TBM ou doença miliar	10 a 20
1 a 2 anos	Sem doença	70 a 80
	Doença pulmonar (foco de Gohn, linfonodo ou brônquica)	10 a 20
	TBM ou doença miliar	2 a 5
2 a 5 anos	Sem doença	95
	Doença pulmonar (linfonodo, brônquica)	5
	TBM ou doença miliar	0,5
5 a 10 anos	Sem doença	98
	Doença pulmonar (linfonodo, brônquica, derrame pleural ou doença tipo adulto)	2
	TBM ou doença miliar	< 0,5
> 10 anos	Sem doença	80 a 90
	Doença pulmonar (derrame pleural ou doença tipo adulto)	10 a 20
	TBM ou doença miliar	< 0,5

TBM: meningite tuberculosa.
Fonte: Adaptado de Marais et al., 2004.

Fisiopatologia

■ Primoinfecção tuberculosa

A tuberculose é transmitida via aerógena. O indivíduo doente, pelo ato de falar, cantar, rir, espirrar e principalmente tossir, elimina uma série de partículas contendo micobactérias. As partículas maiores, por seu peso, sedimentam ou impactam na via aérea superior, não se tornando, assim, infectantes. São as partículas menores, que sofreram ressecamento, com 1 a 5 micra e contendo entre 1 e 5 bacilos/partícula (núcleos de Wells) as realmente infecciosas; vencendo os mecanismos de defesa da árvore traqueobrônquica, instalam-se na região alveolar, dando início ao processo infeccioso.

A infecção pelo bacilo resulta em um processo inflamatório local, chamado foco parenquimatoso (foco de Gohn), do qual os bacilos são levados por vasos linfáticos locais para gânglios regionais. O foco de Gohn, associado à linfangite e ao envolvimento dos gânglios regionais (foco ganglionar), denomina-se complexo primário. A partir dos gânglios linfáticos regionais, os bacilos alcançam a circulação sistêmica (disseminação hematogênica oculta). As defesas imunológicas do organismo geralmente conseguem conter o processo, impedindo que a doença se estabeleça, curando de modo espontâneo em 90 a 95% dos casos.

■ Tuberculose primária

Quando o complexo primário não involui para cura, a progressão para doença poderá ocorrer de três maneiras: extensão do foco primário, comprometimento pelos gânglios regionais e disseminação linfo-hematogênica precoce, incluindo a meningite, a tuberculose miliar e algumas formas precoces de tuberculose extrapulmonar.

Quadro clínico

A apresentação clínica da doença é extremamente variável: em um extremo, formas assintomáticas, até formas de evolução rápida e fatal. Os sintomas mais frequentes são tosse, febre, falta de apetite/anorexia, perda de peso ou desenvolvimento inadequado, fadiga, diminuição nas brincadeiras e nas atividades.

Quanto às formas clínico-radiológicas, as apresentações radiológicas da tuberculose pulmonar primária correlacionam-se bem com a fisiopatologia da doença. A seguir, são apresentadas as principais formas de progressão do complexo primário.

O foco de Gohn pode aumentar progressivamente, determinando opacidades pulmonares maiores. Do ponto de vista radiológico, apresenta-se como uma consolidação parenquimatosa, geralmente unifocal e homogênea, com limites imprecisos e podendo conter broncograma aéreo; muitas vezes, é indistinguível de uma pneumonia bacteriana. Associação a adenomegalias, ausência de toxicidade sistêmica e/ou falta de melhora ao tratamento com antibióticos são indícios da hipótese de tuberculose pulmonar. O centro caseoso do foco parenquimatoso pode se liquefazer, eliminando esse material em brônquio vizinho, dando lugar a uma cavidade (cavidade primária). O material aspirado pelos brônquios afetados pode originar novas áreas de pneumonia tuberculosa.

Adenomegalia hilar ou mediastinal representa o achado radiológico mais sugestivo de tuberculose na criança. É encontrado com maior frequência em região hilar, paratraqueal direita e menos frequente em região subcarinal e janela aortopulmonar. Em geral, é unilateral e à direita, pode ser bilateral em 31% dos casos. Adenomegalia isolada visualizada na radiografia de tórax constitui um achado que diminui em frequência conforme a idade aumenta e dificilmente causa sintomas, exceto se associa-da à doença brônquica ou se o processo caseoso for intenso, causando febre persistente e perda de peso. Os gânglios inflamados podem comprimir os brônquios adjacentes. Podem também aderir-se aos brônquios vizinhos e propagar a infecção por sua parede, penetrando na mucosa causando ulceração e formação de tecido de granulação (tuberculose endobrônquica). A compressão extrínseca ou o acometimento endobrônquico resultam em diminuição do calibre brônquico e consequente atelectasia lobar ou segmentar, ou hiperinsuflação por mecanismo valvular. Trata-se da forma de apresentação mais frequente em crianças pequenas, menores de 2 anos, cujos brônquios são particularmente suscetíveis à compressão extrínseca. Clinicamente, a manifestação nesses casos será de quadro de tosse, chiado e infecções pulmonares repetidas.

A ruptura de um pequeno tubérculo justapleural para o interior da pleura pode provocar derrame pleural como reação de hipersensibilidade. O derrame pleural é mais frequente em adolescentes e adultos, em geral unilateral, de tamanho moderado a grande. Quadro de instalação geralmente agudo, com febre alta, dor torácica que piora com respiração profunda; podem ocorrer dispneia e taquicardia, quando de um derrame muito extenso. Quando não diagnosticado e tratado adequadamente, o risco de desenvolver tuberculose pulmonar nos cinco anos seguintes é de até 65%.

A tuberculose miliar geralmente resulta da erosão de um vaso sanguíneo com eliminação de material caseoso para seu interior, de qualquer foco do organismo. O padrão radiológico consiste em opacidades micronodulares (2 a 3 mm) distribuídas difusamente, em geral com leve predomínio em lobos inferiores, frequentemente associada a adenomegalias em crianças. Na maioria das vezes, o início do quadro clínico é agudo, com febre alta geralmente remitente, mas sinais e sintomas de processo respiratório podem estar ausentes. Em 50% dos casos, há hepatoesplenomegalia e hipertrofia de gânglios linfáticos superficiais. Trata-se da forma grave de tuberculose, mais frequente em idosos, lactentes menores de 2 anos e imunocomprometidos.

A tuberculose pós-primária é mais frequente no adolescente e no adulto, consequentemente à reativação endógena ou reinfecção. Acomete ápices pulmonares com maior frequência e tem como alteração radiológica mais precoce uma opacidade heterogênea, mal definida que, se não contida, progride com destruição de parênquima e distorção de arquitetura pulmonar. A doença inicia com sintoma mínimos, como tosse, perda de peso e fadiga, progredindo em fase mais avançada, com anemia, febre intermitente, hemoptise e sudorese noturna. Esses casos geralmente são bacilíferos, capazes de transmitir a doença.

CAPÍTULO 91 • TUBERCULOSE

Diagnóstico

■ Escore diagnóstico

Como a tuberculose na criança geralmente é paucibacilar, na maioria das vezes o diagnóstico se dá por probabilidade, associando-se critérios epidemiológicos, clínicos, radiológicos e laboratoriais, sem o isolamento do agente infeccioso. O Manual de Recomendações para o Controle da Tuberculose no Brasil (2011) propõe o sistema de escore para o diagnóstico de tuberculose pulmonar em crianças ou adolescentes com baciloscopia de escarro negativa (Quadro 91.2).

Na maior parte das vezes, as crianças com sintomas de tuberculose pulmonar desenvolvem quadros crônicos não remitentes, isto é, sintomas que persistem por mais de 2 semanas sem melhora importante ou resolução após tratamento para outros diagnósticos possíveis. Infecções respiratórias que melhoram com uso de antibiótico para germes comuns implicam subtração de pontos no sistema de escore. Desse modo, faz-se necessário o diagnóstico diferencial com processos inespecíficos: pneumonias ou sinusites bacterianas; quadros virais, que podem cursar com tosse arrastada; e etiologias como gotejamento posterior, asma, refluxo gastre-

sofágico etc. Infecções por *Mycoplasma pneumoniae* podem ter instalação insidiosa e prolongada, com alterações radiológicas inespecíficas e variáveis como infiltrados, adenomegalia hilar e derrame pleural. Trata-se de um agente etiológico que necessita ser considerado no diagnóstico diferencial de tuberculose pulmonar.

A pneumonia de evolução lenta (imagem radiológica que persiste mesmo com tratamento antibiótico adequado), a dissociação clínico-radiológica e a adenomegalia hilar ou paratraqueal direita são as principais alterações nas quais a hipótese diagnóstica de tuberculose na infância se impõe. O teste de HIV deve ser oferecido para todos os pacientes, adultos ou crianças com diagnóstico de tuberculose.

■ Radiologia

Exame importante para o diagnóstico, principalmente em crianças com poucos sintomas clínicos ou assintomáticas. Radiografia de tórax de boa qualidade é essencial para uma avaliação adequada. Imagem em posteroanterior e perfil permite melhor avaliação de adenomegalias. Tomografia de tórax não constitui um exame indicado de rotina no diagnóstico de tuberculose na criança; é indicada apenas em casos complicados, considerando o elevado nível de exposição à irradiação e o alto custo.

QUADRO 91.2	Diagnóstico de tuberculose pulmonar em crianças e adolescente negativos à baciloscopia				
Quadro clínico-radiológico		Contato com adulto tuberculoso	Teste tuberculínico*	Estado nutricional
Febre ou sintomas, como: tosse, adinamia, expectoração, emagrecimento, sudorese > 2 semanas **15 pontos**	Adenomegalia hiliar ou padrão miliar Condensação ou infiltrado (com ou sem escavação) inalterado > 2 semanas Condensação ou infiltrado (com ou sem escavação) > 2 semanas, evoluindo com piora ou sem melhora com antibióticos para germes comuns **15 pontos**	Próximo, nos últimos 2 anos **10 pontos**	≥ 5 mm em não vacinados com BCG; vacinados ≥ 2 anos; imunossuprimidos ou ≥ 10 mm em vacinados < 2 anos **15 pontos**	Desnutrição grave **5 pontos**
Assintomático ou com sintomas < 2 semanas	Condensação ou infiltrado de qualquer tipo < 2 semanas **5 pontos**	Ocasional ou negativo **0 ponto**	0 a 4 mm **0 ponto**	**0 ponto**
Infecção respiratória com melhora após uso de antibióticos para germes comuns ou sem antibióticos **–10 pontos**	Radiografia normal **–5 pontos**			

Interpretação: ≥ 40 pontos = diagnóstico muito provável; 30 a 35 pontos = diagnóstico possível; ≤ 25 pontos = diagnóstico pouco provável.

Fonte: Brasil, 2011.

Teste tuberculínico

No Brasil, a tuberculina usada é o PPD-RT 23, aplicada via intradérmica no terço médio da face anterior do antebraço esquerdo, na dose de 0,1 mL, que contém 2 UT. Pode ser interpretada como sugestiva de infecção por *M. tuberculosis* quando igual ou superior a 5 mm em crianças não vacinadas com BCG, crianças vacinadas há mais de dois anos ou com qualquer condição imunossupressora. Em crianças vacinadas há menos de dois anos, considera-se sugestivo de infecção prova tuberculínica com resultado igual ou superior a 10 mm.

Reações falso-positivas podem ocorrer em indivíduos infectados por outras micobactérias ou vacinados com a BCG e, também, por erros técnicos, como medida do eritema em vez da enduração. E reações falso-negativas podem decorrer de fatores relacionados à técnica, como mal conservação da tuberculina, técnica de aplicação ou leitura, ou por fatores biológicos, como imunodepressão causada por doenças graves ou medicamentos imunossupressores, doenças infecciosas bacterianas, virais ou fúngicas, vacinas com vírus vivos, idade (crianças menores de 3 meses ou idosos, maiores de 65 anos) etc.

Testes de interferon-gama

Os testes de interferon-gama, chamados IGRA (*interferon-gamma release assays*), são exames de sangue que detectam a liberação de interferon-gama (INF-gama) pelos linfócitos T do paciente após estimulação por antígenos específicos do genoma do complexo *M. tuberculosis*. Pelo fato de esses antígenos não estarem presentes no *M. bovis*-BCG ou na maioria das micobactérias não tuberculosas, IGRA são testes mais específicos do que o teste tuberculínico, produzindo menos resultados falso-positivos. Da mesma maneira que o teste tuberculínico, IGRA com resultados positivos indicam apenas infecção tuberculosa e não distinguem a infecção da tuberculose doença. Com base em estudos atuais, a sensibilidade dos IGRA parece ser similar à do teste tuberculínico, mas é reduzida em ambos os métodos em crianças imunocomprometidas, incluindo crianças com tuberculose grave. A recomendação atual da OMS é de que os IGRA não devem substituir os testes tuberculínicos para detectar infecção por tuberculose em países de baixo ou médio desenvolvimento.

Isolamento do *M. tuberculosis*

- Baciloscopia de escarro: uma amostra de escarro ideal para exame deve conter material mucopurulento, com volume de 5 a 10 mL e 5.000 a 10.000 bacilos álcool-acidorresistentes (BAAR) por mL de escarro.

- Cultura de escarro: capaz de detectar 10 a 100 bacilos cultiváveis por mililitros de escarro. Possibilita posterior identificação da espécie de micobactérias isolada e o teste de sensibilidade às medicações antituberculosas, assim como a realização de várias técnicas moleculares.

- Teste molecular rápido – GeneXpert®: o teste Xpert MTB/Rif® realizado no sistema GeneXpert é um exame que consiste em amplificação de ácidos nucleicos para detecção de DNA do *M. tuberculosis* e triagem de cepas com resistência à rifampicina, pela técnica de reação em cadeia da polimerase em tempo real. Pode ser realizado em amostras de escarro, escarro induzido, lavado broncoalveolar, lavado gástrico, líquido cefalorraquidiano, gânglios linfáticos e macerado de tecidos. É recomendado para diagnóstico de tuberculose em crianças e formas específicas de tuberculose extrapulmonar desde 2013. Como indica presença de material genético de bacilos vivos ou mortos, não está indicado para acompanhamento de tratamento de tuberculose, nem para o diagnóstico de casos de retratamento (recidiva ou após abandono).

Na maioria das vezes, crianças são paucibacilares, e, quando pequenas, dificilmente conseguem realizar exame de escarro. Entretanto, esforços devem ser realizados no sentido de obter confirmação bacteriológica sempre que possível, utilizando amostras de escarro (expectorado ou induzido), aspirado gástrico ou outros materiais e métodos dependendo do local da doença extrapulmonar.

Tratamento

O esquema terapêutico do tratamento da tuberculose deve atender a três grandes objetivos: a) eliminar o maior número de bacilos o mais rapidamente possível; b) prevenir emergência de bacilos resistentes; c) eliminar virtualmente todos os bacilos de uma lesão, fator que impede a recidiva da tuberculose após o tratamento. Os esquemas de tratamento atuais no Brasil, preconizados pelo Programa Nacional de Controle da Tuberculose de 2011, são descritos nos Quadros 91.3 e 91.4.

Para o tratamento da tuberculose meningoencefálica em adultos e adolescentes, é preconizado o mesmo esquema do Quadro 91.3, com extensão da segunda fase do tratamento para 7 meses e associação de corticosteroide à fase intensiva do tratamento: prednisona oral (1 a 2 mg/kg/dia) por 4 semanas ou dexametasona intravenosa nos casos graves (0,3 a 0,4 mg/kg/dia), por 4 a 8 semanas, com redução gradual da dose nas 4 semanas subsequentes.

CAPÍTULO 91 • TUBERCULOSE

QUADRO 91.3	Esquema básico para o tratamento da tuberculose em adultos e adolescentes				
Regime	Fármacos	Faixa de peso	Unidade/dose		Meses
2 RHZE Fase intensiva	RHZE 150/75/400/275 comprimidos em dose fixa combinada	20 a 35 kg	2 comprimidos		2
		36 a 50 kg	3 comprimidos		
		> 50 kg	4 comprimidos		
4 RH Fase de manutenção	RH Comprimido ou cápsula de 300/200 ou de 150/100 ou comprimidos de 150/75*	20 a 35 kg	1 comprimido ou cápsula de 300/200 mg ou 2 comprimidos de 150/75*		4
		36 a 50 kg	1 comprimido ou cápsula de 300/200 mg + 1 comprimido ou cápsula de 150/100 mg ou 3 comprimidos de 150/75*		
		> 50 kg	2 comprimidos ou cápsulas de 300/200 mg ou 4 comprimidos de 150/75*		

R: rifampicina; H: isoniazida; Z: pirazinamida; E: etambutol.
Fonte: Brasil, 2011.

QUADRO 91.4	Esquema básico para o tratamento da tuberculose em crianças (menores de 10 anos)				
Fases do tratamento	Fármacos	Peso do doente			
		Até 20 kg	> 21 a 35 kg	> 36 a 45 kg	> 45 kg
		mg/kg/dia	mg/dia	mg/dia	mg/dia
2 RHZ Fase de ataque	R	10	300	450	600
	H	10	200	300	400
	Z	35	1.000	1.500	2.000
4 RH Fase de manutenção	R	10	300	450	600
	H	10	200	300	400

R: rifampicina; H: isoniazida; Z: pirazinamida.
Fonte: Brasil, 2011.

Para tratamento de meningoencefalite por tuberculose nessa faixa etária, da mesma forma que nos adultos, associa-se corticosteroide à fase de ataque do esquema e prolonga-se a fase de manutenção por 7 meses.

A OMS, por meio do *Guidance for National Tuberculosis Programmes on the Management of Tuberculosis in Children* (WHO, 2014), recomenda esquemas de tratamento de tuberculose para crianças baseados na forma clínica da doença, em associação à incidência de HIV e à resistência à isoniazida dos locais em questão. Ainda, recomenda tratar a meningite tuberculosa e a tuberculose osteoarticular por 1 ano (Quadro 91.5).

Ao receber o diagnóstico, a família deve ser orientada sobre a doença, a transmissão, como ministrar as medicações (a tomada deve ser 1 h antes ou 2 h após a refeição, avisando sobre a coloração averme-

lhada da urina pelo uso da rifampicina) e possíveis efeitos adversos. Efeitos colaterais em crianças são pouco frequentes. Hepatotoxicidade constitui o efeito adverso mais importante, podendo ser causado pelas três medicações do esquema básico. Enzimas hepáticas não necessitam ser monitoradas de rotina a não ser que haja doença hepática ou uso concomitante de fármacos hepatotóxicos. Orientar que, em caso de náuseas, vômitos, dor abdominal e inapetência, se deve buscar a avaliação médica. Em caso de dor importante, hepatomegalia ou icterícia, as medicações deverão ser suspensas de imediato, procedendo-se à investigação das enzimas hepáticas. Quando prescrito etambutol, é importante alertar em relação aos possíveis efeitos tóxicos (neurite óptica). A medicação deve ser suspensa em caso de alterações visuais, com necessidade de avaliação oftalmológica adequada.

PARTE 3 • ESPECIALIDADES PEDIÁTRICAS

QUADRO 91.5	Esquemas de tratamento recomendados para novos casos de tuberculose na infância		
Categoria diagnóstica de tuberculose	Esquemas de tratamento antituberculose		
	Fase intensiva	Fase de manutenção	
Locais com baixa prevalência de HIV (e crianças HIV-negativas) e baixa resistência à isoniazida			
• TB pulmonar com escarro negativo • TB ganglionar intratorácica • TB ganglionar periférica	2 HRZ	4 HR	
• Doença pulmonar extensa • TB pulmonar com escarro positivo • Formas graves de TB extrapulmonar (com exceção de TB osteoarticular/meníngea)	2 HRZE	4 HR	
Locais com alta prevalência de HIV ou alta resistência à isoniazida ou ambos			
TB pulmonar com escarro positivo ou escarro negativo com ou sem doença parenquimatosa extensa	2 HRZE	EHR	
TB extrapulmonar (com exceção de TB osteoarticular/meníngea)			
Todas as regiões			
TB osteoarticular e meníngea	2 HRZE	10 HR	

TB: tuberculose; R: rifampicina; H: isoniazida; Z: pirazinamida; E: etambutol.
Fonte: WHO, 2014.

Prevenção

As principais ações para a prevenção da tuberculose são:

1. Diagnosticar e tratar os doentes bacilíferos, disseminadores da doença, encerrando, assim, a cadeia de transmissão e adoecimento. Pessoas com tosse por tempo igual ou superior a 3 semanas devem realizar exame de escarro (busca ativa).

2. Avaliação e tratamento da infecção tuberculosa latente (ILTB): indivíduos com ILTB estão infectados pelo *M. tuberculosis*; não têm sintomas da doença e não são infecciosos, mas há risco de desenvolver doença ativa e de se tornarem transmissores. As normas atuais do Brasil recomendam tratamento da ILTB para:
   - crianças com contatos de casos bacilíferos: a) com teste tuberculínico ≥ 5 mm em crianças vacinadas com BCG há mais de dois anos, não

vacinadas ou com qualquer condição imunossupressora; b) com teste tuberculínico ≥ 10 mm em crianças vacinadas com BCG há menos de dois anos;
   - adultos e adolescentes (maiores de 10 anos) com contatos de casos bacilíferos têm indicação de tratar ILTB se o teste tuberculínico ≥ 5 mm. Nesse grupo, a relação risco-benefício do tratamento com isoniazida deve ser avaliada e individualizada de acordo com a idade, o risco de hepatotoxicidade pela isoniazida e o risco de adoecimento.
   - o teste tuberculínico inicial negativo deve ser repetido em 8 semanas para avaliar viragem tuberculínica. A ILTB é tratada com isoniazida, na dose de 5 a 10 mg/kg/dia até a dose máxima de 300 mg/dia por 6 meses. Em todos os grupos etários, a ILTB só deve ser tratada após ser afastada hipótese de tuberculose doença.
   - os recém-nascidos e os contatos de caso índice de tuberculose bacilífera ao nascer não devem receber vacina BCG. Deverão receber isoniazida nos 3 primeiros meses de vida (quimioprofilaxia primária). Ao final desse período, estando o foco em tratamento com culturas de escarro negativas, procede-se à prova tuberculínica no lactente. Se o resultado for negativo, suspende-se a isoniazida e vacina-se com BCG. Se o resultado for positivo (≥ 5 mm), indica que houve infecção tuberculosa, portanto não se aplica vacina BCG e se mantém a prescrição de isoniazida, ministrada por 6 meses no total.

3. Vacina BCG: a vacina BCG utilizada atualmente não protege os indivíduos já infectados pelo *M. tuberculosis*, nem evita o adoecimento por infecção endógena ou exógena, mas oferece proteção a não infectados contra as formas mais graves na população menor de 5 anos. O lento declínio na incidência da tuberculose global e a ameaça persistente da tuberculose multirresistente realçam a crítica necessidade de uma nova vacina para tuberculose que seja mais efetiva que a BCG na prevenção de tuberculose. Linhas de estudo atuais para novas vacinas têm como alvo prevenir infecção (pré-exposição) ou prevenir progressão para doença primária ou reativação de ILTB (pós-exposição).

515

Bibliografia

- Amantéa S, Manica ALL, Leães CGS, Frey BN. Diferentes apresentações clínico-radiológicas por *Mycoplasma pneumoniae*. J Pediatr (Rio J). 2000;76(4):315-22.
- Berti E, Galli L, Venturini E, de Martini M, Chiappini E. Tuberculosis in childhood: a systematic review of National and International Guidelines. BMC Infect Dis. 2014;14(Suppl.1):S3.
- Brasil. Ministério da Saúde. Manual de Recomendações para o controle da tuberculose no Brasil. Brasília: Ministério da Saúde; 2011.
- Brasil. Ministério da Saúde. Secretaria de Vigilância à Saúde. Departamento de Vigilância das Doenças Transmissíveis. Nota Informativa n. 9 CGPNCT/DEVEP/SVS/MS. Brasília: Ministério da Saúde; 2014.
- Brasil. Ministério da Saúde. Secretaria de Vigilância em Saúde. Manual de vigilância laboratorial da tuberculose e outras micobactérias. Brasília: Ministério da Saúde; 2008.
- Brasil. Ministério da Saúde. Tuberculose. Disponível em: http://portalsaude.saude.gov.br/index.php/o-ministerio/principal/secretarias/svs/tuberculose. Acesso em: 18 jun. 2017.
- Farga V, Caminero JA. Tuberculosis. 3. ed. Santiago de Chile: Mediterráneo; 2012.
- Kendig EL. Tuberculosis. In: Kendig EL, Chernick V. Alteraciones del aparato respiratório em niños. Buenos Aires: Médica Panamericana; 1986.
- Marais BJ, Gie RP, Schaaf HS, Hesseling AC, Obihara CC, Starke JJ, et al. The natural history of childhood intra-thoracic tuberculosis: a critical review of literature from the pre-chemotherapy era. Int J Tuberc Lung Dis. 2004;8(4)392-402.
- McAdams HP, Erasmus J, Winter JA. Radiologic manifestations of pulmonary tuberculosis. Radiol Clin North Am. 1995;33(4)655-78.
- Organización Mundial de la Salud. Hoja de ruta para abordar la TB infantil: hacia cero muertes. Genebra: OMS; 2016.
- Sant'Anna CC. Formas clínico-radiológicas In: Sant'Anna CC. Tuberculose na infância e na adolescência. São Paulo: Atheneu; 2002.
- Souza EL, Galvão NAG. Infecções respiratórias por *Mycoplasma pneumoniae* em crianças. Pulmão RJ. 2013;22(3):31-6.
- Staker JR; Committee on Infeccious Diseases. Interferon-gamma release assays for diagnosis of tuberculosis infection and disease in children. Pediatrics. 2014;134(6):e1763-73.
- Stansberry SD. Tuberculosis in infants and children. J Thorac Imag. 1990;5(2):17-27.
- World Health Organization. Global tuberculosis Report 2016. Geneva: WHO; 2016.
- World Health Organization. Guidance for National tuberculosis Programmes on the management of tuberculosis in Children. 2. ed. Geneva: WHO; 2014.

CAPÍTULO 92

Fibrose Cística

Neiva Damaceno

Introdução

Fibrose cística (FC) é a doença rara mais comum, abreviando a vida e afetando cerca de 85 mil indivíduos no mundo. Na maioria dos países da União Europeia e da América da Norte, os pacientes adultos já superam os pediátricos, mas a média de idade em que ocorre a morte ainda se dá em torno dos 28 anos. Para os pacientes nascidos nos últimos 15 anos, a expectativa de vida supera os 50 anos e a implantação de programas de triagem neonatal em muitos países tem aumentado rapidamente o número de pacientes diagnosticados.

A FC é uma doença de herança autossômica recessiva que acomete as glândulas exócrinas, envolvendo múltiplos órgãos, mais comum em indivíduos brancos; porém, recentemente tem sido diagnosticada com maior frequência em populações não brancas.[1,2]

No Brasil, desde a implantação do registro brasileiro de pacientes FC, em 2009, e a extensão nacional do programa de triagem neonatal, o número de diagnósticos aproximou-se de 5 mil pacientes em 2017; porém, apenas 28,9% dos pacientes têm mais de 18 anos.

O subdiagnóstico da FC no Brasil ainda é frequente, e a mediana da idade ao diagnóstico de pacientes não submetidos à triagem neonatal, no registro brasileiro de FC em 2017, foi em torno de 2 anos. Para mais informações, acesse *www.gbefc.org.br*.

A expectativa de vida depende das características do paciente, assim como do seu acesso a cuidados médicos e medicações, o que pode variar entre estados e países.

Genética e epidemiologia

A FC é uma doença causada pela mutação em um único gene localizado no braço longo do cromossoma 7, denominado *CFTR* (*cystic fibrosis transmembrane conductance regulator*), que codifica uma proteína, também denominada CFTR, um canal de cloro e bicarbonato regulado pelo AMPc, presente na superfície apical das células epiteliais (Figura 92.1).[3]

O defeito encontrado na maioria dos pacientes consiste na deleção de três pares de bases e resulta na ausência da fenilalanina no códon 508 (F508del). Essa mutação está presente em cerca de 70% dos portadores de FC no mundo, com variações geográficas, e menos frequente nos pacientes com FC brasileiros, em virtude da mistura étnica.

Entretanto, mais de 2 mil mutações foram descritas e pouco mais de 200 estão relacionadas como causadoras da doença (<http://www.cftr2.org/index.php>). No Brasil, a mutação F508del foi detectada em um dos alelos em cerca de 48,4% e, em ambos, em 29,4% dos portadores de FC.[4] Um projeto de genotipagem dos pacientes brasileiros está em curso, o qual possibilitará conhecer as mutações e sua distribuição no território nacional.

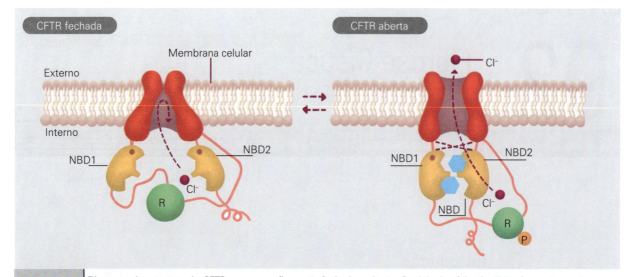

FIGURA 92.1 Diagrama da estrutura da *CFTR* em sua configuração fechada e aberta. Os dois domínios fundidos à membrana formam o canal. A abertura do canal é controlada pelos dois domínios de nucleotídeos (NBD1 e NBD2) intracitoplasmáticos que ligam e hidrolizam ATP, em adição ao domínio regulatório (R), que contém vários sítios de fosforilação (P). A ativação normal da proteína requer fosforilação do domínio R e ligação e hidrólise do ATP pelos NBD, induzindo abertura do canal por conferir abertura do poro pelas interfaces com os domínios transmembranas via suas alças extracelulares, que também funcionam para estabilizar a proteína.

Fonte: Adaptada de Broaddus et al., 2015.[3]

Provavelmente, o grande número de mutações existentes no gene justifique o amplo espectro clínico da doença, que varia desde casos nos quais as manifestações são precoces e graves até outros mais leves, por vezes com diagnóstico apenas na vida adulta. Também se reconhece que outros fatores genéticos e socioeconômicos modulam a gravidade da doença.

Esse extenso número de mutações é categorizado em sete grupos, de acordo com a localização celular específica do defeito do processamento da proteína (Figura 92.2).[5]

As classes I, II e III estão associadas a defeitos graves na produção da proteína CFTR e a manifestações precoces, doença pulmonar grave progressiva e insuficiência pancreática, enquanto as mutações das classes IV, V, VI e VII frequentemente causam doença leve e suficiência pancreática. Apesar dessa classificação, nenhuma relação entre genótipo e fenótipo está definitivamente estabelecida.

Mutações da classe I resultam na ausência de produção da proteína, as de classe II alteram o processamento ou trânsito pelo citoplasma, acarretando redução da quantidade de CFTR na superfície celular, as de classe III são denominadas mutações de *gating*, porque desorganizam a ativação do canal CFTR, as da classe IV, embora apresentem abertura normal, têm condutividade do canal de cloro reduzida, as de classe V reduzem a produção da CFTR, as de classe VI resultam em CFTR instável na superfície celular promovendo o aumento do *turnover*, e, finalmente, mutações da classe VII são denominadas "não resgatáveis", porque ainda não podem ser farmacologicamente corrigidas.[5,6]

■ Doença pulmonar

Ao nascimento, os pulmões com FC são considerados anatômica e histologicamente normais. Na ausência ou deficiência da CFTR, as células epiteliais apresentam uma impermeabilidade relativa ao cloro. A secreção inadequada de cloro para a luz aérea acarreta absorção excessiva do íon sódio e água, desidratando o fluido luminal e formando secreções muito viscosas, difíceis de serem depuradas, com consequente obstrução. Inicialmente, ocorre dilatação e hipertrofia das glândulas mucosas, seguida de metaplasia escamosa do epitélio brônquico, presença de rolhas de muco nas vias aéreas periféricas, alterações ciliares secundárias e infiltrados linfocitários na submucosa.

Os pacientes com FC apresentam grande susceptibilidade à infecção endobrônquica por bactérias específicas. Nos primeiros anos de vida, os pacientes apresentam maior risco para infecção do trato respiratório por *Staphylococcus aureus*. Em seguida, surge a colonização por *Pseudomonas aeruginosa*, uma característica marcante da FC relacionada com a progressão da doença pulmonar. De acordo com o Registro Brasileiro de FC-2017, cerca de 70% dos pacientes com FC entre 5 e 10 anos estão colonizadas com *Staphylococcus aureus* e quase 50% daqueles com 25 a 30 anos com *Pseudomonas aeruginosa*, sugerindo aquisição precoce (Figura 92.3).[7]

PARTE 3 • ESPECIALIDADES PEDIÁTRICAS

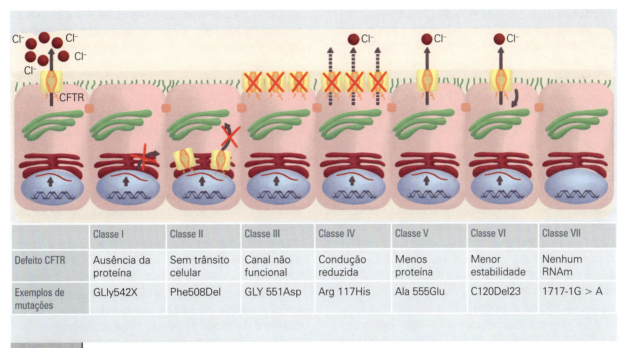

FIGURA 92.2 | Função CFTR – classes funcionais.
Fonte: Modificada de De Boeck e Amaral, 2016.[5]

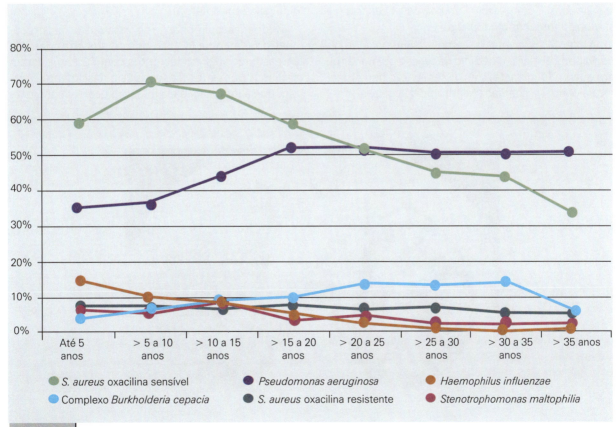

FIGURA 92.3 | Prevalência dos patógenos bacterianos no trato respiratório na fibrose cística no Brasil.
Fonte: Adaptado de REBRAFC, 2017.[7]

Estudos recentes mostram que a prevalência de *P. aeruginosa* nos primeiros anos de vida é alta, mas geralmente identificam-se cepas não mucoides.[8]

Pacientes com FC são especialmente de risco para infecção crônica, em virtude de defeitos na resposta imune a infecções bacterianas e da inabilidade de eliminar as secreções espessas que aprisionam os microrganismos. A infecção crônica se caracteriza pela formação de biofilmes, comunidades de bactérias organizadas associadas à superfície e residindo no interior do muco da FC.

Dada a associação epidemiológica entre infecção respiratória por *P. aeruginosa* e aumento na morbidade e na mortalidade na população com FC, tem-se dado ênfase à prevenção da aquisição da infecção no trato respiratório, à erradicação quando inicialmente identificada, aos regimes terapêuticos para pacientes cronicamente infectados e ao tratamento adequado das exacerbações pulmonares agudas (EPA).

Esse fenótipo bacteriano apresenta resistência à erradicação, porque dificulta a opsonização, a fagocitose e a penetração de anticorpos e antibióticos, perpetuando uma intensa resposta inflamatória.[9]

Outros agentes capazes de colonizar o trato respiratório desses doentes são *Haemophilus influenzae*, *Escherichia coli*, *Klebsiella*, *Serratia*, *Achromobacter xilosoxidans*, complexo *Burkholderia cepacia* e *Stenotrophomonas maltophilia*.

A infecção por cepas do complexo *Burkholderia cepacia* pode acelerar o declínio da função pulmonar ou um quadro fulminante, com disseminação hematogênica e óbito, na chamada "síndrome da cepacia".[10]

O complexo tem várias espécies de difícil identificação; porém, a *B. cepacia multivorans* e a cenocepácea estão mais implicadas como causadoras de doença grave.

Os agentes virais são responsáveis por um percentual desconhecido das exacerbações respiratórias, mas têm um significativo papel patogênico para os lactentes, como agentes de bronquiolites virais.

O início do processo inflamatório crônico neutrofílico na FC ainda representa um assunto controverso, embora relacionado com infecção bacteriana em um amplo número de estudos; alguns o associam ao defeito genético e atribuem à própria proteína CFTR uma importante função no processo da fagocitose bacteriana. Todos esses eventos implicam alterações na ventilação e perfusão pulmonar e, posteriormente, na destruição das vias aéreas com bronquiolectasias e bronquiectasias (Figura 92.4).

O exame físico pode ser completamente normal em casos leves ou mostrar taquipneia, aumento do diâmetro anteroposterior do tórax, crepitações localizadas ou difusas ou redução do murmúrio vesicular à ausculta durante exacerbações ou em fases mais avançadas da doença.

Outras manifestações da FC incluem baqueteamento digital, hipoxemia, intolerância ao exercício, perda de peso e diminuição da função pulmonar medida pela espirometria.

A doença pulmonar progressiva é o mais reconhecido marco da FC. Estudos de amostras das vias aéreas inferiores em lactentes com FC e que foram avaliados por vários meses após o nascimento sugerem que a inflamação e a infecção ocorrem precoce-

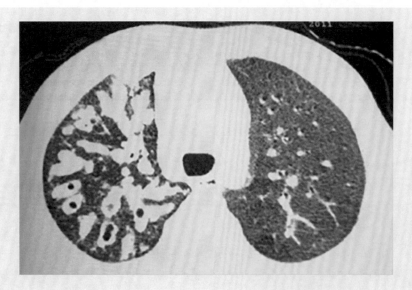

FIGURA 92.4 | Tomografia computadorizada: bronquiectasias císticas em lobo superior direito com impactações mucoides.
Fonte: Arquivo pessoal da autora.

mente na vida e estudos com tomografia computadorizada e função pulmonar também sugerem que crianças com FC podem apresentar consideráveis alterações pulmonares, apesar da aparência assintomática (Figura 92.5).

Quase todos os pacientes com FC apresentam velamento significativo dos seios maxilofaciais; porém, muitos permanecem assintomáticos.

Um pequeno grupo pode apresentar sintomas de sinusite aguda pelas mesmas bactérias comumente cultivadas dos seus pulmões. Pólipos nasais são mais frequentes do que na população geral e um pequeno número de pacientes pode necessitar de intervenção cirúrgica para remoção, embora a recorrência nesses pacientes seja alta. Também pode haver otite média crônica, anosmia e defeitos da audição.

Na maioria dos casos, as manifestações se iniciam nos primeiros meses de vida da criança. A tosse é o sintoma principal, em geral, seca, evoluindo com paroxismos, podendo ser emetizante e mais proeminente à noite nos lactentes, progredindo para tosse produtiva, com presença de escarro, que varia no seu aspecto, de mucoide a purulento. O paciente pode apresentar quadro clínico de bronquiolite viral aguda comumente grave, pneumonias de repetição, episódios recorrentes de sibilos, atelectasias e bronquiectasias. Evolui para insuficiência respiratória crônica.

Complicações pulmonares incluem hemoptises e pneumotórax espontâneo, sendo mais comuns em pacientes mais velhos e com doença mais avançada.

■ **Doença pancreática**

A obstrução dos ductos pancreáticos por secreções espessas, seguida de dilatação dos ductos secretórios e ácinos, e achatamento do epitélio já estão presentes ao nascimento. Há uma perda generalizada das células acinares e as áreas destruídas são substituídas por tecido fibroso e gordura. Podem ocorrer calcificações intraluminais e pequenos cistos são comuns, representando ductos dilatados. Alterações inflamatórias não são proeminentes.

A obstrução dos ductos pancreáticos pode impedir não apenas a excreção das enzimas, mas também a de uma solução rica em bicarbonato, necessária para a função pancreática normal.

Em geral, a disfunção da CFTR é grave o suficiente para que o paciente apresente insuficiência da função pancreática, o que ocorre em cerca de 85 a 90% dos pacientes já no período neonatal ou precocemente na infância, causando má-digestão e má-absorção de proteínas e gorduras com sintomas que incluem evacuações frequentes de fezes gordurosas e fétidas, assim como aumento da flatulência, distensão abdominal e cólicas com consequente desnutrição.

Pela insuficiência pancreática e pela menor concentração de sais biliares na luz intestinal, decorrente da perda fecal e da interrupção da circulação êntero-hepática, colaborando para a má-absorção de gorduras, os pacientes podem apresentar deficiências das vitaminas lipossolúveis A, D, E e K.

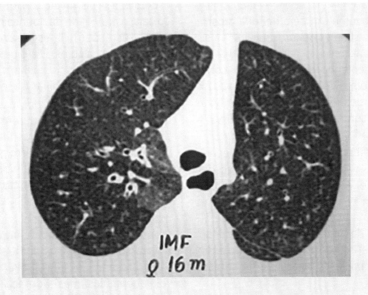

FIGURA 92.5 | Espessamento de paredes brônquicas, aprisionamento aéreo e ectasias brônquicas precoces.

Fonte: Arquivo pessoal da autora.

CAPÍTULO 92 • FIBROSE CÍSTICA

Pacientes que apresentam suficiência pancreática no início da vida podem perder lentamente a capacidade de digestão adequada de nutrientes pela lenta autodigestão do pâncreas e têm maior risco para episódios de pancreatites recorrentes.

Pacientes com FC também são de risco para desenvolver disfunção do pâncreas endócrino por destruição e esclerose das ilhotas de Langerhans, resultando em diabetes relacionado com FC (DRFC). O controle de glicemia pode ser difícil, particularmente durante as exacerbações, mas a cetoacidose raramente ocorre.

Atualmente, o DRFC é reconhecido como a comorbidade mais comum na FC, afetando cerca de 50% dos pacientes aos 30 anos de idade. A prevalência de DRFC aumenta com a idade pela perda progressiva de células beta, com prevalência de 9% entre 5 e 9 anos de idade e 26% entre 10 e 19 anos nos pacientes tratados na clínica da Universidade de Minnesota, Estados Unidos.[11]

■ Doença intestinal

A ausência ou disfunção da CFTR no transporte do cloro frequentemente provoca acentuado espessamento das secreções intestinais, causando a obstrução intestinal patológica. Esse evento manifesta-se como íleo meconial em cerca de 10 a 15% dos recém-nascidos (RN) com FC, quando não ocorre a passagem das fezes nas primeiras 24 a 48 h de vida e o RN apresenta sintomas de obstrução intestinal aguda, distensão abdominal e mesmo perfuração intestinal e peritonite. O diagnóstico já pode ser realizado por ultrassonografia pré-natal, pela observação de polidrâmnio, peritonite meconial e distensão do íleo.

A radiografia de abdome em pé e deitada mostra distensão das alças intestinais com presença de níveis líquidos, e, no abdome inferior, geralmente há aspecto granular representando acúmulo de mecônio contendo pequenas bolhas de ar. O enema com bário demonstra um cólon pequeno, pouco desenvolvido (microcólon) e, se o contraste refluir para o íleo, o ponto da obstrução pode ser identificado.

A obstrução parcial ou completa por secreções intestinais espessadas não é limitada apenas ao período neonatal, já que fezes líquidas podem se tornar firmes e acumular no intestino delgado distal e impedir a passagem na válvula ileocecal, o que se denomina "síndrome da obstrução intestinal distal" (DIOS) ou equivalente ao íleo meconial, ocorrendo em cerca de 20% dos pacientes, geralmente adolescentes e adultos.[12]

Na maioria dos casos, há relação com reposição inadequada das enzimas pancreáticas, a obstrução é parcial, com quadro de dor abdominal recorrente, em geral no quadrante inferior direito, e massa de fezes palpável na fossa ilíaca direita. Em poucos casos, pode ocorrer obstrução intestinal completa com parada de evacuação, distensão abdominal e vômitos. A radiografia de abdome deitada mostra presença de fezes no íleo terminal e no cólon ascendente.

Diferencia-se da constipação porque nesta há dor abdominal e/ou distensão, uma diminuição dos movimentos intestinais ou aumento na consistência das fezes nas últimas semanas ou meses, com alívio dos sintomas com o uso de laxativos.

Cerca de 30% dos pacientes apresentam doença do refluxo gastresofágico e 40%, constipação crônica. A pancreatite aguda recorrente ocorre com maior frequência em pacientes com suficiência pancreática (10%) e o prolapso retal (20%) geralmente em lactente no 2º ano de vida.[13]

Prolapso retal decorre da doença intestinal, diminuição do tônus muscular pela desnutrição e aumento da pressão intra-abdominal pela tosse. Sua resolução é geralmente espontânea ou com simples manobra manual para redução. A recorrência pode ser prevenida pela dieta, reposição enzimática adequada e melhora do estado nutricional.

A dor abdominal na FC também pode ser decorrente de intussuscepção intestinal, aderências intestinais relacionadas com cirurgias prévias, apendicite, abscesso apendicular, pancreatite (no paciente com função pancreática residual), gastrite, úlcera péptica ou duodenal e colecistite.

■ Doença hepatobiliar

Na FC, as secreções biliares são frequentemente espessas por disfunção CFTR nas membranas biliares apicais. A gravidade da doença pode variar desde estase das secreções biliares até doença da vesícula biliar, com ou sem cálculos. Histologicamente, a concreção do material nos ductos biliares promove proliferação periportal de canais biliares e esclerose associada.

Cerca de um terço dos pacientes FC desenvolve disfunção hepática, comumente com litíase e "barro biliar", mas apenas uma pequena proporção desenvolve cirrose multilobular, em geral associada a hepatomegalia, esplenomegalia, hipertensão portal e, ocasionalmente, falência hepática, exigindo transplante.[14]

As alterações laboratoriais mais frequentes costumam ser o aumento das enzimas hepáticas, principalmente fosfatase alcalina e gamaglutamil-transferase. A ultrassonografia de abdome se mostra útil para avaliar a presença de litíase, dilatação do ducto biliar e veias hepáticas, mas a detecção de fibrose e cirrose hepática é mais difícil, visto que a esteatose periportal pode ter aspecto semelhante à da ultrassonografia.[15]

A introdução de métodos para avaliação não invasiva, como elastografia baseada em ultrassonografia ou ressonância magnética, mostrou alta acurácia para a detecção de cirrose hepática.[16] A endoscopia digestiva pode ser necessária para investigação de hemorragia digestiva e/ou varizes de esôfago. A biópsia hepática raramente é indicada.

O grande espectro de lesões hepatobiliares observadas na FC tem frequências muito variáveis (Quadro 92.1).

QUADRO 92.1	Manifestações hepatobiliares da fibrose cística
Condição	Frequência aproximada (%)
Aumento das enzimas hepáticas	10 a 35
Colestase neonatal	< 2
Esteatose hepática	20 a 60
Cirrose biliar focal	11 a 70
Cirrose multilobular	5 a 15
Colelitíase e colecistite	10 a 30
Microvesícula	24 a 50
Colangite esclerosante	< 1
Estenose de ducto biliar comum	< 2
Colangiocarcinoma	Raro

Fonte: Adaptado de Debray et al., 2011.[14]

■ Doença metabólica

Lactentes com FC, pela grande superfície corporal e pela perda de sal pelo suor, apresentam risco para desidratação e distúrbios eletrolíticos, mesmo sem perdas aparentes. Sinais como apatia ou irritabilidade, taquipneia e baixo ganho ponderal podem indicar desidratação, hiponatremia, hipocalcemia e hipocloremia.[13]

Em situações climáticas com alta temperatura, durante exacerbações infecciosas, exercícios intensos ou quando o paciente apresenta vômitos ou diarreia, a perda de sal no suor pode ser excessiva e provocar a depleção de sódio e cloro com desidratação hiponatrêmica, geralmente acompanhada de alcalose hipoclorêmica (pseudossíndrome de Barther). Em alguns casos, a presença de cristais de sal na pele ou a sensação de "beijo salgado" na criança são referidas pelos pais. Os lactentes com FC apresentam maior risco de desidratação.

■ Doença do sistema reprodutivo

A puberdade pode ser atrasada em decorrência do comprometimento do estado nutricional e da infecção pulmonar crônica.

Há esterilidade em 98% dos pacientes do sexo masculino pela azoospermia obstrutiva decorrente da agenesia dos canais deferentes. Homens com FC podem recorrer a técnicas de fertilização, por meio da punção testicular para obtenção de espermatozoides.

Algumas mulheres com FC podem ter dificuldades em engravidar em razão do muco espesso causando obstrução do cérvice. A fertilidade feminina está reduzida a 20 a 30% do normal.

Mulheres com FC devem ser aconselhadas sobre o impacto negativo da gestação na função pulmonar e no estado nutricional.[17]

Todos os pacientes com FC em idade reprodutiva, assim como seus irmãos e familiares, devem receber aconselhamento genético.

Diagnóstico

O diagnóstico da FC pode ser estabelecido segundo os critérios propostos no consenso da Cystic Fibrosis Foundation (CFF), de 2017.[18] Inicialmente, a suspeita diagnóstica de FC baseava-se no fenótipo, com o reconhecimento clínico de sinais e sintomas. Com a implantação do Programa de Triagem Neonatal (PTNN), atualmente, cerca de 60% dos novos diagnósticos no Brasil se dá em crianças assintomáticas ou com poucos sintomas, seguindo um teste de triagem positivo. Entretanto, muitos indivíduos nasceram antes do PTNN e podem ainda não ter sido diagnosticados.

O teste do suor consiste no teste discriminatório e ainda o "padrão-ouro" para o diagnóstico, devendo ser realizado em todos os pacientes.

Mesmo com o avanço dos testes genéticos, recomenda-se que o diagnóstico de FC baseado na detecção de duas mutações CFTR causadoras de FC em alelos distintos, do recém-nascido ao adulto, seja confirmado por avaliação da função CFTR, com o teste do cloro no suor.

Em todos os indivíduos que apresentem TNN positiva, características clínicas consistentes com FC ou uma história familiar positiva, o diagnóstico de FC pode ser estabelecido se o nível de cloro no suor for ≥ 60 mmol/L.

O teste do cloro no suor deve ser realizado de acordo com protocolos internacionais, como o CLSI (Clinical and Laboratory Standards Institute 2009 Guidelines).[19]

Para a CFF,[18] um segundo teste do suor confirmatório seguindo um resultado positivo inicial em serviço de referência que ofereça teste validado não é necessário.

A data do primeiro teste do suor positivo deve ser referida como a data do diagnóstico, com o propósito de padronização de dados para o Registro Brasileiro de Pacientes com FC (REBRAFC) e informado o mais brevemente possível aos familiares para reduzir o estresse.

CAPÍTULO 92 • FIBROSE CÍSTICA

Em recém-nascidos com mais de 36 semanas de idade gestacional e peso > 2 kg com um teste de triagem positivo ou um teste genético pré-natal positivo, o teste do suor deve ser realizado o mais brevemente possível, após 10 dias de idade e idealmente no final do período neonatal (4 semanas de vida). No entanto, pode ser realizado assim que o resultado da triagem positiva é informado, visto a possibilidade de ocorrência de má-nutrição e de outros riscos como desidratação hiponatrêmica já nas primeiras semanas de vida.

Um diagnóstico presuntivo de FC, com o propósito de início do tratamento, pode incluir as seguintes circunstâncias clínicas: 1) TNN positiva com duas mutações CFTR causadoras de FC; 2) TNN positiva e sinais e sintomas clínicos de FC; 3) íleo meconial, com ou sem TNN positiva.

Em RN com TNN positiva ou indivíduos com características consistentes com FC e nível de cloreto no suor < 30 mmol/L, o diagnóstico de FC é improvável. O diagnóstico pode ser considerado se os critérios clínicos ou o genótipo CFTR suportam o diagnóstico, e não um diagnóstico alternativo.

Indivíduos com resultados na faixa intermediária, entre 30 e 59 mmol/L, em duas ocasiões distintas e com teste de triagem positivo, sintomas sugestivos ou história familiar positiva podem ter FC e devem ser considerados para análise do gene *CFTR* e/ou análise funcional pela medida da diferença de potencial nasal (DPN) ou pela medida de corrente elétrica intestinal (MCI), realizadas em laboratórios de referência.[20]

Na prática clínica, o melhor método laboratorial para o diagnóstico da insuficiência pancreática corresponde à dosagem da elastase pancreática fecal, em que valores < 200 mcg/g de fezes são confirmatórios de insuficiência pancreática exócrina, com sensibilidade de 86 a 100%. O padrão-ouro para o diagnóstico da esteatorreia consiste na determinação quantitativa da gordura fecal, embora esse método não seja facilmente acessível pelas dificuldades técnicas.[20]

Outros exames laboratoriais são úteis na avaliação diagnóstica ou seguimento, conforme mostra o Quadro 92.2.

■ Triagem neonatal

O objetivo desses testes consiste em promover a busca ativa de casos suspeitos e a confirmação dos diagnósticos da doença precocemente, antes da ocorrência de manifestações clínicas. O diagnóstico precoce favorece importantes intervenções e tratamento oportunos.

O teste mais utilizado atualmente mede o tripsinogênio imunorreativo (*imunorreactive trypsinogen* – IRT), uma fração da enzima pancreática normalmente liberada em concentrações muito baixas para a circulação sistêmica. Em geral, o tripsinogênio é convertido à tripsina pela enteroquinase intestinal e produzido exclusivamente pelo pâncreas, tornando-se um indicador da função pancreática. A taxa de IRT, decorrente da obstrução dos ductos pancreáticos é 2 a 5 vezes mais alta em RN com FC, em relação à dos normais, promovendo a suspeita da doença.

QUADRO 92.2	Avaliação laboratorial da fibrose cística
Radiografia de tórax	Pode mostrar hiperinsuflação pulmonar, espessamento de paredes brônquicas, atelectasias, impactações mucoides, bronquiectasias. O acometimento costuma ser mais acentuado em lobos superiores e principalmente à direita
Tomografia computadorizada de tórax	Avalia a presença precoce de áreas de aprisionamento aéreo, espessamento das paredes brônquicas e o grau de bronquiectasias, impactações mucoides, atelectasias, além de evolução para lesões císticas em alguns casos
Prova de função pulmonar	Inicialmente, apresenta um padrão obstrutivo; com o progredir da doença, há com frequência um componente restritivo associado
Gases sanguíneos	Com a evolução da doença, ocorre hipoxemia; hipercapnia somente é observada em doença avançada
Sudan III	Análise qualitativa da perda de gordura nas fezes (triagem)
Esteatócrito	Análise semiquantitativa da perda de gordura nas fezes (valor relativo)
Balanço de gordura de 3 dias (método de Van de Kamer)	Teste padrão-ouro para quantificar a absorção da gordura, que deveria ser feito em todos os casos no momento do diagnóstico; porém, muitas vezes há dificuldades técnicas. Medem-se a ingestão de gordura da dieta durante 3 dias e a excreção fecal de gordura (em gramas), calculando-se o coeficiente de absorção de gordura e classificando-se o paciente em pancreato-suficiente ou pancreato-insuficiente
Elastase-1 pancreática fecal	Trata-se de um teste preciso, indireto e simples, de avaliação da função pancreática exócrina e não alterado pela reposição enzimática. Ainda não é disponível rotineiramente no Brasil. Pode ser realizado a partir de 2 semanas de vida e com fezes não líquidas

Fonte: Elaborado pela autora.

Existem diversos algoritmos para triagem neonatal; no Brasil, tem sido realizada a dosagem de IRT em duas amostras: a primeira coletada na 1ª semana de vida em gota de sangue seco com os demais exames para o "teste do pezinho" e a segunda, se o primeiro resultado for positivo, após 2 semanas; porém, antes do final do 1º mês de vida da criança, para evitar falsos resultados negativos que decorrem da queda do nível do tripsinogênio no sangue após essa idade.

É importante ressaltar que o IRT não é diagnóstico e apenas identifica RN de risco para a FC e que um teste negativo não exclui definitivamente a FC. Se ambos os resultados forem positivos, deve-se realizar o teste do suor para o diagnóstico. Alguns programas incluem a pesquisa de mutações.

Embora o IRT seja até o momento o melhor teste de triagem para FC, há muitos resultados falso-positivos, principalmente em RN que sofreram grande estresse perinatal, com baixos índices na escala de Apgar, prematuros, portadores de síndromes genéticas e da etnia negra. Resultados falso-negativos também ocorrem, o que pode causar um retardo significativo no diagnóstico porque induz o médico a ignorar sinais clínicos da doença.[21] Vale ressaltar que RN com íleo meconial podem apresentar valores de IRT normais, o que não exclui a alta suspeita de FC. Acredita-se que o IRT apresente 90 a 95% de sensibilidade para a detecção da FC.

TNN para FC tem impacto positivo na função pulmonar, no estado nutricional e na melhora da sobrevida.

■ Diagnóstico diferencial

Deve ser feito com discinesia ciliar, bronquiectasias de outra etiologia, bronquiolite obliterante pós-infecciosa, síndrome de imunodeficiência humoral, Aids, asma e doença pulmonar obstrutiva crônica (no caso de pacientes adultos).

Tratamento

■ Manifestações respiratórias

Historicamente, o uso de antibióticos orais para prevenir infecção crônica tem sido mais bem estudado e revisado em relação ao *S. aureus* do que com a *P. aeruginosa*. A profilaxia anti-*S. aureus* quando iniciada precocemente e continuada até cerca dos 6 anos de vida, reduziu o isolamento da bactéria; porém, o significado é incerto e não se sabe se predisporia a um maior número de crianças com *P. aeruginosa* após essa idade.[22]

S. aureus e *H. influenzae* são os patógenos iniciais mais comuns em lactentes e têm impacto no desenvolvimento da doença pulmonar. Cerca de 30% das crianças saudáveis são colonizadas por *S. aureus* nas fossas nasais, uma porcentagem maior em crianças com FC (52,4%).[23]

Acredita-se que a colonização das vias aéreas superiores por *S. aureus* preceda a infecção das vias aéreas inferiores; no entanto, a detecção do *S. aureus* nas vias aéreas superiores de crianças com FC não prediz infecção nas vias aéreas inferiores.

Armstrong e colaboradores[24] mostraram que o *S. aureus* foi detectado duas vezes mais na orofaringe (47%) do que nas vias aéreas inferiores (19%) em crianças jovens com FC.

O escarro expectorado é a melhor forma para obtenção de amostra das vias aéreas inferiores e o patógeno identificado tem boa correlação com a patologia nas vias aéreas inferiores. Crianças muito jovens são incapazes de expectorar e as amostras são habitualmente obtidas por *swab* de orofaringe (OF), que tem baixo valor preditivo positivo. Então, é imperativa a distinção do portador saudável de eventos de colonização inicial para garantir o tratamento correto e evitar o uso excessivo de antibióticos.

A colonização por *P. aeruginosa* sucede a infecção por *S. aureus*; porém, por falta de dados, não há correntemente uma recomendação para tratamento profilático,[25] sendo os antibióticos reservados para o tratamento das infecções pulmonares.

A erradicação do *S. aureus* não é prática rotineiramente recomendada nos Estados Unidos, mas indicada em algumas diretrizes europeias. Os antibióticos mais usados no tratamento do *S. aureus* são as cefalosporinas de primeira e segunda geração, amoxicilina-clavulanato, sulfametoxazol-trimetoprima, dicloxacilina, clindamicina, oxacilina, vancomicina, teicoplanina e linezolida, reservando-se as três últimas para cepas de *S. aureus* meticilina-resistentes.

O conceito de declínio clínico, que inclui piora dos sintomas e escore radiológico após o primeiro isolamento de *P. aeruginosa* em secreções respiratórias de indivíduos com FC, é suportado por vários estudos. A ocasião do primeiro isolamento representa uma oportunidade para intervenção clínica, porque a conversão da cepa não mucoide para mucoide pode ser retardada com tratamento agressivo e precoce.

As estratégias mais comumente utilizadas para erradicação são os antibióticos inalados, tobramicina solução (TSI) ou colistina com ou sem ciprofloxacina oral.[9]

O estudo EPIC (*Early Pseudomonas Infection Control*)[26] não observou diferenças no desfecho microbiológico ou nas taxas de exacerbações pulmonares agudas quando da adição de ciprofloxacina ou placebo adicionado ao curso de 28 dias de TSI em crianças com *Pseudomonas aeruginosa* adquirida recentemente.

O desenvolvimento de infecção crônica com *P. aeruginosa* mucoide prediz aceleração na deterioração clínica, com diminuição no volume expiratório forçado de primeiro segundo (VEF1) e na qualidade de vida, além de aumento nas hospitalizações, da necessidade de antibióticos e da mortalidade.[27]

A revisão da Cochrane de 2014 concluiu que a terapia de erradicação é melhor que nenhum tratamento, mas que as evidências são insuficientes para indicar uma estratégia particular de erradicação.[28]

Há um consenso entre sociedades profissionais dos benefícios na erradicação de *P. aeruginosa* adquirida recentemente em crianças e adultos com FC, grupos entre os quais nenhum regime particular tem demonstrado superioridade em relação aos demais.[26]

Embora exista uma variedade de definições para infecção crônica, o termo geralmente refere-se ao isolamento persistente do organismo em repetidas culturas no decorrer do tempo, isto é, 6 a 12 meses.[29]

O uso de antibióticos inalados para tratamento da infecção crônica por *P. aeruginosa* está bem estabelecido.

Os antibióticos são liberados em altas concentrações diretamente nas vias respiratórias, reduzindo a carga bacteriana, equilibrando a resposta inflamatória do hospedeiro, reduzindo a destruição tissular e com poucos efeitos colaterais.[30]

Tobramicina solução inalatória 300 mg (TIS) inalada 2 vezes/dia por 28 dias, em esquema de meses alternados, tem sido prescrita por tempo indefinido. Diversos estudos vêm mostrando que seu uso promove uma diminuição das exacerbações respiratórias, da densidade de *P. aeruginosa* no escarro e melhora ou estabilização da função pulmonar.[31]

Podem ocorrer alteração da voz e zumbido leve e transitório, havendo relatos de broncoespasmo em alguns pacientes. Uma barreira ao tratamento é sua carga, já que cada inalação demora de 15 a 20 min, mais o tempo adicional para limpeza e desinfecção do nebulizador.[32]

O desenvolvimento da tobramicina pó para inalação (TIP), que demanda um curto período para inalação, cerca de 5 min, é de fácil desinfecção, portabilidade e independe de fonte de energia, trouxe vantagem sobre a TIS. Estudos comparativos mostraram eficácia equivalente e melhores aderência e satisfação. A tosse compreende o efeito adverso mais frequente.[33]

Colistina, uma polimixina bactericida contra bactérias Gram-negativas, tem sido usada por mais de 25 anos em formulação nebulizada para pacientes com FC com infecção por *P. aeruginosa*. Está disponível em pó seco para reconstituição, deve ser misturado com 4 mL de solução salina 0,9% ou água estéril para nebulização e inalado dentro de 24 h, já que se modifica para polimixina E1, que tem sido associada a dano à via aérea. Tosse e broncoespasmo podem ocorrer, mas não são observados os efeitos vistos com a administração endovenosa.[34]

Segundo a CFF,[18] os dados disponíveis são insuficientes para recomendar ou não o seu uso.

O antibiótico aztreonam (AZLI), aprovado pela Food and Drug Administration (FDA) em 2010, é recomendado pela CFF para pacientes com 6 anos ou mais com infecção crônica por *P. aeruginosa* e doença pulmonar leve, moderada ou grave;[31] porém, ainda não foi aprovado no Brasil; as fluoroquinolonas e a amicacina lipossomal para uso inalatório estão sendo desenvolvidas.

A revisão da Cochrane[35], em 2011, concluiu que antibióticos inalados melhoram a função pulmonar e reduzem as taxas de exacerbações.

Terapia em meses alternados representa a estratégia recomendada com o objetivo de reduzir custos, a carga de tratamento e o desenvolvimento de resistência antibiótica.

Com a disponibilidade de várias opções de antibióticos nebulizados, tem-se recomendado terapia alternada contínua (uso de diferentes antibióticos em sequência) para otimizar o tratamento enquanto se reduz a resistência. No entanto, não há dados para recomendar o uso de antibióticos orais por um longo tempo como tratamento da infecção crônica por *P. aeruginosa*.[9]

Os antibióticos devem ser nebulizados após a fisioterapia respiratória e em nebulizador por jato de ar ou eletrônico; depois dos 4 anos de idade, utilizar o bocal (Quadro 92.3).

QUADRO 92.3	Antibióticos inalatórios: doses recomendadas pelo consenso europeu	
Antibiótico para uso inalatório	Dose[a]	Nome comercial
Aztreonam	75 mg (3 vezes/dia)	Cayston
Colistimetato de sódio	< 2 anos: 0,5 milhão UI	Colistin/ Colomycin/ Promicin
	2 a 10 anos: 1 milhão UI	
	> 10 anos: 2 milhões UI	
Colistimetato de sódio[b] (pó para inalação)	1 cápsula	Colobreathe
Tobramicina	> 6 anos: 300 mg	Bramitob/Tobi
Tobramicina (pó para inalação)	> 6 anos: 112 mg (4 cápsulas de 28 mg)	Zoteon

[a] Usar 2 vezes/dia, exceto quando indicado. [b] Doses utilizadas por vários centros de fibrose cística europeus. Para uso do dispositivo I-neb® (Phillips Respironics), a dose deverá ser reduzida.

Fonte: GBEFC, 2017; UK Cystic Fibrosis Trust Antibiotic Working Group, 2009.[36,37]

PARTE 3 • ESPECIALIDADES PEDIÁTRICAS

Exacerbações pulmonares agudas (EPA) são geralmente caracterizadas por aumento em alguma combinação de sintomas pulmonares e sistêmicos, com evidência de perda de função pulmonar. O tratamento desses episódios com antibióticos baseia-se na experiência clínica e são várias as opções disponíveis (Quadro 92.4).[38]

Antibióticos orais e inalados são frequentemente usados no tratamento das EPA, especialmente para episódios de menor gravidade. Recomenda-se precaução quando se utilizam antibióticos da mesma classe simultaneamente, em virtude da toxicidade cumulativa. Antibióticos inalados podem ser inefetivos durante EPA pelo aumento da produção

QUADRO 92.4	Antimicrobianos mais usados no tratamento das exacerbações pulmonares agudas na fibrose cística		
Bactéria	Antimicrobiano	Dose (mg/kg/dia)	Intervalos e via
Staphylococcus aureus	Cefalexina	50 a 100 (máx. de 4 g/dia)	6/6 h VO
	Cefadroxil	30 (máx. de 4 g/dia)	12/12 h VO
	Cefuroxima	20 a 30 (máx. de 1,5 g/dia)	12/12 h VO
	Claritromicina	15 (máx. de 1 g/dia)	12/12 h VO
	Clindamicina	30 a 40 (máx. de 2,4 g/dia)	6/6 ou 8/8 h IV
	Amoxicilina + ácido clavulânico	50[b] (máx. de 1,5 g/dia)	8/8 ou 12/12 h VO
	Sulfametoxazol/trimetropina	40[c] (máx. de 1,6 g/dia)	12/12 h VO
	Oxacilina	200 (máx. de 8 g/dia)	6/6 h IV
	Vancomicina[d]	40 a 60 (máx. de 8 g/dia)	6/6 h IV
	Teicoplanina[d]	10 (máx. de 400 mg/dia)	24/24 h IV ou IM
	Linezolida[d]	20 (máx. de 1,2 g/dia)	12/12 h VO ou IV
	Tigeciclina[d]	2 (máx. de 100 mg/dia)	12/12 h IV
Haemophilus influenzae	Amoxicilina + ácido clavulânico	50[b] (máx. de 1,5 g/dia)	8/8 ou 12/12 h VO
	Cefuroxima	20 a 30 (máx. de 1,5 g/dia)	12/12 h VO
	Cefaclor	40 (máx. de 1 g/dia)	8/8 h VO
Pseudomonas aeruginosa	Ciprofloxacina	30 a 50 (máx. de 1,5 g/dia)	12/12 h VO
		30 (máx. de 1,2 g/dia)	8/8 h IV
	Amicacina	20 a 30 (máx. de 1,5 g/dia)	24/24 h IV
	Tobramicina	10 (máx. de 660 mg/dia)	24/24 h IV
	Ceftazidima	150 (máx. de 9 g/dia)	8/8 h IV
	Cefepima[e]	150 (máx. de 6 g/dia)	8/8 h IV
	Piperacilina + tazobactam[e]	300 (máx. de 18 g/dia)	6/6 ou 8/8 h IV
	Meropenem[e]	120 (máx. de 6 g/dia)	8/8 h IV
	Aztreonam	50 (máx. de 6 g/dia)	8/8 h IV
Stenotrophomonas maltophilia[f]	Sulfametoxazol/trimetoprima	40[c] (máx. de 1,6 g/dia)	12/12 h VO
	Cloranfenicol	60 a 80 (máx. de 4 g/dia)	6/6 h VO ou IV
	Levofloxacina	10 (máx. de 750 mg/dia)	< 5 anos: 12/12 h > 5 anos: 24/24 h
Complexo Burkholderia cepacia[f,g]	Sulfametoxazol/trimetoprima	40[c] (máx. de 1,6 g/dia)	12/12 h VO
		100[c] (máx. de 2,4 g/dia)	6/6 h IV (casos graves)
	Meropenem	120 (máx. de 6 g/dia)	8/8 h IV
	Cloranfenicol	60 a 80 (máx. de 4 g/dia)	6/6 h VO ou IV
	Doxiciclina	1 a 2 (máx. de 200 mg/dia)	12/12 h VO

Máx.: máximo. Recomenda-se realizar o controle do nível sérico das medicações com testes laboratoriais disponíveis (p. ex., aminoglicosídeos e vancomicina). [b]Dose da amoxicilina. [c]Dose do sulfametoxazol. [d]Reservados para Staphylococcus aureus resistente à meticilina. [e]Apresentam ação também contra S. aureus sensível à meticilina. [f]Não há padronização dos antimicrobianos mais eficazes. [g]Frequentemente resistente a vários antimicrobianos. VO: via oral; IV: via intravenosa; IM: via intramuscular.

Fonte: Flume et al., 2009.[38]

CAPÍTULO 92 • FIBROSE CÍSTICA

de muco e as moléculas catiônicas de aminoglicosídeos podem não penetrar bem no muco carregado negativamente.

No tratamento de EPA que requeiram antibióticos intravenosos, a CFF[38] e CFT[37] recomendam dupla cobertura para *P. aeruginosa*. Em uma pesquisa, a combinação terapêutica de um betalactâmico e um aminoglicosídeo consistiu na estratégia mais comum utilizada em 95% dos centros de referência para o tratamento das EPA em pacientes com *P. aeruginosa*.

A dosagem de antibióticos na FC se diferencia daquela quando não há FC. Os pacientes com FC apresentam volumes de distribuição maiores, aumento do *clearance* renal causando eliminação mais rápida, concentração inibitória mínima alta dos isolados de *P. aeruginosa* e dificuldade para obter concentração no pulmão em razão das características do muco.[39]

Não há uma duração padronizada para o tempo de tratamento das EPA, variando entre 10 e 21 dias, com média de 14 dias nos centros de FC. Alguns marcadores são utilizados para avaliar a resposta ao tratamento, incluindo sintomas, VEF1, oxigenação e marcadores inflamatórios, como proteína C-reativa, que aumenta na EPA e diminui com o tratamento.[9]

A DNase humana recombinante (rhDNAse, dornase alfa – Pulmozyme®) é uma enzima que digere o DNA extracelular derivado dos núcleos de neutrófilos degenerados, presentes em grandes quantidades no muco dos pacientes FC, piorando a viscosidade.

A dornase alfa inalatória tem eficácia comprovada na FC pela melhora da função pulmonar e da qualidade de vida, assim como da redução de EPA.[40] É recomendada a partir de 6 anos de idade em pacientes com doença pulmonar desde seus estágios iniciais.[31,40,41]

A dose recomendada é de 2,5 mg, 1 vez/dia, com nebulizador apropriado, podendo ser administrada 2 vezes/dia em pacientes graves[42] em qualquer horário, pelo menos 30 min antes da fisioterapia respiratória.[43]

O uso de dornase alfa deve ser considerado nos pacientes mais jovens com sintomas respiratórios persistentes ou com evidências de doença pulmonar precoce (p. ex., atelectasias, bronquiectasias).[44]

A solução salina hipertônica atua como agente osmótico, hidratando a superfície das vias aéreas. Administrada 2 vezes/dia e na concentração de 7%, reduz exacerbações respiratórias e promove melhoras na função pulmonar e na qualidade de vida.[45] É segura e bem tolerada, mas deve ser precedida pela inalação de substância broncodilatadora, já que pode provocar tosse e broncoconstrição.

A fisioterapia respiratória deve ser realizada em todos os pacientes com FC a partir do diagnóstico, com frequência diária.

Os benefícios clínicos são comprovados em comparação à ausência dessa intervenção; porém, não há evidência de superioridade de uma técnica em relação à outra.[46]

A preferência do paciente constitui um fator imprescindível para a adesão ao tratamento, mas o uso de dispositivos, como máscara de pressão expiratória positiva e máscara de pressão oscilatória positiva do tipo Flutter®, Shaker® e Acapella®, tem grande utilidade e confere independência ao paciente.[47]

O emprego do dispositivo de oscilação de alta frequência de parede torácica (VEST), apesar de também conferir independência ao paciente, foi inferior ao uso da máscara de pressão expiratória positiva em estudo recente.[48]

A ventilação não invasiva pode ser utilizada como coadjuvante da terapia de desobstrução brônquica e em pacientes com doença avançada e insuficiência respiratória hipercápnica.[49]

O exercício (aeróbico e anaeróbico) deve fazer parte das recomendações para os pacientes com fibrose cística, na frequência de 3 a 5 vezes/semana e duração de 20 a 30 min, com benefícios observados a partir de 6 semanas.[50] A atividade física não substitui a fisioterapia respiratória.

Oxigênio adicional pode ser usado se houver hipoxemia, utilizando-se os mesmos critérios de indicação dos pacientes com doença pulmonar obstrutiva crônica ($PaO_2 \leq 55$ mmHg ou $SpO_2 \leq 88\%$). Utiliza-se em baixas concentrações para aliviar os sintomas e corrigir a hipoxemia, monitorando-se seu uso com oximetria e gasometria. Deve-se ter cuidado com o uso de fluxos altos, para não induzir retenção de CO_2 por hipoventilação.

Não há evidências suficientes para indicar ou não terapia com oxigênio em longo prazo para pacientes FC com doença pulmonar avançada. Em curto prazo, o tratamento mostra alguma melhora no nível de oxigênio no sangue em pacientes FC durante o sono e o exercício, acompanhado por um aumento no nível de CO_2, que provavelmente não é relevante clinicamente.[51]

O uso crônico de corticosteroides orais não é recomendado pelos efeitos adversos, como aumento de risco de diabetes e retardo do crescimento. E seu emprego por curtos períodos e durante exacerbações ainda não foram esclarecidos.[52]

Os corticosteroides inalatórios devem ser considerados em pacientes com FC e asma associada.

O uso de azitromicina oral 3 vezes/semana em indivíduos com FC, idade > 5 anos e cronicamente colonizados por *P. aeruginosa* resulta em melhora da função pulmonar e redução de exacerbações.[53]

528

PARTE 3 • ESPECIALIDADES PEDIÁTRICAS

Em pacientes não colonizados por *P. aeruginosa* e VEF1 > 50% do previsto, demonstrou-se uma redução de 50% nas exacerbações; porém, sem benefício na função pulmonar.[54]

O uso contínuo do medicamento é recomendado, apesar da escassez de estudos de avaliação em longo prazo. Sugere-se uso inicial por pelo menos 6 meses para a avaliação da resposta. Efeitos colaterais, como epigastralgia, alterações eletrocardiográficas, ototoxicidade e infecção por micobactérias não tuberculosas, devem ser monitorados.

Recomenda-se azitromicina (250 mg para peso < 40 kg e 500 mg para peso > 40 kg, 3 vezes/semana) para pacientes colonizados cronicamente por *P. aeruginosa* e idade > 5 anos, assim como para aqueles não colonizados que apresentem exacerbações pulmonares frequentes. Recomenda-se a coleta de amostra de escarro para investigar a presença de micobactérias não tuberculosas antes de iniciar o tratamento com a azitromicina.[53,54]

Pela possibilidade de interação medicamentosa entre azitromicina e aminoglicosídeos, o uso combinado com tobramicina inalatória deve ser reavaliado principalmente nos pacientes com exacerbações frequentes a despeito do tratamento otimizado.[55]

■ Nutricional e pancreático

A melhora do estado nutricional de pacientes com FC observada atualmente é atribuída a diagnóstico mais precoce da doença, instituição imediata de reposição enzimática, adequação dietética e de implementação de medidas de controle da pneumopatia.[56] A ingestão energética nos pacientes com FC deve ser alta para poder contrabalancear o maior gasto energético basal, presente mesmo em pacientes com doença pulmonar leve, e as perdas de energia pelas fezes.

O aumento do gasto energético basal decorre principalmente da infecção e inflamação pulmonar crônicas, com obstrução progressiva das vias aéreas, promovendo maior trabalho respiratório e também, possivelmente, relacionado ao defeito celular básico da FC.

A dieta deve ser hipercalórica, hiperproteica, normo ou hipergordurosa, para possibilitar uma ingestão energética que atinja 120 a 150% das necessidades diárias recomendadas (RDA), a fim de suprir as necessidades aumentadas. Alguns pacientes precisam receber rotineiramente suplementos orais hipercalóricos e, em casos selecionados, com acometimento nutricional mais importante, pode haver indicação de gastrostomia, para a infusão de dieta hipercalórica no período noturno, em longo prazo, com o objetivo de fazer uma reabilitação nutricional.

A insuficiência pancreática é suspeitada em lactentes com esteatorreia (fezes com odor fétido, malformadas e oleosidade), numerosas evacuações diárias, baixo ganho ponderal e sinais de hipovitaminose. O quadro clínico grave pode se apresentar com Kwashiorkor (edema, hipoalbuminemia e anemia).

A enzima pancreática deve ser reposta em cada refeição, administradas na forma de cápsulas contendo microesferas recobertas por resinas acidorresistentes, evitando, com isso, a sua inativação pela acidez gástrica e possibilitando que chegue em sua forma ativa no duodeno e no jejuno e, por consequência, um aumento na absorção de gordura para 85 a 90% do ingerido. Existem diversos produtos, com concentrações de lipase que variam de 4.000 a 25.000 unidades por cápsula. A dose recomendada é de 500 a 2.000 unidades de lipase/kg/refeição, não excedendo 10.000 UI/kg/dia pelo risco de colonopatia fibrosante, uma grave complicação intestinal associada à ingestão de doses excessivas de enzimas ou ao seu revestimento (Quadro 92.5).

As cápsulas de enzimas devem ser engolidas inteiras e tomadas no início ou durante as refeições. Em lactentes, os grânulos podem ser administrados com leite ou papa de frutas. Doses superiores a 10.000 UI/kg/dia devem ser evitadas, mas podem

QUADRO 92.5	Dosagens iniciais recomendadas para a terapia de reposição enzimática*		
Doses	Lactentes, por 120 mL de fórmula ou aleitamento	< 4 anos, UI/kg por refeição	> 4 anos, UI/kg por refeição
Dose inicial	2.000 UI	1.000 U	500 UI
Dose máxima por refeição	4.000 UI	2.500 UI	2.500 UI
Lanches		Metade da dose	Metade da dose

* *Dose máxima diária: 10.000 UI/kg/dia.*

Fonte: Bula do medicamento.

ser necessárias em situações individuais, como em fases de crescimento acelerado.[57]

Nos pacientes que necessitam de altas dosagens de enzima para o controle da esteatorreia, deve-se associar inibidores da secreção gástrica de ácido, como a ranitidina ou o omeprazol, para aumentar o pH intestinal, otimizando, então, a ação da enzima. Independentemente do produto utilizado, torna-se importante saber que a resposta clínica dos pacientes é muito variável, exigindo-se a individualização das doses e o monitoramento do padrão de evacuações, da perda de gordura fecal, do ganho de peso e altura. A otimização da absorção de gordura está correlacionada com a distribuição adequada das enzimas pancreáticas, de acordo com o teor de gordura das refeições. No momento, a única enzima pancreática disponível no Brasil é comercializada com a denominação de Creon® com 10.000 UI e 25.000 UI de lipase.

Deve-se suplementar as vitaminas lipossolúveis (A, D, E, K) diariamente, conforme recomendações[58] (Quadro 92.6).

Neonatos e lactentes em uso de leite materno ou fórmulas infantis devem receber suplementação de cloreto de sódio, na dose de 2,5 a 3 mEq/kg/dia para prevenção de distúrbios metabólicos.[13,36]

O potencial de crescimento dessas crianças é normal, devendo-se procurar atingi-lo, pois um bom estado nutricional correlaciona-se com um melhor prognóstico da doença pulmonar.

■ Manifestações intestinais

O tratamento do íleo meconial é inicialmente clínico com enemas hiperosmolares, hidratação, correção eletrolítica e sonda nasogástrica aberta, exceto se houver complicações, como necrose e perfuração. Os enemas são realizados com agentes hidrossolúveis e não iônicos (Hypaque® ou Gastrografin®), diluídos para ficarem isotônicos e

sob controle de fluoroscopia. O tratamento cirúrgico eletivo consiste em ileostomia, e a reanastomose é indicada com o paciente em boas condições clínicas.

A síndrome da obstrução intestinal distal (DIOS) pode se apresentar como obstrução incompleta, ocorrendo dor abdominal, massa palpável no quadrante inferior direito e náuseas ou obstrução completa, com distensão abdominal e vômitos biliosos. Na obstrução incompleta, observam-se dor abdominal intermitente, náuseas e massa palpável no quadrante inferior direito. Nos quadros completos, surgem vômitos biliosos e distensão abdominal (abdome agudo obstrutivo).

Hidratação oral e laxativos (como polietilenoglicol) são indicados na obstrução incompleta. Nos quadros mais graves, indicam-se hidratação venosa, sonda e enemas com polietilenoglicol ou solução de diatrizoato de meglumina + diatrizoato de sódio (Gastrografin®; Bracco Diagnostics, Canadá). O tratamento cirúrgico deve ser considerado na obstrução grave ou na presença de perfuração.[59]

■ Manifestação hepática

O tratamento da hepatopatia na FC objetiva melhorar o fluxo biliar, a viscosidade e a composição da bile. O uso do ácido ursodesoxicólico, em doses de 15 a 20 mg/kg/dia em 2 a 3 tomadas, parece exercer um efeito hepatoprotetor, embora compreenda uma recomendação ainda controversa. O monitoramento laboratorial da doença hepática e de suas complicações deve ser realizado o mais frequentemente possível nesses pacientes.[15] Em casos de doença hepática avançada, o transplante hepático poderá ser indicado.[14]

■ Outras complicações

Cerca de 20% dos adolescentes e 40% dos adultos desenvolvem diabetes relacionado com FC e

QUADRO 92.6	Recomendações diárias da suplementação de vitaminas lipossolúveis na fibrose cística			
Idade/vitaminas	A, UI (mcg)	D, UI	E, mg	K, mg
0 a 12 meses	1.500 (510)	400 a 500	40 a 50	0,3 a 0,5[a]
1 a 3 anos	5.000 (1.700)	800 a 1.000	80 a 150	0,3 a 0,5[a]
4 a 8 anos	5.000 a 10.000 (1.700 a 3.400)	800 a 1.000	100 a 200	0,3 a 0,5[a]
> 8 anos	10.000 (3.400)	800 a 2.000	200 a 400	0,3 a 1[a]
Adultos	10.000 (3.400)	800 a 2.000	200 a 400	2,5 a 5[b]

[a]Pacientes com hepatopatia devem receber 5 mg, via oral, 2 vezes/semana e, se necessário, intramuscular (tempo de protrombina alargado); [b] mg/semana.

Fonte: Borowitz et al, 2002.[58]

PARTE 3 • ESPECIALIDADES PEDIÁTRICAS

sofrem piora nutricional e da função pulmonar com consequente aumento da morbidade e mortalidade. Deve ser realizado o teste de tolerância oral à glicose anualmente a partir dos 10 anos de idade. Ainda, a partir dessa idade, deve-se solicitar densitometria óssea, em virtude da baixa densidade mineral óssea comum em pacientes com FC.

Pacientes mais velhos, pela progressão da doença, podem apresentar atelectasias, pneumotórax, hemoptise, diabetes melito, pancreatite, osteoartropatia hipertrófica, aspergilose broncopulmonar alérgica, refluxo gastresofágico e *cor pulmonale*. O óbito desses pacientes ocorre por combinação de falência respiratória e cardíaca na maioria dos casos.

■ Transplante pulmonar

Trata-se de uma opção viável para muitos pacientes com FC e doença pulmonar avançada, incluindo aqueles com comorbidades, patógenos-resistentes, procedimentos torácicos prévios e doença hepática. Os critérios para transplante pulmonar em pacientes com FC variam significativamente entre centros de transplantes.

As recomendações atuais da International Society of Heart and Lung Transplantation se baseiam em pequenos estudos e no consenso de opiniões de especialistas: (1) volume expiratório forçado em 1 segundo (FEV1) < 30% do previsto ou rápido declínio da função pulmonar; (2) exacerbações frequentes exigindo tratamento antimicrobiano; (3) exacerbação recente necessitando de ventilação mecânica; (4) aumento da necessidade de oxigênio; (5) hemoptises recorrentes, apesar do procedimento de embolização; (6) pneumotórax refratário ou recorrente; (7) hipercapnia basal (PCO_2 > 50 mmHg); (8) hipertensão pulmonar; e (9) perda de peso, apesar de suplementação nutricional agressiva.

Transplante pulmonar sequencial bilateral constitui o procedimento preferido desde o início da década de 1990.[60,61]

A média de sobrevida para transplante pulmonar no registro internacional para pacientes com FC é de 8,3 anos. Pacientes transplantados que sobrevivem além do 1º ano têm uma média de sobrevida de 10,5 anos. A maior causa de morte dentro do 1º ano seguindo o transplante, independentemente da doença pré-transplante, envolve problemas técnicos, rejeição primária do enxerto resultando em falência do pulmão e infecções agudas. Depois de 1 ano do transplante, a síndrome da bronquiolite obliterante/rejeição crônica e outras infecções além do citomegalovírus ocasionam 67% das mortes.[62,61]

■ Seguimento ambulatorial

Requer um serviço com equipe multiprofissional constituída de médico, nutricionista, fisioterapeuta, enfermeira, assistente social e psicólogo. As consultas de rotina devem ser feitas em intervalos que não excedam 3 meses, quando se avaliam a evolução pulmonar no período, o estado nutricional e a aderência ao tratamento.

Anualmente, devem ser realizados radiografia de tórax, ultrassonografia de abdome, dosagem de enzimas hepáticas, glicemia, cálcio, coagulograma, hemograma e proteína total e frações. Teste oral de tolerância à glicose deve ser realizado anualmente em pacientes com suspeita de evolução para diabetes e após os 7 anos de idade naqueles com glicemia de jejum normal. Ureia e creatinina e urina tipo I devem ser feitas a cada 6 meses nos pacientes que usam rotineiramente antibióticos inalatórios. A audiometria deve ser anual nos pacientes que fazem uso de aminoglicosídeos endovenosos ou inalatórios. E a prova de função pulmonar deve ser semestral. Cultura de escarro ou orofaringe nas crianças menores, para monitorar a bacteriologia do trato respiratório inferior, devem ser realizadas a cada 2 meses. Oximetria, para avaliação da SpO_2, precisa ser feita, se possível, a cada consulta. Ainda não está bem estabelecida a frequência de realização de tomografia computadorizada de tórax nesses pacientes, mas alguns serviços apontam intervalos de 2 a 4 anos.

O Ministério da Saúde, em conjunto com as Secretarias de Saúde de alguns estados brasileiros, tem estabelecido normas técnicas que incluam a maioria das medicações necessárias ao tratamento desses pacientes.

■ Novas perspectivas terapêuticas

Os potencializadores da CFTR agem aumentando a função da proteína CFTR, expressa na membrana plasmática (classes III, IV, V, VI), e os corretores restauram defeitos da proteína que não é expressa na membrana celular (classes I e II).

O ivacaftor é um potencializador estudado inicialmente em pacientes FC portadores da mutação G551D (classe III), cujo uso resultou em efeitos relevantes, como redução dos níveis de cloretos no suor, melhora do VEF1, ganho ponderal, redução das exacerbações pulmonares e melhora da qualidade de vida.[64,65] Atualmente, seu emprego está aprovado para 38 mutações; porém, ainda sem aprovação no Brasil.

Para a mutação de classe II, F508del, a mais prevalente no mundo, o uso da associação ivacaftor e lumacaftor (potencializador/corretor) mostrou redução no número de exacerbações e discreta melhora no VEF1 e

531

CAPÍTULO 92 • FIBROSE CÍSTICA

na qualidade de vida para pacientes F508 homozigóticos, mas sem efeitos significativos nos heterozigóticos.[66]

Há grande expectativa de aprovação de novas medicações nos próximos 5 anos e que deverão ter significativo impacto na forma como a FC é atualmente tratada. O bronquitol, um agente hiperosmolar, já foi aprovado em alguns países, apresentado na forma de pó seco para ser inalado, tendo aumentado o fluxo de água para o fluido periciliar nas vias aéreas e melhorado a função pulmonar em um período de 3 meses.

Outras novas perspectivas referem-se aos antibióticos para uso inalatório, como aztreonam, amicacina e levofloxacina.

Conclusões

A FC é a doença genética recessiva mais comum em RN de etnia branca, afetando 1:10.000 nascimentos no Brasil. O gene da doença foi isolado no cromossomo 7 e a mutação genética mais comum, F508del, é detectada em 51,4% dos afetados pela doença (23,9% eram homozigotos e 27,5% eram heterozigotos). As drogas corretoras que restauram a função da CFTR por atuar diretamente na proteína CFTR disfuncional como na mutação G551D, uma mutação de classe III ou que reparam a proteína CFTR como na mutação mais comum, F508del, uma mutação de classe II.

Muitas mutações genéticas foram descritas e afetam a síntese da CFTR, uma proteína reguladora de transporte iônico pelas membranas das células epiteliais (canal do cloro), resultando em alterações nas secreções e consequentes manifestações clínicas. A tríade clássica: doença pulmonar crônica, diarreia crônica esteatorreica e dificuldade de ganho ponderoestatural

pode estar presente precocemente nos RN com mutações graves ou mais tardiamente nas formas leves. O padrão-ouro para a confirmação da alteração da função da proteína CFTR ainda é o teste do suor. A doença é subdiagnosticada no Brasil, com idade média de diagnóstico de 3,91 anos, e a maioria dos estados já realiza a busca precoce por meio do teste de triagem neonatal, que proporciona vantagens nutricionais e, possivelmente, pulmonares. Não há cura, mas, para os pacientes nascidos nos últimos 15 anos, a expectativa de vida supera os 50 anos. O tratamento deve ser realizado em centros especializados em FC, estando relacionado com um melhor prognóstico para o paciente.

Pontos-chave

- Sinais de alerta para FC: tosse crônica, pneumonias de repetição, bronquiolite persistente, dificuldade no ganho de peso ou desnutrição, presença de esteatorreia e desidratação hiponatrêmica.

- Diagnóstico: quadro clínico compatível e dosagem de cloro no suor > 60 mmol/L.

- Teste de triagem (IRT) alterado: altos índices de falsos-positivos; deve ser repetido em até 4 semanas de vida e, se persistir alterado, realizar teste do suor; íleo meconial está relacionado com falsos-negativos do IRT.

- Mutação mais frequente: F508del.

- Casos leves: manifestação pulmonar leve, suficiência pancreática, presença de sinusopatia crônica, polipose nasal, pancreatite, colecistite, esterilidade masculina – muitas vezes com diagnóstico apenas na vida adulta.

Bibliografia

1. Ratjen F, Doring G. Cystic fibrosis. Lancet. 2003;361 (9358):681-9.
2. Dodge JA, Morison S, Lewis PA, Coles EC, Geddes D, Russell G, et al. Incidence, population, and survival of cystic fibrosis in the UK, 1968-95. UK Cystic Fibrosis Survey Management Committee. Arch Dis Child. 1997;77(6):493-6.
3. Broaddus VC, Mason RJ, Ernst JD, King Jr TE, Lazarus SC, Murray JF, et al. Murray and Nadel's textbook of respiratory medicine. 6. ed. Philadelphia: Elsevier; 2015.
4. Bernardino ALF, Ferri A, Passos B, Kim CEA, Nakaie CMA, Gomes CET, et al. Molecular analysis in Brazilian cystic fibrosis patients reveals five novel mutations. Genetic Testing. 2000;41:69-74.
5. De Boeck K, Amaral MD. Progress in therapies for cystic fibrosis. Lancet Respir Med. 2016;1.
6. Quon BS, Rowe SM. New and emerging targeted therapies for cystic fibrosis. BMJ. 2016;352.

7. Relatório do Registro Brasileiro de Fibrose Cística 2017. Disponível em: http://www.gbefc.org.br/ckfinder/userfiles/files/REBRAFC_2017.pdf.
8. Li Z, Kosorok MR, Farrell PM, Laxova A, West SE, Green CG, et al. Longitudinal development of mucoid Pseudomonas aeruginosa infection and lung disease progression in children with cystic fibrosis. JAMA. 2005;293(5):581-8.
9. Talwalkar JS, Murray TS. The approach to pseudomonas aeruginosa in cystic fibrosis. Clin Chest Med. 2016;37:69-81.
10. LiPuma JJ. Update on the Burkholderia cepacia complex. Curr Opin Pulm Med. 2005;11(6):528-33.
11. Moran A, Doherty L, Wang X, Thomas W. Abnormal glucose metabolism in cystic fibrosis. J Pediatr. 1998;133:10-7.
12. Colombo C, Ellemunter H, Houwen R, Munck A, Taylor C, Wilschanski M, et al. Guidelines for the diagnosis and management of distal intestinal obstruction syndrome in cystic fibrosis patients. J Cyst Fibros. 2011;10(Suppl. 2):S24-8.

13. Smyth AR, Bell SC, Bojcin S, Bryon M, Duff A, Flume P, et al. European Cystic Fibrosis Society Standards of Care: Best Practice guidelines. J Cyst Fibros. 2014;13 (Suppl. 1):S23-42.

14. Debray D, Kelly D, Houwen R, Strandvik B, Colombo C. Best practice guidance for the diagnosis and management of cystic fibrosis – associated liver disease. J Cystic Fibros. 2011;10(Suppl. 2):S29-36.

15. Sokol RJ, Durie PR. Recommendations for management of liver and biliary tract disease in cystic fibrosis. Cystic Fibrosis Foundation Hepatobiliary Disease Consensus Group. J Pediatr Gastroenterol Nutr. 1999;28(Suppl. 1):S1-S13.

16. Karlas T, Neuschulz M, Oltmanns A, Güttler A, Petroff D, Wirtz H, et al. Non-invasive evaluation of cystic fibrosis related liver disease in adults with ARFI, transient elastography and different fibrosis scores. PLoS ONE. 2012;7(7):e42139.

17. Chan HC, Ruan YC, He Q, Chen MH, Chen H, Xu WM, et al. The cystic fibrosis transmembrane conductance regulator in reproductive health and disease. J Physiol. 2009;587(Pt 10):2187-95.

18. Farrell PM, White TB, Ren CL, Hempstead SE, Accurso F, Derichs N, et al. Diagnosis of cystic fibrosis: Consensus Guidelines from the Cystic Fibrosis Foundation. J Pediatr. 2017;181S:S4-15.

19. LeGrys VA, Applequist R, Briscoe D, Farrell P, Hickstein R, Lo S, et al. Sweat testing: Sample collection and quantitative chloride analysis. Approved guideline, CLSI Document C34-A3. 3. ed. Wayne (PA): Clinical and Laboratory Standards Institute; 2009.

20. O'Sullivan BP, Baker D, Leung KG, Reed G, Baker SS, Borowitz D. Evolution of pancreatic function during the first year in infants with cystic fibrosis. J Pediatr. 2013;162(4):808-12.e1.

21. Cortés E, Roldán AM, Palazón-Bru A, Rizo-Baeza MM, Manero H and Gil-Guillén VF. Differences in immunoreactive trypsin values between type of feeding and ethnicity in neonatal cystic fibrosis screening: a cross-sectional study. Orphanet Journal of Rare Diseases. 2014;9:166.

22. Smyth AR, Rosenfeld M. Prophylactic anti-staphylococcal antibiotics for cystic fibrosis. Cochrane Database Syst Rev. 2017;18;4:CD001912.

23. Stone A, Quittell L, Zhou J, Alba L, Bhat M, Decelie-Germana J, et al. Staphylococcus aureus nasal colonization among pediatric CF patients and their household contacts. Pediatr Infect Dis J. 2009;28:895-9.

24. Armstrong DS, Grimwood K, Carlin JB, Carzino R, Olinsky A, Phelan PD. Bronchoalveolar lavage or oropharyngeal cultures to identify lower respiratory pathogens in infants with cystic fibrosis. Pediatr Pulmonol. 1996;21:267-75.

25. Geller DE. Aerosol antibiotics in cystic fibrosis. Respir Care. 2009;54:658-70.

26. Treggiari MM, Retsch-Bogart G, Mayer-Hamblett N, Khan U, Kulich M, Kronmal R, et al.; Early Pseudomonas Infection Control (EPIC) Investigators. Comparative efficacy and safety of 4 randomized regimens to treat early

Pseudomonas aeruginosa infection in children with cystic fibrosis. Arch Pediatr Adolesc Med. 2011;165(9):847-56.

27. Li Z, Kosorok MR, Farrell PM, Laxova A, West SE, Green CG, et al. Longitudinal development of mucoid Pseudomonas aeruginosa infection and lung disease progression in children with cystic fibrosis. JAMA. 2005;293:581-8.

28. Langton Hewer SC, Smyth AR. Antibiotic strategies for eradicating Pseudomonas aeruginosa in people with cystic fibrosis. Cochrane Database Syst Rev. 2014;(11):CD004197.

29. Pressler T, Bohmova C, Conway S, Dumcius S, Hjelte L, Høiby N, et al. Chronic Pseudomonas aeruginosa infection definition: EuroCareCF working group report. J Cyst Fibros. 2011;10:S75-8.

30. Ryan G, Singh M, Dwan K. Inhaled antibiotics for long-term therapy in cystic fibrosis. Cochrane Database Syst Rev. 2011;(3):CD001021.

31. Mogayzel PJ, Naureckas ET, Robinson KA, Goss CH, Mogayzel PJ Jr, Willey-Courand DB, et al.; Cystic Fibrosis Foundation, Pulmonary Therapies Committee. Cystic fibrosis foundation pulmonary guidelines: chronic medications for maintenance of lung health. Am J Respir Crit Care Med. 2013;187:680-9.

32. Harrison MJ, McCarthy M, Fleming C, Hickey C, Shortt C, Eustace JA, et al. Inhaled versus nebulised tobramycin: a real world comparison in adult cystic fibrosis. J Cyst Fibros. 2014;13:692-8.

33. Galeva I, Konstan MW, Higgins M, Angyalosi G, Brockhaus F, Piggott S, et al. Tobramycin inhalation powder manufactured by improved process in cystic fibrosis: the randomized EDIT trial. Curr Med Res Opin. 2013;29:947-56.

34. FDA. Alert: colistimethate. Disponível em: http://www.fda.gov/downloads/Drugs/DrugSafety/PostmarketDrugSafetyInformationforPatientsandProviders/UCM124894.pdf. Acesso em: 5 jul. 2015.

35. Ryan G, Singh M, Dwan K. Inhaled antibiotics for long-term therapy in cystic fibrosis. Cochrane Database Syst Rev. 2011;(3):CD001021.48.

36. Diretrizes brasileiras de diagnóstico e tratamento da fibrose cística. GBEFC. J Bras Pneumol. 2017;43(3):219-45.

37. UK Cystic Fibrosis Trust Antibiotic Working Group. Antibiotic treatment for cystic fibrosis. 3. ed. Bomley (United Kingdom): Cystic Fibrosis Trust; 2009.

38. Flume PA, Mogayzel PJ, Robinson KA, Goss CH, Rosenblatt RL, Kuhn RJ, et al.; Clinical Practice Guidelines for Pulmonary Therapies Committee. Cystic fibrosis pulmonary guidelines: treatment of pulmonary exacerbations. Am J Respir Crit Care Med. 2009;180:802-8.

39. Zobell JT, Young DC, Waters CD, Ampofo K, Stockmann C, Sherwin CM, et al. Optimization of anti-pseudomonal antibiotics for cystic fibrosis pulmonary exacerbations: VI. Executive summary. Pediatr Pulmonol. 2013;48:525-37.

40. Flume PA, O'Sullivan BP, Robinson KA, Goss CH, Mogayzel PJ Jr, Willey-Courand DB, et al. Cystic fibrosis guidelines: chronic medications for maintenance of lung health. Am J Resp Crit care Med. 2007;176(10):957-69.

CAPÍTULO 92 • FIBROSE CÍSTICA

41. Yang C, Chilvers M, Montgomery M, Nolan SJ. Dornase alfa for cystic fibrosis. Cochrane Database Syst Rev. 2016;4:CD001127.

42. McCoy K, Hamilton S, Johnson C. Effects of 12-week administration of dornase alfa in patients with advanced cystic fibrosis lung disease. Pulmozyme study group. Chest. 1996;110(4):889-95.

43. Fitzgerald DA, Hilton J, Jepson B, Smith L. A crossover, randomized, controlled trial of dornase alfa before versus after physiotherapy in cystic fibrosis. Pediatrics. 2005;11(4):e549-54.

44. Nasr SZ, Kuhns LR, Brown RW, Hurwitz ME, Sanders GM, Strouse PJ. Use of computerized tomography and chest x-rays in evaluating efficacy of aerosolized recombinant human DNase in cystic fibrosis patients younger than age 5 years: a preliminary study. Pediatr Pulmonol. 2001;31(5):377-82.

45. Elkins MR, Robinson M, Rose BR, Harbour C, Moriarty CP, Marks GB, et al. A controlled trial of long-term inhaled hypertonic saline in patients with cystic fibrosis. N Engl J Med. 2006;354(3):229-40.

46. Warnock L, Gates A. Chest physiotherapy compared to no chest physiotherapy for cystic fibrosis. Cochrane Database Syst Rev. 2015;(12):CD001401.

47. McIlwaine M, Button B, Dwan K. Positive expiratory pressure physiotherapy for airway clearance in people with cystic fibrosis. Cochrane Database Syst Rev. 2015;(6):CD003147.

48. McIlwaine MP, Alarie N, Davidson GF, Lands LC, Ratjen F, Milner R, et al. Long-term multicentre randomised controlled study of high frequency chest wall oscillation versus positive expiratory pressure mask in cystic fibrosis. Thorax. 2013;68(8):746-51.

49. Moran F, Bradley JM, Piper AJ. Non-invasive ventilation for cystic fibrosis. Cochrane Database Syst Rev. 2013;(4):CD002769.

50. Radtke T, Nolan SJ, Hebestreit H, Kriemler S. Physical exercise training for cystic fibrosis. Cochrane Database Syst Rev. 2015;(6):CD002768.

51. Elphick HE, Mallory G. Oxygen therapy for cystic fibrosis. Cochrane Database of Systematic Reviews. 2013;7:CD003884.

52. Cheng K, Ashby D, Smyth RL. Oral steroids for long term use in cystic fibrosis. Cochrane Database Syst Rev. 2013;(6):CD000407.

53. Saiman L, Marshall BC, Mayer-Hamblett N, Burns JL, Quittner AL, Cibele DA, et al. Azithromycin in patients with cystic fibrosis chronically infected with Pseudomonas aeruginosa: a randomized controlled trial. JAMA. 2003;290(13):174956.

54. Saiman L, Anstead M, Mayer-Hamblett N, Lands LC, Kloster M, Hocevar-Trnka J, et al. Effect of azithromycin on pulmonary function in patients with cystic fibrosis uninfected with Pseudomonas aeruginosa: a randomized controlled trial. JAMA. 2010;303(17):1707-15.

55. Nick JA ,Moskowitz SM, Chmiel JF, Kim SH, Saavedra MT, et al. Azithromycin may antagonize inhaled tobramycin when targeting Pseudomonas aeruginosa in cystic fibrosis. Ann Am Thorac Soc. 2014;11(3):342-50.

56. Morison S, Dodge JA, Cole TJ, Lewis PA, Coles EC, Geddes D, et al. Height and weight in cystic fibrosis: a cross sectional study. UK Cystic Fibrosis Survey Management Committee. Arch Dis Child. 1997;77(6):497-500.

57. Stern RC, Eisenberg JD, Wagener JS, Ahrens R, Rock M, do Pico G, et al. A comparison of the efficacy and tolerance of pancrelipase and placebo in the treatment of steathorrhea in cystic fibrosis patients with clinical exocrine insufficiency. Am J Gastroenterol. 2000;95(80):1932-8.

58. Borowitz D, Baker RD, Stallings V. Consensus report on nutrition for pediatric patients with cystic fibrosis. J Pediatr Gastroenterol Nutr. 2002;35(3):246-59.

59. Colombo C, Ellemunter H, Houwen R, Munck A, Taylor C, Wilschanski M, et al. Guidelines for the diagnosis and management of distal intestinal obstruction syndrome in cystic fibrosis patients. J Cyst Fibros. 2011;10(Suppl. 2):S24-8.

60. Mendeloff EN, Huddleston CB, Mallory GB, et al. Pediatric and adult lung transplantation for cystic fibrosis. J Thorac Cardiovasc Surg. 1998;115:404-13 [discussion: 413-4].

61. Shennib H, Noirclerc M, Ernst P, Benden C, Christie JD, Dipchand AI, et al.; International Society of Heart and Lung Transplantation. Double-lung transplantation for cystic fibrosis. The Cystic Fibrosis Transplant Study Group. Ann Thorac Surg. 1992;54:27-31 [discussion: 31-2].

62. Yusen RD, Edwards IB, kucheryavaya AY, et al. The registry of the international society for heart and lung transplantation: thirty-first adult lung and heart-lung transplant report – 2014; focus theme Retransplantation. J Heart Lung Transplant. 2014;33:1009-24.

63. Morrell MR, Pilewski JM. Lung transplantation for cystic fibrosis. Clin Chest Med. 2016;37:127-38.

64. De Boeck K, Munck A, Walker S, Faro A, Hiatt P, Gilmartin G, et al. Efficacy and safety of ivacaftor in patients with cystic fibrosis and a non-G551D gating mutation. J Cyst Fibros. 2014;13(6):674-80.

65. Ramsey BW, Davies J, McElvaney NG, Tullis E, Bell SC, Dřevínek P, et al. A CFTR potentiator in patients with cystic fibrosis and the G551D mutation. N Engl J Med. 2011;365(18):1663-72.

66. Boyle MP, Bell SC, Konstan MW, McColley SA, Rowe SM, Rietschel E. A CFTR corrector (lumacaftor) and a CFTR potentiator (ivacaftor) for treatment of patients with cystic fibrosis who have a phe508del CFTR mutation: a phase 2 randomised controlled trial. Lancet Respir Med. 2014;2(7):527-38.

SEÇÃO 14
Reumatologia

CAPÍTULO 93
Princípios sobre a Abordagem das Doenças Reumáticas Pediátricas

Claudia Saad Magalhães

A Reumatologia Pediátrica é uma especialidade em grande expansão, em virtude do conhecimento recente de mecanismos de autoimunidade e autoinflamação, e da descoberta de doenças novas, indo além das doenças reumáticas pediátricas clássicas, com acometimento predominantemente musculoesquelético, os chamados "reumatismos".

As doenças reumáticas pediátricas têm mecanismo autoimune, comprometem diversos órgãos e sistemas, com grande variabilidade de apresentação, exames laboratoriais inespecíficos e necessitando, em sua maioria, de critérios classificatórios compostos. A suspeita clínica deve ser precoce para um diagnóstico oportuno, pois o diagnóstico tardio causa danos, impacto físico e psicossocial. A emergência das doenças autoinflamatórias e as formas monogênicas de doenças autoimunes ampliaram o espectro das doenças reumáticas pediátricas com novas possibilidades de tratamento anti-inflamatório, imunossupressor e imunomodulador, com alvos biológicos definidos em moléculas-chave, de acordo com o mecanismo desencadeante.

Contudo, a despeito do grande progresso das tecnologias diagnósticas e terapêuticas, o diagnóstico ainda depende, em grande parte, de anamnese, exame físico e exame musculoesquelético, assim como do raciocínio clínico mediante todas as possibilidades diagnósticas. O diagnóstico diferencial é amplo, pela inespecificidade dos sinais e sintomas e pela ausência biomarcadores específicos.

Outra característica peculiar das doenças reumáticas pediátricas consiste na persistência de manifestações durante a vida adulta, o que requer a adaptação do adolescente e do adulto jovem, bem como do sistema de saúde para atender às necessidades de transição e transferência de cuidados para a clínica de adultos em idade apropriada e oportuna.

Anamnese

Anamnese e exame apropriado são necessários para a abordagem de crianças e adolescentes com sinais e sintomas suspeitos. A revisão de sistemas deve incluir aspectos constitucionais e específicos. Entre os sinais e sintomas gerais ou constitucionais, estão perda de peso, febre, fadiga, limitação de atividades lúdicas e escolares. Ainda há queixas musculoesqueléticas, como artralgia, mialgia, dores difusas, principalmente se houver rigidez matinal ou de repouso, que caracterizam a dor inflamatória. As manifestações cutâneas associadas são exantemas, petéquias, púrpura ou

Exame físico

No exame físico, devem ser observados presença de conjuntivite, anormalidades pupilares, exame oftalmoscópico, mucosa nasal, língua, amígdalas, sensibilidade à palpação dos seios da face e palpação da tireoide. Na ausculta cardíaca, é necessário atentar-se a sopros, atrito de pericárdio, exame do precórdio e avaliação dos pulsos periféricos, frequentemente omitida no exame pediátrico, além da perfusão periférica e do enchimento capilar para sinais de vasculopatia, endoteliopatias e vasculite, e sinais de insuficiência respiratória crônica (p. ex., cianose em extremidades digitais). Lembrando ainda que o exame das extremidades é importante para observar alterações ungueais, baqueteamento digital, prega ungueal e distorção de arquitetura capilar, eventualmente observada por meio de capilaroscopia, evidenciando-se áreas avasculares, hemorragias, enovelamento de alças capilares ou, ainda, úlceras digitais, hemorragias cutâneas, ulcerações de polpas digitais, livedo reticular ou fenômeno de Raynaud. Além disso, deve-se realizar palpação minuciosa de linfonodos em todas as cadeias, presença de hepatomegalia e esplenomegalia e sensibilidade da palpação abdominal com sinais peritoneais.

A avaliação por meio do exame neurológico é de suma importância e deve incluir estado mental, avaliação dos pares cranianos, tônus motor, massa muscular, medidas de força muscular, reflexos profundos, manobras de coordenação e equilíbrio, marcha normal, na ponta dos pés e apoiada nos calcanhares, alterações sensoriais e delimitação de alodínia, quando presente. A alodínia refere-se à sensibilidade exagerada ao toque superficial de áreas dolorosas com disfunção autonômica.

Exame musculoesquelético

Deve ser iniciado por testes simples de triagem, como o *pediatric Gait Arms Legs and Spine* (pGALS), com avaliação das articulações observando-se edema, sensibilidade ou dor, movimentos ativos e passivos direcionados por comandos verbais, amplitude dos movimentos, deformidades ou perda do alinhamento das articulações, locais de entesite ou palpação das enteses, dor óssea localizada, assimetria de comprimento e dimensões de membros, escoliose e medida da capacidade de estender a coluna por meio do teste de Schöber ou pontos sensíveis em áreas de enteses da coluna.

Exames laboratoriais

Seguem os princípios da interpretação de acordo com o contexto clínico de cada paciente individualmente, sem considerar nenhum exame isoladamente. A interpretação simples do hemograma pode sugerir o diagnóstico de anemia hemolítica, síndrome de ativação macrofágica, anemia por deficiência de ferro ou perda crônica por uso de anti-inflamatórios. A contagem diferencial de leucócitos elevada pode ocorrer por infecção, inflamação sistêmica ou até mesmo pelo uso de glicocorticoides. Leucopenia com linfopenia e/ou neutropenia podem surgir por inflamação sistêmica ou medicação. Pode haver contagem de plaquetas elevada em virtude de inflamação, como na doença de Kawasaki, artrite idiopática juvenil sistêmica, arterite de Takayasu, ou diminuída, como na atividade do lúpus. O elemento-chave nas doenças reumáticas consiste na interpretação da reação de fase aguda do soro. Os reagentes de fase aguda são proteínas plasmáticas produzidas pelo fígado durante a fase aguda da inflamação e mediadas por citocinas pró-inflamatórias, como as interleucinas 1 e 6 (IL-1 e IL-6) e o fator de necrose tumoral alfa (TNF-alfa), que constituem os principais alvos dos agentes biológicos utilizados no tratamento da artrite. A resposta é inespecífica, podendo ocorrer mediante trauma, queimaduras, infarto tecidual ou câncer. Elevações de menor proporção podem acontecer em condições benignas, como obesidade, gravidez e exercícios físicos exagerados. A reação de fase aguda se dá para proteger o organismo de dano externo, mas seus efeitos prolongados podem resultar em dano em si, como ocorre no choque séptico ou na síndrome de ativação macrofágica. A proteína C-reativa representa um indicador sensível de resposta inflamatória, em que os níveis se elevam rapidamente, refletindo inflamação mais intensa como na serosite, embora possa haver níveis normais na poliartrite grave. A velocidade de hemossedimentação (VHS) é uma medida indireta da reação de fase aguda determinada pela sedimentação de hemácias em um tubo de sangue anticoagulado, após 1 h, dependente dos níveis de fibrinogênio e de gamaglobulina no soro. A ferritina é a proteína central na homeostase do ferro e seus níveis aumentam durante a inflamação; os níveis muito elevados indicam síndrome de ativação macrofágica. As proteínas de fase aguda estão resumidas no Quadro 93.1.

O aumento das proteínas do complemento ocorre na inflamação. Níveis baixos de complemento estão presentes no lúpus, na glomerulonefrite pós-estreptocócica, na glomerulonefrite membranoproliferativa e na doença hepática. As deficiências congênitas do complemento predispõem às infecções recorrentes com microrganismos capsulados ou manifestações atípicas do lúpus. Os níveis de C3 e C4 são exames úteis no acompanhamento da atividade do lúpus, pois a hipocomplementenemia associa-se à atividade renal e hematológica. Em geral, o C4 tem níveis baixos em todas as fases da doença, os quais se relacionam com alelos nulos que determinam a sua produção; já o C3 persistentemente baixo associa-se predominantemente à atividade da nefrite.

QUADRO 93.1	Proteínas relacionadas à fase aguda da inflamação
Aumento na resposta de fase aguda	Diminuição na resposta de fase aguda
• Proteína C-reativa, velocidade de hemossedimentação • Proteínas do complemento • Fibrinogênio e proteínas da coagulação • Ferritina • Ceruloplasmina • Haptoglobulina • G-CSF (*granulocyte colony stimulating factor*) • Antagonista do receptor de IL-1 • Amiloide sérico A	• Albumina • Transferrina • IGF-1 (*insulin growth factor-1*)

Fonte: Elaborado pela autora.

■ Autoanticorpos

Os anticorpos antinucleares (ANA), anteriormente denominados FAN, são anticorpos dirigidos contra antígenos nuclear, nucleolar e perinuclear, utilizados como exame de triagem, lembrando que baixos títulos (< 1:80) estão presentes em até 20% das crianças saudáveis, podendo ocorrer em doenças não reumáticas, como infecções, neoplasias e medicações. Baixos títulos de ANA (< 1:160) são observados na artrite idiopática juvenil, associando-se a maior risco de uveíte, artrite assimétrica e início precoce da artrite. Os níveis de ANA > 1:160 são observados em doenças

do tecido conjuntivo e os autoanticorpos específicos somente devem ser solicitados se houver ANA positivo em altos títulos ou evidência clínica de doença do tecido conjuntivo, as associações mais frequentemente descritas estão listadas no Quadro 93.2. ANA negativo deixa o diagnóstico de lúpus pouco provável.

Os anticorpos antifosfolípides são anticorpos heterogêneos dirigidos contra a membrana de fosfolípides da membrana celular, incluindo o anticoagulante lúpico, a anticardiolipina e a anti-beta-2 glicoproteína I, que se associam à trombose venosa ou arterial, mas, paradoxalmente, prolongam o tempo de coagulação. Esses autoanticorpos podem manifestar-se isoladamente na síndrome antifosfolípide primária ou associados a doenças autoimunes, infecções ou medicações. Entre os problemas pediátricos relacionados com a presença de anticorpos antifosfolípides, mas não correlacionados com a síndrome antifosfolípide, estão as infecções e a dermatite atópica.

O fator reumatoide é um anticorpo contra a porção Fc da IgG, presente em 85% dos adultos com artrite reumatoide, mas somente em 5 a 10% das crianças com artrite idiopática juvenil, tornando-se útil na classificação quanto ao prognóstico, pois caracteriza artrite progressiva com erosões e incapacidade funcional. O fator reumatoide também pode estar presente no lúpus, na esclerose sistêmica, na doença mista do tecido conjuntivo, na crioglobulinemia, na endocardite bacteriana, nas hepatites B e C, e na tuberculose. Os anticorpos antipeptídeos cítricos citrulinados (anti-CCP), encontrados na sinóvia inflamada e no soro, são altamente específicos para a artrite reumatoide e encontrados com maior frequência nas crianças com fator reumatoide positivo, indicando igualmente doença progressiva e maior probabilidade de erosões e curso crônico e persistente da artrite.

QUADRO 93.2	Autoanticorpos e sua especificidade em doenças autoimunes
Autoanticorpos específicos	Características das doenças associadas
Anti-dsDNA	Lúpus
Anti-Ro (SSA)	Lúpus, lúpus neonatal, síndrome de Sjögren
Anti-La (SSB)	Lúpus, lúpus neonatal, síndrome de Sjögren
Anti-Sm	Lúpus
Anti-RNP	Doença mista do tecido conjuntivo
Anti-histona	Lúpus induzido por droga
Anti-Scl70	Esclerose sistêmica
Anti-centrômero	Esclerose sistêmica
Anti-Jo	Polimiosite e doença intersticial pulmonar, dermatomiosite
Anti-SRP	Dermatomiosite grave e acometimento cardíaco
Anti-Mi2	Dermatomiosite

Fonte: Elaborado pela autora

CAPÍTULO 93 • PRINCÍPIOS SOBRE A ABORDAGEM DAS DOENÇAS REUMÁTICAS PEDIÁTRICAS

Os anticorpos anticitoplasma neutrofílico (ANCA) são dirigidos aos antígenos citoplasmáticos dos grânulos de neutrófilos, sendo patogênicos pela ativação de neutrófilos, perpetuando a inflamação crônica, com alta sensibilidade e especificidade para as vasculites primárias de pequenos vasos.

■ Outros testes

Alguns antígenos do complexo maior de histocompatibilidade (genes *HLA* classes I e II) associam-se a doenças reumáticas. O *HLA B27*, gene de classe I, presente em apenas 7 a 10% da população é encontrado em 90 a 95% dos portadores de espondilite anquilosante e nos paciente com artrite idiopática juvenil relacionada com entesite, artrite psoriásica, doença inflamatória intestinal e artrite reativa. O *HLA B27* tem um papel patogênico nessas doenças. O *HLA B51* está associado à doença de Behçet. Os testes genéticos confirmatórios para as doenças autoinflamatórias monogênicas ainda são limitados globalmente, mas poderão estar disponíveis na prá-

tica, como ferramenta de grande utilidade no diagnóstico dessas doenças mais raras.

Outros testes, como a determinação de calprotectina sérica e a hepcidina, uma proteína hepática envolvida na absorção do ferro usada na avaliação da resposta imune, ainda que não disponíveis na prática atual, mas poderão ser úteis no futuro.

Considerações finais

Em conclusão e nos capítulos que se seguem, serão ampliados de maneira descritiva os detalhes da especificidade de cada um desses elementos diagnósticos, critérios classificatórios, exames laboratoriais e biomarcadores de atividade e inflamação, contudo o elemento constante e que pode se generalizar é que todas essas doenças e síndromes clínicas têm diagnóstico diferencial amplo e extenso, o que exige um raciocínio clínico perspicaz para todas as possibilidades diagnósticas, tendo em mente que o diagnóstico precoce e o tratamento oportuno são essenciais para o melhor desfecho no futuro.

Bibliografia

- Breda I, Nozzi M, De Sanctis S, Chiarelli F. Laboratory tests in the diagnosis and follow up of pediatric rheumatic diseases: an update. Semin Arthr Rheum. 2010;40:53-72.
- Foster HE, Cabral DA. Is musculoskeletal history and examination so different in paediatrics? Best Pract Res Clin Rheumatol. 2006;20:241-62.
- Foster H, Jandial S. pGALS – Paediatric Gait Arms Legs and Spine: a simple examination of the musculoskeletal system. Pediatric Rheumatology. 2013;11(1):44.
- Laxer R, Celluci T, Rozenblyum E (eds.). A resident's guide to Pediatric Rheumatology. 2. ed. The Hospital for Sick Children, Canadian Rheumatology Association; 2016.
- Pilania RK, Singh S. Rheumatology panel in pediatric practice. Indian Pediatrics. 2019;56:407-14.

CAPÍTULO
94

Artrite Idiopática Juvenil

Taciana de Albuquerque Pedrosa Fernandes

Introdução

Há evidências recentes de que o termo "artrite idiopática juvenil" (AIJ) compreenda várias formas de artrite crônica da criança e do adolescente, sem corresponder a uma doença única, já que os mecanismos etiopatogênicos e a expressão clínica são distintos. O objetivo da classificação vigente consiste em facilitar o desenvolvimento de tratamentos específicos para cada uma delas, e os seus mecanismos foram em grande parte elucidados a partir de alvos terapêuticos biológicos, embora não haja ainda completo entendimento de todo o processo biológico.

Mesmo com os avanços tecnológicos do tratamento da artrite, ainda não se atingiu plenamente a cura do desequilíbrio biológico e imunológico. O tratamento com agentes biológicos é dispendioso, exigindo uso em longo prazo para melhorar e abolir a inflamação, sem atingir a cura biológica, ainda que tenha possibilitado a remissão clínica.

Nessa nova era, o tratamento precisa ser adaptado às novas categorias diagnósticas da AIJ, com base na sua expressão gênica e nos fenômenos imunológicos mais importantes para cada uma delas.

Etiopatogenia

A sinóvia é o tecido de revestimento das articulações, composta por sinoviócitos, semelhantes aos macrófagos, e fibroblastos em estroma de tecido conjuntivo. Na AIJ, há hipertrofia e hiperplasia da membrana sinovial. Os tecidos são hiperêmicos, com infiltração densa por linfócitos T, B e NK, células plasmáticas, macrófagos e células dendríticas. As células T produzem citocinas, incluindo o fator de necrose tumoral alfa (TNF-alfa), o interferon-gama (IFN-gama), interleucinas (IL-1, IL-6, IL-8, IL-17 e IL-18) e fator de estimulação de colônias de macrófagos de granulócitos, mantendo a cronicidade do processo inflamatório. Em paralelo, os macrófagos de tecidos adjacentes produzem citocinas e quimiocinas que contribuem para a lesão óssea e cartilaginosa local, com amplificação do recrutamento inflamatório, resultando em erosão óssea e da cartilagem articular no processo de formação de *pannus*, a massa em expansão dos tecidos sinovial, vascular e inflamatório (Figura 94.1).

Diagnóstico

Para o diagnóstico da AIJ, há que se excluir as causas da artrite, como infecções, imunodeficiências, neoplasias ou doenças autoinflamatórias, e a artrite ou sinais sistêmicos persistentes após 6 semanas, com início até os 16 anos de idade. A Classificação da International League of Associations of Rheumatology (ILAR) agrupa sete categorias: 1) oligoartrite com até quatro articulações acometidas; 2) poliartrite com cinco ou mais articulações e fator reumatoide negativo; 3) poliartrite fator reumatoide positivo; 4) artrite sistêmica; 5) artrite relacionada com entesite; 6) artrite psoriásica; e 7) artrite indiferenciada, não classificada em nenhuma das categorias ou que apresenta descritores de duas ou mais categorias.

CAPÍTULO 94 • ARTRITE IDIOPÁTICA JUVENIL

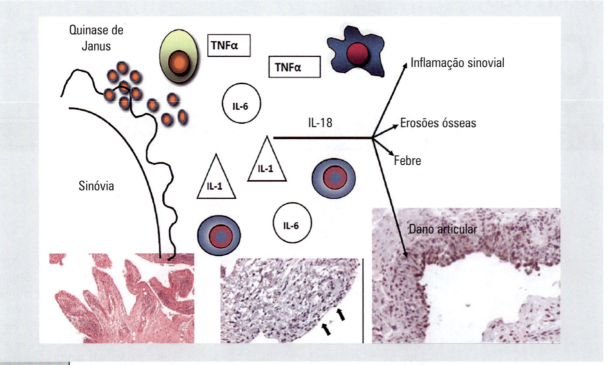

FIGURA 94.1 | Mecanismos imunológicos da sinovite crônica.
Fonte: Elaborada pela autora.

■ Artrite sistêmica

Há evidências de que a forma sistêmica seja distinta das outras categorias, não somente pelos aspectos clínicos, cursando com febre diária do tipo intermitente e picos febris muito altos, *rash*, adenomegalia, esplenomegalia, intensa reação de fase aguda, pericardite ou miocardite e podendo ter curso autolimitado ou evoluir com artrite grave e resistente ao tratamento, mas também pelas características imunológicas, o fato de não haver autoanticorpos (ANA e fator reumatoide negativos), a intensa expressão de IL-1, IL-6 e IL-18 tecidual, assim como a expressão intensa de genes relacionados com a imunidade inata em células mononucleares periféricas de maneira semelhante às doenças autoinflamatórias, além de, no curso poliarticular, observar-se expressão mais intensa da imunidade adaptativa. O curso e o prognóstico da artrite são muito variáveis, assim como a resposta ao tratamento biológico. Na forma sistêmica, há uma comorbidade importante: a síndrome de ativação macrofágica, uma condição grave de características clínicas muito semelhantes às da sepse, com hemofagocitose na medula óssea, no baço ou nos linfonodos, envolvendo polimorfismo genético de células NK. A forma sistêmica é responsiva ao bloqueio de IL-1 e IL-6 e as manifestações sistêmicas, antes somente controladas com o uso de altas doses de glicocorticoides, hoje são tratadas por meio do bloqueio de IL-1 e de IL-6.

Síndrome da ativação macrofágica

Trata-se de uma complicação grave, pois tem mortalidade de 20%, ocorrendo em cerca de 30% das crianças com AIJ sistêmica, com apresentação típica ou subclínica. Caracteriza-se por proliferação generalizada de macrófagos com hemofagocitose e manifesta-se por disfunção hepática, hematológica e neurológica, além de febre persistente e hepatoesplenomegalia. O quadro laboratorial define-se por anemia, trombocitopenia, leucopenia, aumento de transaminases e coagulopatia com elevação de ferritina sérica, hipofibrinogenemia e hipertrigliceridemia, que ocorrem de maneira intensa e dramática com exacerbação da febre; paradoxalmente à velocidade de hemossedimentação, a contagem de plaquetas não tem aumento correspondente. O exame de medula óssea ou histologia dos gânglios pode evidenciar proliferação intensa e ativação de macrófagos, com hemofagocitose. Contudo, o diagnóstico pode ser feito na ausência de hemofagocitose pelo conjunto de manifestações clínicas e laboratoriais, entre as quais a ferritina acima de 780 mcg% tem alta especificidade.

■ Artrite oligoarticular

Envolve o acometimento de até quatro articulações, com início antes dos 5 anos, podendo cursar com uveíte crônica, sobretudo pela associação com anticorpos

PARTE 3 • ESPECIALIDADES PEDIÁTRICAS

antinucleares (ANA). Dependendo do curso da artrite, pode ser classificada como oligoarticular persistente ou estendida, quando tem o curso poliarticular após 6 meses. Entre as formas classificadas como oligoarticulares, a apresentação com monoartrite isoladamente pode ter um curso crônico, com maior gravidade evoluindo com contraturas e deformidades.

A uveíte ou iridociclite é uma inflamação não granulomatosa que afeta a câmara anterior do olho. A incidência é 4 a 5 vezes maior no sexo feminino, com forma oligoarticular de início precoce e fator reumatoide negativo como fatores de risco. Essa inflamação crônica, geralmente assintomática, acomete crianças muito pequenas, quando a percepção de turvação visual é menor, podendo passar desapercebida e evoluindo com glaucoma, catarata e sinéquias ou ceratopatia em faixa. Para identificação precoce, torna-se necessário o exame oftalmológico periódico com lâmpada de fenda ou biomicroscopia. O tratamento inicial, indicado e acompanhado por oftalmologista, consiste no uso tópico de midriáticos e glicocorticoides.

■ Artrite poliarticular

Acomete grandes e pequenas articulações de forma simétrica, predominantemente em meninas; quando se associa ao fator reumatoide e ao antipeptídeo citrulinado cíclico (anti-CCP), apresenta curso crônico progressivo, associação com nódulos reumatoides, de maneira semelhante à artrite reumatoide no adulto. Observa-se também que a apresentação poliarticular com ANA positivo tem um curso mais benigno, parecido com a forma oligoarticular, também predispondo à uveíte. A expressão gênica da forma poliarticular difere da forma sistêmica. A associação do *HLA-DRB1* foi semelhante em pacientes com as formas oligoarticular e poliarticular de início mais precoce, ambas com maior frequência de ANA positivo. Estudos do genoma humano estão em progresso, identificando *loci* de suscetibilidade às diferentes categorias de AIJ, e a maior expressão de receptores de células T (TLR) associa-se a um maior número de articulações acometidas.

■ Artrite relacionada com entesite (ARE)

Acomete predominantemente meninos com mais de 6 anos de idade, com predisposição familiar e associação ao *HLA B27*, cuja principal característica é a inflamação das ênteses, ou seja, a inserção de tendões, ligamentos e fáscia junto ao periósteo, de característica muito dolorosa à palpação. Afeta mais as extremidades inferiores, incluindo artrite nos quadris, podendo evoluir com acometimento de articulações sacroilíacas mais tardiamente no adolescente ou adulto jovem. Outra manifestação de entesite, também chamada "tarsite", se dá pela inflamação difusa das articulações tarsais e dos tendões adjacentes ou a dactilite envolvendo todo o dígito ou artelhos. A uveíte anterior aguda sintomática pode ocorrer na ARE apresentando hiperemia e dor ocular, uni ou bilateral.

■ Artrite psoriásica

A artrite corre antes ou após a manifestação de psoríase. O curso da artrite é muito variável, mas tipicamente é assimétrico, envolvendo pequenas e grandes articulações, oligo ou poliarticular, cuja manifestação mais característica consiste na dactilite, causada por inflamação simultânea da sinóvia e dos tendões flexores (entesite), resultando no aspecto "dedos em salsicha".

Estratégias de manejo

O objetivo primordial do manejo da AIJ consiste em prover o tratamento com base etiopatogênica, para alcançar alvos biológicos específicos e o melhor desfecho. Nesse sentido, o tratamento da AIJ hoje segue a estratégia terapêutica do controle rápido eficiente: a estratégia *treat-to-target*, ou seja, adequar e ajustar o tratamento para alcançar a remissão clínica o mais rapidamente possível, escalando o tratamento ou alternando tratamentos com diferentes mecanismos de ação mediante atividade persistente, o que revela a necessidade de diagnóstico precoce e de tratamento oportuno.

Os objetivos principais a alcançar (alvo) seriam controlar a inflamação, atingindo o *status* de doença inativa e remissão clínica com ou sem a medicação, prevenir o dano articular, promover o crescimento e o desenvolvimento, manter as funções normais e otimizar a qualidade de vida, minimizando a toxicidade causada por medicamentos como os glicocorticoides, que controlam a inflamação à custa de dano ósseo e impacto no crescimento.

Nesse aspecto, a associação com uma equipe multidisciplinar, com fisioterapia, terapia ocupacional e comportamental, oftalmologista, nutricionista e psicólogos, propicia maior sucesso no manejo.

O tratamento farmacológico inicial com anti-inflamatórios deve começar durante os cuidados primários, entretanto, a referência apropriada para o especialista, o reumatologista pediátrico, é necessária para o uso adequado de fármacos e biológicos, que modificam ao curso da artrite antes que haja dano estrutural nas articulações.

O objetivo do tratamento consiste em promover a remissão completa, o que pode exigir escalar a hierarquia de tratamento. O monitoramento oftalmológico a cada 3 meses naqueles de maior e risco (ANA positivo) e a cada 6 meses nos de menor risco é necessá-

541

CAPÍTULO 94 • ARTRITE IDIOPÁTICA JUVENIL

rio. Acompanhamento radiológico se faz necessário, por meio de radiografias simples para avaliar sinais de dano articular.

Tratamento

Os anti-inflamatórios não esteroides (AINE) agem inibindo a ciclo-oxigenase, uma enzima que converte o ácido araquidônico em prostaglandina, bem como a geração do radical livre de oxigênio, a agregação de neutrófilos e a fosfolipase C. Os AINE não alteram a história natural da AIJ; porém, atuam no sintoma principal, pois diminuem a rigidez e a dor e aumentam a mobilidade. A eficácia e a intensidade dos efeitos colaterais de um mesmo AINE têm variação individual (Quadro 94.1).

■ Medicação antirreumática específica

O uso de metotrexato (MTX) corresponde ao tratamento principal, denominado *disease modifying anti-rheumatic drug* (DMARD), já que atua no processo inflamatório modificando o curso da artrite e prevenindo o dano ósseo. Trata-se de um análogo do ácido fólico, inibidor da di-hidrofolato redutase, interferindo na síntese do DNA, reduzindo o fornecimento de purina e pirimidina em células que se dividem rapidamente, e reduzindo a produção de citocinas pró-inflamatórias. Os efeitos terapêuticos são cumulativos e atingem o máximo dentro de 3 meses do início do tratamento. Exames laboratoriais são necessários para avaliar granulocitopoiese e função hepática, com hemograma e transaminases. A suplementação de ácido fólico ou folínico (1 mg/dia) é essencial para minimizar efeitos colaterais gastrintestinais, como aftas, náuseas e vômitos. Além do MTX, outros DMARD sintéticos são listados no Quadro 94.2.

■ Glicocorticoides

Têm uso restrito na AIJ sistêmica com comprometimento sistêmico. Administrar prednisona ou pred-

nisolona na dose de 0,2 a 1 mg/kg/dia, pela manhã, em dose única, pelo menor tempo para controlar a atividade inflamatória sistêmica ou até que o tratamento biológico seja iniciado. O pulso de metilprednisolona, 30 mg/kg/dia infundido em 2 h durante 3 dias, é necessário para o controle de sinais sistêmicos e para tratar a síndrome de ativação macrofágica em associação à ciclosporina.

A infiltração articular com glicocorticoides pouco solúveis, como o hexacetonida e acetonida de triancinolona, que têm ação prolongada na membrana sinovial, representa um procedimento indicado pelo reumatologista e realizado com técnica de punção e sedação apropriada, principalmente nos joelhos e nos tornozelos. Articulações pouco acessíveis, como quadris, punhos e articulação temporomandibular, requerem infiltração guiada por métodos de imagem, como ultrassonografia. O efeito do hexacetonida de triancinolona é prolongado, de 6 a 12 meses, traz grande alívio ao paciente, mas não modifica o curso da artrite. O principal evento adverso da infiltração consiste em atrofia cutânea e subcutânea no local de injeção e retração de tendões, com deformidades, não sendo recomendadas as infiltrações repetidas na mesma articulação, pelo risco de dano à cartilagem articular.

■ Tratamento com agentes biológicos

Vem tendo progresso acelerado, o que mudou radicalmente o tratamento da AIJ, mas com manejo do especialista e de acordo com a disponibilidade e a regulação farmacêutica no país. Alguns agentes biológicos ainda se encontram em ensaios clínicos com desenvolvimento de preparações pediátricas.

Nos Quadros 94.3 a 94.5, estão listados os principais agentes biológicos e seus mecanismos de ação, embora ainda haja necessidade de manejo e farmacovigilância, pois seus eventos adversos em longo prazo são desconhecidos.

QUADRO 94.1	Anti-inflamatórios não esteroides utilizados no tratamento sintomático da artrite idiopática juvenil	
Nome genérico	Dose e regime	Comentários/efeitos colaterais
Ácido acetilsalicílico	50 a 80 mg/kg/dia (2 a 4 vezes)	Gastrite, zumbidos, salicismo, aumento de transaminases hepáticas
Indometacina	1,5 a 3 mg/kg/dia (2 vezes)	Cefaleia, náuseas, vômitos
Ibuprofeno	30 a 40 mg/kg/dia (3 a 4 vezes)	Náuseas, irritação gástrica, equimoses
Naproxeno	10 a 20 mg/kg/dia (2 vezes)	Fotossensibilidade do tipo pseudoporfiria em crianças de pele clara
Diclofenaco	2 a 3 mg/kg/dia (3 vezes)	Aumento de transaminases, erupções cutâneas
Piroxicam	0,2 a 0,3 mg/kg/dia (1 vez)	Gastrite, hematúria, leucocitúria
Meloxicam	0,25 mg/kg/dia (1 vez)	

Fonte: Elaborado pela autora.

PARTE 3 • ESPECIALIDADES PEDIÁTRICAS

QUADRO 94.2 — DMARD sintéticos – modificadores de atividade da artrite

Agente	Dose	Contraindicação	Eventos adversos
Metotrexato	10-15 mg/m²/semana, via oral e subcutâneo (máx. de 25 mg/m² de superfície corporal)	Disfunção hepática, renal, hematopoiética, infecção ativa, gravidez e lactação	Náusea, vômitos, anorexia, elevação de transaminases, mielodisplasia, teratogênese
Sulfassalazina	50 mg/kg/dia 2 a 3 doses diárias (máx. de 2 g/dia)	Hipersensibilidade aos salicilatos e artrite sistêmica	Reações alérgicas, intolerância gastrintestinal, mielossupressão
Leflunomida	< 20 kg: – dose de ataque 100 mg por 1 dia – manutenção: 10 mg em dias alternados 20 a 40 kg: – dose de ataque: 200 mg por 2 dias – manutenção: 10 mg/dia > 40 kg: – dose de ataque: 100 mg por 3 dias – manutenção: 20 mg/dia	Imunodeficiência, disfunção de eritropoiese, infecções, insuficiência hepática, hipoproteinemia, gravidez e lactação	Sintomas gastrintestinais, reações alérgicas, elevação de transaminases, alterações hematológicas, teratogênese
Ciclosporina	3 a 5 mg/kg/dia Níveis séricos < 125 a 175 mcg/mL	Insuficiência renal, hipertensão, infecções	Hipertensão arterial, nefrotoxicidade, depleção de cálcio e magnésio, câimbras musculares, hirsutismo, hiperplasia das gengivas

Fonte: Elaborado pela autora.

QUADRO 94.3 — Bloqueio de anti-TNF-alfa

Agente	Ação	Dose	Indicação
Etanercepte	Proteína de fusão do receptor de TNF-alfa	0,8 mg/kg, 1 vez/semana máx. de 50 mg/dose via subcutânea	• AIJ de curso poli ou oligoarticular • Psoríase em placa
Adalimumabe	Anticorpo monoclonal anti-TNF alfa humano	< 30 kg: 20 mg a cada 2 semanas > 30 kg: 40 mg a cada 2 semanas via subcutânea	• AIJ de curso poliarticular • Doença de Crohn • Colite ulcerativa • Uveíte
Infliximabe	Anticorpo monoclonal anti-TNF alfa Quimérico (murino/humano)	6 mg/kg/dose, via intravenosa 0, 2 e a cada 6 semanas, Uveíte: doses de até 20 mg/kg/dose	• Artrite reumatoide • Doença de Crohn • Colite ulcerativa • Psoríase em placas • Uveíte
Golimumabe	Anticorpo monoclonal anti-TNF alfa humano	NCT 01230827 (50 mg a cada 4 semanas) via subcutânea (50 mg a cada 8 semanas) via intravenosa	• Artrite reumatoide • Artrite psoriásica • Espondilite anquilosante • AIJ poliarticular
Certolizumabe-certolizumabe pegol	Anticorpo monoclonal anti-TNF alfa humano Fab – PEG	NCT 01550003 AR: 400 mg, 0 ,2 e a cada 4 semanas AIJ: 200 mg/semana ou 200/400 mg, 0, 2 e a cada 4 semanas via subcutânea	• Artrite reumatoide • AIJ poliarticular

AR: artrite reumatoide; Fab – PEG: fragmento anti-TNF-alfa; NCT: National Clinical Trial Number.
Fonte: Elaborado pela autora.

QUADRO 94.4 — Bloqueio de células T

Agente	Ação	Dose	Indicação
Abatacepte	Bloqueio de coestimulação moduladora CD 80/86 (CTLA4 Ag)	10 mg/kg/dose via intravenosa 0, 2, 4 e a cada 4 semanas (máx. de 1.000 mg)	AIJ de curso poliarticular

Fonte: Elaborado pela autora.

543

CAPÍTULO 94 • ARTRITE IDIOPÁTICA JUVENIL

QUADRO 94.5	Bloqueio de IL-1 e IL-6, inibidores da quinase de Janus (JAK)			
Agente	Ação	Dose		Indicação
Canaquimumabe	Anticorpo monoclonal humanizado anti-IL-1 beta	4 mg/kg/dose Máx. de 300 mg a cada 4 semanas, via subcutânea		• Síndromes periódicas associadas à criopirina • AIJ sistêmica
Tocilizumabe	Anticorpo monoclonal humanizado anti-IL-6	NCT 02165345 < 30 kg: 12 mg/kg a cada 2 semanas > 30 kg: 8 mg/kg a cada 4 semanas Máx. de 300 mg Vias intravenosa e subcutânea		• AIJ sistêmica • Ensaio clínico • Síndrome de ativação macrofágica • NCT 02007239
Tofacitinibe	Inibidor da quinase de Janus (JAK)	NCT 0259434 Dose pediátrica em estudo		• AIJ poliarticular • Ensaio clínico • Artrite relacionada à entesite • Artrite psoriásica

NCT: National Clinical Trial Number.
Fonte: Elaborado pela autora.

Bibliografia

■ Eisenstein EM, Berkun Y. Diagnosis and classification of juvenile idiopathic arthritis. J Autoimmunity. 2014;48-49:31-33.

■ Kan JH. Juvenile idiopathic arthritis and enthesitis related arthritis. Pediatr Radiol. 2013;43(Suppl. 1):S172e80.

■ Petty RE, Laxer M, Wedderburn R. Juvenile idiopathic arthritis. In: Petty RE, Laxer M, Lindsley CB, Wedderburn R. Textbook of Pediatric Rheumatology. 7. ed. Philadelphia: Elsevier; 2016.

CAPÍTULO 95

Lúpus Eritematoso Sistêmico

Juliana de Oliveira Sato

Introdução

Em revisão taxonômica, o lúpus eritematoso sistêmico (LES) na faixa etária pediátrica foi denominado lúpus eritematoso sistêmico pediátrico (*childhood onset systemic lupus erythematosus* – c-SLE), também citado como juvenil; comparado com adultos, os pacientes pediátricos com LES apresentam maior gravidade e maior dano cumulativo em órgãos e sistemas. Predomina na idade dos 12 aos 16 anos, com sexo feminino, na proporção de 5:1. A incidência varia de 0,36 a 0,9 e a prevalência de 3,3 a 24 por 100 mil crianças, sendo maior em asiáticos, africanos e latinos.

Etiopatogenia

Há suscetibilidade genética, fatores hormonais e ambientais envolvidos, entre os quais a exposição à luz ultravioleta, as infecções (particularmente as do vírus da família herpes), as alterações na função de células B, a perda da autotolerância, a formação de imunocomplexos e a ativação do sistema complemento culminam na liberação de citocinas pró-inflamatórias e na inflamação tecidual com dano tecidual em diversos sistemas e aparelhos. Trata-se da doença autoimune com associação de características de autoanticorpos, aspecto essencial para o diagnóstico.

O lúpus familial, genético ou associado a imunodeficiências vem sendo descrito em famílias afetadas por lúpus, com identificação de padrão de herança autossômica dominante e padrão de herança recessiva. Nesses casos, inicia mais precocemente, antes dos 5 anos, indicando a possibilidade de deficiência de complemento (C1q, C1r/s, C2 e C4). Há associação com imunodeficiências primárias, deficiência de IgA, doença granulomatosa crônica e imunodeficiência comum variável, além de outras doenças monogênicas autoinflamatórias.

Quadro clínico

O lúpus é prontamente reconhecido quando o paciente apresenta alterações mucocutâneas e típicas, como eritema malar em asa de borboleta, fotossensibilidade, alopecia, aftas orais e do palato, ou, ainda, manifestações musculoesqueléticas, como artralgias e artrite, pleurite e pericardite. Porém, o diagnóstico é tardio quando de manifestações apresentadas inespecíficas, como febre, fadiga, anorexia, perda ponderal, linfadenopatia, hepato e/ou esplenomegalia. Dessa maneira, a suspeita clínica torna-se necessária.

O acometimento hematológico apresenta-se com anemia hemolítica autoimune e/ou púrpura trombocitopênica imune (PTI) na presença de anemia por ferrodeficiência, características da inflamação crônica. O acometimento renal pode ser assintomático, exigindo-se medidas regulares de pressão arterial e o exame de urina de rotina. A glo-

CAPÍTULO 95 • LÚPUS ERITEMATOSO SISTÊMICO

merulonefrite ocorre de 50 a 75% dos casos, manifestando-se proteinúria, hematúria, leucocitúria e cilindrúria. Mediante a glomerulonefrite com proteinúria e comprometimento de função renal, a biópsia pode ser necessária para definir estratégias terapêuticas.

Entre as manifestações neuropsiquiátricas, estão cefaleia, convulsões, alucinações, coreia, disfunção cognitiva e alterações do humor ou acometimento de nervos periféricos com neuropatia ou miopatia. Manifestações oculares, como uveíte e retinopatia, também requerem exame de rotina, pois raramente causam sintomas, e a perda da visão pode caracterizar dano irreversível.

Há outras formas de apresentação mais raras, como endocardite de Libman-Sacks, miocardite, pneumonite, hemorragia pulmonar, hipertensão pulmonar, acometimento abdominal com vasculites mesentéricas, pancreatite, enteropatia e hepatite autoimune. Vasculite sistêmica e cutânea, fenômeno de Raynaud, úlceras digitais e a associação de anemia hemolítica e leucopenia com trombocitopenia caracterizando a síndrome de Evans também foram bem definidas. Fenômenos trombóticos venosos ou arteriais associados a anticorpos antifosfolípides (anticorpos anticardiolipina, anti-beta-2 glicoproteína e/ou anticoagulante lúpico) caracterizam a síndrome antifosfolípide (SAF), que se manifesta secundariamente por livedo reticular, plaquetopenia, coreia e alterações das valvas cardíacas. O atraso de desenvolvimento pubertário e a insuficiência ovariana precoce ocorrem nos casos mais graves.

Exames laboratoriais

A pesquisa de autoanticorpos é necessária para confirmar o diagnóstico. Outros exames complementares ajudam na investigação, como hemograma e alterações na função renal ou no sedimento urinário. As provas de fase aguda – velocidade de hemossedimentação e proteína C-reativa – geralmente estão elevadas, e os componentes dos complementos C3 e C4 podem estar diminuídos. Os anticorpos antinúcleo (ANA) apresentam títulos elevados > 1:640, com padrão de imunofluorescência homogênea e pontilhado fino ou grosso. O anticorpo anti-DNA de dupla hélice (anti-dsDNA) é o mais específico, correlacionando-se também com a atividade da glomerulonefrite; contudo, títulos elevados de anti-Sm, anti-RNP, anti-Ro, anti-La, anti-P ribossomal, antifosfolípides e o teste de Coombs direto ocorrem de maneira variável.

Diagnóstico

É clínico, com base na combinação de sinais e sintomas e de autoanticorpos específicos, conforme a classificação do *Systemic Lupus International Collaborating*

Clinics/American College of Rheumatology Damage Index (SLICC) de 2012. A descrição das manifestações específicas é apresentada no Quadro 95.1.

QUADRO 95.1	Critérios para classificação do lúpus eritematoso sistêmico pelo SLICC (2012)

1. Lúpus cutâneo agudo: eritema malar, lúpus bolhoso, variante necrólise epidérmica tóxica, eritema maculopapular, eritema fotossensível na ausência de dermatomiosite ou lúpus cutâneo subagudo

2. Lúpus cutâneo crônico: eritema discoide clássico, lúpus hipertrófico, paniculite lúpica, lúpus de mucosa, lúpus eritematoso *tumidus*, *chilblain lupus*, sobreposição de lúpus discoide e líquen plano

3. Úlceras (aftas) orais ou nasais

4. Alopecia não cicatricial, rarefação difusa ou fragilidade capilar com cabelos quebradiços

5. Sinovite envolvendo duas ou mais articulações, caracterizada por edema ou dor articular em duas ou mais articulações e rigidez matinal de pelo menos 30 min

6. Serosite: pleurisia típica por mais de 1 dia, ou derrame pleural ou atrito pleural; dor pericárdica típica por mais de 1 dia ou derrame pericárdico ou atrito pericárdico ou pericardite pelo eletrocardiograma

7. Renal: proteinúria de 24 h, representando 0,5 g/24 h ou cilindros hemáticos

8. Neurológico: convulsão, psicose, mononeurite *multiplex*, mielite, neuropatia craniana ou periférica, estado confusional agudo

9. Anemia hemolítica

10. Leucopenia < 4.000/mm^3 ou linfopenia < 1.000/mm^3

11. Trombocitopenia < 100.000/mm^3

12. Imunológicos

13. Anticorpo antinúcleo (ANA)

14. Anti-dsDNA

15. Anti-Sm

16. Anticorpo antifosfolípide positivo: anticoagulante lúpico, resultado falso-positivo para reagina plasmática rápida, anticardiolipina em níveis médios ou altos, IgA, IgM ou IgG, teste positivo para anti-beta-2 glicoproteína I, IgA, IgM ou IgG

17. Complemento baixo: C3, C4 ou CH50

18. Teste de Coombs direto positivo, na ausência de anemia hemolítica

Fonte: Adaptado de Petri et al., 2012.

Tratamento

O manejo do lúpus exige o conhecimento dos critérios de classificação válidos, a avaliação da qualidade de vida, dos biomarcadores da glomerulonefrite e comorbidades decorrentes da doença em si e do tratamento, como o controle de infecções, infecções oportunistas, vacinação, riscos de infertilidade, gravi-

PARTE 3 • ESPECIALIDADES PEDIÁTRICAS

dez, contracepção, dislipidemia, saúde óssea e risco de câncer. O fornecimento adequado de tratamento farmacológico e a vigilância constante de hábitos de vida saudável, desempenho escolar e acadêmico, assim como uma transição harmônica e orientada para a clínica de adultos, quando oportuno, são os quesitos essenciais no manejo com qualidade pelo especialista.

O tratamento farmacológico deve ser individualizado, de acordo com a gravidade das manifestações clínicas, por meio de glicocorticoides imunossupressores e imunomoduladores. A dose e a duração do tratamento dependem da gravidade. De modo geral, os imunossupressores, como a azatioprina, a ciclofosfamida e o micofenolato, são usados principalmente para o tratamento do acometimento renal e neurológico ou no tratamento de manifestações resistentes ao uso de glicocorticoides. O uso de antimaláricos é recomendado para a maioria dos pacientes, contudo o monitoramento de toxicidade retiniana após 5 anos ou de doses cumulativas elevadas precisa ser considerado.

Medidas de fotoproteção, controle de pressão arterial e tratamento com anti-hipertensivos, com inibidores da secreção gástrica e suplementação de cálcio e vitamina D são indicados. A hospitalização deve ser evitada mediante um risco maior de infecções oportunistas, como as infecções fúngicas invasivas, responsáveis por elevada mortalidade.

As imunizações são necessárias, particularmente a antipneumocócica, a antimeningocócica, a anti-influenza sazonal, a anti-hepatite A e a anti-papilomavírus humano (HPV). As vacinas com agentes vivos atenuados são contraindicadas mediante dose > 20 mg/dia de glicocorticoides.

Nas últimas décadas, houve aumento na sobrevida, contudo resultou também no aumento das taxas de dano cumulativo em diferentes órgãos ou sistemas, resultante da atividade ou do tratamento da doença e de comorbidades associadas ao uso de glicocorticoides e imunossupressores.

Lúpus neonatal

Trata-se de uma síndrome causada pela passagem transplacentária de anticorpos anti-Ro/SSA e anti-La/SSB com repercussões nos sistemas de condução fetal. Gestantes portadoras desses anticorpos apresentam maior risco de manifestações cardíacas, dermatológicas, hematológicas e hepáticas no neonato, além do bloqueio cardíaco congênito (BAVT) total ou parcial, que pode ocorrer como primeira manifestação nessa condição. Esses anticorpos são mais frequentes na síndrome de Sjögren e no lúpus, podendo ocorrer também em portadoras assintomáticas, causando miocardiopatia autoimune no feto.

As manifestações cutâneas são mais raras, mas muito típicas, com lesões discoides faciais de características anulares, acometendo a região periorbitária como uma máscara característica (*racoon face*). As lesões anulares se aglomeram no couro cabeludo e podem ser precipitadas pela exposição à luz ultravioleta, tendo resolução espontânea, embora exijam acompanhamento do lactente e monitoramento por meio do eletrocardiograma, em razão de eventuais bloqueios incompletos. Há risco de recorrência de bloqueio em futuras gestações, devendo ser acompanhado durante o pré-natal.

Bibliografia

- Levy DM, Kamphuis S. Systemic lupus erythematosus in children and adolescents. Pediatr Clin North Am. 2012;59:345-64.
- Petri M, Orbai AM, Alarcòn GS, Gordon C, Merrill JT, Fortin PR, et al. Derivation and validation of the Systemic Lupus International Collaborating Clinics classification criteria for systemic lupus erythematosus. Arthritis Rheum. 2012; 64(8):2677-86.
- Woo P, Laxer RM, Sherry DD. Lupus erythematosus systemic. In: Woo P, Laxer RM, Sherry DD. Pediatric rheumatology in clinical practice. London: Springer; 2007. p. 47-65.

CAPÍTULO

96

Vasculites Sistêmicas

Luciana Gomes Portasio

Vasculites são doenças inflamatórias multissistêmicas caracterizadas por inflamação e necrose dos vasos sanguíneos, podendo resultar em oclusão do vaso e necrose tecidual. A vasculite sistêmica (Quadro 96.1) deve ser suspeitada mediante a presença de sintomas constitucionais, como febre, fadiga e perda de peso sem explicação e por tempo prolongado, bem como sinais e sintomas neurológicos, oculares, vasculares, pulmonares, renais, gastrintestinais ou cutâneas. De modo geral, apresentam reação de fase aguda intensa, com leucocitose, trombocitose, anemia, velocidade de hemossedimentação (VHS) e proteína C-reativa aumentadas. Os autoanticorpos mais frequentemente associados são os anticorpos anticitoplasma de neutrófilos (ANCA). As vasculites têm frequência e distribuição etária, e algumas se manifestam exclusivamente no lactente, como a doença de Kawasaki, ou predominantemente, como a púrpura de Henoch-Schönlein (descritas separadamente em outro capítulo). Já outras, como a arterite de células gigantes, são exclusivas do adulto e do idoso.

QUADRO 96.1	Classificação das vasculites sistêmicas com base no tamanho do vaso sanguíneo acometido
Grandes vasos	• Arterite de Takayasu • Arterite de células gigantes (idosos)
Médios vasos	• Doença de Kawasaki • Poliarterite nodosa • Poliarterite nodosa cutânea
Pequenos vasos	• Vasculites associadas ao ANCA • Poliangeíte microscópica • Granulomatose com poliangeíte (Wegener) • Granulomatose eosinofílica com poliangeíte (Churg-Strauss) • Vasculites por imunocomplexos • Vasculite por IgA (púrpura de Henoch-Schönlein) • Crioglobulinemia • Vasculite hipocomplementêmica urticariforme
Vasos com tamanho variado	• Doença de Behçet • Síndrome de Cogan
Outras vasculites	• Vasculite do sistema nervoso central, cutâneas, associadas com infecções (hepatite B, parvovírus) ou neoplasias • Vasculites monogênicas

Fonte: Elaborado pela autora.

Arterite de Takayasu

Envolve a aorta, as artérias pulmonares e seus ramos. Caracteriza-se inicialmente por sintomas inespecíficos, como febre, inapetência, emagrecimento, mialgia, artralgia, cefaleia e suores noturnos, tornando-se comum a apresentação com hipertensão arterial por comprometimento dos vasos renais (Quadro 96.2). Pode haver sintomas

PARTE 3 • ESPECIALIDADES PEDIÁTRICAS

neurológicos e oftalmológicos decorrentes de aporte sanguíneo inadequado para os tecidos. Tem curso crônico e recorrente, manifestando-se tardiamente com sinais de insuficiência vascular – assimetria de pulsos periféricos, claudicação, discrepância entre a medida de pressão arterial dos membros e sopros cardíacos ou vasculares. O ecocardiograma com Doppler é útil como método de triagem ou de acompanhamento para detectar envolvimento dos troncos arteriais próximos ao coração, mas é limitado para detectar alterações de artérias periféricas. A angiorressonância magnética mostra a extensão da inflamação da parede dos vasos, evidenciando a aorta e seus ramos principais, sendo útil para acompanhamento por ser menos invasiva que a angiografia convencional.

QUADRO 96.2	Sinais e sintomas principais e critérios de classificação da arterite de Takayasu

Presença de anormalidades angiográficas da aorta ou dos seus ramos principais e das artérias pulmonares, mostrando aneurismas ou dilatação, estreitamento ou espessamento da parede arterial

Associada a um ou mais dos seguintes parâmetros:
- Diferença entre pulsos periféricos ou claudicação (dor muscular focal induzida por atividade física)
- Diferença na aferição da pressão arterial sistólica > 10 mmHg entre os membros
- Sopros cardíacos ou vasculares
- Hipertensão arterial
- Reação de fase aguda (velocidade de hemossedimentação, proteína C-reativa)

Fonte: Elaborado pela autora.

O tratamento depende do *status* de atividade da doença. É muito importante fazer o rastreamento de tuberculose [*purified protein derivative* (PPD), radiografia de tórax]. Quando há sinais de atividade, como aumento das provas de fase aguda com ou sem alterações da parede vascular ou do fluxo sanguíneo nos exames de imagem, indicam-se os glicocorticoides em dose alta associados a metotrexato, ciclofosfamida ou azatioprina. Os agentes biológicos bloqueadores de TNF-alfa (infliximabe) e IL-1 e IL-6 têm uso empírico ou compassionado. Quando não há evidência de doença ativa, o manejo baseia-se nas lesões de órgão-alvo: vasodilatadores, anti-hipertensivos, anti-coagulante, analgésicos e cirurgia vascular.

Poliarterite nodosa

Caracteriza-se por arterite necrosante com formação de aneurismas de artérias musculares de médio calibre. Sua apresentação varia de uma forma relativamente benigna, restrita à pele, até uma forma sistêmica grave, com morbidade e mortalidade elevadas (Quadro 96.3).

QUADRO 96.3	Sinais e sintomas principais e critérios de classificação da poliarterite nodosa

Evidência histológica de vasculite necrosante em artérias de médio e pequeno calibre ou anormalidades angiográficas mostrando aneurismas, estenoses ou oclusão

Associada a um ou mais dos seguintes parâmetros:
- Envolvimento cutâneo (livedo reticular, nódulos subcutâneos dolorosos, infartos cutâneos)
- Mialgia ou sensibilidade muscular
- Hipertensão arterial (pressão arterial acima do percentil 95)
- Neuropatia periférica (neuropatia periférica sensorial ou mononeurite múltipla motora)
- Envolvimento renal (proteinúria > 0,3 g/24 h, hematúria, cilindros hemáticos, queda da função renal)

Fonte: Elaborado pela autora.

Apresenta-se com sintomas constitucionais intensos com febre de padrão inespecífico, mal-estar, perda de peso, mialgia, dor abdominal e artrite. Pode haver dor torácica e dor testicular do tipo isquêmica. O envolvimento renal define-se por proteinúria, hipertensão e hematúria. Podem ocorrer sintomas neurológicos, como déficit focal, hemiplegia, perda visual, mononeurite múltipla e psicose orgânica. As lesões de pele mais características são nódulos subcutâneos fixos e dolorosos sobre as artérias acometidas, livedo reticular e lesões necróticas associadas a gangrena de extremidades. Afeta igualmente ambos os sexos, mais frequentemente entre 9 e 11 anos, podendo ser precedida por infeção estreptocócica ou vírus das hepatites B ou C. Nas áreas em que há maior prevalência da febre familial do Mediterrâneo, a associação desta com a poliarterite nodosa também é frequente. Uma complicação tardia consiste em infarto nas vísceras afetadas e ruptura de aneurismas arteriais, podendo causar sangramento peritoneal e formação de hematoma perirrenal. Os exames laboratoriais incluem aumento da VHS e proteína C-reativa, leucocitose e trombocitose associados a anemia. O ANA e o ANCA são tipicamente negativos. A urina I pode revelar acometimento renal com hematúria e proteinúria. A angiografia convencional representa o exame-padrão, eventualmente revelando aneurismas em diversas localizações, assim como defeitos de perfusão, presença de circulação colateral e atraso no esvaziamento das arteríolas renais. A ressonância magnética e a angiotomografia têm emergido como métodos não invasivos, mas falham em detectar aneurismas pequenos e microaneurismas. As características histopatológicas são a necrose fibrinoide das paredes das artérias de pequeno e médio calibre associada a reação inflamatória importante ao redor do vaso. O acometimento tende a ser focal e segmentar, o que contribui para a formação de aneurismas. O tratamento se dá com prednisona associada à ciclofosfamida ou à azatioprina.

549

Poliarterite nodosa cutânea

Afeta vasos de pequeno e médio calibre restritos à pele e aos tecidos subcutâneos. Apresenta-se com febre, lesões purpúricas, nódulos dolorosos e livedo reticular. Ocorre predominantemente em membros inferiores, geralmente associada a mialgia, artralgia e artrite. A biópsia de pele e tecido subcutâneo mostra vasculite necrosante não granulomatosa de pequenos e médios vasos restritos à pele. O ANCA é negativo, podendo haver evidência microbiológica ou sorológica de infecção estreptocócica. Deve-se manter vigilância para o aparecimento de sinais sistêmicos, como dor isquêmica em uma criança com reação de de fase aguda positiva, caso em que se deve indicar a angiografia. O tratamento é feito com anti-inflamatórios não hormonais e ciclos curtos de glicocorticoides orais. Quando há evidência de infecção estreptocócica precedente, deve-se indicar a penicilina benzatina em regime de profilaxia a cada 21 dias por pelo menos 5 anos após a manifestação inicial.

Granulomatose com poliangeíte (GPA ou granulomatose de Wegener)

Trata-se de uma doença de etiologia multifatorial, que acomete artérias de pequeno e médio calibre (Quadro 96.4), com idade média de diagnóstico de 15 anos. Inicialmente, apresenta-se com sintomas constitucionais inespecíficos, como fadiga, perda de peso e febre, seguidos por sintomas pulmonares, renais e de vias aéreas superiores. Pode se manifestar também como forma isolada, acometendo somente as vias aéreas.

QUADRO 96.4	Sinais e sintomas principais e critérios de classificação da granulomatose com poliangeíte

Pelo menos três dos seis critérios a seguir:
1. Biópsia mostrando inflamação granulomatosa das paredes vasculares ou perivasculares ou extravasculares de artérias e arteríolas
2. Envolvimento de vias aéreas superiores (secreção nasal purulenta ou sanguinolenta, epistaxes recorrentes, perfuração de septo nasal, nariz em sela, sinusite crônica)
3. Envolvimento laringotraqueal (estenose subglótica, traqueal ou brônquica)
4. Envolvimento pulmonar (nódulos, cavidades, infiltrados pulmonares fixos)
5. ANCA positivo por imunofluorescência ou ELISA
6. Envolvimento renal (proteinúria > 0,3 g/24 h, hematúria, cilindros hemáticos, função renal prejudicada)

Fonte: Elaborado pela autora.

O diagnóstico baseia-se na combinação das manifestações clínicas, biomarcadores sorológicos (ANCA proteinase 3 ou cANCA) positivos e pelos achados histopatológicos clássicos, como inflamação granulomatosa pauci-imune da parede de artérias de pequeno calibre, arteríolas e vênulas ou glomerulonefrite pauci-imune, ou seja, não há deposição de imunocomplexos. Para o manejo, é necessário analisar minuciosamente história de envolvimento de vias aéreas superiores e considerar avaliação otorrinolaringológica. Podem ocorrer perfuração de septo nasal, nariz em sela, estenose subglótica, dacriocistite e proptose associada a pseudotumor orbitário por inflamação granulomatosa retro-orbitária. O acometimento pulmonar pode ser precoce, com tosse crônica, dispneia e hemorragia pulmonar, devendo ser pesquisado por meio de radiografia de tórax e provas de função pulmonar. O acometimento glomerular renal pode ser assintomático com níveis séricos elevados de ureia e creatinina. A biópsia renal evidencia a glomerulonefrite pauci-imune que, em conjunto com os autoanticorpos, confere especificidade ao diagnóstico. O teste do látex (fator reumatoide), ANA, o pANCA ou cANCA podem estar presentes, mas cANCA (proteinase PR3) é mais sensível e específico para GPA associada à glomerulonefrite. Há granulomas necrosantes de trato respiratório superior ou inferior associados a vasculite necrosante ou granulomatosa, acometendo arteríolas e vênulas e glomerulonefrite segmentar e focal. Na radiografia de tórax, podem ser observados nódulos, infiltrados pulmonares fixos, cavitações, derrame pleural e pneumotórax. A tomografia computadorizada (TC) de tórax é mais acurada para detectar nódulos menores e pequenos focos de hemorragia pulmonar. A radiografia e a TC de seios nasais evidenciam o espessamento mucoso e ósseo de seios nasais, o velamento de seios frontal e maxilar e a destruição tecidual. A ressonância magnética é superior para detecção de inflamação nas vias aéreas superiores, nas órbitas e no mastoide.

O tratamento imunossupressor é feito pela combinação de glicocorticoides com a ciclofosfamida para indução e a manutenção com azatioprina ou metotrexato. Agentes biológicos são usados de forma empírica ou compassionada para aqueles refratários ao tratamento.

Poliangeíte microscópica

Trata-se de uma vasculite de pequenos vasos caracterizada por vasculite necrosante, com pouca ou nenhuma deposição de imunocomplexos. Não há a formação de granulomas e está associada ao pANCA (mieloperoxidase). Apresenta-se com sintomas constitucionais inespecíficos, como febre, perda de peso, mialgia e artralgia. O envolvimento renal é clássico e manifesta-se com glomerulonefrite necrosante e hipertensão arterial, hematúria, proteinúria e até mesmo insuficiência renal. Os sintomas pulmonares variam

PARTE 3 • ESPECIALIDADES PEDIÁTRICAS

desde tosse, hemoptise, pleurisia até hemorragia pulmonar com dispneia intensa. A principal manifestação cutânea consiste em púrpura, mas petéquias, livedo, úlceras e urticária podem ocorrer. Outros sintomas menos frequentes são neurológicos (p. ex., convulsões e cefaleia), gastrintestinais (p. ex., dor abdominal e sangramentos) e oculares (p. ex., conjuntivite e episclerite). O principal diagnóstico diferencial se dá com a síndrome de Goodpasture, uma glomerulopatia com formação de anticorpos antimembrana basal glomerular e imunofluorescência linear, causando também uma síndrome pulmonar e renal. O diagnóstico diferencial principal se faz por meio da biópsia renal. É tratada com glicocorticoides associados à ciclofosfamida. A manutenção é feita com azatioprina.

Granulomatose eosinofílica com poliangeíte

Também chamada de síndrome de Churg-Strauss ou granulomatose alérgica, compreende uma vasculite necrosante de pequenos vasos com granulomas extravasculares e infiltração eosinofílica. Cursa com asma grave ou rinite alérgica, acometendo também o sistema cardiovascular, os rins, o sistema nervoso central e o trato gastrintestinal. Associa-se também a cANCA. Há suspeita de fatores desencadeantes ambientais, como alérgenos inalatórios, agentes infecciosos, macrolídeos, carbamazepina e quinidinas. A apresentação clínica geralmente tem uma fase prodrômica prolongada, em que os pacientes apresentam asma e outros sintomas alérgicos, como rinite e pólipos nasais. Posteriormente, há uma fase eosinofílica representada por eosinofilia periférica, infiltrados pulmonares não fixos na radiografia de tórax; na fase mais tardia, a vasculite propriamente dita se manifesta. As manifestações cutâneas são comuns às das vasculites de pequenos vasos: púrpura palpável, podendo haver necrose cutânea, isquemia de extremidades, nódulos subcutâneos, *rash* urticariforme e livedo reticular. As manifestações renais são raramente progressivas, mas a cardiomiopatia representa causa importante de mortalidade. A mononeurite múltipla ou polineurite dos membros inferiores são importante causa de morbidade. Sintomas gastrintestinais, como dor abdominal, náuseas, vômitos, diarreia e sangramento intestinal, são secundários à vasculite de pequenos vasos mesentéricos. O achado histopatológico mais característico é a inflamação granulomatosa, podendo associar-se com granulomas necróticos e infiltração eosinofílica intensa. ANCA positivo ocorre em menos de 50% dos pacientes. O diagnóstico é confirmado pela biópsia, e o tratamento se dá com prednisona em altas doses em associação a imunossupressores, ciclofosfamida ou azatioprina.

Doença de Behçet

Vasculite com mecanismo autoinflamatório que acomete artérias e veias de tamanho variado, manifestando-se por aftas orais e genitais recorrentes, uveíte e tromboflebite superficial, associada a antígenos HLA B51. Sua prevalência é alta em países do Oriente em direção à Ásia, na rota da seda da Bacia do Mediterrâneo, mas há ocorrência esporádica global. As aftas ou úlceras orais recorrentes são muito dolorosas, ocorrendo em lábios, língua, palato e trato gastrintestinal, podendo manifestar-se por dor abdominal e diarreia crônica. As aftas e úlceras orais ocorrem de forma periódica, em crises que duram de 3 a 10 dias, desaparecendo sem deixar cicatriz. As úlceras genitais surgem após o aparecimento das úlceras orais e deixam cicatrizes; acometem glande, prepúcio, escroto e região perianal em homens e vulva e vagina em mulheres. Outras manifestações cutâneas frequentes são eritema nodoso, púrpura, vesículas acneiformes, úlceras cutâneas superficiais e foliculite. O fenômeno chamado de patergia consiste na reação cutânea vesicopustular, que ocorre 24 a 48 h após a punctura de agulhas ou escarificação provocada. É muito caraterística, mas não patognomônica da doença de Behçet. O acometimento ocular típico consiste em uveíte anterior e posterior bilateral recorrente, manifestando-se com olhos vermelhos e dolorosos e hipópio, ou seja, a deposição purulenta na câmara anterior do olho. A uveíte é grave, podendo evoluir com glaucoma e catarata. As complicações neurológicas podem ser parenquimatosas ou vasculares. As complicações parenquimatosas são encefalomielite, piramidal, extrapiramidal e cerebelar, manifestando-se por convulsões ou meningite asséptica. A complicação vascular mais comum é a hipertensão intracraniana benigna com papiledema secundária à trombose de seio dural. A artrite é, em geral oligoarticular, não erosiva, acometendo tornozelos, joelhos, punhos e ombros. A miosite localizada ou generalizada é rara. A vasculite propriamente dita manifesta-se com aneurismas, tromboses venosas e arteriais ou oclusão arterial. A doença gastrintestinal manifesta-se com sintomas como dor abdominal e ulcerações, sendo a doença inflamatória intestinal o diagnóstico diferencial mais importante. Entre as manifestações renais, estão a amiloidose e um vasto espectro de glomerulonefrites. Os exames laboratoriais são inespecíficos e indicam a inflamação (VHS e proteína C-reativa). Entre os exames de imagem, a angiografia e a ressonância magnética avaliam a extensão do acometimento neurológico. O tratamento das manifestações cutâneas é feito com glicocorticoides tópicos ou sistêmicos, colchicina, talidomida e anti-TNF, contudo não há estudos controlados. A uveíte pode ser tratada com glicocorticoides tópicos e sistêmicos.

551

Bibliografia

- Laxer R, Celluci T, Rozennblyum E (eds.). A resident's guide to Pediatric Rheumatology. 2. Ed. The Hospital for Sick Children, Canadian Rheumatology Association; 2016.

- Petty RE, Laxer M, Wedderburn R. Juvenile idiopathic arthritis. In: Petty RE, Laxer M, Lindsley CB, Wedderburn R. Textbook of pediatric rheumatology. 7. ed. Philadelphia: Elsevier; 2016.

CAPÍTULO 97

Vasculites Pediátricas

Juliana de Oliveira Sato

Doença de Kawasaki

■ Introdução

Trata-se de uma doença febril aguda, caracterizada por inflamação sistêmica, mucocutânea e ganglionar descrita de forma epidêmica no Japão em 1967, mas que ocorre globalmente de forma esporádica em crianças menores de 5 anos, sendo mais frequente dos 12 aos 18 meses.

■ Etiologia e fisiopatologia

A hipótese é a de um gatilho infeccioso e resposta anormal da imunidade inata e adaptativa em crianças geneticamente predispostas, desencadeando a ativação das células T e B, a diminuição na atividade das células T regulatórias com produção maciça de citocinas pró-inflamatórias, TNF-alfa, interferon-gama e IL-1, a lesão endotelial e o dano vascular. Agentes infecciosos, como o vírus coxsackie, parainfluenza, vírus sincicial respiratório, metapneumovírus, chikungunya e citomegalovírus podem constituir o gatilho, assim como toxinas e bactérias indutoras de superantígenos ou antígenos amplificadores da resposta imune. Polimorfismos genéticos associam-se à suscetibilidade e ao desfecho com a formação de dilatação e aneurismas coronarianos. O gene que codifica a quinase inositol-trifosfato (ITPKC) provocaria uma inflamação mais intensa e prolongada.

■ Quadro clínico

Manifesta-se com febre alta e duração média de 10 dias, variando de 5 a 25 dias, angina com hiperemia na orofaringe, exantema escarlatiniforme, maculopapular ou multiforme, ou purpúrico, durante os primeiros 5 dias, sendo mais intenso nas áreas das fraldas e perineal, persistindo por cerca de 1 semana. Há conjuntivite não purulenta, causando intensa hiperemia ocular que poupa a área do limbo, lábios inchados, vermelhos, ressecados com fissuras profundas e sangrantes, língua em framboesa, eritema e edema de mãos, adenomegalia cervical, artralgia e artrite. Todas essas manifestações assemelham-se à escarlatina, contudo não há resposta aos antimicrobianos frequentemente prescritos nessa faixa etária. Na fase subaguda, ocorre uma descamação lamelar em dedos, palmas e plantas, de 2 a 3 semanas após o início do quadro.

A irritabilidade da criança, febril ou afebril, representa um aspecto marcante podendo indicar meningite asséptica; fotofobia e uveíte anterior precisam ser avaliadas por oftalmologista. Ainda, há diarreia, otite, e reação na cicatriz vacinal do BCG com hiperemia ou induração. Quadros abdominais agudos podem promover suspeita de hidropsia de vesícula biliar, isquemia gastrintestinal e pancreatite, e as convulsões

CAPÍTULO 97 • VASCULITES PEDIÁTRICAS

indicam encefalopatia, embora esses eventos sejam transitórios e respondam ao tratamento. Já o acometimento cardíaco, menos frequente, pode cursar com miocardite, pericardite, insuficiência cardíaca, dilatação de vasos coronarianos e do aórtico, trombose coronariana e aneurismas.

A reação de fase aguda é intensa e proporcional à intensidade da inflamação, resultando em anemia, leucocitose, neutrofilia, plaquetose, aumento de velocidade de hemossedimentação (VHS) e proteína C-reativa, hipoalbuminemia, proteinúria e leucocitúria. O líquido cefalorraquidiano pode apresentar pleocitose com predomínio de células mononucleares. O ecocardiograma indica, se houver, dilatação das coronárias, aneurismas, diminuição da contratilidade do ventrículo esquerdo, insuficiência mitral leve e derrame pericárdico. É necessário ter experiência pediátrica para interpretar o ecocardiograma, pois há grande variação no diâmetro dos vasos no lactente; a melhor observação é a evolutiva, sobretudo nos casos de maior risco, em meninos, de menor idade, com sinais de miocardite e fase aguda mais prolongada.

■ Diagnóstico

O diagnóstico é clínico, pela presença de febre alta e persistente por pelo menos 5 dias, associada a quatro ou mais manifestações mucocutâneas e ganglionares, conforme indicado no Quadro 97.1.

QUADRO 97.1	Critérios para o diagnóstico da doença de Kawasaki

Febre persistente por pelo menos 5 dias, com pelo menos quatro dos seguintes critérios ou pela presença de dilatação e aneurismas coronarianos em qualquer fase da doença:

1. Alterações cutâneas de extremidades e área perineal
2. Exantema polimorfo
3. Conjuntivite bilateral
4. Alterações orolabiais, hiperemia de mucosa oral e faríngea
5. Linfadenomegalia cervical

Fonte: Elaborado pela autora.

Nos menores de 6 meses, formas incompletas ou atípicas, que não cumprem os critérios específicos, podendo ter apenas a febre prolongada e inexplicável com três ou dois critérios, na presença de alterações laboratoriais e ecocardiográficas compatíveis, principalmente se acompanhados de irritabilidade, são suspeitas e devem ser acompanhadas com ecocardiograma e tratadas. O diagnóstico diferencial da doença de Kawasaki é muito amplo (Quadro 97.2).

QUADRO 97.2	Diagnóstico diferencial da doença de Kawasaki	
Infecções		Virais: adenovírus, enterovírus, sarampo
		Bacterianas: estreptococo, estafilococo e doenças mediadas por toxinas (escarlatina e síndrome do choque tóxico)
		Outras: leptospirose, ricketsioses
Reação de hipersensibilidade a medicamentos		Síndrome de Stevens-Johnson
Inflamatória		Artrite idiopática juvenil sistêmica

Fonte: Elaborado pela autora.

■ Tratamento

O tratamento na fase aguda tem como objetivo controlar efetivamente o processo inflamatório sistêmico e vascular para prevenir as complicações coronarianas e consiste na administração de ácido acetilsalicílico (AAS) 30 a 100 mg/kg/dia em quatro doses e gamaglobulina intravenosa de 1 a 2 g/kg em uma infusão única e com a velocidade de infusão preconizada; se houver restrição de volume, pode ser fracionada, administrando-se o total em 2 a 4 dias. O tratamento deve ser instituído até 10 dias após o início da febre. A resposta se caracteriza pela remissão da febre, que, contudo, pode reaparecer, necessitando de uma segunda infusão.

Quando afebril por 48 a 72 h, a dose do AAS pode ser diminuída para 3 a 5 mg/dia, não como anti-inflamatório, mas para prevenir a agregação plaquetária enquanto a inflamação residual persiste na fase subaguda por cerca de 2 a 3 meses. Os pacientes com risco de dilatação e aneurismas coronarianos devem ser acompanhados com ecocardiograma. Naqueles que receberam a gamaglobulina intravenosa, há a recomendação de suspender o esquema de vacinação por 11 meses, retomando o esquema atrasado depois dessa data, pois a gamaglobulina intravenosa em dose alta modifica a resposta às vacinas por meio de anticorpos neutralizantes com risco de não imunizar nesse período.

Vasculite por IgA (púrpura de Henoch-Schönlein)

A púrpura de Henoch-Schönlein (PHS), também denominada vasculite por IgA, consiste na associação entre púrpura não trombocitopênica, artrite, angina abdominal e glomerulonefrite, classificada como vasculite não granulomatosa predominantemente de pequenos vasos, que pode ocorrer em qualquer idade, mais frequente entre 3 e 15 anos.

554

Etiopatogenia

É precedida por infecção de vias aéreas superiores e os agentes implicados como potenciais desencadeantes podem ser o estreptococo, o estafilococo, o vírus parainfluenza e outros vírus respiratórios, vacinas, medicamentos, picadas de insetos e alergia alimentar. Nos vasos da pele, do trato gastrintestinal e no glomérulo, há deposição de imunocomplexos contendo IgA, com ativação da via alternativa do sistema complemento e recrutamento de células inflamatórias, resultando na glomerulonefrite por IgA.

Quadro clínico

As manifestações clínicas refletem a inflamação nos órgãos acometidos, como pele, articulações, trato gastrintestinal e glomérulos. O quadro cutâneo refere-se ao exantema típico chamado purpura palpável, por suas características urticariformes, distribuição simétrica com predomínio em membros inferiores e nádegas poupando o tronco, a face e o couro cabeludo. Porém, podem surgir outras lesões, como equimoses, bolhas com conteúdo hemático e pápulas semelhantes a picadas de inseto. As lesões purpúricas geralmente desaparecem em 4 semanas, podendo evoluir para pigmentação acastanhada resolvendo em 2 semanas. Há acometimento de mucosas com vesículas, petéquias orais e hiperemia conjuntival. Em meninos, pode haver também edema e hiperemia peniana e escrotal. Nos lactentes, observa-se uma distribuição diversa, com lesões equimóticas em face e couro cabeludo e, pelo quadro predominantemente cutâneo e exuberante, também foi denominada edema hemorrágico agudo infantil ou síndrome de Finkelstein-Seidlmayer como descrição histórica, contudo faz parte do espectro da PHS com acometimento predominantemente cutâneo. Ocorre edema indolor em pés e mãos, região periorbitária, lábios, região frontal e couro cabeludo.

A artrite, acometendo principalmente as articulações de membros inferiores, é autolimitada. Cursa com dor abdominal, náuseas e vômitos, quadro abdominal agudo chamado "angina abdominal" em virtude do edema da parede do trato gastrintestinal com risco de invaginação ou intussuscepção, hemorragia ou perfuração intestinal. Todas as manifestações são autolimitadas, exceto a glomerulonefrite, de manifestação variável e que pode ser autolimitada ou persistente. Há hematúria microscópica nas primeiras semanas, com possibilidade de proteinúria e síndrome nefrótica; a persistência de hema-

túria microscópica é frequente e deve ser acompanhada, mas pode ser benigna. Se houver proteinúria persistente, investigar. A insuficiência renal é rara. Manifestações mais raras ainda consistem em orquite, hemorragia pulmonar, neuropatia periférica e vasculite de sistema nervoso central.

A avaliação laboratorial deve incluir hemograma para excluir plaquetopenia, exame de urina e as provas de fase aguda (VHS e proteína C-reativa); dependendo das alterações do exame de urina, indicar testes de função renal e eletrólitos. A pesquisa de autoanticorpos não está indicada, exceto para diagnóstico diferencial, uma vez que o lúpus pode ter apresentação com púrpura palpável e alterações do exame de urina. A alteração mais frequentemente encontrada é a hematúria, que pode ser persistente a despeito da melhora da púrpura. A púrpura é autolimitada, raramente ultrapassa 6 meses, mas pode ter recorrências com período de completo clareamento da pele e posterior reaparecimento, uma característica que também se assemelha à urticária.

Diagnóstico

O diagnóstico é clínico, pelo acometimento cutâneo típico, na ausência de plaquetopenia. A biópsia cutânea não é necessária, apenas para confirmar casos atípicos pela presença de vasculite leucocitoclástica com depósito de IgA na imunofluorescência. A biópsia renal é útil para avaliar a gravidade da glomerulonefrite e definir o tratamento imunossupressor, sendo indicada apenas em crianças com persistência das manifestações renais, principalmente pela persistência da proteinúria. As indicações de biópsia renal são síndrome nefrítica ou nefrótica na apresentação, níveis séricos elevados de creatinina, hipertensão, oligúria, proteinúria persistente após 4 semanas e redução do *clearance* de creatinina.

Tratamento

Medidas de suporte, como hidratação, inibidores da secreção gástrica, uso de analgésicos e anti-inflamatórios, são utilizadas em casos sintomáticos. Glicocorticoides estão indicados em casos de acometimento renal ou abdominal graves. Quando há comprometimento da função renal ou síndrome nefrótica e presença de glomerulonefrite crescêntica na biópsia renal, tratamento com glicocorticoides e imunossupressores está indicado. O principal fator determinante do prognóstico em longo prazo refere-se ao acometimento renal.

Bibliografia

- Petty RE, Laxer M, Wedderburn R. Juvenile idiopathic arthritis. In: Petty RE, Laxer M, Lindsley CB, Wedderburn R. Textbook of pediatric rheumatology. 7. ed. Philadelphia: Elsevier; 2016.
- Woo P, Laxer RM, Sherry DD. Pediatric rheumatology in clinical practice. London: Springer; 2007.

CAPÍTULO 98

Dermatomiosite Juvenil

Claudia Saad Magalhães

Introdução

A dermatomiosite é a mais típica entre as miopatias inflamatórias idiopáticas que acometem adultos e crianças. Considerada rara na criança, acomete de 2 a 4 em 1 milhão de crianças, com maior incidência aos 7 anos de idade e predomínio em meninas, possivelmente desencadeada por fatores ambientais como exposição a luz ultravioleta ou infecções virais, em indivíduos geneticamente predispostos. Está associada a grande morbidade, situação em que o atraso no reconhecimento das manifestações iniciais resulta em atraso de diagnóstico e tratamento oportuno. O curso natural da dermatomiosite se caracteriza por complicações como calcinose, contraturas articulares, dano em fibras musculares e lipodistrofia. Uma visão geral dos seus múltiplos aspectos pode melhorar o reconhecimento e o prognóstico.

Etiopatogenia

O acometimento cutâneo, muscular e multissistêmico é causado por uma vasculopatia. A vasculopatia difere da vasculite, pois esta consiste na inflamação da parede do vaso, e a vasculopatia (ou endoteliopatia) caracteriza-se pelo envolvimento das células endoteliais, também ativadas durante a reação imunológica, causando a inflamação crônica e a miopatia. Suas características histológicas são a inflamação perifascicular e atrofia de fibras musculares estriadas. A base é autoimune, contudo autoanticorpos específicos são menos frequentes na criança em comparação aos adultos.

Quadro clínico

Caracteriza-se por fraqueza muscular proximal e um exantema típico, mas o início pode ser insidioso. A fraqueza muscular proximal é progressiva, iniciando com dificuldade de subir escadas ou pentear os cabelos, até a incapacidade de se virar na cama sozinho. A fraqueza de músculos cervicais e abdominais pode ser observada no exame de rotina e fraqueza na musculatura de hipofaringe e palatal resulta em voz anasalada, dificuldade na deglutição ou tosse durante a alimentação, com refluxo nasofaríngeo e aspiração traqueal.

Alguns sinais neurológicos, como o levantar miopático ou o sinal de Gower e a marcha cambaleante, devem ser acompanhados por meio de medidas da força muscular.

Os sinais cutâneos são muito característicos, descritos no Quadro 98.1. Já as manifestações multissistêmicas, a calcinose (Figura 98.1), as úlceras cutâneas e a idade de início precoce determinam o pior prognóstico e a evolução crônica (Quadro 98.2).

CAPÍTULO 98 • DERMATOMIOSITE JUVENIL

QUADRO 98.1 Sinais cutâneos específicos observados na dermatomiosite

Sinais cutâneos	Descrição
Heliotropo palpebral	Coloração eritematoviolácea na área das pálpebras associada a edema periorbitário
Pápulas de Gottron	Pápulas eritematovioláceas descamativas nas superfícies extensoras das articulações, principalmente nas mãos
Sinal de Gottron	Eritema não palpável ou máculas na mesma localização das pápulas de Gottron
Alterações capilares na prega ungueal	Eritema periungueal na área da cutícula com anormalidades visíveis nas alças capilares da prega ungueal
Eritema facial ou malar	Eritema facial, malar e nas áreas perioral, temporal e frontal
Sinal do xale	Eritema na área posterior do pescoço, no dorso e nos ombros
Sinal do V do decote	Eritema na região anterior do pescoço e na parte superior do decote em áreas expostas ao sol
Sinal de Holster	Eritema sobre a superfície externa dos quadris e das coxas
Eritema linear ou extensor	Eritema sobre a superfície extensora de tendões de mãos, pés, antebraço e pernas
Eritroderma	Áreas extensas de eritema confluente, incluindo as áreas expostas e não expostas ao sol
Livedo reticular	Rendilhado violáceo na pele do tronco e das extremidades por uma condição vascular periférica (vasculopatia)
Ulcerações cutâneas	Lesões erosivas na derme, no subcutâneo ou nos tecidos profundos, ocorrendo nas superfícies flexoras, no tronco, no canto medial da pálpebra e na pálpebra superior
Mãos de mecânico	Lesões na região palmar ou nas laterais dos dedos, com a pele muito ressecada formando fissuras (mais frequentes no adulto)
Hipertrofia da cutícula	Alargamento da prega da cutícula em direção à unha
Paniculite	Inflamação do subcutâneo, causando nódulos eritematosos e violáceos
Poiquiloderma	Máculas hiperpigmentadas ou hipopigmentadas com áreas de telangiectasias e atrofia cutânea
Calcinose	Deposição distrófica de cálcio nos tecidos, envolvendo pele, subcutâneo, fáscia, planos interfasciais, músculos, articulações e mucosas, caracterizada clinicamente ou por meio de imagem
Lipodistrofia	Perda de gordura do subcutâneo, que pode ser localizada, parcial ou generalizada, acompanhada ou não de hiperinsulinismo e dislipidemias
Escaras ou úlceras cicatriciais	Lesões cicatriciais por oclusão vascular ou insuficiência vascular
Alopecia	Queda de cabelos, difusa (não cicatricial) ou focal, com descamação e eritema

Fonte: McCann e Pain, 2016.

Diagnóstico

É feito pela associação de manifestações cutâneas típicas, fraqueza muscular simétrica, enzimas musculares, creatinofosfoquinase (CPK), desidrogenase láctica (DHL), transaminases (AST) e aldolase elevadas, eletromiografia anormal demonstrando aspectos miopáticos ou denervação, biópsia muscular anormal indicando inflamação ou necrose e atrofia de fibras musculares, ou, ainda, sinais de inflamação muscular observados por meio de imagem por ressonância magnética. A apresentação com sinais cutâneos sem fraqueza muscular, denominada dermatomiosite amiopática, pode ser observada. O acometimento muscular sem os sinais cutâneos típicos é chamado de polimiosite.

A observação da microscopia capilar periungueal, também chamada de capilaroscopia, identifica as alterações de perda de arquitetura capilar com tortuosidade, enovelamento, áreas avasculares e hemorragias. O acometimento multissistêmico denota a gravidade, envolvendo também o trato gastrintestinal com disfagia, ulcerações de mucosa ou perfuração, doença pulmonar intersticial ou cardiomiopatia. Os exames laboratoriais e testes imunológicos incluem as enzimas musculares; VHS, proteína C-reativa, ANA positivo são frequentes, mas inespecíficos e os anticorpos específicos para miosite não são realizados em laboratórios clínicos de rotina. A observação de anticorpos antissintetase (anti-Jo1) associa-se ao acometimento pulmonar intersticial, e a presença de outros autoanticorpos, como o anti-RNP, pode sugerir síndromes de sobreposição com outras doenças do tecido conectivo, como lúpus, esclerodermia ou artrite crônica, embora sejam muito mais raras que a dermatomiosite juvenil clássica.

PARTE 3 • ESPECIALIDADES PEDIÁTRICAS

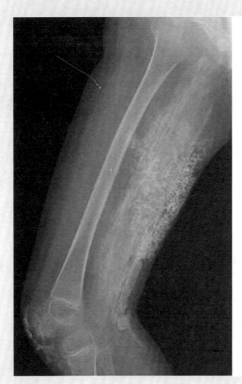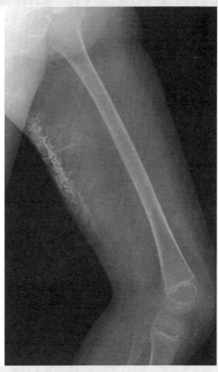

FIGURA 98.1 | Imagem de calcinose subcutânea, muscular e articular na radiografia simples.
Fonte: Arquivo do Hospital das Clínicas da Faculdade de Medicina de Botucatu (HCFMB).

QUADRO 98.2 | Aspectos clínicos que indicam doença mais grave

- Idade menor que 1 ano
- Edema e ulcerações cutâneas
- Fraqueza muscular importante
- Incapacidade para levantar-se da cama sozinho
- Broncoaspiração ou incapacidade de deglutição
- Acometimento pulmonar, gastrintestinal, do miocárdio e do sistema nervoso central
- Necessidade de cuidados intensivos por insuficiência respiratória

Fonte: Elaborado pela autora.

Tratamento

Inclui tratamento de suporte e reabilitação durante a fase aguda, além de proteção da exposição à luz ultravioleta. A terapia inicial ou de indução é feita com glicocorticoides em doses altas de 1 a 2 mg/kg/dia em associação a metotrexato 15 a 20 mg/m² de superfície corporal, preferencialmente via subcutânea. A ciclosporina A tem eficácia equivalente à do metotrexato, contudo com mais eventos adversos. A ciclofosfamida pode ser utilizada em formas com acometimento pulmonar ou se houver úlceras cutâneas. A gamaglobulina intravenosa é indicada na manutenção para acometimento cutâneo refratário ao tratamento com metotrexato. O manejo para o controle da dermatomiosite requer uso prolongado de doses altas de glicocorticoides e metotrexato, e os eventos adversos, como infecções, osteoporose, atraso de crescimento, catarata, glaucoma, diabetes do tipo 2 e hipertensão arterial, são mais frequentes.

Curso e prognóstico

O curso da dermatomiosite é variável, dito monofásico ou monocíclico quando manifesta a fase aguda por uma única vez, evoluindo sem recaídas. É polifásico ou policíclico quando apresenta recaídas frequentes mediante a retirada do tratamento e o curso é crônico e contínuo quando da persistência da atividade inflamatória, alterações cutâneas persistentes, fraqueza muscular e atrofia muscular com contraturas e necessidade de uso contínuo de glicocorticoides. O curso crônico é mais frequente naqueles em que persistem manifestações cutâneas, como as alterações na prega ungueal nos primeiros 6 meses após o diagnóstico. A persistência das anormalidades capilares pela microscopia capilar ou capilaroscopia representa inflamação ativa e deve ser tratada oportunamente.

Bibliografia

- Enders FB, Bader-Meunier B, Baildam E, Constantin T, Dolezalova P, Feldman BM, et al. Consensus-based recommendations for the management of juvenile dermatomyositis. Ann Rheum Dis. 2017;76:329-40.
- McCann LJ, Pain CE. A practical approach to juvenile dermatomyositis and juvenile scleroderma. Indian J Pediatr. 2016;83(2):163-71.
- Rider LG, Nistala K. The juvenile idiopathic inflammatory myopathies: pathogenesis, clinical and autoantibody phenotypes, and outcomes. J Int Med. 2016;280:24-38.
- Phillippi K, Hoeltzel M, Byun Robinson A, Kim S. Race, income, and disease outcome in juvenile dermatomyositis. J Pediatr. 2017;184:38-44e31.
- Ruperto N, Pistorio A, Oliveira S, Zulian F, Cuttica R, Ravelli A, et al. Prednisone versus prednisone plus ciclosporin versus prednisone plus methotrexate in new-onset juvenile dermatomyositis: a randomised trial. Lancet. 2016;387:671-8.
- Sato JO, Sallum AM, Ferriani VP, Marini R, Sacchetti SB, Okuda EM, et al. A Brazilian registry of juvenile dermatomyositis: onset features and classification of 189 cases. Clin Exp Rheumatol. 2009;27:1031-8.

CAPÍTULO

99 Esclerodermia

Taciana de Albuquerque Pedrosa Fernandes

Introdução

A esclerodermia compreende um espectro de doenças autoimunes, nas quais a inflamação crônica de pele e tecidos subcutâneos provoca fibrose. Na criança, a esclerodermia localizada é mais comum que a sistêmica. Embora ambas tenham características semelhantes, a esclerodermia localizada se limita à pele e aos tecidos subcutâneos, enquanto a fibrose de órgãos ocorre na esclerose sistêmica.

Etiologia

A causa das alterações inflamatórias, fibróticas e vasculares é desconhecida. Ocorrem dano vascular e fibrose por mecanismo autoimune, com anormalidades na imunidade celular e humoral, na presença de alguns autoanticorpos. A ocorrência familiar sugere o componente genético e outros fenômenos imunológicos, como microquimerismo e defeitos na apoptose. Três características dominam a patologia: 1) deposição maciça de colágeno recentemente produzido nos tecidos afetados; 2) infiltrado inflamatório mononuclear nas lesões precoces; 3) dano ou lesões vasculares, como o fenômeno de Raynaud e a alteração microscópica capilar da prega ungueal por meio da capilaroscopia. Citocinas e fatores de crescimento celular associam-se à lesão endotelial vascular e à proliferação dos fibroblastos, resultando em fibrose.

Esclerodermia localizada

Causa fibrose do tecido conjuntivo subdérmico por acúmulo excessivo de colágeno e espessamento cutâneo em áreas circunscritas, podendo haver "edema" com progressão com placas ou faixas endurecidas e alteração da pigmentação da pele, com eventual envolvimento de tendões e músculos, causando deformidades importantes em face ou extremidades. Manifestações extracutâneas são comuns, como artrite, uveíte e sintomas neurológicos (convulsões, cefaleia, alterações comportamentais e cognitivas). No Quadro 99.1, está descrita a classificação da esclerodermia localizada juvenil.

A forma mais benigna corresponde à morfeia em placas; porém, a mais comum é a forma linear, que cursa com lesões assimétricas associadas ao crescimento anormal do membro.

■ Diagnóstico

O diagnóstico é clínico, e a biópsia de pele é inespecífica. Os marcadores da inflamação estão normais na maioria dos casos. Anticorpos antinucleares (ANA) são os mais frequentemente encontrados. As fotografias das lesões cutâneas ajudam a monitorar a progressão e a resposta ao tratamento. A ressonância magnética e a radiografia simples podem ser empregadas para determinar a extensão das lesões e alterações ósseas associadas.

CAPÍTULO 99 • ESCLERODERMIA

QUADRO 99.1	Classificação da esclerodermia localizada juvenil	
Grupo		**Características clínicas**
Morfeia circunscrita	Superficial	Uma ou mais lesões ovais ou arredondadas, limitadas à epiderme e à derme, pigmentação violácea, halo eritematoso e atrofia cutânea
	Profunda	Endurecimento profundo da pele, tecido subcutâneo, estendendo-se à fáscia e ao músculo subjacente. As lesões podem ser simples ou múltiplas. Pode ocorrer o envolvimento do subcutâneo sem envolvimento da pele
Morfeia generalizada		Quatro ou mais lesões circunscritas individuais tornam-se confluentes ou afetam dois ou mais locais anatômicos, geralmente tronco e membros
Esclerodermia linear	Tronco/ membros	Esclerose linear que acompanha os dermátomos, acometimento da derme, tecido subcutâneo, músculo e osso subjacente, em membros ou tronco
	Cabeça	Em golpe de sabre: esclerose linear que afeta o rosto e/ou o couro cabeludo, podendo acometer os músculos e ossos subjacentes Síndrome de Parry-Romberg ou hemiatrofia facial progressiva: perda de tecido em um lado da face que pode envolver derme, tecido subcutâneo, músculo e osso
Morfeia panesclerótica		Envolvimento circunferencial de membro(s), afetando pele, tecido subcutâneo, músculo e osso. A lesão também pode envolver outras áreas do corpo sem envolvimento de órgãos internos

Fonte: Elaborado pela autora.

■ Tratamento

As crianças com esclerodermia localizada devem ser acompanhadas pelo reumatologista pediátrico e por dermatologistas. O tratamento mais utilizado consiste na administração de metotrexato em combinação com prednisona ou prednisolona, comprovada em ensaio clínico controlado. Tratamentos tópicos são frequentemente utilizados, incluindo glicocorticoides tópicos, análogos da vitamina D, tacrolimus e terapia com luz ultravioleta. Como tratamento de suporte, realizam-se fisioterapia e cirurgia de enxertos, principalmente nas lesões faciais.

Esclerose sistêmica

Doença autoimune rara que se caracteriza por esclerose cutânea proximal e de extremidades com acometimento de múltiplos órgãos e sistemas, potencialmente grave, tendo como características principais a inflamação, a fibrose e o acometimento da microvasculatura. No adulto, a extensão do acometimento cutâneo determina duas formas distintas – esclerose sistêmica cutânea difusa e esclerose sistêmica cutânea limitada, também denominada síndrome CREST (calcinose cutânea, fenômeno de Raynaud, disfunção esofágica, esclerodactilia e telangiectasias).

A idade média aproximada de início é aos 8 anos, a maioria do sexo feminino. As manifestações clínicas principais que conduzem ao diagnóstico são listadas a seguir.

■ Quadro clínico

As manifestações clínicas principais da esclerose sistêmica são a esclerose da região proximal às articulações metacarpofalangeanas ou metatarsofalangeanas, esclerodactilia e o fenômeno de Raynaud. As manifestações multissistêmicas são muito variáveis. E a gravidade de cada órgão ou sistema acometido também tem grande variação individual (Quadro 99.2).

Os exames solicitados para o diagnóstico e acompanhamento da esclerose sistêmica são hemograma e provas inflamatórias para avaliar sinais de inflamação sistêmica. O ANA e fator reumatoide, o anti-Scl 70 e o anticentrômero são geralmente solicitados, contudo a frequência de autoanticorpos na criança é bem menor que a observada em adultos. Indicam-se medidas da pressão arterial e análise de urina para avaliar o envolvimento renal, eletrocardiograma (ECG) e ecocardiograma para analisar o possível envolvimento cardíaco e hipertensão pulmonar, radiografia de tórax, testes de função pulmonar com difusão de monóxido de carbono e tomografia de tórax de alta resolução para avaliar a alveolite e fibrose pulmonar intersticial, exames de imagem gastrintestinal para investigar dismotilidade e doença do refluxo gastresofágico.

■ Tratamento

Não há estudos controlados para o tratamento da esclerose sistêmica em crianças e adolescentes, e as evidências sobre o manejo são extrapoladas dos estudos em adultos. As principais recomendações são listadas no Quadro 99.3.

PARTE 3 • ESPECIALIDADES PEDIÁTRICAS

QUADRO 99.2	Sinais e sintomas principais nos diversos órgãos e sistemas acometidos na esclerose sistêmica
Vascular	• Fenômeno de Raynaud: alteração isquêmica com palidez, hiperemia e cianose em três fase nas extremidades, principalmente extremidades digitais, podendo causar dor, desconforto ou parestesias • Alterações da microscopia da prega ungueal
Cutâneo	• Edema e/ou esclerose de pele com perda do pregueamento • Esclerodactilia: esclerose cutânea de extremidades • Calcinose • Telangiectasias
Musculoesquelético	• Artralgias • Artrite • Contraturas articulares • Miosite com fraqueza muscular e elevação nas enzimas musculares (CPK, DHL, AST e aldolase)
Gastrintestinal	• Doença do refluxo gastresofágico por dismotilidade do esfíncter esofágico inferior • A dismotilidade intestinal provoca estase, crescimento bacteriano e má-absorção com diarreia ou constipação grave
Respiratório	• Hipertensão pulmonar • Doença pulmonar intersticial • Alveolite fibrosante
Cardíaco	• Pericardite e derrame pericárdico • Cardiomiopatia • Arritmias
Renal	• Vasculopatia renal • Hipertensão arterial • Proteinúria
Neurológico	• Convulsões, neuropatia periférica
Síndrome de Sjögren	• Ceratoconjuntivite, xerostomia

AST: aspartato aminotransferase; CPK: creatinofosfoquinase; DHL: desidrogenase láctica.

Fonte: Elaborado pela autora.

QUADRO 99.3	Recomendações de avaliação e tratamento para a esclerose sistêmica em crianças	
Aspectos clínicos	Exames e avaliação	Tratamento
Fenômeno de Raynaud	Capilaroscopia anormal, úlceras digitais, cicatrizes digitais puntiformes (*pitting*)	Bloqueadores de canal de cálcio, prostanoides, sildenafila
Esclerose cutânea	Pregueamento cutâneo pontuado pelo *Índice de Rodnan modificado*	Metotrexato, azatioprina, ciclosporina, micofenilato
Fibrose pulmonar	Tomografia computadorizada de tórax, provas de função pulmonar com difusão de monóxido de carbono	Ciclofosfamida
Hipertensão pulmonar	Ecocardiograma, cateterismo cardíaco	Sildenafila, bosentana
Disfagia e refluxo gastresofágico (DRE)	Deglutição de bário, videofluoroscopia, pHmetria e endoscopia	DRE: inibidores da bomba de prótons Dismotilidade: procinéticos

Fonte: Elaborado pela autora.

Bibliografia

■ Laxer R, Zulian F. Localized scleroderma. Curr Opin Rheumatol. 2006;18(6):606-13.
■ McCann LJ, Pain CE. A practical approach to juvenile dermatomyositis and juvenile scleroderma. Indian J Pediatr. 2016;83(2):163-71.

■ Zulian F. Systemic scleroderma. In: Petty RE, Laxer RM, Lyndsey CB, Wedderburn LR (eds.). Textbook of Pediatric Rheumatology. 7. ed. Philadelphia: Elsevier Saunders; 2016. p. 384-405.

CAPÍTULO 100

Doenças Autoinflamatórias

Luciana Gomes Portasio

Introdução

As doenças autoinflamatórias são um grupo de enfermidades causadas por mutações em genes essenciais ao reconhecimento de antígenos e na regulação da resposta inflamatória. Caracterizam-se por inflamação crônica ou recorrente com sintomatologia multissistêmica em associação a antecedente familiar positivo para doença similar. Há falha na ativação da imunidade inata, o que pode ser demonstrado pela negatividade na dosagem de autoanticorpos e pela associação fraca aos genes *HLA*.

A fisiopatologia envolve a alteração da interação entre o citoesqueleto dos granulócitos e o inflamassoma, culminando na produção exagerada de citocinas inflamatórias, sendo a mais importante a IL-1-beta. O inflamassoma é um complexo proteico formado após o reconhecimento de estímulos nocivos (lipopolissacárides – LPS, cristais de ácido úrico, componentes virais ou bacterianos). As mutações que resultam em alterações das proteínas componentes do inflamassoma estão relacionadas com a desregulação do sistema imune.

O diagnóstico específico dessas entidades representa um grande desafio, visto a ausência de algoritmos diagnósticos universalmente aceitos e o fato de que em cerca de 50% dos pacientes com sintomatologia típica há possibilidade da não identificação da variante genética patogênica. Essas doenças estão na linha cruzada entre a medicina clínica e a imunologia, e os avanços mais recentes no bloqueio da IL-1-beta têm propiciado resultados satisfatórios, embora os ensaios clínicos controlados sejam muito escassos pela raridade das doenças e pela grande variabilidade de fenótipos.

Febres periódicas

A febre recorrente ou periódica é definida como ocorrência de três ou mais episódios febris sem causa aparente em um período de 6 meses, intercalados por pelo menos 1 semana sem febre. Nas síndromes febris periódicas, a febre é alta > 39°C e o intervalo entre as crises febris pode variar entre 2 e 12 semanas. Durante as crises, provas de fase aguda, como a velocidade de hemossedimentação (VHS) e proteína C-reativa aumentam significativamente. Nos períodos intercríticos, o paciente apresenta bom estado geral e os marcadores inflamatórios se normalizam. O crescimento ponderoestatural e o desenvolvimento neuropsicomotor são normais.

Os sintomas se iniciam quase sempre na 1ª década de vida. São dados importantes o antecedente familiar de doença febril semelhante, história familiar de amiloidose e ascendência de povos da Bacia do Mediterrâneo Oriental e do Oriente Médio (turcos, árabes, armênios, judeus não asquenazitas).

Neste capítulo, serão apresentadas as principais febres periódicas conhecidas.

■ Febre familial do Mediterrâneo (FMF)

Doença autoinflamatória hereditária mais frequente, prevalente em populações de origem judia sefarditas e asquenazitas, árabes, armênios, italianos e turcos. Tem herança autossômica recessiva associada à mutação de ganho de função do gene *MEFV*, que codifica a pirina, proteína componente do inflamassoma. Em geral, os sintomas se iniciam antes dos 10 anos de idade, como febre com duração de 24 a 48 h e frequência irregular, presença de serosites (peritonite, pleurite, sinovite), exantema erisipeloide localizado na parte anterior das pernas e no dorso dos pés. Sua morbidade associa-se à amiloidose, atingindo principalmente o rim. O tratamento com a colchicina é muito efetivo no controle dos ataques e na prevenção de amiloidose.

■ Síndrome periódica associada ao receptor do fator de necrose tumoral alfa (TRAPS)

Herança autossômica dominante relacionada com a mutação do gene *TNRFSF1A*, que codifica o receptor do TNF-alfa. Suas manifestações clínicas consistem em febre com duração prolongada de 3 a 4 semanas e frequência irregular. Edema periorbital com ou sem conjuntivite é típico. Há *rash* multiforme centrífugo (eritema *marginatum*, urticariforme, maculopapular) em áreas referidas de artralgia e mialgia. A mialgia é migratória e grave. Ainda, surge dor abdominal importante. O uso de glicocorticoide alivia os sintomas; porém, não diminui a frequência das crises. O bloqueio de TNF-alfa e de IL-1 compreendem os tratamentos biológicos experimentais.

■ Deficiência de mevalonato quinase ou síndrome hiper-IgD (HIDS)

Descrita nas populações de origem holandesa, tem herança autossômica recessiva relacionada com a mutação de perda de função do gene codificador da mevalonato quinase (MVK). Há acúmulo de ácido mevalônico, substância envolvida na síntese de colesterol, constituinte das membranas celulares. O nível de atividade da enzima determina a gravidade das manifestações clínicas, sendo a acidúria mevalônica o seu fenótipo mais grave. Ela se manifesta já no período neonatal com dismorfismos faciais, progredindo com sintomas inflamatórios graves e retardo mental importante.

Os episódios febris duram de 4 a 7 dias e recorrem a cada 4 a 8 semanas. As crises febris são acompanhadas de dor abdominal, vômitos e diarreia, linfadenopatia dolorosa, esplenomegalia, aftas orais, artralgia e artrite simétrica de grandes articulações. Os sintomas podem ser desencadeados por estresse emocional, infecções ou vacinas.

Laboratorialmente, há elevação de provas de fase aguda (VHS e proteína C-reativa) e leucocitose. Os níveis séricos altos de IgA e IgD são frequentes, dando origem ao nome alternativo de "síndrome hiper-IgD"; apesar disso, esse achado não é específico da doença. Pode-se realizar dosagem do ácido mevalônico na urina e da atividade da enzima mevalonato quinase nas células sanguíneas ou na pele; porém, o diagnóstico é confirmado pela análise genética, na qual é possível identificar as mutações do gene *MVK*.

O tratamento com anti-inflamatórios não hormonais ou glicocorticoides pode limitar os sintomas. Não há evidências sobre a efetividade dos agentes biológicos, existindo relatos de remissão das manifestações clínicas com o uso de inibidores de IL-1. Em geral, há resolução espontânea dos sintomas por volta dos 5 anos de idade.

■ Febre periódica, afta, faringite e adenite (PFAPA)

Síndrome febril periódica mais frequente, cujo nome resulta do acrônimo formado pela associação sindrômica de febre periódica (PF), aftas recorrentes (A), faringite (P) e adenomegalia (A). A febre tem periodicidade regular (a cada 4 a 6 semanas), podendo durar de 2 a 5 dias. Há associação de aftas orais não cicatriciais, faringite não exsudativa e adenomegalia cervical. As culturas de orofaringe são sempre negativas. Náuseas, vômitos, dor abdominal e cefaleia podem acompanhar as crises.

Não há mutação genética conhecida. Faz-se o diagnóstico por meio do exame físico em associação à elevação das provas de fase aguda durante a crise.

O tratamento com dose única de prednisolona consegue reduzir a duração das crises febris. A amigdalectomia pode ser considerada visando à melhora da qualidade de vida da criança.

■ Síndrome periódica associada à criopirina (CAPS) ou criopirinopatias

Corresponde a um grupo de doenças associadas a mutações no gene *NLRP3*, que codifica a criopirina, a qual, por sua vez, significa a febre induzida pelo frio. As criopirinopatias incluem as síndromes autoinflamatória familiar associada ao frio (FCAS), de Muckle-Wells (MWS) e a neurológica cutânea articular infantil crônica (CINCA), também conhecida como doença inflamatória multissistêmica de início neonatal (NOMID), com espectro crescente de gravidade:

- FCAS: aparece no adulto jovem. Há urticária crônica, induzida por mudanças rápidas na temperatura ambiente. Diferentemente da urticária induzida pelo frio, não há angioedema nem melhora com o uso de anti-histamínicos. Tem periodicidade irregular e a crise dura menos de 24 h. Acompanha-se de artralgia e conjuntivite. O desenvolvimento de amiloidose é raro.

- MWS: assim como a FCAS tem início mais tardio, na 2ª década de vida. Apresenta periodicidade variável com episódios febris durando entre 24 e 48 h. Caracteriza-se pelo aparecimento de *rash* urticariforme, conjuntivite, mialgia, artralgia, artrite e perda auditiva neurossensorial. Sem tratamento, pode evoluir para amiloidose renal.
- CINCA ou NOMID: forma mais grave, seus sintomas iniciam-se logo após o nascimento. Caracteriza-se por *rash* urticariforme generalizado, não pruriginoso, que aparece no momento do episódio febril e desaparece após defervescência. Pode haver também conjuntivite, episclerite, uveíte, atrofia do nervo óptico, hepatoesplenomegalia, meningite asséptica, surdez neurossensorial, dismorfismos faciais (bossas frontais, nariz em sela) e dismorfismos esqueléticos (displasia metafisária com alargamento das epífises e hipertrofia patelar).

Na suspeita de criopirinopatia, deve-se encaminhar o paciente para acompanhamento especializado e realização de teste genético; porém, 40% dos pacientes com quadro clínico muito típico não apresentam a mutação do gene *NLRP3*. Muitos destes são portadores de mosaicismo somático, que pode ser detectado somente em laboratórios muito especializados. O tratamento aprovado para as criopirinopatias consiste no uso de bloqueador de IL-1-beta.

Doenças autoinflamatórias com artrite e osteomielite

■ PAPA

Doença monogênica causada por mutação no gene *PSTPIP1*. Denomina-se PAPA pela tríade: Pioderma gangrenoso, Artrite Piogênica e Acne. A artrite piogênica é estéril, deformante e extremamente dolorosa. Não há história de trauma. O pioderma gangrenoso não responde à antibioticoterapia, mas melhora com anti-inflamatórios não esteroidais. A acne é intensa, apresentando-se com abscessos cutâneos, furunculose estéril e hidradenite supurativa. A febre é infrequente, mas há aumento importante das provas de fase aguda (VHS e proteína C-reativa) durante a crise.

A artrite e as lesões cutâneas têm alguma resposta à administração de corticosteroides e anti-inflamatórios não esteroidais. Mais recentemente, o uso de inibidores de IL-1 e do TNF mostrou-se eficaz no tratamento do pioderma e na prevenção de recorrência da artrite.

■ Osteomielite crônica não bacteriana (CRMO)

Doença inflamatória óssea recorrente que acomete em geral meninas maiores de 8 anos e adolescentes. Manifesta-se com dor óssea aguda ou insidiosa associada a edema local, febre, queda no estado geral e artrite nas articulações adjacentes aos locais de osteíte. Os ossos mais acometidos são clavículas, tíbia, fêmur e metáfises dos ossos tubulares. A radiografia mostra lesões osteolíticas localizadas próximas à placa de crescimento na metáfise óssea, com esclerose e reação periosteal. A ressonância magnética evidencia realce inflamatório nas lesões e a cintilografia óssea pode evidenciar áreas de maior captação do radiofármaco. Todos os achados clínicos e radiológicos assemelham-se à osteomielite bacteriana; porém, não há formação de abscessos, as culturas são negativas e há pouca resposta ao uso de antibióticos. Deve-se considerar diferenciais os tumores ósseos, infecções, histiocitose e hipofosfatasia. Ocorre remissão espontânea, sem sequelas marcantes; porém, a dor é intensa e as recorrências e limitações funcionais podem necessitar de tratamento. O tratamento inicial se dá com anti-inflamatório não esteroidal. Experimentalmente, há relato do uso de glicocorticoides, bisfosfonatos, imunossupressores, agentes anti-TNF e inibidores da IL-1, com resposta variável.

■ Síndrome de Blau ou sarcoidose infantil

Caracteriza-se por inflamação granulomatosa sinovial, ocular e cutânea com a tríade: sinovite hipertrófica poliarticular de início precoce, exantema fixo e pan-uveíte. A mutação ocorre no gene *NOD2/CARD15*, manifestando-se nos primeiros 2 ou 3 anos de vida. A artrite com tenossinovite e edema são características típicas, assim como as pápulas eritematosas confluentes em placas e a pan-uveíte (anterior, média e posterior) com inflamação granulomatosa característica. A biópsia cutânea ou articular mostra granulomas teciduais, achado que, além do ANA e do fator reumatoide negativos, a diferencia da artrite idiopática juvenil.

Bibliografia

- Laxer R, Celluci T, Rozennblyum E (eds.). A resident's guide to pediatric rheumatology. 2. ed. The Hospital for Sick Children, Canadian Rheumatology Association; 2016.

- Petty RE, Laxer M, Wedderburn R. Juvenile idiopathic arthritis. In: Petty RE, Laxer M, Lindsley CB, Wedderburn R. Textbook of pediatric rheumatology. 7. ed. Philadelphia: Elsevier; 2016. p. 188-204.

CAPÍTULO 101

Artrite Relacionada com Infecções e Osteomielite

Silvana Paula Cardin

As manifestações musculoesqueléticas relacionadas com infecções são muito mais frequentemente observadas por pediatras, quando comparadas às doenças reumáticas autoimunes, motivo pelo qual requerem amplo diagnóstico diferencial. Neste capítulo, serão abordadas as principais, como a febre reumática, que tem o maior impacto na criança e no adolescente, sendo potencialmente relacionada com cardiopatia reumática crônica.

Febre reumática aguda

A artrite da febre reumática tem características muito típicas que a diferenciam de outras artrites agudas. É migratória ou aditiva, ou seja, acomete sucessivamente as grandes articulações com intervalo de dias ou semanas, de forma assimétrica. A duração da artrite em cada articulação pode ser muito curta, em horas ou dias, tendo uma resposta muita rápida aos anti-inflamatórios.

A febre reumática pode causar também cardite, coreia, nódulos subcutâneos e eritema *marginatum*, cuja combinação é o elemento-chave para o diagnóstico. Uma revisão recente dos critérios de Jones acrescenta a investigação por meio do ecocardiograma, além dos sinais clínicos que definem a cardite. A febre reumática ocorre após infecções pelo estreptococo beta-hemolítico do grupo A com uma latência variável até o período sintomático, cenário em que mecanismos de reatividade cruzada de antígenos estreptocócicos resultam em inflamação tecidual secundária, possivelmente com base autoimune e predisposição genética. Fatores ambientais são críticos, pois ocorrem mediante maior exposição ao esteptococo por confinamento em creches, escolas e quartéis; ainda, faringites subclínicas ou parcialmente tratadas com doses orais insuficientes de antimicrobianos podem favorecer a persistência de antígenos estreptocócicos na orofaringe, resultando em reatividade imunológica cruzada nos tecidos, na sinóvia, no miocárdio, no endocárdio e nos núcleos da base no sistema nervoso central.

Os critérios de Jones modificados para o diagnóstico da febre reumática aguda ou primeiro surto são descritos no Quadro 101.1.

A cardite reumática caracteriza-se por envolvimento combinado do miocárdio, do endocárdio e do pericárdio, definidos pelos seguintes sinais principais: sopro, cardiomegalia e insuficiência cardíaca congestiva nas primeiras 3 semanas. Os sopros indicam a inflamação do endocárdio. A cardiomegalia reflete o envolvimento inflamatório do miocárdio e/ou dilatação secundária à insuficiência cardíaca ou às consequências hemodinâmicas do acometimento da válvula mitral e/ou aórtica. Os exames indicados são radiografia de tórax, eletrocardiograma e ecocardiograma.

CAPÍTULO 101 • ARTRITE RELACIONADA COM INFECÇÕES E OSTEOMIELITE

QUADRO 101.1	Critérios de Jones modificados para o diagnóstico da febre reumática aguda		
Critérios principais	**Critérios secundários**		**Infecção estreptocócica**

• Poliartrite
• Cardite
• Coreia de Sydenham
• Eritema *marginatum*
• Nódulos subcutâneos
	• Clínicos: febre e artralgia
	• Laboratoriais:
	  – Velocidade de hemossedimentação, proteína C-reativa, mucoproteínas, amiloide A
	  – Eletrocardiograma: Intervalo PR prolongado
			• Escarlatina
			• Cultura de orofaringe positiva
			• Títulos altos ou ascendentes de anticorpos antiestreptocócicos antiestreptolisina O, anti-DNAse B

A presença de dois critérios principais ou um principal + dois secundários indica maior probabilidade do diagnóstico de febre reumática aguda se associados à evidência de infecção estreptocócica.			

Fonte: Elaborada pela autora.

A coreia de Sydenham pode ocorrer em associação a outras manifestações ou isoladamente. Trata-se de uma síndrome neurológica com distúrbio de movimento causada por reação imune nos núcleos da base, sem, contudo, causar encefalite ou encefalopatia. Caracteriza-se por movimentos involuntários estereotipados, labilidade emocional, incoordenação motora e fraqueza muscular. O início é insidioso, frequentemente atribuído às alterações de comportamento, porque a criança se mostra "desastrada" e "desatenta", assumindo expressões faciais bizarras, e a escrita torna-se lenta e incoordenada. As extremidades e a face são mais afetadas. A força de apreensão manual se altera, havendo disartria, comprometimento da marcha e da alimentação independente. Pode acometer um lado do corpo de forma mais intensa ou ser unilateral (hemicoreia). Embora possa comprometer as atividades da vida diária, é autolimitada, com resolução completa em 2 a 3 meses na maioria dos casos, mas podendo ter recorrências.

As manifestações cutâneas são mais raras. O eritema *marginatum* é um exantema típico com máculas eritematosas, circinadas e serpiginosas, não pruriginosas, no tronco e nas porções proximais dos membros ou da face. É firme, não doloroso, não aderente, palpável em superfícies extensoras em tendões e proeminências ósseas (cotovelos, joelhos, tornozelos e articulações interfalangeanas, processos espinhosos de vértebras toracolombares e couro cabeludo). Os nódulos subcutâneos desaparecem com a remissão dos sintomas, sendo caracterizados na biópsia por áreas de necrose fibrinoide, circundada por linfócitos e fibroblastos, similares aos nódulos de Aschoff, característicos na cardiopatia reumática.

Manifestações secundárias, como febre, mialgia e artralgia, ocorrem em proporção variável. A febre não tem padrão típico e a reação de fase aguda é caracterizada por velocidade de hemossedimentação (VHS) e proteína C-reativa elevadas, com normalização dentro de 6 semanas, com exceção da coreia, na qual a latência entre a infecção estreptocócica

e o início dos sintomas pode ser prolongada, o que resulta em reação de fase aguda negativa e testes anticorpos antiestreptocócicos negativos.

O tratamento consiste na administração de penicilina benzatina a cada 21 dias, segundo o esquema de maior risco e suscetibilidade. Os anti-inflamatórios são indicados para alívio sintomático da artrite, e o ácido acetilsalicílico (AAS) utilizado na dose de 75 a 100 mg/kg/dia em quatro tomadas diárias até o desaparecimento dos sintomas. Em caso de intolerância, considerar também o uso de naproxeno 10 a 20 mg/kg/dia em duas tomadas. Em caso de cardite moderada ou grave com sinais de insuficiência cardíaca ou pericardite, a prednisona de 1 mg/kg/dia por 6 a 8 semanas está indicada, além das medidas para insuficiência cardíaca, como vasodilatadores e digoxina. O tratamento da coreia é sintomático, com haloperidol, carbamazepina ou ácido valproico.

A profilaxia de recorrências é recomendada com penicilina benzatina 600.000 UI para < 20 kg e 1.200.000 UI para ≥ 20 kg, com aplicação intramuscular profunda e medidas de analgesia necessárias. A duração da profilaxia secundária naqueles que não tiveram cardite deve se estender até 21 anos ou por 5 anos após o surto inicial (o que for maior); se houver cardite, mas sem sequelas ou repercussões funcionais até os 21 anos ou 10 anos após o surto inicial (o que for maior); e, em caso de cardite com comprometimento valvular, alterações estruturais ou funcionais persistentes, que requerem o acompanhamento com cardiologista, até 40 anos ou 10 anos após o ataque inicial.

Artrite reativa pós-estreptocócica

É mais frequentemente descrita no adulto jovem, contudo pode se manifestar no adolescente. Diferentemente do quadro clássico da febre reumática, trata-se de uma poliartrite não migratória assimétrica ou oligoartrite de extremidades inferiores, envolvendo também o esqueleto axial, como a

PARTE 3 • ESPECIALIDADES PEDIÁTRICAS

coluna cervical e lombossacra, tendo um período de latência da infecção estreptocócica e a artrite menor que 10 dias, com artrite muito precoce, geralmente 2 a 3 dias após os sintomas de faringite. A profilaxia secundária com penicilina benzatina está igualmente indicada, pois há risco de evoluir com cardite, embora a duração da profilaxia secundária seja controversa, estimando-se um período menor que 1 a 5 anos.

Artrites reativas

Considera-se artrite reativa na faixa etária pediátrica toda artrite não séptica desenvolvendo-se após uma infecção extra-articular, incluindo vírus, bactérias e outros agentes (p. ex., infecções de transmissão sexual). O sentido estrito de artrite reativa reside naquela que ocorre após infecções gastrintestinais e geniturinárias, relacionada com espondiloartropatias. As bactérias artritogênicas mais comuns são *Salmonella*, *Shigella*, *Yersinia*, *Campylobacter* no trato gastrintestinal e *Chlamydia* e ureaplasma no geniturinário. As manifestações clínicas consistem em artrite e entesite, surgindo de 1 a 4 semanas após a infecção – o período ativo da artrite pode durar semanas ou meses com remissão ou episódios recorrentes ou persistência de artrite com entesite em casos com HLA B27 positivo. A artrite é muito dolorosa, e aftas e conjuntivite uretrite ou cervicite (síndrome de Reiter) são comuns. Pode haver lesões cutâneas do tipo eritema nodoso, balanite circinada ou queratoderma blenorrágico. Indicam-se os seguintes exames: cultura de sangue, fezes e urina, hemograma, provas de fase aguda (VHS, proteína C-reativa) e HLA B27. Os autoanticorpos ANA e o fator reumatoide são negativos, bem como a cultura do líquido sinovial. O tratamento é sintomático com anti-inflamatórios, infiltração articular e sulfassalazina no manejo de artrite persistente ou crônica, dor lombar de caráter inflamatório e entesite.

Artrite séptica

Infecção intra-articular por bactérias ou, raramente, fungos, constitui uma emergência médica e uma emergência cirúrgica (ortopédica), quando do envolvimento de quadris ou ombro. Manifesta-se por sinais sistêmicos, como febre, náuseas, vômitos, cefaleia, celulite ou faringite, como componentes de manifestações sistêmicas, incluindo também a meningite. Dá-se artralgia ou artrite com edema e hiperemia, e as articulações mais afetadas pela artrite séptica são as dos membros inferiores. Os joelhos, quadris e tornozelos correspondem a 90% das articulações afetadas. O principal agente é também o estafilococo e o estreptococo do grupo A – *Streptococcus pneumoniae* nos menores de 2 anos, *Neisseria gonorrhea* nos adolescentes com atividade sexual e *Salmonella*,

que associa-se à doença falciforme. A principal conduta consiste em aspiração do líquido sinovial para sinovianálise e cultura, além das provas de fase aguda, hemograma, VHS e proteína C-reativa, radiografias, que mostram edema de partes moles e capsular, e ressonância magnética, que evidencia realce sinovial de forma inespecífica. A ultrassonografia pode ser utilizada para guiar a punção diagnóstica.

As características do líquido sinovial séptico compreendem a contagem de leucócitos de 50.000 a 300.000 células com mais de 75% de neutrófilos. A cultura de líquido sinovial tem alta sensibilidade (cerca de 80%); já a hemocultura apresenta sensibilidade baixa (10%). Os agentes que exigem cultura com técnica especial são a *Neisseria*, que precisa de meio de cultura apropriado, e o *Mycobacterium tuberculosis* e a *Kingella kingae*, que requerem 7 dias para isolamento em cultura. O tratamento da artrite séptica se dá por meio de antimicrobiano intravenoso por 2 semanas, na dependência do agente isolado, e tratamento empírico com antiestafilocócicos. Em neonatos e lactentes, o antimicrobiano deverá também atingir o espectro das bactérias Gram-negativas. Os anti-inflamatórios são utilizados no controle da dor e da febre.

Osteomielite

Corresponde a toda infecção intraóssea, bacteriana e, mais raramente, fúngica, sendo classificada como aguda, subaguda ou crônica. A osteomielite aguda tem disseminação hematogênica, mas pode resultar de traumas, como fraturas e feridas perfurantes, tendo localização metafisária, epifisária ou diafisária. A osteomielite subaguda tem duração mais longa, sendo causada por agentes menos virulentos. Como exemplo, há o abscesso de Brodie, que pode ser um achado de imagem em monoartrites. A osteomielite crônica resulta de tratamento inefetivo da osteomielite aguda, caracterizando-se por necrose e sequestros ósseos. Pode ter disseminação hematogênica ou contígua ou invasão direta do osso. Na apresentação, neonatos podem apresentar pseudoparalisia ou sepse, e, nas crianças maiores, a dor óssea é importante, podendo envolver tíbia, úmero, fíbula, calcâneo e pelve, sendo o agente mais comum o estafilococo. Contudo, pode haver outros agentes, como estreptococo, bactérias Gram-negativas atípicas e *Salmonella*. Quanto aos exames complementares, a radiografia da área sintomática pode apresentar edema de partes moles, edema subperiostal, ou áreas de osteólise que promovem o diagnóstico. Os exames laboratoriais solicitados são hemograma, hemocultura, cultura de aspirado ósseo, VHS e proteína C-reativa. O tratamento para a osteomielite não complicada consiste na administração intravenosa de antimicrobianos antiestafilocócicos.

569

Artrites transmitidas por vetores

■ Doença de Lyme

Embora não ocorra no Brasil, atualmente a doença de Lyme tem sido contraída mediante viagens internacionais frequentes. A artrite de Lyme é causada por uma espiroqueta, a *Borrelia burgdorferi*, transmitida por carrapatos do gênero *Ixodes*, que parasitam animais silvestres, como veados em áreas temperadas do hemisfério Norte. Os sintomas podem ser observados em duas fases: a precoce, dentro de semanas ou meses após a picada de carrapato; e a tardia, que ocorre meses ou anos depois (Quadro 101.2).

QUADRO 101.2	Acometimento sistêmico e as fases da doença de Lyme	
Órgão acometido	Fase precoce	Fase tardia
Pele	Eritema migrante	Acrodermatite cônica atrófica
Sistema nervoso central	Paralisia de nervos cranianos, meningite linfocítica	Encefalomielite crônica
Musculoesquelético	Artralgia e artrite	Artrite
Cardiovascular	Cardite	

Fonte: Elaborado pela autora.

O eritema migratório é típico, como mácula eritematosa com bordos hiperêmicos e centro claro que expande atingindo 5 cm de diâmetro, com resolução espontânea em 4 semanas. Em geral, a artrite é monoarticular e, mais raramente, poliarticular. A cardite é rara e simula a febre reumática. Os exames incluem VHS, proteína C-reativa e líquido cefalorraquidiano, que mostra pleocitose, com confirmação sorológica por meio de teste Elisa ou Western-Blot para *Borrelia*, somente indicado se a criança for proveniente de outro país ou viajou para uma área endêmica. O tratamento varia de acordo com a fase da doença. A amoxicilina é indicada por 14 a 21 dias para as manifestações precoces, exceto o eritema migratório isolado. Ceftriaxona ou cefotaxima via intravenosa por 2 a 4 semanas são indicadas para as manifestações tardias, como artrite e encefalomielite. A prevenção é feita por meio de roupas apropriadas e repelentes, removendo os carrapatos assim que observados.

■ Febre chikungunya

Vem se tornando epidêmica em algumas regiões do Norte e do Nordeste do Brasil. É transmitida por mosquitos *Aedes aegypti* ou *Aedes albopictus*, causando um quadro exantemático febril que se assemelha ao de outras arboviroses (dengue e zika). A febre chikungunya é endêmica na África Central, traduzindo-se como "doença que curva a coluna em que doem as juntas" porque pode persistir com artrite crônica, com características semelhantes às da artrite reumatoide no adulto. A evolução com artrite crônica é mais rara na criança. Em geral, a artrite é simétrica, acometendo punhos, joelhos, tornozelos e pequenas articulações das mãos; a dor é muito importante. As manifestações clínicas e laboratoriais consistem em febre de início abrupto > 38,5°C, artralgia ou artrite intensa em pessoas que visitaram áreas endêmicas ou epidêmicas no prazo de 15 dias antes do início dos sintomas. O principal diagnóstico diferencial se dá com a artrite idiopática juvenil sistêmica. Em casos suspeitos, é necessária a confirmação da infecção por cultura de vírus, RNA viral por meio de reação em cadeia da polimerase, presença de anticorpos IgM específicos ou aumento de quatro vezes os títulos de IgG com 10 a 14 dias de intervalo, ou detecção de anticorpos neutralizantes no soro. Os sintomas articulares iniciais exigem a administração de analgésicos e anti-inflamatórios; se houver artrite crônica, os pacientes devem ser encaminhados ao reumatologista pediátrico para o manejo da artrite crônica, conforme recomendações de especialistas da Sociedade Brasileira de Reumatologia.

Bibliografia

- Laxer R, Celluci T, Rozennblyum E (eds.). A resident's guide to pediatric rheumatology. 2. ed. The Hospital for Sick Children, Canadian Rheumatology Association; 2016.
- Petty RE, Laxer M, Wedderburn R. Juvenile idiopathic arthritis. In: Petty RE, Laxer M, Lindsley CB, Wedderburn R. Textbook of pediatric rheumatology. 7. ed. Philadelphia: Elsevier; 2016.
- Webb RH, Grant C, Harnden A. Acute Rheumatic Fever. BMJ. 2015 Jul 14;351:h3443.

SEÇÃO 15

Abordagem Interdisciplinar nas Doenças Infantis: Cirurgia Pediátrica, Oftalmologia, Otorrinolaringologia e Urologia

CAPÍTULO 102

Doenças Cirúrgicas Mais Frequentes no Recém-Nascido

Rozemeire Garcia Marques • Bonifácio Katsunori Takegawa

As doenças dos recém-nascidos (RN) podem ser causadas por malformações congênitas, cujas alterações anatômicas e funcionais exigem tratamento cirúrgico de imediato. As cirurgias das malformações congênitas variam de pequenos defeitos comuns, como as hérnias inguinais ou os defeitos branquiais até malformações mais complexas da parede abdominal e dos sistemas pulmonar, digestório e urinário. Entre as doenças adquiridas (não congênitas) do RN, estão a estenose hipertrófica do piloro, a enterocolite necrosante, os tumores, as perfurações e as obstruções intestinais.

O tratamento inicial até o estabelecimento do diagnóstico deve compreender jejum, sonda orogástrica, reposição hidreletrolítica, antibioticoterapia, vitamina K e exames de imagem para direcionar a conduta cirúrgica.

Neste capítulo, serão abordadas as patologias cirúrgicas mais frequentes nos RN e as patologias não tão frequentes, mas que merecem um breve relato.

Hérnia inguinal

Corresponde à saída de uma víscera (intestino ou ovário) da cavidade abdominal por um defeito congênito (processo vaginal ou persistência do conduto peritoneovaginal), raro por defeito da parede posterior. A hérnia encarcerada se dá quando o conteúdo do saco não é redutível; e a estrangulada, quando existem uma diminuição de vascularização e um risco eminente de necrose do órgão herniado. A incidência é de 0,8 a 4,4% das crianças e de 5 a 25% em prematuros de muito baixo peso, com um predomínio do sexo masculino (15:1). É mais frequente à direita (60%), podendo ser bilateral (15%). Quanto menor a criança e/ou a hérnia, maior o risco de encarceramento, o qual, durante o 1º ano de vida, é de cerca de 30%. É diagnosticada em exame médico de rotina ou pelos pais quando se observa abaulamento redutível na região inguinal afetada. O encarceramento pode representar a manifestação inicial de uma hérnia dolorosa e irredutível, como abaulamento inguinal, limitado e hiperêmico. Indica obstrução quando a criança se apresenta irritada, chorosa, com vômitos de início reflexos e tardios, processo que pode evoluir para oclusão intestinal e necrose do órgão herniado. A palpação de um cordão espermático espessado confirma o diagnóstico. Esse gesto, que se realiza rolando os dedos do examinador sobre o cordão espermático/ligamento redondo, que é comprimido suavemente contra a espinha do púbis, permite ter nos dedos a sensação de esfregar um tecido de seda; a comparação com a estrutura contra-

CAPÍTULO 102 • DOENÇAS CIRÚRGICAS MAIS FREQUENTES NO RECÉM-NASCIDO

lateral evidencia sobretudo assimetria do calibre do cordão espermático/ligamento redondo, constituindo um sinal diagnóstico importante de persistência do canal peritônio-vaginal. "Hérnia diagnosticada é hérnia operada" justifica-se pelo risco de encarceramento/estrangulamento, que é elevado, sobretudo no 1º ano de vida. Em RN pré-termo, apesar do maior risco de encarceramento/estrangulamento, deve-se tentar protelar a intervenção cirúrgica em função da maturidade pulmonar, idealmente 60 dias após a idade corrigida de 39 semanas de gestação. Essa espera reduz substancialmente os riscos cirúrgicos e anestésicos (maturação pulmonar), permitindo considerar a cirurgia em regime ambulatorial com maior segurança. Na hérnia encarcerada, é preciso tentar redução manual. Após a redução (95% dos casos em mãos experientes), a cirurgia é programada para as 72 h seguintes, a fim de possibilitar a redução do edema do cordão espermático/saco herniário. Quando não for possível obter a redução, a resolução cirúrgica torna-se urgente. O tratamento consiste na ligadura do canal peritônio-vaginal, realizada por inguinotomia ou por laparoscopia. A cirurgia é curativa com bom prognóstico.

Malformações pulmonares (cística, enfisema lobar, sequestro pulmonar, cistos broncogênicos)

As malformações congênitas do pulmão são raras e variam muito quanto à sua forma de apresentação clínica e gravidade, de acordo, principalmente, com o grau de envolvimento pulmonar e sua localização na cavidade torácica. Elas podem se manifestar em qualquer idade e ser fonte de importante morbidade e mortalidade em lactentes e crianças. Os indivíduos com malformações congênitas do pulmão podem apresentar sintomas respiratórios ao nascimento, enquanto outros são capazes de permanecer assintomáticos por longos períodos. Atualmente, com o uso rotineiro da ultrassonografia pré-natal, vem ocorrendo um aumento no diagnóstico mais precoce dessas malformações, cuja manifestação clínica varia desde uma disfunção respiratória pós-natal imediata até um achado acidental na radiografia de tórax. O diagnóstico precoce e o tratamento imediato oferecem a possibilidade de um desenvolvimento pulmonar absolutamente normal. Quando assintomáticos, a conduta para o tratamento dos pacientes com malformações pulmonares ainda é controversa, uma vez que o prognóstico dessas afecções é imprevisível. O manejo dessas lesões depende do tipo de malformação e de sintomas. Em virtude do risco de complicação, a maioria dos autores sugere a ressecção da lesão no momento em que esta é identificada. A lobectomia representa o procedimento de escolha, fornecendo excelentes resultados em longo prazo.

Hérnia diafragmática

A hérnia diafragmática congênita (CDH) é uma das anomalias intratorácicas mais comuns do feto não cardíaco, observada em 1:2.000 a 1:4.000 nascidos vivos. Frequente no lado esquerdo em 84% dos casos, 13% à direita e 2% bilaterais, sua patogênese decorre da falha na fusão de um dos canais pleuroperitoneais em cerca de 8 semanas de gestação. Pode conter estômago, intestino, fígado ou baço. A maioria das CDH é detectada logo após o nascimento ou em ultrassonografia pré-natal. A mortalidade é predominantemente decorrente do desenvolvimento de hipoplasia pulmonar, que ocorre por efeito de massa no pulmão em desenvolvimento. Esses neonatos apresentam hipoxemia e têm circulação fetal persistente em razão de hipoplasia pulmonar e hipertensão pulmonar. O tratamento de RN permanece um desafio para cirurgiões pediátricos e neonatologistas. Classifica-se em dois tipos: hérnia de Bochdalek, mais comum, posterolateral com apresentação mais precoce; e hérnia de Morgagni, menos frequente, anterior e de apresentação mais tardia.

Defeitos da parede abdominal

A gastrosquise e a onfalocele são malformações congênitas de parede abdominal relativamente comuns em RN. A incidência da gastrosquise é de 1:2.000 e a da onfalocele de 1:4.000 nascimentos. As etiologias e patogenias permanecem controversas. É fundamental o diagnóstico precoce, preferencialmente intraútero, para manejo adequado e melhor prognóstico.

Onfalocele constitui a herniação de vísceras pelo cordão umbilical, recoberta por membrana composta de âmnio e peritônio, que pode ser íntegra ou rota. O saco herniário contém alças intestinais e frequentemente parte do fígado, do estômago e do baço. Classifica-se como menor (< 5 cm), maior (> 5 cm) ou gigante, quando o fígado inteiro estiver presente no saco. Essa patologia é mais frequentemente associada a outras malformações em comparação à gastrosquise. Entre elas, pode-se encontrar cromossomopatias (20%), anormalidades cardíacas (45%), anomalias genitais, renais e gastrintestinais.

Gastrosquise é a herniação de vísceras não coberta por membrana, geralmente à direita do cordão umbilical. As alças intestinais estão edemaciadas e cobertas por fibrina; e parte do fígado, estômago ou baço dificilmente está herniada. Classifica-se como simples, quando isolada, ou complexa, quando associada a anormalidades intestinais. Nos casos das gastrosquises complexas, quando comparadas às simples, são associadas a maior mortalidade intra-hospitalar, enterocolite necrosante, obstrução intestinal, síndrome do intestino curto e necessidade de nutrição parenteral.

PARTE 3 • ESPECIALIDADES PEDIÁTRICAS

Na gastrosquise, o fechamento pode ser primário ou gradual com colocação de silo, um envoltório artificial de silicone para o defeito, que pode ser reduzido gradualmente, com fechamento tardio do defeito. Já na onfalocele, o fechamento é primário ou em etapas com colocação de silo ou após epitelização. O fechamento primário reduz o risco de contaminação bacteriana, sepse, acidose e hipotermia.

As principais complicações do manejo da gastrosquise e da onfalocele são infecção, sangramento e aumento da pressão intra-abdominal, que pode ocasionar disfunção respiratória, principalmente nos casos em que a evisceração é maior. Na gastrosquise, é possível haver complicações como suboclusão intestinal, síndrome do intestino curto pós-ressecção e obstrução mecânica.

Malformações do sistema digestório

■ Atresia de esôfago (AE)

Trata-se de uma anomalia da formação e separação do intestino anterior e primitivo em traqueia e esôfago, que ocorre na 4ª ou na 5ª semana de desenvolvimento embriológico. Afecção congênita que se caracteriza pela ausência de um segmento do esôfago, associado ou não à comunicação com a fístula traqueoesofágica (FTE), constitui a causa mais frequente de cirurgia torácica no RN, com uma incidência de 1:3.000 nascidos e discreta predominância no sexo masculino e em brancos. Os principais tipos são AE sem FTE (8%), AE com FTE proximal (1%), AE com FTE distal (86%), AE com FTE distal e proximal (1%) e FTE sem AE (4%). Clinicamente, apresenta-se com salivação abundante e aerada, pela impossibilidade de deglutição, além de falha na sondagem gástrica. Pode ser diagnosticada ainda no pré-natal; porém, com maior frequência após o nascimento. A associação de malformações a AE é comum, ocorrendo em 50 a 70% dos casos. As mais comuns são cardíacas, gastrintestinais, geniturinárias e esqueléticas. Também devem ser investigadas anomalias cromossômicas e a síndrome VACTER (vertebral, anorretal, cardíaca, traqueoesofágica, renal), um conjunto de malformações associadas que acomete 10% das crianças com AE. O tratamento é cirúrgico. Com os avanços do tratamento, a mortalidade diminuiu drasticamente, havendo, atualmente, sobrevida próxima de 95%. A criança portadora de AE tem alta possibilidade de cura com uma boa qualidade de vida; porém, ainda é uma afecção fatal se não diagnosticada e tratada precocemente.

■ Atresia intestinal

Defeito congênito que resulta na obstrução completa da luz intestinal, sendo uma das mais frequen-

tes causas de obstrução intestinal do RN e que pode ocorrer em qualquer segmento intestinal, no qual o íleo o mais comumente afetado. Em geral, a morbimortalidade depende das condições associadas, como prematuridade ou fibrose cística, anomalias congênitas associadas, tipo da atresia e complicações cirúrgicas. Sua incidência mais comum é no intestino delgado (jejuno e íleo), 1:1.500 a 1:12.000, no duodeno, em 1:10.000 a 1:40.000, e, menos frequentemente, no cólon, 1:40.000. A causa das atresias intestinais é desconhecida. O quadro clínico está correlacionado ao nível da atresia. O RN com atresia duodenal ou estenose apresenta distensão gástrica e vômitos nem sempre biliosos. Apresenta-se isolada entre 30 e 50% dos casos. Frequentemente, associa-se a outras malformações gastrintestinais (atresia de vias biliares, agenesia de vesícula biliar, ânus imperfurado, má-rotação de cólon, divertículo de Meckel), cardíacas, renais e vertebrais. Na atresia de jejuno e íleo, o RN apresenta distensão abdominal e vômitos nos 2 primeiros dias de vida. Os vômitos são biliosos. Na maioria dos RN, é normal, mas eventualmente podem apresentar outras malformações, como fibrose cística. Na atresia de colón, ocorrem grande distensão abdominal, falha de eliminação de mecônio e vômitos biliosos. Por ser uma obstrução mais distal, os sintomas aparecem mais tardiamente, mas, em geral, dentro dos 3 dias de vida. Tipicamente, o RN é normal e, em raros casos, apresenta gastrosquise, anormalidades esquelética, outras atresias e a doença de Hirschsprung. O diagnóstico pré-natal detectado ao exame de ultrassonografia é útil pelo fato de o RN ser tratado prontamente, o que reduz o risco de complicações, como vômitos, distúrbios hidroeletrolíticos e pneumonia aspirativa. Na atresia intestinal, observam-se sinais de obstrução intestinal, que incluem distensão abdominal, vômitos biliosos e falha na eliminação de mecônio. A ultrassonografia pré-natal mostra polidrâmnio, em associação aos exames radiológicos. O diagnóstico diferencial apresenta sinais e sintomas de obstrução intestinal, que incluem má-rotação com volvo, doença de Hirschsprung e íleo meconial, em geral distinguidos por radiografias contrastadas. A biópsia retal é necessária para confirmar doença de Hirschsprung. O tratamento da atresia intestinal consiste em preparo pré-operatório clínico e laboratorial, seguido de correção cirúrgica. No pré-operatório, o RN fica em jejum, administrando-se sonda orogástrica, acesso venoso para equilíbrio hidreletrolítico, antibióticos e nutrição parenteral. Os cuidados no pós-operatório seguem com hidratação venosa, sonda orogástrica e nutrição parenteral total até o início da alimentação via oral. O prognóstico da atresia intestinal é muito bom. A mortalidade ocorre por condições clínicas desfavoráveis, como prematu-

573

CAPÍTULO 102 • DOENÇAS CIRÚRGICAS MAIS FREQUENTES NO RECÉM-NASCIDO

ridade, distúrbios respiratórios, anomalias associadas ou complicações da síndrome do intestino curto. A maior causa de morbimortalidade está associada a síndrome do intestino curto e a anomalias cardíacas.

■ Íleo meconial

Corresponde à obstrução do intestino delgado distal do RN ocasionada por mecônio espesso. Em todos os casos de íleo meconial, deve-se investigar fibrose cística, já que é responsável por 80 a 90% dos casos de íleo meconial. Apresenta uma prevalência de 1:15.000 a 20.000 nascidos vivos. O íleo meconial pode ocasionar volvo, isquemia e perfuração intraútero, complicando-se com atresia intestinal, síndrome do intestino curto e peritonite meconial. A clínica é de um abdome obstrutivo com vômitos biliosos, distensão abdominal progressiva, massa abdominal palpável à direita relacionada com alça repleta de mecônio de consistência pastosa; geralmente, a obstrução é total sem a eliminação de mecônio. Há história familiar de fibrose cística em cerca de 30% dos pacientes. O diagnóstico dificilmente é feito por ultrassonografia pré-natal. A radiografia simples demonstra imagem heterogênea, ausência de níveis hidroaéreos e dilatação de alças de delgado a montante (sinal de White). O ar deglutido, misturado com o mecônio espesso e pegajoso, revela o aspecto radiológico granular ou "em vidro moído" (sinal de Neuhauser). Nos casos de íleo meconial não complicado, o tratamento inicial é clínico com manutenção hidreletrolítica, sonda orogástrica, antibioticoterapia e tentativa de desobstrução com enemas terapêuticos com substância hiperosmolar ou Hypaque® (diatrizoato de sódio) 25 a 40%. Após a desobstrução, pode ser prescrita n-acetilcisteína a 4 ou 5% por sonda gástrica. O tratamento clínico atinge sucesso em até 50% dos casos. Nos casos de falha do tratamento clínico, indica-se a cirurgia, cujo procedimento dependerá dos achados intraoperatórios.

■ Rolha meconial

Obstrução neonatal transitória de características benignas, apresenta-se com quadro de abdome obstrutivo com ausência de eliminação de mecônio nas primeiras 24 h, distensão abdominal, vômitos com bile e imagens radiológicas com distensão de alças difusa sem definir um ponto de obstrução. Em cerca de 30%, há fibrose cística, que sempre deve ser investigada. Outras causas estão relacionadas, como primeira manifestação da doença de Hirschsprung, dismotilidade transitória relacionada com imaturidade do trato gastrintestinal ou diabetes materno. O tratamento com lavagem intestinal proporciona a eliminação da rolha de muco endurecida seguida de evacuação de grande quantidade de mecônio. Preconiza-se a investigação diagnóstica desse tipo de obstrução intestinal, alertando para mucoviscidose, aganglionose e hipotireoidismo.

■ Peritonite meconial

Define-se como toda a perfuração intestinal que ocorre na vida intrauterina. A perfuração pode estar associada a lesões obstrutivas ou malformações, como atresia intestinal, íleo meconial, volvo, invaginação ou complicações de divertículo de Meckel. Tem prevalência de 1:20.000 a 25.000 nascido vivos. Em cerca de 70% dos casos, a perfuração ocorre no intestino delgado proximal e médio. A perfuração intestinal pode fechar antes do nascimento. Tem como principal causa o íleo meconial, o que torna a investigação de fibrose cística obrigatória. Frequentemente, está associada a malformações congênitas. A manifestação clínica tem padrão obstrutivo, alto ou baixo, conforme a altura da alça afetada. É diagnosticada em associação ao quadro clínico, aos antecedentes obstétricos e aos exames de imagem. As imagens radiológicas simples demonstram padrão obstrutivo com múltiplos níveis hidroaéreos, calcificações (comuns em cerca de 65% dos casos), ascite, pneumoperitônio, calcificações escrotais e grande nível hidroaéreo persistente, correspondendo ao sinal do pseudocisto ("sinal de vidro moído"). O enema pode ser usado para auxiliar o diagnóstico. A ultrassonografia abdominal pode demonstrar pseudocisto, ascite e calcificações. O tratamento clínico inicial corresponde a correção e manutenção hidreletrolítica, sonda orogástrica, antibioticoterapia e suporte ventilatório (se necessário). O tratamento cirúrgico da peritonite meconial consiste em laparotomia procedendo a liberação das aderências intestinais, limpeza da cavidade, localização da perfuração e reconstrução do trânsito intestinal primariamente; porém, em alguns casos, as derivações intestinais temporárias são necessárias com reconstrução em segundo tempo cirúrgico.

■ Anomalia anorretal

Ânus imperfurado é uma anomalia comum, com incidência de 1:1.500 a 5.000 em RN, associado, em geral, a outras malformações vertebrais, anais (atresia), traqueoesofágicas (fístula com atresia esofágica) e renais (displasia), além da trissomia do cromossomo 21. O diagnóstico de ânus imperfurado é feito, em geral, após o nascimento. A síndrome de ânus imperfurado constitui um extenso conjunto de alterações congênitas, chamadas malformações anorretais. Está associado a sequelas em longo prazo, como incontinência fecal e urinária, constipação e disfunção sexual. O cuidado de crianças com ânus imperfurado

PARTE 3 • ESPECIALIDADES PEDIÁTRICAS

envolve muitos aspectos, como diagnóstico precoce, cirurgia em tempo adequado e tratamento pós-cirúrgico com prolongado acompanhamento clínico, incluindo apoio psicológico. A cirurgia de reconstrução de urgência não é imprescindível, entretanto a avaliação imediata torna-se importante para decidir sobre a necessidade de cirurgia descompressiva e para averiguar a existência de qualquer outra ameaça à vida. Ainda, deve-se avaliar se o paciente precisa passar por cirurgia de correção logo após o nascimento, sem a necessidade de colostomia, ou a conduta consiste em definir a realização de colostomia e retardar a decisão sobre a cirurgia definitiva.

Atresias das vias biliares

A atresia das vias biliares extra-hepáticas (AVBEH), definida como ausência ou obliteração dos ductos biliares extra-hepáticos, constitui, ainda hoje, a principal causa de transplante hepático em crianças. O tratamento é cirúrgico – portoenterostomia de Kasai e suas modificações. Crianças não tratadas vão a óbito na totalidade, por complicações relacionadas com hipertensão portal e cirrose hepática, e mesmo os casos tratados necessitam, em sua maioria, do transplante hepático. O prognóstico é melhor se a criança for submetida a tratamento cirúrgico (portoenterostomia) dentro dos primeiros 2 meses de vida. Conforme a época em que ocorre a obliteração das vias biliares, a atresia pode se apresentar de duas formas: embrionária (responsável por 20% dos casos) ou fetal e perinatal. A anomalia mais frequente é a síndrome da poliesplenia. Outras malformações congênitas observadas são anormalidades cardíacas, pâncreas anular, síndrome dos cílios imóveis, atresia duodenal, atresia esofágica, rins policísticos, fissura palatina e atresia jejunal. Na forma perinatal, os ductos biliares são pérvios ao nascimento, mas uma reação inflamatória e esclerosante, decorrente de algum dano perinatal, resulta na obliteração da árvore biliar. É responsável por 80% dos casos de atresia e, em geral, não se associa às malformações. Sua etiopatogenia não foi ainda completamente elucidada. Os sinais clínicos que caracterizam a AVBEH são icterícia, acolia fecal, colúria e hepatomegalia, observadas tanto na forma embrionária quanto na perinatal. O diagnóstico é feito por meio exames laboratoriais e de imagem, e baseia-se em definir se é um processo obstrutivo. A biópsia hepática tem papel de destaque no diagnóstico da AVBEH. O diagnóstico definitivo consiste na demonstração da obstrução fibrosante da árvore biliar extra-hepática durante laparotomia exploradora com colangiografia, pois nenhuma das modalidades diagnósticas disponíveis apresenta sensibilidade e especificidade de 100% para o diagnóstico da atresia. Entretanto, uma série de informações clínicas, laboratoriais, de imagem e histológicas deve ser avaliada conjuntamente, em um esforço para selecionar os pacientes que serão submetidos à laparotomia.

Enterocolite necrosante (ECN)

Define-se com uma doença inflamatória de origem multifatorial que atinge o trato gastrintestinal (TGI) do RN, de intensidade variável e progressiva, consequente à necrose de coagulação do TGI. Apresenta alta morbimortalidade nos prematuros, principalmente os que nascem com peso inferior a 1.500 g; porém, a doença pode acometer os neonatos a termo e até mesmo os lactentes. Cerca de 1 a 7% das admissões em unidade de terapia intensiva (UTI) neonatal desenvolvem ECN. Nas últimas décadas, observou-se grande progresso na assistência perinatal, como implementação da administração antenatal de corticosteroides, avanço nos cuidados intensivos neonatais e terapêutica de reposição com surfactante exógeno, os quais proporcionaram aumento da sobrevida dos RN. A patogênese da ECN continua incerta, e os únicos fatores de risco consistentes são prematuridade e alimentação por fórmulas com características osmolares inapropriadas A etiologia de origem multifatorial depende de eventos hipóxico-isquêmicos (hipoxia perinatal, hipovolemia, cardiopatias, cateterização umbilical, exsanguineotransfusão), colonização e invasão bacteriana e por suas toxinas, alimentação por fórmula ou leite de vaca. A necrose intestinal tem início na mucosa, progredindo para transmural e podendo causar perfuração. Na evolução, ocorrem distensão de alças, edema, hemorragia e aumento do volume de líquido peritoneal, serosa com edema e recoberta por placas de fibrina, bolhas de gás na submucosa, gás no sistema portal e necrose localizada, os segmentos mais acometidos são o íleo terminal, o cólon e o jejuno. A enterocolite necrosante manifesta-se com sinais sistêmicos e gastrintestinais. Em geral, inicia-se com distensão abdominal, aumento de resíduos gástricos, vômitos biliosos, queda do estado geral, sinais toxêmicos e presença de sangue nas fezes (oculto ou enterorragia), além de fleimão periumbilical, quando da instalação da peritonite. A evolução grave se caracteriza por instabilidade hemodinâmica, acidose metabólica e respiratória, traduzidas como letargia, apneia, coagulopatia, distensão abdominal, enterorragia, diarreia, vômitos biliosos e/ou fecaloides. A distensão é progressiva, com alças intestinais visíveis ou palpáveis, palpação de crepitação (pneumatose), dor à palpação, edema e eritema na parede abdominal, achados indicativos de peritonite avançada. Os critérios para definir o diagnóstico de ECN são geralmente baseados em pelo menos um sinal clínico (resíduo gástrico, distensão abdominal, sangue nas fezes) associado a um sinal radiológico (alças dilata-

575

CAPÍTULO 102 • DOENÇAS CIRÚRGICAS MAIS FREQUENTES NO RECÉM-NASCIDO

das, alças fixas, pneumatose intestinal, gás do sistema porta, ascite, pneumoperitônio) ou ultrassonográfico. Os exames laboratoriais revelam leucocitose, plaquetopenia e acidose refratária ao tratamento clínico. No tratamento clínico, o RN é mantido em jejum, com sonda orogástrica, nutrição parenteral, correção dos distúrbios hidreletrolíticos e antibioticoterapia ampla em UTI neonatal, com acesso venoso central associado à avaliação clínica seriada do neonatologista e do cirurgião pediátrico e aos parâmetros laboratoriais e radiológicos. O tratamento cirúrgico é indicado na presença de pneumoperitônio; entretanto, a associação de avaliação clínica, como piora do estado geral, eritema da parede abdominal, palpação dolorosa, massa palpável, peristaltismo visível, paracentese positiva, sinais radiológicos (pneumatose, alça fixa, ascite, gás na veia portal), plaquetopenia e acidoses persistentes, podem ser indicativos de exploração cirúrgica. O grande desafio consiste em saber escolher o momento ideal da cirurgia. As medidas terapêuticas baseiam-se nos critérios de estadiamento de Bell modificados, apresentados no Quadro 102.1.

QUADRO 102.1	Critérios de estadiamento de Bell modificado para a enterocolite necrosante			
Estágio	Sinais sistêmicos	Sinais intestinais	Sinais radiológicos	Tratamento
IA Suspeita de ECN	Temperatura instável, bradicardia	Muitos resíduos, pré-distensão abdominal leve, vômitos, fezes guáiaco positivas	Intestino normal ou dilatado e íleo leve	Nada via oral, antibióticos por 3 dias, na dependência das culturas
IB Suspeita de ECN	Temperatura instável, bradicardia	Sangue pelo reto	Intestino normal ou dilatado e íleo leve	Nada via oral, antibióticos por 3 dias, na dependência das culturas
IIA ECN definida: moderadamente enfermo	Temperatura instável, bradicardia	Sangue pelo reto, ruídos abdominais diminuídos ou ausentes com ou sem dor abdominal	Dilatação abdominal, íleo, pneumatose intestinal	Nada via oral, antibióticos por 7 a 10 dias, se o exame for normal em 24 a 48 h
IIB ECN definida: moderadamente enfermo	Temperatura instável, bradicardia, acidose metabólica e trombocitopenia leve	Sangue pelo reto, ruídos abdominais diminuídos ou ausentes com ou sem dor abdominal, dor abdominal definida com ou sem celulite abdominal ou massa no quadrante inferior direito, ruídos intestinais ausentes	Dilatação abdominal, íleo, pneumatose intestinal, com ou sem ascite	Nada via oral, antibióticos por 14 dias, NaHCO$_3$ para acidose
IIIA ECN avançada: gravemente enfermo	Temperatura instável, bradicardia, acidose metabólica e trombocitopenia leve, hipotensão, bradicardia, graves apneias, acidose respiratória e metabólica combinadas, coagulação intravascular disseminada (CID), neutropenia, anúria	Sangue pelo reto, ruídos abdominais diminuídos ou ausentes com ou sem dor abdominal, dor abdominal definida com ou sem celulite abdominal ou massa no quadrante inferior direito, ruídos intestinais ausentes, sinais de peritonite generalizada, dor acentuada, distensão	Dilatação abdominal, íleo, pneumatose intestinal, com ascite definida	Nada via oral, antibióticos por 14 dias, NaHCO$_3$ para acidose mais 200 mL/kg/dia de fluidos, plasma fresco congelado, agentes inotrópicos; intubação, ventilação, se o paciente não melhorar em 24 a 48 h, intervenção cirúrgica
IIIB ECN avançada: gravemente enfermo, perfuração intestinal	Temperatura instável, bradicardia, acidose metabólica e trombocitopenia leve, hipotensão, bradicardia, graves apneias, acidose respiratória e metabólica combinadas, coagulação intravascular disseminada (CID), neutropenia, anúria	Sangue pelo reto, ruídos abdominais diminuídos ou ausentes com ou sem dor abdominal, dor abdominal definida com ou sem celulite abdominal ou massa no quadrante inferior direito, ruídos intestinais ausentes, sinais de peritonite generalizada, dor acentuada, distensão	Dilatação abdominal, íleo, pneumatose intestinal, pneumoperitônio	Nada via oral, antibióticos por 14 dias, NaHCO$_3$ para acidose mais 200 mL/kg/dia de fluidos, plasma fresco congelado, agentes inotrópicos; intubação, ventilação, se o paciente não melhorar em 24 a 48 h, intervenção cirúrgica

ECN: enterocolite necrosante.

Fonte: Adaptado de Walsh e Kliegman, 1986.

PARTE 3 • ESPECIALIDADES PEDIÁTRICAS

Bibliografia

- Adams SD, Stanton MP. Malrotation and intestinal atresias. Early Hum Dev. 2014 Dec;90(12):921-5.
- Azzie G, Craw S, Beasley SW. Colonic atresia: From suspicion to confirmation on pre-operative radiology. J Paediatr Child Health. 2002 Oct;38(5):518-20.
- Blakely ML, Gupta H, Lally KP. Surgical management of necrotizing enterocolitis and isolated intestinal perforation in premature neonates. Semin Perinatol. 2008 Apr;32(2):122-6.
- Davenport M. Biliary atresia. Semin Pediatr Surg. 2005;14:42-8.
- Emil S, Nguyen T, Sills J, Padilla G. Meconium obstruction in extremely low-birth-weight neonates: Guidelines for diagnosis and management. J Pediatr Surgery. 2004;39(5):731-7.
- Escobar MA, Ladd AP, Grosfeld JL, West KW, Rescorla FJ, Scherer LR, et al. Duodenal atresia and stenosis: long-term follow-up over 30 years. J Pediatr Surg. 2004 Jun;39(6):867-71.
- Goyal A, Jones MO, Couriel JM, Losty PD. Oesophageal atresia and trachea oesophageal fistula. Arch Dis Child Fetal Neonatal Ed. 2006;91:381-4.
- Kumaran N, Shankar KR, Lloyd DA, Losty PD. Trends in the management and outcome of jejuno-ileal atresia. Eur J Pediatr Surg Off J Austrian Assoc Pediatr Surg Al Z Kinderchir. 2002 Jun;12(3):163-7.

- Lal C, Strange C. A doença pulmonar intersticial na esclerose sistêmica é lentamente progressiva? J Bras Pneumol. 2011;37(2).
- Lin PW, Stoll BJ. Necrotising enterocolitis. Lancet Lond Engl. 2006 Oct 7;368(9543):1271-83.
- Peña A, Hong A. Advances in the management of anorectal malformations. Am J Surg. 2000;180:370-6.
- Shaw-Smith, C. Oesophageal atresia, tracheo-esophageal fistula and the VACTERL association: review of genetics and epidemiology. J Med Genet. 2006;43:545-54.
- Souza JCK. Hérnia inguinal. In: Souza JCK. Cirurgia pediátrica. São Paulo: Roca; 2008. p. 321-9.
- Souza JCK. Íleo meconial. In: Souza JCK. Cirurgia pediátrica. São Paulo: Roca; 2008. p. 375-9.
- Souza JCK. Peritonite meconial. In: Souza JCK. Cirurgia pediátrica. São Paulo: Roca; 2008. p. 380-1.
- Spadari JM. Atresia de esôfago. In: Rhode L. Rotinas em cirurgia digestiva. 3. ed. Porto Alegre: Artmed; 2005. p. 55-9.
- Sweeney B, Surana R, Puri P. Jejunoileal atresia and associated malformations: correlation with the timing of in utero insult. J Pediatr Surg. 2001 May;36(5):774-6.
- Uenis T. Afecções cirúrgicas abdominais do recém-nascido. In: Uenis T. Doenças cirúrgicas da criança e do adolescente. Barueri: Manole; 2010.
- Walsh MC, Kliegman RM. Necrotizing enterocolitis: Treatment based on staging criteria. Ped Clin North Am. 1986.

CAPÍTULO
103
Doenças Cirúrgicas Mais Frequentes na Criança

Érika Veruska Paiva Ortolan • Pedro Luiz Toledo de Arruda Lourenção • Antônio Marcos Rodrigues

Diante de uma suspeita de abdome agudo no lactente, pré-escolar e escolar, primeiro deve-se avaliar os sinais e sintomas e realizar o diagnóstico sindrômico em três grandes grupos: obstrutivo, inflamatório e traumático. Esse primeiro diferencial precisa ser feito a partir de dados da história e exame físico, em que os seguintes sinais e sintomas exigem investigação mandatória:

- Dor abdominal: caracterizar a dor, diferenciando-a entre intermitente (tipo cólica) ou contínua; questionar sobre períodos e fatores de melhora e piora; tempo de duração das crises de dor (se ela for do tipo cólica). Essa abordagem inicial já permite definir entre abdome agudo obstrutivo, em que a dor é intermitente, e abdome agudo inflamatório, no qual a dor é contínua, e sua intensidade só tende a aumentar com o passar do tempo de evolução da doença.

- Distensão abdominal: permite o direcionamento anatômico do diagnóstico. Se a distensão é mais tardia e intensa, deve-se considerar abdome agudo obstrutivo ou inflamatório de localização mais distal; se a distensão é mais precoce, mas localizada apenas no andar superior do abdome, deve haver uma obstrução de localização mais proximal.

- Vômitos: sua presença e sua localização temporal na evolução da história clínica são de grande auxílio. Vômitos intensos e desde o início da história induz a pensar em patologia de localização anatômica alta (esôfago, estômago, duodeno). Se forem mais tardios, há provável obstrução baixa, ou abdome agudo inflamatório, em que os vômitos decorrem da irritação peritoneal.

- Eliminação de gases e fezes: a parada na eliminação de gases e fezes pode ocorrer tanto no abdome agudo obstrutivo quanto no inflamatório. Diarreia não descarta abdome agudo inflamatório, e a presença de peritonite resulta em irritação peritoneal e consequente aumento do número de evacuações com fezes de consistência amolecida ou líquida.

- Febre: deve-se pesquisar o início de seu aparecimento, e, se foi medida, o seu valor exato. Abdome agudo inflamatório dificilmente tem como sintoma febre alta desde o início do quadro.

Abdome agudo obstrutivo

Após a avaliação inicial da criança e o seu diagnóstico sindrômico, prossegue-se à investigação para chegar ao diagnóstico etiológico. Diante da suspeita de abdome agudo obstrutivo, é sempre imprescindível a avaliação da intensidade dos vômitos. Se eles forem incoercíveis, a primeira medida a adotar deve ser a passagem de sonda nasogástrica, para evitar a aspiração do vômito. Depois, enquanto avança-se na investigação etiológica da obstrução, inicia-se o tratamento com jejum e hidratação endovenosa. O próximo passo consiste sempre em realizar uma radiografia de abdome, em pé e deitado, que, juntamente, com os dados da anamnese e exame físico, é essencial na avaliação inicial. Na faixa etária de lactentes, pré-escolares e escolares, os principais diagnósticos diferenciais de abdome agudo obstrutivo são os descritos a seguir.

■ Estenose hipertrófica de piloro

Obstrução quase total do canal pilórico, decorre de hipertrofia progressiva da sua musculatura, principalmente na camada circular, promovendo progressiva compressão extrínseca e obstrução da luz pilórica. Trata-se da causa mais comum de vômitos de tratamento cirúrgico em recém-nascidos e lactentes, com prevalência de 2 a 3 para cada 1.000 nascidos vivos. É mais frequente no sexo masculino (4:1). Até 30% dos casos são de primogênitos e uma história familiar está presente em cerca de 15% das vezes. A etiologia ainda é desconhecida, sendo, possivelmente, multifatorial. Os sintomas têm início em torno da 2ª ou da 3ª semana de vida até, mais raramente, a 5ª ou a 6ª semana. Há piora progressiva em cerca de 7 a 10 dias. Surgem vômitos não biliosos (leite), após 30 a 60 min da amamentação, em jato, após todas as mamadas. Esses vômitos podem conter sangue em até 15% das vezes, pelo rompimento de capilares da mucosa. Apesar dos vômitos intensos, a criança apresenta apetite voraz, com estacionamento ou perda de peso associados. Atualmente, com o diagnóstico mais precoce, quadros de desnutrição, desidratação e distúrbios hidreletrolíticos (alcalose hipoclorêmica), classicamente descritos, são cada vez menos comuns. Icterícia à custa de elevação de bilirrubina indireta pode estar presente em 2 a 5% dos casos. No exame físico abdominal, são típicos a distensão de andar superior, pelo estômago dilatado, e ondas peristálticas visíveis, do quadrante superior esquerdo progredindo para a direita ("ondas de Kussmaul"). A palpação do piloro hipertrofiado, de forma ovoide e móvel ("oliva" ou "tumor pilórico"), medindo geralmente de 1 a 2 cm de diâmetro, no quadrante superior direito ou epigástrio, pode se dar em 85 a 90% das vezes: trata-se de um sinal patognomônico da doença que, quando presente, resulta no diagnóstico, dispensando a realização de exames complementares. A radiografia simples demonstra distensão gástrica e escassez de ar nas alças intestinais (Figura 103.1). Exame contrastado demonstra sinais radiológicos típicos da doença, com retardo na eliminação do contraste do estômago, atingindo sensibilidades e especificidades próximas a 100%. São considerados clássicos o sinal do "bico de seio", forma assumida pela região antropilórica, e o "sinal do barbante", representando o canal pilórico alongado pela compressão extrínseca muscular. Atualmente, a ultrassonografia do abdome constitui o padrão-ouro para o diagnóstico, quando a oliva pilórica não foi palpada, em que se realizam as medidas da espessura da parede (normal até 4 mm) e diâmetro do piloro (normal até 14 mm). A estenose hipertrófica de piloro não é uma emergência cirúrgica, devendo-se dar prioridade à correção dos distúrbios hidreletrolíticos. Jejum, decúbito elevado, hidratação parenteral e passagem de sonda oro ou nasogástrica devem ser iniciados a partir da suspeita clínica. A técnica cirúrgica consiste na clássica piloromiotomia à Fredet-Ramstedt, com exteriorização do piloro hipertrofiado e incisão na sua musculatura (Figura 103.1).

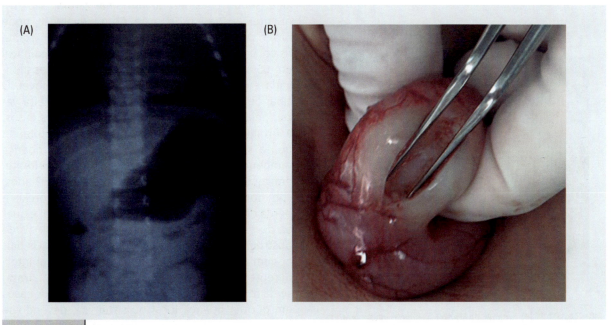

FIGURA 103.1 (A) Radiografia simples de abdome de lactente com estenose hipertrófica de piloro; (B) aspecto cirúrgico do piloro com estenose hipertrófica durante uma piloromiotomia.

Fonte: Arquivo pessoal dos autores.

Hérnia inguinal encarcerada

Deve sempre ser considerada diagnóstico diferencial nos quadros abdominais obstrutivos. Consiste na protrusão de conteúdo cavitário (alças intestinais, omento ou ovário) pelo orifício herniário, que não é passível de redução, com isquemia progressiva desse conteúdo, podendo evoluir, inclusive, com necrose e perfuração (hérnia estrangulada). Observa-se abaulamento não redutível, geralmente acompanhado de dor intensa à manipulação e sinais flogísticos.

Persistências do conduto onfalomesentérico

Compõem um amplo espectro de malformações que podem cursar com quadros obstrutivos. O ducto onfalomesentérico é uma estrutura embrionária que conecta o intestino primitivo ao saco vitelínico no início da vida fetal. Costuma obliterar-se entre a 7ª e a 8ª semana de gestação, quando a placenta começa a nutrir o feto. A obliteração incompleta desse conduto, em diferentes níveis, resulta nas diferentes formas de apresentação de persistência do conduto. O divertículo de Meckel representa o resquício proximal desse conduto (Figura 103.2), e as bandas fibrosas são os seus resquícios distais. Os quadros obstrutivos surgem por volvo das alças de delgado em torno dessas bandas fibrosas ou por invaginação intestinal, tendo como cabeça do invaginante um divertículo de Meckel.

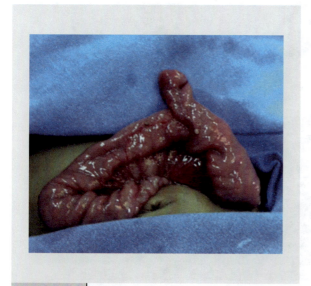

FIGURA 103.2 | Divertículo de Meckel – aspecto intraoperatório.
Fonte: Arquivo pessoal dos autores.

Invaginação intestinal

Também chamada de intussuscepção intestinal, corresponde à invaginação ou telescopagem de uma parte do intestino dentro de outro segmento intestinal, podendo causar compressão e angulação dos vasos do mesentério do segmento invaginado, com potencial risco para isquemia e necrose intestinal, além de diferentes graus de obstrução intestinal. Suas formas mais comuns têm início na região da válvula ileocecal, são denominadas ileocólica (25%) e ileocecocólica (60%). Formas menos comuns compreendem invaginações ileoileais (10%) e colocólicas (< 2%). Trata-se da causa mais comum de obstrução intestinal do lactente, com pico entre 3 e 12 meses de idade. Apenas 20% dos casos acontecem após os 2 anos de idade. Em 90 a 95% dos casos, a causa da invaginação é idiopática, e, em 5 a 10%, existe lesão anatômica definida, que funciona como um ponto de condução para a invaginação, conhecida como "cabeça" do invaginante. Entre as causas anatômicas, destacam-se divertículo de Meckel, pólipos intestinais e linfoma não Hodgkin. Esses casos são mais comuns após os 2 anos de idade e nas invaginações recorrentes. O quadro clínico clássico é de um lactente bem nutrido e saudável, com história prévia de infecção respiratória ou gastrenterite recente, que, subitamente, inicia quadro de dor abdominal em cólica (crises de choro intenso, sem causa aparente), seguidas por períodos de acalmia. Os vômitos são biliosos e mais tardios. A eliminação de fezes em "geleia de morango", composta por sangue e muco, já é resultado do sofrimento da mucosa da alça, sendo considerado um sinal tardio. São frequentes apatia e prostração. Com a evolução, pode haver palidez, sudorese e desidratação. O exame físico pode apresentar massa abdominal palpável em 65 a 70% dos casos, na maioria das vezes alongada e cilíndrica, endurecida, dolorosa e móvel. O sinal de Dance representa a fossa ilíaca direita vazia, pela ausência do ceco. Em até 15% dos casos, a invaginação pode ser assintomática, resultando quase sempre em diagnósticos tardios. A doença também pode se manifestar de forma intermitente, em geral acometendo crianças com mais de 2 anos, com dor abdominal recorrente, vômitos, anorexia e perda de peso, alterações do hábito intestinal e queda do estado geral. Normalmente, não há sinais de obstrução intestinal nem sangramento retal. Os pais podem referir palpação de massa abdominal intermitente, conhecida como "tumor fantasma". Trata-se da forma crônica de invaginação, típica dos casos em que há doença local ou sistêmica, devendo-se levantar a suspeita clínica de linfoma. A radiografia simples de abdome é típica dos quadros abdominais obstrutivos. Ainda, pode ser observado efeito de massa, com distribuição gasosa anormal (cólon vazio). Porém, em até 25% dos casos, o padrão radiológico pode ser normal. O enema opaco é capaz de demonstrar a parada na subida do contraste no nível da "cabeça" da invaginação, construindo algumas imagens típicas, caracterizadas como "amputação", "cálice" ou "casca de cebola". A ultrassonografia abdominal constitui a técnica preferencial, por seu caráter não invasivo e adequadas sensibilidade (98 a 100%) e especificidade (88 a 100%). Demonstra, caracteristicamente, em corte transversal, a imagem em "alvo", composta por camadas concêntricas de ecogenicidade diferentes, e, em corte longitudinal, a imagem em "pseudo-rim" (Figura 103.3).

O tratamento inicia-se com medidas gerais, como para qualquer quadro obstrutivo intestinal, com jejum, sondagem nasogástrica e hidratação endovenosa. Em crianças com bom estado geral, sem sinais de peritonite e com história clínica com duração menor que 24 h, deve-se realizar inicialmente a redução da invaginação com pressão hidrostática, com ar ou contraste radiológico hidrossolúvel, aplicada via retal, sob controle radioscópico ou ultrassonográfico. A taxa de sucesso desse procedimento é muito variável, mas pode ser atingida em até 95% dos casos. Para os casos de insucesso ou pacientes que apresentem instabilidade hemodinâmica, sinais de peritonite ou de abdome agudo perfurativo, indica-se o tratamento cirúrgico. É realizada a tentativa de redução manual; depois da redução, na presença de áreas de necrose, opta-se pela enterectomia com anastomose terminoterminal.

■ Bolo de áscaris

Trata-se de uma infestação maciça por *Ascaris lumbricoides*, na qual os vermes adultos formam grandes novelos e tendem a se acumular no íleo terminal, obstruindo sua luz. O novelo de vermes na luz intestinal pode agir como ponto de partida para volvo ou invaginação. O pico de incidência é entre 1 e 5 anos de idade. O quadro clínico consiste na exacerbação de queixas crônicas de dor abdominal por ascaridíase, acompanhadas de náuseas, anorexia e, posteriormente, febre. Inicialmente, pode ocorrer diarreia com eliminação de vermes adultos, seguida da parada da eliminação de gases e fezes, com quadros de suboclusão ou de obstrução intestinal. O exame físico mostra queda do estado geral, desidratação e massa abdominal móvel e depressível (sinal da massa de vidraceiro). A radiografia de abdome mostra os vermes em imagens circulares ("sinal do miolo de pão") ou alongados, em qualquer quadrante do abdome, com dilatação das alças a montante da obstrução. O tratamento inicialmente pode ser clínico e consiste na abordagem inicial para obstrução intestinal, com jejum, sondagem nasogástrica e hidratação endovenosa, além da administração de óleo mineral pela sonda. O emprego de medicações anti-helmínticas não está indicado, pelo risco da migração dos vermes para os dutos biliares e pancreáticos. A indicação cirúrgica é embasada na avaliação clínica seriada, observando-se sinais, como estado geral, necessidade de reposições volêmicas extras, além do cálculo basal pelo peso da criança, débito de sonda nasogástrica, ruídos hidroaéreos, eliminação de gases e fezes, piora da distensão e dor abdominal. A cirurgia consiste na ma-

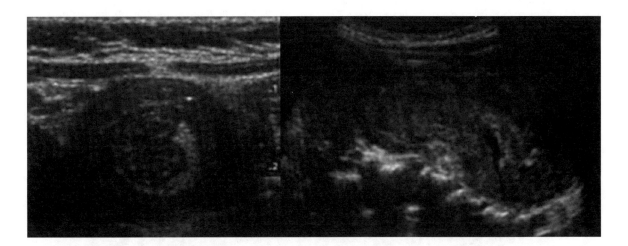

FIGURA 103.3 | Imagens ultrassonográficas de invaginação intestinal com os sinais de "alvo" e "pseudo-rim".
Fonte: Acervo do Serviço de Diagnóstico por Imagem do Hospital das Clínicas da Faculdade de Medicina da Botucatu (FMB/Unesp).

nipulação externa das alças intestinais, com tentativa de progressão dos vermes para o intestino grosso, ou em enterotomia com retirada mecânica dos áscaris (Figura 103.4). Se houver necrose por volvo, a enterectomia pode estar indicada e a indicação cirúrgica será imediata.

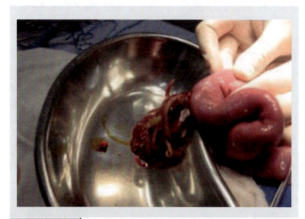

FIGURA 103.4 | Enterotomia para retirada de bolo de áscaris.
Fonte: Arquivo pessoal dos autores.

■ Bridas

São traves fibrosas que se formam entre as alças intestinais ou entre estas e a parede abdominal e que ocorrem após manipulação cirúrgica ou inflamação prévia (Figura 103.5). A obstrução se dá quando uma alça intestinal fica presa em uma dessas traves gerando um "cotovelo" ou uma torção. O quadro clínico consiste em dor abdominal tipo cólica, distensão e vômitos, em graus variáveis. O principal diagnóstico diferencial é o íleo infeccioso ou metabólico. Deve-se realizar radiografia de abdome em pé e deitado, que será compatível com quadro de obstrução intestinal. É preciso tentar inicialmente o tratamento conservador, se as condições clínicas da criança permitirem, composto por jejum, descompressão com sonda nasogástrica e hidratação endovenosa com correção dos distúrbios hidreletrolíticos. São sinais de insucesso no tratamento clínico piora da dor e distensão abdominal, alto débito de sonda nasogástrica, piora do estado geral e necessidade de reposições hídricas além do cálculo basal diário. Em caso de falha do tratamento clínico ou pacientes que se apresentem com instabilidade hemodinâmica ou sinais clínicos de irritação peritoneal, deve-se realizar tratamento cirúrgico, com laparotomia exploradora e lise das bridas.

■ Bezoares

Trata-se da impactação de material estranho no interior do trato digestivo, originado a partir da ingestão de diferentes produtos, incluindo cabelos (tricobezoar) ou pelos e fibras vegetais etc. Caracteriza-se por obstrução por cabelos ou plantas (fitobezoar). A maior parte das obstruções ocorre pela impactação desses materiais no estômago. A história é de dor abdominal intermitente, esporádica, com alguns vômitos, até que a obstrução se instala e a dor e os vômitos aumentam em intensidade. Nos casos de tricobezoar, pode haver áreas de alopecia na cabeça e existe associação a um distúrbio psiquiátrico denominado tricotilomania. O tratamento para a retirada do bezoar é cirúrgico. É fundamental o tratamento psiquiátrico para evitar a recidiva.

Abdome agudo inflamatório

■ Apendicite aguda

Corresponde ao processo inflamatório agudo do apêndice cecal, cuja principal etiologia consiste na obstrução do lúmen do apêndice vermiforme, que

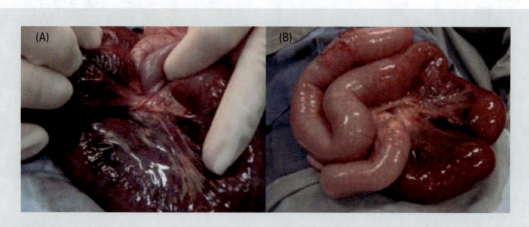

FIGURA 103.5 | (A) Detalhe intraoperatório de brida causando volvo e obstrução; (B) aspecto das alças após a lise da brida.
Fonte: Arquivo pessoal dos autores.

PARTE 3 • ESPECIALIDADES PEDIÁTRICAS

pode ser causada por deposição de fecalitos ou parasitas, hiperplasia do tecido linfoide, processos neoplásicos ou outras situações em que o fator preponderante é a alteração na pressão e na motilidade intestinais. Após a obstrução, seguem-se a secreção contínua de muco e a rápida proliferação da microbiota residente no apêndice, o que culmina em distensão apendicular, com aumento da pressão intraluminal. Como a capacidade de acomodação da secreção é limitada a cerca de 0,1 mL, desenvolvem-se subsequentes congestão venosa e edema, com alterações isquêmicas do tecido intestinal. Formam-se, então, lesões ulceradas na mucosa, que possibilitam a invasão bacteriana. Assim, o curso natural da apendicite aguda refere-se à progressão para perfuração da parede do apêndice cecal. Assim, a apendicite aguda pode ser classificada com base no grau de evolução do processo inflamatório em edematosa, flegmonosa (hiperemia e edema), supurativa (exsudato fibrinopurulento) e perfurada.

A apendicite aguda representa a afecção cirúrgica abdominal aguda mais comum da criança. Pode ocorrer em qualquer idade, mas é muito mais comum entre os 4 e os 15 anos, com discreta predominância no sexo masculino (3:2). Os sinais e sintomas mais comumente apresentados pelos pacientes são dor abdominal localizada na fossa ilíaca direita, anorexia, náusea, vômitos, aumento da frequência cardíaca e respiratória e febre. O paciente pode apresentar hábito intestinal normal, tendência à constipação intestinal (5 a 25%) ou diarreia (5 a 15%), a última explicada a partir de processo irritativo no peritôneo pélvico e que pode promover o diagnóstico errôneo de gastrenterocolite. Sintomas urinários irritativos, inclusive com alterações no exame de sedimento urinário, podem ser explicados pelo processo inflamatório situado junto à bexiga e, da mesma maneira, estão associados a erros diagnósticos. Nas fases iniciais, os sinais de irritação peritoneal e defesa mantêm-se restritos à fossa ilíaca direita. Os casos com peritonite difusa apresentam reação generalizada e rigidez da parede abdominal. Quando evoluem com bloqueio, é comum a palpação de massa dolorosa em fossa ilíaca direita (plastrão). Crianças menores de 5 anos de idade apresentam quadro clínico atípico, com dor abdominal difusa, febre alta e vômitos. A dificuldade no exame abdominal, particular dessa faixa etária, acaba resultando, muitas vezes, em atraso diagnóstico com taxas de morbimortalidade elevadas.

O diagnóstico da apendicite aguda, por sua vez, está embasado nas informações clínicas da história e do exame físico. Em casos de dúvidas, deve-se optar por reavaliações clínicas sucessivas. Em algumas ocasiões, pode-se complementar a investigação diagnóstica com exames laboratoriais e métodos de imagem, como radiografia simples, ultrassonografia e tomografia computadorizada do abdome. O hemograma pode revelar leucocitose com desvio para a esquerda, típico de processos inflamatórios bacterianos; entretanto, pode ser normal em cerca de 10% dos casos. A radiografia de abdome consegue revelar sinais característicos, como a presença de coprólito na fossa ilíaca direita (10%), padrão gasoso anormal nesta topografia, escoliose, borramento das linhas de gordura (psoas e parede abdominal) e padrões obstrutivos também podem ser encontrados. A ultrassonografia somente deve ser realizada em casos duvidosos, principalmente para exclusão de diagnósticos diferenciais. A tomografia computadorizada tem alto custo, além da exposição à radiação e do uso de contraste, o que restringe o seu emprego. A partir de um diagnóstico clínico, não se justifica atraso na conduta cirúrgica para a confirmação diagnóstica por meio desses exames.

O tratamento é cirúrgico e em caráter de urgência, com apendicectomia realizada por videolaparoscopia ou por cirurgia aberta convencional. Casos avançados, com repercussões sistêmicas, requerem cirurgia de emergência após suporte clínico inicial com hidratação vigorosa e antibioticoterapia. A cirurgia contempla a retirada do apêndice inflamado, com tratamento do coto apendicular e limpeza completa da cavidade peritoneal. O tratamento conservador intervalado vem sendo descrito como uma alternativa, sobretudo para pacientes estáveis clinicamente, sem comorbidades e com apendicites bloqueadas, com formação de plastrão localizado, confirmado por exame de imagem.

■ Divertículo de Meckel

Anomalia congênita mais comum do trato gastrintestinal, está presente em até 2% da população geral (ver Figura 103.2). Faz parte do espectro das doenças oriundas da persistência do conduto onfalomesentérico (já citadas). O divertículo de Meckel corresponde a 90% de todas essas anomalias e deriva da persistência da porção entérica (proximal) desse conduto embrionário. Localiza-se no bordo antimesentérico do íleo terminal, com grande variação de distância para a válvula íleo cecal (5 a 180 cm, a maioria entre 50 e 60 cm). Trata-se de um divertículo verdadeiro, composto por todas as camadas da parede intestinal. Pode ser revestido pela mucosa normal do íleo ou por tecidos heterotópicos, sobretudo mucosa gástrica (75%), tecido pancreático (5%) e mucosa duodenal (2%). O risco de complicações é maior na faixa etária pediátrica, ocorrendo em 50 a 60% das vezes antes dos 2 anos de idade. A complicação mais frequente consiste na obstrução intestinal por invaginação intestinal, na qual o próprio divertículo funciona como cabe-

583

CAPÍTULO 103 • DOENÇAS CIRÚRGICAS MAIS FREQUENTES NA CRIANÇA

ça de invaginação, principalmente se este for curto ou sua parede estiver espessada por processo inflamatório. Independentemente do mecanismo de obstrução, pode ocorrer necrose ou perfuração de alças intestinais, conforme a evolução de cada caso. Outra complicação muito frequente é o sangramento digestivo, a causa mais comum de hemorragia digestiva baixa grave em crianças, em geral é aguda, indolor, com sangue geralmente vermelho-vivo ou vermelho-escurecido (75%), ou, mais raramente, em melena (7%). É comum sangramento significativo, inclusive com repercussões hemodinâmicas, podendo apresentar cessação espontânea e episódios recorrentes. Os tecidos heterotópicos presentes no divertículo podem causar úlceras sangrantes na mucosa circunvizinha, responsáveis pela hemorragia. Seu diagnóstico pode ser comprovado pela cintilografia com tecnécio-99, que tem alta afinidade pelas células parietais, demonstrando captação anormal do isótopo fora do estômago e da bexiga. A arteriografia seletiva da artéria mesentérica superior também pode demonstrar a presença da lesão sangrante, tendo indicações mais restritas pelo seu caráter invasivo. A inflamação e a perfuração são consideradas as complicações mais frequentes do divertículo de Meckel no adulto, produzindo quadros clínicos muito semelhantes aos de apendicite aguda, o que dificulta seu diagnóstico inicial e justifica a investigação ativa do íleo terminal no intraoperatório, quando o apêndice tem aparência normal. A associação entre diverticulite de Meckel e apendicite é extremamente rara. No lactente, geralmente há evolução mais grave, com peritonite difusa e repercussões sistêmicas. O tratamento do divertículo de Meckel complicado é essencialmente cirúrgico. O suporte clínico inicial, com ressuscitação volêmica e transfusão sanguínea, nos casos de hemorragias maciças, representa um passo fundamental do pré-operatório. Pode-se realizar diverticulectomia ou enterectomia segmentar da alça, envolvendo o divertículo, com anastomose terminoterminal.

■ Torção de ovário

Ocorre principalmente quando há um tumor ou cisto de ovário, provocando a torção do seu pedículo vascular, o que causa dor intensa e sinais de irritação peritoneal. Muitas vezes, faz-se diagnóstico errôneo de apendicite. A ultrassonografia é o principal método para o diagnóstico. A torção pode ocorrer também quando há encarceramento do ovário na hérnia inguinal, sobretudo em lactentes.

■ Úlcera perfurada

Extremamente rara na criança, pode ou não ser precedida de sangramento, e segue o mesmo padrão dos adultos, com dor abdominal súbita e peritonite. A radiografia de abdome pode ou não mostrar pneumoperitônio, e o tratamento é cirúrgico. A investigação de gastrinoma e a pesquisa de *H. pilory* são mandatórias. Pacientes imunocomprometidos, por exemplo, após transplante de medula óssea, podem ter sangramento e perfuração gástrica por infecção por citomegalovírus.

■ Peritonite primária

Define-se como um processo infeccioso da cavidade abdominal sem causa intrabdominal. A contaminação pode ser via linfática, hematogênica, por um corpo estranho como cateter de derivação ventrículo-peritoneal ou de diálise peritoneal (Tenckhoff), após infecção do trato urinário e contaminação retrógrada pelas trompas de falópio. É rara e ocorre mais comumente em crianças com síndrome nefrótica ou disfunção hepática e cirrose, cenário em que o diagnóstico é mais facilmente feito sem a realização de laparotomia, iniciando-se antibioticoterapia. Nas crianças sem patologias crônicas, ocorre predominantemente entre 2 e 6 anos de idade, quase sempre em meninas, que apresentam dor abdominal, febre e peritonite, com ou sem náuseas, vômitos e diarreia. Nesses casos, os sintomas são normalmente atribuídos à apendicite, e, na cirurgia, o apêndice está normal, com grande quantidade de líquido intrabdominal purulento, que, na cultura, em geral revela *Streptococcus*. O tratamento consiste na lavagem da cavidade abdominal e na antibioticoterapia de amplo espectro.

Abdome agudo traumático

O trauma abdominal pode ser classificado em fechado (maioria dos traumas abdominais pediátricos) ou penetrante (Quadro 103.1).

QUADRO 103.1	Características dos tipos de trauma abdominal pediátrico	
Características	Fechado	Penetrante
Incidência	84 a 95%	5 a 15%
Causas	Acidentes de trânsito Quedas	Arma branca Arma de fogo Empalamentos
Órgãos mais acometidos	Rins, baço e fígado	Fígado, intestino delgado e cólon

Fonte: Elaborado pelos autores.

584

PARTE 3 • ESPECIALIDADES PEDIÁTRICAS

O atendimento inicial à criança vítima de trauma deve seguir a sistematização habitual da assistência nesses casos. Assim, se a criança estiver instável, há indicação imediata de laparotomia. Todas as recomendações de laparotomia estão listadas no Quadro 103.2. Atualmente, a ultrassonografia realizada na sala de emergência (FAST – *Focused Assessment with Sonography for Trauma*) tornou-se praticamente uma extensão do exame físico no paciente politraumatizado. Trata-se de um exame limitado à identificação e à quantificação grosseira de líquido livre na cavidade abdominal, o que sugere lesão de órgãos sólidos ou perfuração abdominal, auxiliando rapidamente na avaliação do "C" (circulação) no ABC do trauma.

QUADRO 103.2	Indicações de laparotomia

- Hipotensão refratária à adequada ressuscitação com fluidos
- Transfusão sanguínea equivalente à metade da volemia estimada da criança
- Pneumoperitônio
- Peritonite óbvia no exame físico inicial ou em reavaliações
- Distensão abdominal associada à hipotensão
- Lesão diafragmática
- Lesão abdominal por arma de fogo
- Evidência de penetração abdominal por arma branca à exploração digital

Fonte: Elaborado pelos autores.

Para pacientes estáveis, a tomografia computadorizada representa a melhor opção, sendo essencial para o tratamento conservador em traumas abdominais fechados.

Apesar das indicações, da técnica e da avaliação dos resultados do lavado peritoneal diagnóstico serem as mesmas para adultos e crianças, ele é raramente realizado em crianças, pois, quando comparado à tomografia computadorizada, é invasivo, não específico, não avalia o retroperitônio e promove um aumento de laparotomias brancas.

Atualmente, a maioria dos traumas abdominais fechados tem tratamento não cirúrgico.

■ Trauma esplênico e hepático

Corresponde aos órgãos mais comumente atingidos no trauma abdominal fechado, tornando-se a causa mais comum de sangramento intraperitoneal. Podem ocorrer dor abdominal difusa ou localizada e/ou dor no ombro esquerdo, pela presença de sangue no espaço subfrênico (sinal de Kehr). A tomografia computadorizada abdominal é o exame de escolha em pacientes hemodinamicamente estáveis com suspeita de lesão abdominal. A classificação de le-

são esplênica e hepática da American Association for the Surgery of Trauma (AAST) é mundialmente aceita como o padrão para classificar a intensidade da lesão (Quadro 103.3). A decisão de operar uma lesão esplênica ou hepática sempre deve ser tomada por um cirurgião pediátrico, com base em sinais clínicos de perda sanguínea, como queda na pressão arterial, aumento da frequência cardíaca, diminuição do débito urinário e queda do hematócrito. O tratamento não operatório de trauma hepático ou esplênico isolado em pacientes hemodinamicamente estáveis tem sido a escolha entre os cirurgiões pediátricos, adotado em 90% dos casos.

QUADRO 103.3	Escala da AAST por tomografia computadorizada abdominal para lesão esplênica e hepática	
Grau	Tipo	Descrição
Baço		
I	Hematoma	Subcapsular, < 10% da superfície da área
	Laceração	< 1 cm de profundidade no parênquima
II	Hematoma	Subcapsular, 10 a 50% da superfície da área; intraparenquimal < 5 cm
	Laceração	1 a 3 cm de profundidade no parênquima
III	Hematoma	Subcapsular, > 50% superfície da área; intraparenquimal > 5 cm
	Laceração	> 3 cm de profundidade no parênquima
IV	Laceração	Segmentar ou de vasos hilares; desvascularização > 25% do baço
V	Laceração	Baço completamente despedaçado
	Vascular	Lesão hilar com desvascularização do baço
Fígado		
I	Hematoma	Subcpasular, < 10% da superfície da área
	Laceração	< 1 cm de profundidade no parênquima
II	Hematoma	Subcapsular, 10 a 50% da superfície da área; intraparenquimal < 10 cm
	Laceração	1 a 3 cm de profundidade no parênquima
III	Hematoma	Subcapsular, > 50% da superfície da área; intraparenquimal > 10 cm
	Laceração	> 3 cm profundidade no parênquima
IV	Laceração	Ruptura de 25 a 75% do lobo
V	Laceração	Ruptura de 75% do lobo
	Vascular	Lesão venosa justa-hepática
VI	Vascular	Avulsão hepática

Fonte: Elaborado pelos autores.

CAPÍTULO 103 • DOENÇAS CIRÚRGICAS MAIS FREQUENTES NA CRIANÇA

Em 2000, a American Pediatric Surgical Association (APSA) desenvolveu uma padronização de condutas por meio da medicina baseada em evidências, a partir da classificação tomográfica das lesões de baço e fígado, que tem sido amplamente utilizada em vários centros de trauma com bons resultados (Quadro 103.4).

■ Trauma pancreático

É raro na criança e frequentemente ocorre em associação a outras lesões. O trauma fechado representa a principal causa de lesão pancreática, por acidentes com veículos automotores e traumas no andar superior do abdome (síndrome do tanque, guidon de bicicleta etc.). A conduta também é ditada pela classificação da tomografia computadorizada abdominal. As lesões podem ser classificadas em contusões (grau I), lacerações menores (grau II), suspeita de lesão dutal (grau III) ou ruptura total de parte do órgão (grau IV).

Os graus I e II têm conduta não cirúrgica. No grau III, deve-se realizar uma colangiopancreatografia endoscópica retrógrada (CPRE) para diagnóstico de possíveis lesões dutais; o grau IV requer cirurgia.

■ Trauma intestinal

Ocorre em 18% dos traumas abdominais fechados e mais de 60% dos penetrantes. Os sinais e sintomas incluem dor e distensão abdominal e vômitos, mas 16% das crianças são assintomáticas. Exames laboratoriais não auxiliam no diagnóstico e mais de 60% dos pacientes não apresentam pneumoperitônio à radiografia ou à tomografia computadorizada. A presença de líquido livre no abdome à ultrassonografia ou à tomografia computadorizada, sem lesão de órgãos sólidos, sugere lesão intestinal e tem sido usada como indicação cirúrgica nos adultos. Na dúvida, frente a um paciente estável, deve-se realizar a internação para observação e exames físicos seriados.

QUADRO 103.4	Conduta para crianças com lesões de baço ou fígado isoladas			
Grau na tomografia computadorizada (TC)	I	II	III	IV
Dias na unidade de terapia intensiva	Nenhum	Nenhum	Nenhum	1 dia
Tempo de internação	2 dias	3 dias	4 dias	5 dias
Repetir TC antes ou após a alta	Não	Não	Não	Não
Restrição às atividades*	3 semanas	4 semanas	5 semanas	6 semanas

* O retorno a esportes de contato deve ser orientado conforme o caso pelo cirurgião pediátrico.

Fonte: Elaborado pelos autores.

Bibliografia

- Acharya A, Markar SR, Ni M, Hanna GB. Biomarkers of acute appendicitis: systematic review and cost-benefit trade-off analysis. Surg Endosc. 2016;1-10. Disponível em: http://link.springer.com/article/10.1007%2Fs00464-016-5109-1. Acesso em: 17 out. 2016.
- Gale HI, Gee MS, Westra SJ, Nimkin K. Abdominal ultrasonography of the pediatric gastrointestinal tract. World J Radiol. 2016;8(7):656-67.
- Glick PL, Boulanger SC. Inguinal hernias and hydroceles. In: Coran AG, Caldamone A, Adzick NS, Krummel TM, Laberge JM, Shamberger R (eds.). Pediatric surgery. 7. ed. Philadelphia: Elsevier; 2012. p. 985-1001.
- Gorter RR, Eker HH, Gorter-Stam MAW, Abis GSA, Acharya A, Ankersmit M, et al. Diagnosis and management of acute appendicitis. EAES consensus development conference 2015. Surg Endosc. 2016;1-23. Disponível em: http://link.springer.com/article/10.1007%2Fs00464-016-5245-7. Acesso em: 17 out. 2016.

- Hajivassiliou CA. Intestinal Obstruction in Neonatal/Pediatric Surgery. Seminars in Pediatric Surgery. 2003;12(4):241-53.
- Hijjawi J, Bambini DA. Abdominal trauma. In: Arensman R, Bambini DA, Almond PS. Pediatric surgery. Texas: Landes Bioscience; 2000. p. 129-31.
- Maksoud JG. Apendicite aguda. In: Maksoud JG. Cirurgia pediátrica. Rio de Janeiro: Revinter; 2003. p. 660-3.
- Mattei P. Abdominal pain. In: Mattei P. Surgical directives – Pediatric surgery. Philadelphia: Lippincot Williams & Wilkins; 2003. p. 781-86.
- Shilyansky J, Sen LM, Kreller M, Chait P, Babyn PS, Filler RM, et al. Nonoperative management of pancreatic injuries in children. J Pediatric Surg. 1999;33:343-5.
- Souza JCK. Invaginação intestinal. In: Souza JCK. Cirurgia pediátrica. São Paulo: Roca; 2008. p. 476-83.
- Souza JCK. Patologias do conduto ônfalo-mesentérico. In: Souza JCK. Cirurgia pediátrica. São Paulo: Roca; 2008. p. 460-6.

PARTE 3 • ESPECIALIDADES PEDIÁTRICAS

- Stylianos S; APSA Trauma Committee. Evidence-based guidelines for resource utilization in children with isolated spleen or liver injury. J Pediatr Surg. 2000;35:164-9.
- Stylianos S, Pearl R, Babyn P. Abdominal trauma in children. In: Welson D. Pediatric trauma – Pathophysiology, diagnosis and treatment. New York: Taylor and Francis; 2006. p. 267-302.
- Tannuri U. Afecções cirúrgicas abdominais agudas do lactente, do pré-escolar e do escolar. In: Tannuri U. Doenças cirúrgicas da criança e do adolescente. Barueri: Manole; 2010. p. 261-74.
- Wesson DE. Acute appendicitis in children: Clinical manifestations and diagnosis. UpToDate; 2019. Disponível em: https://www.uptodate.com/contents/acute-appendicitis-in-children-clinical-manifestations-and-diagnosis?source=search_result&search=apendicite%20em%20crian%C3%A7as&selectedTitle=1~150.

CAPÍTULO
104
Diagnóstico Diferencial de Olho Vermelho

Alvio Isao Shiguematsu

Olho vermelho é o sinal ocular mais comum no atendimento primário em Pediatria. O diagnóstico diferencial é amplo e o reconhecimento de suas principais causas, com base na história clínica e no exame físico, torna-se essencial para a instituição do tratamento adequado e para o encaminhamento dos casos de maior risco potencial ao especialista.

A condição resulta da dilatação e/ou da hemorragia de vasos conjuntivais, episclerais, esclerais, corneanos, palpebrais, das vias lacrimais e/ou de estruturas oculares internas, como a retina e a úvea (íris, corpo ciliar e coroide). As causas podem ser traumáticas, inflamatórias, infecciosas, alérgicas, autoimunes e, raramente, secundárias a tumores.

A história clínica do paciente pediátrico com olho vermelho deve incluir tempo de início e duração dos sintomas, contato recente com pessoas que também apresentavam olho vermelho, uso de medicamentos tópicos e sistêmicos, redução da acuidade visual, história de trauma ou exposição a agentes irritativos, dor, sensação de corpo estranho, prurido, fotofobia, lacrimejamento e presença de secreção.

O exame ocular deve ser realizado com luvas de procedimento, a fim de reduzir o risco de contágio e a transmissão de doenças, sobretudo as conjuntivites virais.

A medida da acuidade visual geralmente é possível em crianças a partir dos 3 anos de idade, fazendo uso de uma tabela-padrão do tipo "E" de Snellen, a 6 m de distância e ocluindo-se um olho de cada vez. A sala deve dispor de iluminação adequada, com luz natural ou artificial de tonalidade neutra.

O examinador precisa definir a área de vermelhidão ocular, testar a motilidade ocular e, com o auxílio de uma pequena lanterna, verificar a simetria e os reflexos pupilares e avaliar a integridade e a transparência da córnea.

A instilação de colírios anestésico e de fluoresceína pode facilitar o exame e evidenciar defeitos no epitélio da córnea e da conjuntiva. Os sinais de alerta, que indicam condições potencialmente mais graves, estão listados no Quadro 104.1. Na presença de um ou mais destes, deve-se encaminhar o paciente imediatamente ao oftalmologista (exceto no caso de contato com agentes irritativos, em que a lavagem imediata com soro fisiológico ou mesmo água corrente deve preceder o encaminhamento).

O Quadro 104.2 resume o quadro clínico e o tratamento das principais causas de olho vermelho em crianças.

QUADRO 104.1	Sinais de alerta associados a olho vermelho

- Baixa visão
- Dor intensa
- Secreção purulenta abundante
- Trauma
- Contato com agentes irritativos
- Presença de corpo estranho
- Restrição da motilidade ocular
- Alterações pupilares
- Opacidade corneana

Fonte: Elaborado pelos autores.

PARTE 3 • ESPECIALIDADES PEDIÁTRICAS

QUADRO 104.2 Diagnóstico diferencial de olho vermelho em crianças

Diagnóstico	Dor	Prurido	Secreção	História	Outros sintomas	Tratamento
Conjuntivite						
Viral	Queimação	Não	Lacrimejamento	Contato com outros doentes	Linfonodo pré-auricular aumentado	Conservador; contagioso por 10 a 21 dias
Alérgica	Não	Sim	Lacrimejamento	Outros sintomas alérgicos	Olheiras	Lubrificantes; anti-histaminas; estabilizadores de mastócitos
Bacteriana	Sim	Não	Copiosa	Uni ou bilateral		Antibióticos tópicos
Blefarite	Queimação	Esporádico	Não	Crônica; crostas em cílios; calázio; comum em crianças entre 6 e 10 anos	Desconforto ocular pior às tardes	Limpeza palpebral; compressas aquecidas
Episclerite	Importante	Não	Lacrimejamento	Mais frequente em adolescentes e pré-adolescentes	Possível associação com doença autoimune	Anti-inflamatórios não hormonais; encaminhar ao oftalmologista
Esclerite	Grave	Não	Lacrimejamento	Doença do tecido conjuntivo	Redução da visão; esclera azulada	Encaminhar ao oftalmologista
Uveíte	Geralmente grave	Não	Lacrimejamento	Uni ou bilateral	Fotofobia; redução da visão	Encaminhar ao oftalmologista
Trauma						
Abrasão corneana	Moderada	Não	Lacrimejamento	Comum em usuários de lentes de contato	Fotofobia; dor ao piscar	Exame com fluoresceína; antibióticos tópicos
Corpo estranho	Variável	Não	Lacrimejamento	Alta ou baixa velocidade	Dor ao piscar	Encaminhar ao oftalmologista
Hemorragia subconjuntival	Não	Não	Não	Trauma contuso, tosse, manobra de Valsalva	Não	Nenhum tratamento é necessário
Hifema	Moderada	Não	Não	Trauma contuso	Fotofobia	Encaminhar ao oftalmologista
Ruptura ocular	Grave	Não	Não	Trauma penetrante	Redução da visão	Encaminhar à emergência; jejum

Fonte: Elaborado pelos autores.

Bibliografia

- Beal C, Giordano B. Clinical evaluation of red eyes in pediatric patients. J Pediatr Health Care. 2016;30(5):506-14.
- Narayana S, McGee S. Bedside diagnosis of the 'red rye': a systematic review. Am J Med. 2015;128:1220-4.
- Sethuraman U, Kamat D. The red eye: evaluation and management. Clin Pediatr. 2009;48(6):588-600.
- Wong MM, Anninger W. The pediatric red eye. Pediatr Clin N Am. 2014;61:591-606.

CAPÍTULO
105
Celulite Orbitária

Edson Nacib Jorge

A celulite na região da órbita da criança é uma infecção grave em virtude das complicações que pode causar. São possíveis duas formas: a celulite pré-septal, anterior ao septo da órbita, com incidência entre 90 e 95%; e a celulite orbitária, que se desenvolve posteriormente ao septo, ocorrendo entre 10 e 15% dos casos. O diagnóstico preciso de sua localização e a pesquisa do agente etiológico constituem-se em prioridade e mobilizam o pediatra, o oftalmologista, o radiologista, além do otorrinolaringologista e do microbiologista. Essa infecção acomete indivíduos entre 0 e 15 anos, podendo, porém, ocorrer em qualquer fase da vida.[1,2]

Sinusite, principalmente dos seios maxiloetmoidais, trauma e endoftalmite são as principais causas. Ainda, há lesões cutâneas da face, picada de insetos, abscesso dentário e até mesmo conjuntivite prévia. Causas não identificadas também engrossam a casuística.[1-3]

O quadro clínico varia conforme a anatomia: na pré-septal, a inflamação e a infecção do tecido orbitário anterior ao septo provocam edema periorbitário e eritema, com exame ocular normal; e, na orbitária (pós-septal), de acometimento mais profundo na órbita, pode haver dor, oftalmoplegia, quemose, baixa de acuidade visual, eritema e edema periorbitário, alterações pupilares e acometimento geral, como febre e adinamia.

As complicações são sobretudo da celulite orbitária, indo desde o abscesso subperiosteal até meningite, abscesso cerebral e tromboflebite do seio cavernoso. O Quadro 105.1 mostra a classificação das celulites orbitárias.[3]

QUADRO 105.1	Classificação das celulites na órbita
I – Celulite pré-septal ou periorbitária	Inflamação está limitada à pálpebra, sem acometimento dos tecidos orbitários
II – Celulite orbitária	Edema difuso do conteúdo orbitário com infiltração da gordura orbitária por células inflamatórias e bactérias, sem a formação de abscesso
III – Abscesso subperiosteal	Coleção de pus entre a parede óssea orbitária e periórbita
IV – Abscesso orbitário	Formação de abscesso dentro da gordura orbitária
V – Tromboflebite do seio cavernoso	Trombo séptico do seio cavernoso

Fonte: Chandler et al., 1970.[3]

É conveniente sempre internar a criança e obter exames de imagem, especialmente a tomografia computadorizada das órbitas, sem e com contraste. Esse exame auxilia não apenas na localização da doença, como também na avaliação dos seios aéreos circundantes, que podem estar acometidos e necessitar de drenagem cirúrgica.

PARTE 3 • ESPECIALIDADES PEDIÁTRICAS

O abscesso subperiosteal deve ser drenado, a exemplo dos seios aéreos. Prefere-se iniciar a cobertura de antibioticoterapia e realizar a drenagem após 48 h. Obtém-se material para cultura, se possível; porém, não se deve esperar o resultado para iniciar o tratamento, iniciado assim que o paciente é internado, antes mesmo das primeiras imagens. O tratamento medicamentoso deve ser feito com associação que cubra Gram-positivos e anaeróbios, com exceção de acometimento fúngico, cujo tratamento é específico. Em crianças imunodeprimidas, com longas internações ou história de corpo estranho, deve-se utilizar também os de espectro contra bactérias Gram-negativas. Opta-se entre os seguintes antibióticos: ceftazidima, cefazolina, oxacilina, ceftriaxona, clindamicina, tobramicina, amicacina, anfotericina B, flucloxacilina, metronidazol, penicilina G e cefalotina. O uso de corticosteroides, como a dexametasona, é controverso nas celulites, mas, em crianças, seria permitido desde que não haja sinusites, infecção fúngica ou presença de corpo estranho, não sendo recomendável antes de 72 h do início do tratamento.[4,5]

Sempre se deve ter em mente a possibilidade de um tumor orbitário, motivo pelo qual se repete o exame de imagem após 30 a 45 dias da resolução da infecção e depois (se necessário).[2]

Bibliografia

1. Fanella S, Singer A, Embree J. Presentation and management od pediatric orbital celulites. Can J Infect Dis Med Microbiol. 2011;22:97-100.
2. Georgakopoulos CD, Eliapoulou MI, Stasinos S, Exarchou A, Pharmakakis N, Varvarigou A. Periorbital and orbital cellulitis: a tem-year review of hospitalized children. Eur J Ophthalmol. 2010;20:1066-72.
3. Chandler JR, Langenbrunner DJ, Stevens ER. The pathogenesis of orbital complications in acute sinusites. Laryngoscope. 1970;80:1414-28.
4. Pushker N, Tejwani LK, Bajaj MS, Khurana S, Velpandian T, Chandra M. Role of oral corticosteroids in orbital cellulitis. Am J Ophthalmolo. 2013;156;178-83.e1.
5. Daoudi A, Ajdakar S, Rada N, Draiss G, Hajji I, Bouskraoui M. Cellulites orbitaires et péri-orbitaires de l'enfant. Profil épidemiologique, clinique, thérapeutique et évolutif. J Français d'ophtalmologie. 2016;39:609-14.

CAPÍTULO
106

Glaucoma Infantil

Mitsuo Hashimoto

Introdução

O glaucoma define-se como uma neuropatia óptica, em que ocorre perda de fibras nervosas das células ganglionares da retina, provocando alterações características da cabeça do nervo óptico e do campo visual. Embora não faça mais parte do conceito de glaucoma, a pressão intraocular (PIO) é considerada o principal fator de risco da doença. No caso dos glaucomas infantis, a dificuldade de drenagem do humor aquoso e o consequente aumento da pressão intraocular promovem o quadro de lesão do nervo óptico, que pode culminar na perda de visão.

Na verdade, o glaucoma infantil representa um grupo de doenças. A classificação dos glaucomas na infância carece de consenso, mas, de modo geral, pode-se dividi-los em primários (aqueles que não decorrem de outras condições oculares ou sistêmicas, embora possam estar associados a outras anomalias oculares) e secundários (decorrentes de condições, como cirurgias, trauma, neoplasias etc.). Ainda, pode-se dividir os glaucomas entre aqueles identificados logo ao nascimento (glaucoma do recém-nascido), aqueles que se manifestam após o nascimento, mas antes dos 3 anos de idade (glaucoma infantil propriamente dito), e aqueles que se manifestam após os 3 anos (glaucoma juvenil).[1] Esse aspecto é importante, porque, conforme a idade de início do aumento da PIO, os sinais e sintomas podem ser mais ou menos evidentes. Como a esclera e a córnea são expansíveis até os 3 anos de idade, o aumento da PIO dentro dessa faixa etária pode resultar no aumento do globo ocular.

Fisiopatologia

A elevação da PIO ocorre por dificuldade na drenagem do humor aquoso, provavelmente por uma falha no desenvolvimento das estruturas do seio camerular, no caso dos glaucomas primários. No caso dos glaucomas secundários, a dificuldade de escoamento do humor aquoso pode se dar por obstrução das estruturas de drenagem por diversas causas (sinéquias irianas, inflamação, bloqueio pupilar etc.) ou por aumento da pressão venosa episcleral.

Quadro clínico

O glaucoma congênito primário ocorre bilateralmente em 65 a 85% dos casos, manifestando-se em 40% dos casos ao nascimento, 70% entre 1 e 6 meses e 80% até 1 ano de idade.[2]

A tríade clássica é representada por epífora, fotofobia e blefaroespasmo. A presença de qualquer um desses sinais deve alertar o médico para a possibilidade de glaucoma congênito.[3]

PARTE 3 • ESPECIALIDADES PEDIÁTRICAS

A elevação da PIO pode resultar no aparecimento de edema de córnea, que se apresenta com cor azulada e perda de transparência. Se esse aumento de PIO ocorrer antes dos 3 anos de idade, pode haver um aumento do globo ocular, chamado de buftalmo. Em casos unilaterais, há eventual assimetria entre os olhos.

Diagnóstico

Geralmente é feito com um exame ocular sob sedação, com medida da PIO, do diâmetro corneano, avaliação biomicroscópica, gonioscopia (para avaliação do seio camerular) e fundoscopia (para avaliação do nervo óptico).

Diagnóstico diferencial

Outras causas de alteração da córnea incluem megalocórnea, distrofias corneanas, trauma obstétrico e ceratites. Epífora e fotofobia podem ocorrer em obstrução da via nasolacrimal e uveítes.[2]

Tratamento

O tratamento do glaucoma congênito é cirúrgico.[3] O tratamento com medicamentos pode ser feito até a realização da cirurgia. Entre os fármacos disponíveis para a redução da PIO, o alfa-agonista brimonidina não deve ser usado em crianças com menos de 5 anos de idade, pelo risco de depressão profunda do sistema nervoso central.[1]

Bibliografia

1. Allingham RR, Damji KF, Freedman S, Moroi SE, Rhee DJ. Shields – Tratado de glaucoma. 6. ed. Rio de Janeiro: Guanabara Koogan; 2014.

2. Fineman MS, Ho AC. Color Atlas & Synopsis of Clinical Ophthalmology – Wills Eye Institute. 2. ed. Philadelphia: Lippincott Willians & Wilkins; 2012.

3. American Academy of Ophthalmology. Congenital Glaucoma. Disponível em: www.aao.org. Acesso em: 28 nov. 2016.

CAPÍTULO

107 Retinoblastoma

Edson Nacib Jorge

O retinoblastoma (Rb) é um tumor maligno curável, portanto, a suspeita e o encaminhamento precoces são essenciais para o bom prognóstico.[1] É a doença primária intraocular maligna mais comum na criança, cuja incidência varia de 36 até 67/1.000.000 de nascidos vivos.[2] A faixa etária de maior incidência é entre 0 e 24 meses, com pico aos 12 aos 18 meses, se unilateral, e mais cedo, se bilateral.[3-5]

Há duas formas de apresentação do tumor: hereditária e não hereditária; ambas se desenvolvem da mutação do gene *Rb* (RB1). Na forma não hereditária, há mutação do alelo desse gene, causando um defeito da proteína Rb, resultando no tumor unilateral. Há 50% de chance de os pais passarem a mutação para o filho, e este, ao recebê-la, terá 90% de chance de desenvolver o tumor, em geral, bilateral. Ainda, essas crianças apresentarão aumento do risco de desenvolver outros tumores e requerem acompanhamento longo com monitoramento para outros cânceres, além de aconselhamento genético, dos pais e dela própria, se sobreviver.[6-8]

O principal sinal da doença é a leucocoria, seguido de leucocoria mais estrabismo, e estrabismo isolado.[3] Complementa-se o diagnóstico com exames de fundoscopia, tomografia computadorizada, ultrassonografia ocular e, se necessário, ressonância magnética.[9] O tumor pode se espalhar pelo nervo óptico, pelo coroide, pela órbita e pela via hematogênica.[1]

O objetivo principal do tratamento é salvar a vida – quanto antes diagnosticado, maior a possibilidade de salvar o olho e a visão. É preciso lembrar que o olho nessa fase, além de sua função visual importante para o aprendizado e o desenvolvimento da criança, exerce fundamental papel para o crescimento simétrico da face.[3]

O tratamento pode ser cirúrgico (enucleação), seguido ou não de radioterapia e quimioterapia, ou conservador do olho, quando o tumor é pequeno, com braquiterapia (^{125}I ou ^{60}Co).[9] Outros tratamentos, como a quimioterapia intravítrea ou arterial, podem ser realizados.[3]

Bibliografia

1. Lansingh VC, Eckert KA, Haik GB, Phillipps BX, Bosch-Canto V, Leal-Leal C, et al. Retinoblastoma in Mexico: part I. A review of general knowledge of the disease, diagnosis and management. Bol Med Hosp Infant Mex. 2015;72(5):299-306.
2. Gallie BL, Campbell C, Devlin H, Duckett A, Squire JA. Developmental basis of retinal-specific induction of cancerby RB mutation. Cancer Res. 1999;59(Suppl. 7):1731S-5S.
3. Houston SK, Murray TG, Wolfe SQ, Fernandes CE. Current update on retinoblastoma. Int Ophthalmol Clin. 2011;51:77-91.
4. Davessa SS. The incidence of retinoblastoma. Am J Ophthalmol. 1975;80:263-5.
5. Chawla B, Jain A, Azad R. Conservative treatment modalities in retinoblastoma. Indian J Ophthalmol. 2013;61:479-85.
6. Nair RM, Kaliki S, Vemuganti GK. Animal models in retinoblastoma research. Saudi J Ophthalmol. 2013;27:141-6.
7. Rushlow DE, Mol BM, Kennet JY, Yee S, Pajovic S, Thériault BL, et al. Characterisation of retinoblastomas without RB1 mutations: genomic, gene expressions and clinical studies. Lancet Oncol. 2013;14:327-34.
8. Crosby MB, Hubbard GB, Gallie BL, Grossniklaus HE. Anterior diffuse retinoblastoma: mutational analysis and immunofluorescence staining. Arch Pathol Lab Med. 2009;133:1215-8.
9. Chintagumpala M, Chevez-Barrios P, Paysse EA, Plon SE, Hurwitz R. Retinoblastoma: review of current management. Oncologist. 2007;12:1237-46.

CAPÍTULO 108

Trauma Ocular na Infância

Roberta Lilian Fernandes Sousa Meneghim • Silvana Artioli Schellini

Introdução

O trauma ocular é a principal causa de cegueira adquirida em crianças. Na população pediátrica, torna-se ainda mais importante pela possibilidade de associação à ambliopia, caso afete crianças nas quais o desenvolvimento visual ainda não se completou, ou seja, abaixo dos 7 anos de idade.

Em geral, a lesão é unilateral, embora ambos os olhos possam ser afetados.

Crianças de 5 a 10 anos ou de 8 a 12 anos de idade são as mais vulneráveis e os meninos são duas vezes mais afetados que as meninas, provavelmente em virtude das brincadeiras mais violentas que as praticadas pelas meninas.

Um levantamento feito na cidade de São Paulo, mostrou que 74% dos traumas oculares que ocorrem em crianças são traumas contusos, 10,4% são traumas perfurantes, 9% afetam as pálpebras e anexos e 6,2% são traumas químicos, a maioria ocasionados por objetos domésticos ou brinquedos.

Cerca de 10% dos traumas podem ser considerados graves, com necessidade de internação. Nesses casos, os traumas abertos são os mais frequentes – do total dos traumas atendidos na Faculdade de Medicina de Botucatu (FMB/Unesp), 20,7% acometeram crianças na faixa etária de 0 a 10 anos.

Lesões dos anexos, afetando as pálpebras, e fraturas de órbita, lesões de canalículos ou do ducto lacrimonasal também podem acompanhar os traumas oculares graves.

O resultado do tratamento é fortemente influenciado pelo tempo entre o trauma e o atendimento médico e pela acuidade visual que a criança apresenta no primeiro atendimento, ou seja, a criança deve ser prontamente atendida para que haja melhores chances de recuperação visual. É muito importante a avaliação da acuidade visual inicial – quando a visão é muito baixa, as chances de recuperação visual estarão reduzidas.

A falta de colaboração da criança nos exames e a não aceitação do tratamento representam outros fatores que prejudicam o prognóstico do trauma ocular na infância.

Pelo fato de o tratamento do trauma ocular nem sempre ter bom resultado e a baixa visão apresentar importante reflexo sobre a qualidade de vida das crianças, deve-se buscar medidas preventivas. Na maioria dos casos, a cegueira infantil decorrente do trauma ocular pode ser prevenida ou evitada com medidas preventivas simples, como o uso de cinto de segurança, que reduziu muito os casos de trauma em acidentes automobilísticos.

Fisiopatologia

Os olhos são constituídos por tecidos bastantes vulneráveis e protegidos pelas pálpebras, pelo reflexo de piscar, pelo filme lacrimal e pela caixa óssea orbitária. Mesmo assim, podem ser afetados por traumas de diferentes maneiras.

CAPÍTULO 108 • TRAUMA OCULAR NA INFÂNCIA

Em geral, os traumas oculares da infância ocorrem em atividades esportivas ou recreacionais, mais frequentemente no ambiente doméstico.

Existem várias formas de classificar os traumas oculares, as de Kuhn e colaboradores (1996) e Pieramici e colaboradores (1997) são bastante didáticas, ligadas aos mecanismos fisiopatológicos e associadas à possibilidade de definir fatores prognósticos:

1. Trauma fechado: o tipo de trauma que não atinge a espessura total da parede do globo ocular. Classifica-se em trauma contuso ou laceração lamelar (lesão parcial da espessura do globo). O trauma contuso decorre de lesões causadas por objetos, como pedras ou bolas, que atingem os olhos com velocidade, sendo a lesão causada por energia direta do objeto sobre o olho ou por alteração no formato ou nas estruturas do olho. Podem ocasionar muitas alterações oculares, como hematomas, lacerações na superfície ocular, hifema, luxação do cristalino, rupturas traumáticas da íris ou da úvea posterior, descolamento de retina, glaucoma traumático etc.

2. Trauma aberto: consiste no trauma em que há lesão de toda a espessura da parede do globo. Pode ser penetrante, perfurante ou ruptura ocular. Traumas penetrantes são aqueles com apenas um orifício de entrada e os perfurantes aqueles com um orifício de entrada e outro de saída do objeto que causou a lesão ocular. Geralmente, decorrem de traumas com facas, tesouras e outros objetos com fio ou corte. Rupturas oculares podem ser causadas por objetos não cortantes, cursando com lesão extensa de toda a espessura do globo. Afetam, em geral, a córnea, a córnea e a esclera, a esclera e estruturas intraoculares. Podem ainda acometer as pálpebras e as vias lacrimais.

3. Queimadura: térmica ou química. As queimaduras químicas podem ser causadas por ácidos ou álcalis. E as térmicas por chama direta, líquido escaldante, ferimento por explosão e fontes de calor, como cigarros.

4. Corpo estranho: pode estar localizado externamente ao olho, na córnea ou na conjuntiva ou dentro do olho (corpo estranho intraocular).

Deve-se observar que lesões que ocorrem nas pálpebras podem ser acompanhadas por outras afetando estruturas oculares (Quadro 108.1).

Há, ainda, alterações oculares decorrentes dos traumas oculares, como de catarata traumática, glaucoma, ptose palpebral e endoftalmite, que exigem tratamento para que se possa restabelecer a visão.

QUADRO 108.1	Local das lesões ao exame oftalmológico dos pacientes atendidos na Faculdade de Medicina de Botucatu (FMB/Unesp) por trauma palpebral de 1995 a 2000	
Lesão	Quantidade	Porcentagem (%)
Apenas a pálpebra	84	40,77
Pálpebra + conjuntiva	64	31,06
Pálpebra + córnea	11	5,34
Pálpebra + intraocular	16	7,76
Pálpebra + córnea + conjuntiva	14	6,79
Pálpebra + conjuntiva + intraocular	7	3,39
Pálpebra + córnea + intraocular	3	1,45
As quatro juntas	5	2,42
Sem informação	2	0,97
Total	206	100

Fonte: Gonçalves et al., 2003.

Sinais e sintomas

Há alguns fatores capazes de indicar pior prognóstico dos traumas oculares, como trauma acontecendo em crianças em tenra idade e em fase de desenvolvimento visual, acuidade visual muito ruim na apresentação, tipo de trauma e sua extensão, acometimento do segmento posterior ou do cristalino, tempo extenso entre o trauma e o início do tratamento. Todos esses fatores devem ser identificados durante a anamnese.

Em geral, a criança que teve trauma ocular apresenta-se com as pálpebras fechadas, podendo ter sinais de dor ocular.

Procurar averiguar qual o fator desencadeante do trauma ou o tipo de objeto causador. Deve-se identificar se houve saída de sangue após o trauma, o que pode constituir indício de trauma cortante.

Quadro clínico, diagnóstico e tratamento

Na avaliação da criança, o médico deve estar atento para sinais de gravidade, que piorem o prognóstico visual.

Assim, é importante avaliar a acuidade visual por meio de tabela de Snellen, analisando separadamente os dois olhos. Quando isso não for possível, verificar se a criança consegue contar os dedos ou ver movimentos de mão, se identifica claramente objetos com ambos os olhos ou se segue a luz de uma lanterna projetada à frente do olho. Quanto mais baixa a

PARTE 3 • ESPECIALIDADES PEDIÁTRICAS

visão, maior a chance de lesões graves nas estruturas oculares e pior o prognóstico.

Avaliar também se o reflexo de feixe de luz na pupila está centrado em ambos os olhos (teste de Hirshberg) e se a motilidade ocular extrínseca está normal. Caso os olhos não apresentem movimentação adequada para todas as direções ou a criança refira diplopia, pode haver fratura orbitária. Nesse caso, deve-se palpar a reborda orbitária buscando áreas de descontinuidade óssea. A confirmação pode ser feita com exames de imagem.

Ainda, é preciso avaliar os reflexos pupilares e se há lesões nas pálpebras, nas vias lacrimais, na córnea ou na esclera. Caso o cristalino esteja roto há algumas horas, poderá existir opacidade na região da pupila.

Segundo a classificação de Kuhn e colaboradores (1996), deve-se avaliar se a lesão ocular afeta:

- Zona I: conjuntiva, córnea, esclera.
- Zona II: segmento anterior, cristalino, zônula, *pars plicata*.
- Zona III: *pars plana*, coroide, retina, vítreo, nervo óptico .

Traumas que afetam a zona I, quando a lesão ocorre na córnea ou na esclera em até 5 mm próximo à córnea, têm melhor prognóstico. O prognóstico será pior nos ferimentos que acometem as zonas II ou III.

A presença de sangue na câmara anterior pode indicar ruptura de vasos da íris ou do segmento posterior. E tecido enegrecido protruso na córnea ou na esclera pode ser indício de trauma aberto com exposição de tecido uveal. A úvea tenta bloquear as feridas cortantes que ocorrem nos olhos, um mecanismo que evita uma perda maior de substâncias intraoculares. Portanto, se houver suspeita de herniação de tecidos uveais, não tentar reduzi-los ou manipulá-los.

Se possível, avaliar o segmento posterior com fundoscopia. Muitas vezes, as lesões do segmento posterior do olho não são observadas pelo médico que realiza o primeiro atendimento, retardando, por vezes, o tratamento adequado e piorando o prognóstico visual da criança.

É muito importante ressaltar que, caso a criança reaja e não permita a abertura das pálpebras, não se forçá-la. Se houver ferimento aberto nos olhos, o dano para as estruturas oculares será maior com a pressão dos tecidos, com maior perda de substâncias intraoculares. Não instilar colírios ou pomadas caso haja suspeita de trauma aberto, apenas protegendo o olho com um curativo não compressivo e encaminhando o paciente para tratamento especializado o mais rápido possível, orientando o jejum. A demora da cirurgia facilita infecções e desfavorece o prognóstico.

Queimaduras

No caso de queimaduras, deve-se identificar se trata-se de queimadura térmica ou química para realização de tratamento adequado para cada tipo. Queimaduras térmicas podem ocorrer por chama direta, por líquido escaldante, ferimento por explosão e fontes de calor, como no contato inadvertido de cigarro com a córnea ou exposição à radiação ultravioleta. A criança terá dor e fotofobia.

A identificação da lesão corneana pode ser facilitada com a instilação de colírio de fluoresceína e observação com luz de cobalto, quando a área ulcerada se cora em amarelo. Se a queimadura é térmica, o tratamento será curativo oclusivo do olho com pomada cicatrizante por 24 h, quando o paciente deve ser reavaliado e já deverá se encontrar bem. Importante referenciar a criança para tratamento específico e avaliação pelo oftalmologista caso não melhore em 24 h.

No caso de queimaduras químicas, o agente causador deverá ser pesquisado na anamnese. Em geral, trata-se de produtos de limpeza. São traumas graves que necessitam de imediata atuação do profissional que atende a criança. O tratamento consiste em lavagem abundante dos olhos, removendo-se toda a substância causadora da queimadura, inclusive a que se encontra nos fundos de saco conjuntivais e é removida usando cotonetes. É muito importante não ocluir os olhos nos quais há queimadura química. Caso seja feita a oclusão e ainda exista substância química nos olhos, a substância permanecerá em contato com as estruturas oculares piorando o prognóstico. O prognóstico das lesões provocadas pelos álcalis é pior do que as provocadas pelos ácidos, já que estes não penetram nos olhos como ocorre com os álcalis, que terminam por provocar reações inflamatórias intraoculares. Referenciar a criança para avaliação com oftalmologista o quanto antes.

Conclusão

O trauma ocular (Quadro 108.2) é a primeira causa de cegueira infantil unilateral adquirida. O prognóstico visual é fortemente influenciado por alguns fatores, é pior quando acomete crianças mais novas, com acuidade visual muito ruim na apresentação, acometendo o segmento posterior do olho e causados por projéteis. A maioria ocorre no ambiente doméstico. Portanto, a supervisão constante dos pais e a educação permanente podem reduzir a cegueira decorrente do trauma ocular infantil, já que a prevenção representa a melhor maneira de evitá-la.

CAPÍTULO 108 • TRAUMA OCULAR NA INFÂNCIA

QUADRO 108.2 Medidas iniciais em traumas oculares

1. Avaliar a acuidade visual
2. Avaliar os movimentos oculares extrínsecos
3. Avaliar os reflexos pupilares
4. Determinar rapidamente a extensão da lesão – se afeta pálpebras, órbita e/ou olho, procurando determinar a localização da lesão no olho (zonas I, II ou III)
5. Se há suspeita de laceração do globo ou da pálpebra, colocar uma concha plástica sobre o olho e encaminhar ao oftalmologista
6. Manter a criança em jejum, caso haja necessidade de intervenção cirúrgica
7. Verificar vacinação antitetânica
8. Se há suspeita da presença de corpo estranho intraocular ou de herniação de úvea, não extrair; ocluir o olho e encaminhar ao oftalmologista
9. Em casos de queimadura química, lavar os olhos com água ou soro fisiológico 0,9% por 15 a 20 min fazendo eversão palpebral e encaminhar ao oftalmologista
10. Em casos de trauma contuso com hematoma e edema palpebral, realizar compressas geladas e encaminhar ao oftalmologista, sobretudo quando houver redução da acuidade visual

Fonte: Adaptado de Cid et al., 2015.

Bibliografia

- Dulal S, Ale JB, Sapkota YD. Profile of ocular trauma in mid--western hilly region of Nepal. Nepal J Ophthalmol. 2012; 4(7):134-7.
- Shoja MR, Miratashi AM. Pediatric ocular trauma. Acta Medica Iranica. 2006;44(2):125-30.
- Liu X, Liu Z, Liu Y, L, Xu S, Su G, Zhao J. Determination of visual prognosis in children with open globe injuries. Eye. 2014;28(7):852-6.
- Oiticica-Barbosa MM, Kasahara N. Eye trauma in children and adolescents: perspectives from a developing country and validation of the ocular trauma score. J Trop Pediatr. 2015;61:238-43.
- Wadeai EAY, Osman AA, Macky TA, Soliman MM. Epidemiological Features of Pediatric Ocular Trauma in Egypt. J Ophthalmol. 2016; Article ID 7874084.
- Garcia TA, McGetrick BA, Janik JS. Spectrum of ocular injuries in children with major trauma. J Trauma. 2005;59:169-74.
- Ferreira FQT, Nascimento MF, Meneguim RLFS, Padovani CR, Schellini SA. Trauma ocular na Faculdade de Medicina de Botucatu. Rev Bras Oftalmol. 2016;75(3):185-9.
- Schellini SA, Matai O, Kakinoana E, Kamegasawa A, Padovani CR. Trauma dos canalículos lacrimais. Rev Bras Oftalmol. 2003;62(2):149-52.
- Hosseini H, Masoumpour M, Keshavarz-Fazl F, Razeghinejad M, Salouti R, Nowroozzadeh M. Clinical and epidemiologic characteristics of severe childhood ocular injuries in Southern Iran. Middle East African J Ophthalmol. 2016;18.2:136.
- Ducasse A, Valle D, Scholtes F, Segal A, Brugniart C. Palpebral and lacrimal system injuries in children. J Français Ophtalmol. 2009;32:374-9.

- Kuhn F, Morris R, Witherspoon CD. Birmingham Eye Trauma Terminology (BETT): terminology and classification of mechanical eye injuries. Ophthalmol Clin N Am. 2002;15:139-43.
- Pieramici DJ, Sternberg P, Aaberg TM, Bridges WZ Jr, Capone A Jr, Cardillo JA, et al. A system for classifying mechanical injuries of the eye (globe). The Ocular Trauma Classification Group. Am J Ophthalmol. 1997;123(6):820-31.
- Lin A, Patel N, Yoo D, DeMartelaere S, Bouchard C. Management of ocular conditions in the burn unit: thermal, and chemical burns and Stevens-Johnson syndrome/Toxic epidermal necrolysis. J Burn Care Res. 2011;32:547-60.
- Gonçalves F, Schellini AS, Raiza ACP, Padovani CR. Nosologia do trauma palpebral em hospital universitário. Rev Ciênc Méd. 2003;12(1):49-54.
- Ram J, Verma N, Gupta N, Chaudhary M. Effect of penetrating and blunt ocular trauma on the outcome of traumatic cataract in children in northern India. J Trauma Acute Care Surg. 2012;73(3):726-30.
- Cid NCQ, Zimmermann-Paiz MA, Ordoñez-Rivas AM. Características clínicas y epidemiológicas del trauma ocular em menores de 14 años. Arch argent Pediatr. 2015;113(5):e260-e263.
- Gonçalves F, Raiza ACP, Schellini AS, Padovani CR, Aragon FF. Trauma ocular em hospital universitário. Rev Salusvita. 2002;21(2):31-8.
- Takahagi RU, Katiki S, Hoyama E, Schellini AS, Padovani CR. Rev Bras Oftalmol. 2001;60(2):140-5.
- Bisneto OS, Barros FS, Schellini AS. Traumas oculopalpebrais no hospital das clínicas – UNESP. J Bras Med. 1998;74(6):79-82.

CAPÍTULO
109
Uveítes na Infância

Eliane Chaves Jorge

O termo "uveíte" é utilizado para designar uma inflamação da úvea, parte do olho composta pela íris, pelo corpo ciliar e pela coroide. A intensidade do processo inflamatório varia conforme a etiologia e a frequência, podendo se estender à retina, ao vítreo, ao nervo óptico e à esclera.[1]

As uveítes que atingem as crianças podem ser diagnosticadas tardiamente em função da não percepção precoce dos sinais e sintomas pelos pais e cuidadores e pelo fato de algumas das doenças prevalentes nessa faixa etária serem assintomáticas no início. Por isso, complicações importantes do quadro inflamatório, como catarata e glaucoma, podem estar presentes no primeiro contato com o paciente, o que dificulta o tratamento e piora o prognóstico visual. O *screening* de crianças com risco de desenvolver uveíte é essencial para prevenir perdas visuais permanentes.[2]

Classificação

As uveítes podem ser classificadas quanto ao curso clínico em agudas e crônicas; quanto ao tipo de processo inflamatório, em granulomatosas e não granulomatosas; quanto à origem do estímulo causador, em endógenas e exógenas; e, ainda, de acordo com a etiologia específica. Na prática diária, a classificação mais utilizada é a anatômica, que considera o processo inflamatório em relação ao local acometido (Quadro 109.1).[3]

QUADRO 109.1	Classificação anatômica das uveítes	
Tipo	Local da inflamação	Nome
Uveíte anterior	Íris	Irite
	Corpo ciliar	Ciclite
	Íris/corpo ciliar	Iridociclite
Uveíte intermediária	Vítreo/*pars plana*	*Pars planite*
Uveíte posterior	Coroide	Coriorretinite
	Retina	Retinocoroidite
	Nervo óptico	Neurorretinite
Pan-uveíte	Íris, corpo ciliar, coroide e vítreo	Pan-uveíte

Fonte: SUN Working Group, 2005.[4]

Sintomas

■ Uveítes anteriores

As agudas são manifestadas por dor ocular, olho vermelho, fotofobia, lacrimejamento e leve redução da acuidade visual, com início súbito. Já as crônicas, por olho calmo, mesmo na vigência de crises recorrentes, e redução variável da acuidade visual decorrente de complicações, como catarata e glaucoma.

■ Uveítes intermediárias

Olho calmo. Pode haver queixa de visão de "moscas volantes" (*floaters*) e de redução da acuidade visual em quadros mais graves.

■ Uveítes posteriores

As principais queixas são a redução da acuidade visual e a visão de "moscas volantes". O olho é calmo.

■ Uveítes difusas

Apresentam sintomatologia exuberante com redução marcante da acuidade visual, fotofobia intensa, dor, lacrimejamento e olho vermelho.[1,3]

Sinais

Os sinais presentes no olho acometido por uveíte são importantes na caracterização da doença e, muitas vezes, podem fornecer subsídios para o diagnóstico etiológico da doença.[2] Os mais frequentes são:

- Injeção perilímbica (ciliar): hiperemia localizada ao redor da córnea, representa um sinal sugestivo de iridociclite.
- Miose: fechamento da pupila em função da inflamação da íris.
- Reação da câmara anterior (células e *flare*): elementos celulares e proteicos anormais em suspensão no humor aquoso, resultante da inflamação.
- Precipitados ceráticos (Pks): depósitos celulares no endotélio da córnea. Os precipitados ceráticos podem ser divididos em granulomatosos [comuns em doenças que formam granulomas, de aspecto grosseiro, branco-amarelados e aparência gordurosa (*mutton fat*)] e não granulomatosos (aglomerados de linfócitos de aspecto delicado). São comuns em doenças reumáticas.
- Sinéquias: aderências entre a íris e as estruturas próximas a ela, como o cristalino, a córnea ou as estruturas do ângulo de drenagem do humor aquoso na câmara anterior. Podem induzir a formação de catarata e aumento da pressão intraocular.
- Hipópio: depósito de células inflamatórias no ângulo inferior da câmara anterior, podendo ser infeccioso ou estéril.
- Nódulos irianos: podem se localizar na margem pupilar ou na superfície da íris, ser inespecíficos ou relacionados com a doença de base, como na sarcoidose e na tuberculose.

Etiologia em crianças

As uveítes da infância podem ser causadas por traumas, doenças infecciosas e não infecciosas (imunológicas).[2] A principal causa de uveíte anterior nessa faixa etária é a artrite idiopática juvenil (AIJ). As crianças com maior risco de desenvolver o quadro ocular são meninas, com início precoce da atividade reumática, portadoras da forma pauciarticular (menos de cinco articulações acometidas), com fator reumatoide negativo e fator antinúcleo positivo. O quadro clínico se caracteriza por início insidioso, olho calmo e iridociclite não granulomatosa. O diagnóstico precoce previne complicações, como a catarata e o glaucoma secundário à inflamação. O tratamento deve ser individualizado para as fases aguda e crônica da doença. O uso de imunomoduladores tem sido relacionado com melhor prognóstico visual em longo prazo. O tratamento das complicações é difícil e nem sempre tem bons resultados visuais.[5-8]

As uveítes intermediárias são prevalentes em crianças e adolescentes e caracterizam-se pelo envolvimento inflamatório de vítreo, retina periférica, *pars plana* e corpo ciliar. Na infância, o quadro inicial pode estar associado à intensa reação de câmara anterior e ao olho vermelho; já em adolescentes, o quadro é insidioso e pobre em sintomas. A principal causa de redução da visão nesses pacientes compreende o edema da mácula. O tratamento visa ao controle do processo inflamatório e à prevenção de complicações que coloquem em risco a visão ou a integridade ocular.[9]

Entre as uveítes posteriores em crianças, a toxoplasmose é a mais frequente. Trata-se de uma retinocoroidite causada pelo protozoário *Toxoplasma gondii*, que pode resultar em cegueira. A apresentação clínica se dá sob duas formas: congênita e adquirida. A forma congênita da toxoplasmose ocular é denominada precoce, quando a uveíte ocorre durante a gestação e a cicatriz da retinocoroidite está presente ao nascimento, ou tardia, quando a manifestação da uveíte acontece após o nascimento, mais frequentemente na 1ª década de vida. A forma adquirida da doença ocular pode ser precoce, quando

PARTE 3 • ESPECIALIDADES PEDIÁTRICAS

ocorre em concomitância com o quadro sistêmico; e tardia, quando do intervalo de tempo entre a infecção e o aparecimento da lesão ocular. A lesão ativa da toxoplasmose ocular é uma necrose que atinge a coroide e a retina. A cicatriz resultante pode causar redução importante da visão se atingir o nervo óptico e a mácula. As recidivas da doença costumam ocorrer na margem da cicatriz, o que aumenta a área de destruição retiniana. Os testes sorológicos auxiliam pouco no diagnóstico da toxoplasmose ocular, não havendo correlação entre os níveis de anticorpos e a sintomatologia do paciente.[2,10,11]

O tratamento em crianças é feito com associação de sulfadiazina 100 mg/kg/dia, via oral (VO) de 12/12 h, e pirimetamina 2 mg/kg/dia, VO de 12/12 h, por 2 dias, e, posteriormente, 1 mg/kg/dia, dose única diária por 4 a 6 semanas. Pode-se associar prednisona 0,5 mg/kg/dose a cada 12 h VO. O ácido folínico é usado 3 vezes por semana na dose de 5 mg/dia.[12]

A toxocaríase constitui outra causa de uveíte posterior na infância que pode causar cegueira unilateral. Incide na faixa etária escolar e é causada por um helminto da família dos nematódeos, que parasita o intestino de filhotes de cães (*Toxocara canis*). Trata-se de uma uveíte do tipo granulomatosa, cuja manifestação unilateral é característica. A apresentação clínica ocorre de três formas: endoftalmite, granuloma de polo posterior ou granuloma periférico. O tratamento da uveíte ativa é feito com prednisona 1 mg/kg/dia, VO, associado à medicação específica: albendazol 200 mg, 1 comprimido de 12/12 h por 30 dias.[13]

Outras infecções congênitas neonatais causadas por rubéola, citomegalovírus, sífilis e herpes podem cursar com uveíte posterior e pan-uveíte intraútero e frequentemente deixam sequelas visuais ao nascimento. O tratamento dependerá da atividade da doença e das possíveis complicações presentes no primeiro exame do neonato.[2]

Especificidades do tratamento em crianças

O tratamento das uveítes anteriores agudas tem como finalidades o controle do processo inflamatório, a redução da dor e a prevenção do surgimento de sinéquias entre a íris e as estruturas adjacentes a ela. Os esteroides devem ser utilizados com muita cautela em crianças, em virtude dos efeitos colaterais, sobretudo nos casos mais graves, que podem necessitar de terapia sistêmica além da tópica ou periocular. Os colírios utilizados para dilatar a pupila devem ser diluídos ou ter concentrações adequadas para uso em crianças. A medicação de escolha é a tropicamida a 0,5%. A atropina é contraindicada em tratamentos por longos períodos, por induzir ambliopia. O monitoramento da pressão intraocular é mandatório durante o tratamento de crianças com uveíte anterior em uso de esteroides tópicos.[14]

Diagnósticos diferenciais

O diagnóstico das uveítes baseia-se na história clínica, no exame ocular e nos exames complementares.

Os diagnósticos diferenciais são amplos e incluem outras causas de olho vermelho, como processos alérgicos, ceratites, glaucoma agudo e conjuntivite, além de síndromes mascaradas que simulam uveíte, como tumores intraoculares, metástases de tumores a distância e neoplasias hematológicas.[1-3]

Bibliografia

1. Nussenblatt RB, Whitcup SM. Uveitis: fundamentals and clinical practice. 3. ed. Philadelphia: Mosby; 2004.
2. Cunningham Jr ET, Franzco JRS, Tugal-Tutkun, Rothova A, Zierhut M. Uveitis in children and adolescents. Ocular Immunology and Inflammation. 2016;24(4):365-71.
3. Meira DM, Rocha MLR, Oréfice F. Conceito e classificação das uveítes. In: Oréfice F. Uveíte: clínica & cirúrgica: texto e & atlas. 2. ed. Rio de Janeiro: Cultura Médica; 2005. p. 18-20.
4. Jabs DA, Nussenblatt RB, Rosenbaum JT. Standardization of Uveitis Nomenclature (SUN) Working Group. Standardization of uveitis nomenclature for reporting clinical data. Results of the First International Workshop. Am J Ophthalmol. 2005;140:509-16.

5. Kolomeyer A M, Tu Y, Miserocchi E, Ranjan M, Davidow A, Chu DS. Chronic non-infectious uveitis in patients with juvenile idiopathic arthritis. Ocul Immunol Inflamm. 2016;24(4):377-85.
6. Rocha AC, Damasceno RP, Teixeira FPS, et al. Uveítes reumáticas – Parte II. Reumatologia Pediátrica. In: Oréfice F. Uveíte: clínica & cirúrgica: texto e & atlas. 2. ed. Rio de Janeiro: Cultura Médica; 2005. p. 941-58.
7. Biester S, Deuter C, Michels H, Haefner R, Kuemmerle-Deschner J, Doycheva D, Zierhut M. Adalimumab in the therapy of uveitis in childhood. Br J Ophthalmol. 2007;91:319-24.
8. Miserocchi E, Pontikaki I, Modorati G, Bandello F, Meroni PL, Gerloni V. Rituximab for uveitis. Ophthalmology. 2011;118:223-4.

9. Ozdal PC, Berker N, Tugal-Tutkun J. Pars planitis: Epidemiology, clinical characteristics, management and visual prognosis. Ophthalmic Vis Res. 2015 Oct-Dec;10(4):469-80.

10. Maenz M, Schlüter D, Liesenfeld O, Schares G, Gross U, Pleyer U. Ocular toxoplasmosis past, present and new aspects of an old disease. Progress in Retinal and Eye Research. 2014 Mar;39:77-106.

11. Brown ED, Chau JK, Atashband S, Westerberg BD, Kozak FK. A systematic review of neonatal toxoplasmosis exposure and sensorineural hearing loss. Int J Pediatr Otorhinolaryngol. 2009;73(5):707-11.

12. Moreira LMO. Toxoplasmose congênita. Departamento de Neonatologia da Sociedade Brasileira de Pediatria; 2012. Disponível em: http://www.sbp.com.br/src/uploads/2015/02/TOXOPLASMOSE_congenita-LMSBP16.pdf.

13. Padhi TR, Das S, Sharma S, Rath S, Rath S, Tripathy D, et al. Ocular parasitoses: A comprehensive review. Surv Ophthalmol. 2017;62(2):161-89.

14. Wentworth BA, Freitas-Neto CA, Foster CS. Management of pediatric uveitis. F1000Prime Rep. 2014 Jun 2;6:41.

CAPÍTULO 110

Síndrome do Respirador Bucal

Jair Cortez Montovani

A síndrome da respiração bucal é definida por alterações fonoarticulatórias, respiratórias e distúrbios do sono em decorrência de respiração predominantemente bucal durante a infância. Em suma, ocorre quando a respiração nasal é substituída por um padrão de suplência oral, por causas genéticas, hábitos orais inadequados, rinossinusites, alergia nasal, desvios da pirâmide e septo nasal, hipertrofia das tonsilas palatinas e faríngeas, e malformações congênitas, como atresia das coanas e tumores nasais e faríngeos.

Sinais e sintomas como ronco, sonolência diurna, dormir com a boca aberta, babar no travesseiro, nariz entupido, dificuldade respiratória noturna (sono agitado, acordar várias vezes, pausas respiratórias) durante o sono, dificuldade de controle esfincteriano (urinar na cama durante o sono), sonolência durante o dia, irritabilidade, dificuldade para engolir alimentos sólidos (distúrbio deglutitório), queixa de nariz entupido esporádico, prurido nasal e espirros frequentes são relatos comuns dos pacientes e de seus familiares. A essas alterações, pode-se acrescentar obesidade, cansaço físico aos exercícios, fala "tipo batata quente", alteração da emissão de fonemas fricativos e de ponta de língua (p, b, l, v, t, d), e distúrbios deglutitórios. Também estão associados à respiração bucal quadros de hipertensão pulmonar, alterações cardíacas, alterações do tórax (*pectus excavatum*), déficit de atenção, distúrbios do comportamento e cognitivos, irritabilidade e mal desempenho escolar.

Na criança, a principal causa da respiração bucal é a hipertrofia das tonsilas palatinas e faríngea que pode predispor a anormalidades no crescimento craniofacial, em particular, o dentofacial. Nessas crianças com respiração bucal, ocorre adaptação para baixo e posterior da mandíbula com reposicionamento da língua para criar uma via aérea bucal mais ampla, o que dá uma dimensão facial alongada e um aumento do ângulo do ponto gônico.

Contudo, claramente esses sinais, sintomas e achados do exame físico dependem de fatores genéticos, de hábitos deletérios orais (chupeta, chupar o dedo etc.), mastigatórios e da intensidade e da duração em que ocorrem.

Desenvolvimento craniofacial

Quando nasce, o recém-nascido tem normalmente cerca de 100 mm de diâmetro biparietal (largura craniana). Aos 6 meses, o crânio cresce 50 mm, com 1 ano está com 170 mm e, do 3º ao 14º ano, cresce em média, 0,5 mm ao ano. Já a abóbada craniana corresponde a 63% ao nascimento e a 82% com 1 ano; aos 3 anos, o crânio tem 90% do seu desenvolvimento, e, depois, o crescimento é lento. Assim, nos primeiros anos de vida a relação face-crânio é de 1 para 8 e, no adulto, de 1 para 2.

Como visto, na infância, a face cresce muito mais que o crânio, um dos motivos pelos quais, em crianças respiradoras bucais, as alterações dentofaciais são muito frequentes; se não corrigida, a respiração bucal provoca distorções da mordida.

A compreensão desse aspecto é importante, pois sabe-se que o crescimento ósseo facial se dá por meio de remodelamento ósseo, em que uma superfície reabsorve e a outra deposita, em ocorrências contínuas e constantes, o que amplifica as alterações do desenvolvimento facial.

O crescimento facial, natural ou alterado, está praticamente consolidado entre os 12 e os 16 anos, como visto na Figura 110.1, em que as curvas de crescimento facial têm um platô entre 5 e 6 anos, enquanto a maxila e a mandíbula ainda apresentam um aumento no seu ritmo de crescimento.

Etiologia da respiração bucal

■ Doenças inflamatórias e a criança "catarral"

Referem-se aos distúrbios físicos, mecânicos e inflamatórios que provocam a obstrução nasal e a consequente perda parcial ou total da função nasal (fluxo, ação ciliar do epitélio respiratório nasal, purificação e aquecimento do ar inspirado). As causas mais comuns da obstrução nasal são as doenças infecciosas, alérgicas, a inflamação induzida por agentes tóxicos, como poluentes do ar ambiente, e a hipertrofia das tonsilas.

As causas inflamatórias que resultam em obstrução nasal mais comuns são as rinossinusites virais, as bacterianas e a alergia nasal. As duas primeiras respondem bem aos tratamentos clínicos e tendem a se resolver em 2 a 4 semanas. As rinossinusites bacterianas podem ser secundárias às virais e resultam em uma reação vasomotora mais prolongada, com secreção mais espessa e mudanças no movimento mucociliar.

Sem dúvida, a rinite alérgica representa a causa mais frequente de obstrução nasal na criança, correspondendo a 80% das causas inflamatórias e com uma prevalência entre 15 e 25% entre as crianças. Há uma associação frequente entre alergia, doenças infecciosas e hiperplasia/hipertrofia das tonsilas, sobretudo a faríngea. Isso explica, em grande parte, a cronicidade dos sintomas, a recorrência e a sua intensidade.

A presença de hipertrofia das conchas nasais, o edema da mucosa nasal, a cor "azulada", a secreção aquosa, os espirros em salva, o aumento da obstrução e da secreção nasal, a piora com exposição ao calor e frio são fatores importantes para o diagnóstico ou a exclusão da alergia nasal.

O diagnóstico é quase sempre clínico, e o tratamento dependerá da intensidade dos sintomas, se presentes diariamente, intermitentes ou apenas em determinados ambientes ou estações do ano; para isso, atualmente, adota-se uma escala de valores em leve, moderado ou grave em vez de perene ou sazonal.

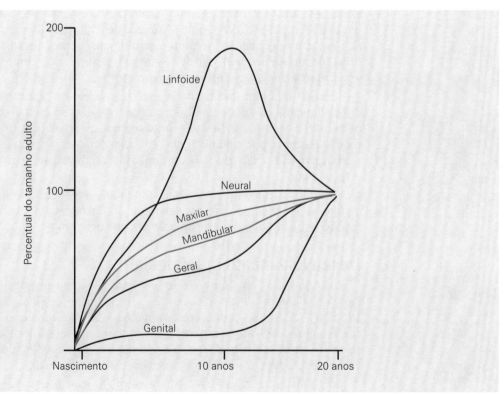

FIGURA 110.1 Curva de crescimento *versus* idade.

Fonte: Martins et al., 1998.[1]

O tratamento é feito com anti-histamínicos, descongestionantes nasais, corticosteroides nasais e sistêmicos e hipossensibilização ("vacinas"), se positivos os testes alérgicos: escarificação ou puntura, intradérmicos, de provocação nasal e de contacto (*patch*).

Deve-se enfatizar a higienização do ambiente e a conscientização de hábitos alimentares e vivenciais.

■ Hipertrofia e hiperplasia das tonsilas

Durante os primeiros anos de vida, o aumento da massa de tecido das tonsilas faríngeas é rápido e, aos 3 anos de idade, ocupa uma porção considerável da cavidade nasofaríngea. Dados clínicos e radiográficos indicam que esse tecido continua a se desenvolver, principalmente em uma direção para baixo e para a frente, com pico de crescimento entre 6 e 9 anos. Depois, há uma diminuição progressiva das tonsilas. O aumento do tecido adenoideano e da área nasofaríngea parece estar em equilíbrio, e durante os primeiros anos, o aumento das tonsilas faríngeas é acompanhado pelo desenvolvimento da face superior, o que permite um adequado espaço das vias áreas e a manutenção da distância entre a superfície nasal, a superfície do palato mole e a superfície inferior do tecido adenoideano.

Não raramente, porém, pode acontecer um distúrbio nesse equilíbrio e a massa das tonsilas faríngeas pode aumentar em uma taxa mais rápida que o aumento nas dimensões da cavidade nasofaringeana, produzindo obstrução nasal e o desenvolvimento do hábito da respiração bucal. Se a obstrução nasal é grave, a língua pode ser forçada a posicionar-se mais para a frente do que sua postura normal, pela necessidade fisiológica de manter um adequado espaço orofaríngeo para respiração e passagem de alimento e dificultando a vocalização dos fonemas, principalmente os anteriores. Associada a essas alterações, pode-se observar aumento da altura facial, remodelação das bochechas, coluna cervical inclinada para trás, classe II da posição dental da mandíbula e palato mole com orientação vertical, caracterizando a "síndrome da obstrução respiratória bucal".

Entretanto, se, por um lado, há uma relação estreita entre rinite alérgica, hipertrofia adenotonsilar, respiração bucal e apneia obstrutiva do sono, o mesmo não ocorre entre a obstrução nasal e as alterações do crescimento facial. Trabalhos que utilizaram rinomanometria e estudos radiográficos cefalométricos em crianças respiradoras bucais observaram que as análises comparativas entre os indivíduos com "síndrome da face longa" e normais dependem de outros fatores, entre eles os genéticos e os hábitos orais deletérios, como usar chupetas. Já outros estudos comparando grupos de crianças, antes e depois da adenoidectomia, relataram achados significativos estatísticos diferentes quanto à dentição e à posição da língua na cavidade bucal e faríngea.

Assim, a cirurgia das tonsilas deve resultar da compreensão dessas observações entre pediatras, otorrinolaringologistas, cirurgiões-dentistas e a família da criança. Dessa maneira, cirurgias como turbinoplastias, turbinectomias e adenatonsilectomias podem ser realizadas associadas aos tratamentos anteriormente citados para as causas inflamatórias temporárias, o tamanho e as respostas vasomotoras das conchas nasais.

■ Malformações craniofaciais

A obstrução nasal pode resultar de várias síndromes, como Pierre-Robin, Treacher-Collins, Hallerman-Strief, Mobius, Dalange, Freeman-Shelton, dentre outras.

Recém-nascidos e lactentes com macroglossia também podem apresentar obstrução nasal e respiração bucal, como nas síndromes de Down, Beckwith-Wiedemann, hipotireoidismo congênito, mucopolissacaridose e na hipertrofia idiopática muscular difusa aguda da língua (Myers III e Cotton).

■ Atresia de coanas e imperfuração coanal

A atresia de coanas posterior resulta na obliteração da abertura posterior da fossa nasal quando a membrana nasobucal não se rompe na 4ª semana de vida intrauterina. É rara, acometendo 1/8.000 nascimentos, e pode ser óssea ou membranosa, uni ou bilateral; é mais frequente no sexo feminino (60% dos casos).

A atresia coanal, quando bilateral, provoca insuficiência respiratória com quadro de cianose e tiragem intercontal no recém-nascido e necessita de intubação orotraqueal imediata; após exames radiológicos (tomografia computadorizada e radiografia simples contrastada da cava) e endoscopia nasal, realizar a cirurgia.

■ Estenose nasal anterior

Uma causa rara de obstrução nasal em recém-nascido consiste na estenose nasal anterior junto ao seio piriforme nasal, que corresponde à junção do vestíbulo nasal com a fossa nasal. Tem etiologia congênita pelo crescimento anormal da porção medial da maxila.

O diagnóstico é feito por rinoscopia anterior, endoscopia nasal e tomografia computadorizada.

Quando da estenose anterior e posterior bilateral, é imperativa a correção cirúrgica antes da alta hospitalar. Já nos casos unilaterais, a correção cirúrgica imediata dependerá da intensidade dos sintomas respiratórios e deglutitórios.

■ Desvio do septo e da pirâmide nasal

Não raramente, crianças têm alterações da pirâmide e do septo nasal causadas por distúrbios do crescimento mediofacial, inclusive por doenças inflamatórias, como sífilis congênita, traumas do nariz no canal de parto e pela colocação errada da "pá" ou "colher" do fórceps. Isso é observado mais comumente em hospitais universitários pela "inexperiência" da equipe assistente ao parto.

Os desvios septais e o afundamento da pirâmide podem ser provocados, também, por quedas da criança batendo a face ao engatinhar, ao começar a andar, do berço, quedas de bicicletas, de escadas, de brinquedos infantis ou mesmo de objetos como bolas contra a face.

Ao atender crianças com traumas faciais, deve-se considerar as agressões físicas, inclusive pelos pais e familiares.

Dependendo da intensidade dos sintomas e da gravidade das alterações faciais, é preciso proceder à correção cirúrgica, sempre com técnicas conservadoras.

Quando unilateral, o diagnóstico pode ser tardio e um dos sinais consiste em a criança apresentar secreção nasal espessa em uma das fossas nasais.

A alimentação dessas crianças é prejudicada e o próprio ato de mamar no peito pode piorar a respiração. Nessa situação, recomenda-se oferecer a alimentação por sonda nasogástrica. O uso de chupeta com um orifício central (tipo McGovern) ou a cânula de Guedel podem ajudar a manter a boca aberta até o diagnóstico e a correção cirúrgica da atresia e da imperfuração.

■ Neoplasias

Hemangiomas e higromas císticos (linfangiomas) são as neoplasias benignas mais comuns que causam obstrução respiratória. São mais frequentes na laringe e no pescoço, e, mais raramente, no nariz, na mucosa do septo anterior e nas conchas nasais. Tendem a regredir espontaneamente nos primeiros meses de vida. Se não houver regressão, o tratamento se dá com corticosteroides e, conforme os sintomas, com cirurgia. Hiperplasia assimétricas das tonsilas palatinas merece uma atenção especial e o diagnóstico de doenças linfoproliferativas deve ser sempre lembrado. Essa assimetria ocorre em um período de 6 semanas anteriores ao diagnóstico clínico. Quase sempre há achados na história e no exame clínico, como linfonodos maiores que 3 cm, suores noturnos, febre e disfagia.

Assimetrias menores das tonsilas palatinas podem ser atribuídas a alterações estruturais das lojas tonsilares e dos pilares. Em alguns casos, são observadas em crianças com paralisia cerebral.

■ Obstrução nasal e apneia obstrutiva do sono

A obstrução nasal pode resultar em mudanças nas vias aéreas inferiores, em decorrência da relação entre o estímulo nasal e a função pulmonar.

O reflexo nasopulmonar, com o nervo vidiano como via aferente e o nervo vago como eferente, pode provocar mudanças fisiológicas, como aumento da resistência pulmonar, redução da complacência, redução do PO_2, redução do volume expiratório forçado (FEV_i) e alteração do volume residual.

Os distúrbios respiratórios do sono, em particular a síndrome da apneia obstrutiva do sono (SAOS), têm diferenças significativas nas crianças em relação ao adulto. O número de apneia e hipopneia, durante o sono, por obstrução total ou parcial das vias aéreas é, em sua maioria, associado à hiperplasia das tonsilas faríngea e palatinas. A classificação do adulto em leve, moderada, grave e muito grave não é adequada em crianças. Pausas respiratórias entre 1 e 5 s devem ser consideradas, bem como a sua duração menor que 10 s.

As queixas principais de ronco, respiração bucal de suplência, sono agitado, despertares frequentes associados a outros sinais e sintomas da respiração oral e *pectus excavatum* são descritos associados a essa síndrome (Quadro 110.1).

QUADRO 110.1	Sinais e sintomas em distúrbios respiratórios do sono

- Ronco primário, respiração regular com ruídos excessivos
- Ronco com respiração irregular, pausas respiratórias curtas
- Ronco com pausas respiratórias longas de 3 s ou mais em 20 s, com limitado fluxo aéreo
- Síndrome da apneia obstrutiva do sono. Pausas respiratórias, maiores que 10 s. Apneia ou hipopneia analisadas por polissonografia
- Alterações de comportamento, como hiperatividade, sonolência diurna, agressividade
- Alterações fisiológicas, como arritmias cardíacas

Fonte: Adaptado de Stool, 1997.[2]

Alterações ainda relatadas na SAOS são arritmias cardíacas, hipertensão pulmonar e hipertrofia das câmaras cardíacas (ventrículo e átrio esquerdo), que poderiam, em alguns casos, relacionar-se com síndrome da morte súbita.

Para os casos de crianças com sonolência diurna associada à SAOS, os testes de diagnóstico padrão-ouro são a polissonografia e o teste múltiplo das latências do sono (TMLS). Ambos são realizados em laboratório e exigem internação da criança. Em consultórios, pode-se usar a "Escala de Sonolência Diurna de Epworth", mais adequada para adultos, e a *Pediatric Daytime Sleepness Scale*, para adolescen-

PARTE 3 • ESPECIALIDADES PEDIÁTRICAS

tes, constituída por respostas a um questionário, com autorrespostas, e que, embora tenha um caráter subjetivo nas respostas, mostra-se viável para a pesquisa da sonolência diurna em crianças e adolescentes.

Tratamento da obstrução nasal e da mordida cruzada

Como já enfatizado, o tratamento sempre depende da causa primária da obstrução e das consequências que ela provoca. A seguir, serão discutidos os tratamentos cirúrgicos das tonsilas e das alterações dentofaciais.

■ Hiperplasia e hipertrofia das tonsilas: do diagnóstico a quando operar

Conforme salientado, os quadros obstrutivos nasais são comumente associados à hipertrofia das tonsilas faríngeas (adenoides) e palatinas, principalmente entre o 3º e o 6º ano de vida, idade após a qual há uma involução natural das tonsilas até os 10 anos.

Frequentemente, as crianças com hipertrofia e hiperplasia das tonsilas apresentam queixas de rinossinusites, otites médias e faringites. Um dos questionamentos mais frequentes é: pelo fato de as tonsilas serem órgãos imunocompetentes, qual seria a real necessidade de cirurgia? E, se sim, qual a melhor idade para esse procedimento?

A resposta para essas questões nem sempre é fácil e o que se pode afirmar é que o diagnóstico clínico, microbiológico e imunológico dessas crianças respiradoras bucais deve ser feito antes de quaisquer procedimentos cirúrgicos. Há uma multiplicidade de fatores intervenientes, hereditários, pessoais, como hábitos deletérios (chupetas, chupar o dedo, mamadeiras etc.) e ambientais, que devem ser repensados antes de uma indicação cirúrgica.

■ Distoclusões: mordida cruzada

Além das alterações de tecido mole, das funções orais posturais e da fonação, observam-se, no respirador bucal, alterações dos ossos faciais e dos dentes.

Essas alterações de tecidos duros funcionam como obstáculo mecânico que impede ou dificulta as funções orais e nasais.

A dimensão transversal facial cresce menos e ocorre mais cedo. Já a dimensão vertical se dá mais tardiamente. Isso faz com que o tratamento da atresia precise ser iniciado já nos primeiros anos, entre o 3º e o 6º ano de vida.

O princípio do tratamento reside no fato de que a respiração deve ser a prioridade, independentemente das alterações esqueléticas faciais.

O cirurgião-dentista quase sempre utiliza os aparelhos expansores para ampliar os espaços faciais. Os móveis são indicados para os casos leves porque promovem o afastamento dos dentes sem separar a sutura palatina. Contudo, por serem móveis, o inconveniente em crianças é que elas podem facilmente retirar os aparelhos.

Os disjuntores são colados, capsulados ou bandados, e não removíveis. Os bandados são fixados aos dentes por meio de bandas metálicas e de difícil colocação em crianças pequenas, porque dependem da cooperação delas ou mesmo de anestesia geral.

Para crianças de 3 a 6 anos de idade, o mais indicado é o disjuntor capsulado de McNamara, que envolve os dentes com resina e, no meio, tem um parafuso especial (Hyrax). O parafuso é ativado 2 vezes/dia, promovendo a separação das apófises palatinas dos ossos maxilares e o aumento da base nasal. O ganho após 3 a 4 meses do disjuntor deve ser de 8 a 12 mm, o tempo mínimo para garantir correções estáveis e ocorrer a ossificação perfeita das suturas envolvidas. Isso faz com que aconteçam a liberação dos movimentos mandibulares para a frente e o aumento da base nasal e do espaço para a língua movimentar-se para cima e para a frente, tão desejável nos casos de classe II, divisão 2. Os casos de classe II, divisão 1, são retrusões mandibulares funcionais.

Em adolescentes e adultos, frequentemente há necessidade de procedimentos cirúrgicos maiores, como as cirurgias ortopédicas e ortognáticas.

Bibliografia

- Abreu RR, Rocha RL, Lamunier JA, Gerra AFM. Etiology, clinical manifestations and concurrent findings in mouth-breathing children. J Pediatria (Rio J). 2008;84(6):529-35.
- Balbani APS, Weber SAT, Montovani JC. Atualização em síndrome da apneia obstrutiva do sono na infância. Rev Bras Otorrinolaringologia. 2005;71:74-80.
- Barros JR, Becker HM, Pinto JA. Evaluation of atopy among mouth-breathing pediatric patients referred

for treatment to a tertiary care center. J Pediatr (Rio J). 2006;82(6):458-64.
- Brodsky L. O tecido linfático do anel de Waldeyer: Tonsilas palatinas, nasofaríngeas. In: Sih T, Chinski A, Eavey R, Gadinho R. IX Manual de otorrinolaringologia pediátrica. São Paulo: Rettec Artes Gráficas; 2012. p. 69-80.
- Cedin AC, Carvalho GD, Krakawer L, Rosário Filho NA, Araújo PS. Respirador Bucal In: Sih T, Chinski A, Eavey R,

CAPÍTULO 110 • SÍNDROME DO RESPIRADOR BUCAL

Godinho R. V Manual de otorrinolaringologia pediátrica da IAPO. Guarulhos: Lis; 2006. p. 190-3.

- Farber JM. Clinical practice guidelines: diagnostic and management of childhood obstructive sleep apnea syndrome. Pediatrics. 2002;110(6):1255-7.
- Farias PT, de Oliveira Ruellas AC, Matsumoto MA, Anselmo Lima WT, Pereira FCP. Dentofacial morphology of mouth breathing children. Bras Dent J. 2002;13:129-32.
- Felden EP, Carniel JO, Andrade RD, Pelegrini A, Anacleto TS, Louzada FM. Tradução e validação da Pediatric Daytime Sleepness Scale (PDSS) para o português do Brasil. J Pediatr (Rio J). 2016;2:168-73.
- Ikeda FH, Horta PAC, Bruscato WL, Dolci JEL. Intellectual and school performance evolution of children submitted to tonsillectomy and adenotonsilectomy before e after surgery. Braz of Otorrinolaryngol. 2012;78(4):17-23.
- Martins OR, Janson GRP, Almeida RR, Pinzan A, Henriques JFL, Freitas MR. Atlas de crescimento craniofacial. São Paulo: Santos; 1998. p. 117-59.
- McNamara Jr JA. Influence of respiratory pattern on craniofacial size and shape. Eu J Ortoth. 1980;2:10-8.
- Melendres CS, Lutz JM, Rubin ED, Marcus CL. Daytime sleepness and hyperactivity in children with suspected sleep-disordered breathing. Pediatrics. 2004;114: 768-75.
- Montovani JC. Mouth breathing relation, craniofacial growth e obstructive sleep apnea. Rev Paul Pediatr. 1995;13(3):104-8.

- Passàli D, Passàli FM, Bellusi L. Alterações físicas e psicológicas relacionadas com a obstrução nasal IV. Manual de Otorrinolaringologia Pediátrica. In: Sih T, Chinsk A, Eavey R, Godinho R. Guarulhos: Lis; 2006. p. 164-7.
- Pontes PL, Britto AT, Carvalho GD, Mocelin M, Godinho. O papel da hipertrofia adenotonsilar na síndrome do respirador bucal. In: Sih T, Chinski A, Eaves R, Godinho R (eds.). IV Manual de otorrinolaringologia pediátrica. Guarulhos: Lis; 2006. p. 83-8.
- Saffer M. Mpouth Breather. In: Sih T, Chinskia, Eavey R (ed.). II Manual of Pediatric Otorrinolaryngology IAPO/IFOS. Brazil; 2001. p. 170-81.
- Smith RM, Gonzalez C. The relationship between nasal obstruction and craniofacial growth. Pediatr Clin North Am. 1989;36:1423-34.
- Stool S. Apneia obstrutiva do sono. In: Sih T. Manual de Otorrinolaringologia Pediátrica da IAPO. Garulhos: Lis; 1997. p. 29-33.
- Weber SAT, Lima Neto AC, Ternes FJS, Montovani JC. Distúrbio de hiperatividade e déficit de atenção na síndrome de apneia obstrutiva do sono: há melhora com o tratamento cirúrgico? R Bras Otorrinolaringol. 2006;72:124-9.
- Weber SAT, Montovani JC, Matsubara B, Fioretto JR. Echocardiographic abnormalities in children with obstructive breathing disorders during sleep. J Pediatr (Rio J). 2007;83:518-22.

CAPÍTULO 111

Patologias em Uropediatria

Paulo Roberto Kawano • Hamilto Akihissa Yamamoto • Rodrigo Guerra da Silva • João Luiz Amaro

Fimose e parafimose

■ Definição e epidemiologia

A fimose pode ser entendida como a incapacidade de exposição da glande em decorrência da presença de um anel prepucial fibrótico estreito, que pode ser congênito ou adquirido. Torna-se importante ressaltar que, ao final do 1º ano de vida, a retração do prepúcio com adequada exposição da glande é possível em apenas cerca de 50% dos meninos sem que isso represente uma condição patológica; no entanto, a fimose deve ser diferenciada da aderência balanoprepucial, um fenômeno fisiológico e que tende a se resolver espontaneamente com o tempo.

■ Diagnóstico

O diagnóstico da fimose é eminentemente clínico. Classicamente, a criança pode referir dor local, irritação e eventual sangramento da pele prepucial. Em casos mais graves, pode haver infecção local, acompanhada de sintomas como disúria e episódios de infecções do trato urinário recorrente, bem como retenção urinária e enurese.

Durante o exame físico, a exposição do meato é difícil ou mesmo impossível em virtude da presença de uma constrição prepucial importante com coloração esbranquiçada e fibrótica. O jato urinário mostra-se fraco e disperso à micção com a formação de uma dilatação sacular do prepúcio que, ao se esvaziar, se traduz em gotejamento terminal.

■ Tratamento

O tratamento da fimose em crianças depende da presença ou não de complicações e, em parte, da preferência dos pais. Por sua baixa morbidade, os esteroides tópicos têm sido indicados no tratamento conservador da fimose, com taxas de sucesso que podem variar de 65 a 95%. Sua aplicação tem sido recomendada por um período de 4 a 6 semanas, situação em que a idade do paciente e a gravidade da fimose são alguns dos fatores que podem interferir no sucesso do tratamento.

Entre as principais indicações para o tratamento cirúrgico, destaca-se a ocorrência de balanopostites de repetição, infecção urinária recorrente em pacientes sem outras anormalidades do aparelho urinário e episódio de parafimose. A circuncisão neonatal rotineira para prevenção do carcinoma de pênis não é indicada.

Via de regra, a postectomia em crianças é realizada sob anestesia geral, em que a técnica empregada e a quantidade de pele a ser removida dependerão da preferência do cirurgião. Em neonatos, pela menor espessura do prepúcio, o uso de dispositivos plásticos descartáveis pode representar uma opção à cirurgia convencional.

CAPÍTULO 111 • PATOLOGIAS EM UROPEDIATRIA

Complicações relacionadas ao tratamento cirúrgico são incomuns e tendem a ocorrer em 0,2 a 3% dos casos e incluem dor, sangramento, infecção, fimose secundária, formação de queloides, lesão da glande e/ou da uretra etc.

■ Parafimose

Trata-se de uma condição de urgência que ocorre quando a glande é forçada a passar pelo anel prepucial estreito e a criança não consegue mais retorná-lo à sua posição normal. Geralmente, tal condição tende a surgir quando o prepúcio é deixado retraído após algum tipo de procedimento, durante o exame físico, no cateterismo uretral ou mesmo na higiene local.

Pela excessiva compressão causada pelo anel estenótico, forma-se um edema secundário à congestão linfática e venosa que piora com o tempo, podendo acarretar até mesmo comprometimento da irrigação arterial. Assim, caracteriza-se como uma condição que exige tratamento de emergência.

A primeira conduta consiste, via de regra, na tentativa de redução manual. Após adequada sedação e bloqueio anestésico local, o pênis é envolto em gaze embebida em solução salina e comprimido suavemente; porém, de maneira firme, por cerca de 1 a 5 min, com o objetivo de reduzir o edema glandar. Em seguida, aplica-se uma pressão sobre a glande com os polegares, enquanto o prepúcio é tracionado entre os dedos indicador e médio. Em casos mais graves, nos quais a redução manual não é possível, pode-se recorrer à incisão aliviadora do anel estenótico. Entretanto, a maioria dos autores concorda que a postectomia definitiva não deve ser realizada nesse momento pelo maior risco de complicações, como deiscência e infecções.

Criptorquidia

■ Definição e epidemiologia

A criptorquidia é uma das anomalias genitais mais comuns no sexo masculino. Caracteriza-se pela ausência de um ou ambos os testículos no escroto, como consequência da falha da migração normal a partir da sua posição intra-abdominal. A incidência decrescente do prematuro (21%), do recém-nascido a termo (2,7 a 3,2%) ao lactente com 1 ano de idade (0,8 a 1%), reflete, indiretamente, a tendência espontânea do descenso testicular nos primeiros 6 a 12 meses de vida.

Sua etiologia é multifatorial, envolvendo fatores de risco genéticos e ambientais; porém, pode estar presente em certas síndromes, como na de *prune-belly* ou na de Klinefelter.

Pacientes com criptorquidia unilateral apresentam uma menor taxa de fertilidade, mas a mesma taxa de paternidade que a dos meninos com testículos descendentes bilaterais. Entretanto, meninos com testículos criptorquídicos têm maior chance de apresentar neoplasia testicular futura, independentemente do tipo de tratamento realizado. Por essa razão, os pais devem ser orientados sobre os riscos de infertilidade e da necessidade de acompanhamento pelo risco de desenvolvimento de tumores germinativos na puberdade.

■ Diagnóstico

É importante ressaltar que a ausência de testículo na bolsa escrotal não significa necessariamente criptorquidia, sendo necessário o diagnóstico diferencial com testículo retrátil, ectopia testicular ou mesmo anorquia. Cerca de 70% dos casos de testículos criptorquídicos são unilaterais, sendo o lado direito o mais frequentemente acometido. Em cerca de 80% das crianças é possível palpar os testículos ao exame físico, onde 70% estão em posição inguinal.

O exame físico é o melhor método para se obter o diagnóstico. Exames de imagem como ultrassonografia, tomografia ou ressonância magnética pouco auxiliam no diagnóstico e são desaconselhados, pois quando os testículos não são encontrados, não excluem a abordagem cirúrgica.

A laparoscopia diagnóstica seguida da orquidopexia tem sido considerada padrão-ouro na abordagem preferencial dos casos de testículos não palpáveis, pois permite o diagnóstico e o tratamento em um mesmo tempo cirúrgico. Antes da realização da laparoscopia, com o paciente sob anestesia geral, deve-se examinar novamente a região inguinal, porque alguns testículos originalmente impalpáveis podem ser palpados após a anestesia.

Nos casos de testículos não palpáveis bilateralmente, pode-se realizar a dosagem de hormônio luteinizante (LH), hormônio folículo estimulante (FSH) e testosterona antes e depois da realização de estímulo hormonal com gonadotrofina coriônica humana (hCG). Quando o LH e FSH basais estão elevados e não ocorre alteração da testosterona após o teste de estímulo, a possibilidade de anorquia bilateral deve ser considerada. Caso seja observada associação entre criptorquidia e hipospádia existe a necessidade de investigar intersexo.

■ Tratamento

O tratamento da criptorquidia pode ser realizado por meio de cirurgia ou com hormônios, conforme a opinião do profissional envolvido e a concordância dos pais. Independentemente da escolha, há consen-

PARTE 3 • ESPECIALIDADES PEDIÁTRICAS

so que, ao final do 2º ano de vida, o testículo afetado deve estar locado na bolsa. Após essa idade, existem evidências histológicas de sofrimento a partir de trabalhos experimentais que indicam que, quanto mais tarde for realizada a orquidopexia, menor será o índice de recuperação das células germinativas.

A terapêutica hormonal para criptorquidia não é unânime na literatura e, embora em desuso, pode ser indicada a partir do 6º mês de vida. Essa terapia baseia-se na estimulação hormonal pela utilização de hCG ou de hormônio liberador de gonadotrofinas (LH-RH). Vale lembrar que o uso de testosterona exógena é contraindicado em criptorquidia por ocasionar lesão do epitélio seminífero. Os resultados obtidos com o tratamento hormonal são bastante discrepantes na literatura, com taxas de sucesso que oscilam em torno de 21 e 19% para GnRH e hCG, respectivamente. Tais resultados têm feito com que muitos contraindiquem esse tipo de abordagem em qualquer situação. Além disso, testículos não palpáveis raramente respondem ao tratamento hormonal.

A abordagem cirúrgica constitui o tratamento-padrão e está indicada nos testículos não palpáveis, quando há hérnia inguinal associada ou nos casos em que houve falha no tratamento clínico. Para os testículos palpáveis, o tratamento-padrão consiste em orquidopexia inguinal com correção de hérnia inguinal concomitante, quando presente. Suas taxas de sucesso oscilam em torno de 92%, em que a idade ideal para a correção cirúrgica se dá antes dos 2 anos, ao redor de 12 a 18 meses. A orquiectomia deve ser considerada quando da existência de suspeita de neoplasia ou no caso de atrofia importante com testículo contralateral normal.

No caso de testículos não palpáveis, conforme já citado, indica-se a laparoscopia diagnóstica seguida da orquidopexia inguinal primária, orquidopexia em dois tempos (à Fowler-Stephens) ou orquiectomia (se atrofia).

Estenose de junção ureteropiélica (EJUP)

■ Introdução

A EJUP pode ser entendida como um processo de restrição ao fluxo urinário da pélvis renal para o ureter. De acordo com o grau de obstrução e o tempo decorrido até o diagnóstico, pode-se observar graus variáveis de dilatação da pelve (hidronefrose) com perda progressiva da função renal. A maior parte dos casos é diagnosticada no período pré-natal, já na ultrassonografia obstétrica, sendo o sexo masculino mais frequentemente acometido (2:1). Por razões ainda pou-

co esclarecidas, o lado esquerdo é mais comumente afetado que o direito (2:1) e, em 10 a 40% dos casos, a doença pode se manifestar bilateralmente.

Na maioria dos casos, a EJUP é causada por fatores intrínsecos do ureter, como segmento aperistáltico e pregas ou dobras ureterais. Quando presente, o principal fator extrínseco refere-se à compressão da junção ureteropiélica por vasos renais que a cruzam anteriormente (15 a 52%), sendo esta a condição mais frequentemente observada quando do diagnóstico na fase adulta. No entanto, em alguns casos, ambos os fatores podem coexistir.

■ Diagnóstico

Nos períodos pré e pós-natal, as crianças são geralmente assintomáticas e o diagnóstico pode ser suspeitado quando da presença de oligodrâmnio, azotemia, distúrbio hidroeletrolítico, oligúria ou urosepse. Em crianças maiores e em adultos, o exame físico pode revelar, em geral, a presença de massa palpável na região renal associada a dor abdominal ou lombar intermitente acompanhada de náuseas e vômitos. Frequentemente, esses sintomas estão relacionados com ingesta hídrica importante. Também pode haver um achado incidental, quando um exame complementar de imagem é realizado por outra indicação.

Os principais fatores de riscos associados à hidronefrose são dor, formação de cálculo urinário, pielonefrite com consequente formação de cicatrizes renais, propensão ao trauma renal, hematúria e perda progressiva da função renal.

Diagnóstico pré-natal

Quando da realização da ultrassonografia obstétrica, a presença de um diâmetro anteroposterior da pelve renal acima de 4 a 5 mm no 2º trimestre ou acima de 5 a 7 mm no 3º trimestre de gestação pode indicar um fator obstrutivo com necessidade de avaliação pós-natal. Já o diâmetro anteroposterior da pelve acima de 15 a 20 mm associado à presença de caliectasias com adelgaçamento do parênquima renal e sinais de displasia renal indica uma elevada probabilidade de cirurgia.

■ Diagnóstico pós-natal

A ultrassonografia renal, por sua facilidade, comodidade e resolutividade, costuma ser o primeiro exame a ser solicitado quando da suspeita de EJUP no pré-natal. É importante considerar a oligúria transitória nos primeiros 3 dias de vida, que pode subestimar a hidronefrose.

611

CAPÍTULO 111 • PATOLOGIAS EM UROPEDIATRIA

A cintilografia renal dinâmica com DTPA (ácido dietilenotriaminopentacético) ou MAG 3 (mercaptoacetiltriglicina) compreende o exame mais utilizado para avaliar o grau de obstrução da EJUP. Nele, a presença de uma assimetria da função renal (geralmente < 40%) ou uma diminuição maior que 10% durante o acompanhamento são sugestivos de obstrução e indicam a necessidade de tratamento cirúrgico.

■ Tratamento

O tratamento cirúrgico da estenose de JUP deve ser individualizado, realizado por via aberta, laparoscópica, robótica ou endoscópica. Sua indicação deverá levar em consideração vários critérios relacionados com a piora progressiva e com o grau de comprometimento da função renal, bem como com a presença de sintomas associados à EJUP. Na opinião de muitos autores, a nefrectomia do rim comprometido deve ser considerada se a função renal estiver abaixo de 10%. O seguimento deve ser realizado com exames laboratoriais, ultrassonografia renal e ou cintilografia.

Refluxo vesicoureteral (RVU)

■ Introdução

O RVU pode ser entendido como a ascensão da urina da bexiga para o trato urinário superior, normalmente relacionado com um defeito na junção ureterovesical ou com o aumento anormal de pressão vesical. O RVU primário (congênito) decorre do comprimento ureteral curto em seu trajeto intramural na bexiga, enquanto o secundário está relacionado com obstrução uretral, doença neuromuscular ou disfunção vesical.

Acometendo cerca de 4 a 14% das crianças, essa patologia apresenta grande potencial de lesão renal, podendo evoluir com hipertensão arterial e insuficiência renal terminal em até 25% dos casos. Um dos mecanismos responsáveis pela perda de função renal é a ascensão da urina para o trato superior com as bactérias resultando em pielonefrite de repetição e consequente desenvolvimento de cicatrizes renais (nefropatia do refluxo).

Embora sua incidência em crianças saudáveis seja relativamente baixa (até 1,8%), em grupos de crianças com infecção do trato urinário de repetição a prevalência de RVU é de 50% e de 30% nos gêmeos, no caso de refluxo familiar.

■ Diagnóstico

O diagnóstico de infecção urinária febril ou infecção urinária recorrente em crianças, independentemente do sexo, impõe a necessidade de investigação com exames de imagem. O exame ultrassonográfico é de suma importância na avaliação inicial; porém, a ultrassonografia normal não exclui o diagnóstico de RVU.

A uretrocistografia miccional (UCM) representa o principal exame radiológico no diagnóstico e na classificação do grau do RVU, pois permite uma melhor avaliação anatômica do trato urinário. Vale ressaltar que a maioria dos casos (cerca de ⅔) é de baixa gravidade (graus I e II). No entanto, a classificação internacional do grau de RVU é muito importante para orientar o tratamento:

- Grau I: contraste atinge apenas o ureter.
- Grau II: contraste atinge a pelve e os cálices sem dilatação.
- Grau III: dilatação leve ou moderada do ureter e do sistema coletor.
- Grau IV: tortuosidade do ureter e do sistema coletor.
- Grau V: tortuosidade e dilatação grave do ureter e do sistema coletor.

■ Tratamento

Conservador

A opção por esse tipo de conduta baseia-se na tendência do RVU em desaparecer espontaneamente em crianças durante a fase de crescimento. De acordo com a American Urological Association (AUA), o RVU pode resolver-se em até 90% dos casos de grau I, 80% no grau II, 60% no grau III, 45% no grau IV unilateral e 10% nos casos bilaterais.

O tratamento conservador representa uma boa opção para os RVU graus I, II e III, mas com necessidade de observação vigilante. A criança deverá ser acompanhada periodicamente com cultura de urina, cintilografia com DMSA (ácido dimercaptosuccínico) anual e UCM ou cistografia isotópica a critério médico, associado ou não à antibioticoterapia profilática (atualmente bastante controversa na literatura).

A cistografia isotópica direta ou indireta tem a vantagem de expor a criança à menor radiação, além de apresentar sensibilidade e especificidade superiores às da UCM, sendo um excelente exame para acompanhamento clínico e no pós-operatório do RVU. O DMSA é importante no acompanhamento clínico, pois, além de avaliar a função tubular, demonstra a presença de eventuais cicatrizes renais. Ainda dentro do manejo clínico do RVU, é fundamental adotar medidas comportamentais, como a regularização das micções e evacuações, higiene perineal e monitoramento de perto do crescimento e do desenvolvimento da criança, bem como da pressão arterial.

Cirúrgico

A taxa global de sucesso do tratamento cirúrgico é de 95% com baixa morbidade. Sua indicação deve ser considerada diante de casos de infecção urinária de repetição, não aderência ao tratamento conservador, RVU graus IV e V, piora da função renal e/ou aparecimento de novas cicatrizes à cintilografia ou quando o RVU estiver associado a outras anormalidades, como o divertículo paraureteral.

O tratamento tem como principal objetivo aumentar o comprimento do ureter intravesical e pode ser realizado por várias técnicas (aberta, laparoscópica, robótica ou endoscópica).

Tanto o tratamento conservador quanto o cirúrgico apresentam vantagens e desvantagens, motivo pelo qual deverá ser individualizado, considerando-se o grau de RVU, a idade da criança, a presença de infecção urinária e/ou de cicatrizes renais, a aderência ao tratamento e a opção dos pais.

Litíase urinária na criança

■ Introdução

Por sua inerente complexidade, a litíase (ou calculose) urinária manifesta-se clinicamente com ampla variabilidade. Os casos variam desde aqueles assintomáticos e inócuos a excreção urinária, até outros mais graves, com obstrução e dilatação do sistema coletor, promovendo o comprometimento do funcionamento renal, passando por um leque de manifestações clínicas, como crises de dor nefrética em cólica, hematúria e infecção do trato urinário. Fatores como tamanho, posição e número dos cálculos renais, assim como ocorrência ou não de obstrução do sistema coletor renal, determinam a forma de ocorrência das manifestações clínicas, e as variações na anatomia do sistema pielocalicial podem influenciar na probabilidade de eliminação e mesmo na recorrência de cálculos renais. Todos esses fatores têm grande implicação prática no raciocínio clínico e devem ser considerados em conjunto para indicar a melhor decisão terapêutica em cada circunstância.

Tem-se percebido um aumento na incidência da calculose urinária em jovens e crianças nos anos mais recentes, com taxas praticamente 90% maiores de admissão hospitalar por cólica renal, de 1999 a 2008. Adolescentes do sexo feminino e brancas apresentam maior risco, sendo implicados fatores genéticos, metabólicos (como hipocitratúria, hiperoxalúria primária etc.) e também ligados à dieta rica em sódio e carboidratos. Assim, o tratamento endourológico deve estar acompanhado de medidas clínicas, com foco na prevenção de recorrências, controle alimentar e seguimento evolutivo. E o nefrologista pediátrico apresenta importante papel no seguimento e cuidado das crianças com litíase urinária.

Atualmente, o tratamento urológico da calculose renal é, em sua maioria, minimamente invasivo, fruto da evolução tecnológica contínua do instrumental cirúrgico. O desenvolvimento da litotripsia extracorpórea por ondas de choque (LECO) e da cirurgia renal percutânea, há cerca de quatro décadas, foi seguido pelo refinamento dos equipamentos, com miniaturização das ópticas endourológicas em geral (nefroscópios e ureteroscópios), e chegando ao desenvolvimento atual de endoscópios urológicos flexíveis e de pequeno calibre, que possibilitam, inclusive, o acesso intrarrenal total por orifícios naturais, por via ureteral ascendente retrógrada. A aplicação foi inicialmente direcionada para os pacientes adultos, mas sua continuada progressão tecnológica, sobretudo no que tange ao tamanho das ópticas, permitiu a aplicação dos procedimentos cirúrgicos também em faixas etárias menores.

■ Investigação

A realização de um perfil metabólico completo, com dosagens séricas e na urina de 24 h, é sempre indicada quando do diagnóstico de litíase urinária na faixa etária pediátrica. Devem fazer parte da avaliação preliminar determinações de creatinina, sódio, cálcio, oxalato, citrato e ácido úrico urinários.

O objetivo da avaliação por imagem consiste em determinar o tamanho, a localização e a densidade dos cálculos, assim como verificar a anatomia do sistema coletor. Deve ser feita tanto em uma crise de cólica renal aguda quanto durante o seguimento evolutivo periódico de pacientes já com diagnóstico previamente firmado.

A tomografia computadorizada de abdome com cortes finos (< 5 mm) oferece as melhores sensibilidade e especificidade (cerca de 96%) para determinação das características de interesse dos cálculos, de modo que poderia então ser considerada a melhor opção inicial na investigação por imagem de crianças com cólica renal. Adicionalmente, trata-se de um exame de fácil realização e rápida aquisição, a ser feito sem injeção de contraste parenteral, que poderia substituir os exames mais tradicionais, como radiografia e ultrassonografia do abdome, com vantagens. No entanto, crianças têm grande sensibilidade à radiação, no que se refere ao risco de desenvolvimento de malignidade futura, portanto o ideal é minimizar o número de tomografia computadorizada realizada ao longo do seguimento, uma vez que a doença litiásica é frequentemente recorrente, e um grande número de exames de controle pode

CAPÍTULO 111 • PATOLOGIAS EM UROPEDIATRIA

ser necessário ao longo da vida do paciente, em virtude da baixa idade ao diagnóstico inicial. Assim, apesar de a ultrassonografia ser menos precisa na caracterização de seus achados, ela em geral deve ser inicialmente considerada para o rastreamento de cálculos urinários e de hidronefrose, precedendo a realização de tomografia computadorizada, na propedêutica de casos sem características mais graves (p. ex., infecção associada, insuficiência renal, dor intratável) e no decorrer do acompanhamento ambulatorial de rotina. Uma radiografia simples de abdome pode ser concomitantemente indicada, de modo a ampliar o alcance diagnóstico, mas limitar a utilização de radiação ionizante, em relação à tomografia computadorizada. Apesar dessas considerações, deve-se lembrar que a ultrassonografia pode não ser capaz de detectar litíase ureteral em cerca de 62% dos pacientes pediátricos.

■ Opções de tratamento

Quando não existe evidência de infecção urinária, obstrução ureteropielocalicial ou impacto negativo da doença calculosa no crescimento da criança, pode-se considerar o tratamento conservador, levando-se em conta também o tamanho dos cálculos. Contudo, em crianças com rim único, o tratamento ativo deve ser favorecido. Assim, para cálculos até 3 a 4 mm, adoção de medidas de controle sintomático, adequação alimentar/ingesta hídrica e acompanhamento são boas opções iniciais, uma vez que a chance de sua eliminação espontânea é grande. Na crise de cólica ureteral, medicação alfabloqueadora pode ser indicada, com o intuito de aumentar a taxa de eliminação de cálculos ureterais, de modo semelhante ao realizado em adultos, mas sem comprovação específica de sua superioridade ao uso isolado de analgésicos na população infantil. Após 4 a 6 semanas, caso o cálculo não tenha sido eliminado, a dor permaneça ou haja desenvolvimento de alguma complicação, ou, ainda, naqueles cálculos mais volumosos, o tratamento ativo para remoção dos cálculos passa a ser necessário. A litotripsia extracorpórea por ondas de choque (LECO) continua sendo especialmente útil na condução de casos de litíase urinária na faixa etária pediátrica, ao contrário dos adultos, nos quais a ureteroscopia flexível vem acumulando um papel crescente. Métodos ureteroscópicos e percutâneos podem ter aplicação a partir das características e da complexidade de cada caso. Independentemente do procedimento escolhido, a ausência de infecção urinária deve sempre ter sido comprovada por culturas de urina, antes de proceder com qualquer manipulação e fragmentação de cálculos urinários.

Litotripsia extracorpórea por ondas de choque

Pode ser considerada o tratamento de primeira escolha em crianças com cálculos renais e proximais não complicados, de até 15 mm, por sua baixa invasividade. Apresenta taxa de sucesso entre 68 e 84%, com mínima morbidade, e baixo índice de complicações, sendo hematúria autolimitada e equimoses superficiais as mais comuns. Para uma adequada aplicação dos impulsos de ondas de choque, anestesia geral é geralmente necessária em casos pediátricos, para minimizar a movimentação durante o procedimento, com consequente perda do foco de aplicação de ondas de choque e perda de efetividade. Em geral, potências baixas a médias são suficientes, pela menor espessura da parede abdominal das crianças, o que permite boa propagação das ondas de choque. Cada aplicação consiste em 2.000 a 3.000 impulsos por sessão, sendo mais efetiva quando feita em uma frequência abaixo de 80 por minuto. De modo geral, a resposta das crianças à LECO é melhor que em adultos, sobretudo pela menor massa corporal (facilitando a transmissão tecidual das ondas de choque) e por uma maior facilidade em eliminar fragmentos de cálculo. Nos casos de calculose em rim único, cálculos de grande volume (renais > 2 cm ou ureterais obstrutivos), hidronefrose/obstrução ou anomalias anatômicas associadas, deve-se considerar a colocação prévia de *stent* ureteral, com o objetivo de evitar obstrução ureteral por fragmentos gerados após a litotripsia.

Ureteroscopia

A evolução tecnológica do material endourológico, com o surgimento de instrumentos de menor calibre, ampliou o uso da ureteroscopia em crianças, tanto para cálculos ureterais quanto renais. Dessa maneira, complicações mais graves, como perfuração de ureter, estenose ureteral ou refluxo por dilatação da junção vesicoureteral, são pouco frequentes.

O procedimento deve ser realizado sob anestesia geral. Em crianças, é importante utilizar soro fisiológico aquecido para irrigação para prevenir hipotermia. Caso haja dificuldade em transpor o meato ureteral com o ureteroscópio, após a passagem de fio-guia, pode-se dilatar o orifício ureteral com balão ou dilatadores sequenciais coaxiais, ou, ainda, deixar duplo-J para reabordagem em segundo tempo. No caso de ureteroscopia flexível, o uso de bainha de acesso ureteral deve ser considerado, para diminuição da pressão intrapiélica no transcorrer da cirurgia. Os cálculos são então fragmentados com *laser* e/ou removidos com *basket*, com a colocação de um duplo-J, de acordo com o trauma ureteral ocorrido durante o procedimento.

614

PARTE 3 • ESPECIALIDADES PEDIÁTRICAS

O sucesso na remoção de cálculos ureterais distais é de 86 a 100%, significativamente melhor do que com uso de LECO nessa posição, além de baixos índices de complicações (< 1 a 2%). No ureter proximal, apesar da maior dificuldade técnica, as taxas de sucesso podem chegar a 88 a 91%, para cálculos menores que 15 mm. O tratamento de cálculos intrarrenais com ureteroscópio flexível também é possível e similarmente eficaz.

A grande diferença no tratamento endourológico das crianças, assim como de procedimentos cirúrgicos em geral, em comparação ao tratamento de adultos, está exatamente nas dimensões mais reduzidas dos rins – e, portanto, do sistema coletor, ao lado da maior delicadeza dos tecidos. Assim, as complicações comumente são relacionadas com manipulação grosseira do ureter e dos cálculos com o instrumental, possibilitando lesões de mucosa, falsos trajetos, perfurações, e avulsões parciais ou totais do ureter, sendo aspectos preventivos essenciais, pelo reconhecimento precoce de eventual dificuldade técnica, a interrupção do procedimento e a colocação de *stent* ureteral.

■ Nefrolitotripsia percutânea (NLP)

A indicação para NLP como opção inicial se dá naquelas crianças com cálculos altos (maiores que 1,5 a 2,0 cm), em cálculos de cálice inferior a partir de 1 cm e em situações anatômicas específicas que dificultem a drenagem de fragmentos após LECO, ou o acesso pelo ureteroscópio flexível. No planejamento cirúrgico, é importante a realização de TC do abdome, com eventual necessidade de fase contrastada, de modo a obter melhores informações anatômicas sobre o sistema calicial e a relação do rim com órgãos vizinhos. O sucesso do procedimento pode atingir 88 a 90%, com baixo índice de complicações, mas é tecnicamente desafiador, tornando-se importante a experiência do cirurgião com o método. O uso de material cirúrgico "miniaturizado", conhecido como *mini-perc* ou *ultra mini-perc*, pode ser vantajoso se disponível, pela necessidade de estabelecer trajetos de acesso renal menos calibrosos, com dilatação, portanto, menos agressiva.

■ Outras opções

De acordo com as características de cada caso, em especial naqueles com maior volume litiásico, uma única modalidade de tratamento pode ser insuficiente para a resolução completa, exigindo frequentemente uma combinação de técnicas minimamente invasivas. Em geral, essa sequência consiste na realização de NLP como primeira etapa, para remoção do principal volume calculoso, seguida de complementação com LECO ou ureteroscopia para tratamento complementar de cálculos menores residuais.

Na falha da LECO e das técnicas endourológicas, quando da antecipação de uma chance ruim de sucesso com elas ou houver impossibilidade de sua aplicação, por alguma característica clínica ou por limitação de material/*expertise*, as abordagens laparoscópicas ou mesmo via aberta podem ser oferecidas, embora, a princípio, geralmente não sejam usadas como primeira linha de tratamento. Finalmente, nos casos em que há comprometimento significativo da função renal, a nefrectomia pode ser necessária.

Bibliografia

- Arap S, Cabral AD, De Campos Freire JG, Gregoir W, Van Regemorter G. The extra-vesical antireflux plasty. Statistical analysis. Urol Int. 1971;26(3):241-51.
- Asimos D, Krambeck A, Miller NL, Monga M, Murad MH, Nelson CP, et al. Surgical management of stones: American Urological Association/Endourological Society Guideline. In: American Urological Association (AUA)/Endourological Society Guideline 2016. Disponível em: https://www.auanet.org/common/pdf/education/clinical-guidance/Surgical-Management-of-Stones.pdf. Acesso em: 1 out. 2019.
- Askari A, Belman AB. Vesicoureteral reflux in black girls. J Urol. 1982;127(4):747-8.
- Baker LA, Silver RI, Docimo SG. Cryptorchidism. In: Gearhart JP, Mouriquand PDE (eds.). Pediatric urology. Philadelphia: Saunders; 2001. p. 738-53.

- Bauer SB. Anomalies of the upper urinary tract. In: Wein AJ, Kavoussi LR, Novick AC, Partin AW, Peters CA. Campbell Walsh Urology. 9. ed. Philadelphia: Saunders Elsevier; 2007. p. 3269-304.
- Cortes D, Thorup JM, Visfeldt J. Cryptorchidism: aspects of fertility and neoplasms. A study including data of 1,335 consecutive boys who underwent testicular biopsy simultaneously with surgery for cryptorchidism. Horm Res. 2001;55:21-7.
- De Vries CR, Miller AK, Packer MG. Reduction of paraphimosis with hyaluronidase. Urology. 1996;48:464-65.
- Denes FT, Souza NCLB, Souza AS. Afecções Testiculares: Diagnóstico e Tratamento. Projeto Diretrizes – Associação Médica Brasileira e Conselho Federal de Medicina; 2006. Disponível em: https://diretrizes.amb.org.br/_BibliotecaAntiga/afeccoes-testiculares-diagnostico-e-tratamento.pdf. Acesso em: 1 out. 2019.

CAPÍTULO 111 • PATOLOGIAS EM UROPEDIATRIA

- EAU Urolithiasis Guideline 2016. Disponível em: https://uroweb.org/guideline/urolithiasis. Acesso em: 1 out. 2019.
- Ellis DG. Undescended testis. Cryptochidism. In: Ashcraft, KW, Pediatric Urology. Philadelphia: WB Sauders. 1990. p. 415-27.
- Fembach SK; Maizels M, Conway JJ. Ultrasound grading of hydronephrosis: introduction to the system used by the Society of Fetal Urology. Pèdiatr Radiol. 1993;23(6):478-80.
- Friedman RM, Lopes FL, Tucker JA, King LR, Negro-Vilar A. Fertility after cryptorchidism: A comparative analysis of early orchidopexy with and without concomitant hormonal therapy in the young male rat. J Urol. 1994;151:227-33.
- Gruber G. A comparative study of the intravesical ureter in man and experimental animals. J Urol. 1929;(21):567.
- Hollowell JG, Greenfield SP. Screening siblings for vesicoureteral reflux. J Urol. 2002;168(5):2138-41.
- McGregor TB, Pike JG, Leonard MP. Pathologic and physiologic phimosis: approach to the phimotic foreskin. Canadian Family Physician. 2007;53(3):445-8.
- Noe HN. The long-term results of prospective siblings reflux screening. J Urol. 1992;148(5 Pt 2):1739-42.
- Pippi-Salle JL. Cryptorchidism. Jornal de Peadiatria. 1994;70:324-5.
- Schneck FX, Ost MC. Surgical Management of Pediatric Stone Disease. In: Wein AJ, Kavoussi LR, Partin AW, Peters CA (eds.). Campbell-Walsh Urology. Philadelphia: Elsevier; 2016. p. 3102-20.
- Shahid SK. Phimosis in children: Review article. ISRN Urology. 2012;1-6.
- Steadman B, Ellsworth P. To circ or not to circ: indications, risks, and alternatives to circumcision in the pediatric population with phimosis. Urologic Nursing. 2006; 26930:181-94.
- Tan BJ, Smith AD. Ureteropelvic junction obstruction repair: when, how, what? Curr Opin Urol. 2004;14(2):55-9.
- Tekgül S, Riedmiller H, Dogan HS, Hoebeke P, Kovcara R, Nijman JM, et al. Diretrizes para Urologia Pediátrica; 2012. Disponível em: https://uroweb.org/wp-content/uploads/Paediatric-Urology-2012-pocket.pdf. Acesso em: out. 2019.
- Tekgül S, Riedmiller H, Gerharz E, Hoebeke P, Kovara R, Nijman JM, et al. Guidelines on paediatric urology. Paed Urol. 2012:339-52.
- Wiliams N, Kapila L. Complications of circumcision. British Journal of Surgery. 1993;80:1231-6.
- Zerati Filho M, Calado AA. Fimose e criptorquidia. In: Nardoza Jr A, dos Reis RB, Campos RSM. Manual de urologia. São Paulo: Planmark; 2010. p. 123-8.
- Zerati Filho M, Calado AA. Fimose e criptorquidia. In: Nardoza Jr A, dos Reis RB, Campos RSM. Manual de urologia. São Paulo: Planmark; 2010. p. 123-8.

Índice remissivo

A

Abdome agudo
– inflamatório, 582
– obstrutivo, 578
– traumático, 584
Abelhas, 154
Abordagem
– ABCDE, 179
– primária, 179
– secundária, 183
Aborto, 165
Abscesso perianal, 408
Abstinência, 122
Acetato de mafenide, 178
Acidente(s)
– botrópico, 149
– com abelhas, 154
– com animais peçonhentos, 148
– crotálico, 150
– ofídicos, 148
– por *Latrodectus*, 153
– por *Loxosceles*, 152
– por *Lycosa*, 153
– por *Phoneutria*, 152
– por submersão, 155
– vascular encefálico, 379
Ácido
– salicílico, 287
– valproico, 172, 438
Acidose
– metabólica, 431, 478
– respiratória, 433
Acitretina, 288
Acticoat®, 178
Adaptação metabólica extrauterina da água e do sódio, 30
Adesivos e anéis vaginais, 124
Adiamento da micção, 450
Adolescência, 103
– aspectos

– – demográficos no Brasil, 114
– – sociais e demográficos, 113
– desenvolvimento e, 118
– fato social, 114
– saúde e, 116, 118
– – aspectos psicossociais, 117
Aferição da pressão arterial, 230
Afogamento, 155, 156
Agentes
– citotóxicos, 459
– inotrópicos, 245
Agonistas do receptor de trombopoietina, 386
AINE, 57
Alcalose
– metabólica, 432
– respiratória, 433
Aleitamento materno, 76, 77
Alérgenos alimentares, 350
Alergia alimentar, 350, 354
– e reações mediadas por IgE, 352
– e reações não mediadas por IgE, 352
– e imunologia, 187
Alfentanil, 56
Alimentação
– a partir dos 6 meses de vida da criança, 83
– do escolar, 85
– do pré-escolar, 85
– para lactentes, 84
– saudável, 82
Alopecia, 558
Alopurinol, 414
Alta do prematuro, 67
Alterações capilares na prega ungueal, 558
Amamentação, 79
Aminossalicilatos, 366
Anafilaxia, 209, 211, 352
Analgesia, 52, 177
Análogos da vitamina D, 287
Anemia(s), 368, 369, 371, 475, 478
– classificação

617

ÍNDICE REMISSIVO

– – fisiopatológica, 369
– – morfológica, 369
– macrocítica, 373
– microcítica, 372
– normocítica, 374
– pelos índices eritrocitários, 372
– por deficiência de ferro, 101
Anestésicos inalatórios, 425
Angioedema, 203
Anomalia anorretal, 574
Antagonista de aldosterona, 246
Anti-histamínicos, 171
Antiácidos, 342
Antibióticos, 366
Anticoncepcionais
– hormonais orais, 122
– injetáveis, 124
Anticonvulsivantes, 436
Antidepressivos tricíclicos, 172
Antídotos, 171
Antieméticos, 347
Antiespasmódicos, 172
Antimicrobianos, 348
Antropometria, 88, 98
Aparelho cardiovascular em crianças, 229
Aparência física, 229
Apendicite aguda, 582
Apneia da prematuridade, 10
Aquacel®, 178
Aranhas, 152
Arritmias cardíacas, 237
Arterite de Takayasu, 548
Artrite(s)
– idiopática juvenil, 539
– oligoarticular, 540
– poliarticular, 541
– psoriásica, 541
– reativa(s), 569
– – pós-estreptocócica, 568
– relacionada com entesite, 541
– relacionada com infecções e osteomielite, 567
– séptica, 569
– sistêmica, 540
– transmitidas por vetores, 570
Asfixia aguda, 176
Asfixia perinatal, 3, 5
Asma, 343
– aguda grave, 422
– brônquica, 503
– crítica, 422
– quase fatal, 422
Assistência
– respiratória, 416
– ventilatória, 19
– – do recém-nascido com distúrbio respiratório, 22

– – mecânica, 424
Atendimento à criança
– intoxicada, 168
– vítima de violência sexual, 162, 163
Atresia(s)
– das vias biliares, 575
– de coanas, 605
– de esôfago, 573
– intestinal, 573
Aumento abdominal, 390
Ausculta, 230
Autoimunidade, 207
Autorreatividade, 207
Aversão ao alimento, 350

B

Bacitracina, 178
Baixa estatura, 295
– desproporcionada, 304
– familiar, 300
– idiopática, 301
– proporcionada, 304
Barbitúricos, 172
Behavioral Indicators of Infant Pain (BIIP), 53
Benzodiazepínicos, 172, 436
Beta-adrenérgicos, 172, 423, 424
Betabloqueadores, 246
Bexiga
– hiperativa, 450
– hipoativa, 450
Bezoares, 582
Bloqueadores de receptores da angiotensina II, 246
Bloqueios atrioventriculares, 239
Bolo de áscaris, 581
Bradiarritmias, 239, 240
Bridas, 582
Brometo de ipratrópio, 424
Broncodilatadores, 494
Broncopneumonia, 498
Bronquiolite, 492
Bruxismo, 486
Bulhas cardíacas, 231

C

Cadáver, 155
Calcinose, 558
Cálcio, 475, 477
Calendário vacinal, 214
Câncer na infância, 388
Cancro mole, 133
Cancroide, 133
Captopril, 246
Cardiologia, 229
Cardiomiopatia(s), 257

618

ÍNDICE REMISSIVO

– dilatada, 257
– hipertrófica, 258
– restritiva, 259
Cardiopatia(s)
– congênitas acianóticas, 248
– – com fluxo sanguíneo pulmonar, 251
– – com hiperfluxo sanguíneo pulmonar, 248
– congênitas cianóticas com fluxo sanguíneo pulmonar
– – aumentado, 256
– – diminuído, 254
– obstrutivas, 251
Carvão ativado, 170
Carvedilol, 246
Cateterismo umbilical, 72
Cefaleia(s), 480
– crônica progressiva, 482
– do tipo tensional episódica, 481
– primárias, 480
– secundárias, 482
Celulite orbitária, 590
Ceratolíticos, 287
Cetamina, 438
Chlamydia trachomatis, 133
Choque
– hipovolêmico, 181
– neurogênico, 181
Chupeta, 78
Ciclo de perpetuação da constipação, 335
Ciclofosfamida, 459
Ciclosporina, 288, 459
Circulação, 181
Circunferência abdominal, 98
Cirurgia pediátrica, 571
Cistite hemorrágica, 409
Cistos broncogênicos, 572
Coaltar, 287
Coarctação da aorta, 252
Cocaína, 172
Colestase, 355
– em crianças e adolescentes, 357, 358, 361
– em recém-nascidos e lactentes, 357
– – jovens, 358, 359
Colostro, 77
Compressão medular, 410
Concussão, 441
Constipação funcional, 334
– em maiores de 4 anos de idade, 335
– em menores de 4 anos de idade, 334
Consulta clínica de adolescentes, 104
Contracepção
– de emergência, 124
– na adolescência, 121
Controle da temperatura, 10
Contusão, 441
Convulsões, 160

Coreia de Sydenham, 568
Corrimento com sangue, 390
Corticosteroides, 366, 385, 458, 494
Crescimento, 294
– e desenvolvimento físico dos adolescentes, 107
– na adolescência, 89
– normal e seus desvios, 87
Criopirinopatias, 565
Criptorquidia, 610
Crise(s)
– aplástica, 380
– da identidade, 117
– vaso-oclusivas, 378
Curvas de crescimento, 88

D

Defeitos
– da parede abdominal, 572
– do septo
– – atrial, 250
– – atrioventricular, 251
– – ventricular, 249
Deficiência(s)
– de biotinidase, 63
– de ferro, 101
– de mevalonato quinase, 565
– ou inibição da conjugação de bilirrubina, 34
Depressão e ansiedade, 490
Dermatite(s)
– atópica, 187, 275, 279
– das fraldas, 281
– de contato, 281
– – alérgica ou por sensibilização, 282
– – por irritante primário, 281
– de Duhring-Brocq, 265
– herpetiforme, 265
– seborreica, 275, 289
Dermatologia, 261
Dermatomiosite juvenil, 557
Dermatose
– bolhosa crônica da infância, 266
– por IgA linear, 266
– vesicobolhosas, 261
Derrame
– pericárdico, 406
– pleural, 4096, 501
Desaceleração do crescimento, estatura abaixo do canal familiar, 304
Descontaminação, 170
Desenvolvimento, 70
– craniofacial, 603
– neuropsicomotor da criança, 91
– precoce dos caracteres sexuais secundários, 390
Desidratação, 31
Desimpactação fecal, 336

ÍNDICE REMISSIVO

Desmame de medicamentos e abstinência, 57
Desnutrição energética proteica, 99
Desvios
– do crescimento normal, 89
– do septo e da pirâmide nasal, 606
Dexametasona, 385
Diabetes
– insípido, 429
– melito, 317
–– tipo 1, 317
–– tipo 2, 319
– monogênico, 320
– neonatal, 320
Diafragma, 124
Diálise peritoneal, 472
Diarreia(s)
– aguda, 345
–– prolongada, 345
– crônica, 345
– inflamatória, 346
– osmótica, 346
– persistente, 345
– secretora, 346
Diazepam, 57, 436
Dieta de eliminação, 354
Dificuldade escolar, 95
Digoxina, 246
Dipirona, 57
Disfagia, 343
Disfunção, 181
Disidrose, 283
Dislalias, 487
Dispepsia funcional, 330
Displasia broncopulmonar, 12
Dispositivos intrauterinos e implantes, 124
Distensão abdominal, 578
Distoclusões, 607
Distribuição da água corporal, 30
Distúrbio(s)
– acidobásicos, 431
– da glicose, 26
– da incontinência urinária diurna, 450
– da linguagem, 484, 486
– da puberdade, 309
– de comportamento, 488
– do balanço hidrossalino, 31
– do cálcio e do magnésio, 427
– do potássio, 426
– do sódio, 31, 428
– do sono, 484
– hemodinâmicos, 12
– hidreletrolíticos, 30, 426
– hídrico e água, 475
– miccionais, 449
– nutricionais, 97

– respiratórios, 19
Diuréticos, 245
Divertículo de Meckel, 583
Dobutamina, 246
Doença(s)
– autoinflamatórias, 564
–– com artrite e osteomielite, 566
– cirúrgicas mais frequentes
–– na criança, 578
–– no recém-nascido, 571
– de Behçet, 551
– de Crown, 365
– de Graves, 325
– de Kawasaki, 553
– de Lyme, 570
– do refluxo gastresofágico, 339
– do sistema reprodutivo, 523
– exantemáticas na infância, 143
– falciforme, 377
– hepatobiliar, 522
– inflamatória(s)
–– intestinal pediátrica, 364
–– e a criança "catarral", 604
– intestinal, 522
– metabólica, 523
– pancreática, 521
– pulmonar, 518
– renal crônica, 474
– respiratórias neonatais, 20
– reumáticas, 535
– veno-oclusiva, 408
Donovanose, 133
Dor(es), 52, 55
– abdominal, 390, 578
–– crônica, 329
––– alteração do hábito intestinal, 331
––– cíclica, 332
––– dispepsia, 331
––– não dispepsia, não alteração do hábito intestinal e não cíclica, 332
–– funcional não especificada, 330
– de cabeça matutina, 389
– de dente, 389
– de ouvido crônica, 390
– nos mamilos, 79
– ósseas, 389
– retroesternal em queimação, 343
Drenagem torácica, 73
Duração do QRS, 235

E

Échelle Douleur Inconfort Nouveau-Né (EDIN), 54
Eczema, 278
– atópico do adulto, 280
– disidrótico, 283

INDICE REMISSIVO

– infantil, 279
– numular, 283
– pré-puberal, 279
Edema, 31
Efedrina, 172
Eixo do complexo QRS, 235
Eletrocardiograma, 234
Eletroencefalograma, 436
Eliminação, 171
– de gases e fezes, 578
Emergência(s), 137
– abdominais, 407
– cardiotorácicas, 405
– geniturinárias, 409
– hematológicas, 411
– hipertensiva, 467
– metabólicas, 411
– neurológicas, 409
– oncológicas, 405
Emissões otoacústicas, 61
EMLA (lidocaína/prilocaína), 55
Emolientes, 287
Enalapril, 246
Encefalopatia, 5
– bilirrubínica, 37
Endocrinologia, 294
Enfisema lobar, 572
Enterocolite
– induzida por proteínas alimentares, 352
– necrosante, 12, 575
Enteropatia induzida por proteínas alimentares, 353
Enurese noturna, 485
– monossintomática, 451
Enxaqueca, 480
Ependimoma, 401
Epinefrina, 246
Equimoses, 389
Eritema
– facial ou malar, 558
– infeccioso, 144
– linear ou extensor, 558
Eritroderma, 558
Eritrodermia, 273
– de etiologia
– – diversa, 276
– – genética, 274
– – infecciosa, 276
– – inflamatória, 275
– e imunodeficiência, 274
– ictiosiforme
– – bolhosa, 275
– – não bolhosa, 275
Erros inatos do metabolismo, 63
Escala de sedação Comfort, 54
Escaras, 558

Escarlatina, 146
Esclerodermia, 561
– linear, 562
– localizada, 561
Esclerose sistêmica, 562
Escorpiões, 153
Escorpionismo, 154
Esofagite de refluxo, 343
Especialidades pediátricas, 185
Espironolactona, 246
Esplenectomia, 386
Estado de mal
– asmático, 422
– epiléptico, 435
Estágios de desenvolvimento, 109
Estenose
– aórtica congênita, 252
– de junção ureteropiélica, 611
– hipertrófica de piloro, 579
– nasal anterior, 605
– pulmonar, 251
Esteroides, 287
Estudo de esôfago-estômago-duodeno com contraste, 341
Eventos adversos
– agudos dos quimioterápicos, 410
– em imunização, 213, 216, 218
Exame físico, 105, 302
Exantema, 143
– súbito, 145
Extravasamento de quimioterápicos, 410

F

Fases da vida, 1
Febre, 389, 578
– chikungunya, 570
– familial do mediterrâneo, 565
– periódica, 564
– – afta, faringite e adenite, 565
– reumática aguda, 567
– sem sinais localizatórios, 139
Fenilcetonúria, 62
Fenitoína, 436
Fenobarbital, 57, 436
Fentanil, 56
Ferro, 84
Fibrose cística, 62, 517
Fimose, 609
Fogo selvagem, 261
Follow up do prematuro, 67
Foneutrismo, 152
Fórmulas lácteas, 354
Fósforo, 475, 477
Fototerapia, 37, 288
Fraturas da calota craniana, 440

ÍNDICE REMISSIVO

Frequência cardíaca, 235
Furosemida, 245

G

Gagueira, 487
Gastrenterologia, 329
Gengivoestomatite, 267
Glaucoma infantil, 592
Glicocorticoides, 542
Gliomas, 400
– de alto grau de malignidade, 400
– de baixo grau, 400
– de tronco encefálico, 401
Glomerulonefrite difusa aguda
pós-estreptocócica, 453
Granuloma inguinal, 133
Granulomatose
– com poliangeíte, 550
– de Wegener, 550
– eosinofílica com poliangeíte, 551

H

Haemophilus ducreyi, 133
Heliotropo palpebral, 558
Hematologia, 368
Hematoma
– extradural, 441
– intraparenquimatoso, 441
– subdural, 441
Hematúria, 390
Hemodiálise, 472
Hemofiltração arteriovenosa, 473
Hemoglobinopatias, 62
Hemoptise maciça, 406
Hemorragia(s), 389, 407
– abdominal, 181
– digestiva
– – alta, 177, 407
– – baixa, 407
– intraventricular, 441
– peri-intraventricular, 13
– subaracnóidea, 441
Hemossiderose pulmonar induzida por proteínas
alimentares, 353
Hemotórax, 180
Hepatite B, 165
Hepatomegalia maciça no neuroblastoma, 408
Hérnia(s)
– diafragmática, 572
– inguinal, 571
– encarcerada, 580
Herpes simples, 133, 266
– intrauterino e neonatal, 268
– recidivante, 268

Herpes-zóster, 269
Hidrato de cloral, 57
Hidrocarbonetos, 172
Hiperbilirrubinemia, 34
Hipercalcemia, 411, 428
Hipercalemia, 426
Hiperfosfatemia, 414
Hiperglicemia neonatal, 27
Hiperleucocitose, 411
Hipermagnesemia, 428
Hipernatremia, 33, 428
Hiperplasia
– adrenal congênita, 62
– das tonsilas, 605, 607
Hiperpotassemia, 414
Hiperqueratose epidermolítica, 275
Hipersensibilidade gastrintestinal imediata, 352
Hipertensão
– arterial, 390, 478
– – primária, 462
– – secundária, 466
– – sistêmica, 461
– intracraniana, 409
Hipertireoidismo, 325
Hipertrofia
– da cutícula, 558
– das tonsilas, 605, 607
Hiperuricemia, 414
Hipocalcemia, 414, 427
Hipocalemia, 427
Hipoglicemia, 11, 26, 79
Hipomagnesemia, 428
Hiponatremia, 32, 429
– euvolêmica ou hipervolêmica, 429
– hipovolêmica, 429
Hipotensão, 181
– do prematuro, 12
Hipotermia, 155
Hipotireoidismo
– adquirido, 325
– congênito, 62, 322
– – transitório e permanente, 324
Hipoxemia, 156
Hormônio de crescimento recombinante, 478

I

Icterícia, 11
– do aleitamento materno, 79
Ictiose lamelar, 275
Idade óssea, 89
IECA, 246
Íleo meconial, 574
Imaturidade cerebral, 10
Imidazólicos, 172
Impedanciometria intraluminal esofágica, 341

Imperfuração coanal, 605
Imunizações, 213
Imunobiológicos, 366
Imunodeficiências primárias, 224
Imunofluorescência, 262, 264
Imunoglobulina
– anti-D, 385
– intravenosa, 385
Imunomoduladores, 366
Imunossupressores, 459
Inalação de fumaça, 175
Incontinência durante o riso, 450
Infecções, 11
– congênitas, 45
– – pelo citomegalovírus, 48
– de repetição, 221
– do trato urinário, 444
– na doença falciforme, 380
– neonatais bacterianas, 39
– precoce, 39
– sexualmente transmissíveis, 132
– tardia (hospitalar), 43
Ingestão inadequada de leite, 79
Ingurgitamento mamário, 79
Inibidores
– da calcineurina, 287
– da enzima de conversão e do bloqueador de receptor
  da angiotensina II, 459
Inspeção, 230
Insuficiência
– cardíaca, 242
– – aguda, 244
– – compensada, 242
– – crônica, 246
– – descompensada, 242
– respiratória aguda, 416
Intervalo
– PR, 235
– QT, 235
Intolerância alimentar, 350
Intoxicações
– específicas, 171
– exógenas agudas, 168
Intubação, 180
Invaginação intestinal, 580
Irrigação intestinal total, 171
Isoflurano, 438

K

Ketamina, 56
Klebsiella granulomatis, 133

L

Lactação, 76

Lactogênese, 76
LARC *long-acting reversible contraception* (dispositivos
intrauterinos e implantes), 124
Latrodectismo, 153
Lavagem gástrica, 170
Laxantes, 171, 337
Leis trabalhistas de proteção à mãe trabalhadora que
amamenta, 81
Leite materno, 76, 77
Leitura de rótulos alimentares, 354
Lesão(ões)
– axonal difusa, 441
– cerebral, 13
– de substância branca, 13
– inalatórias, 175
– no couro cabeludo, 440
– pulmonar aguda associada à transfusão, 407
– renal aguda, 469
– – pós-renal, 470
– – pré-renal, 470
– – renal, 470
Leucemia
– aguda, 391
– – linfoide, 391
– – mieloide, 392
Leucocoria, 389
Levamisol, 459
Levosimendana, 245
Lidocaína, 55, 438
Linfogranuloma venéreo, 133
Linfoma, 393
– cutâneo, 276
– de Hodgkin, 393
– – clássico, 394
– – nodular de predomínio linfocitário, 394
– não Hodgkin, 394
Linfonodomegalias, 389
Lipodistrofia, 558
Líquen simples crônico, 284
Litíase urinária, 613
Litotripsia extracorpórea por ondas de choque, 614
Livedo reticular, 558
Loxoscelismo, 152
Lúpus
– cutâneo
– – agudo, 546
– – crônico, 546
– eritematoso sistêmico, 545
– neonatal, 547

M

Mal epiléptico, 435
Malformações
– craniofaciais, 605
– do sistema digestório, 573

ÍNDICE REMISSIVO

– pulmonares, 572
Mamadeira, 78
Mãos de mecânico, 558
Mastite, 79
Maturação gastrintestinal e alimentação, 11
Maturity onset diabetes in the young (MODY), 320
Mecanismos da resposta imune, 213
Medicamentos para sedação neonatal, 57
Medicina intensiva, 416
Meduloblastoma, 401
Menstruação normal, 127
Metabolismo
– das proteínas, 475
– de lipídeos, 476
Método(s)
– cirúrgicos, 124
– contraceptivos, 122
– – de tabela, do muco cervical e da temperatura
    basal, 122
– de avaliação do crescimento, 88
– de monitoramento da pressão arterial, 462
Metotrexato, 288, 542
Micção disfuncional, 450
Micofenolato mofetil, 459
Midazolam, 57, 436
Migrânea, 480
– abdominal, 330
Milrinona, 246
Miocardiopatia por antraciclinas, 410
Modos ventilatórios, 23
Morbidade(s), 68
– respiratórias, 10
Mordida cruzada, 607
Morfeia
– circunscrita, 562
– generalizada, 562
– panesclerótica, 562
Morfina, 56
MR.SAPO, acrônimo, 5
Mucoviscidose, 62
Mudanças pubertárias, 108
Mutismo eletivo, 487

N

Nafazolina, 172
Necrose avascular, 380
Nefroblastoma, 399
Nefrolitotripsia percutânea, 615
Nefrologia, 444
Neonatal Infant Pain Scale (NIPS), 53
Neonatologia, 72
Neoplasias, 606
Neuroblastoma, 398
Neurodermite circunscrita, 284
Neuropsiquiatria, 480

Neutropenia febril, 402
Nitrato de prata aquoso, 178
Nutrição, 82
– e crescimento, 68

O

Obesidade, 97
Obstrução
– intestinal, 408
– nasal, 607
– – e apneia obstrutiva do sono, 606
– progressiva das vias aéreas superiores, 176
Odinofagia, 343
Oftalmologia, 571
Olho vermelho, 588
Omalizumabe, 207
Oncologia, 368
Onda(s)
– P, 235
– T, 235
Opioides, 56, 172
Organofosforados, 173
Osteodistrofia renal, 476
Osteomielite, 569
– crônica não bacteriana, 566
Osteossarcoma, 397
Otorrinolaringologia, 571
Oxigenoterapia, 419, 423
Oximetria de pulso, 59

P

Padrões normais de crescimento, 87
Palpação, 230
Paniculite, 558
Pápulas de Gottron, 558
Paracetamol, 57, 173
Parafimose, 609, 610
Paralisia do sono, 486
Pênfigo
– foliáceo, 261, 276
– vulgar, 263
Pequeno para a idade gestacional, 16, 301
Perfuração intestinal, 408
Período neonatal, 3
Peritonite
– meconial, 574
– primária, 584
Persistência
– do canal arterial, 249
– do conduto onfalomesentérico, 580
Pesadelos, 486
Pesquisa direta do *Treponema pallidum*, 47
Petéquias, 292, 389
pHmetria esofágica de 24 h, 341

ÍNDICE REMISSIVO

Pimecrolimus, 287
Piridoxina, 438
Pitiríase
– alba, 283
– rósea, 289
– rubra pilar, 275
Pneumologia, 492
Pneumomediastino, 406
Pneumonia
– adquirida na comunidade, 496
– recorrente, 343
Pneumotórax, 406
– hipertensivo, 180
Poiquiloderma, 558
Poliangeíte microscópica, 550
Poliarterite nodosa, 549
– cutânea, 550
Pompholyx, 283
Potássio, 475
Potássio, 477
Prematuridade, 9
Prematuro
– de muito baixo peso, 11
– tardio, 9
Preservativo masculino e feminino, 122
Pressão
– intracraniana, 160
– positiva contínua nas vias aéreas nasal, 22
Priapismo, 380
Primoinfecção tuberculosa, 510
Probióticos, 348
Procinéticos, 342
Proctocolite induzida por proteínas alimentares, 352
Programa Nacional de Imunizações (PNI), 214
Programa Nacional de Triagem Neonatal (PNTN), 59
Programas Estaduais de Triagem Neonatal (PETN), 61
Propofol, 57
Protrusão ocular, 389
Provas forenses, 163
Pseudoefedrina, 172
Psoríase, 275, 285
– anogenital e na região de fraldas, 286
– artropática, 287
– em placas, 286
– *gutata*, 286
– – induzida por infecção estreptocócica, 289
– invertida, 286
– no couro cabeludo, 286
– oral, 287
– palmoplantar, 286
– pustulosa, 286
– ungueal, 286
Pubarca precoce, 310
Puberdade
– aspectos endocrinológicos da, 108

– atrasada, 312, 315
– normal, 309
– precoce, 311, 314
– – dependente de gonadotrofinas, 311, 315
– – independente de gonadotrofinas, 312, 315
Pulsos e perfusão periférica, 229
Punção
– lombar, 75
– pleural, 73
– vesical transcutânea suprapúbica, 74
Púrpura(s)
– de Henoch-Schönlein, 554
– difusas, 293
– em "luvas e botas", 292
– palpáveis, 292

Q

Queimaduras, 597
– 1º grau, 174
– 2º grau
– – profunda, 174
– – superficial, 174
– 3º grau, 174
– agentes para tratamento tópico das, 178
– atendimento inicial, 175
– extensão da superfície corporal queimada, 175
– graves, 174
– magnitude, 175
– profundidade, 174

R

Rabdomiossarcoma, 396
Reações adversas
– aos alimentos, 350
– às proteínas alimentares associadas à doença eosinofílica, 353
– medicamentosas, 200
Reanimação em sala de parto, 3, 5
Receptor do fator de necrose tumoral alfa, 565
Recusa alimentar, 343
Reflexo vermelho, 60
Refluxo
– de urina para vagina, 450
– gastresofágico, 339
– vesicoureteral, 612
Regulação
– autonômica, 10
– hídrica do recém-nascido, 30
Regurgitação funcional, 339
Remifentanil, 56
Reposição hídrica nas primeiras 24 h, 176
Resgate da água, 155, 157
Respiração, 180
– bucal, 604

ÍNDICE REMISSIVO

Resposta timo-dependente, 213
Restrição do crescimento intrauterino, 16
Retardo de crescimento, 294, 300, 476
– constitucional, 300, 311, 315
Retinoblastoma, 395, 594
Retinopatia da prematuridade, 14
Retocolite ulcerativa, 365
Reumatologia, 535
Ribavirina, 494
Rinite alérgica, 194
Rituximabe, 385
Roséola *infantum*, 145
Rubéola, 144
Ruminação, 339

S

Salicilatos, 173
Salina hipertônica, 494
Sangramento
– anovulatório, 127
– menstrual excessivo, 127
– uterino disfuncional, 127
Sarampo, 143
Sarcoidose infantil, 566
Sarcoma, 396
– de Ewing, 398
Sarna
– crostosa, 276
– norueguesa, 276
Sedação, 52, 177
Sedativos, 57
Seguimento do prematuro, 68
Semiologia cardíaca, 230
Sequestro
– esplênico, 379
– pulmonar, 572
Serosite, 546
Serpentes do gênero
– *Crotalus*, 150
– *Lachesis*, 149, 150
– *Micrurus*, 149, 150
Serviços de Referência em Triagem Neonatal (SRTN), 61
Sexualidade na adolescência, 121
Sífilis, 133
– congênita, 47
Sinal(is)
– de Gottron, 558
– de Holster, 558
– do V do decote, 558
– do xale, 558
– e sintomas de alerta para o câncer infantil, 388
Síndrome(s)
– anêmica, 368
– cerebral perdedora de sal, 429

– da alergia oral, 352
– da ativação macrofágica, 540
– da dor epigástrica, 330
– da secreção inapropriada do hormônio antidiurético, 429
– da veia cava superior, 405
– das pernas inquietas, 485
– de aspiração de mecônio, 21
– de Blau, 566
– de Heiner, 353
– de imersão, 155
– de Leiner, 274
– de lise tumoral, 411
– de Netherton, 275
– de Omenn, 274
– dispéptica, 331
– do ácido transretinoico, 410
– do desconforto
– – pós-prandial, 330
– – respiratório, 10, 20
– – – agudo, 176
– do intestino irritável, 330
– do mediastino superior, 405
– do respirador bucal, 603
– eczematosas, 278
– eritematodescamativas, 285
– hiper-IgD, 565
– mão-pé-boca, 145
– metabólica, 98
– nefrítica, 453
– nefrótica, 456
– normal da adolescência, 117
– periódica associada, 565
– purpúricas, 292
– torácica aguda, 379
Sistema cardiovascular, 157
Sobrecarga de bilirrubina no hepatócito, 34
Sódio, 475, 477
Sonambulismo, 486
Sondagem vesical, 74
Sonilóquio, 485
Sopro(s) cardíaco(s), 232
– contínuo inocente, 232
– inocente pulmonar, 232
– sistólico supraclavicular, 232
– sistólicos inocentes, 232
– vibratório de Still, 232
Sudorese, 389
Sulfadiazina de prata, 178
Sulfato de magnésio, 424
Sulfentanil, 56
Suplementação
– de ferro, 102
– de oxigênio via inalatória, 22
Suplementos, 78
Suporte ventilatório, 419

ÍNDICE REMISSIVO

T

Tacrolimus, 287, 459
Tamponamento cardíaco, 406
Taquiarritmias, 240
Taquipneia transitória do recém-nascido, 20
Telarca prematura, 310
Temperatura corporal, 160
Terapia de reposição de surfactante (TRS), 24
Terror noturno, 486
Teste(s)
– da orelhinha, 61
– de interferon-gama, 513
– do coraçãozinho, 59
– do olhinho, 60
– sorológicos, 46, 47
– tuberculínico, 513
Tiflites, 408
Tiopental, 438
Topiramato, 438
Torção de ovário, 584
Toxíndrome, 169
Toxoplasmose congênita, 45
– benigna, 45
– grave com meningoencefalite, 45
– latente, 45
Trabalho e educação, 115
Tramadol, 56
Transformações físicas observadas inauguram a puberdade, 103
Transplante pulmonar, 531
Transtorno
– do déficit de atenção/hiperatividade, 488
– do espectro autista, 489
Trauma(s)
– esplênico e hepático, 585
– intencionais, 179, 183
– intestinal, 586
– não intencional, 179
– ocular, 595
– pancreático, 586
Traumatismo
– abdominal, 182
– craniano, 180
– cranioencefálico grave, 440
– de coluna cervical, 182
– de extremidade, 183
– geniturinário inferior, 183
– torácico, 182
Treponema pallidum, 133
Triagem neonatal, 59, 524
Trombocitopenia imune primária, 383
Tuberculose, 509, 511
Tumor(es), 391
– de células germinativas, 399

– de sistema nervoso central, 400
– de Wilms, 399

U

Ulcerações cutâneas, 558
Úlcera(s)
– cicatriciais, 558
– perfurada, 584
Ureia, 287
Ureteroscopia, 614
Urgência, 137
– hipertensiva, 467
Urologia, 571
Uropediatria, 609
Urticária, 203
– crônica, 206
– – espontânea, 206
Uso de medicamentos e outras substâncias pela nutriz, 80
Uveítes, 599
– anteriores, 600
– difusas, 600
– intermediárias, 600
– posteriores, 600

V

Vacina(s)
– BCG, 214
– contra a poliomielite oral (VOP), 214
– difteria, tétano e coqueluche do tipo adulto (dTpa), 214
– difteria, tétano e pertússis (DTP) – tríplice bacteriana, 214
– difteria, tétano e pertússis acelular (DTPa) – tríplice bacteriana acelular, 214
– dupla adulto (DT), 214, 215
– febre amarela, 215
– Haemophilus influenzae tipo b, 214
– hepatite A, 215
– hepatite B, 214
– influenza, 215
– meningocócica C conjugada, 215
– papilomavírus humano (HPV), 215
– pneumocócica 10 valente, 215
– rotavírus, 214
– tetraviral (sarampo, caxumba, rubéola e varicela), 215
– tríplice viral (sarampo, caxumba e rubéola), 215
Varicela, 145
Varizes esofágicas, 407
Vasculites
– pediátricas, 553
– por IgA, 554
– sistêmicas, 548
Velocidade de crescimento normal, 294
Veneno das serpentes
– do gênero Bothrops, 149

ÍNDICE REMISSIVO

– do gênero *Crotalus*, 149
Ventilação
– mecânica
– – convencional, 23, 420
– – invasiva, 425
– não invasiva, 419, 424
Vias aéreas
– e coluna vertebral, 180
– e ventilação, 175
Violência sexual, 162
Vírus HSV-1 e HSV-2, 133
Vitamina

– A, 84, 100
– D, 84, 100, 477
– K, 84
Vômito, 339, 389, 578
Vulvovaginite herpética, 267

X

Xilocaína, 55

Z

Zinco, 100, 348